Zu diesem Buch

Die erste umfassende Darstellung der indianischen Medizin.
In Zahlen:

- Etwa 450 Heilpflanzen, davon 60 ausführlich beschrieben
- Etwa 1000 Zubereitungen und Anwendungen
- Etwa 250 verschiedene Behandlungsmethoden
- Etwa 500 Erkrankungen und ihre Therapien

Die Indianer kannten Prophylaxe, Hygiene, Diätetik, Quarantäne, Desinfektion, Chiropraktik, Psychotherapie, Psychosomatik, Narkose, Massage und Sauna. Sie verwendeten pflanzliche Vitamine, Hormone, Enzyme, Alkaloide, Analgetika, Antibiotika und Verhütungsmittel. Sie verfügten über eine hochdifferenzierte Kräutermedizin, die ihnen vor allem bei Verletzungen und Vergiftungen, bei rheumatischen Beschwerden, Erkrankungen der Atemwege, Herz- und Kreislaufkrankheiten, bei altersbedingten Leiden, Hautkrankheiten, Allergien, Diabetes, Epilepsie und psychischen Störungen große Behandlungserfolge ermöglichte.

«Ich halte Heinz J. Stammels Buch für ein äußerst fundiertes und wissenschaftlich hochqualifiziertes Werk. Es ist vielleicht die größte bekannte Beschreibung der ursprünglichen und universellen Medizin, wie sie in Gegenwart und Vergangenheit von den indianischen Völkern praktiziert und am Leben erhalten wird. Es öffnet den Zugang zu uralten Anweisungen, bislang geheimen, verborgenen oder codierten Informationen über Pflanzen und deren Anwendungen. Dieses Buch ist ein neuer Anfang!»

Prof. Dr. Dr. Dr. med. Maolinn Tiam Apjoilno,
Micmac-Indianer

Der Autor:
Heinz-Josef Stammel, 1. 1. 1926 – 25. 8. 1989. Studierte zunächst Chemie. Nach dem Krieg wandte er sich dem Journalismus zu. Pressefotograf, Reporter, Publizist, Schriftsteller. Spezialgebiet: amerikanische Pioniergeschichte. Zahlreiche Sachbücher über amerikanische Geschichte. Friedrich Gerstäcker Lit.-Preis, Ehrenbürger von Texas, USA. Lehrbeauftragter an der Universität Tübingen, Gastdozent an der Universität Regensburg.

Heinz J. Stammel

Die Apotheke Manitous

Das Heilwissen der Indianer

Rowohlt Taschenbuch Verlag

Ohne die schier endlose Geduld und konstruktive Kritik meiner Frau Inge und ohne die selbstlose, großzügige Hilfe, die vielen guten Ideen und Ermunterungen meines alten Freundes Karl Kämper hätte dieses Buch niemals geschrieben werden können.

Das Vorwort von Prof. Dr. Maolinn Tiam
übersetzte Dirk van Gunsteren

Veröffentlicht im Rowohlt Taschenbuch
Verlag GmbH, Reinbek bei Hamburg,
April 2000
Die Originalausgabe erschien 1986 unter
dem Titel «Die Apotheke Manitous. Das
medizinische Wissen der Indianer und ihre
Heilpflanzen» im Wunderlich Verlag.

Umschlaggestaltung: Ulrike Kuhr
Illustration: Milland Lomakema
Gesamtherstellung: Wiener Verlag,
Himberg bei Wien
Printed in Austria
ISBN 3 499 60925 8

Autor und Verlag weisen darauf hin, daß die in diesem Buch zusammengestellten Informationen zur Behandlung von Erkrankungen aus *historischen* Quellen stammen, deren Richtigkeit im einzelnen nicht überprüft werden konnte. Wer daraus therapeutische Anregungen zieht, sollte in jedem Fall vorher einen gegenüber der Pflanzenheilkunde aufgeschlossenen Arzt oder Apotheker konsultieren.

Inhalt

Vorwort: «Gedanken beim Schälen der Rinde
eines Baumes, der ein Buch ist»
von Prof. Dr. med. Maolinn Tiam 7

Einleitung 11

«Heroische Medizin» 14

Pioniermedizin 31

Indianische Mentalität 47

Die Sozialphilosophie der Indianer 58

Indianische Heiler 76

Indianische Gesundheitspflege 96

Frauenheilkunde und Geburtshilfe 110

Indianische Behandlungsmethoden 132

Wundbehandlung 146

Die Behandlung innerer Krankheiten 171

Indianische Heilpflanzen 226
Einführung: «Die praktische Bedeutung
indianischer Medizin für moderne
Heilanwendungen» von Dr. Joachim Exner 226
Heilpflanzen – Auswahl A–Z 231

Epilog: Gesunderhaltung – Prävention oder
Behandlungsperfektion? 344

Anmerkungen 346

Bezugsquellen in den USA 348

Bibliographie 349

Bildquellennachweis 356

Sachregister 357

Krankheitenregister 358

Pflanzenregister 359

Dank

Bei den sich über beinahe drei Jahrzehnte hinziehenden sporadischen Recherchen zur indianischen Medizin und Heilkunst, bei der Identifizierung zahlloser Heilpflanzen, von denen ich zuerst nur volkstümliche oder auch nur indianische Namen erfuhr, haben mir im Laufe der Zeit in den USA so viele Indianer, darunter Heiler und auch moderne Wissenschaftler, so viele amerikanische Historiker, Journalisten, Wissenschaftler, Studenten, Bibliothekare, Universitätsverlage und Institute uneigennützig geholfen, daß ich sie unmöglich alle hier aufführen kann. Ihnen allen sei hiermit herzlich gedankt.

Besondere Erwähnung gebührt Dr. Joachim Exner, einem wissenschaftlichen Pharmazeuten hohen Ranges, dem ich für viele Anregungen und seine wertvolle Mitarbeit danke. Auch Klaus Kramer und Dr. Helmut Seiter möchte ich gesondert für ihre Hilfe danken. Was wäre ein derart voluminöses Werk ohne einen versierten Verlagslektor wie Jens Petersen, der sich mit viel Geduld wappnen mußte und schließlich sehr dazu beitrug, daß Inhalt und Form aus einem Guß gerieten. Und wie sehr muß man für die unermüdliche Präsenz und den hohen intuitiven Einsatz von Frauke Ralf danken, die immer und immer wieder das verwirrende Puzzle redaktioneller Probleme, vor allem bei der Beschaffung der Pflanzenabbildungen, schließlich doch noch entwirrte. Und da gibt es noch die befreundeten Ärzte und Biologen, Historiker und Chemiker, meine Freunde unter den Umweltschützern, die Waldbesitzer und Forstbeamte sind und mit ihren Meinungen sehr dazu beitrugen, daß ich meine eigene klären und artikulieren konnte.

Ich habe aus allen diesen Erfahrungen und Engagements eine ebenso überraschende wie erfreuliche Erkenntnis gewinnen können: Man ist der indianischen Naturverbundenheit, Philosophie und Medizin gegenüber viel aufgeschlossener, als ich das zu Beginn meiner Arbeit an diesem Buch vermutet habe.

Vorwort

Gedanken beim Schälen der Rinde eines Baumes, der ein Buch ist

Heute schwingt sich mein Herz in die Lüfte wie *Plamo Goisit*, mein Bruder Lachs, wenn er an einem herrlichen Junimorgen der aufgehenden Sonne entgegenspringt, denn es weiß, daß alle Totem-Wesen fliegen können und daß es in ihrer Macht steht, sowohl die geheiligten Wurzeln ihrer Vergangenheit als auch die verborgenen Pfade ihrer Zukunft über den immerwährenden und doch so geheimnisvollen Gipfeln von unserer Heimat *Glogoasoagi* – dem goldenen Land der Galaxien – zu finden.
Daß mein Herz so von Freude erfüllt ist, hat Gründe.

* * *

Das Thema, der Titel, der Autor haben mich begeistert. ‹*Das Heilwissen der Indianer*› vermeidet die übliche ethno-zoologische Arroganz, die die Urvölker als *Objekt* und nicht als *Quelle* des Wissens betrachtet. Dieses Buch räumt auf mit 500 Jahren der Verachtung, Geringschätzung und Fehlinterpretation, und es weist die weit schädlicheren doppelzüngigen, karrieresüchtigen Wissenschaftler und das «wohlmeinende» Mitleid mit den «Eingeborenen» und ihrem überlieferten Wissen in die Schranken.
Hier ist endlich ein Buch, das dem Leben zugewandt ist, weil es echter Liebe, einem klaren Bewußtsein und einer gründlichen Kenntnis wissenschaftlicher Methodologie entspringt. Diese Betrachtungsweise läßt uns hoffen, daß wir *Elnog*, wir Menschenwesen, über das manichäische Weltbild hinauswachsen, das durch herablassendes Verständnis oder vernichtende Geringschätzigkeit gekennzeichnet ist, und zu einer angemessenen Kooperation – einer Ökooperation – kommen werden.
Wir, die uralten Völker, deren Vater der Himmel, deren Mutter die Erde und deren Brüder alle anderen Wesen sind, identifizieren uns mit der ganzen Natur. Wir wissen, daß der himmlische, kosmische und lebende Baum eine Verbindung, ein prismatisches Modell und ein kollektives Nervensystem darstellt. Als Söhne und Töchter des Waldes treten wir für eine Entwicklung, für ein Aufblühen der Menschheit aus dem Schoß von Sylva, dem Wald, ein – wir sind sylvilisiert. Wir tun dies mit gebührendem Mitleid, mit beständiger Sorge und dennoch mit Respekt für die widernatürlich und durch übermächtige Kräfte aus der Gruft von Civitas, der Stadt, Zivilisierten, für diejenigen also, die verurteilt sind – oder sich selbst oder andere dazu verurteilen –, in einer Kerkergesellschaft zu leben, in der sie Mangel an lebensnotwendigen Dingen leiden und erbitterten ideologischen und wirtschaftlichen Kämpfen ausgesetzt sind.
Zivilisierte Nationen haben den Polytheismus, den Monotheismus und den Atheismus erfunden und so die Einheit des Regenbogens in zahllose Lichtfleckchen aufgesplittert, die sie in luftdicht versiegelten

Höhlen aufbewahren. Dort bewachen Drachen der Eigensucht jedes Stück dieses zerrissenen Schatzes, als sei es das Ganze, als gehöre es ihnen – und wollen dabei nicht sehen, daß privates Eigentum allgemeines Eigentum vermindert.
Ja, jedes Fünkchen, jeder Schimmer dieser Schatzteilchen ist kostbar und sollte in Ehren gehalten werden – sei es nun wissenschaftlich, religiös, politisch, wirtschaftlich, spirituell, sozial, esoterisch, philosophisch, technisch, egoistisch oder was auch immer! Und doch stellt jedes dieser Teilchen für sich nur eine mögliche Betrachtungsweise dar, die lediglich einen flüchtigen, geisterhaften Schatten des Einen, des Ganzen, des kostbaren Diamanten der Realität freigibt, den die ursprüngliche, voreiszeitliche Tradition durch das globale Prisma von *Schamanismus, Animismus* und *Totemismus* ganz und gar enthüllt.
Natürlich haben sich aufrichtige und erleuchtete Männer zu allen Zeiten anderer Etikettierungen bedient, wenn sie versuchten, den Sündenfall der Zivilisation in Eitelkeit, Besitzdenken und Langeweile rückgängig zu machen, und sich bemühten, das Goldene Zeitalter wieder herbeizuführen und damit die Erde aufs neue zu einem Garten Eden zu machen.
Von Melchisedek bis zu den Essenern, von den Buddhas bis zu Gandhi, von Jesus bis zu Franziskus oder da Vinci, von Sokrates bis zu den Hanifen legen viele bekannte und unbekannte Heilige aller Ideologien und Religionen in der Geschichte der Menschheit Zeugnis davon ab, daß der Mensch sich, wie sein Bruder Lachs, nach seinen Wurzeln im Himmel sehnt. Er ist bereit, eine gewaltige Anstrengung zu unternehmen und die Hoffnungen und Freuden der Zukunft mit dem Wissen und der Harmonie der Vergangenheit zu verbinden und dabei das Risiko einzugehen, noch einmal zu sterben. Dies sind die Aussagen von großer Weisheit, die geistige und körperliche Gesundheit, Heiligkeit und Heilheit zum Gegenstand haben. Dies ist der Inhalt der zahlreichen Frohen Botschaften und Verheißungen eines Ewigen Lebens. Dies ist der Kern der indianischen, das heißt der ursprünglichen Medizin.
Für uns gibt es nur einen einzigen, ewigen, allgegenwärtigen, allmächtigen, alles liebenden *Manitou*, weil es keinen *Manitou* gibt, weil es unzählig viele *Manitous* gibt! So leid es mir für die Kartesianer tut – aber die Realität ist eben eine Herausforderung an die Engstirnigkeit!
Die Form der Ökumene, die Heinz J. Stammel bereits jetzt praktiziert, ist frei von ego-nationalem, euro-kulturellem und poly-, mono- und atheistischem Sektierertum und hat nichts zu tun mit synkretistischer Gaukelei oder dem kriminellen Hokuspokus der Ost-West- oder Nord-Süd-Beziehungen. Sie macht ihn zu einem spontanen, ungestümen Wegbereiter des Quantensprungs von der brennend kalten Hölle der Zivilisation zur *Parousia*, der Heimkehr in unser angestammtes Regenbogenparadies.

* * *

Als Universitätsprofessor und medizinischer Experte sowohl auf dem Gebiet der Stammes- als auch auf dem der Schulmedizin halte ich Heinz J. Stammels Buch für ein äußerst fundiertes und wissenschaft-

lich hochqualifiziertes Werk. An ein solches Buch sollte man herangehen wie an die geheimnisvolle *Masgoi*, die Birkenrinde.
Zunächst muß man einen geeigneten Baum finden. Dann wartet man auf die richtige Jahreszeit, und schließlich macht man drei Einschnitte. Danach muß man das natürliche, das «reife» Abschälen abwarten. Nur so enthüllt die Birkenrinde die darunter verborgenen Zeichen und ermöglicht den Zugang zu den eigentlichen Holzschichten, in denen die lichtgesättigten, wahrhaft lebenspendenden Säfte fließen. Nur mit unglaublich scharfer Wahrnehmung und äußerster Sorgfalt kann man zum Herzen des Baumes der Wahrheit vordringen.
Auch das beste Buch führt nicht über die Borkenschicht hinaus. Es wäre tödlich, sollte es sich anmaßen, das ganze Wesen des Baumes der Wahrheit wiederzugeben!
Heinz J. Stammels Buch gibt jedoch nicht vor, dies zu tun. Es ist eine ehrliche – und vielleicht die größte bekannte – Beschreibung der ewigen, ursprünglichen und universellen Medizin, wie sie in Gegenwart und jüngster Vergangenheit von den indianischen Völkern nach schriftlichen (und daher oft parteiischen, voreingenommenen oder entstellten) Zeugnissen praktiziert und am Leben erhalten wird. Der Autor präsentiert alle verfügbaren Informationen über indianische Medizin, die er vervollständigt hat und die er, wenn möglich, durch diejenigen, die diese uralte Kunst auch heute noch praktizieren, hat kommentieren lassen.
Er kam dabei zu unterschiedlichen Ergebnissen. Zum Teil sind die Quellen sehr verläßlich, und ihre Aussagen können so, wie sie sind, und ohne weitere Nachprüfung zitiert werden. Einige andere Beschreibungen mußten – und das war sicher keine leichte Aufgabe – kritisch untersucht und erklärt werden, damit man sie in ihrer vollen oder wirklichen Bedeutung verstehen kann. Gelegentliche Verweise sind nur der Vollständigkeit halber angeführt – schon früh wurde ihr Inhalt entweder mutwillig abgewandelt, durch Übersetzer, Lektoren oder Zensoren schamlos entstellt oder aber in politischen und/oder esoterischen Situationen wiedergegeben, in denen seine offensichtliche Aussage eine völlig andere Bedeutung bekam.
Wenn man nun noch die Risiken in Betracht zieht, die eine doppelte bis zehnfache Übersetzung mit sich bringt, und an den Mangel an Bescheidenheit, Wissen, Achtung oder Liebe in den meisten Autoren sowie an die Gier und die Karrieresucht so vieler Intellektueller, Geistlicher und politisch-kommerzieller Volksverdummer denkt, wird man das Verdienst eines Werkes zu würdigen wissen, das die verfügbaren Unterlagen wiedergibt, sie einer kritischen Prüfung unterzieht und eine erste Interpretation anbietet.
Vielen mag Heinz J. Stammels Urteil über die gegenwärtige «Instrumental-Medizin» ungerecht und übertrieben erscheinen; leider wird es jedoch, wie sowohl Fachleute als auch Laien wissen, durch nur allzu viele Tatsachen gestützt.
Das unerhört Neue an Heinz J. Stammels Meisterwerk besteht darin, daß es, obwohl schon jetzt ein bleibendes Denkmal des Wissens, doch nur ein zartes Pflänzchen einer unvoreingenommenen Denkweise, einer tiefen Achtung und einer aktiven Erwartung ist. Dies Buch ist ein *Anfang*.
Unter der Feder des Verfassers öffnet sich die Birkenrinde, wie das bis

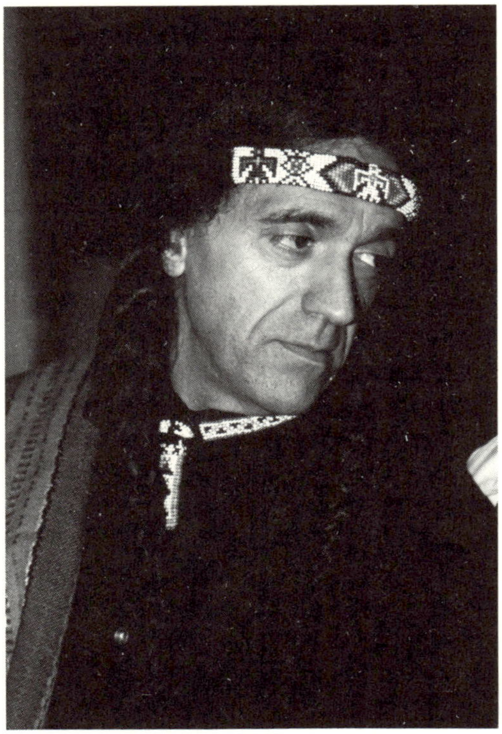

Maolinn Tiam Apjoilno, 40, geboren in Nova Scotia, Kanada. Verheiratet, neun Kinder. Der Vater ist Mic Mac-Indianer und die Mutter Hopi. Doktor der Medizin mit Dissertation über: «Nutrition and Natural Birth». Doktor der Rechtswissenschaften mit Dissertation über: «Oral Traditional Laws among Primordial People and Their Traces in Written Laws». Doktor der Wirtschaftswissenschaften mit Dissertation über «Econometry». Professor der Medizin (interne und indianische Stammesmedizin) an der University of California in Los Angeles. Präsident der «Université de l'Eco-Développement» in Brüssel, der «Föderation Neuer Transnationaler Universitäten» und des «Weltrates der Völker».

dahin behagliche Ei dem Schnabel des ausgebrüteten Adlerkükens nachgibt. Das Endgültige dieses Vorgangs hat weniger von einem protzigen Grabstein, mehr von einer offenen Tür. Es führt zu einer Neubewertung von Tatsachen in der Vergangenheit und Problemen in der Gegenwart und zu Lösungen in der Zukunft. Ewige Weisheit ist wiederentdeckt, universelle Lebensmuster sind wiederhergestellt worden. Danach wird es über verzerrt dargestellte Gebräuche keine Verwirrung mehr geben, die durch böswillig falsche Übersetzungen, Einflüsse von außen oder einfach durch Degeneration von innen hervorgerufen wird. Wir werden uns in der verwirrenden Vielfältigkeit der Wildnis von technologisch äußerst fortgeschrittenen und ökologisch rücksichtsvollen Traditionen bewegen, die uns durch die Mit-Schöpfer dieses galaktischen Ozeans über die Jahrhunderte hinweg überliefert wurden.
Wir dürfen zuversichtlich sein, daß unser Warten nicht umsonst ist.

* * *

Vor langer Zeit hat Häuptling Seattle die Hoffnung geäußert: «*Etog oijigetiogo ... Nemitsno ...*» – «Vielleicht sind wir doch Brüder ... wir werden sehen ...»
Dieses Buch ist vom wahren Geist des Roten Mannes beseelt: Es informiert, ohne zu verschweigen, es öffnet den Weg zur Wahrheit, ohne zu verletzen.
Alle meine Brüder des Waldes stimmen mir zu, daß Heinz J. Stammel, daß «Der-der-die-geistigen-Kräfte-der-Medizinmänner-in-der-Birkenrinde-sammelt» unser Bruder und Stammesangehöriger

«*Poooimasgoieget*»

ist – denn wir wissen, daß sein Herz rot ist.

11000 Meter über den schneebedeckten Gipfeln der Pyrenäen, am 25. Oktober 1985, dem Tag von *Riel Guel Pioitj* und *Pablo Picasso*. Mein Herz schwingt sich in die Lüfte wie *Plamo Goisit*.

Prof. Dr. med. Maolinn Tiam Apjoilnosagmaniteogslg

Einleitung

Seit nahezu dreißig Jahren fielen mir beim Sammeln zeitgenössischer Berichte über die Besiedlungsgeschichte Nordamerikas immer wieder beiläufige Erwähnungen über Heilmethoden und Heilmittel der Indianer auf. Wenn es sich um Schreibende handelte, die über längere Zeit in nahem Kontakt zu Indianern standen, kamen sie zu überwiegend sehr positiven Urteilen und drückten die durch Erfahrung begründete Überzeugung aus, daß die Gesundheitsvor- und -fürsorge, die sie beobachtet hatten, der abendländischen Medizin hoch überlegen wären. In den Mitteilungen von Botanikern, Völkerkundlern, Politikern, Militärs und Ärzten, die nur sporadisch und kurzfristig Indianer kennenlernten, ist dagegen oft von heidnischem Aberglauben, primitiven Dämonenkulten und rituellem Hokuspokus die Rede.
Sowohl journalistische Chronisten als auch spätere Historiker haben das Phänomen indianischer Heilkunde praktisch nie beachtet. Es scheint zwar zahlreiches spezielles Schrifttum zu geben, aber das ist seit seiner Veröffentlichung – für allgemeine Information kaum auffindbar – in medizinischen oder botanischen Bibliothekssammlungen verschüttet. Moderne Wissenschaftler kümmern sich kaum darum, weil sie glauben, daß die Heilkunde von angeblich so viel primitiveren Wilden moderner Forschung nichts zu bieten hätte, was nicht schon längst bekannt sei. Dieser allgemein vorherrschende Eindruck, daß sich die nordamerikanischen Indianer unisono eines prähistorisch anmutenden Entwicklungsstandes erfreuten, führte zu Klischeevorstellungen, die heute noch wirksam sind.
Da solche hartnäckigen Vorurteile eine unvoreingenommene Betrachtung dessen, was ich als *Historiker* über indianische Heilkunde mitzuteilen habe, unmöglich machen würde, ist es notwendig, einführend den kulturellen und philosophischen Hintergrund der indianischen Geisteshaltung etwas aufzuhellen. Wir sind als typische Menschen des wissenschaftlich-technischen Industriezeitalters so einseitig in die für unsere Lebensart gültigen Wertmaßstäbe eingebunden, daß wir geneigt sind, alles, was nicht in dieses Fortschrittsraster wissenschaftlicher Prägung hineinpaßt, für rückständig, primitiv und unterentwikkelt zu halten. Der Gedanke, daß industrielle Technik durch zahllose physische, geistige und seelische Prothesen, die sie uns angelegt hat, sehr wesentlich zu massiven Verkümmerungserscheinungen beigetragen haben könnte, scheint erst in jüngster Zeit aufzukommen.
Vergleiche mit der überlieferten Natur- beziehungsweise Kräuterheilkunde unseres eigenen Kulturkreises möchte ich nicht vornehmen, da es hierüber bereits eine Fülle von Informationen gibt. Berührungen mit der amerikanischen sogenannten «Volksheilkunde» (*folk medicine*) ergeben sich nur, wenn es sich um im Ursprung indianische Praktiken handelt, die von Squattern, Siedlern und Heimstättern übernommen und Bestandteil dieser «Volksmedizin» wurden.
Große Schwierigkeiten bereitete es, daß in den Quellen so gut wie

niemals bei Pflanzennamen eine korrekte botanische Nomenklatur zu finden ist. Da gibt es volkstümliche Bezeichnungen, englische, französische, deutsche, spanische und manchmal lateinische, aber auch indianische Namen, die sich jeweils in anderen indianischen Dialekten und Sprachen sehr unterschiedlich darstellen. Man findet populäre Abwandlungen mannigfaltigster Art, Verballhornungen und selbst erfundene Namen. Erst durch mühsam vergleichende Recherchearbeit gelang es mir, verbindliche Übereinstimmungen festzustellen.
Soweit dies möglich ist, sind bei Pflanzennamen zuerst die deutschen Bezeichnungen genannt, dann die korrekte lateinisch-botanische – als zusätzliche Hilfe auch die in Quellen vorkommenden anderen lateinischen Bezeichnungen – und schließlich noch die korrekten englischen Namen und die volkstümlichen englischen Abwandlungen.
Die Fülle der Informationen, die in zahllosen amerikanischen Archiven bewahrt sind, ist überwältigend. Ich bin überzeugt, daß es in fachspezifischen Bereichen – zum Beispiel in historisch-botanischen, medizinischen oder pharmakologischen Bibliotheken – auch größere zusammenhängende Darstellungen gibt. Aber sie zu finden, zu ordnen und auszuwerten kann nicht Aufgabe eines allgemeinen historischen Anstoßes sein, sondern muß Wissenschaftlern vorbehalten bleiben, die diese Thematik und Problematik irgendwann aufgreifen.
Ich kann auch keine medizinischen Wirksamkeiten beurteilen, sondern hierzu nur zeitgenössische Meinungsäußerungen, Beobachtungen und Erfahrungen wiedergeben. Das gilt auch für die Pharmakologie, die hierbei eine große Rolle spielt.
Der sogenannten «schamanistischen» Praxis ist in den zeitgenössischen Dokumenten sehr viel Raum gewidmet. Vom damaligen Erkenntnisstand aus wird sie allerdings überwiegend als undefinierbarer magischer Kult, als Zauberei, Aberglaube und Hokuspokus oder gar als blanke Scharlatanerie abgewertet. Indianer selbst haben stets darauf hingewiesen, daß solche Betrachtungsweise außerordentlich oberflächlich, ja schlichtweg falsch sei. Sie geben Begründungen, die heute aus psychoanalytischer und psychotherapeutischer Sicht verblüffend einleuchtend klingen.
Zu diesem umfassenden Themenkreis gehört aber auch ein kurzer Einblick in das Verhältnis des Indianers zu seiner Umwelt. Erst seit verhältnismäßig kurzer Zeit ist der modernen Gesellschaft bewußt geworden, daß mit gewaltigem technischem Fortschritt auch nahezu automatisch ein gewaltiges Existenzrisiko verbunden zu sein scheint. Aus alten, aber auch neueren indianischen Bekundungen geht eindeutig hervor, daß diesen Völkern bis in Einzelheiten hinein, die wir heute nicht einmal ahnen, bekannt war, wie außerordentlich sensibel und *unantastbar* die harmonischen Gleichgewichtsstrukturen der gesamten Natur sind. Viele Äußerungen, die Indianer im Laufe der Zeit machten und die heute nachzulesen sind, weil sie schriftlich bewahrt wurden, konnten zu ihrer Zeit nicht einmal annähernd ernst genommen werden, weil hierzu den am jeweiligen Stand ihrer Wissenschaft orientierten Gelehrten der «Alten Welt» einfach jede Voraussetzung fehlte. Aber je tiefer die Forschung in verborgenste Zusammenhänge auf *allen* Wissensgebieten eindrang, um so mehr Sinn bekamen und bekommen zur Verblüffung der Wissenschaftler solche indianischen Erkenntnisse. Viele davon beginnen erst mit jüngsten Forschungsergebnissen, etwa denen der Mi-

krobiologie, überhaupt verständlich zu werden, viele liegen weiterhin jenseits unseres begrifflichen Horizonts.
Wissenschaftler zahlreicher Disziplinen, die solche unter immensem technischem und finanziellem Aufwand erzielten Ergebnisse als unübertreffliche Glanzleistungen modernster Forschung feiern, können sich einfach nicht vorstellen, daß «primitive» Naturmenschen ohne auch nur den geringsten wissenschaftlich-technischen Sachverstand bewußt zu gleichen Erkenntnissen kommen konnten. Und schnell nehmen sie zur nächstliegenden Erklärung Zuflucht: Die Indianer seien durch Zufall zu ihrem Wissen gelangt.
Ich habe auch keinerlei plausible Erklärung für dieses Phänomen. Aber andererseits glaube ich auch nicht an eine solche Aneinanderreihung von Zufällen! Zudem hat sich in letzter Zeit – sicherlich nicht nur bei mir – der Eindruck zur Gewißheit verstärkt, daß eben diese großartige wissenschaftlich-technische Forschung in ihrer nicht weniger grandiosen Einseitigkeit für viele andere elementare Erkenntnisse taub und blind geworden ist. Ich beginne zu ahnen, daß man in bezug auf Einsichten, denen zumindest ein ähnlich hoher, wenn nicht höherer Stellenwert einzuräumen gewesen wäre, schon seit vielen Jahrhunderten so vollständig verkümmert ist, daß inzwischen auch der letzte Verbindungsfaden zu solchen Erkenntnissen verlorenging.
So mag auch weiterhin die fundamental *biophile*, dem Lebendigen nahezu religiös zugewandte Geisteshaltung der Indianer für uns unerklärlich, unbegreifbar bleiben. Allenfalls könnte man noch darüber nachdenken, ob nicht unser gesamter geistiger Habitus demgegenüber *nekrophil*, dem Zerstörerischen, Tödlichen verhaftet ist.
In winzigen Teilbereichen wird unsere Denkungsart immer perfekter, aber insgesamt funktioniert sie immer weniger. Wir stehen heute an der Schwelle der Erkenntnis, daß «unser» Fortschritt uns an den Rand des Abgrunds zu führen und dabei eine eigene Dynamik wie die einer Lawine zu entfalten scheint. Ich glaube inzwischen, daß viele Indianer recht hatten, als sie die Auffassung äußerten, daß wir alle von einer furchtbaren *Geisteskrankheit* befallen seien, von einer verhängnisvollen Seuche, die selbstzerstörerisch ist.
Um den geistigen Habitus der nordamerikanischen Indianer zu erklären, möchte ich mich vornehmlich auf deren eigene Bezeugungen beziehen. Danach ist die Erhaltung körperlicher Gesundheit untrennbar mit seelischer und geistiger Gesundheit verbunden, aber auch damit, daß sich der Mensch als wesentlicher Bestandteil einer Harmonie empfindet, die sich auf *alles Lebendige* erstreckt. Am Beispiel der Heilkunde läßt sich die Unvermeidlichkeit von Ursache und Wirkung wohl am besten demonstrieren. Die Menschheit hätte von den Indianern eminent wichtige Anregungen erfahren können. Aber das wurde verpaßt. Ich weiß nicht, ob andere dies nachempfinden werden: Ich komme mir, je mehr ich mich mit Indianern beschäftige, sehr unwissend, unbelehrbar, unzivilisiert, unterentwickelt und ein kleines bißchen barbarisch vor. Beschämung ist kein angenehmes Gefühl, aber wenn ich es mitzuteilen vermag, könnte es vielleicht ein paar Anstöße geben, die wichtig wären.

Alpirsbach, im Dezember 1985 H. J. Stammel

«Heroische Medizin»

«Die Erde ist ein Organismus, in dem Pflanzen, Tiere und Menschen wie Zellen sind. Jede winzige Kleinigkeit in diesem Organismus hat seine bestimmte Aufgabe zu erfüllen, und nur wenn das stets in guter Harmonie übereinstimmt, lebt, blüht und gedeiht dieser Organismus. Der technische Zivilisationsmensch mit seiner zwanghaften Manie, Natürliches zu verdrängen, zu vermindern und zu zerstören, um es durch gigantisches Wachstum von Unnatürlichem zu ersetzen, hat eine fatale Ähnlichkeit mit *Krebs*! Seit eure Geisteskrankheit wuchert und wuchert, breiten sich ihre Folgen wie Metastasen über die Erde aus. Indianer sagen das seit mehr als dreihundert Jahren. Man kann es nachlesen. Aber wie sollte man einem Tumor begreiflich machen, daß gerade das, was er für einen großartigen Erfolg hält, in Wirklichkeit Selbstmord ist!»
Bruce Elijah, Abgeordneter
der Oneida-Irokesen, 1980[1]

Nach allgemeinem Verständnis wird die geistige Qualität einer Rasse nach sicht- und greifbaren Zeugnissen beurteilt, die den kulturellen oder zivilisatorischen Entwicklungsstand dokumentieren. Sind Kunst- und Bauwerke oder Schriften vorhanden, so ist es verhältnismäßig einfach, den geistigen Habitus in eine jener Beurteilungskategorien einzuordnen, die man für erschöpfend hält. Nach diesen Maßstäben gibt es für Erkenntnisse in der Heilkunde nur *logische* Erklärungen, die man – nach allen Regeln wissenschaftlich-experimenteller Beweisführung – als gültig anerkennen kann. Die Entwicklung in diese Richtung begann mit dem griechischen Philosophen Aristoteles (384–321 v. Chr.), der die Lehre von der streng systematischen Aneignung und Organisierung des Wissens und die sogenannte formale Logik begründete. Seither wird geistige Potenz allein danach bemessen, ob und wie sie auf dieser Richtungsvorgabe begründet ist. Die gesamte Entwicklung unseres Urteils- und Vorstellungsvermögens ist seit Aristoteles in diese Gußform eingebettet. Daß geistige Potenz – zum Beispiel der nordamerikanischen Indianer – sich in eine *andere* Richtung entwickelte und zu anderen, möglicherweise nicht nur gleichwertigen, sondern sogar überlegenen Ergebnissen kommen konnte, ist deshalb unvorstellbar. Und wenn sich Ergebnisse verblüffend gleichen, so ist es nach unserem Vorstellungsvermögen eben dennoch nicht das gleiche.

Man könnte dieses Phänomen vielleicht an folgendem Vergleich (der sicherlich auch hinkt) erläutern: Noch ist Psychologie eine sehr von angezweifelten Lehrsätzen geprägte Wissenschaft. Noch hat intuitives und unsystematisches Bewußtsein, das auf individuellen Erfahrungen beruht, im Endergebnis von Erkenntnissen einen hohen Stellenwert. Sollte aber irgendwann einmal psychologischen Lehrsätzen ein ähnlicher Rang eingeräumt werden, wie ihn heute etwa in der mathematischen Statistikberechnung Wahrscheinlichkeitswerte haben, so würde die gesamte weitere Entwicklung der Psychologie ihr und ihrer Methodik schließlich Alleingültigkeit bescheren. Eine Verirrung in einseitige theoretisch-mechanisierte Dogmatik wäre dann unvermeidlich. Es würden sich zwar ständig lehrsatzschlüssige Beweise für Entwicklungen finden lassen, aber insgesamt fände eine geradezu gigantische und verhängnisvolle Fehlentwicklung zur roboterhaft programmierten Massenpsyche statt. Unsystematische Erfahrung verlöre immer mehr an Rang, obwohl ihre Ergebnisse bedeutend lebensnäher und praxisgerechter wären. Nach einer genügend langen Entwicklungszeit würde die mechanisierte und automatisierte Lehrsatz-Psychologie jedwedes Ergebnis menschlicher Lebenserfahrung als unqualifizierte Mystifizierung weit von sich weisen. Es käme unvermeidlich zu einer Art allgemeinen Apparatebewußtseins, zur Verkümmerung individueller geistiger und seelischer Impulse – und dennoch würde man Vorteile und Fortschritte dieser verhängnisvollen Entwicklung aus Kurzsichtigkeit in den höchsten Tönen loben. Kaum jemand wäre noch in der Lage, sich die Schlüssigkeit und die Bedeutung erlebter Erfahrungen und Empfindungen überhaupt vorzustellen.

Die nordamerikanischen Indianer blieben von den Denkschemata von Systematik, formaler Logik, Wissenschaft und Technik verschont. Dennoch ist ihre Logik umwerfend überzeugend, wenn auch nicht im geringsten *formal*. Wo sich die Ergebnisse ihrer erlebten Erkenntnisse auf wenigen Wissensgebieten mit den Ergebnissen systematisch-logischer Wissenschaft treffen, sind es *dieselben*! Inzwischen weiß man, daß viele ihrer Erkenntnisse, die Hunderte von Jahren nicht erklärbar waren – und deshalb als mystisch abgetan wurden –, erst in jüngster Zeit durch die Ergebnisse neuester Forschungen, etwa in der Mikrobiologie, bestätigt worden sind. Ihr auf Erfahrungen und Empfindungen beruhendes Wissen muß auf einer Sensibilität und auf Fähigkeiten begründet sein, die in unserem Kulturkreis seit langem als unterentwickelt, wenn nicht überhaupt als nicht vorhanden zu gelten haben. Es hat den Anschein, als wären ihre ganzen Bemühungen über viele Generationen hinweg allein darauf konzentriert gewesen, nur Wissen zu entwickeln, das gleichzeitig auch unvergeßbarer Bestandteil des Bewußtseins werden konnte. Das mag erklären, warum bei ihnen ein Bedürfnis nach der Entwicklung von Schrift und Speicherung von Wissen durch Schrifttum *nicht* bestand. Das in der Historie oft beobachtete Phänomen ihres phantastisch anmutenden Gedächtnisses deutet darauf hin. So waren ihre Unterhändler häufig in der Lage, nach nur einmaligem Hören stundenlang vorgetragene komplizierte Vertragstexte sofort, aber auch noch viele Jahre später, wortwörtlich zu wiederholen und aus ihnen nach Belieben Passagen zu zitieren! Der Umstand auch, daß ihre Gesellschaften so gut wie niemals despotische Macht- und elitäre Besitz- und Eigentumsstrukturen entwickelten, sie deshalb von der immensen Fülle der sich hieraus ergebenden negativen Begleiterscheinungen vollkommen verschont blieben, erscheint heute erst, da die unvermeidlichen Folgen unserer Geisteshaltung allmählich sichtbar werden, als eine Qualität geistiger Reife, von der wir nicht nur weit entfernt sind, sondern uns laufend noch weiter entfernen. Gemessen an der Geisteshaltung, die aus überlieferten indianischen Äußerungen spricht, scheint unser wissenschaftlicher und technischer Fortschritt unvermeidlich gleichzeitig mit einer geistigen *Rückbildung* verbunden zu sein. Die Bewußtseinspotenz der Generationen des technischen Zeitalters ist, wenn man die Kapazität des einzelnen betrachtet, einem Schrumpfungsprozeß unterworfen, der praktisch darauf hinauszulaufen scheint, die Entwicklung individuellen und universellen geistigen Bewußtseins und verläßlicher Empfindungen vollends auf ein Mindestmaß zu beschränken. Immer deutlicher wird ein Trend sichtbar, der solche Fähigkeiten als ebenso unbequeme wie unnütze Belastung empfindet und jedwede Urteilsfähigkeit wissenschaftlich-technischer Systematik und Speicherapparaturen überläßt, aus denen man Urteilsvermögen einfach auf Knopfdruck abrufen zu können glaubt.

Im selben Maße, in dem sich diese verhängnisvolle Entwicklung beschleunigt, scheint das Unvermögen zu wachsen, die völlig andersartige Qualität indianischen Denkens überhaupt als Qualität aufzufassen.

Ein kurzer Rückblick auf die Entwicklung der modernen amerikanischen Medizin mag vielleicht die Bereitschaft fördern, Zugang zur indianischen Auffassung von Heilkunde zu finden.

Im Hochgefühl, allein der wissenschaftlichen Weisheit teilhaftig zu sein, stand die kolonial-europäische Medizin den verblüffenden Erfolgen indianischer Heilpraxis, dem außerordentlich hohen allgemeinen Gesundheitsstand der Indianer einigermaßen fassungslos gegenüber. Diese Indianer waren «Eingeborene», ungläubige «Heiden». Sie fürchteten die bedrohliche Wildnis nicht, sondern liebten sie und fühlten sich in ihr geborgen. Sie besaßen kein Schrifttum, sie kannten wissenschaftliche Systematik und alle die großartigen Errungenschaften formaler Logik nicht. Sie sezierten keine Körper. Wie sollten sie da die Konstruktion und die Funktionen dieser «Apparatur» kennen? Gewiß, ihre Heilerfolge waren ebenso verblüffend wie unverständlich, aber was sie an Erkenntnissen und Wissen freimütig äußerten, war absolut unverständlich, demnach also rein mystisch – Zauberei, Hokuspokus, Quacksalberei, Exorzismus, Dämonenkult. Also: *Zufall*, Taschenspielerei, purer Schamanismus. Daß man Jahrhunderte später die Methoden der Indianer – Hygiene, Quarantäne, Isolation – und ihre Wirkstoffe – Hormone, Enzyme, Vitamine, Antibiotika –, ihre Gesundheitspflege und Geburtenregelung verstehen, daß man ihre ganzheitlichen Methoden in der Psychosomatik wiederfinden würde, daß man andere indianische Praktiken später Antisepsis, Narkose, Diätetik und Anästhesie nennen würde, konnten die Gelehrten des Abendlandes damals nicht ahnen.

Infektiöse Seuchen waren damals Geißeln auch in den amerikanischen Kolonien. Man schrieb ihre Ausbreitung unerklärlichen Luftveränderungen, hauptsächlich aber Gottes unerforschlichem Ratschluß zu. So grassierten Diphtherie, Scharlach, Masern, Tuberkulose, Cholera, Typhus und Malaria noch bis weit in die letzten Dekaden des 19. Jahrhunderts, ohne daß Ärzte mehr als Ratlosigkeit zu gewähren gewußt hätten.

Im 17. Jahrhundert erhielt die experimentelle Medizin in Amerika neue Impulse durch die Einführung der Pockenschutzimpfung. Zuerst hatten die Türken diese Entdeckung gemacht. Die Engländerin Lady Mary Wortley Montagu beobachtete es und berichtete der Royal Society darüber. Der amerikanische Arzt Cotton Mather entnahm der Society-Publikation *Transactions* Einzelheiten und empfahl die allgemeine Einführung. Doch zunächst sträubten sich konservative und religiöse Wissenschaftler dagegen, weil sie Seuchen als göttliche Heim-

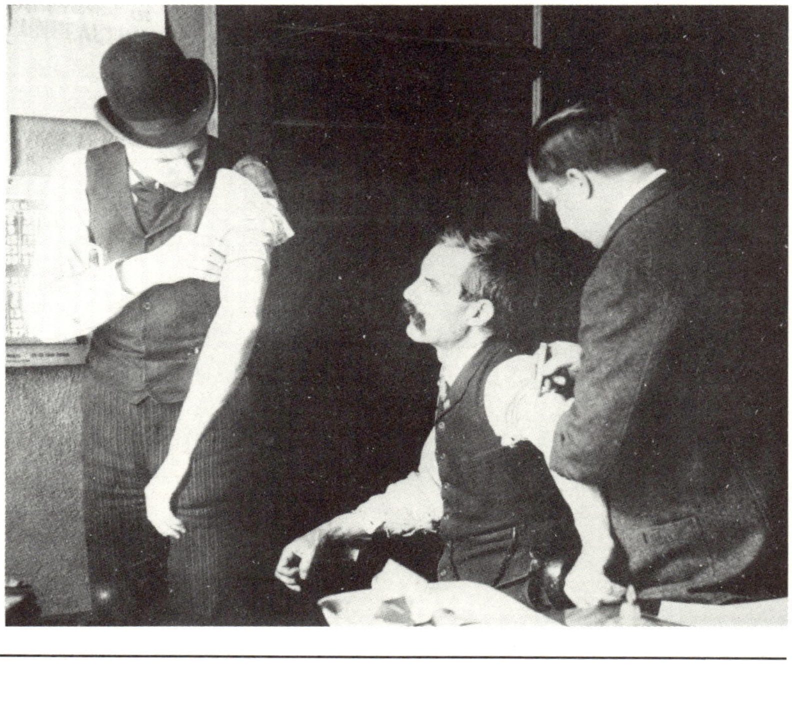

Die Pockenschutzimpfung war während des ganzen 19. Jahrhunderts in den Vereinigten Staaten weit verbreitet.

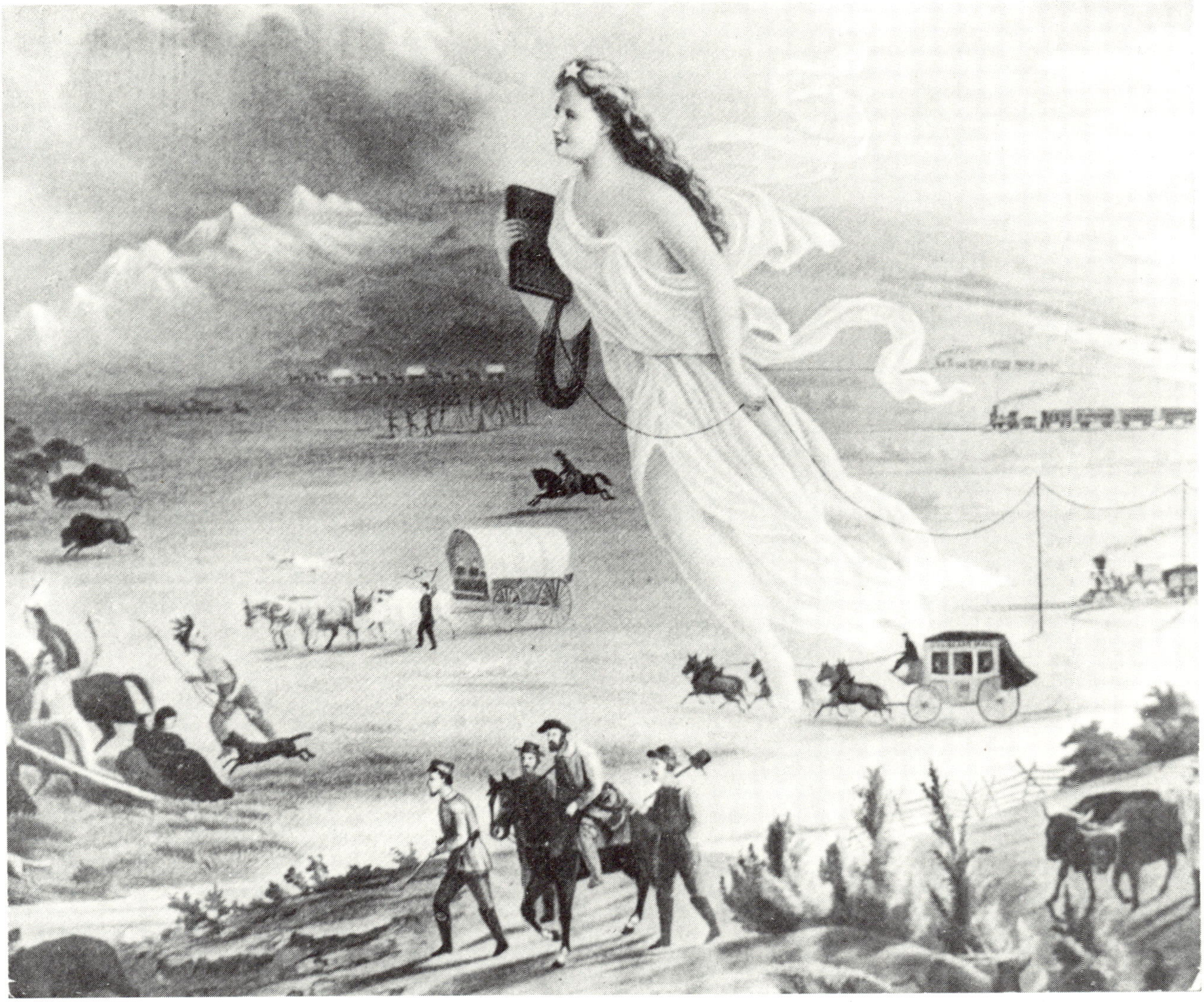

«Der Geist des Fortschritts» – Plakat, 1872

suchungen der sündigen Menschheit und Abwehrmaßnahmen als schwere Versündigung gegen den Willen Gottes betrachteten. Dennoch breitete sich die Schutzimpfung von 1721 an unaufhaltsam aus. Ihre Nützlichkeit war während der großen Pockenepidemien (zum Beispiel 1752 in Boston) bald nicht mehr zu übersehen.
Grundsätzlich tat sich die indianische Heilkunde recht schwer mit diesen importierten Seuchen; denn bevor Weiße den Erdteil betraten, waren solche Infektionskrankheiten vollkommen unbekannt gewesen. Aber weil sich die allgemeine Hygiene der Indianer auf einem außerordentlich hohen Stand befand und für sie Diätetik, Quarantäne und sofortige Isolation, dazu Antisepsis zur Heilungsroutine gehörten, wurden sie nur selten schwer betroffen. Wenn sie durch ihre Maßnahmen inmitten einer verseuchten und schwer leidenden Kolonistenregion praktisch unbehelligt blieben, wurde ihnen nachgesagt, daß sie mit dem Teufel im Bunde stünden; fanden dagegen nicht sofort erkannte Massenansteckungen statt, richteten daher ihre Maßnahmen kurzfristig nicht viel aus und starben auch sie dahin, so war es Gottes Zorn, der hartnäckige Heiden getroffen hatte.

Der Ursache der Skorbuterkrankung, unter der nahezu jede Kolonialfamilie zu leiden hatte, kam als erster Arzt Cadwallader Colden nahe, nachdem er sich mit Berichten über indianische Diätetik beschäftigt hatte. Er führte die Volksseuche auf den Mangel an frischem Gemüse und reifen Früchten zurück, ohne allerdings dafür eine plausible Erklärung geben zu können. In ähnlichem Ausmaß grassierte in den Kolonien das Gelbfieber, das auch die Städte – so zum Beispiel New York 1741/1742 – sporadisch heimsuchte, während die Indianer davon auch dann verschont blieben, wenn sie, wie die Seminolen in Florida, in Sumpfgebieten lebten.

Das Interesse der forschenden Medizin konzentrierte sich vorwiegend auf das Phänomen, den Mechanismus und Verlauf von Krankheiten, statt auf Vorbeugung, Behandlung oder Heilung. Der Mensch selbst, sein Wohlergehen oder gar seine Gesunderhaltung waren im Grunde von nebensächlicher Bedeutung. Demgegenüber zielte die indianische Heilkunde in die genau entgegengesetzte Richtung.

Einen ursächlichen Einfluß auf die Verbreitung von Krankheiten und epidemischen Seuchen schrieben die Mediziner den vier Jahreszeiten und ihren klimatischen Schwankungen zu. Sonnenbestrahlung und frische Luft galten ohnehin schon seit jeher als gesundheitsgefährdend. Die wissenschaftliche Erklärung hierfür klang einfach: Zu heiße Luft beschleunigt die «Fermentation», zu kalte verlangsamt sie, wechselnde Bedingungen unterwerfen sie zu vielen Schwankungen, ergo bleibt als Patentlösung für eine möglichst gleichmäßige Fermentation der geschlossene Raum mit möglichst geringer Lüftung. Die Indianer legten auf frische Luft und den klimatischen Wechsel der Jahreszeiten größten Wert und verstanden nicht, daß man sie deswegen für animalisch hielt.

Der Arzt John Morgan ist in der Medizingeschichte Amerikas als Nestor streng wissenschaftlicher Methodik hervorgetreten. Einer seiner Lehrsätze lautete: «Der Arzt muß sich in der Praxis strikt nach der wissenschaftlichen Methodik richten, um die Funktionen des [menschlichen] Systems zu erforschen.»[2] Morgan verband Wissenschaft im allgemeinen und Medizin im besonderen mit der Newtonschen Philosophie, die sich in beinahe jedem Bereich intellektuellen Lebens durchgesetzt hatte. Von 1767 an wurde Medizin zur akademischen Disziplin in Philadelphia. Die amerikanische Bezeichnung für den Arzt, «physician», und für den Abschluß des Medizinstudiums, «Bachelor's Degree in Physics», zeigte deutlich an, daß damit für alle Zukunft der Einschluß der Humanmedizin in die seelenlose Formalsystematik der *Physik* vollzogen war. Daß diese Medizin die Entwicklung zur *Apparatur* und *Mechanik* im physikalischen Fahrwasser der Entwicklung zur technischen Zivilisation unvermeidlich mitvollzog, mag vielleicht eine Katastrophe gewesen sein.

Die Errungenschaften dieser «modernen» Medizin, die sich nun in Laboratorien, Hörsälen, klinischer Behandlung und an Seziertischen ausbreitete, blieben allerdings lange Zeit der bevorrechtigten Nutzung durch eine privilegierte Elite vorbehalten. Das ordinäre Fußvolk der Kolonisten und späteren Amerikaner hatte sich mit «folk medicine» (Volksheilkunde) bis in 20. Jahrhundert hinein zu begnügen. Bis heute ist die moderne amerikanische Medizin den Hautgout solcher Klassenmedizin nicht wieder losgeworden.

Aber die Medizin war auch noch weit davon entfernt, jenes exklusive und monopolistische Orakel zu sein, zu dem sie dann später entartete.[3] Jeder Barbier konnte sich als Chirurg betätigen, jede Hebamme, jeder Arbeiter oder Farmer konnte Rezepte für Patienten, Freunde, Familie oder sich selbst ausstellen, und solcherart in Umlauf gekommene Rezepturen unterlagen einem regen Um- und Austausch. Doch die am meisten anerkannte Autorität medizinischen Wissens und Ratgebens genoß der *Almanach*. Von den zahlreichen seit 1639 verbreiteten Almanachen, die außer einem Kalender und astrologischen Weissagungen ein Potpourri wissenschaftlicher und pseudowissenschaftlicher Informationen enthielten, war der *Poor Richard Almanach* der weitestverbreitete.

Er unterschied sich von den anderen dadurch, daß seine Do-it-yourself-Heilmittel und -Rezepturen größtenteils aus medizinischen Journalen stammten und praktisch dieselben waren, die auch die Ärzte verwendeten. Der *Arme Richard* bildete auch insofern eine bemerkenswerte Ausnahme, als er Mediziner und Gelehrte recht kritisch als realitätsfremde und geldgierige Beutelschneider beschrieb: «Gott heilt, und der Doktor kassiert.» Wiederholt wies er auch auf indianische Heilmittel hin, die Hinterwäldler und Squatter anscheinend weitaus erfolgreicher anwendeten als offiziell anerkannte Mixturen.

Aus heutiger Sicht stellt sich die medizinische Theorie im Amerika des 18. und 19. Jahrhunderts als eine recht primitive Spekulation mit den ehrwürdigen Vorstellungen des Altertums und Mittelalters dar. Sie gipfelte in der Annahme, daß das Gleichgewicht zwischen flüssigen und festen Körpersubstanzen entscheidende Bedeutung habe. So sprach man zum Beispiel der Zähflüssigkeit des Blutes («viscuity») eine geradezu universelle Bedeutung zu. Man konnte sich kaum eine Erkrankung vorstellen, die nicht hauptsächlich auf «zu dickes Blut» zurückzuführen war. So wurde etwa maßvoller Gebrauch von alkoholischen Getränken sowohl in der Vorbeugung als auch in der Akutbehandlung als universelles Blutverdünnungsmittel empfohlen. Konzentrierte alkoholische Getränke – vornehmlich Whiskey und abenteuerliche Do-it-yourself-Destillate – waren Hauptbestandteil jeglicher Medikation. Alles, was dem Zweck dienen konnte, das Verhältnis zwischen flüssigen und festen Körpersubstanzen oder die Konsistenz der Flüssigkeiten zu verändern, wurde herangezogen – Brech-, Abführ- und schweißtreibende Mittel, sogar kleinflächige Verbrühungen, um Blasen hervorzurufen.

Die umfangreichste Praxis aber war der Anwendung von Aderlaß und Klistier vorbehalten. Es ist nahezu unvorstellbar, was Ärzte ihren Patienten bei allen passenden Gelegenheiten an Blutverlusten zumuteten. Die Aderlaßtheorie war Hauptbestandteil der *heroischen Behandlung* (in Deutschland auch «medizinische Pferdekuren» genannt), die unter der Bezeichnung «heroic remedy» so recht nach dem Herzen des amerikanischen Pioniergeistes auch Anklang bei den Patienten fand. Der Mediziner Benjamin Rush, Mitunterzeichner der Unabhängigkeitserklärung (1776), hatte sie eingeführt und vertrat die Ansicht, daß man in ernsten Fällen einen Patienten um vier Fünftel seines gesamten Blutvolumens erleichtern könne. Er soll nicht gerade selten den ihm Anvertrauten mehr als eine Gallone (3,78 Liter) Blut während einer Sitzung entzogen haben! Daniel Drake, der Begründer der ersten medizinischen

Folgendes Beispiel mag einen Eindruck von der medizinischen Qualität offizieller Mixturen vermitteln: «In der fünften Ausgabe der *Edinburgh Medical Essays* wird die folgende Medizin als Spezialität gegen Ruhr oder Blutruhr bezeichnet: Mische eine Unze [31,1 g] fein pulverisiertes Spießglas mit einer Drachme [3,888 g] gelben Wachs, erhitze es in einer eisernen Schöpfkelle eine halbe Stunde lang klar und mäßig über glühendem Holzkohlenfeuer und rühre es dabei fortwährend mit einem eisernen Spachtel um, bis das Wachs ganz aufgelöst ist und aufhört, Rauch zu entwickeln. Es hat dann die Farbe von Schnupftabak. Pulverisiere es fein und halte es für den Gebrauch in einer Flasche. Dosiere zwischen sechs und zehn Grains [1 Grain = 0,0648 g/Dosierung: 0,39–0,65 g], bis Linderung eintritt.»
Poor Richard Almanach for 1756[4]

Wie die Fähigkeiten der praktizierenden Doktores im allgemeinen einzuschätzen waren, beschreibt der kritische Arzt William Douglass, der sich 1718 nach einem Studium in Edinburgh und Leiden in Boston niedergelassen und sich zunächst als vorsichtiger Gegner, schließlich als mahnender Befürworter der Pockenschutzimpfung einen Namen gemacht hatte: «In unseren Plantagen ist ein dreister, unverschämter, unbesonnener und verlogener Praktiker von niedriger Geburt und schlechter Ausbildung gegenüber einem ehrenhaften, vorsichtigen und maßvollen Gentleman sehr im Vorteil. Im allgemeinen ist die medizinische Praxis in unseren Kolonien so verderblich schlecht, daß es – ausgenommen in der Chirurgie und einigen sehr akuten Fällen – besser ist, der Natur unter geregelten Voraussetzungen ihren Lauf zu lassen ... als der Ehrlichkeit und Klugheit der Praktiker zu vertrauen. In der Regel geht vom Arzt mehr Gefahr aus als von der Krankheit.»[5]

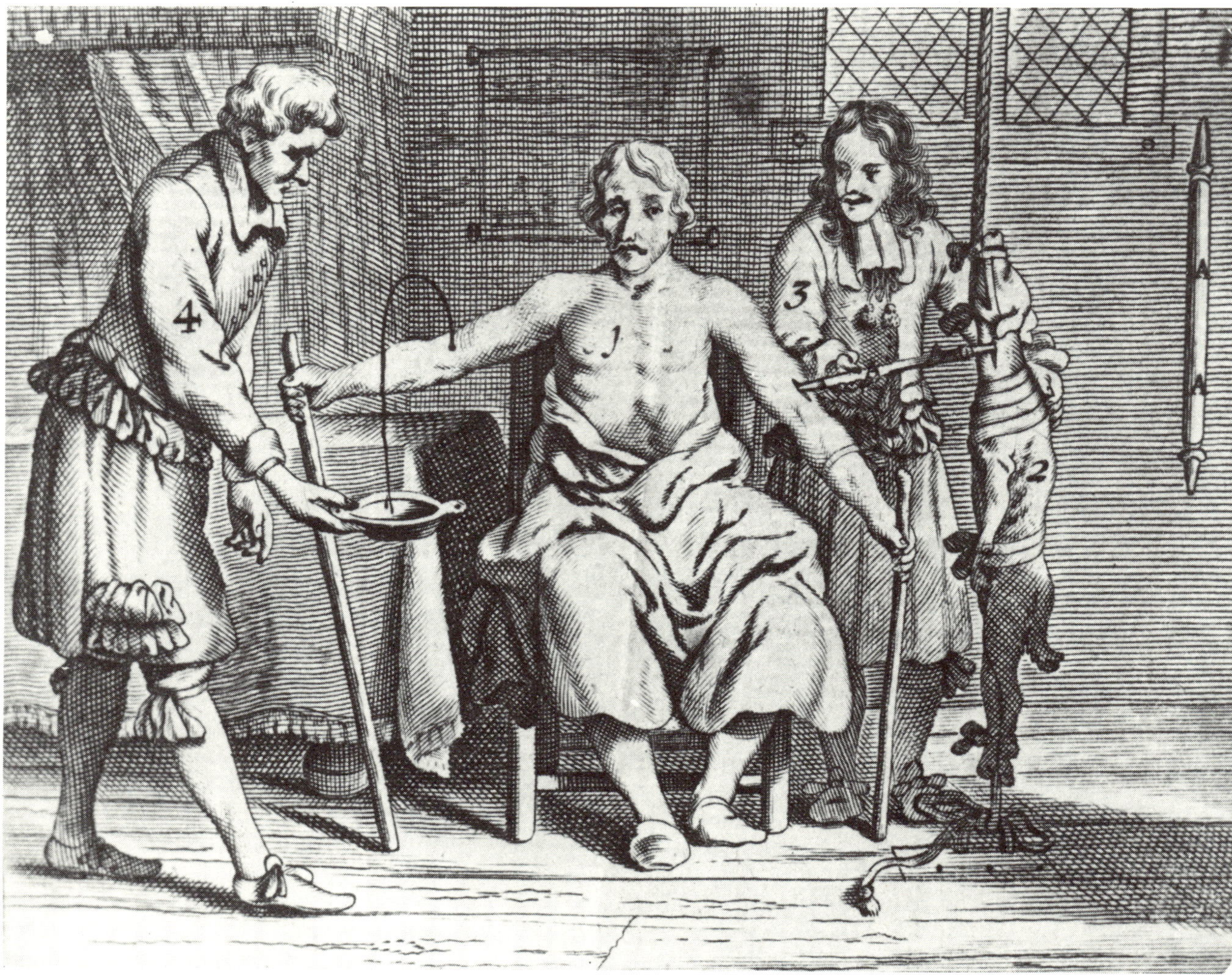

Der Aderlaß, eine der ältesten heilkundlichen Praktiken, wurde von Europa nach Amerika «importiert». Hier eine Darstellung aus dem 17. Jahrhundert: «Aderlaß und Bluttransfusion vom Lamm».

Fakultät in Ohio, vertrat die Überzeugung, daß auch Cholerakranke mit Aderlässen behandelt werden sollten. Er riet seinen Studenten dazu auch dann, wenn ein Patient so schwach war, daß er sich aus eigener Kraft nicht mehr in den Kissen aufrichten konnte und seine Extremitätenmuskulatur bereits um die Hälfte geschrumpft war. In der Regel jedoch wurden bei einer Behandlung zwischen zehn und zwölf Unzen (310 bis 370 g) entnommen. Der Arzt James Tyson berichtete, daß um 1850 in den neuen Goldfeldern Kaliforniens viele Goldsucher die rund 1500 praktizierenden Ärzte zu regelmäßigen Aderlässen aufsuchten und solche Prophylaxe als eine Art *Tonikum* (kräftigend wirkendes Mittel) auffaßten. In Tysons Zelthospital standen stets Eimer und Schüsseln herum, gefüllt mit abgelassenem Blut, an dem sich streunende Hunde und Katzen, aber auch Ratten labten.[6]
Die Prozedur war simpel: Eine Taschenmesserklinge genügte, um eine Vene zu öffnen; die meisten Ärzte aber bevorzugten Lanzetten oder Springlanzetten, die mit Federdruck ins Patientenfleisch eindrangen. Damen setzte man Blutegel an, manchmal mehrere Dutzend, nachdem die Hautstellen mit Sahne, Zucker oder Blut eingerieben worden waren. Man ist beim Studium von Krankengeschichten zur Überzeugung gekommen, daß unverhältnismäßig viele Kranke, aber auch ursprünglich Gesunde von ihren Ärzten regelrecht ausgeblutet und dadurch

getötet wurden. Wie viele Behandelte durch den Blutverlust für Erkrankungen aller Art regelrecht vorbereitet, wie vielen hierdurch das gesamte Abwehrsystem des Körpers katastrophal geschwächt wurde, ist überhaupt nicht abzuschätzen. Feststehen dürfte aber heute, daß diese vehemente Aderlaßpraxis, damals von den Schulmedizinern auf das heftigste verteidigt und gerechtfertigt, allen Patienten nur geschadet hat, ob sie es nun überlebten oder nicht.

Nicht minder unvorstellbar ist es, was alles Ärzte ihren Patienten durch den Darmausgang verabreichten: gelösten Pferde- oder Eselsmist, brennende Hühnermistlösungen, Schwefelblütenkonzentrationen, Kohleöl (*coaloil* = Petroleum, ungereinigt) und Terpentin, Senfmixturen und Wagenschmieremischungen. Und das bei nahezu allen Gelegenheiten, prophylaktisch als kräftigende Entschlackungsmaßnahme, aber auch bei akuten Erkrankungen. Klistiere gehörten zur Hauptverordnungspraxis der Zeit und haben mit Sicherheit in zahllosen Fällen Erkrankungen verschlimmert oder gar erst hervorgerufen.

Eine andere heroische Therapie, die man etwas vulgär «Gesundkotzen» nannte, bestand darin, Patienten, wiederum Gesunden und Kranken, furiose Brechmittel einzutrichtern, die den gesamten Mageninhalt zum Vorschein brachten, den Speichelfluß anregten und die solcherart Gepiesackten zu gewaltigen Schweißausbrüchen trieben. Man verwendete hierzu abenteuerliche Pflanzenmixturen in Mengen; es befand sich literweise heißes Maschinenöl darunter, Rizinusöl gleich flaschenweise. Das medizinische Modemittel war *Kalomel* (Quecksilberchlorid), das Ärzte häufig in Dosierungen verabreichten, die heute jeden zum Erschaudern bringen. 1844 klagte der Mediziner T. D. Mitchell von der Transylvania University (Lexington, Kentucky) seine Kollegen an, daß sie ihre Patienten mit Überdosen ermordeten. So würde man etwa jede Stunde einen gehäuften Teelöffel verabreichen, bis sich zwischen Mund und After ein ganzes Pfund des Zeugs befände, das selbst ein gesundes Pferd restlos ruinieren könne. Die Verfechter der Kalomel-Methode setzten sich vehement zur Wehr, bezichtigten Mitchell der Nestbeschmutzung, der Untergrabung des Patientenvertrauens, außenseiterischer Habgier und unbeweisbarer Besserwisserei. Kalomel verrichte die Heilkraft eines Lebens innerhalb eines Jahres, behaupteten sie. Daß den Überlebenden dieser Prozeduren reihenweise die Zähne, Haare und Nägel ausfielen und sie häufig zu lebenslangem Siechtum vergiftet wurden, störte sie nicht – sie münzten solche Nebenwirkungen sogar zum Vorteil um: besser ohne Zähne, Haare und Nägel und siech überleben, als mit Zähnen, Haaren und Nägeln und blühend gesund aussehend begraben werden.[6]

Auch das *Erzeugen von Blasen* (*blistering*) verlangte von Behandelten eine heroische Standfestigkeit. Wie beim Aderlaß und bei der Entschlackung nach unten und oben war es auch das Ziel der Blasenerzeugung, dem Körper Gifte zu entziehen. So wurden äußere Wunden und Entzündungen in *milder* Weise behandelt, indem man schmutzige Pferdehaare unter die Haut oder durch Muskelgewebe zog oder starkes Senfpulver aufstreute, sogar verdünnte Salzsäure auftrug. Aber erstklassige Ergebnisse erzielte man, indem man langsam Wollknäuel auf der Haut abbrennen ließ oder große Haut- und Muskelpartien mit einem rotglühenden Stück Eisen so lange versengte, bis sich brutzelnde Blasen *en masse* bildeten. Verbrennungen dritten Grades waren dabei

Zur medizinischen Ausrüstung zur Zeit des Bürgerkriegs gehörten auch die hier abgebildeten Dosier- und Tropfflaschen.

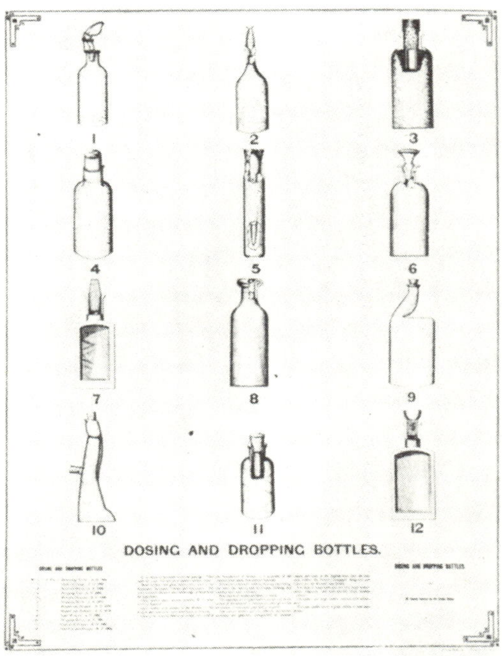

die Regel, und die Folgen großflächige, häßliche, oft behindernde Vernarbungen auf Lebenszeit.

Als erbitterte Widersacher der heroischen Therapie traten die *homöopathischen* Mediziner auf. Ihre Heilmittelvorstellungen gingen genau in das entgegengesetzte Extrem: daß die Wirksamkeit eines Mittels mit der Herabsetzung seiner Dosis zunehme – ein fast metaphysischer Gedanke. Durch hundertfache Verdünnung von hundertfachen Verdünnungen hundertfacher Verdünnungen stellten sie Heilmixturen her, die ein Millionstel Grain (1 Grain = 0,0648 g) einer Substanz enthielten oder noch weniger, so daß man – wie Spötter später bemerkten – schließlich wahrhaftig Mühe hätte haben müssen, in zehn Litern Arznei noch ein vereinsamtes Molekül zu finden. Immerhin wiesen aber gerade die homöopathischen Ärzte auf die Bedeutung öffentlicher sanitärer Einrichtungen, individueller Hygiene und angemessener Diätnahrung hin. Und so verkehrt war die Richtung, in der ihre Medikationsvorstellungen wiesen, auch nicht; denn niedrige Dosierungen bedrohten in keinem Fall die regenerativen Kräfte eines bereits durch Krankheit geschwächten Körpers. Das Volksempfinden, das den gelehrten Streitereien nicht folgen mochte, faßte seine eigenen Erfahrungen in der Erkenntnis zusammen, daß «die Patienten der Homöopathen an der *Krankheit* sterben, während man bei den Schulmedizinern an der *Behandlung* eingehe».[6]

Als weniger harmlos erwiesen sich die fanatischen *Hydropathen*, die das ganze Elend von Erkrankungen dem gestörten Wasserverhältnis – innerlich und äußerlich – zuschrieben. Das Wasser sei der Schlüssel zur Gesundheit, behaupteten sie, und entsprechend extrem wendeten sie es an: So verabreichte etwa Felix Paul Wierzbicki, Sohn eines polnischen Edelmanns, der stets mit Fässern voller Wasser Krankenbesuche machte, seinen Patienten – über was immer sie auch klagten, in welchem Zustand sie sich auch immer befanden – sieben bis zehn Liter Wasser auf eine Sitzung, und das an einem Vor- oder Nachmittag bis zu sechsmal! Er soll es zu einer bemerkenswerten Fähigkeit der Wiederbelebung solcherart sitzend und stehend *Ertrunkener* gebracht haben, bei denen die Lungen versehentlich auch vollgelaufen waren. Er hievte sie an einem Flaschenzug, der sich auf dem Dach seines Wagens befand, einfach an den Beinen hoch, ließ überschüssiges Heilmittel auslaufen und bearbeitete dabei seine Patienten, die sich von ihrem Körper verabschiedet hatten und davon nichts mehr spürten, mit einer schwerledernen Feuerpatsche an Brust und Rücken. Wenn sie dem Leben wiedergeschenkt wurden, sollen sie von spontanen Heilungsglücksgefühlen so übermannt worden sein, daß es den ambitionierten Doktor jedesmal zu Tränen rührte.

Andere Hydropathen, die sich mehr von äußerlicher Anwendung versprachen, banden Patienten unter eiskalten Wasserfällen an, tauchten sie in Seen, Flüsse oder Tümpel, bis sie beteuerten, sich großartig zu fühlen. Den wäßrigen Heilungsvorstellungen der Mediziner waren praktisch keine Grenzen gesetzt. Es gab Patienten, die tagelang in Badewannen verbringen mußten, bis zur Halskrause eingetaucht, oder denen, wo immer sie sich auch befanden, angeraten wurde, eine Stunde über die andere die Füße in Wassereimer zu stellen, und das einige Wochen lang. Andere faßten ihre Heilsuchenden zu regelrechten

Eines der ersten Probleme, vor denen Frontchirurgen standen, war die Entfernung von Pfeilspitzen aus dem Körper. Diese Spezialzange wurde von Dr. Joseph H. Bill erfunden, der bei verschiedenen Westposten als Armeearzt diente.

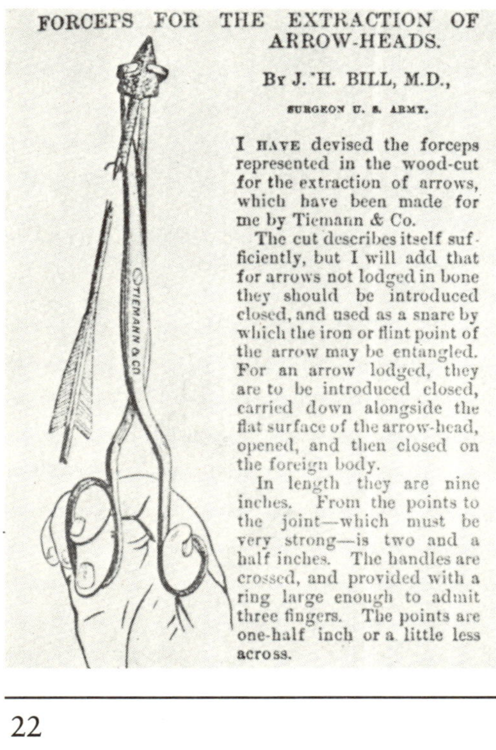
FORCEPS FOR THE EXTRACTION OF ARROW-HEADS.

By J. H. BILL, M.D.,

SURGEON U. S. ARMY.

I HAVE devised the forceps represented in the wood-cut for the extraction of arrows, which have been made for me by Tiemann & Co.

The cut describes itself sufficiently, but I will add that for arrows not lodged in bone they should be introduced closed, and used as a snare by which the iron or flint point of the arrow may be entangled. For an arrow lodged, they are to be introduced closed, carried down alongside the flat surface of the arrow-head, opened, and then closed on the foreign body.

In length they are nine inches. From the points to the joint—which must be very strong—is two and a half inches. The handles are crossed, and provided with a ring large enough to admit three fingers. The points are one-half inch or a little less across.

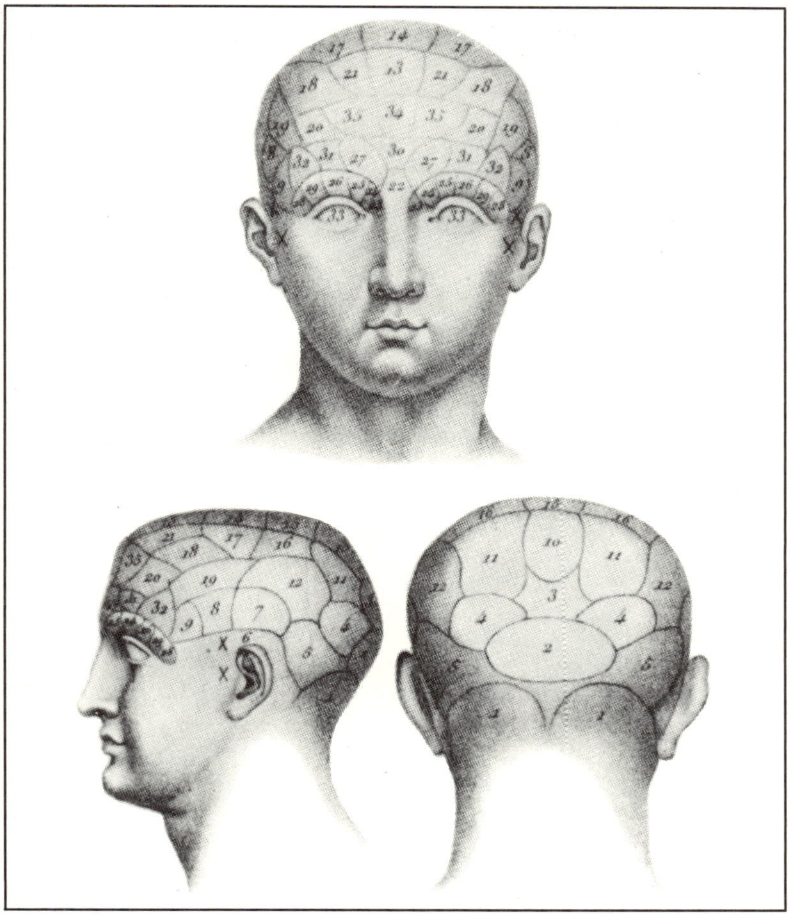

Der Begründer der Phrenologie, der deutsche Arzt Franz Joseph Gall (1758–1828), postulierte 27 geistige Fähigkeiten, denen er bestimmte Segmente der Großhirnrinde zuordnete. Diese Lehre hat im 19. Jahrhundert auch in Amerika zu einem wahren «Hammersyndrom» in der medizinischen Praxis geführt.

Kollektiven zusammen, die dann regelmäßig und stundenlang in Gewässern umherwanderten.[6]

Charles Caldwell, medizinischer Berater der Transylvania University, lehrte emphatisch die sogenannte *Phrenologie*, die er als eine geradezu sensationelle Methode pries, die Geheimnisse des Körpers, der Sinnesorgane und des Charakters zu enthüllen. Man versetzte dem zu Untersuchenden mit einem großen Holz- oder Gummihammer aus allen Richtungen kurze heftige Schläge gegen den Kopf und konnte an den Widerhalltönen, Reflexen und Reaktionen des solcherart Beklopften und an Hand detaillierter Skizzen und Kataloglisten erstaunliche Schlüsse ziehen. So ließen sich ebenso Krankheitssymptome und -ursachen erklären wie Heiltherapien finden. Mancher Testkandidat, dem auf diese Weise überragende Beredsamkeit, Mildtätigkeit, glänzende Ausdrucksfähigkeit, moralische Stärke und männliche Potenz bescheinigt worden war, verkündete hinfort die Segnungen dieser analytischen Methode. Der Wiener Phrenologe Johann Kaspar Spurzheim, der vor den medizinischen Fakultäten der Universitäten Yale und Harvard spektakuläre Vorlesungen hielt und dabei zur Illustration seiner Beklopfungstheorie ein menschliches Gehirn sezierte, hinterließ einen solch nachhaltigen Eindruck bei den Magistern der Schulmedizin, daß sie ihn später nach seinem Tod durch die Ausstellung seines in Alkohol konservierten Gehirns ehrten.[6]

Da es an großen Holz- und Gummihämmern in den USA keinen Mangel gab und sich die amerikanische Schulmedizin als ganz besonders

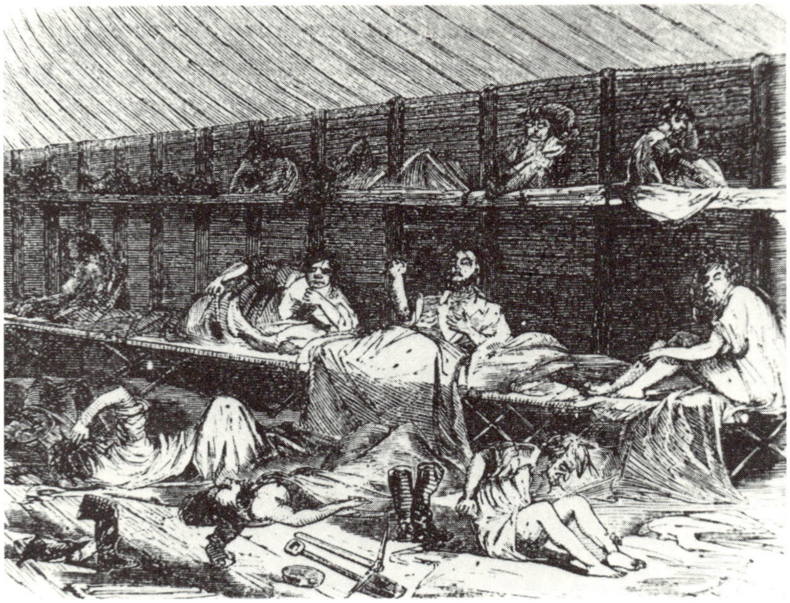

Elend in den Städten: das Innere einer Wohnunterkunft in San Francisco

fortschrittlich empfand und die Mediziner im Lande den lehrenden Wissenschaftlern nicht nachstehen mochten, hob bald allerorts das große Untersuchungsklopfen an. Selbst die Ärzte in den großen Überland-Trecks nach Oregon und Kalifornien, nach Santa Fé und Utah, führten ihre Beklopfungshämmer im Diagnosegepäck mit. Als schließlich John Rhodes Buchanan, der Präsident der National Eclectic Medical Association, Phrenologie, tierischen Magnetismus und Medizin in ein chaotisches System der Anthropologie, Neurologie und therapeutischen Sarkognomie zusammenfaßte und die gesamte USA-Bevölkerung zu einem «Volk von Beklopften» zu erheben gedachte, wurde es den Journalisten zuviel.[6] Sie überschütteten die Mediziner mit beißendem Spott, und bald galten diese amerikaweit, auch wenn sie ohne Hammer auftraten, als Witzfiguren, über die man herrlich lachen konnte. Es dauerte eine Weile, ehe sich die Doktores von der ebenso einfachen wie einträglichen Honorarquelle zu trennen vermochten und diesem Fortschritt feierlich abschworen.

Sanitäre Einrichtungen wie Kanalisation, Müllabfuhr und Müllablagerung, Entwässerung, saubere Trennung von Tieren und Menschen und Hygiene waren größtenteils unbekannt. So waren zum Beispiel die Mietshäuser von New York buchstäblich Schweinesuhlen. Die Armen, die oftmals mit durchschnittlich siebenköpfigen Familien höchstens zwei Zimmer bewohnten, hielten sich Hühner und vor allem Schweine, die sich von täglich in großen Mengen anfallendem Abfall ernährten. Der Nahrungsmittelabfall, der nicht von Haustieren verzehrt wurde, bildete zusammen mit ihrem Kot in Hinterhöfen übelriechende Haufen, die oft wochenlang nicht abtransportiert wurden. Die menschlichen Abfälle sammelten sich in Sickergruben, die oft überliefen oder übergärten, ehe neue gegraben werden konnten. Ganze Stadtteile waren voller Ungeziefer: Küchenschaben, Kakerlaken, Wanzen, Zecken, Flöhe, Läuse. Die Wohnungen besaßen keine Klosetts, kein fließendes Wasser, keine Abwässerableitungen. Alles mußte in den Hinterhöfen auf «Plumps-Klos» verrichtet und untergebracht werden. Mit Wasser versorgte man sich in der Hauptsache aus Pumpen, eine oder zwei im Hinterhof. Nur «Komfort-Wohnungen» waren mit kleinen Küchenpumpen ausgestattet, die an eine Wasserleitung angeschlossen waren. In den Höfen von Gemüsegeschäften, Metzgereien und Bäckereien, dort, wo Milcherzeugnisse, aber auch Pferdefutter, Chemikalien und vieles andere verkauft oder gelagert wurden, bildeten sich ständig Berge übelriechenden Abfalls, über denen schwarze Wolken von Insekten schwebten.

Als man um 1870 begann, die größeren Haustiere aus Mietshäusern zu entfernen, machten – in New York – die städtischen «Sanierer» Horrorerfahrungen: So fand man zum Beispiel in einem einzigen Mietshaus insgesamt 106 Schweine in den verschiedensten Stadien des Wachstums, die in den *Wohnungen* gehalten wurden! Dort wurde auch an Küchen- und Schlafraumtüren nahezu täglich – geschlachtet. Die Schlachttiere hingen an Türhaken, und die Wohnungsinhaber oder wandernde Metzger verrichteten dort, zum Treppenhaus hingewendet, ihre Arbeit. Um Schlachtabfälle balgten sich unzählige Hunde und Katzen. Baden war praktisch unmöglich, es sei denn, daß man eine stundenlange Prozedur – Wasserholen in Eimern, Treppensteigen, Heizen – auf sich nahm. Die Gewohnheit, der Einfachheit halber die meisten Flüssigkeiten auf Straßen und Hinterhöfe zu gießen, führte oft dazu, daß man «knöcheltief im Unrat watete». Die Kleiderwäsche mußte auf primitivste Art in den Zimmern mit Waschbrettern und geflockter Kernseife vorgenommen werden. Die nur notdürftig gesäuberte Wäsche hing dann an hölzernen Klapprastern von den Fenstern über Straßen und Hinterhöfen. Solche Prozeduren waren so zeitraubend, daß die Menschen ihre Unterwäsche und Kleidung – häufig besaßen sie nur eine einzige Garnitur – nur an Sonntagen reinigen konnten. Das waren dann die berüchtigten Sonntage, in denen «halb New York nackt, im Sommer schwitzend, im Winter frierend, in den Zimmern saß» und sich die Zeit mit «Kammerjagd» auf Ungeziefer vertrieb. Das Wasser, das man aus Hausbrunnen oder angezapften Wasserleitungen entnahm, konnte weder geklärt, gereinigt noch aufbereitet werden, sondern gelangte größtenteils abenteuerlich verdreckt in die Wohnungen.

Lebensmittelkontrolle war unbekannt. Die meisten Billigangebote waren zum Teil verdorben, Gemüse, Obst, Fleisch, Fisch, Käse häufig voller Würmer und Maden, Schnecken und Raupen. Das billige Fleisch konnte Trichinen und zahlreiche andere unsichtbare Parasiten enthalten.

Sanitätsdienste besaßen Städte nur dem Namen nach. Straßenreinigungsverträge mit entsprechenden Firmen dienten fast nur dem politischen Alibi von Kommunalpolitikern bei Wahlen, die im übrigen dann als «Amtsträger» nur darauf achteten, daß hin und wieder der Schein gewahrt wurde, indem man sporadisch die größten Dreckhaufen fortschaffte und es den Mietshausbewohnern überließ, ihren Unrat selbst zu beseitigen. Das führte dann zu der zynischen Gepflogenheit, solche manchmal stockwerkhohen Unratberge als «Stadtverwaltungskuchen» (*municipal corporation pies*) zu bezeichnen. Die Korruption bei öffentlichen Aufgaben und Ämtern war so verfilzt und verkrustet, daß ein New Yorker Journalist allen Ernstes empfahl, einen öffentlichen Fonds einzurichten, aus dem Bürochefs geschmiert werden könnten, damit sie ihre Pflicht erfüllten.[8]

Wie sehr das Pferdetransportzeitalter solchen Städten zusätzliche Gefahren bescherte, läßt sich in einem Editorial-Artikel der ersten Ausgabe des *Automobile Magazine* von 1899 nachlesen. Tausende und Abertausende von Pferden in den Städten trugen zu Unfällen – der Schreiber Sylvester Baxter listet 476 auf –, zu ständigem Lärm, aber auch zu unerträglicher Verschmutzung bei: «Am Ende des Tages ist jede benutzte Straße, die zwischendurch nicht ständig gereinigt wurde [was nicht möglich war], buchstäblich mit einem warmen braunen Belag zermanschten Pferdemists bedeckt, der gegen den Himmel stinkt und sich mit der Zeit als feiner Staub in alle Richtungen verteilt, gesättigt mit Millionen von krankheitserregenden Bazillen.»[7]

Das Bedürfnis nach sanitärer Hygiene wurde in der Regel nur einer reichen Oberklasse stillschweigend zugebilligt, und man ging allgemein, auch in der medizinischen Beratung der Stadtverwaltung, davon aus, daß den vereinzelten Forderungen nach Reinigung in größerem Ausmaß schon aus Kosten- und geschäftlichen Gründen nicht gefolgt werden könne. Solche Bemühungen würden nur unnötig alarmierend und störend wirken und den Geschäftsbetrieb aufhalten, wenn nicht gar lahmlegen. Im übrigen, so argumentierte man, seien alle Städte gleichermaßen schmutzig, und medizinisch gebe es keinerlei Anhaltspunkte dafür, daß Dreck und Unrat als Brutstätten für epidemische Krankheiten eine öffentliche Gefahr darstellten. Nicht Dreck sei eine Bedrohung, sondern ängstliche Überempfindlichkeit! Nach der gesicherten Erfahrung vergangener Jahrhunderte könne kein Zweifel daran bestehen, daß neurotische Ängste nur die körperliche und seelische Anfälligkeit für Erkrankungen fördere.

Ängstlichkeit aber war in diesen Zeiten eine ganz und gar unamerikanische Einstellung. Sie wurde, so man sie empfand, verdrängt, hauptsächlich dadurch, daß man sich nach außen hin mutiger und unbeeindruckbarer gab, als dies wirklich der Fall war. Solcher durch die Mediziner unterstützten Haltung war es dann wohl auch zu verdanken, daß man noch bis in den Anfang des 20. Jahrhunderts hinein kaum Gedanken an Quarantäne und Isolierung verschwendete und Infektionsseuchen nahezu hilflos ausgeliefert war.

So gab es weder in New York noch in New Orleans Quarantänestationen für Einwanderer, als Ende Dezember 1848 dort Schiffe mit deutschen Auswanderern anlandeten, die nach der Revolution vor politischer Verfolgung flohen. Sie brachten die Cholera ins Land, die sofort den gesamten Kontinent erfaßte und zahllose Opfer forderte. Als einziges Mittel dagegen ist eine Rezeptur des Arztes Robert Hutchinson überliefert: ein Eßlöffel Salz, ein Teelöffel roter Pfeffer, gemischt mit einem halben Liter kochendem Wasser.

Bis in den Beginn des 20. Jahrhunderts hinein wurden die Infektionsseuchen als Heimsuchung Gottes hingenommen. Isolation, Quarantäne, Hygienemaßnahmen waren unbekannt, die Ärzte hilflos. Die Diphtherie wütete periodisch so stark unter kinderreichen Familien, daß – so berichtet der Arzt Arthur E. Hertzler[9] – manchmal innerhalb von zwei Wochen vier von fünf Kindern starben. Scharlach überfiel ganze Ortschaften und tötete Kinder direkt oder indirekt durch Nieren-, Mittelohr- und Hirnkomplikationen. Überlebende blieben häufig taub oder geistesgestört. Auf Grund der Tatsache, daß Masern bei Erwachsenen viel häufiger tödlich verliefen als bei Kindern, bestand die Prophylaxe der Schulmedizin darin, Eltern anzuraten, ihre Kinder so früh wie möglich mit masernkranken Kindern zusammenzubringen und sich anstecken zu lassen, damit sie als Erwachsene von der Krankheit verschont blieben. In ärmlichen häuslichen Verhältnissen kam jedoch häufig eine Lungenentzündung dazu, und die Todesrate unter solcherart «vorbeugend Erkrankten» war verhältnismäßig hoch. Die Ursachen für Schwindsucht (Tuberkulose) schrieb man generell den Unbilden der Witterung zu, und bei Frauen hielt man Anämie in Zusammenwirken mit Menstruationsstörungen für eine Schwindsucht verursachende Konstellation – während in Wirklichkeit beide Symptome Folge einer bereits existierenden Tuberkulose waren. Noch um

Satteltasche für chirurgische Instrumente: Anzeige des Drugstore Mellier zur Zeit des Bürgerkriegs. («Die Regierung der Vereinigten Staaten hat vor kurzem hundert Paar bestellt.»)

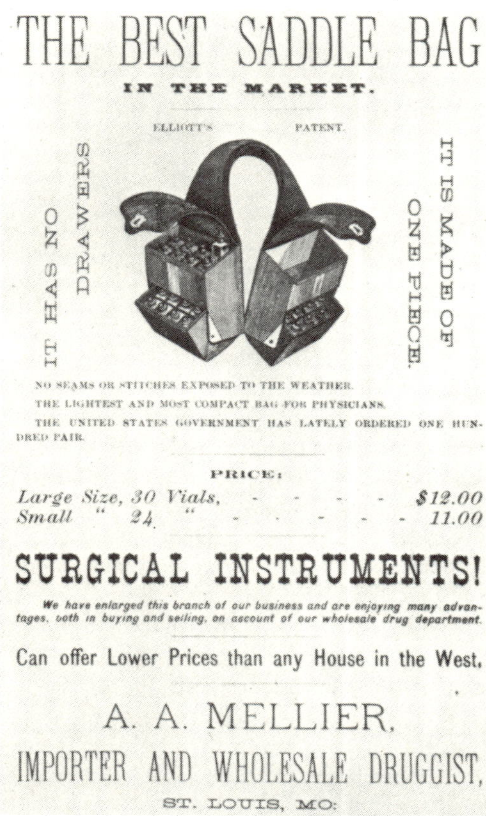

1900, so Hertzler, wurde kein Gedanke an die Isolierung selbst der an offener galoppierender Tbc Leidenden verschwendet. «Schwindsucht» galt jahrhundertelang als Heimsuchung der Gesellschaft, in der Priester erst recht eine «Strafe Gottes» sahen, weil sie epidemisch Reiche und Arme gleichermaßen dahinraffte. Auch die Behandlung von Cholera, Typhus oder Malaria war nach Hertzler im Grunde keine Behandlung. Die Ärzte verordneten Klistiere, ließen zur Ader, verabreichten Blutegel und Schröpfköpfe, ließen den Patienten Rostwasser trinken, machten Umschläge um sämtliche Extremitäten – aber all das geschah nur, um überhaupt den Eindruck einer Behandlung zu erwecken. Den Geschlechtskrankheiten Tripper und Syphilis fielen zahllose Menschen – hauptsächlich Männer – auf greulich qualvolle Art und Weise zum Opfer, und die Mediziner waren hilflos. In Einklang mit streng christlicher Moral empfand man dieses Schicksal auch medizinisch als einen verdienten Denkzettel für ein ausschweifendes Leben.

«Akute Unterleibsinfektionen blieben unerkannt, bis sich nach einer generellen Ausbreitung der Entzündung die Endstadien anzeigten; und da nun die Entzündung allgemein war, belegte man sie auch mit einer allgemeinen Bezeichnung: ‹Eingeweideentzündung›. Bei einer Bauchfellentzündung wurde keinerlei spezielle Diagnose gestellt, bis der ganze Unterleib ergriffen war. In diesen Tagen wurden Autopsien nicht erlaubt, da sie als gotteslästerlich galten. Die Konsequenzen waren, daß Ärzte in vielen Fällen Diagnosen erst nach Eintritt des Todes stellten und deshalb ihre Fehler über Generationen, ja über Jahrhunderte hinweg wiederholten.»
Arthur E. Hertzler[10]

Auch bei allen anderen Erkrankungen sah die medizinische Versorgung nicht besser aus. Von dem Augenblick an, da Weiße die Neue Welt betraten, bis zur Beendigung der Indianerkriege am Wounded Knee (1892) konnten sich Indianer nicht genug über die Naivität wundern, mit der man das, was man Medizin nannte, für *Heilkunde* hielt: Ob es sich um einen entzündeten Wurmfortsatz oder Blinddarm, um eine Gallenblasenentzündung, Gallensteinkolik, Nierenentzündung, Nierenkolik, um Darmverschlingung, Magengeschwüre, Blasenentzündung, Rippen- oder Bauchfellentzündung oder was auch immer handelte, der Schulmediziner nannte es «inflammation of the bowels» (Eingeweide-, Darm-, Unterleibsentzündung).
Noch bis in die ersten Dekaden des 20. Jahrhunderts hinein gehörten die zahlreichen Arten von Blutvergiftungen (Sepsis, Wundsepsis) zu den großen Plagen, die zahlreichen Verletzungen nahezu unvermeidlich auf dem Fuße folgten. Häufig führten sie, zu spät oder falsch behandelt, sogar zum Tod, noch häufiger aber auch zu Amputationen. Blutvergiftung war bei zahlreichen chirurgischen Eingriffen zu allen Zeiten zu erwarten, da man Bakterien und Keime noch nicht kannte und ohne jede Desinfektion mit Messern und Händen in Wunden herumwühlte, möglichst noch im Alltagsanzug und mit brennender Zigarre zwischen den Lippen (wie viele zeitgenössische Zeichnungen und Fotos erkennen lassen).
In den kriegerischen Auseinandersetzungen, die zwischen den europäischen Kolonialtruppen, ihren indianischen Verbündeten, aber auch zwischen Siedlermilizen und Indianern stattfanden, konnte schon die kleinste Schußwunde den Tod durch Blutvergiftung oder Wundbrand (Gangrän) bedeuten: Die Blei-Rundkugel- und Langgeschosse wurden in der Regel beim Laden mit organischen oder mineralischen Fetten eingerieben, damit sie beim Schuß besser durch die Waffenrohre rutschten. Beim Eindringen in den Körper hinterließen sie in der Wunde entsprechende Verunreinigungen, die zu schweren Entzündungen und danach rasch zu Blutvergiftung, Brand oder Wundstarrkrampf und Tod führten. Ärzte und Feldschere suchten solche Blutvergiftungen durch tiefe Einschnitte zu unterbinden, aber da sie diese mit verschmutzen Messerklingen vornahmen oder mit Sonden und Greifzangen im Muskel-, Lungen- und sonstigem inneren Organgewebe

«In der Praxis galt es als Regel, bei komplizierten Brüchen zu amputieren, und Verletzungen an den größeren Gelenken wurden ständig solcher Prozedur unterworfen. Der Grund für solche radikalen Maßnahmen war, daß der Chirurg, der zumeist von weit her kam, wegen der zu erwartenden Vereiterung dies für praktischer hielt.»
Arthur E. Hertzler[11]

herumstocherten, ohne an Desinfektion zu denken, waren solche «Behandlungen» wenig erfolgreich.

Selbst das Zähneziehen führte sehr häufig zu schwersten Blutvergiftungen. In der Versorgung von Knochenbrüchen bemühte man abenteuerliche Praktiken, und komplizierte Splitter- oder Mehrfachbrüche und Bruchverletzungen an oder in Gelenken wurden in der Regel einfach durch großzügige Amputationen behandelt: Wenn der Patient nicht während oder unmittelbar nach der Amputation am Blutverlust starb, so drohte ihm der Tod häufig durch schwere Infektion der Wunde. Nicht gerade wenige Beispiele zeugen von beispiellosen Qualen. So versuchte man etwa nach solchen schweren Amputationsinfektionen, diese durch weitere Teilamputationen zu behandeln. Das mochte mit der Amputation eines Fußes begonnen haben und endete, nach weiteren sechs Teilamputationen, mit der letzten hoch an der Hüfte, wonach dann der solcherart malträtierte Patient endlich an der Infektion der letzten Operation jämmerlich zugrunde ging.

Das Selbstbewußtsein der Ärzte erlitt durch solche Behandlungsergebnisse keinerlei Schaden. Wenn ihnen, was hin und wieder geschah, vorgehalten wurde, daß von indianischen Heilkundigen behandelte komplizierte Knochenbrüche ohne Eingriffe schnell und komplikationslos geheilt worden waren, daß indianische Wundbehandlungen so gut wie niemals zu Blutvergiftung, Brand oder Wundstarrkrampf führten und selbst große Wunden mit einem Minimum an hartem Vernarbungsge-

Im Zuge des Fortschritts verwendeten die Pioniermediziner neben bewährten Mitteln wie Whiskey und Chloroform auch Lachgas zur Betäubung vor Operationen.

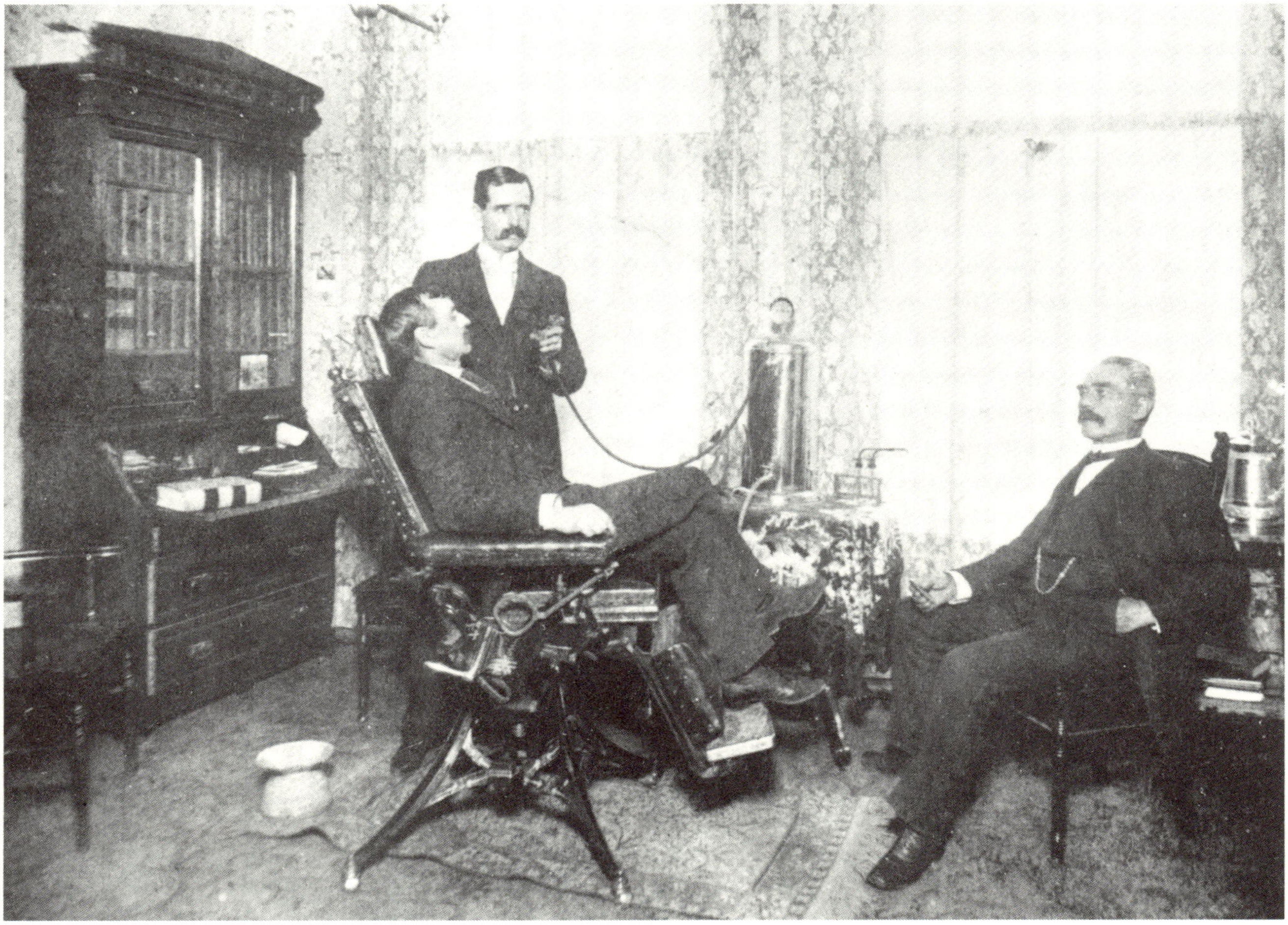

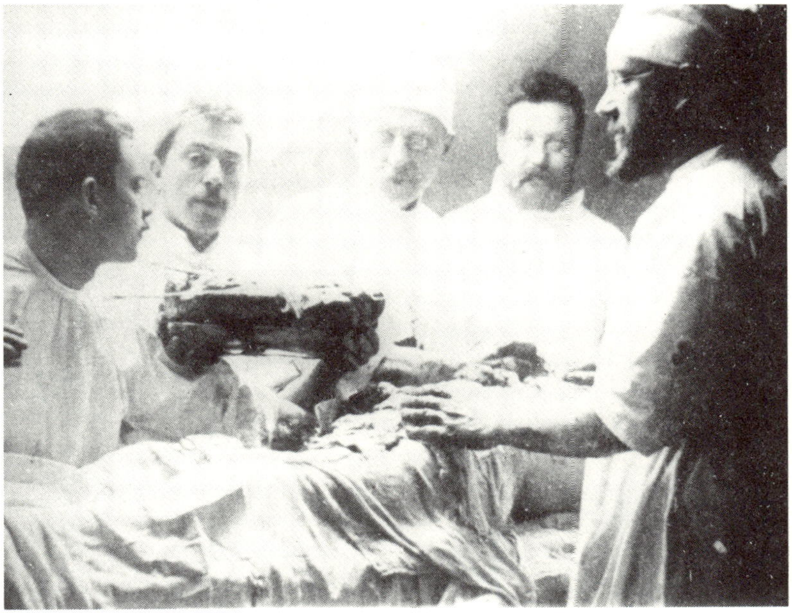

Den meisten Ärzten fiel es schwer, mit alten Gewohnheiten zu brechen. So weigerten sie sich etwa, das 1867 von dem Mediziner Joseph Lister eingeführte, auf der Verwendung von Karbolsäure (Phenol) basierende antiseptische Verfahren bei Operationen zu übernehmen. Man beachte die Zigarre im Mund des einen Chirurgen!

webe innerhalb kürzester Zeit vollständig verheilten, so wurde man nicht müde, auf überlebende Vorzeigefälle hinzuweisen und – da indianische Heiler natürlich keine wissenschaftlichen Fallstudien und Berichte über Krankheitsverläufe anfertigten – zu betonen, daß alle solche Darstellungen unwissenschaftlich und deshalb nicht berücksichtigungswürdig seien. Man tat die Naturheilkunde und die Behandlungsmethoden der Indianer als puren schamanistischen Hokuspokus ab. Die Arroganz und Ignoranz der Schulmediziner verhinderte, daß man vielleicht erheblich früher an Antisepsis, Vitamine, Antibiotika, Krankendiät, Quarantäne und Isolierung hätte denken können.

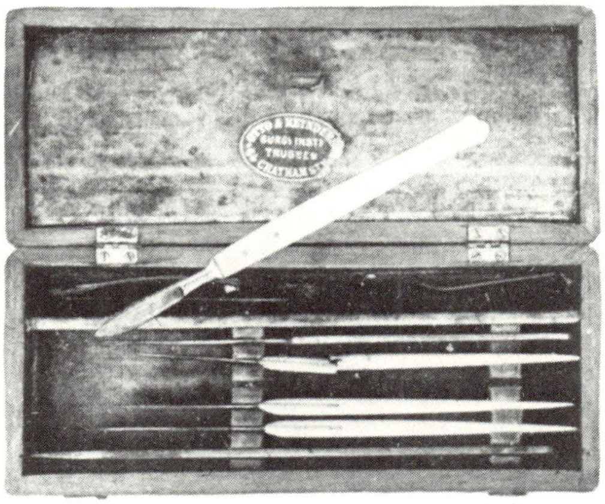

Daß nach Berichten von Trappern und Missionaren bei den Indianern die Müttersterblichkeit nahezu unbekannt war, daß Bauch- und Unterleibserkrankungen, die bei weißen Frauen zu grassierenden Beschwerden führten, auch unbekannt waren und bei weißen Pionierfrauen mit Naturheilmitteln beseitigt werden konnten, wollten Schulmediziner überhaupt nicht zur Kenntnis nehmen. Dabei war gerade die Müttersterblichkeit in den Kolonien und im amerikanischen Westen außerordentlich hoch. Da Mütter bei der Geburt ein außerordentlich hohes Risiko auf sich nahmen, andererseits Geburtenregelung völlig unbekannt war, bedeuteten die häufigen Schwangerschaften eine solch akute Lebensgefahr, daß allein schon der Geschlechtsverkehr mit dem Odium lebensbedrohlichen Risikos behaftet war. So oft starben Mütter bei Geburten, daß Männer während ihres Lebens drei- bis viermal wieder heirateten und schließlich nach der letzten Eheschließung ein sehr kinderreicher Haushalt bestand, weil der Mann mit allen Frauen mehrere Kinder gezeugt hatte.

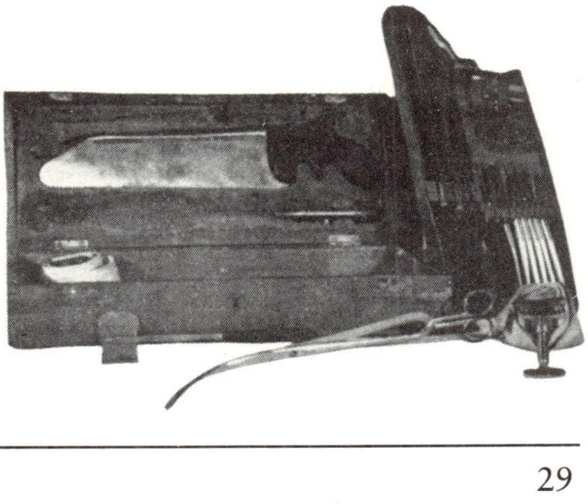

Die indianische Familie kannte solche Probleme nicht; denn Geburtenregelung war durch zahlreiche Ovulationshemmer möglich, die Müttersterblichkeit existierte praktisch nicht, und Indianerfamilien zeugten in der Regel nur ein bis zwei Kinder, gerade so viele, wie den Lebensumständen nach geboten schien. Deshalb war auch ihr Geschlechtsleben – im Gegensatz zu weißen Familien, wo die religiöse Drohung durch die Erbsünde den Sexualtrieb zu verteufeln suchte –

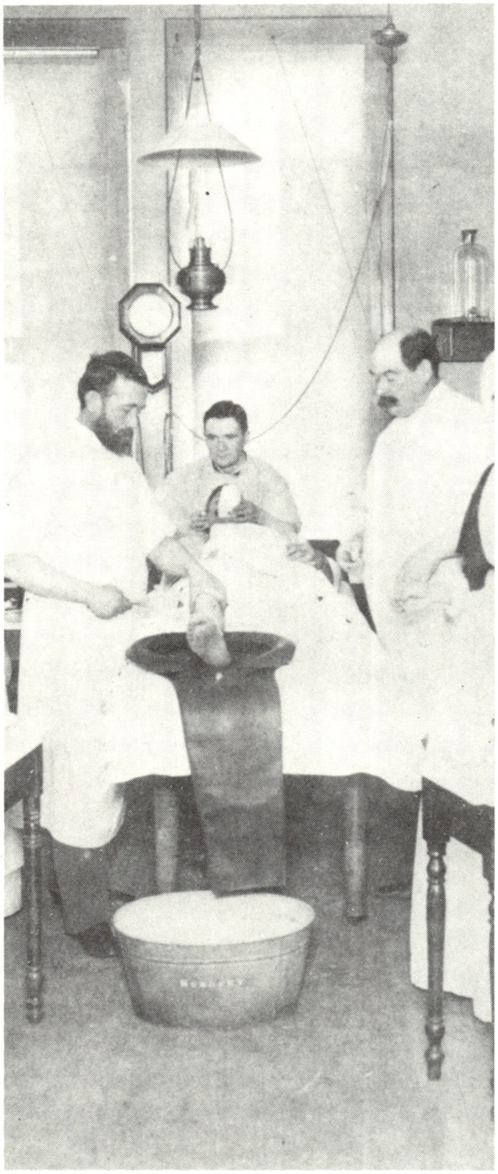

Amputation im St. Vincent's Hospital in Portland, Oregon

Die Kindheit Dr. Hertzlers fällt etwa in den Zeitraum 1875 bis 1890. Über die schulmedizinischen Fähigkeiten seiner späteren Kollegen schrieb er: «Wenn ich auf jene Tage zurückschaue und dabei mein heutiges Wissen [als Arzt] berücksichtige, so kann ich mich schwerlich an eine einzige einfache Erkrankung erinnern, die während dieser frühen Jahre meiner Erinnerung überhaupt wirklich geheilt wurde.» [12]

völlig unkompliziert, unfrustriert und natürlich, was nun wiederum die Weißen ihnen als animalische Triebhaftigkeit ankreideten und ihrer Vorstellung entsprach, daß Indianer moralisch vollkommen unterentwickelte Heiden und Wilde wären.

Wenn Patienten an Herzversagen starben, so wurde dies nicht als Folge einer Krankheit oder deren Behandlung, sondern als selbständige Erkrankung mit Todesfolge gesehen. Patienten, die an Prostataschwellungen als Folge verschiedenartigster Ursachen litten, verschaffte man durch Katheterisierung Erleichterung und nahm dabei in Kauf, daß der Patient schließlich an Niereninfektion starb. Dessenungeachtet galt die Katheterisierung als solche als großartiger Erfolg.

Die Vollbetäubung (Anästhesie) war bis 1846 unbekannt, bis man Laudanum, den eingedickten Saft des Schlafmohns, als Schmerzlinderungsmittel entdeckte und bald in ganz Amerika verwendete. Die Wirkung des ungereinigten Opiumanteils war von der Dosierung abhängig, und die wurde sowohl von Schulmedizinern als auch von Barbieren, Missionaren und Patienten selbst individuell gehandhabt. Etwa zur gleichen Zeit kam die Lachgasbetäubung (Distickstoffoxidul) in Mode, bei der es aber zu unkontrollierbar gefährlichen Nebenwirkungen kommen konnte. Wenig später führte man die Äther- und schließlich 1872 die Chloroformnarkose ein. Berichte über narkoseähnliche Wirkungen – sowohl Voll- als auch Teilnarkosen –, die Indianerheiler durch Kräuter und Suggestion erzielten, wollte man nicht zur Kenntnis nehmen. Die Opiumlösung Laudanum war so knapp, daß ein Arzt dafür ein kleines Vermögen zahlen mußte. Deshalb gingen die Mediziner recht sparsam damit um. Aus den kalifornischen Goldfeldern wird berichtet, daß Ärzte dort pro *Tropfen* Laudanumlösung einen Dollar forderten. Geld spielte – wie stets – bei der ärztlichen Behandlung die weitaus größte Rolle. Wer sich Narkosen nicht leisten konnte, wurde «traditionell» behandelt. Da es sich zumeist um Amputationen handelte, die solche traditionellen Betäubungen notwendig machten, leerte der Patient eine Flasche Whiskey und ließ die Prozedur, ritscheratsche, im Zustand der Volltrunkenheit über sich ergehen. Oder er wurde wiederholt von einem ausgesucht kräftigen Helfer mit Kinnhaken, Schlägen auf den Kopf oder gegen den Solarplexus (Herzgrube) betäubt.

Nach Hertzler kam es bei Amputationen allein auf Geschwindigkeit an, und die Reputation eines Chirurgen richtete sich nach den gerüchteweise verbreiteten Rekordgeschwindigkeiten, innerhalb derer er etwa einen Arm oder ein Bein fachgerecht abtrennte. Mancher Chirurg des Bürgerkrieges (1861–1865) benötigte vom ersten Schnitt bis zur vollständigen Abtrennung eines Gliedes ganze *vierzig* Sekunden. Es gibt nicht gerade wenige Fälle, in denen im Fernen Westen Amputationen in Sekundenschnelle vorgenommen wurden, indem man mit dem Beil zuschlug und den blutenden Stumpf im Feuer, mit einem weißglühenden Eisen oder durch eine abbrennende Schwarzpulverladung verkohlte.

Pioniermedizin

Von Amputationen durch indianische Heiler ist nichts bekannt. Weiße, darunter auch Ärzte, die längere Zeit mit ihnen zusammenlebten, behaupteten, daß dies in der Regel auch nicht nötig gewesen wäre, denn die indianischen Mediziner waren bei nahezu allen Verletzungen in der Lage, selbst schwere Blutungen zu stillen, Knochenzersplitterungen auf geradezu phantastische Art wieder zusammenzufügen, schwere Entzündungen und Vereiterungen zu heilen, Brandverletzungen zu regenerieren. Sie vermochten es sogar, schwere innere Blutungen zu stillen, die nach allen Prognosen der zeitgenössischen Medizin tödlich hätten verlaufen müssen.

Neben den verheerenden Infektionsseuchen, gegen die die Schulmedizin keinerlei Heilmittel kannte, verursachten aber auch schwere Mangelkrankheiten unter den Weißen exorbitante Verluste, so zum Beispiel Skorbut, der sowohl in den Großstädten als auch auf dem Lande, im Fernen Westen, bei den Überlandtrecks, bei den Schiffspassagen, in den Goldfeldern und Eisenbahnlagern praktisch an der Tagesordnung war. Der akute Vitamin C-Mangel führte zunächst unbemerkt zur Absenkung des Vitamin C-Gehalts im Blut auf Null, danach zu inneren und äußeren Blutungen und immer schwereren Auflösungserscheinungen,

Westwandererzüge um 1850

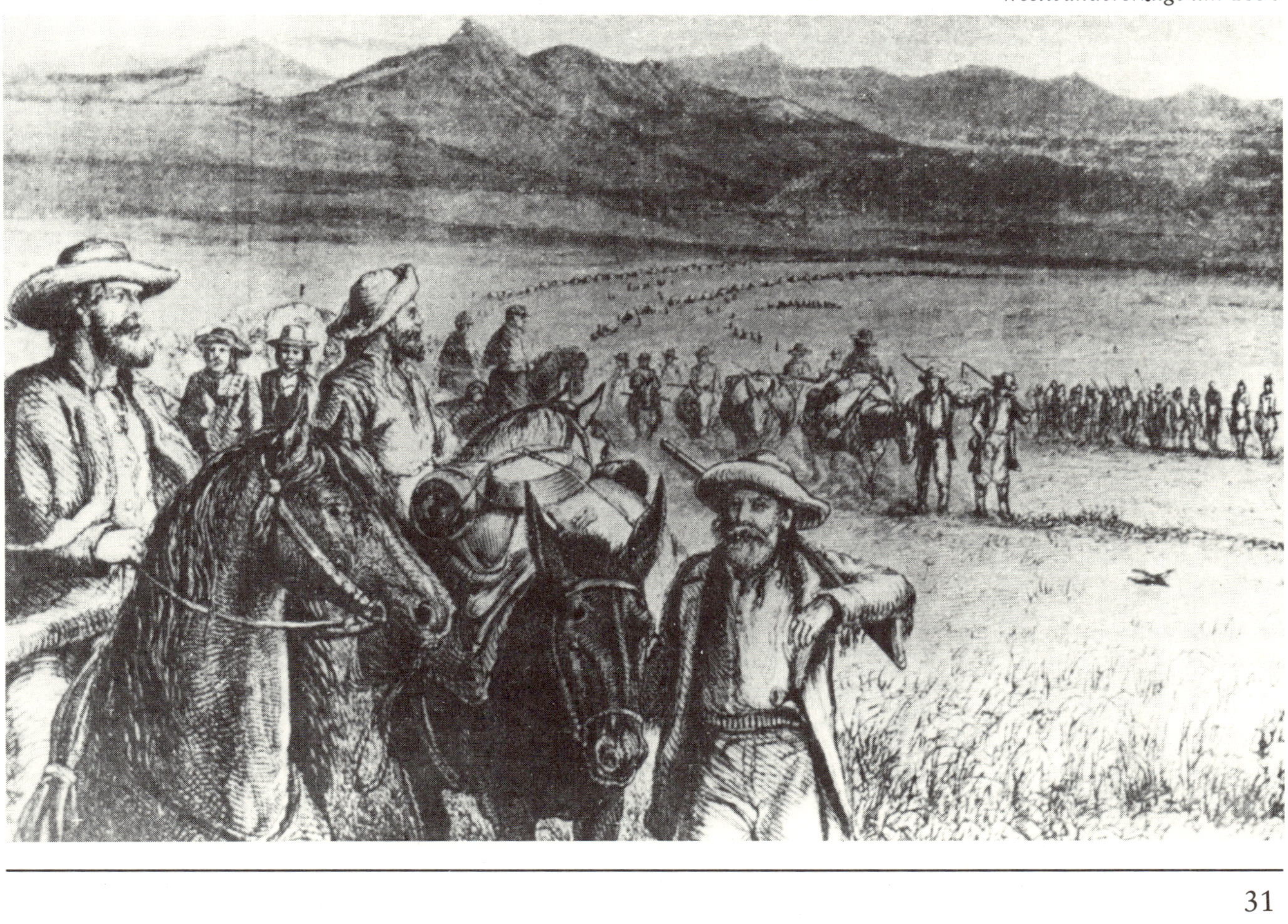

schließlich zum qualvollen Tod. Während die Schulmediziner sich in zahllosen gelehrten Diskussionen ergingen, ohne auch nur im geringsten die Ursachen des Skorbuts zu ahnen, und nahezu monatlich die neuesten Wunderrezepturen erörtert wurden, darunter hauptsächlich Chinarinden- und Quecksilberpräparate (die gar nichts nutzten), kamen die einzig wirksamen Ratschläge von ehemaligen Trappern und Mountain Men, die lange Zeit bei Indianern gelebt hatten, denen diese Mangelerkrankung vollständig unbekannt war. Einer dieser Trapper schrieb an den *Missouri Republican* unter den Initialen «M. M.» eine Reihe von Briefen, in denen er den Überlandfahrern, die sich in den Ausrüstungszentren am Missouri River (St. Louis, Westport, Independence) sammelten, riet: Man solle pro Person 125 Pfund Mehl, 125 Pfund Pökelschweinefleisch ohne Fett mitnehmen, dazu getrocknete Hefe und auf jeden Fall viel eingelegtes Gemüse, einen Sack Zwiebeln und einen Sack Bohnen. Essig sollte man täglich nehmen, und wichtig seien alle Sorten von Trockenfrüchten, auch unterwegs gesammelte und getrocknete. Aber die praktizierenden Ärzte in den überfüllten Missouri-Städten rieten dringend davon ab, den Ratschlägen solcher «Quacksalber» zu folgen, vor allem, wenn diese sich auch noch auf indianische Diätgewohnheiten bezogen. Es wisse ja wohl jeder im Lande, daß die Indianer eine steinzeitlich rückständige Rasse von Wilden sei, die von Medizin nun wahrhaftig überhaupt nichts verstünden.

Wer den Hinweisen der Trapper folgte, hatte auf dem Treck keinerlei Schwierigkeiten mit Krankheiten. Wer das Glück hatte, unterwegs Indianern zu begegnen, die sich der Skorbutkranken erbarmten und ihnen etwa **Elsbeeren** (Früchte des Elsbeerbaums – *Service Berries; Sorbus torminalis*) verabreichten, hatte von der Krankheit nichts mehr zu befürchten und war innerhalb weniger Tage wieder vollständig geheilt. (Hundert Jahre später ermöglichten Elsbeerbäume und deren Früchte die chemische Synthese der Ascorbinsäure = Vitamin C.) Man

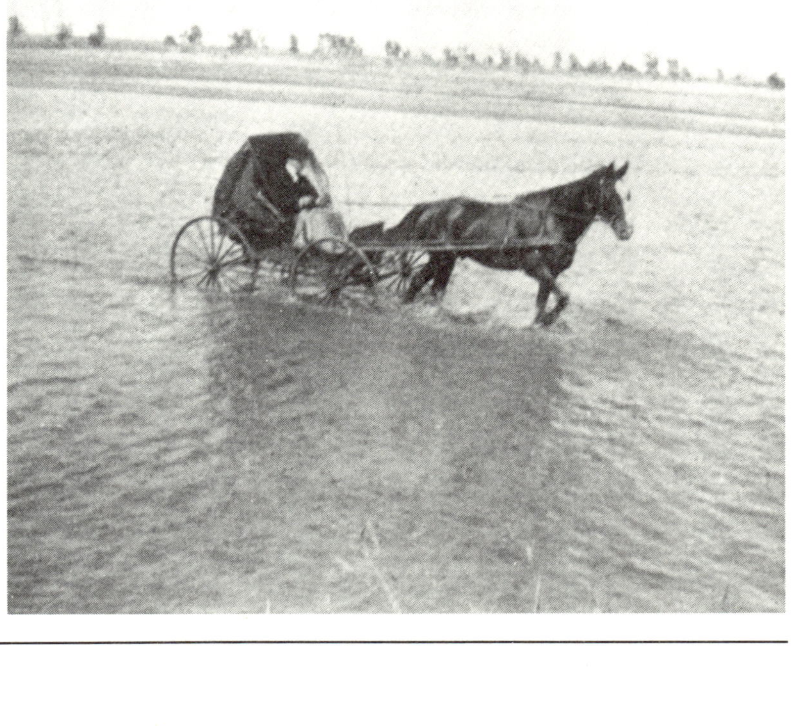

«Horse-and-Buggy-Doctor»

hätte aber auch den Saft von **Feigenkakteen** (*Opuntia vulgaris; Prickly Pear*) verwenden können, die in großer Anzahl über ganz Nordamerika verbreitet sind. Schon 1603 hatte der spanische Entdecker Sebastian Vizcaino während seiner Kalifornien-Expedition von Indianern das simple Rezept erfahren, wie eingedickter Opuntiasaft herzustellen sei. Und 1860 verrieten die Sioux dem Armeearzt E. W. Johns in Fort Laramie, daß es auch genüge, die Feigenkaktusblätter über einem Feuer zu schmoren und sie dann in Wasser zu zerstampfen, um eine grünlich-braune, haltbare Flüssigkeit zu erhalten, die – bei Einnahme nur eines Teelöffels voll pro Tag – mit absoluter Sicherheit Skorbut verhindere. Dr. Johns vermischte ein Wasserglas voll Kaktussaft mit zwei Unzen Whiskey und einem Fingerhut Zitronensäure. Dieser «Zaubertrank» rottete den Skorbut in der Fort Laramie-Garnison vollständig aus. Aber mit seinen Berichten hierüber handelte sich der – strafversetzte – Arzt von seinen Armee- und Zivilkollegen nur beißenden Spott und handfeste Beleidigungen ein. Er versuche, am untauglichen Objekt auf sich aufmerksam, von sich reden zu machen, indem er indianischen Hokuspokus verbreite. Er hätte es nur darauf abgesehen, seine Strafversetzung zu verkürzen. Das Verschwinden des Skorbuts in der knochentrockenen Präriegarnison sei eindeutig auf das Fehlen des «Miasmas» zurückzuführen.

Miasma: vor der Entdeckung der Mikrooganismen Bezeichnung für einen Ansteckungsstoff in der Luft, den man sich in Boden und Sümpfen entstanden dachte (*Der Neue Herder*).

Daß andere Präriegarnisonen, Präriesiedlungen und Trecks, die die Prärie durchquerten, außerordentlich stark unter Skorbut zu leiden hatten, focht die Magister nicht im geringsten an. Was nicht sein durfte, konnte auch nicht sein. Da in jener Zeit des Goldrausches die Desertionsrate in der US-Armee im Westen ganz besonders hoch war, verdächtigten die Doktoren Dr. Johns' «Indianermixtur» verborgener Substanzen, die in Soldaten Fahnenfluchtgedanken auslösen könnten. Der renitente Kollege, nun in der Defensive, schwieg sich künftig aus. Seine Rezeptur geriet in Vergessenheit. Statt dessen gewann «Dover's Powder» die Zustimmung der Schulmedizin. Dovers Pulver war eine Rezeptur von Thomas Dover, der sich als Kommandeur eines Piratenschiffs in Attacken gegen Spaniens südamerikanische Kolonien und als Sklavenschiffskapitän hervorgetan hatte und später als britischer Medicus die Mixtur, die der sogenannten «heroischen Heilkunst» angehörte, entwarf.

Eine «weniger dramatische Version» von «Dover's Powder» wird heute noch in amerikanischen Drugstores angeboten: Es enthält eine zehnprozentige Konzentration von Opium und Ipecac, vermischt mit 90 Prozent Laktose (Milchzucker), und wird für eine Dosierung von 5 bis 10 Grains (0,32 bis 0,65 g) empfohlen.

Dover's Powder

«Man mische eine Unze Opiumpulver mit einer Unze Ipecac [Brechwurzel, *Cephaelis Ipicacuanha*; med. *Ipecacuanha*, in Tablettenform gepreßter Puder], einer Unze Lakritze, vier Unzen Salpeter und vier Unzen Tartar (Brechweinstein) und verabreiche von diesem Pulver (Konzentrierung: Opium 9 Prozent, Brechwurzel 9 Prozent, Lakritze 9 Prozent, Salpeter 36 Prozent, Brechweinstein 36 Prozent) dem Patienten Dosen zwischen 40 und 70 Grains (2,6–4,54 g). Das beste, was bei solcher Dosierung zugunsten dieser Mischung gesagt werden kann, ist, daß das Brechwurzelpulver das Opium sofort wieder zum Vorschein brachte, wobei der Patient wie von einem Donnergrollen geschüttelt wurde.»
George W. Groh [1]

Schon 1849, während der ersten großen Trecks zu den kalifornischen Goldfeldern, hatten gebildete Zeitgenossen Erfahrungen mit indianischer Medizin machen können, die radikal gegen die Plage des Skorbuts half. Und nach ihrer Ankunft fehlte es nicht an Hinweisen für Zeitungen und die Washingtoner Bürokratie, wie man sich schützen könne. Der Schiffsoffizier der «Columbia», John Boit, berichtete, daß man die Mannschaft und Passagiere – nach dem Rat eines Trappers – mit einem Tee aus den Nadeln und Zapfen der **Hemlocktanne** (*Tsuga canadensis* L.; *Green Spruce*) behandelte, den man mit Ahornsirup versüßte. Es sei kein Fall von Skorbut aufgetreten. Der Arzt William Kelly, der im Dezember 1849 in den Middle Creek Diggins eintraf, wo

Skorbut ein alarmierendes Stadium erreicht hatte, schrieb: «Ein alter Mountain Man kam in die Schlucht, dessen einfache Heilmittel, ohne Entgelt oder Belohnung, sehr zufriedenstellende Ergebnisse brachte... verbot den Gebrauch von Kaffee und Tee und verabreichte statt dessen eine Lösung von Sassafras (*Sassafras officinalis*) und Hemlocktannennadeln, die sehr schmackhaften Ersatz bot und ihre Wirksamkeit bei Skorbut bei jeder Gelegenheit bewies, wenn man sie regelmäßig verwendete.»[2]

Die Schulmedizin ist keiner dieser zahlreichen Erfahrungen und Anregungen nachgegangen, sondern blieb bei ihren wirkungslosen Methoden. Solche Ignoranz schlug sich besonders in der US-Armeemedizin nieder. Die isolierten Forts im Westen waren von Mangelerkrankungen und infektiösen Seuchen, aber auch von Sepsisinfektionen durch Verletzungen so sehr betroffen, daß manchmal innerhalb eines Jahres «ganze Besatzungen praktisch ausgetauscht werden mußten». Obwohl häufig in der Umgebung solcher Forts Indianerstämme lagerten und sich Siedlungen befanden, deren Bewohner von Hinweisen indianischer Ärzte profitierten und sich mit deren Rezepturen schützten, und obwohl erfahrene Trapper und Mountain Men als Scouts von der Armee angestellt waren, die solche wirksamen Mixturen kannten und empfahlen, sorgten die Armeeärzte dafür, daß die Gebote des kommandierenden Generalarztes und die Gebote der Schulmedizin auf das strikteste beachtet wurden. So ordnete der Generalarzt noch im Winter 1885/86, als in Fort Assiniboine in Montana die Diphtherie ausbrach, an, «daß Wasch- und Schmutzwasser nicht mehr an die Baracken entleert und dämpfiges Heu nicht mehr in Schlafsäcken verwendet werden» dürfe.[3] Nur zehn Meilen entfernt befand sich ein Assiniboine-Zeltlager, dessen Medizinmann diphtheriegefährdeten Siedlern eine Kräuter- und Schimmelpilzmischung empfohlen hatte – die wahrscheinlich Antibiotika enthielt – und sie damit vor der Seuche bewahrte. Selbst schwere Fälle, die nach der Schulmedizin absolut tödlich hätten verlaufen müssen, wurden dadurch geheilt.

Als um 1877 in Fort Douglas, Utah, plötzlich Typhus ausbrach und ein alter ehemaliger Trapper dem Kommandanten empfahl, nach Indianerart das ganze Fort einer gründlichen sanitären Säuberung zu unterziehen, die Kranken zu isolieren und mit bestimmten Kräutermischungen zu behandeln, die wirksam wären, ordnete der Armeearzt William H. Arthur an, dem ersten Kranken, einem jungen Rekruten, jede Stunde eine Unze hochprozentigen Brandy zu verabreichen. Er händigte dem Sanitäter, der dem Kranken die «Medizin» einflößen sollte, ein Meßglas mit Brandyflaschen aus. Beim Morgengrauen fand er den Soldaten tot vor. Der Sanitäter lag daneben stockbetrunken auf dem Boden. Der Tote blieb drei Tage in der Truppenbaracke liegen, seine Kleidung erhielt ein anderer. Der Arzt ließ den Trunksüchtigen einsperren und erhob Anklage gegen ihn. Diese wurde vom Kommandierenden Offizier abgewiesen mit der Begründung, daß der Angeklagte «technisch nicht schuldig sei, weil die Pflege kranker Männer keine militärische Dienstpflicht sei».[4]

Während Trapper der Rocky Mountain Fur Company schon 1848 von den Versuchen indianischer Heilkundiger berichtet hatten, Mittel gegen die Cholera zu finden, und auch emphatisch über Heilungen durch Schimmelpilze gesprochen und empfohlen hatten, sich um diese Phänomene intensiv zu kümmern, lehnte der medizinische Berater der US-Regierung, Daniel Drake, ein fanatischer Anhänger «heroischer Aderlässe», jeglichen Rückgriff auf «Wildenzauberei» kategorisch ab und empfahl seinerseits, den Allmächtigen zu bemühen. Hierauf richtete US-Präsident Zachary Taylor eine Adresse an das amerikanische Volk, in der er «zum ersten Freitag im August» einen nationalen Gebetstag anordnete, «um den Allmächtigen inständigst anzuflehen, seine zerstörerische Hand, die er gegen uns erhoben hat, zurückzuziehen».[5]

Die von der zeitgenössischen Schulmedizin einzig anerkannte indianische «Medizin», die intensiv angewendet und als geheimnisvolles Wundermittel gepriesen wurde, war pulverisierte **Chinarinde**, die einen hohen Anteil **Chinin** enthielt. Sie wirkte gegen die weitverbreitete Malaria, die man auf «schlechte Luft» (*mal* = schlecht, *aria* = Luft) zurückführte, ganz im Sinne der Miasma-Theorie. Man sagte der Chinarinde nicht nur fiebersenkende, sondern auch schmerzlindernde

Wirkung nach, und daher wurde sie bei nahezu allen Erkrankungen, die mit Fieber und Schmerzen einhergingen, als Allheilmittel verabreicht. Doch Chinarinde war teuer. In San Francisco wog man ihr Gewicht mit vierfachem Goldgewicht auf. Ihre Entdeckung ging auf das Jahr 1630 zurück, als ein indianischer Heiler einen leidenden spanischen Gouverneur mit **Cinchona**-Gebräu (*Cinchona flava, pallida, rubra*; *Yellow, Pale, Red Peruvian Bark, Jesuit Bark, Quinine*) heilte. Als Jesuiten den Rindenpuder nach Nordamerika und Europa einführten, nannte man Chinarinde «Jesuitenrinde»; nordamerikanische Indianer kannten zahlreiche Pflanzen, die ebenfalls Chinin enthielten und die sie entsprechend anwendeten.

Das Chinarindenpulver wurde in Kaffee oder Tee eingerührt, teilweise in grotesk großzügiger Dosierung, es wurde in Scheibchen süßer Früchte eingewickelt oder mit Whiskey oder Brandy oder Selbstgebranntem vermischt. Es gab auch zahlreiche Vermischungen mit Laudanum (Opium) oder Kalomel (Quecksilberchlorid) und anderen zeitgenössischen Mixturen, vor allem mit starken Brechmitteln, die dann allerdings das fiebersenkende Chinin so schnell wieder hinausbeförderten, daß es überhaupt keine Zeit erhielt, irgendwelche Wirkung zu entfalten. Zahnärzte verabreichten Patienten mit ausgehöhlten Bakkenzähnen gern Füllungen, die aus einer Mischung aus Chinarinde und Gummi arabicum oder Agar-Agar bestanden und dann allmählich wieder «herausgelutscht» wurden.

Chinarinde war Bestandteil vieler Quacksalber-Elixiere und angepriesener Patentrezepturen – genannt oder ungenannt –, die von einem Heer völlig unqualifizierter «Quacks» besonders im weiten Lande angeboten wurden.

Keine der damaligen Theorien und medizinischen Praktiken hätte heute auch nur die geringste Chance, ernst genommen zu werden. Würden heute Mediziner solche Theorien und Praktiken mit derselben unerschütterlichen Selbstherrlichkeit, unnahbaren Würde und Vehemenz vertreten und alle Erkenntnisse, die mit den ihren nicht übereinstimmen, für Unsinn, Wunder- und Aberglauben oder gar für Hokuspokus erklären, so müßte man sie für gemeingefährliche Irre halten.

Aber die Urteile über indianische Heilkunde, die Ärzte jener Zeit leichthin äußerten, werden von heutigen Schulmedizinern immer noch ebenso ernst genommen wie damals. Man nimmt ihre Eindrücke als wissenschaftlich fundierte Informationen in eine Vorstellung auf, die in der Hauptsache nach völkerkundlichen Gesichtspunkten geordnet ist. Man verschwendet so gut wie keinen Gedanken darauf, daß sich schon damals das Interesse der Chronisten nach eben dem eigenen Wissensstand richtete. Unerklärbaren Phänomenen schenkte man entweder keine Beachtung, oder man ordnete sie in bekannte Wertmaßstäbe ein.

Aber nicht nur die Schulmedizin fühlte sich der Heilkunde der «wilden Eingeborenen» um ganze Bewußtseinsstufen überlegen, sondern überhaupt die gesamte amerikanische Vielvölkergesellschaft, die bis zum letzten Siedler tief von der Überzeugung durchdrungen war, im «Homo Americanus» und im «American way of life» eine beispielhafte Entwicklung zu repräsentieren. Die in den «Frontier-Lebensstil» eingebettete «folk medicine» (Volksheilkunde) befand sich zwar einige Generationen lang nahezu ständig auf Tuchfühlung mit der indiani-

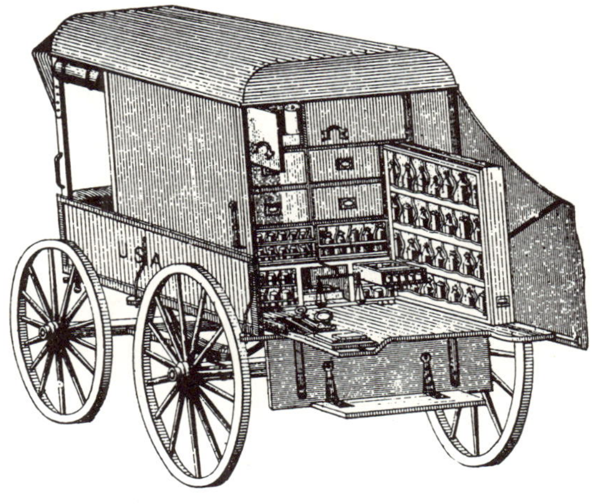

Mobile Apotheke, US Army

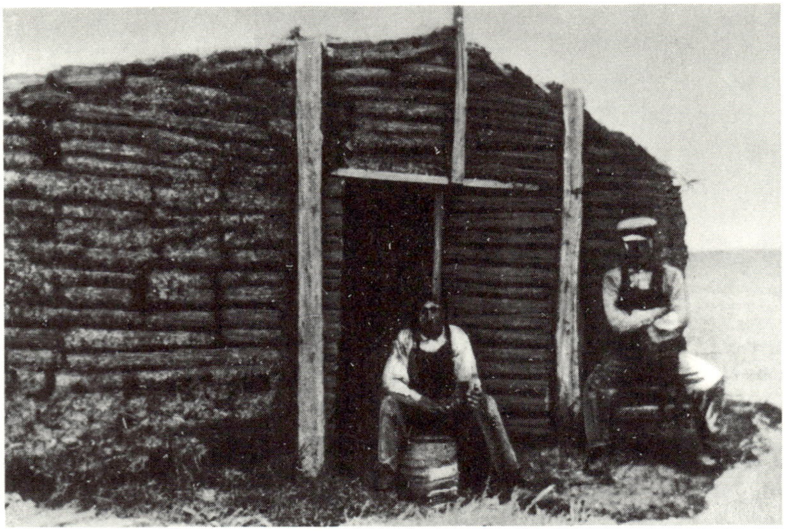

Grassodenhaus in der Prärie, 1866

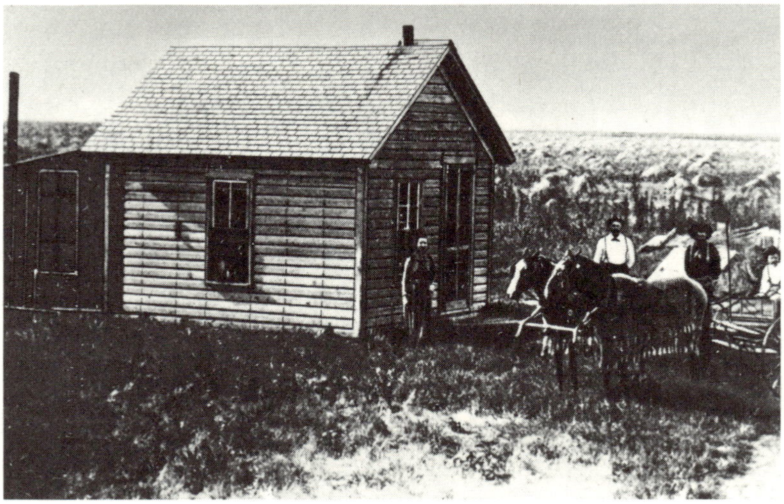

Holzschwellenhütte am Schienenstrang der Kansas Pacific Railroad, um 1870. In solchen Hütten von knapp 24 Quadratmetern Wohnfläche wohnten oft kinderreiche Familien.

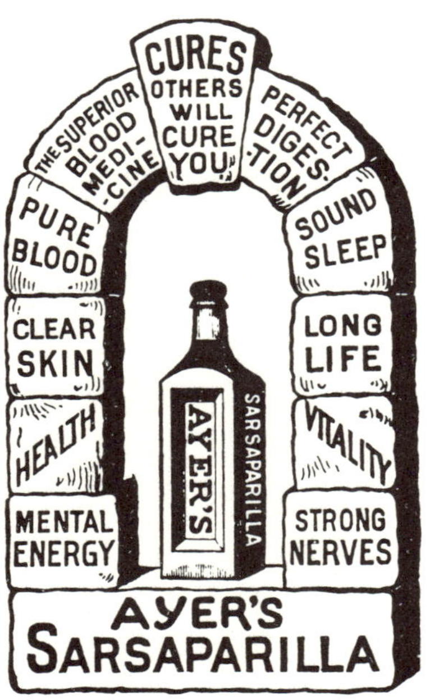

schen Medizin, aber nur sehr wenige Anwendungen und keine reflektierte Erkenntnis flossen von ihr hinüber.

Noch bis zum Ende des 19. Jahrhunderts lebte eine Siedlerfamilie überwiegend in einem Block-, Grassoden- oder Erdhöhlenhaus oder in Kistenbretterbuden, die meistens nur aus einem oder zwei, höchstens drei Räumen bestanden. Im Winter blieben Fenster und Türen wegen der Kälte geschlossen, im Sommer wegen der Insekten. Für etwa durchschnittlich neun Personen standen zumeist nur zwei bis drei Betten zur Verfügung. Die einzige Entlüftung bildete der offene Kamin oder das Rohr eines Herdes. So schlecht war die Luft in solchen Behausungen, daß ein weitverbreitetes indianisches Sprichwort lautete: Die Luft im Land sei nur deshalb so gut und rein, weil die Weißen ihre Fenster geschlossen halten. Aber auch bei geschlossenen Fenstern und Türen war die Insekten- und Käferplage permanent vorhanden.

Wasser bildete, besonders im Westen, stets ein ernstes Problem. Viele Flüsse trockneten die Sommermonate über ein. So mußte man sich hauptsächlich auf Grundwasser beschränken, das in mehr oder weniger tiefen Brunnen zur Verfügung stand. Aber solches Grund- und Quellwasser war nicht immer sauber, sondern oft durch Colibakterien, alkalische Salze oder verwesende Organismen verschmutzt. Die

ganze Familie trank während des Tages aus einem Schöpflöffel, der in einem mit Wasser gefüllten Eimer hing. Auch Besucher benutzten ihn, und allen Personen stand zum Händetrocknen ein Handtuch zur Verfügung. Auch in den Kleinstädten an den öffentlichen Brunnenpumpen, in Schulen, Kirchen und Geschäften gab es diesen gemeinnützigen Schöpflöffel. Baden gehörte zum Luxus. Wenn man einmal im Monat einen Badetag veranstaltete, wurde in der Regel ein Zuber gefüllt, in dem dann nacheinander im selben Wasser die gesamte Familie badete. Körperpflege war bis auf gelegentliches Kämmen, für das einer Familie ein Kamm und eine Bürste zur Verfügung standen, weitgehend unbekannt. Die Pflege des Unterleibs und der Genitalien galt sogar als *unmoralisch*. Das verbreitete Sprichwort «Only dirty people wash» (Nur schmutzige Leute waschen sich), mit dem die Siedler ihre Sparsamkeit rechtfertigten, fand sein Gegenstück in der indianischen Redensart «Most of those whites smell like skunks» (Die meisten Weißen riechen wie Stinktiere). Zahnbürsten waren unbekannt, doch manchmal verwendete man etwas, das man den Indianern abgeschaut hatte: **Zürgelbaumwurzeln** (*Celtis occidentalis, C. mississippiensis*; *Hackberry*) wurden an einem Ende so lange zerkaut, bis sie nur noch aus bürstenähnlichen Fasern bestanden. Diesen Wurzelpinsel tauchte man in Salz und putzte damit die Zähne (Indianer verwendeten eine Paste aus Tonerde und stark Vitamin C-haltigen vegetabilischen Säften, die zugleich perfekt Parodontose und Karies verhinderten). In der Regel bestand aber die Zahnpflege darin, ausgiebig Zahnstocher zu verwenden, um die gröbsten Speisereste zu entfernen.
Abwässer und Urin landeten irgendwo hinter den Häusern, Aborte bestanden zumeist aus halb in den Boden versenkten Fässern. Pflanzliche und tierische Abfälle wurden ebenfalls hinter den Häusern aufgehäuft, wo sie neben den obligaten Misthaufen verrotteten. Dringende Bedürfnisse verrichtete man in Wintermonaten in Schüsseln und Eimern, die man erst am nächsten Tag entleerte.
In kleinen und mittelgroßen Kommunen gab es weder eine öffentliche

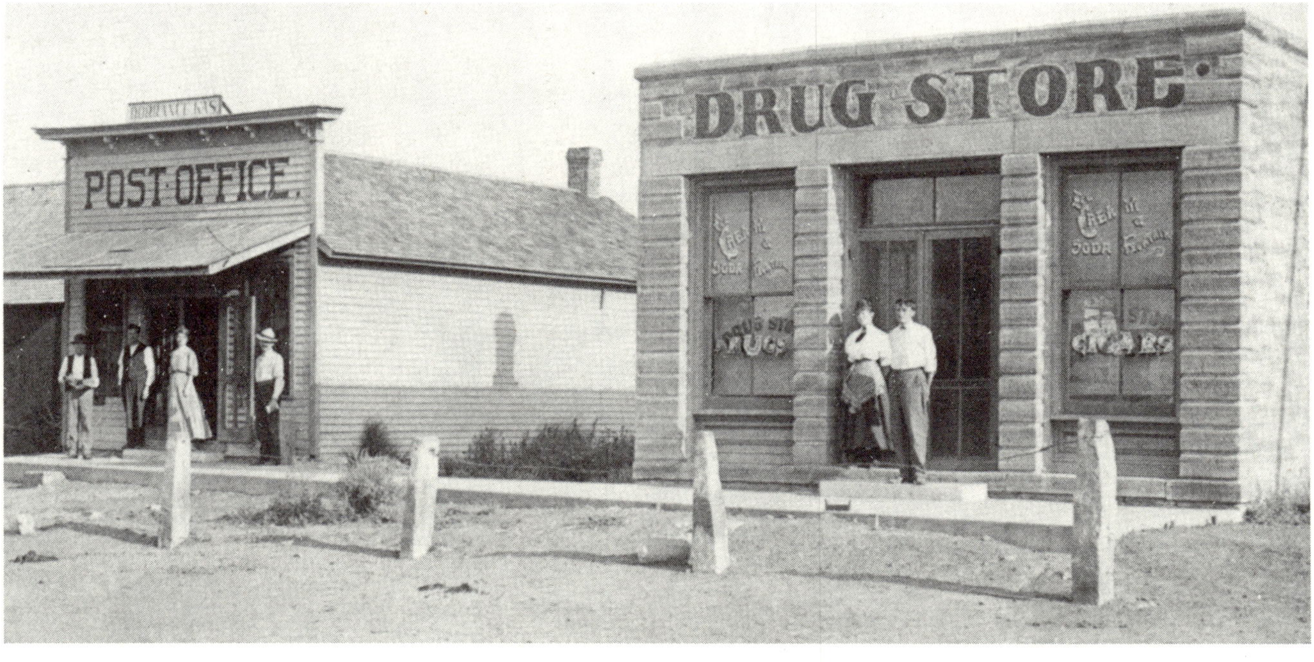

Mülldeponie noch spezielle Gruben, in die man Abfälle, Abwässer oder Müll hätten entleeren können, sondern hinter den Geschäften und Saloons entstanden regelrechte Müllberge von manchmal erstaunlichen Ausmaßen. Mäuse, Ratten, Spinnen, Fliegen, Moskitos, Mücken, Wanzen, Schaben, Kakerlaken, Flöhe und Läuse, sie alle Überträger infektiöser Krankheitskeime, bildeten eine permanente Plage, deren sich mit den vorhandenen Mitteln zu erwehren völlig sinnlos war. Ein bewährtes Mittel, vorübergehend Ratten abzuschrekken, bestand darin, einige Dutzend von ihnen in Fallen lebend zu fangen, sie mit Petroleum zu übergießen, anzuzünden und laufen zu lassen. Das infernalische Geschrei, das die gepeinigten Tiere ausstießen, sollte die anderen vertreiben.

Besonders in den Boomstädten, die zwischen 1849 und 1900 immer wieder in den Prospektorregionen, in Waldgebieten, auf der Prärie entstanden, müssen geradezu unglaubliche Zustände geherrscht haben. Zahllose Berichte sprechen von unvorstellbaren Bergen schlammigen, dampfenden, stinkenden, gärenden und von Ungeziefer wimmelnden Drecks und Kloaken-Rinnsalen auf den Straßen. Nicht nur auf, sondern auch unter Hotelbetten schliefen mehrere Personen, man nächtigte auf Tischen und Fußböden, in Ställen und neben Abfallhügeln. Noch viele Meilen unterhalb von Städten, die an wasserführenden Flüssen und Bächen lagen, war das Wasser total verseucht.

Daß unter solchen Lebensumständen übertragbare Krankheiten und zahlreiche Vergiftungserscheinungen grassierten, ist leicht vorstellbar. Masern, Mumps, Grippe, Tuberkulose, Keuchhusten, Röteln, Gürtelrose, Fußpilzerkrankungen, aber auch Erkältungen, Bronchitis, Lungenentzündung, Blasen-, Harnleiter- und Nierenentzündung, Sepsis bei Verletzungen, Maden-, Spul- und Bandwurmerkrankungen, Angina, Ohren- und Stirnhöhlenvereiterungen, schwere Durchfallkrankheiten und hartnäckige Hautallergien waren weitverbreitet.

Auch die Nahrung war in der Regel recht problematisch: Fleisch gab es genügend, aber zu mehr als 90 Prozent in Form haltbar eingesalzenen Pökelfleisches in Fässern, und nur in der Schweinschlachtsaison als Frischfleisch. Die ersten Ankömmlinge fanden nahezu überall in Nordamerika großen Wildreichtum vor, aber durch exzessive Bejagung war das Wild in bewohnten Regionen bald völlig ausgerottet oder geflohen. Räucherfleisch, Räucherschinken und -speck wurde meist verkauft, weil im Sommer und Herbst selbst bei sorgfältigster Aufbewahrung Geräuchertes von Maden befallen wurde. Die heißen Sommer ließen eine Bevorratung frischer Nahrungsmittel nicht zu. Obwohl man Butter stark salzte, wurde sie in wenigen Tagen ranzig. Erdlöcher unter den Häusern boten nur wenig Schutz vor Würmern und Schimmel. Getrocknete Erbsen, Bohnen und Kürbiskerne, auch Birnen, Äpfel, Aprikosen und Pfirische blieben außerhalb der kurzen Erntesaison die einzigen Gemüsesorten und Früchte. Mais- und Weizenmehl war praktisch durch keinerlei Maßnahme vor dem Stockigwerden und vor Maden zu schützen. Deshalb versuchte man, die Getreidekörner in verschlossenen Behältern längere Zeit haltbar zu machen. Um Milch nur wenige Tage zu erhalten, füllte man sie in Eimer mit Deckel, die mit Moos bedeckt wurden (*moss-covered bucket*). Aus der Alten Welt hatte man den Brauch übernommen, grüne Bohnen und

Tabelle der bis 1900 gebräuchlichen Heilmittel der USA-Landärzte

ARNICA:
Wohlverleih (*Arnica chamissonis, A. lanceolata, A. mollis, A. montana* = Bergwohlverleih), Tinktur aus den getrockneten Blumen und Knospen. Behandlung gegen Quetschungen, Prellungen, Schwellungen und Verstauchungen.

ASAFETIDA:
Asafötida, **Teufelsdreck**, Gummiharz, krampflösendes und beruhigendes Mittel, insbesondere für den Magen-Darm-Kanal.

BELLADONNA:
Tollkirsche (*Atropa belladonna*, aus Europa eingeführt; *A. acuminata*, aus Indien eingeführt), pulverisierte Blätter und Wurzeln, als Pulver und Tinktur stark atropinhaltig. Stimulierendes und die Körpersekretion – außer Urin – verringerndes Mittel.

BLAUD'S PILLS:
Eisenkarbonat gegen Anämie.

BLUE MASS:
Quecksilberpille. Abführmittel, das hergestellt wurde, indem man Quecksilbertröpfchen mit Lakritze und Bindemitteln umhüllte.

CALOMEL:
Quecksilberchlorid, abführendes Entleerungsmittel.

DIGITALIS:
Fingerhut (*Digitalis ferruginea, D. grandiflora, D. lanata, D. lutea, D. mertonensis, D. purpurea, D. thapsi*, alle in die USA eingeführt; *Foxglove*), getrocknete Blätter, Herz-Stimulanz.

DOVER'S POWDER:
Pudrige Zubereitung aus 9 Prozent Opium, 9 Prozent Brechwurzel (Ipecac), 9 Prozent Lakritze, 36 Prozent Salpeter und 36 Prozent Brechweinstein. Dosierung: 40 bis 70 Grains (2,6 bis 4,5 g). Schweißtreibendes Sedativum.

ERGOT:
Mutterkorn, pulvrige Zubereitung des Ergotinin enthaltenden Roggenmutterkornmehls. Stimulierung von Uterus-Kontraktionen und Behandlung verschiedener Blutungen.

Weißkohl schichtweise gesalzen in Fässern oder irdenen Töpfen einzulagern (Saure Bohnen, Sauerkraut) und Früchte in verdünnter Essiglösung (Essigfrüchte) haltbar zu machen.
Diätetische Säuglingsnahrung war nahezu unbekannt. Säuglinge wurden mit Muttermilch genährt, erhielten aber, wenn dies erforderlich erschien, als zusätzliche Nahrung gerade das, was für die Erwachsenen des Haushalts zubereitet wurde, etwa Breikartoffeln, Breigemüse, Spinat, Zwiebeln, Maisbrot, Mehlsuppe, Pökelfleisch, Eier etc. Die Säuglingssterblichkeit war außerordentlich hoch. Die Volksmeinung, für einen Säugling sei «der zweite Sommer der schlimmste», den es zu überleben gelte, gab exakt die Situation wieder. Aber auch ein Kleinkind, das den zweiten Sommer überlebt hatte, war noch bis zum sechsten und siebten Lebensjahr besonders gefährdet. Auch hier muß die Sterblichkeit erschreckend hoch gewesen sein, was man teilweise noch heute an den Grabsteinen alter Friedhöfe ablesen kann. Viele dieser noch recherchierbaren Todesfälle bezeugen in solchen Regionen, daß damals der Anteil von Kleinkindern unter sieben Jahren an den Bestatteten mehr als 50 Prozent betrug!
Nicht weniger gravierend hoch war in den Siedlerkommunen die Sterbeziffer bei Neugeborenen und Gebärenden. So viele Mütter starben unter den primitiven Wohnverhältnissen an Blutungen und Kindbettfieber, so viele Neugeborene kamen entweder tot zur Welt oder überlebten ihre Geburt nur wenige Tage, daß man im Volksmund die Geburt als «furchtbares Gottesurteil» (*frightful ordeal*) empfand. Die zahlreichen alten Grabsteine mit der Inschrift «Mutter und Kind» legen dafür beredtes Zeugnis ab.
Die Chance, die Volljährigkeit zu erreichen – das geht aus zeitgenössischen Betrachtungen immer wieder recht klar hervor –, glich den schlecht dotierten Gewinnmöglichkeiten eines Glücksspiels. Man kann es beinahe als die Regel annehmen, daß Zwanzigjährige auf mehr als die Hälfte gestorbener Geschwister zurückblickten.
Die Behandlungsmethoden der volkstümlichen Medizin beschränkten sich auf einen Minimalkatalog simpelster Gepflogenheiten: Doppeltkohlensaures Natron wurde generell auf Insektenstiche oder -bisse aufgetragen, und Terpentinöl, häufig mit Schweineschmalz vermischt, bei Schwellungen, Quetschungen, geschlossenen Wunden und inneren Entzündungen verwendet. Gänseschmalz, Rinder- oder Schafstalg, Eidechsen- oder Schlangenöl, vereinzelt auch Bärenfett dienten als Salbenaufstrich. Auch Breiumschläge aus heißen Kartoffeln, Brot und Milch, Flachssamen, Leinsamen, Senf und Senfmehl, geschabtem, erhitzt gequollenem Rindfleisch, heißem Salz, aus zerstoßenen Kermesbeerenwurzeln (*Phytolacca americana; Poke Berry Root*), Wacholderbeeren und vielen anderen Substanzen, heiße Beutelumschläge mit Lauch oder Zwiebeln und Kandiszucker, mit Brandy vermischte «Heublumen», Pfefferminze oder Kamillenblüten fanden häufig Verwendung als sogenannte «Zugumschläge», die angeblich Entzündungen, Schwellungen und Quetschungen *herausziehen* sollten. Im Schwange waren auch mannigfaltige «Zugpflaster», zum Beispiel Senfpflaster, die in dem Ruf standen, Brustschmerzen jeglicher Art aus dem Körper zu ziehen. Gefährliche Schlangenbisse behandelte man zunächst mit einer Menge auf der Stelle genossenen Brandys und anschließend tiefen Kreuzeinschnitten zwischen den Bißstellen, so daß reichlich Blut floß.

IPECAC:
Brechwurzel (*Cephaelis acuminata, C. ipecacuanha*, aus Nicaragua, Kolumbien und Brasilien eingeführt), aus den getrockneten Wurzeln der Kletterpflanze gewonnenes Pulver, in Tablettenform gepreßt. Brechmittel.

JALAP:
Jalapenwurzel (*Exogonium purga*), Purgierwinde, Jalapenharz liefernde Pflanze. Das Harz enthält das Glukosid Jalapin. Texas, Arizona, Mexiko. Reinigendes Abführmittel.

LAUDANUM:
Opiumtinktur aus dem eingedickten Saft des Schlafmohns (*Papaver somniferum*), stark wirksames opiumhaltiges Schmerzmittel.

MORPHINE:
Morphium, das Hauptalkaloid des Opiums. Stark wirksames Schmerzmittel, in Tropfdosierung.

NUX VOMICA:
Brechnuß, Krähenauge, Strychnossamen (*Strychnos nux vomica*, aus Indien eingeführt), Strychninbaum, Echter Krähenaugenbaum, Brechnußbaum. Pulver aus den getrockneten Bohnen, die Strychnin enthalten. Anregungs-, Reiz- und Belebungsmittel.

PAREGORIC:
Tinktur aus **Opium** und **Kampher**, zur Behandlung gegen Diarrhöe (Durchfall).

QUININE:
Chinarinde, Chininsalz (*Cinchona calisaya, C. offcinalis, C. pitayensis, C. pubescens*, aus Südamerika eingeführt), Chinarindenbaum. Pulverisierte, das Alkaloid Chinin enthaltende Rinde, auch: Perurinde, Jesuitenrinde, *Peruvian Bark, Jesuit Bark*. Zur fiebersenkenden Behandlung, vor allem gegen Malaria, und in geringer Dosierung als Tonikum.

SEIDLITZ POWDER:
Seidlitzpulver, Seidlitz-Brausepulver. Mischung aus Natriumtartrat plus Kaliumbitartrat plus Natriumbikarbonat plus Weinsäure. Zur Neutralisierung überschüssiger Magen-, Gallus- und Harnsäure.

TARTAR EMETIC:
Brechweinstein, eine Mischung aus kristallinem Antimontartrat und Kaliumtartrat. Beruhigungs- und Brechmittel.

Pink Pills for Pale People

(Rosige Pillen für blasse Leute)
Kommerziell angebotene «Heilmittel» von 1850 bis 1900 (Auswahl)

APHRODITE FRENCH CURE
CALIFORNIA WATERS OF LIFE
COOPER'S MAGIC BALM
DEAD SHOT VERMIFUGE
ELECTRIC BITTERS
GILBERT & PARSON'S HYGIENIC WHISKEY
GOLDEN MEDICAL DISCOVERY
DR. HOINE'S ELECTRICAL CURE
HOOKER'S WIGWAM TONIC
DR. LEESON'S TIGER OIL
MEXICAN MUSTANG LINIMENT
NERVE GALOPPING STRENGTH
OLD SACHEM BITTERS
PINK PILLS FOR PALE PEOPLE
POTTER'S CATHOLICON
DR. RAPHAEL'S GALVANIC LOVE POWDERS
DR. SCOTT'S ELECTRICAL PLASTER
TUTT'S PILLS FOR TIRED LIVER
VITAL SPARKS
WAR PAINT OINTMENT
WORLD'S SECRET CANCER REMEDY
CHAMBER'S REMEDY FOR INTEMPERANCE
CARTER'S SPANISH MIXTURE
FATHER JOHN'S MEDICINE
MORLEY'S T-X-S AGUE TONIC
MOXIE NERVE FOOD
LADY POO'S OINTMENT

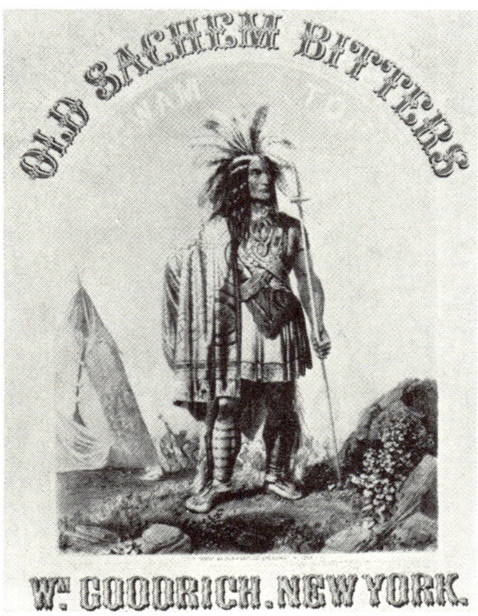

Manchmal schnitt man auch kurzerhand faustgroße Stücke aus dem Fleisch, ließ reichlich bluten und stillte Blutungen dann durch abbrennendes Schwarzpulver, glühendes Eisen oder ein glühendes Bügeleisen. Kinder, die in den Fuß gebissen worden waren, steckte man bis zum Hals in eine Wanne voll Kerosin. Die Regale in den Drugstores bogen sich unter einer Vielfalt von Linimenten und Salben, selbstgefertigt oder über zahllose Firmen vertrieben, die praktisch gegen alles Linderung und Heilung versprachen. Sie enthielten geheimnisvolle Ingredienzen, wie etwa Bibergeil, geriebene Rehgallensteine, exotische Fette und Öle, Kräuter, Glycerin, Terpentin, Seifenlaugen, Lehm und Tonerde, Essig, Ameisensäure ebenso wie Wagenschmiere, den «Schweiß der Heiligen», geriebene Reliquien, Knochenmehl, Teer, Holz- oder Steinkohlenasche. Es gab unzählige Tinkturen und Tropfen, Lösungen und gepreßte Pillen, die undefinierbare Bestandteile enthielten.

Unter zahlreichen abergläubischen Praktiken ist besonders die Verwendung des sogenannten «Madstone» (übersetzt etwa «Wutstein») hervorzuheben: Die Tollwut muß irgendwann von kranken Haustieren der Siedler eingeschleppt und verbreitet worden sein. Indianer kannten diese Erkrankung zuvor nicht und blieben in der Regel auch von ihr verschont. Aber im Lande war sie unverhältnismäßig weit verbreitet, und häufig war die Angst vor Tollwut-Ansteckung gravierender als die vor epidemischen Infektionskrankheiten. «Hydrophobia» bedeutete Schrecken für weite Landstriche. Wenn dieser Alarm ertönte, bewaffnete man sich mit Schrotflinten und Gewehren und durchsuchte jeden Winkel nach dem tollwütigen Tier – meistens ein Hund –, das irgend jemanden gebissen hatte. Bei solchen Aktionen fielen nicht nur streunende Hunde und Katzen, sondern alle Tiere mit auffälligem Verhalten den Bewaffneten zum Opfer. Wer sich nicht an solchen Jagden beteiligte, sperrte sich zu Hause ein, verriegelte Fenster und Türen. Die erschreckenden Erkrankungssymptome bei gebissenen Menschen konnten nicht schlimm genug geschildert werden, und Beschreibungen in Almanachen, Zeitschriften und Katalogen, kleinen Broschüren und Heilmittelbeilagen ergingen sich in haarsträubenden Horrorschilderungen, in denen immer wieder Gebissene mit konvulsivischen Zuckungen und Schaum vorm Mund vorkamen, die von dem wahnsinnigen Drang besessen waren, andere Menschen zu beißen, und in Erschöpfungsmomenten flehentlich darum baten, erschossen zu werden. Die einzige Heilungsmöglichkeit, so hieß es, bestand darin, einen Gebissenen so rasch wie möglich dorthin zu verfrachten, wo es einen «Madstone» gab. Niemand wußte genau, um welche Art von Stein es sich dabei handelte, doch glaubte man allgemein, daß er dem Körperinneren eines Albino-Rehs entnommen sei. Diesen «Wutstein» legte man auf die Bißwunde. Wurde er von dieser angezogen, so war das ein Zeichen dafür, daß sich Hydrophobia-Gift im Biß befand. Wurde er dagegen nicht fest angezogen, so konnte sich der Gebissene glücklich schätzen, denn er war nicht infiziert. Auf einer «verseuchten» Wunde ließ man den Wutstein mindestens einen Tag lang liegen. Wenn er dann weniger oder nicht mehr angezogen wurde, war das ein erstrangiges Indiz dafür, daß er das meiste Gift aufgesogen hatte. Man legte ihn alsdann in eine Schale gesüßter frischer Milch und konnte dann sehen, wie diese vom ausziehenden Gift aufgewirbelt und grün gefärbt wurde. Damit war dann – nach dem allseitig kolportierten Volksglauben – die größte Gefahr beseitigt, der Gefährdete konnte aufatmen und aufstehen. Die Horrorgeschichten über tollwütige Wölfe, Coyoten, Pumas und Bären sind sogar voll von haarsträubenden Darstellungen tollwütiger «Hydrophobia-Rinder», «Hydrophobia-Skunks» und rasender Hühner und Truthähne. Es soll manchen Familienvater gegeben haben, der nach einem Biß durch ein angeblich tollwütiges Tier schnell seine Hinterlassenschaft regelte und anschließend feierlich erschossen wurde.

Als Vorbeugung gegen Rheumatismus trug man Roßkastanien in der Tasche, ins Kinderbett legte man einen Hasenfuß, um das Zahnen zu fördern, und ein kleiner Beutel voll «Teufelsdreck» (med. Asafötida), ein Gummiharz, dem man krampflösende und beruhigende Wirkung nachsagte, sollte, ständig an einer Schnur um den Hals getragen, ein Kind vor Ansteckungen bewahren. Zweifellos hatte diese Vorstellung eine gewisse Berechtigung, denn das Zeug stank so erbärmlich, daß sich jedermann hütete, einem solcherart ausgestatteten Kind zu nahe zu kommen. Ähnlich mag es um die ansteckungsverhindernde Wirkung von Zwiebeln und Knoblauch bestellt gewesen sein; denn diese wurden in den Übergangsjahreszeiten in solch immensen Quantitäten genossen, daß jeder nähere Kontakt unerträgliche Qualen verursachte. Amulette, Talismane und fetischartige Substanzen aller Art, so etwa die Haarlocken von verstorbenen Vätern und Müttern, Pferdezähne, Bärenkrallen oder aus einem lieben Verwandten entfernte Pfeilspitzen und Bleigeschosse, standen in dem Ruf, geheimnisvoll heilwirksame und beschützende Eigenschaften zu besitzen.

Zur inneren Anwendung standen nicht wenige Haus- und Apothekenmittel zur Verfügung, unter denen die vorbeugenden eine dominierende Rolle spielten. Hierbei ging man davon aus, daß nur *bittere* Medizin auch eine gute Medizin sein könne, ein in der christlichen Religion tiefverwurzelter Glaube, nach dem die süßen Früchte des Lebens verführerisch und von Übel, aber die bitteren, die Überwindung, Enthaltsamkeit, Buße, Mühsal und Kasteiung kosteten, heilsam und glücksbringend seien. Diese prophylaktischen Mittel gehörten deshalb wohl überwiegend in die Kategorie der «Bitters», die in mannigfaltiger Art, zumeist in Lösungen und miteinander vermischt, gegen alle möglichen und unmöglichen Bedrohungen der Gesundheit eingenommen wurden. Viele dieser vegetabilischen Substanzen entstammten noch der Kräuterlehre der Alten Welt, aber viele Rezepturen gingen auf indianischen Ursprung zurück, wie etwa die berühmte **Sarsaparillenwurzel** (mehrere Arten der Gattung *Smilax*, zum Beispiel *glauca, regelii, rotundifolia, saluberrima, utilis; Sarsaparilla Root*), im Deutschen auch Stechwinde genannt, oder die verschiedenen Zubereitungen des **Sassafrasbaums** (*Sassafras albidum*; Sassafraswurzelrinde; *Sassafras Rootbark*; Sassafrasnuß, *Sassafras Nut*; Sassafrasöl, *Sassafras Oil* = gepreßtes ätherisches Öl aus der Sassafraswurzelrinde).

Zu Beginn des Frühlings trichterte man Kindern eine Lösung mit Schwefelblüte, Melasse und Weinstein ein, um das Blut zu reinigen, und spülte mit Sassafras-Tee nach, um das Blut zu verdünnen. Sie erhielten auch oft hausgemachte Weine aus Wildkirschen, **Zahnwehbaumbeeren** (*Xanthoxylum americanum; Prickly Ash Berries*), ge-

«Bitters»

Bittermandelöl (*Bitter Almond Oil*) – **Bitterbaum,** Quassia (*Picrasma excelsa; Bitter Ash*) – **Bitterbier** (*Bitter Beer*) – **Vandellia** (*Vandellia diffusa; Bitter Blain*) – **Bitterwurz** (*Sabbatia angularis; Bitter Bloom*) – **Schaumkraut** und **Bitterkresse** (*Cardamine amara; Bitter Cress*) – **Bitterer Simaruba-Baum** (*Simaruba amara; Bitter Damson*) – **Bittererde** (Magnesiumosyd; *Bitter Earth*) – **Bittergurke, Purgiergurke** (*Citrullus colocynthis; Bitter Gourd*) – **Einhornwurzel** (*Aletris farinosa; Bitter Grass*) – **Tausendgüldenkraut** (*Centaurium umbellatum; Bitter Herb*; auch *Chelone glabra* = **Glatte Schildblume**) – **Hickorynuß** (*Carya amara; Bitter Nut, Hickory Nut*) – **Goldenzian** (*Gentiana lutea; Bitter Root*) – **Amerikanische Lewisie** (*Lewisia rediviva; Bitter Root*) – **Bittersalz** (Magnesiumsulfat; *Bittersalt*) – **Holzapfel** (*Malus silvestris; Bitter Gall*) – **Bitterspat** (Magnesit; *Bitterspar*) – **Bittersüßer Nachtschatten** (*Solanum dulcamarum; Bittersweet*) – **Platterbse** (Gattung *Lathyrus; Bitter Vetch*).

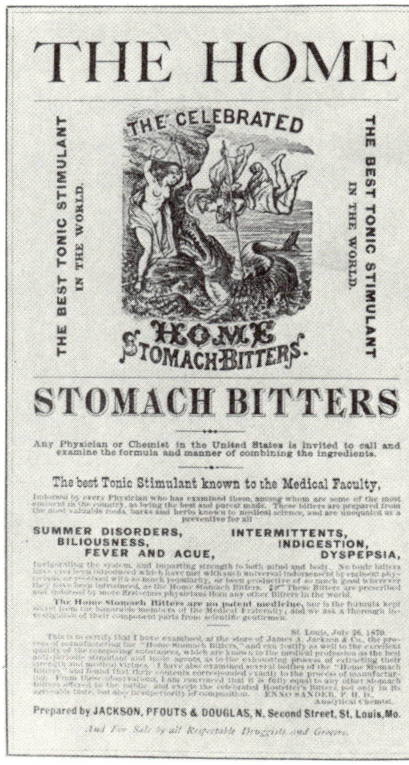

mischt mit zerstoßenen Sarsaparillenwurzeln, und andere «aufgesetzte» Weine mit beträchtlichem Alkoholgehalt, die – morgens und abends verabreicht – nebenbei Malaria abhielten, den Appetit anregten und allgemein stärkten. Den Eisengehalt des Blutes erhöhte man, indem man Nägel in Wasser verrosten ließ und davon regelmäßig trank. Recht zahlreich waren Teezubereitungen, die auf indianische Rezepte zurückgingen und viele regional verschiedene Pflanzen einschlossen.
Den Arzneimittelgebrauch beherrschten aber amerikaweit die Patent-Medizinen, von cleveren Fabrikanten in Großserien, doch auch von zahllosen Klein- und Einzelherstellern noch im letzten isolierten Nest von rührigen «Quacks» angeboten. Die malerischen Flaschen und Behältnisse dieser zu mehr als 95 Prozent aus nutzlosen Ingredienzen bestehenden Pulver, Pasten, Salben, Tinkturen, Lösungen, Öle, Suspensionen, Tropfen, Pillen oder Cremes füllten die Regale der Apotheken und Drogerien, die Wagenkästen oder Spezialsatteltaschen fahrender Händler, die sich für berühmte europäische Ärzte, Professoren und orientalische Wunderheiler ausgaben. Die neuesten Gesundheitsgeräte und Apparaturen wie etwa Elektro- und Magnetismusgürtel, Ketten, Reifen und Ringe, wasserbetriebene Busenformer, erdstrahlenabsorbierender Schmuck und Haarkämme versprachen Befreiung von Rheumatismus, Hexenschuß, Bandscheibenbeschwerden, nervö-

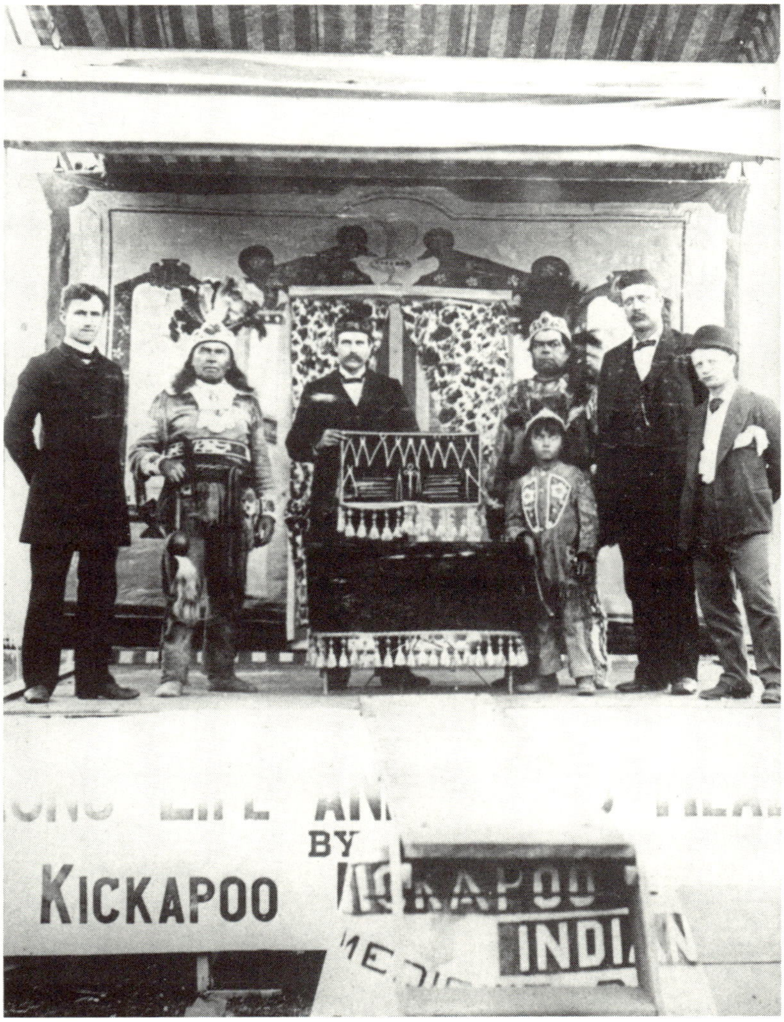

Nichts wirkte besser als die gute alte «Medicine Show», um die Landbevölkerung zu begeistern – und massenweise «Medizin» unter die Leute zu bringen. Das Foto zeigt eine solche Show in Marine, Minnesota, um die Jahrhundertwende.

sen Zuckungen, Nierendruck ebenso, wie sie als Wundermittel gegen Haarausfall, Hühneraugen, Warzen, gegen grauen Star und Frühjahrsmüdigkeit angepriesen wurden.

Wie fahrende Gaukler zogen «Heilkundige», vornehmlich «asiatischer und orientalischer Königshöfe», auch «Gelehrte europäischer Universitäten», nahezu sämtliche vorstellbaren Heilkünstler des Abend- und Morgenlandes und Wissende um geheimnisvolle Magien des Altertums und Mittelalters über Land, um den Amerikanern Heil, Gesundheit und langes Leben zu verkünden und zu verkaufen. Es gab regelrechte Vorstellungen mit angeheuerten Moritatensängern, Bildtafeln, Negertrommlern, Drehorgeln und den obligaten, obulusheischenden Äffchen und tanzenden Schwarzbären. Man zeigte hundertfünfzigjährige Indianerhäuptlinge vor, Blinde, die sehend geworden waren, Lahme, die sich wieder bewegen konnten.

Während die Apotheken und Drugstores hauptsächlich vorgefertigte Arzneien in überwältigender Fülle in den Regalen stehen hatten, fabrizierten die fahrenden Wunderheiler ihre abenteuerlichen Mixturen weitestgehend selbst. Eine weitere Arzneimittelquelle schuf um 1872 die Handelsfirma Montgomery Ward & Co (Chicago), die offiziell zunächst als Warenversender per Versandkatalog für die landwirtschaftliche Genossenschaftsbewegung («National Granger Movement») fungierte, aber in kürzester Zeit ihre Aktivitäten auch auf den Besiedlungboom ausdehnte. Das Angebot umfaßte praktisch alle Komsumartikel, darunter auch chirurgische Instrumente und Arzneimittel. Im Umfang steigerte sich der Katalog von 72 Druckseiten 1874 auf 600 Druckseiten 1894. Der immense Erfolg dieser Versandfirma, die besonders mit dem Ausbau der Eisenbahnlinien im Westen jährliche Umsatzsteigerungen von mehr als 100 Prozent erbrachte, führte zur Gründung des größten Versandhauses der Welt im Jahre 1895: Sears, Roebuck & Co. in Chicago. Schon zwei Jahre später umfaßte der «Sears Roebuck Catalogue» 780 Druckseiten, das «Drug Department» listet auf sechzehn eng bedruckten Seiten mehr als tausend Heilmittel auf! Manche dieser «Heilmittel» waren wenigstens teilweise mit Hinweisen auf ihre Bestandteile versehen – bei den weitaus meisten jedoch fehlten solche Angaben.

Die Werbung für Patentmedizinen versprach in Tages- und Wochenzeitungen, Monatsmagazinen und zahlreichen Almanachen wahre Wunderwirkungen, und das Geschäft mit der Angst vor Schmerz und Siechtum blühte wie kein anderes. Von den insgesamt 44 Geschäftsanzeigen des vierseitigen *Forth Smith Elevator* (Arkansas) vom 15. Juli 1875 warben neunzehn Anzeigen (43 Prozent) für 202 Wunderarzneien. Bald erschienen Großanzeigen sogar auf den Frontseiten großer Zeitungen, direkt neben spektakulären Nachrichten. Selbst die Fachzeitschriften schlossen sich dieser Kampagne an: So warb zum Beispiel die Monatszeitschrift *National Detective and Police Review* vom März 1890 für «Carter's Relief for Women, Cancer Cure and Rupture Cure». Ob Erlösung von Frauenbeschwerden, Krebs- oder Knochenbruchheilung, es gab praktisch nichts, gegen das nicht gleich Dutzende von Mitteln Hilfe versprachen. Zahllose Dankesschreiben mit Fotografien wurden als Beweis abgedruckt. Häufig sah man den Heiligen St. Georg auf den Etiketten abgebildet, der zusätzlich den Drachen der Erkrankung besiegen half. Alle diese Wundermittel kosteten wenig,

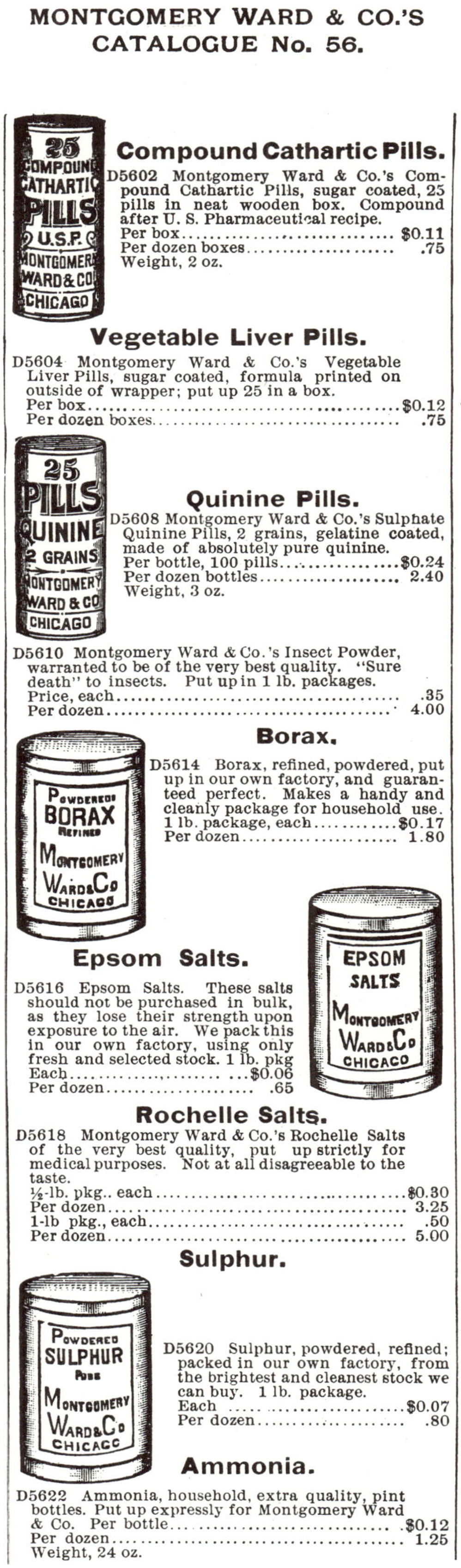
MONTGOMERY WARD & CO.'S
CATALOGUE No. 56.

Compound Cathartic Pills.
D5602 Montgomery Ward & Co.'s Compound Cathartic Pills, sugar coated, 25 pills in neat wooden box. Compound after U. S. Pharmaceutical recipe.
Per box $0.11
Per dozen boxes .... .75
Weight, 2 oz.

Vegetable Liver Pills.
D5604 Montgomery Ward & Co.'s Vegetable Liver Pills, sugar coated, formula printed on outside of wrapper; put up 25 in a box.
Per box $0.12
Per dozen boxes .... .75

Quinine Pills.
D5608 Montgomery Ward & Co.'s Sulphate Quinine Pills, 2 grains, gelatine coated, made of absolutely pure quinine.
Per bottle, 100 pills $0.24
Per dozen bottles 2.40
Weight, 3 oz.

D5610 Montgomery Ward & Co.'s Insect Powder, warranted to be of the very best quality. "Sure death" to insects. Put up in 1 lb. packages.
Price, each .... .35
Per dozen 4.00

Borax.
D5614 Borax, refined, powdered, put up in our own factory, and guaranteed perfect. Makes a handy and cleanly package for household use. 1 lb. package, each $0.17
Per dozen 1.80

Epsom Salts.
D5616 Epsom Salts. These salts should not be purchased in bulk, as they lose their strength upon exposure to the air. We pack this in our own factory, using only fresh and selected stock. 1 lb. pkg
Each $0.06
Per dozen .... .65

Rochelle Salts.
D5618 Montgomery Ward & Co.'s Rochelle Salts of the very best quality, put up strictly for medical purposes. Not at all disagreeable to the taste.
½-lb. pkg., each $0.30
Per dozen 3.25
1-lb pkg., each .... .50
Per dozen 5.00

Sulphur.
D5620 Sulphur, powdered, refined; packed in our own factory, from the brightest and cleanest stock we can buy. 1 lb. package.
Each $0.07
Per dozen .... .80

Ammonia.
D5622 Ammonia, household, extra quality, pint bottles. Put up expressly for Montgomery Ward & Co. Per bottle $0.12
Per dozen 1.25
Weight, 24 oz.

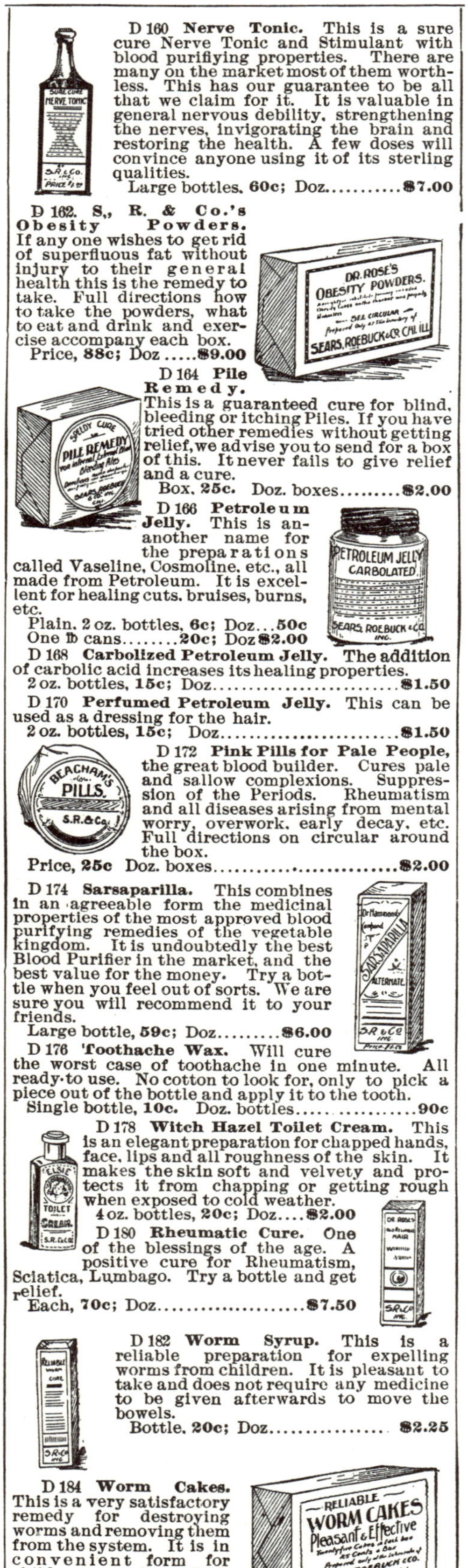
D 160 **Nerve Tonic.** This is a sure cure Nerve Tonic and Stimulant with blood purifiying properties. There are many on the market most of them worthless. This has our guarantee to be all that we claim for it. It is valuable in general nervous debility, strengthening the nerves, invigorating the brain and restoring the health. A few doses will convince anyone using it of its sterling qualities.
Large bottles, **60c;** Doz.......... **$7.00**

D 162. **S., R. & Co.'s Obesity Powders.** If any one wishes to get rid of superfluous fat without injury to their general health this is the remedy to take. Full directions how to take the powders, what to eat and drink and exercise accompany each box.
Price, **88c;** Doz **$9.00**

D 164 **Pile Remedy.** This is a guaranteed cure for blind, bleeding or itching Piles. If you have tried other remedies without getting relief, we advise you to send for a box of this. It never fails to give relief and a cure.
Box, **25c.** Doz. boxes **$2.00**

D 166 **Petroleum Jelly.** This is ananother name for the preparations called Vaseline, Cosmoline, etc., all made from Petroleum. It is excellent for healing cuts, bruises, burns, etc.
Plain, 2 oz. bottles, **6c;** Doz... **50c**
One ℔ cans........ **20c;** Doz **$2.00**

D 168 **Carbolized Petroleum Jelly.** The addition of carbolic acid increases its healing properties.
2 oz. bottles, **15c;** Doz **$1.50**

D 170 **Perfumed Petroleum Jelly.** This can be used as a dressing for the hair.
2 oz. bottles, **15c;** Doz **$1.50**

D 172 **Pink Pills for Pale People,** the great blood builder. Cures pale and sallow complexions. Suppression of the Periods. Rheumatism and all diseases arising from mental worry, overwork, early decay, etc. Full directions on circular around the box.
Price, **25c** Doz. boxes **$2.00**

D 174 **Sarsaparilla.** This combines in an agreeable form the medicinal properties of the most approved blood purifying remedies of the vegetable kingdom. It is undoubtedly the best Blood Purifier in the market, and the best value for the money. Try a bottle when you feel out of sorts. We are sure you will recommend it to your friends.
Large bottle, **59c;** Doz......... **$6.00**

D 176 **Toothache Wax.** Will cure the worst case of toothache in one minute. All ready-to use. No cotton to look for, only to pick a piece out of the bottle and apply it to the tooth.
Single bottle, **10c.** Doz. bottles **90c**

D 178 **Witch Hazel Toilet Cream.** This is an elegant preparation for chapped hands, face, lips and all roughness of the skin. It makes the skin soft and velvety and protects it from chapping or getting rough when exposed to cold weather.
4 oz. bottles, **20c;** Doz.... **$2.00**

D 180 **Rheumatic Cure.** One of the blessings of the age. A positive cure for Rheumatism, Sciatica, Lumbago. Try a bottle and get relief.
Each, **70c;** Doz **$7.50**

D 182 **Worm Syrup.** This is a reliable preparation for expelling worms from children. It is pleasant to take and does not require any medicine to be given afterwards to move the bowels.
Bottle, **20c;** Doz **$2.25**

D 184 **Worm Cakes.** This is a very satisfactory remedy for destroying worms and removing them from the system. It is in convenient form for children to take, which they readily do, thinking it is a candy. Full instructions how to give them, and other useful information in each box.
Price **20c;** Doz **$2.25**

zwischen zehn und fünfzig Cents, im Dutzend weniger und im Gros (12 × 12 Packungen) nicht einmal die Hälfte. Man hat die außerordentlich vielfältige, umsatzstarke Verbreitung der sogenannten «Nachnahme-Medizin» («Mail Order Medicine») auf den Mangel an Ärzten zurückgeführt.

Das mag eine Ursache gewesen sein – aber wenn man sich die Honorare der Ärzte für ihre Dienstleistungen anschaut, wird klar, daß der Griff zur Nachnahme-Arznei auch sehr realistische finanzielle Gründe hatte: Zu einer Zeit, da das normale Monatssalär etwa eines Bankbuchhalters 30 Dollar betrug und ein gutes Reitpferd 15 Dollar kostete, veröffentlichte die Medizinische Gesellschaft von San Francisco im Oktober 1850 folgende Arzthonorar-Vorschlagsliste[6]:

Einfacher Krankenbesuch oder einfache Beratung	32 $
Jede weitere Konsultation oder Beratung in der Praxis	16 $
Pro Stunde Inanspruchnahme, auch Wartestunde	32 $
Pro Attest oder geschriebenem Therapievorschlag	50–100 $
Nachtbesuch	30–50 $
Konsultations-Nachtbesuch mit Attestierung	100 $
Impfung	32 $
Todesursachen-Untersuchung	200 $
Entbindung	200 $
Drehungsoperation bei Entbindung	500 $
Einen grauen Star stechen	1000 $
Schädel trepanieren	1000 $
Bruchoperation	1000 $

Zweifellos spielten bei diesen exorbitanten Honoraren die durch den kalifornischen Goldrausch bedingten phantastischen Preissteigerungen eine Rolle, aber die amerikanischen Ärzte betrachteten – und das wurde in Kalifornien überdeutlich – ihren Berufsstand eindeutig als eine neu entstehende Dollarelite und ihre Schulmedizin als eine Klassenmedizin für den gehobenen Dollaradel. Auf ein heutiges Familien-Durchschnittseinkommen von 2500 DM pro Monat bezogen, würde eine einfache ärztliche Entbindung etwa 25 000 DM gekostet haben!

Ein solches medizinisches Erwerbsstreben führte zu einer klassischen unsozialen Spaltung der Patienten in Reiche und Arme, denen praktisch nur die Selbsthilfe blieb. Bis in die jüngste Zeit hat sich in den USA dieses Phänomen erhalten. Die Klasse der finanziell weniger gesegneten Patienten kann zwar die ihr zugeordnete Wohlfahrtsmedizin in Anspruch nehmen, ist aber praktisch immer noch von privatärztlich hochwertiger Behandlung ausgeschlossen. Die vehemente Besiedlung des amerikanischen Westens, die innerhalb von nur einer Generation (1860–1885) über einen Boom zum anderen getragen wurde, brachte zwar den besonderen Typus des sogenannten «Western Doctor» hervor, jenen legendären Landarzt, der sich für seine Leistungen oft mit Gotteslohn oder Naturalien zufriedengab, doch am Klassensystem änderte das nicht viel. Noch um 1880 kostete das simple Einrenken eines Fußgelenkes 30 Dollar, etwa 80 Prozent eines durchschnittlichen Monatslohns, ein Nachtbesuch 10 Dollar. Und die Entfernung von Pfeilspitzen und Bleigeschossen im Westen war für den Betroffenen eine reine Glückssache. Widerfuhr ihm solches Mißgeschick in einer

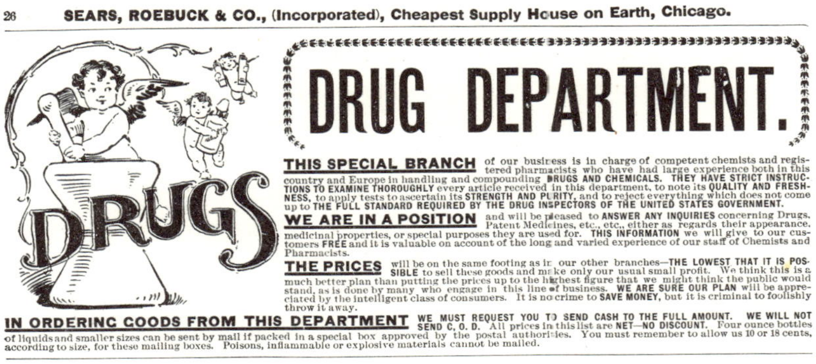
26 SEARS, ROEBUCK & CO., (Incorporated), Cheapest Supply House on Earth, Chicago.

DRUGS

DRUG DEPARTMENT.

THIS SPECIAL BRANCH of our business is in charge of competent chemists and registered pharmacists who have had large experience both in this country and Europe in handling and compounding **DRUGS AND CHEMICALS. THEY HAVE STRICT INSTRUCTIONS TO EXAMINE THOROUGHLY** every article received in this department, to note its **QUALITY AND FRESHNESS**, to apply tests to ascertain its **STRENGTH AND PURITY**, and to reject everything which does not come up to **THE FULL STANDARD REQUIRED BY THE DRUG INSPECTORS OF THE UNITED STATES GOVERNMENT.**

WE ARE IN A POSITION and will be pleased to **ANSWER ANY INQUIRIES** concerning Drugs, Patent Medicines, etc., etc., either as regards their appearance, medicinal properties, or special purposes they are used for. **THIS INFORMATION** we will give to our customers **FREE** and it is valuable on account of the long and varied experience of our staff of Chemists and Pharmacists.

THE PRICES will be on the same footing as in our other branches—**THE LOWEST THAT IT IS POSSIBLE** to sell these goods and make only our usual small profit. We think this is a much better plan than putting the prices up to the highest figure that we might think the public would stand, as is done by many who engage in this line of business. **WE ARE SURE OUR PLAN** will be appreciated by the intelligent class of consumers. It is no crime to **SAVE MONEY**, but it is criminal to foolishly throw it away.

IN ORDERING GOODS FROM THIS DEPARTMENT **WE MUST REQUEST YOU TO SEND CASH TO THE FULL AMOUNT. WE WILL NOT SEND C. O. D.** All prices in this list are **NET—NO DISCOUNT.** Four ounce bottles of liquids and smaller sizes can be sent by mail if packed in a special box approved by the postal authorities. You must remember to allow us 10 or 18 cents, according to size, for these mailing boxes. Poisons, inflammable or explosive materials cannot be mailed.

Boom-Region, in der der Dollar – wenn auch nur saisonweise, wie etwa in den Rinderboomstädten – locker saß, so forderten Ärzte 50 bis 100 Dollar dafür, in der Regel anderthalb Monatslöhne.
Quacksalbern und selbsternannten «Heilkundigen» waren damit von Anbeginn ersprießliche Pfründen bereitet, und die sich üppig entwikkelnde «Nachnahme-Medizin» mit ihrem von Jahrzehnt zu Jahrzehnt immer verwirrender werdenden Massenangebot machte die Amerikaner nicht nur zu einem Volk von Selbstheilern, sondern rief auch durch eine ebenso schnell zunehmende Fülle produkt- und firmenorientierter umfangreicher «Almanache», die größeren Bestellgebinden kostenlos beilagen, bei den Empfängern den Eindruck hervor, daß sie sich nach Lektüre und Arzneigebrauch durchaus gelernten Medizinern gleichwertig, häufig sogar überlegen fühlen konnten.

Krankenwagen im 19. Jahrhundert

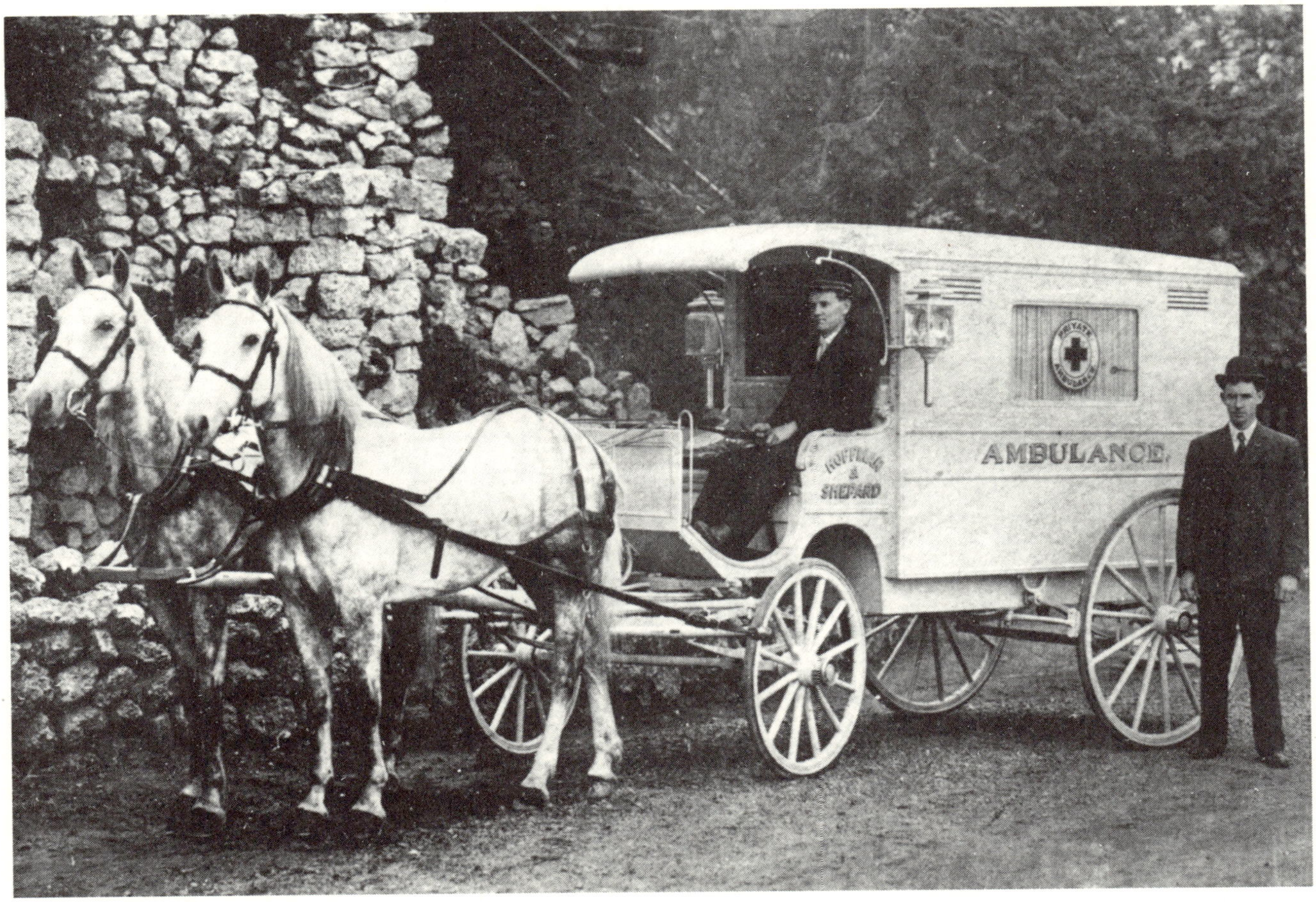

Montgomery Ward & Co.'s Cough Syrup.

D5600 This is an old and well known preparation for relieving and curing all forms of colds. Useful in bronchial, throat and lung diseases. The formula is published on every bottle and you know just what you are taking. Your physician will tell you that this is one of the best combinations of the pharmacopœia for coughs and colds. Try a bottle and be convinced.
Price per bottle.......... $0.30
Per dozen.......... 3.00

D5601 Montgomery Ward & Co.'s Beef, Wine and Iron. Each fluid ounce contains the nutritive portion of two ounces of lean beef, 4 grains of citrate of iron, dissolved in pure sherry wine. Price per pint bottle.......... $0.35
Price per dozen pints.......... 3.50

Court Plaster.

	Per Envelope.	Per doz.
D5634 Court Plaster, about 2x3 in. on silk; black, white or pink; 1 sheet in envelope	$0.04	$0.30
D5636 Court Plaster, about 1¼x2¼ in., 3 sheets in envelope, assorted 3 colors, on muslin	.03	.25

Spirits Nitre.

	Each.	Per doz.
D5638 Montgomery Ward & Co.'s Sweet Spirits Nitre, U. S. P. Absolutely pure. 2 oz. bottles	$0.15	$1 50
4 oz. bottles	.25	2.50

Tincture of Arnica.

D5644 Tincture of Arnica, standard quality, U. S. P., made expressly for us, and quality and strength guaranteed.		
4 oz. bottles (¼ pints)	$0.20	$2.10
8 oz. bottles (½ pints)	.35	3.50

Extract Hamamelis.

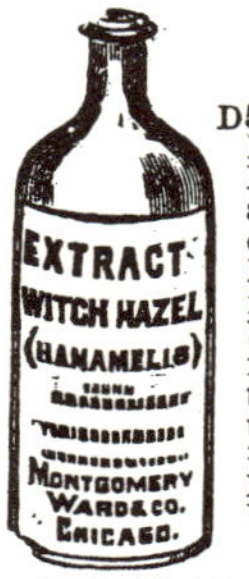

D5646 Extract of Hamamelis (or Witch Hazel). Guaranteed exactly same as Pond's Extract. Everywhere recognized as an universal all healing remedy. Undoubtedly the most valuable medicine to have in every house. Nothing equals it for sore throat, hemorrhage, sprains, bruises, wounds, sore eyes, stiff joints, in fact, is useful in nearly every accident that one can have. Bottled expressly for us and warranted pure.
½ pint bottle ($0.50 size). Each.... $0.22
Per dozen.......... 2.30
Weight, 12 oz.
1 pint bottle ($1.00 size), each.......... .38
Per dozen.......... 4.10
Weight, 24 oz.
1 quart bottle ($1.50 size), each.......... .60
Per dozen.......... 6.50
Weight, 45 oz.

Cook's Witch Hazel Toilet Lotion.

D5648 An elegant preparation for chapped hands, face and lips; one of the finest lotions to use after shaving in the market; our employes use it in preference to any other.
Per bottle, 4 oz. size.......... $0.18
Per dozen bottles.......... 2.00

Cook's Bay Rum.

Distilled expressly for Montgomery Ward & Co. by Dr. John G. Cook, and is equal to the finest Imported.
D5654 Bay Rum, quart bottle. Each.......... $1.00
Per dozen.......... 10.50
D5656 Bay Rum, pint bottle. Each.......... .60
Per dozen.......... 6.00
Weight, packed, per bottle, 80 ounces.
D5658 Bay Rum ½ pint bottles. Each.......... .35
Per dozen.......... 3.50
Weight, packed, per bottle, 16 ounces.
D5660 Bay Rum, ¼ pint bottle.......... .19
Per dozen.......... 2.00
Weight, packed, 12 ounces.

Petroleum Pomade (Perfumed).

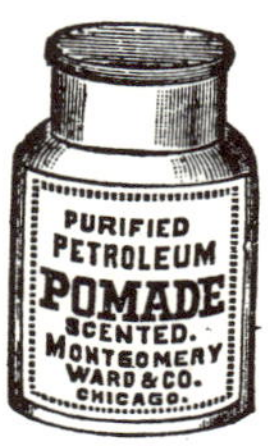

Guaranteed exactly similar to cosmoline or vaseline, and at a much lower price.
D5666 Purified Petroleum Pomade or Vaseline, scented, for chapped or rough skin, blotches, pimples, sores, lip salve for toilet purposes. Nothing equals it as a hair dressing in place of the old style hair oil. Put up expressly for us, and purity guaranteed; 4 oz. bottles.
Per bottle.......... $0.15
Per dozen.......... 1.50
Extra, by mail.......... .21

Dieser Eindruck schien sich auch in der Praxis im Vergleich mit schulmedizinischer Behandlung durchaus zu bestätigen – denn die «Nachnahme-Medizin» war weder heroisch noch chirurgisch. Viele Leiden, die von der Schulmedizin vorschnell und übereifrig durch Nebenwirkungen der heroischen Praktiken oder durch rigorose Amputationen verschlimmert wurden, stellten sich bei der oft langwierigen Behandlung mit Pseudo-Arzneien, die zwar nutzlos waren, aber auch keine allzu gravierenden Gesundheitsschäden hervorrufen konnten, durch ihren Plazebo-Effekt letztlich als durchaus heilsam heraus. Die meisten wären sogar ohne jegliche Behandlung auf völlig natürliche Weise durch Selbstheilung beseitigt worden. So konnte sich die *Volksmedizin* gegenüber der Schulmedizin durchaus mit einiger Berechtigung bei einem überwiegenden Teil von Krankheiten und Beschwerden überlegen fühlen.

Das aber wiederum hinderte die frühen Westwanderer- und Siedlergenerationen daran, sich für die indianische Heilkunde zu öffnen, die überall dort, wo sich regionale Berührungen mit Indianernationen ergaben, freizügig angeboten wurde.

So blieben Art und Bedeutung indianischer Naturheilkunde letztendlich doch sowohl der Schul- als auch der Volksmedizin im Grunde weitestgehend verborgen. Die wenigen Amerikaner, die durch längeren nahen Kontakt zu Indianern fundiertere Kenntnisse besaßen, hatten keinerlei Einfluß auf die Entwicklung. Sie wurden als vorübergehend Verwilderte betrachtet, die irgendwann wieder reumütig in den Schoß der segensreichen christlichen Zivilisation zurückkehrten.

Wenn heute Apotheker, Drogisten, pharmazeutische Hersteller oder gar Gesundheitsbehörden allen Ernstes die bis Ende des 19. Jahrhunderts üblichen Heilmittel und Heilmethoden der Schul- und Volksmedizin als wirksam gegen all jene damals genannten Krankheiten und Beschwerden oder als gesundheitsfördernd ausgeben und sie – wie damals – der geplagten Menschheit wieder mit Nachdruck empfehlen würden, so müßte man sie doch wohl als sehr ernste gemeingefährliche Bedrohung ansehen! Und doch werden bis auf den heutigen Tag die abwertenden Äußerungen damaliger Zeitgenossen über indianische Heilmethoden – Äußerungen, die eine eklatante Ignoranz verraten – in der Regel kritiklos als zuverlässige Information und Beurteilung angesehen, die man nicht nur übernehmen, sondern von der man auch beim Vergleich mit heutigen Erkenntnissen als gegeben ausgehen kann! So werden nicht nur in völkerkundlichen Betrachtungen jene alten zeitgenössischen Auffassungen unkommentiert übernommen, sondern auch Pharmazeuten, Biologen, Biochemiker, Ärzte und Hygieniker gehen ohne den leisesten Zweifel davon aus, daß diese Beurteilungen, wenn sie nur oft genug in «wissenschaftlicher» Lesart wiederholt wurden, richtig sind.

Genau das aber ist nicht der Fall – weil es nach allen Regeln der Erfahrung – auch der wissenschaftlichen – nicht der Fall sein *kann*!

Indianische Mentalität

«Jeder Mensch ist ein Teil des Ganzen, keiner kann sich dem entziehen, keiner steht außerhalb oder hat weniger damit zu tun als ein anderer. Jeder Mensch ist eine Lebensform. Und deshalb ist das wahre Wesen des Menschen auch das Wesen des Lebens. Egal, wie tief du fällst oder wie hoch du hinaufsteigst – ob wirtschaftlich oder akademisch oder sonstwie –, du bist und bleibst ein Teil des Ganzen; selbst der schlimmste Verbrecher, der lebenslang in einer Zelle sitzt – sein Zentrum, sein Wesenskern ist derselbe Same, der Same der ganzen Schöpfung.»
Mad Bear [1]

Von der indianischen Heilkunst wußten zeitgenössische Mediziner und Pharmakologen so gut wie gar nichts. Spätere Generationen waren so von ihrem Irrglauben an medizinische Mechanik und synthetische Chemie besessen, daß sich kaum mehr als vage Fragmente von Erinnerungen an akademische Gemeinplätze in irgendeinem verdrängten Teil ihres Fachwissens befanden, und das auch noch mit primitiven Unterhaltungsklischees drapiert.
So sind moderne Mediziner und Pharmakologen die *letzten*, die man auf der Suche nach vernünftigen Informationen befragen könnte! Deshalb stehen heutige Forscher, die sich allerhand auf ihre neuesten Erkenntnisse einbilden, immer häufiger fassungslos der Tatsache gegenüber, daß die indianische Heilkunst in ihren Anwendungen solche modernsten Neuentdeckungen auch schon enthalten hatte. Daß spezialisierte Forscher eben nur in ihren engen Kategorien zu denken vermögen und deshalb alles für puren Zufall halten möchten, weil Indianer keine Forschungslaboratorien, Computer und Elektronenmikroskope kannten, darf man ihnen wahrlich nicht übelnehmen. Wer andererseits glaubt, ein weniger eng begrenztes geistiges Vorstellungsspektrum zu besitzen, und daher indianischer Heilkunde unvoreingenommener gegenübersteht, muß sich allerdings damit bescheiden, daß, sosehr er dies auch zu glauben geneigt sein mag, nichts von alledem wissenschaftlich überzeugend *beweisbar* ist. Denn es gibt sie nicht mehr! Was es heute noch gibt, sind Überreste. Ob aus diesen jemals wieder entstehen könnte, was indianische Medizin in ihrer Blütezeit einmal war, bleibt offen. Die heutigen «traditionellen Indianer», die glauben, die Geisteshaltung und die Traditionen ihrer Altvorderen bewahrt zu haben, glauben fest daran. Die Indianer, die resigniert oder die sich mit der technischen Zivilisation auch innerlich arrangiert haben, sind längst keine Indianer mehr!
Was an der ehemaligen indianischen Heilkunst heute noch recherchierbar ist, mag nur einen geringen Teil ihres gesamten Umfangs darstellen. Aber manches ist durch moderne Forschung wissenschaftlich erklärbar, deshalb plausibel. Die schulmedizinischen Zeitgenossen standen solchen Heilungsphänomenen wohl ebenso verständnislos gegenüber, wie sie heute der modernen Apparatemedizin gegenüberstehen würden. Wollte man den gelehrten Magistern von damals Begriffe und Dinge erklären, die heute zu den Selbstverständlichkeiten gehören, so würden sie wohl das meiste davon für Aberglauben, Dämonenfetischismus oder ganz simpel für Hokuspokus erklären und an solchen Unsinn keinerlei weitere Gedanken verschwenden!
Manches an der indianischen Heilkunde mag den Mechanikern der modernen Medizin auch jetzt noch unerklärlich sein und manches nach heutigem Erkenntnisstand wohl schlichtweg unmöglich. Aber er-

ste Indizien für Erklärbares an bislang Unerklärlichem gibt es nun schon. Nur sind es – wie anders? – wissenschaftliche Indizien. Da die indianische Heilkunst nie das war, was man wissenschaftlich nennt, wird sie wohl auch nie mit eben den Methoden der Wissenschaft ganz zu verstehen sein. Sollte man nicht – vorsichtshalber – einmal darauf verzichten, für Simsalabim zu halten, was unverständlich erscheint? Die Irrungen und Wirrungen schul- und volksmedizinischer Entwicklung sollten uns zur Bescheidenheit ermahnen.
Ich habe die Darstellung der Heilkunde und Heilmittel zeitgenössischer Schul- und Volksmedizin vorangestellt, damit jedem kritischen Leser aus dem Abstand heutiger Erkenntnisse ein realistischer Vergleich damaliger medizinischer Ansprüche mit tatsächlichen «Leistungen» möglich wird. Diese Ansprüche waren stets von Arroganz und Ignoranz geprägt, insbesondere auch Erkenntnissen gegenüber, die nicht mit den jeweils gültigen Dogmen vereinbar waren. Gemessen an ihren tatsächlichen Leistungen erscheinen heute die damaligen Koryphäen vielfach als Quacksalber und akademische Dümmlinge hohen Grades.

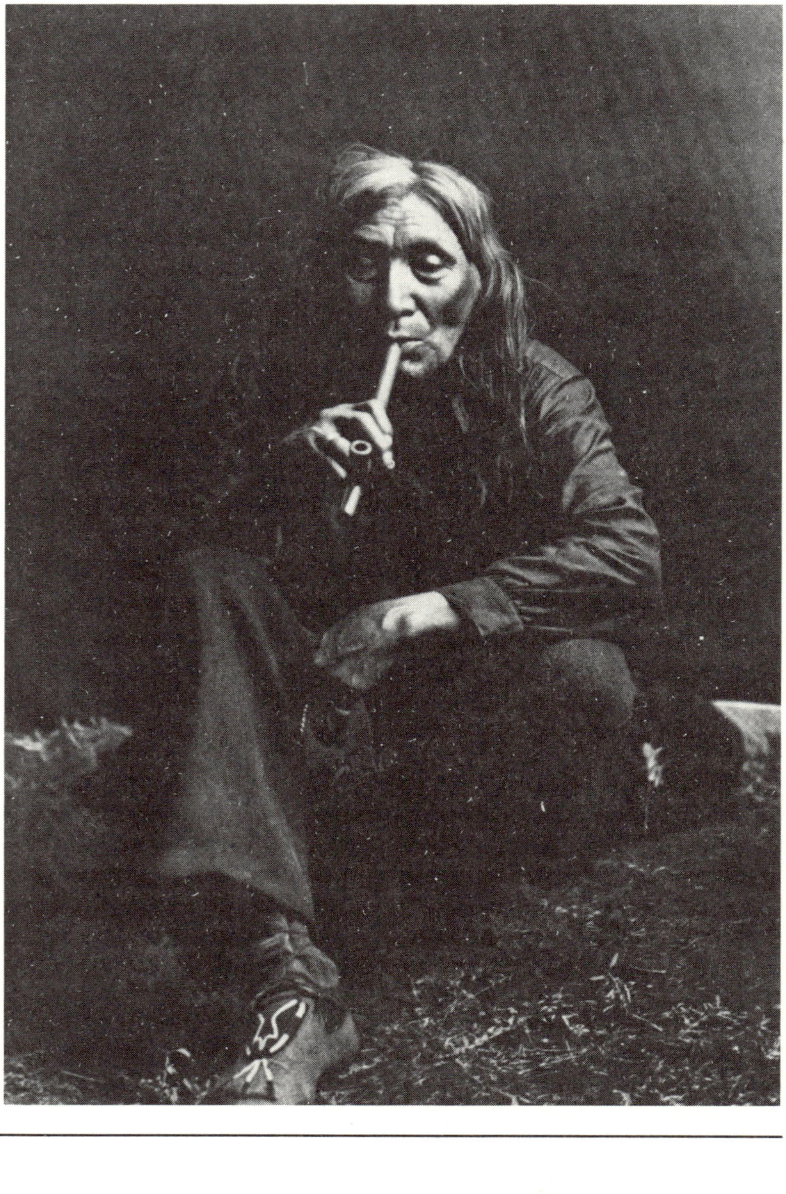

«Rabenadler» – Piegan. In der alten Zeit liebten die Indianer, besonders im sozialen Umgang, formelle Bräuche, und diese stark betonten Formen machten einen großen Teil ihres religiösen Lebens aus. Ein wichtiger Bestandteil ihres rituellen Tagesablaufs war der häufige Gebrauch der Tabakspfeife. Beim Anzünden berührten sie mit ihr die Erde, streckten sie zum Himmel empor und beteten stumm zu den Geistern. Vor allen bedeutenden alltäglichen Handlungen pflegten sie ihre Pfeife zu rauchen.

Die Diskrepanz zwischen den heutigen Ansprüchen, die die moderne Medizin für sich reklamiert, mit ihren tatsächlich segensreichen Leistungen sieht bereits jetzt auch nicht viel besser aus. Um wieviel finsterer mag sich ein Vergleich erst in zwei Generationen darstellen?
Vergleicht man aber die überlieferten Aussagen indianischer Heilkundiger aus etwa drei Jahrhunderten, so fällt auf, daß sie alle bis in die jüngste Zeit exakt übereinstimmen! So berichten spanische Jesuiten- und Franziskanerpatres darüber, daß indianische Mediziner behaupten, natürliche organische Substanzen besäßen auch dann eine völlig andere Heilkraft als künstliche oder anorganische Substanzen, wenn diese chemisch absolut gleich wären. Nach der Entdeckung des Vitamins C (Ascorbinsäure) und seiner chemischen Synthetisierung behaupteten Indianermediziner immer wieder, daß natürliches Vitamin C längst nicht das gleiche sei wie künstlich hergestelltes. Keinem modernen Arzt und Biochemiker leuchtete das ein. Am 6. Mai 1972 berichtete der Biochemiker Justa Smith während einer Tagung der Association for Humanistic Psychology in der Masonic Hall der University of California über neueste Experimente im biochemischen Labor des Human Dimension Institute in Buffalo (New York): Man hatte im Verlauf von gaschromatographischen Untersuchungen einen fundamentalen biochemischen Unterschied zwischen natürlichem (lebendem) und synthetischem (totem) Vitamin C festgestellt: Die natürliche Ascorbinsäure ähnelte im Aufbau einer von starken vibrierenden Strahlenkränzen umgebenen plastischen Orange, die synthetische Ascorbinsäure hingegen bildete eine flache, farblose, zweidimensional konzentrische Kreisstruktur ohne Kraftlinien – sie glich einer toten geometrischen Zeichnung!
Damit waren Aussagen, die indianische Mediziner seit mehr als drei Jahrhunderten gemacht hatten, experimentell *bewiesen*! Während indianische Heilkundige dieses Wissen – mindestens ebensolange – praktisch anwendeten, ist modernen Wissenschaftlern überhaupt noch nicht klar, worin die unterschiedliche Heilwirkung zwischen lebendigen und toten Substanzen bestehen mag.
Wissenschaftler wenden ein, daß man es so einfach nicht sehen könne. Wirklich nicht? Sie verspüren einen unüberwindbaren Zwang, in materielle Strukturen einzudringen, sie zu «enträtseln», nachzubauen oder gar zu manipulieren. Das soll nach ihrem Verständnis Ausdruck höchster Entwicklung menschlichen Geistes sein. Aber eben diesen *lebendigen* Geist leugnen sie gleichzeitig, solange er nicht meßbar ist. Die gesamte menschliche Literatur, Poesie und Kunst ist Ausdruck von Gefühlen, und Gefühle beherrschen auch Wissenschaftler, so sehr sie sich auch von ihnen distanzieren möchten. Aber gleichzeitig werden auch sie nach allen Regeln physikalischer Lehrdogmen geleugnet, solange sie nicht konkret dogmatischen Maßstäben entsprechen. Indianer haben diese Eigenart stets als «schwere Geisteskrankheit» empfunden, als eine Mißbildung, zu der sie niemals nur den geringsten Zugang fanden.
Indianische Mediziner sind stets davon ausgegangen, und auch heutige Mediziner, die ein modernes wissenschaftliches Studium absolviert haben, gehen davon aus, daß der Mensch eine Art «dreifaltige» Existenzgrundlage besitzt, die aus Seele, Geist und Physis besteht, wobei Seele und Geist in der Harmonie, die für die menschliche Existenz bestim-

Der Cherokee-Heiler Rolling Thunder behauptete Anfang 1971: «Vitamine bedeuten Leben, eine bestimmte Lebenskraft, die nicht synthetisch hergestellt werden kann. Viele unterschiedliche Dinge mögen den meisten Menschen unter dem Mikroskop gleich erscheinen, aber es gibt mehr, als das Auge allein erfassen kann. Es wird sich noch ein Weg finden, um diesen Unterschied sichtbar zu machen – wie zum Beispiel den Unterschied zwischen synthetischem und natürlichem Vitamin C. Ich bin sicher, daß es Verfahren gibt, dies sichtbar zu machen, und ich habe das Gefühl, daß wir kurz davor sind.»[2]

«Sie messen, was sie sehen. Sie wissen gleichzeitig aus Erfahrung, wie wenig sie zu sehen vermögen. Aber dennoch sind sie absolut fest davon überzeugt, daß es nur geben kann, was sie sehen, und daß, was sie nicht sehen, nicht existiert. Sie wissen ganz genau bis aufs letzte Molekül, woraus eine Pflanze, ein Tier oder ein Mensch besteht. Aber legt all diese Substanzen mal nebeneinander. Was macht aus diesen Häufchen Chemie eine lebende Pflanze, ein lebendes Tier, einen lebenden Menschen? Sie können diese Lebenskraft, die wir *Manitou* nennen, nicht sehen, nicht messen. Und deshalb ignorieren sie sie. Kann man wirklich stupider sein? Sie bewegen sich in einer Welt, die nur und allein durch diese Lebenskraft existiert. Sie selbst existieren durch sie bis ins letzte ihrer Haare hinein. Und sie *ignorieren* sie, weil sie zu blind sind, sie zu sehen, zu gefühllos, sie zu spüren, zu taub, sie zu hören. Und sie glauben, daß sie die klügsten und weisesten Exemplare des Homo sapiens sind! Die Stupidität dieser Wissenschaft ist grenzenloser als der gesamte kosmische Raum!»
Bruce Elijah, Oneida-Irokese[3]

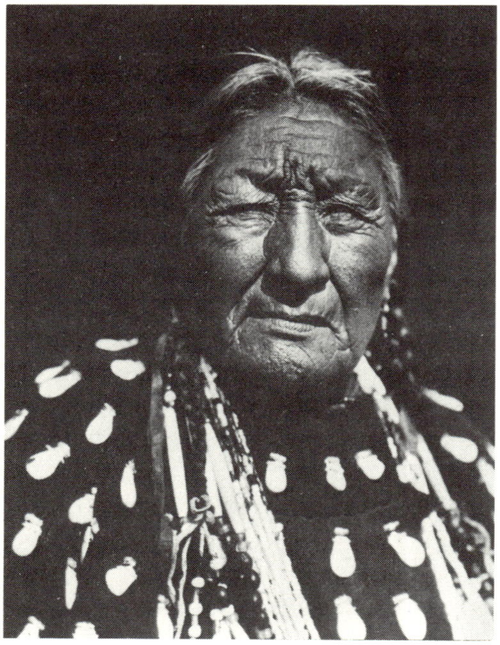

Hunde-Frau – Cheyenne

mend ist, eine weitaus stärkere ursächliche Funktion zukommt als der Physis. Der Körper macht praktisch *Wirkungen* sichtbar, die sich aus seelischen und geistigen *Ursachen* ergeben. Selbstverständlich ist der Körper auch Ursachen ausgesetzt, die von außen auf ihn einwirken – Verletzungen oder Vergiftungen –, aber das sollen die weitaus geringsten sein, die zudem wiederum durch die Aktivität von Geist und Seele in hohem Grade vermeidbar sind.
Demgegenüber hat die moderne Medizin in ihrer ganzen Entwicklung allein dem Körper Aufmerksamkeit gewidmet – sie tut dies heute noch. Seele und Geist hat sie nahezu vollständig vernachlässigt. So ergibt sich das Paradoxon, daß diese medizinische Wissenschaft im Grunde die Voraussetzung wissenschaftlicher Grundlagenforschung von Anbeginn nicht beachtet: den unmittelbaren und mittelbaren *Zusammenhang von Ursache und Wirkung*!
Man muß deshalb, nach indianischer Auffassung, davon ausgehen, daß die Medizin mit ihrer einseitigen mechanistisch-physischen Orientierung gegenüber den seelischen Krankheitsursachen geradezu blind ist! Genau in diese Richtung deutet die Entwicklung zur Apparatemedizin hin! Indianische Kenner behaupten, daß sich die medizinische Psychologie noch in einer Art vorpubertärem Entwicklungsstadium befinde, weil sich auch diese unbewußt nach physikalischen Denkschemata ausrichte, die wiederum in die Irre führten.
Hinzu kommt, daß nach Auffassung der Indianer *alle* höheren Lebewesen, also auch Tiere und Pflanzen, eine seelische und geistige Existenz spezifischer Art besitzen. Nicht nur physikalisch Meßbares, sondern auch alles Geistige und Seelische gehe, sagen sie, niemals verloren. Das ist natürlich für «moderne» Menschen schwer vorstellbar und wissenschaftlich schon gar nicht beweisbar. Aber neueste, noch rätselhafte Forschungsergebnisse sind doch geeignet, uns solcher Auffassung gegenüber sehr nachdenklich zu stimmen.
Andererseits häufen sich in jüngster Zeit Äußerungen von Indianern, in denen große Bewunderung für die immensen Fortschritte moderner materialistischer Wissenschaften und Techniken und die faszinierende Möglichkeit zum Ausdruck gebracht wird, *beide* einseitigen Entwicklungen miteinander zu vereinen. Der Cherokee-Heiler Rolling Thunder drückte dieses Streben nach Integration 1971 so aus: «Wir besitzen ein Wissen und Fähigkeiten, die sie [amerikanische Wissenschaftler] brauchen werden, und sie haben die Fähigkeiten und Methoden, über die wir auch etwas lernen können.» [4]
Der moderne Mediziner Mad Bear gab 1971 eine Erklärung für den unvermeidlichen Zusammenhang von Ursache und Wirkung in bezug auf die seelisch-geistige Verfassung des Menschen, die weit über das Individuum hinaus tief in die Massenpsychologie hineinreiche und die Lösung eines weltweiten Problems andeute, für die auf Grund herkömmlicher Erkenntnisse Lösungsmöglichkeiten bisher nicht in Sicht seien:
«Das Prinzip von Ursache und Wirkung gilt überall, und es muß immer jemand die Auswirkungen von den Machenschaften anderer tragen. Wenn jemand einen destruktiven Gedanken oder Wunsch hegt, muß jemand anderer (oder müssen viele andere) darunter leiden. Wenn dieser sich verweigert, fällt er [der destruktive Gedanke] auf den Urheber zurück. Natürlich bekommt im Endeffekt jeder das, was er

verdient, jeder muß für sein eigenes Verschulden bezahlen. Aber, wie es eben auch mit Geld ist, geht es zuerst einmal herum und erfaßt viele Leute, und es kann ganz schön vertraut werden. Der Zweck der guten Medizin ist es, alles einfacher zu machen. Es gibt keinen Grund, gegnerische Kräfte zu erzeugen – das erzeugt nur wieder negative Energie und Probleme.»[5]

Wenn man sich diese Erkenntnisse in verständlichere Gleichnisse gekleidet vorstellt, so findet man eben diese Gedanken in fast allen Weisheiten alter Religionen wieder! Aber wie sind diese Urgedanken mißverstanden, manipuliert und in ihr Gegenteil gekehrt worden!

Könnte man solches Mißverständnis und solche Manipulation der seelisch-geistigen Kräfte oder deren *Mißbildung* nicht durchaus als das verstehen, als das es Indianer seit jeher bezeichnen: als *schwere Geisteskrankheit*?

Demnach müßten sich, wenn Ursache und Wirkung unvermeidbar auseinander resultieren, aus dieser schweren geistigen Mißbildung auch dann negative Folgen ergeben, wenn Zwischenresultate (oder Symptome) durchaus positiv erscheinen. Genau vor diesem Ergebnis stehen wir heute, und man findet nur oberflächliche, symptomatisch orientierte Erklärungen dafür, ohne die wirklichen Ursachen auch nur annähernd erkennen zu können. Erst seit allerjüngster Zeit wird klar, daß sich selbst die vermeintlich positiven Resultate unserer Entwicklung in Wirklichkeit zu einem einzigen gewaltigen *negativen* Endergebnis zu summieren scheinen!

Mit dieser Erkenntnis aber wären uns die indianischen Weisen schon seit langer Zeit um viele Längen voraus!

«Wenn du in dir ein Gefühl von Gegnerschaft entdeckst, das heißt, wenn du anderen gegenüber negative Gefühle hast, bist du genau in der Situation, wo du empfänglich wirst für deren negative Gefühle. Das Grundprinzip ist, dafür nicht empfänglich zu sein. Ihr begegnet euren sogenannten Kriminellen mit so viel Angst und Haß und Verachtung, daß eure Verbrechensrate immer mehr steigt. Eure Gesellschaft hat eine so hohe Verbrechensquote, weil sie mehr als empfänglich dafür ist. Ihr solltet *mit* diesen Leuten arbeiten und nicht gegen sie. Ihr solltet Verachtung für die Kriminalität als solche, aber nicht für die Menschen empfinden. Es ist ein großer Fehler, irgendeine Gruppe oder irgendwelche Menschen als Gegner zu betrachten. Wenn du dies nämlich tust, drängst du sie genau in diese Rolle. Es ist nützlicher, jeden anderen Menschen als ein anderes Ich, jedes einzelne Individuum als einen Vertreter dieses Universums zu betrachten.»
Mad Bear[6]

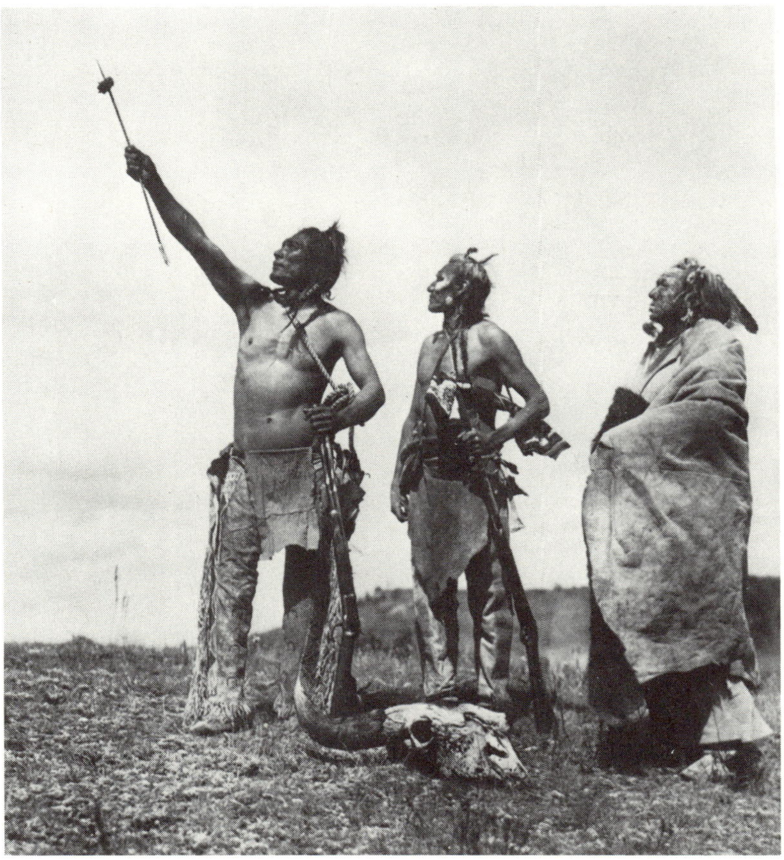

Gebet an die geheimen Mächte. Beim Gebet wurde den Angebeteten die Tabakspfeife dargeboten. Auf dem Boden liegt ein Büffelschädel als Symbol für den Geist jenes für die Indianer so wichtigen Tieres.

Indianer werden, seit sie mit Weißen in Berührung kamen, als primitive Naturvölker angesehen. Damit verbindet sich nahezu automatisch die Vorstellung, daß nordamerikanische Indianer auch geistig – im strengeren Sinne *philosophisch* – nichts anzubieten hätten, dessen wir innerhalb unserer Entwicklung nicht schon vor Jahrtausenden teilhaftig geworden wären.

Daß es uns so schwerfällt, indianischer Mentalität unbefangen zu begegnen, beruht auf vielen unterschwelligen Ursachen. Für die Eroberer aus der «Alten Welt» wiesen Heilungsprozeduren von Indianern große Ähnlichkeit mit solchen auf, wie man sie bei tatsächlich primitiven Naturvölkern beobachtet hatte. Da man der Auffassung war, daß das Streben nach Macht und materiellen Gütern in allen bekannten Hochkulturen nicht nur höchste Bedeutung besaß, sondern auch wichtigster Bestandteil jedweder kultureller und zivilisatorischer Entwicklung, wesentlichster Impuls auch des wissenschaftlich-technischen Fortschritts war, und da man bei nordamerikanischen Indianern so gut wie nichts davon bemerkte, war das Urteil schnell gefällt: Es konnte sich einfach nicht um eine hochentwickelte Rasse handeln. Nahezu alle medizinischen Erkenntnisse dieser Indianer, die fest in einer pantheistischen Religiosität verankert waren, blieben den Eindringlingen verschlossen. Die Phänomene, mit denen sie konfrontiert waren, mußten ihnen nach ihren Denkschemata rätselhaft, heidnisch und wild vorkommen. Obwohl zahlreichen frühen Besuchern – wie etwa Lassalle, William Bartram oder John James Audubon, die fundierte, detaillierte Beschreibungen hinterließen – zum Beispiel die Stadtstaaten des Irokesenbundes und der «Fünf zivilisierten Nationen» in den Südostkolonien erheblich kultivierter und zivilisierter erschienen als die meisten mittelalterlichen europäischen Gemeinwesen, empfand man als *wild* oder *verwildert*, was in Wirklichkeit nur elementar *andersartig* war!

Moderne indianische Akademiker verweisen darauf, daß menschliche Intelligenz im allgemeinen nach recht einseitigen Maßstäben beurteilt wird: So bezögen sich die meisten Intelligenztests auf technisches Ver-

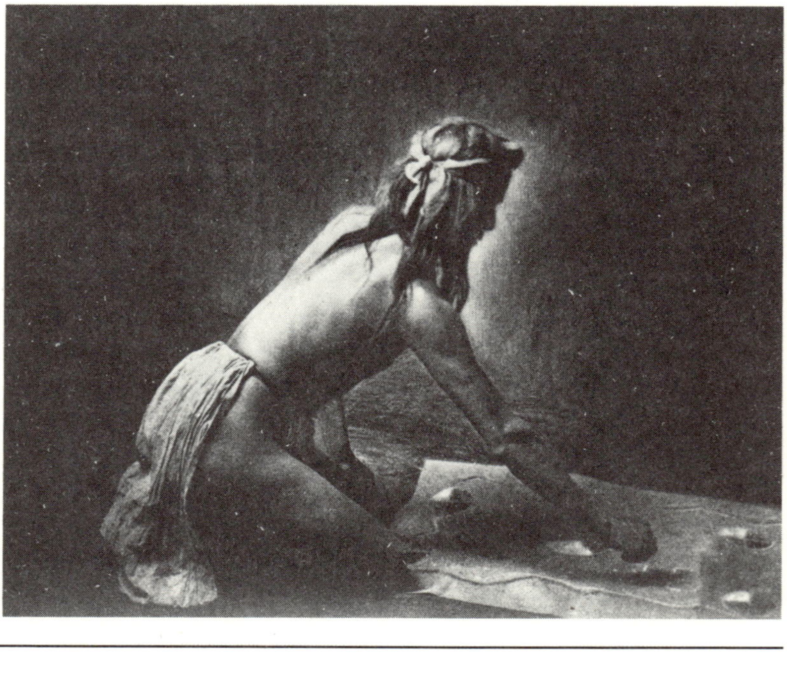

Apache-Medizinmann mit heiliger Gebetskarte. Jeder Medizinmann besitzt eine Medizin-Tierhaut, auf der die mythologischen Symbole des Stammes aufgezeichnet sind. In seiner Behausung pflegt der Medizinmann betend vor der bemalten Tierhaut zu sitzen, auf der die Götter des Apache-Pantheons symbolisch dargestellt sind.

ständnis und eine spezielle Art zu denken, die indianischer Mentalität fremd und suspekt sei. Daher erreichten selbst hochintelligente indianische Philosophen nur äußerst bescheidene Intelligenzquotienten. Würden aber Intelligenztests nach indianischen Beurteilungskriterien aufgebaut, so sähen die IQ hochqualifizierter Wissenschaftler und Techniker wie die von Schwachsinnigen aus! Daraus folge, daß eine Beurteilung der indianischen Mentalität nach den Maßstäben der amerikanischen Mentalität – und umgekehrt – überhaupt nicht möglich sei und nie möglich wäre. Die Dominanz *einer* Mentalität aber sei nicht der geringste Beweis für ihre alleinige Gültigkeit.[7]

Physische und seelische Empfindungen, aber auch intellektuelles Verständnis könne man nicht wie das Funktionieren einer Maschine betrachten, behaupten indianische Weise. Jede dieser Empfindungsebenen bilde eine in sich geschlossene Potenz für sich selbst, die aber erst in gemeinsamem harmonischen Zusammenwirken den Geist des Lebens bildeten. So wie man die Physis bis zu einem gewissen Grade steuern und kontrollieren könne, so sei dies auch bei Psyche und Intellekt möglich. Jede Überentwicklung des einen Teils führe unvermeidlich zur Unterentwicklung eines anderen. Jede Unterentwicklung aber sei von einem bestimmten Grad an sehr gefährlich und bedrohlich. Der Cherokee-Heiler Rolling Thunder behauptet, daß ein versierter Heiler weniger die eigenen Heilkräfte einsetze, sondern vielmehr die Selbstheilungskräfte eines Kranken, die aus der Balance geraten sind, mobilisiere, indem er diese Harmonie wiederherstellt. In der Terminologie modernen technischen Verständnisses vergleicht er diese Vorgänge mit der Erzeugung energetischer «Kräfte», die man erhöhen, vermindern, speichern, abgeben und aufnehmen könne, wie etwa eine Batterie elektrischen Strom speichere und abgebe, ein Ladegerät Strom umforme und dosiere und ein Abnahmegerät ihn verbrauche.

Jüngste Forschungen ergaben, daß Gefühlsbewegungen elektrische Impulse erzeugen, die – immens verstärkt – aufgezeichnet werden können, aber vom Menschen selbst nicht wahrgenommen werden. Sie bewirken chemische Reaktionen innerhalb des Körpers, diese wiederum führen zur Bildung chemischer Substanzen, und diese lösen physische Reaktionen, wie Erkrankungs- oder Gesundungsprozesse, aus. Es waren Hinweise indianischer Ärzte, die in den USA zu ausgedehnten Untersuchungen dieser Phänomene führten, die man bislang mit dem vagen Sammelbegriff *Stress* umschrieb. Emotionen führen demnach zu Veränderungen innerhalb der Konzentrationen sogenannter Neurotransmitter, die zwischen den Nervenzellen als Impulstransporter fungieren (etwa: Serotonin, Epinephrin=Adrenalin, Norepinephrin, Acetylcholin und Dopamin). Man entdeckte auch, daß im Körper morphiumartige Schmerzabschwächer, die Endorphine, bei bestimmten emotionalen Reaktionen erzeugt werden und daß «Stress» die chemische Balance – also *Harmonie* – verändert, bei Überbelastung empfindlich stört und solcherart nahezu alle Erkrankungen auszulösen vermag. Die bisher wichtigste Entdeckung der Neurochemiker der Stanford University und des Salk Institute: Irreguläre schwere *negative* Emotionen (Trauer, Angst, Panik, Depressionen etc.) haben einen verheerend negativen Einfluß auf das menschliche Immunsystem! So wird unter chronischem Stress die Produktion von Antikörpern, die zum Beispiel die Entstehung von Krebszellen verhindern – T-Lymphozyten

Welchen Stress gesellschaftliche Ereignisse auslösen

Skala zur Bewertung sozialer Anpassung

Geschehnis	mittlerer Wert
Tod eines Ehegatten	100
Scheidung	73
Trennung ohne Scheidung	65
Gefängnisstrafe	63
Tod eines nahen Familienmitglieds	63
Verletzung oder Krankheit	53
Hochzeit	50
Entlassung	47
Wiederversöhnung nach Streit mit Ehegatten	45
Pensionierung	45
Erkrankung eines Familienmitglieds	44
Schwangerschaft	40
Sexuelle Schwierigkeiten	39
Familienzuwachs	39
Berufliche Veränderungen	39
Veränderungen im finanziellen Bereich	38
Tod eines nahen Freundes	37
Wechsel am Arbeitsplatz mit ungewohnter Tätigkeit	36
Veränderung in der Anzahl der Auseinandersetzungen mit dem Ehegatten	35
Aufnahme einer Hypothek über 100 000 DM	31
Verfallen einer Hypothek oder eines Darlehens	30
Veränderungen in den beruflichen Aufgaben	29
Sohn (Tochter) verläßt die Familie	29
Schwierigkeiten mit Verwandten des Ehemanns bzw. der Ehefrau	29
Außergewöhnliche persönliche Leistung	28
Ehefrau fängt mit einer Arbeit an oder hört damit auf	26
Schulbeginn oder -abschluß	26
Veränderung in den Lebensumständen	25
Aufgabe persönlicher Gewohnheiten	24
Schwierigkeiten mit dem Chef	23
Veränderung in den Arbeitszeiten oder -bedingungen	20
Umzug	20
Schulwechsel	20
Veränderung im Freizeitbereich	19
Veränderung in den kirchlichen Aktivitäten	19
Veränderung in den sozialen Aktivitäten	18
Aufnahme einer Hypothek oder eines Darlehens unter 100 000 DM	17
Veränderung in den Schlafgewohnheiten	16
Veränderung in der Anzahl der Familienzusammenkünfte	15
Veränderungen in den Eßgewohnheiten	15
Urlaub	13
Weihnachten	12
Kleinere Gesetzesverstöße	11

(Nach einer Untersuchung der amerikanischen Psychologen Thomas Holmes und Richard Rahe)

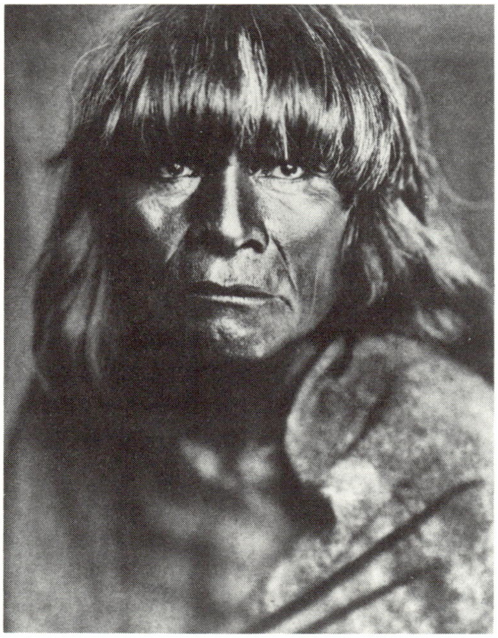

Schlangenpriester der Hopis

und Makrophagen –, so empfindlich herabgesetzt, daß der Krebs nahezu ungehindert wuchern kann.
Da man aber den Stress offensichtlich als eine unvermeidliche Folge der gesamten modernen Entwicklungen hinnimmt, wird kein Gedanke daran verschwendet, seine mörderischen Ursachen zu beseitigen, sondern man versucht, wie auch bisher in der Medizin, den Symptomen ein Bein zu stellen: Ende 1981 gelang es Forschern des Salk Institute, eine chemische Substanz zu synthetisieren, die die Ausschüttung von Corticotropin auslöst (CRF = Corticotropin Releasing Factor). Man hofft, damit die Reaktionen des Körpers auf Stress blockieren zu können. Gewiß empfindet man das wiederum als einen Fortschritt. Aber der findet unter exakt den gleichen Vorgaben statt wie bisher: Der Mensch wird als Maschine betrachtet, deren Funktionen man eben nur immer und immer wieder zu modifizieren hat. Nach der indianischen Philosophie ist dies ein weiterer Schritt in die *falsche* Richtung, den Menschen in einen Unmenschen zu modifizieren!
Seit mehr als dreihundert Jahren sind sich indianische Heiler einig, daß *Meditation*, die Völkerkundler seit ebenso langer Zeit für einen Primitivkult halten, unerläßlich für die harmonische Gesunderhaltung des Menschen ist. Meditationsübungen mannigfaltiger Art, vor allem auch während der körperlichen Reinigungen in Schwitzbädern und -hütten, fördern nach den Erkenntnissen der Indianer die Balance zwischen Körper, Seele und Geist.
Offensichtlich ist man jetzt den Ursachen für den Herzinfarkt auf der Spur[8]: Die American Heart Association und das National Heart, Lung and Blood Institute sind zu dem Ergebnis gekommen, daß seelische Belastungen einen der wichtigsten Entstehungsfaktoren darstellen. Der Mediziner Redford Williams von der Duke University stellte in Reihenuntersuchungen fest, daß unter seelischem Stress vierzigmal mehr Cortisol und viermal mehr Epinephrin in den Organismus ausgeschüttet werden, wodurch vermehrt Fett ins Blut gelangt, das sich dann in den Herzkrankgefäßen ablagert und diese schließlich verstopft. Klinische «Entspannungsprogramme» und inzwischen schon mehr als dreihundert «Stress Management Enterprises» versuchen, die Belastungsfolgen zu mindern. Auch die Pharmaindustrie ist wieder dabei: mit sogenannten «Beta-Blockern» (wie Inderal), die in die Wirkungen der ausgeschütteten Stresshormone eingreifen. Der Kardiologe Herbert Benson, mit indianischen Medizinern befreundet, versuchte es mit «Transzendentaler Meditation» (TM) und stellte in ausgedehnten Versuchsprogrammen fest, daß schon ein bis zwei «TM»-Übungen von zehn bis zwanzig Minuten Dauer täglich wesentliche körperliche Veränderungen bewirkten. So wurden Pulsfrequenz und Blutdruck anhaltend gesenkt, der Sauerstoffverbrauch vermindert und dabei die Durchblutung der Organe erhöht sowie Arterien erweitert. Meditation löst, so Benson, einen regulierenden Balancemechanismus im Körper aus. Seelische und körperliche Entspannung, Selbsthypnose, Meditation und Biofeedback werden seit kurzem an nahezu allen US-Kliniken als Herz- und Kreislaufprophylaxe und Nachinfarktbehandlung angewendet. Offensichtlich mit Erfolg.
Indianische Heilmeditationen sind damit wissenschaftlich als wirksam erwiesen. Diese Wirkung mag ein Grund für das Phänomen sein, daß

Indianer die modernen Massenkrankheiten nicht kannten. Und es wird verständlicher, was sie über drei Jahrhunderte hinweg meinten, wenn sie in Zusammenhang mit der amerikanischen Mentalität von *unnatürlichen*, sozusagen hausgemachten schweren Krankheitserscheinungen sprachen, die für die *gesamte* Menschheit und Natur bedrohlich werden würden.

Auch wenn es nach wie vor für unseren wissenschaftlich dominierten Verstand vollkommen unerklärlich bleibt, auf welche Weise Indianern eine Vielzahl erstaunlicher Kenntnisse zugänglich wurden und sie auch in ihrer praktischen Anwendung zu nicht weniger erstaunlichen einfachen Lösungen kamen, so scheint nun doch der Zeitpunkt gekommen zu sein, wo man ihrer gesamten Naturphilosophie, in die ihre Heilkunde als fester Bestandteil integriert ist, mehr Aufmerksamkeit widmet. Und die Wahrscheinlichkeit ist groß, daß auch Behauptungen, die immer noch weit über heute Begreifbares hinausgehen, ebenso eine reale Grundlage haben, daß auch sie sich eines Tages als so fundiert erweisen werden wie viele andere Erkenntnisse der Indianer, die heute schon bestätigt sind.

Wie wenig man entschiedener Ablehnung neuer Vorstellungen durch die Schulweisheit vertrauen kann, haben Wissenschaftler zu allen Zeiten selbst ständig demonstriert: Von Generation zu Generation hielt man für Unsinn, was dann später nicht mehr zu leugnen war. Es gibt keinerlei Indiz dafür, daß sich an diesem Phänomen Wesentliches geändert hätte. Als Nichtwissenschaftler kann man deshalb nur gut daran tun, den jeweilig vorherrschenden Lehrmeinungen mit größter Skepsis zu begegnen.

Man hat es bei den überlieferten Bekundungen von Indianerphilosophen – von Anbeginn, da Jesuitenpatres darüber berichteten, über die kargen Notizen von Armee-Dolmetschern während der Indianerkriege bis hin zu jüngsten Äußerungen – mit einem bemerkenswerten, beinahe unglaublichen Phänomen zu tun: Sie stimmen zunächst stets vollständig in ihrer Aussage überein, so weit sie auch zeitlich und räumlich voneinander entfernt sein mögen! Immerhin handelt es sich um einen riesenhaften Kontinent, um Nationen mit ursprünglich mehr als fünfhundert verschiedenen Sprachen und auch um rassisch zum Teil völlig unterschiedliche Völker, die überdies viele Jahrhunderte, vielleicht sogar Jahrtausende lang nichts voneinander wußten, keinerlei Kontakt miteinander hatten! Unter vergleichbaren Bedingungen ist eine solch frappante Übereinstimmung nirgendwo auf der Welt zu beobachten.

Die meisten Äußerungen dieser Indianer blieben lange Zeit unverständlich. Man räumte ihnen deshalb keinerlei lebenswichtige praktische Bedeutung ein, sondern tat sie als Mythen oder ethnisch bedingte Verklärungen und Phantastereien ab. Doch findet man bei näherem Hinschauen, daß im Laufe der Zeit eine Aussage nach der anderen ihre verblüffende wissenschaftliche Bestätigung fand. Es würde bereits jetzt eine immense Fleißarbeit erfordern, alle überlieferten Bekundungen chronologisch jenen wissenschaftlichen Entdeckungen gegenüberzustellen, die sie als fundierte naturwissenschaftliche Kenntnisse bestätigen.

In jüngster Zeit – mit der wissenschaftlichen Wissensexplosion durch Computer- und Raumtechnik und den sich rapide erweiternden tech-

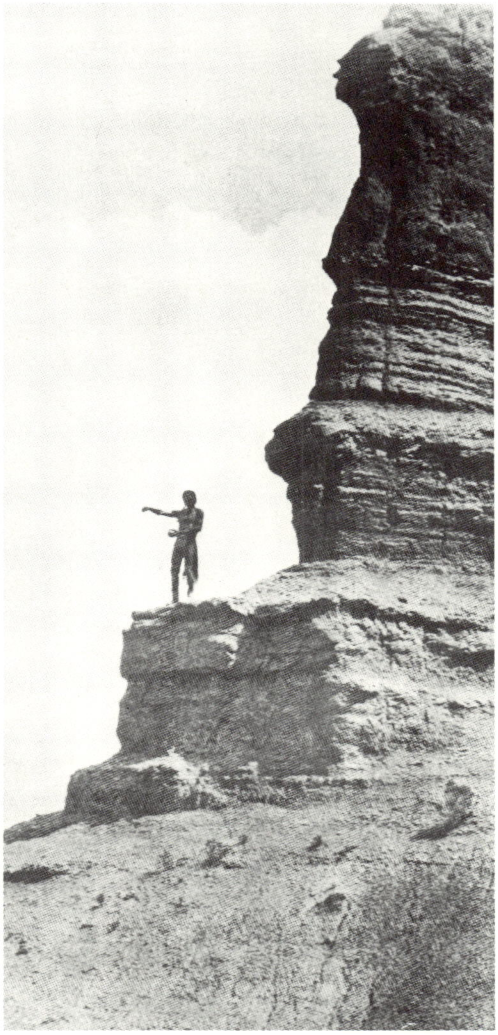

Ein Pueblo-Indianer opfert den Geistern der Wolke und der Sonne Maismehl

«Als Pythagoras seinen berühmten Lehrsatz gefunden hatte, opferte er aus Dankbarkeit den Göttern eine Hekatombe [100] Ochsen. Seitdem zittern alle Ochsen, wenn eine neue Wahrheit zutage tritt.» [9]

Der Cherokee-Heiler Rolling Thunder sagte am 6. Mai 1972 auf einem Kongreß der Association for Humanistic Psychology in San Francisco vor mehr als dreitausend Wissenschaftlern unter anderem: «Vieles von unserem Wissen mußten wir geheimhalten und verbergen. Vieles davon ist sogar in Büchern festgehalten; aber diese Dinge sollten jetzt nicht preisgegeben werden. Wir wollen nicht in Schwierigkeiten geraten. Wir suchen nicht den Wettbewerb und glauben nicht daran. Wir fließen im Strom der Natur, und der Geist zeigt uns den Weg, der Geist der Brüderlichkeit und Gemeinsamkeit. Aber bis wir alle eins sind mit diesem Geist, müssen manche Dinge noch geheimgehalten werden.» [10]

nischen Möglichkeiten, aber auch mit ihren sichtbar werdenden negativen Folgen – mehren sich auch jene Fälle, in denen sich plötzlich noch kurz zuvor rätselhaft erscheinende indianische Bekundungen und Prognosen wiederum als verblüffend exakte Kenntnisse um Vorgänge erweisen, die sich unseren Wissenschaftlern erst sehr allmählich eröffnen.

Andererseits findet man auch bei akribischster Suche nach indianischen Äußerungen, die nachweisbar falsch wären, deren *keine einzige*! Das ist ein Phänomen, für das es bisher keine auch nur annähernd plausible Erklärung gibt. Noch rätselhafter wird dieses Phänomen, wenn man in Betracht zieht, daß die nordamerikanischen Indianer – von jener Epoche an, da die weißen Eroberer sie zu enteignen begannen – nicht nur durch fundamental verschiedene Sprachen und unüberwindbare geographische Räume voneinander getrennt waren, sondern auch noch durch offenbar um Jahrtausende differierende Entwicklungsstufen: Jene Völker und Stämme, die sich mit dem Vordringen der Weißen der Betrachtung darboten, repräsentierten – und das *gleichzeitig*! – eine Vielzahl von Entwicklungsstufen. So boten die primitiven Diggerstämme das Bild vorsintflutlicher Steinzeitmenschen, die verschiedenen Kulturen der Sammler, Korbflechter, Töpfer, Steinkocher, der nomadischen Jäger, halbnomadischen Hirten und Bauern, schließlich der agrarischen Bewässerer, seßhaften Städtebauer bis hin zu den jagenden Reitervölkern und den hochzivilisierten, geordneten Republiken der Irokesenföderation und der Fünf Zivilisierten Nationen genau jenes vertraute Bild einer menschlichen Entwicklung, für die in der übrigen Welt viele Jahrhunderttausende in Anspruch genommen wurden. Hier in Nordamerika konnte am Beispiel einer kompletten völkerkundlichen Vielfalt *am lebenden Objekt* studiert werden, was andernorts archäologische Funde nur fragmentarisch zu belegen vermochten. Aber die Abendländer waren zu sehr mit ihren Bekehrungs-

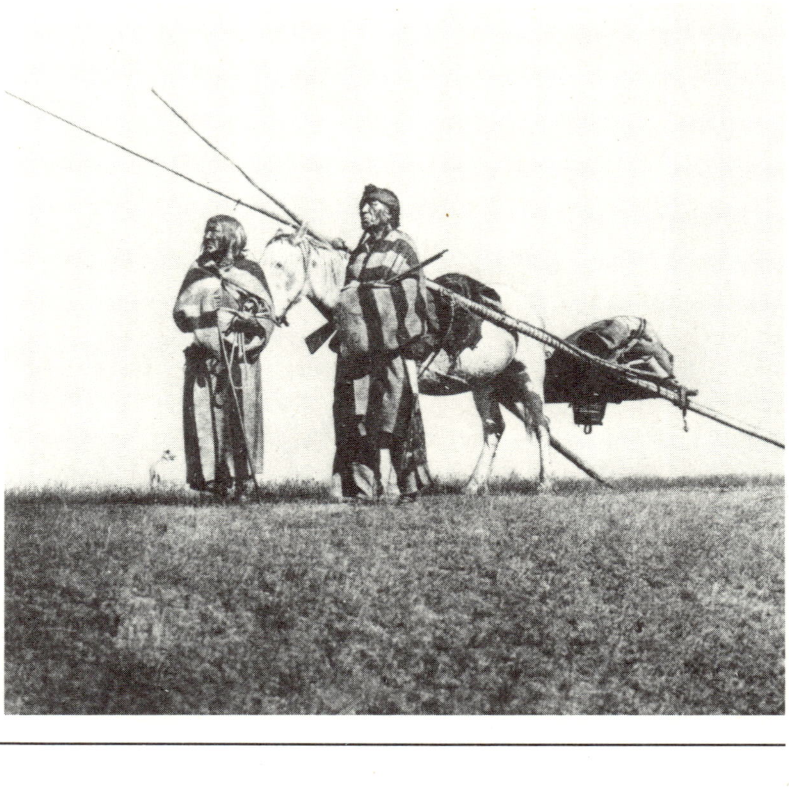

Blackfoot-Travois (Tragschleife): Das Travois wird auch heute noch für den Transport von zeremoniellen Gegenständen verwendet.

missionen und Kriegen, mit Macht- und Besitzstreben beschäftigt. Ihr kolonialistisches Selbstverständnis machte sie für anderes gefühllos. Völkerkundler haben dieses Phänomen bisher nicht zu erklären versucht.

Geradezu unheimlich werden indianische Darstellungen, die übereinstimmend aus vier Jahrhunderten überliefert sind, wenn man sie mit neuesten Forschungsergebnissen vergleicht.

So ist zum Beispiel die November-Ausgabe 1983 von *Spektrum der Wissenschaft* dem Thema «Die dynamische Erde» gewidmet. In der Ankündigung heißt es: «Einer der leistungsfähigsten verfügbaren Großrechner, ein Cray-1, muß jeweils 500 Milliarden Rechenoperationen ausführen, um mit Hilfe von weltweit erhobenen Meßdaten und vereinfachten Annahmen über die dreidimensionalen turbulenten Fließprozesse das Verhalten der Atmosphäre über zehn Tage zu prognostizieren. Wie komplex die Vorgänge in, auf und über der Erde insgesamt und im einzelnen sind, begannen die Wissenschaftler erst zu fassen, seit die Menschheit ihren Heimatplaneten aus der Distanz zu sehen gelernt hat. Alles fließt. Die Kontinente sind in Bewegung wie Wasser und Luft; und alles steht offenbar mit allem in Verbindung. Der Mensch, auch das wird erst seit wenigen Jahrzehnten allgemein verstanden, ist wie alle Organismen existentiell abhängig von Boden, Regen und Sauerstoff und hat teil an den großen ineinandergreifenden Regelkreisen, in denen sich Festes, Flüssiges und Gasförmiges auf diesem Himmelskörper fortwährend umwälzen, mischen und trennen.» [11]

Genau diese Aussage kehrt in zahllosen indianischen Bekundungen immer wieder. Aber das, was heute den letzten Stand der Wissenschaft repräsentiert, ist immer noch nur ein *Teil* dieser oftmals beschwörenden indianischen Weisheiten, die viel weitergehen und für die Existenzfähigkeit und Erhaltung von allem Lebendigen auf der Erde eine allseits abhängige und perfekt ausgewogene Harmonie zwischen Mensch, Tier und Natur voraussetzen. Sie behaupten, daß diese Harmonie bis in die winzigsten Verästelungen hinein genau dieselbe und genauso unverzichtbar sei wie jene innerhalb größter kosmischer Maßstäbe.

Mit solchen Erkenntnissen scheint sich unsere Wissenschaft immer noch nicht anfreunden zu können.

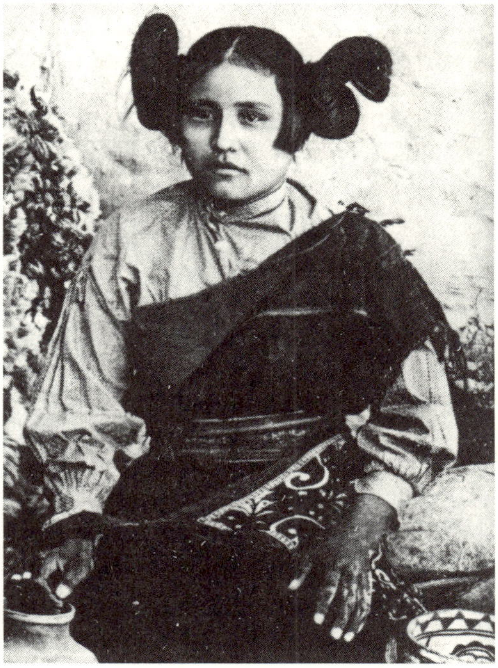

Hopi-Mädchen

Die Sozialphilosophie der Indianer

«Die südlichen Indianer und andere Indianer auch hatten es erreicht, ein System des ökonomischen Kommunismus mit einer Bewahrung höchstmöglicher individueller Freiheit zu verbinden – eine Kombination, die keine moderne Gesellschaft je zu verwirklichen vermochte. Dies gelang ihnen, indem sie ihre Regierung auf einen Zustand reduzierten, der an Anarchie grenzte, so daß ihre Gesellschaft praktisch nur durch einmütige Übereinstimmung funktionierte. So gab es einfach keine abweichenden Minderheiten in Schach zu halten ... Deshalb repräsentierte der Kommunismus unter den Indianern nicht den Willen von Regierenden (die es nicht gab), sondern den Willen der Gesellschaft als Einheit. Indem sie diesen ökonomischen Kommunismus mit Anarchie verbanden, hielten sie ihn frei von Übergriffen auf individuelles Eigentum und persönliche Freiheiten, die heute in allen modernen Formen und Vorstellungen unvermeidlich erscheinen, und praktizierten den Kommunismus als eine rein ökonomische Einrichtung. So haben Indianer niemals den privaten Landbesitz als brauchbare Basis für eine Gesellschaft akzeptiert. Sie betrachteten Land als gesellschaftlichen Besitz (nicht Eigentum!), der nicht von Individuen, Städten oder Bezirken in Anspruch genommen werden konnte. Die Sitte erlaubte und duldete wohl, daß die Gesellschaft den Landbesitz und daß die Familien die Landbebauung unter ihrer Kontrolle hatten. Sie erlaubte auch privaten Besitz an der Ernte, aber nur insoweit, als sich alle Bemühungen zunächst auf den Gemeinnutzen richteten. Privatbesitz beschränkte sich ausschließlich auf persönliche Nutzungsgegenstände. Da eine Anhäufung solchen Privatbesitzes keinerlei Vorteile für das Ansehen in der Gesellschaft ergab, Reichtum und Armut keinerlei Bedeutung besaßen, befreite dieser ökonomische Kommunismus die Indianer von jedwedem Ehrgeiz, nach Reichtum zu streben, weil gleichzeitig die Anarchie ihn davor bewahrte, Macht zu erwerben (weil es die Ausübung von Macht auch nicht gab). Dies machte sie gegenüber der Zukunft unbekümmert, reduzierte Klassenunterschiede auf das kleinste Maß, ermutigte Kooperationen und förderte gesellschaftliche Solidarität.»
R. S. Cotterell[1]

Durch John Fenimore Coopers Lederstrumpf-Erzählungen wurden die Irokesen (Onondagas, Mohawks, Senecas, Cayugas und Oneidas) erstmals als halbnackte Wilde bekannt, die in den Wäldern auf Christenmenschen lauern und sie auf grausamste Art abmurksen. Von diesen Lederstrumpf- und Wildtöter-Geschichten ist auch heute noch das Geschichtsbild der nordamerikanischen «Waldindianer» in den nord- und südöstlichen atlantischen Waldregionen geprägt. Informierte Historiker dagegen haben die Irokesen bereits lange vor der Gründung der USA als die «Römer Nordamerikas» bezeichnet.
Seit welchen Zeiten die Völker der Mohawks, Oneidas, Onondagas, Cayugas und Senecas, die der irokesischen Sprachfamilie angehörten, in wohlgeordneten Stadtstaaten lebten, ist nicht festzustellen. Aber spätestens seit dem 1. April 1916 – Publikationsdatum des *New York State Museum Bulletin* Nr. 184 – weiß man, daß die Gründung der irokesischen «Fünf-Nationen-Konföderation» auf das Jahr 1390 zurückgeht.[2] Westliche Völkerkundler möchten dieses Gründungsjahr in nachkolumbianische Zeit verlegt wissen, so etwa um 1570 oder 1575, um davon ausgehen zu können, «daß diese Vereinigungen erst das Ergebnis der ersten europäischen Kontakte sind»[3], obwohl bereits eine vom Bundesrat der Sechs Nationen (Kanada) am 3. Juli 1900 eingesetzte Kommission, die den Ursprung der Fünf-Nationen-Liga untersuchte, zu dem Ergebnis kam, daß als Gründungsjahr 1390 angenommen werden muß. Dies zeigt, wie schwer sich westliche Völkerkundler tun, indianischer Geschichtsschreibung Beachtung zu schenken.
Die gesellschaftliche Struktur der Irokesen-Nationen war vom Matriarchat geprägt. Die Kernfamilie spielte nur eine untergeordnete Rolle, weil sie stets nur Bestandteil der *Ohwachira* (etwa: Großfamilie) war, eines Großhaushaltes, dem Frauen vorstanden, die ihre Abstammung auf eine gemeinsame Ahnmutter zurückführten. Etwa zwanzig bis zweihundert Personen einer solchen Ohwachira wohnten zusammen in einem Langhaus, familienweise in kleinen Appartements. Moderne Alternative haben die irokesischen Ohwachira als eine Art Großfamilienkommune bezeichnet – was aber nur eine sehr ungenügende und mißverständliche Interpretation wäre. Die Autorität über ein solches Langhaus als der wichtigsten wirtschaftlichen und gesellschaftlichen Einheit lag bei der ältesten «Ahnmutter» aller Familien, die nur aus den Frauen und Kindern ihrer direkten Nachkommenschaft bestanden, also einer Art Matrone, die in der Regel die Urgroßmutter, Großmutter mütterlicherseits, Mutter, Mutterschwester oder ältere Schwester aller anderen Frauen der Ohwachira war.
Die eingeheirateten Männer wohnten zwar häufig in der Ohwachira ihrer Frau, gehörten aber dennoch dieser nicht an, sondern der Ohwa-

chira ihrer Mutter. So ergab es sich, daß der Vater eines Kindes diesem ferner stand als etwa Bruder und Schwester oder die Mutter seiner Ehefrau. Er war an der Erziehung seiner Kinder nicht beteiligt – für die Mädchen waren Mutter, Großmutter und Schwestern der Mutter zuständig, für die Jungen die Brüder der Mutter (also die Onkel). So war jedes Kind eingebettet in die Fürsorge und Lebenserfahrung sehr zahlreicher «Blutsverwandter» einer ganzen umfangreichen Ohwachira. Die Machtfülle einer Ohwachira-Matrone und des weiblichen Ohwachira-Rates, der aus ausgewählten erwachsenen Frauen bestand, war außerordentlich groß, weil der Ohwachira-Matrone direkt und dem Ohwachira-Rat indirekt alle erwachsenen Männer – darunter also auch sämtliche Amts- und Würdenträger – unterstanden. Kein einziger der Männer konnte ohne das vorherige Einverständnis des Ohwachira-Frauenrates irgend etwas unternehmen oder beschließen. So waren auch Kriege und jedwede politische Entscheidungen ohne die ausdrückliche vorherige Zustimmung der Frauen unmöglich.

Wenn eine Frau einem Ehemann in dessen Ohwachira folgte, so hatte dieser keinerlei Verantwortung und Pflichten gegenüber seinen eigenen Kindern, sondern nur den Kindern seiner Schwester gegenüber, während seine Frau nicht seiner, sondern weiterhin ihrer Ohwachira angehörte – der ihrer Mutter. Innerhalb einer Ohwachira zu heiraten, galt als Blutschande und war auf das strikteste verboten.

Jeglicher Land- und Hausbesitz gehörte kollektiv einer Ohwachira; nur deren Frauen waren, was das bewegliche Eigentum Verstorbener betraf, erbberechtigt. Aus dieser matrilinearen Deszendenzregelung (mütterlich lineare Abstammung) ergaben sich häufig mehrere Ohwachiras, die dann zusammen einen *Klan* mit gemeinsamem Wappen (meistens ein Tier) bildeten.

Der Ohwachira-Frauenrat regelte in offener Abstimmung alle Großfamilienangelegenheiten. Ein Beschluß hatte nur bei Einstimmigkeit Gültigkeit und war deshalb das Ergebnis umfassender Kompromisse. Fraktionelle Meinungsbildung etwa von Gruppen gab es nicht. Übereinstimmungen der Abgeordneten ergaben sich zufällig und wechselten von Problem zu Problem. Jede Einflußnahme auf die Meinungsbildung eines anderen galt als verwerflich, als Ausdruck mangelnder Reife und führte zum Ausschluß aus dem Frauenrat. Ein solcher Ausschluß bedeutete aber keine Diskriminierung, hatte nicht die geringste negative Wertung, sondern fußte lediglich auf der Erkenntnis, daß der geistige und soziale Reifeprozeß der betreffenden Frau noch nicht abgeschlossen war. Sie erhielt nach ihrem Ausschluß Gelegenheit, eine Zeitlang weiterhin den Beratungen beizuwohnen und ihre Stimme abzugeben, die aber nicht gewertet wurde. So blieb der Frauenrat über die Qualifikation der Ausgeschlossenen stets auf dem laufenden. Nach einiger Zeit wurde, wiederum einstimmig, darüber entschieden, ob der Ausschluß aufgehoben werden oder bestehenbleiben sollte.

Eine vom Frauenrat entweder einstimmig gewählte oder durch Familienprivileg bestimmte weise Matrone stand dem Frauenrat vor. Sie besaß aber keine Entscheidungskompetenz, sondern fungierte vornehmlich als eine Art Schiedsrichterin, die darauf achtete, daß die äußerst strengen und detaillierten Verfahrensregeln eingehalten wurden. Wenn solche Regeln nicht oder nur unvollständig beachtet wurden, verwies sie die Beratungen in einer bestimmten Sache zum Anfang zu-

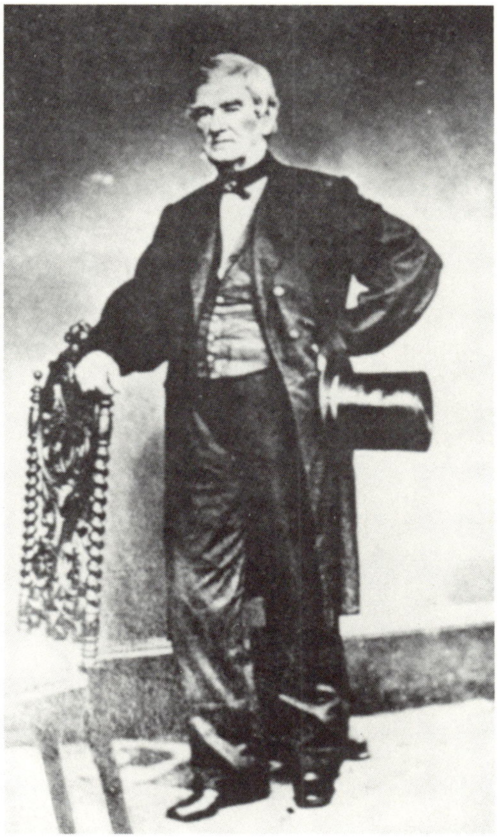

Cherokee-Präsident John Ross. Die Aufnahme stammt wahrscheinlich aus der Zeit seines Exils in Washington während des Bürgerkriegs.

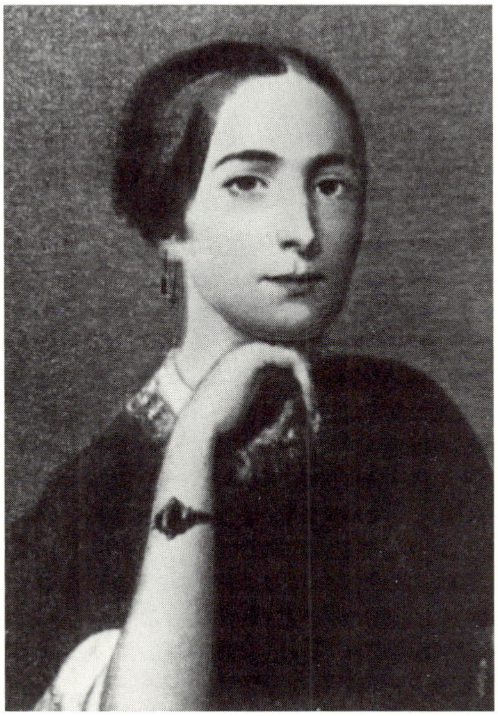

Die First Lady der Cherokees: Mary Stapler Ross, Frau des Cherokee-Präsidenten John Ross (1847)

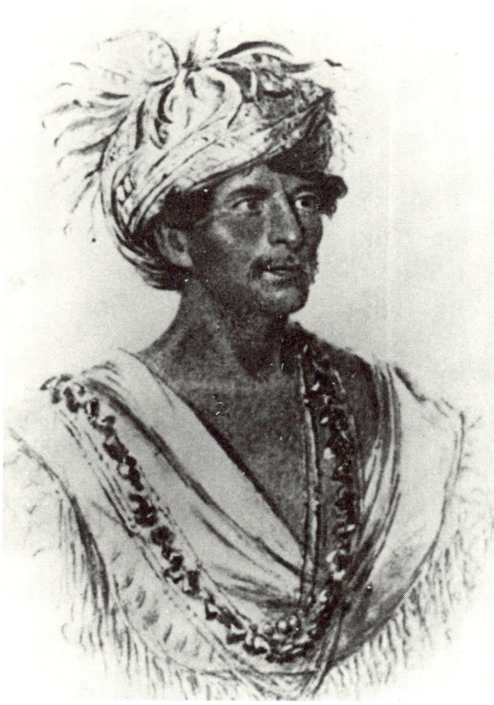

Cherokee-Diplomat Tahchee (1758)

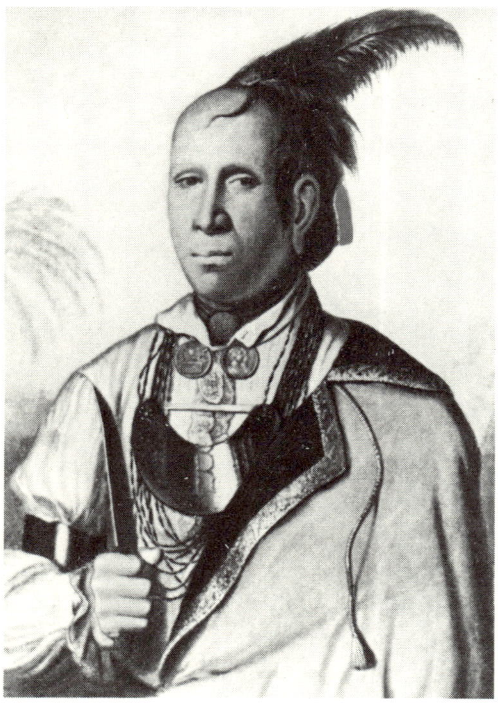

Cherokee-Handelsattaché Cunne Shote in London (1762)

rück, oder sie ermahnte, machte Vorschläge. So wurde eine Thematik äußerst gründlich von Stufe zu Stufe jeweils bis zur Übereinstimmung der Verhandelnden analysiert, in ihre Interessenbestandteile zerlegt und Punkt für Punkt mit jeweils einstimmigen Entscheidungen abgeschlossen, bis schließlich in einer Gesamtabstimmung das ganze Problem eine einstimmige Beschlußfassung erlaubte, die allen beteiligten Interessen als akzeptabler Kompromiß diente.
Zu allen Punkten wurden Abordnungen der Männer einer Ohwachira angehört. Sie beantworteten aber nur Fragen und machten in «Second Hearings» (Zweitanhörungen) Vorschläge. Ihre Antworten und Vorschläge mußten die Abgeordneten der Männer zuvor in ähnlichen Prozeduren mit den von ihnen Vertretenen genau abklären. Sie taten nur gemeinsam und einstimmig gefaßte Meinungen kund und mußten ihre persönlichen Ansichten dabei vollständig zurückstellen. Geschah das nicht, wurden sie automatisch ihrer Funktion enthoben.
Die Meinung der Männer einer Ohwachira mußten im Frauenrat berücksichtigt werden. Jeder definitive Beschluß wurde zwar ausschließlich von den Frauen gefaßt und von der Matrone feierlich verkündet, aber er hatte nur Gültigkeit, wenn er die Meinung der Männer angemessen berücksichtigte.
Dieses ausgeklügelte urdemokratische System erzog schon an der Basis der Großfamilie sämtliche Beteiligten zu außerordentlicher Disziplin und sozialmoralischer Reife, senkte individuellen Egoismus auf ein völlig bedeutungsloses Niveau und bot nicht die geringste Möglichkeit, Einzelinteressen auch nur ansatzweise durchzusetzen.
Jeder Klan besaß einen *Klanrat*, dem Mitglieder beider Geschlechter angehörten, und konnte, je nach Bedarf, sowohl eine Frauen- als auch eine Männer-Klanversammlung («Men and Women Council Fire») einberufen, wenn es das Wohl des Klans erforderlich zu machen schien. In den weiblichen Klanrat wurde für eine Legislaturperiode von der Frauen-Klanversammlung durch jede Ohwachira eine Abgeordnete und eine Stellvertreterin («Deputy») gewählt. Die Männer-Klanversammlung wählte ebenfalls einen Abgeordneten und seinen Stellvertreter für jede Ohwachira und schlug diese dann dem Ohwachira-Frauenrat zur endgültigen Nominierung vor. Diese war zumeist

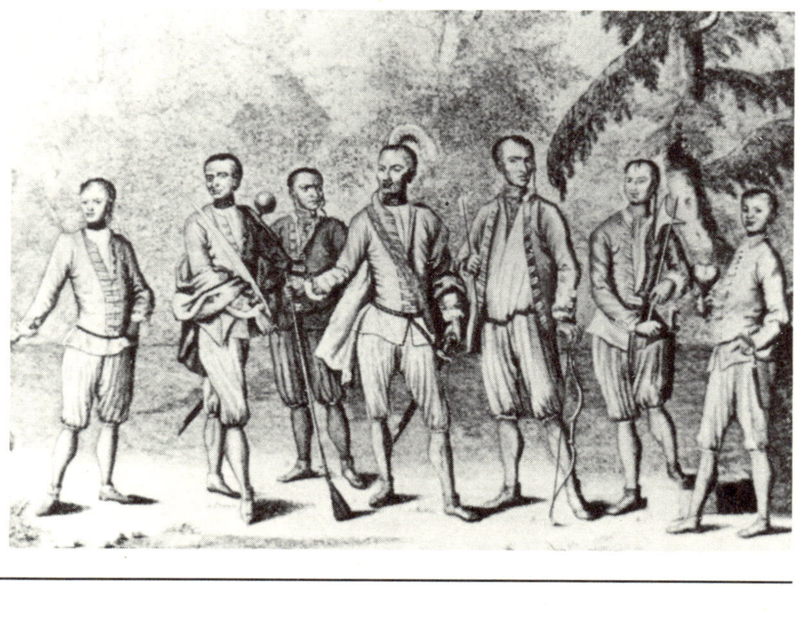

Cherokee-Botschafter Attakullaculla (rechts) mit seinen Attachés am Hofe des britischen Königs Georg III., 1730

nur eine Formsache, aber der Kontrollmechanismus bot für alle Fälle die Möglichkeit, die Vorgeschlagenen abzulehnen und damit eine Abgeordneten-Neuwahl durch die Männer-Klanversammlung herbeizuführen.
Der Stellvertreter hatte vornehmlich die Aufgabe, darüber zu wachen, daß der Abgeordnete sich an die Weisungen der von ihm Vertretenen hielt, und er hatte den ständigen Kontakt zwischen Abgeordneten und Vertretern aufrechtzuerhalten, fungierte also zugleich als Kontrollinstanz und Botschafter. Gleiches galt für weibliche Deputies.
Dem Klanrat saß eine privilegierte Matrone vor, die als «Royaneh» einer jener fünfzig Familien innerhalb der Fünf Nationen angehörte, denen durch die Verfassung das erbliche Recht zuerkannt war, die «Lordship» – die Würde der fünfzig Sachems des *Bundesrates* («Confederate Council») – auf Lebenszeit zu verleihen (oder auch abzuerkennen). Diese «Royanehs» sind häufig von Weißen *adelige* Sippenmatronen genannt worden – doch hat ihr erbliches Privileg herzlich wenig mit dem Begriff Adel zu tun, wie er unserem Verständnis entspricht. Sie fungierten als eine Art Klan-Parlamentspräsidentinnen, die auf Einhaltung der sehr zahlreichen und sensiblen Regeln und Prozeduren achteten, gegebenenfalls diplomatische Vorschläge und Empfehlungen unterbreiteten und einstimmigen Entscheidungen schließlich durch feierliche Verkündigung endgültig Rechtskraft verliehen. Nur einstimmige Beschlüsse waren dabei verkündungsfähig.
Die Frauen- und Männerabgeordneten eines Klans bildeten Parteien, die zunächst unter sich und in ständigem Kontakt mit den von ihnen Vertretenen Für und Wider diskutierten und einen gemeinsamen Kompromiß erarbeiteten. Danach erörterten beide Parteien im Klanrat diese ihre Kompromißpositionen und suchten Punkt für Punkt nun ihrerseits wieder nach Kompromissen, die dann insgesamt schließlich zu einer einstimmigen Entscheidung über den endgültigen Kompromiß führten, der allen Interessen gerecht wurde. Auch im Klanrat dienten hierbei die den Abgeordneten zur Seite stehenden «Deputies» der ständigen Verbindung zu den einzelnen Ohwachiras, was besonders bei schwierigen Konstellationen zu ständigen Konsultationen und Weisungen führte, ohne die kein Abgeordneter eine Meinung äußern durfte. Die Royaneh versuchte, solche Prozeduren durch entsprechend weitsichtige Empfehlungen zu verkürzen oder gar durch Kompromißvorschläge, die sich im Rahmen der Weisungen der Abgeordneten bewegten, überflüssig zu machen. Da alle Abgeordneten Umfang und Grenzen ihrer Ermächtigungen zuvor sehr genau bekanntgegeben hatten, war die Royaneh hierüber genaustens informiert. Je rascher und gründlicher die Kompromisse erarbeitet wurden, um so höher wurde das Ansehen aller Beteiligten eingestuft.
Dieses raffiniert ausgeklügelte urdemokratische System bot für die Allgemeinheit nur Vorteile: Die Interessen einer jeden einzelnen Familie, jeder einzelnen Ohwachira, sowohl der Männer als auch der Frauen, blieben paritätisch auf das vorteilhafteste gewahrt, die Allgemeinheit war stets über alle Vorgänge informiert, die Abgeordneten waren permanenter Bewährung und Kontrolle unterworfen, und ihre geistige Elite konnte sich frei entfalten, während andererseits jeder Mangel an Fähigkeiten sofort sichtbar wurde. Insgesamt war dieses System eine hervorragende Schulung des allgemeinen Sozialbewußtseins und

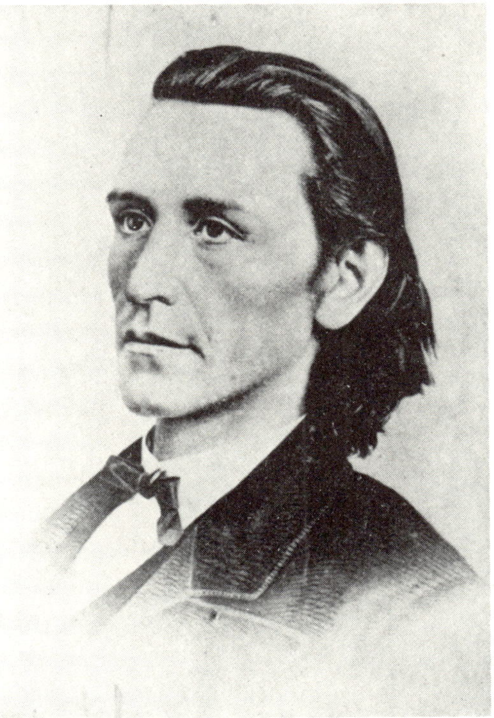

Cherokee-Politiker Elias Cornelius Boudinot (um 1828)

menschlicher Reife, die so weit gediehen war, daß die Suche nach Kompromissen für das reibungslose Zusammenleben vieler Individuen nicht nur ein geistiges Vergnügen bereitete, sondern auch insgeheim zu einer Art dauernden Wettstreits wurde. Innerhalb einer solchen Geisteshaltung mußten nahezu automatisch überproportionierte Egoismen vollkommen verkümmern, weil ihnen einfach keinerlei Entfaltungsmöglichkeit geboten war.

Der Klanrat regelte Nutzungsrechte der Felder, Bebauungspläne, Hausbau und Bevorratung, schlichtete Streitigkeiten, erteilte Tadel und Lob, führte Verhandlungen mit anderen Klans, entschied über Adoptions- und Aufenthaltswünsche von Fremden, verlieh Ämter, Ehren und Titel, verteilte öffentliche Dienstpflichten und -rechte, veranstaltete Zeremonien, Feste und Versammlungen, bestimmte über Wehrdienst, faßte Beschlüsse über Krieg und Frieden mit anderen Nationen, zum Bildungssystem, zur Heilkunde und öffentlicher sanitärer Hygiene und zu zahlreichen anderen internen Problemen.

Die meisten Klans waren in zwei exogame Phratrien (mutterrechtliche Heiratsklassen), einige wenige auch in zwei «Exogame Moieties» (vaterrechtliche Heiratsklassen) gegliedert, welch letztere aber mehr den Charakter namen- und beschlußloser Bruderschaften besaßen. Sie beschränkten sich auf die Ausrichtung von Festspielen, Wettkämpfen und Begräbnisfeierlichkeiten und wurden im Klanrat nur angehört.

Jeder Klan bildete eine blutsverwandtschaftlich eng verbundene soziale Gemeinschaft, die aber in ihren Segmenten, den Ohwachiras, auf mehrere Städte nicht nur einer, sondern aller Nationen verteilt war. So war zum Beispiel ein Mitglied des Schildkröten-Klans der Mohawks dem Mitglied des gleichen Klans der Senecas näher verwandt als einem Mohawk, der einem anderen Klan angehörte. So ergaben sich über die natürlichen nationalen Stammesbindungen hinaus außerordentlich starke Bindungen zu den anderen Nationen dieser irokesischen Bundesrepublik, die so unlösbar miteinander verknüpft waren, daß kriegerische Auseinandersetzungen zwischen diesen Nationen vollkommen ausgeschlossen schienen.

Jede Großsiedlung (Stadt) innerhalb einer Nation besaß als parlamentarisches Entscheidungssystem eine Art Kommunalrat, der aus Vertretern der Ohwachiras und Klanräte bestand, sporadisch nach Bedarf zusammentrat, um die Ämter des Exekutiv-Magistrats in einstimmiger Wahl zu vergeben und ihm Weisungen zu erteilen. Der Magistrat nahm damit die Aufgaben einer öffentlichen Stadtkommission («Public Service») oder des Öffentlichen Dienstes wahr. Seine Aufgaben bezogen sich auf städtische Angelegenheiten, darunter auch Handel und Kommunikation mit anderen Städten der Nation, Fragen der Unterbringung von Fremden, Gefangenen oder Adoptionsaspiranten.

Die gewählten Amtsträger oder ihre Deputies (die von den Weißen, die dieses Sozialsystem nicht verstanden, unisono «Häuptlinge» oder «Unterhäuptlinge» genannt wurden) waren nicht berechtigt, irgendwelche Entscheidungen aus eigener Machtvollkommenheit zu treffen. Es gab eine solche individuelle Macht nicht. Sie war undenk- und unmachbar. Die Amtsträger hatten lediglich Entscheidungen auszuführen und deren Ausführung zu überwachen und darüber Rechenschaft abzulegen.

Das Territorium einer jeden Nation war sehr genau definiert und in seinen Grenzen festgelegt. In nationalen Angelegenheiten war der *Nationalrat* («General Council of the Nation») zuständig, dessen Parlament sich aus gewählten Abgeordneten (Männer oder Frauen) der Klans einer Nation zusammensetzte. Auch hier stand jedem dieser Abgeordneten ein Botschafter zur Seite, der Verbindung mit dem entsprechenden Klansegment seiner Nation hielt. Als eigentliche Nationalräte (die eine Art nationaler Regierung bildeten) dienten die auf Lebenszeit von den Klan-Royanehs gewählten «Lords» (auch: Sachems, irokesisch), als etwa innenministerielle Staatssekretäre die nationalen männlichen und weiblichen «Häuptlinge» («Pine Tree Chiefs») und als etwa verteidigungsministerielle Staatssekretäre die Verteidigungsminister («War Chief»).

Jede Nation besaß einen Staatssekretär des Inneren und einen des Krieges, der in Friedenszeiten die Aufgaben des Äußeren wahrnahm, wobei diese Staatssekretäre aber gegenüber dem Nationalrat (dieser wiederum der Nationalversammlung) strikt weisungsgebunden war und keine Stimmberechtigung besaß, sondern nur angehört wurde.

Die Mohawks und die Oneidas hatten neun «Lords», die Onondagas vierzehn, die Cayugas zehn, die Senecas acht. Trotz dieser unterschied-

Aus dieser Konstruktion leiten sich direkt die amerikanischen Bezeichnungen «Secretary» of the Interior, of War, of Justice etc. (Innen-, Kriegs-, Justizminister) ab. Die Bezeichnung Sekretär entspricht in ihrer wörtlichen Bedeutung sehr genau der Definition der Irokesenverfassung. Nur ist der Unterschied eben der, daß die Irokesen die weisungsgebundene Funktion auch praktizierten, wodurch jedwede Machtausübung (und dadurch Machtmißbrauch) ausgeschlossen war.

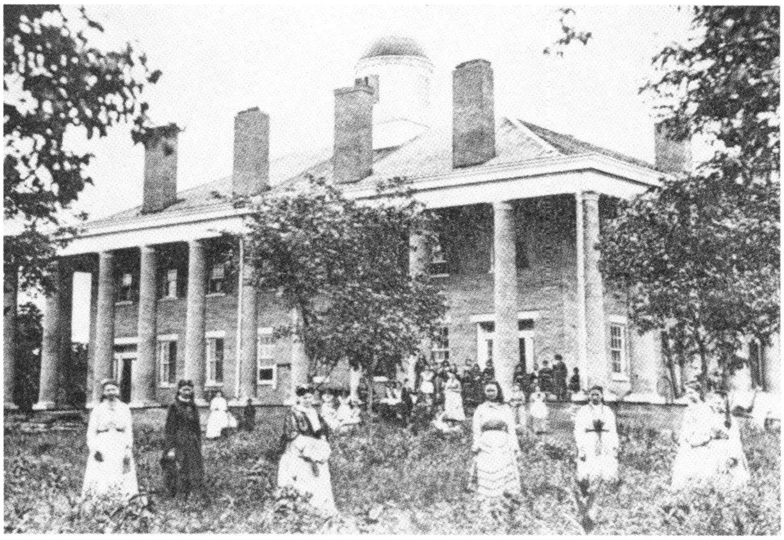

Cherokee-Frauenseminar in der Nähe von Tahlequah (1851).

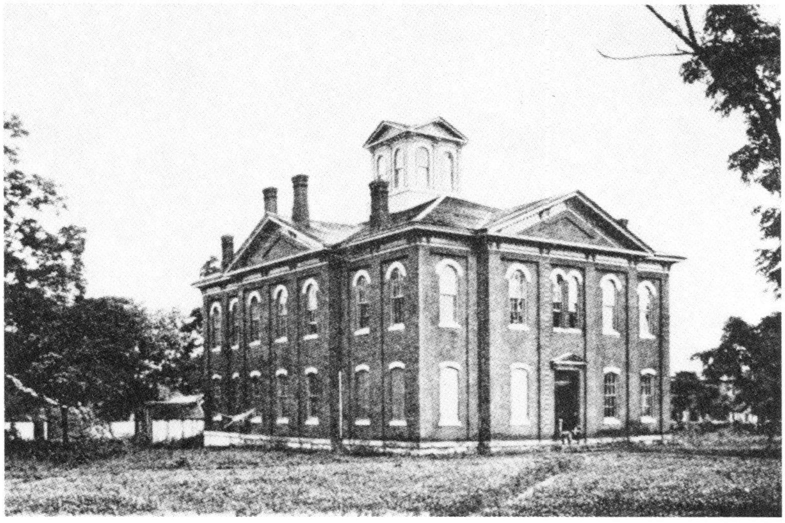

Cherokee- Kapitol in Tahlequah

lichen Anzahl von «Lords» innerhalb der einzelnen Nationen blieb die nationale Parität im obersten Bundesparlament, dem *Bundesrat* («Confederate Council» oder «League Council»), dennoch gewahrt, denn dort hatten die «Lords» einer Nation *nur eine Stimme*.

Sowohl im Nationalrat als auch im Bundesrat war jedem «Lord» ein persönlicher Adjutant («Assistant Sachem», «Lord-Deputy») beigeordnet, der wiederum die Funktion eines persönlichen Botschafters erfüllte.

Der Nationalrat nahm Bundesaufgaben wahr, gleichzeitig war er auch eine Art Bundesverfassungsgericht, das über die Einhaltung der Verfassung wachte, bei Verstößen Sanktionen verhängte, über Krieg und Frieden, den Verkehr mit anderen Nationen, Tributleistungen von Vasallennationen oder über die Beziehung zu verbündeten Nationen (etwa: Delawares, Nanticoke, Minsi, Shawnees, Tutelo, Catawbas, Choctaws) Entscheidungen traf.

Auch innerhalb des überregional entscheidenden Nationalrats waren Machtentfaltung und Machtmißbrauch durch ein ausgeklügeltes System demokratischer Ausgewogenheit von vornherein ausgeschlossen: Die Onondaga-Sachemfraktion fungierte zwischen der Fraktion der Oneida- und Cayuga-Lords auf der anderen Seite als Schiedsrichter. Die Mohawks besaßen das Privileg, die Sitzung zu eröffnen, indem sie die betreffende Angelegenheit von Bundesinteresse zur Diskussion stellten. Hierauf beriet die Mohawk/Seneca-Fraktion eine gemeinsame Kompromißlösung und Forderung, die vorgetragen wurde. Die Oneida/Cayuga-Fraktion beriet ihrerseits eine gemeinsame Stellungnahme und trug diese vor. Zumeist wurden hierzu in Hearings aus dem ganzen Bundesbereich Gruppenabgeordnete, Amtsträger, Fachleute gehört. Sobald es zwischen den Fraktionen Übereinstimmung gab, war die Angelegenheit erledigt, und die Lösung wurde in einer entsprechenden Beschlußempfehlung formuliert, der dann der Onondaga-Vorsitz zustimmte. Ergab sich keine Übereinstimmung zwischen den Fraktionen, verwies der Onondaga-Vorsitz die Sache in der teilweise erreichten Kompromißform wieder zur Diskussion zurück. Gab es danach wieder keine Übereinstimmung, jedoch weitergehende Kompromisse, so wurde erneut zurückverwiesen. Wenn dann noch immer keine Übereinstimmung erzielt wurde, berieten die Onondaga-Lords und verkündeten schließlich eine endgültige Entscheidung, die bindend war.

Die prozedurale Verkündung war im Bundesrat Aufgabe eines *Speaker* (Adodarho), der von Sitzungsperiode zu Sitzungsperiode gewählt wurde. Er war eine Art Moderator und Zeremonienmeister gleichzeitig, der etwa den Onondaga-Vorsitz auf Verfahrensmängel aufmerksam machte, Weisung erhielt und diese dann verkündete. Sämtliche parlamentarischen Versammlungen auf jedweder Ebene waren grundsätzlich *öffentlich*. Es gab Ordnungskräfte, die Zuhörern Plätze *empfahlen* (Platzzuweisungen wären von niemandem geduldet worden).

So attraktiv war diese machtvolle, inneren und äußeren Frieden vermittelnde Verfassung, so stark trat diese Irokesen-Republik den Weißen entgegen und zwang sie dazu, ihre Aggression zu zügeln, daß allein von 1649 bis 1753 insgesamt 53 kleinere benachbarte Stammesvölker entweder als Verbündete dem Irokesenbund beitraten oder sich als

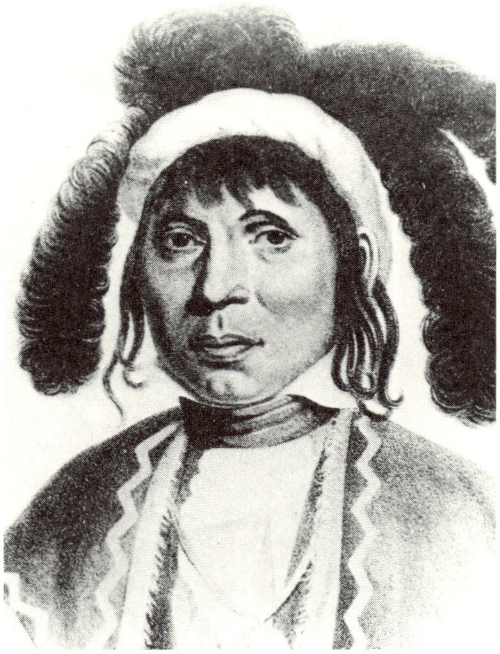

Micanopy-Seminole, Sachem

Die irokesische Verfassung fußt auf dem «Großen Grundgesetz» («The Great Binding Law» – «Gayanashagowa»), auch *Der große Frieden* genannt, das 117 Artikel enthält und alle verfassungsrechtlichen Rechte und Pflichten sehr ausführlich bis ins Detail festlegt, so etwa: Rechte, Pflichten und Tauglichkeit der Lords, Wahl der Minister, Klans und Blutsverwandtschaften, Verfahrensweisen, Symbole, Archivierung, Protokolle, Gesetze der Adoption, Asyl- und Einwanderungsgesetze, Gesetze der Auswanderung und Rechte fremder Nationen, Rechte und Erfordernisse des Krieges und Friedensschlusses, Gesetze über die Sezession einer Nation, Rechte des einzelnen und des Volkes, geschützte Religionsfreiheit, Schutz des Hauses, Bestattungsbestimmungen, Anlage von Flüchtlingsstädten für Flüchtlinge befreundeter Nationen etc.

Flüchtlinge in seinen Schutz begaben. Man richtete für diesen Flüchtlingsstrom extra die Städte Wyoming, Shamokin, Chugnut, Aquaga, Tioga und Otsiningo ein.
Das soziale Wohlergehen dieses indianischen Staaten- und schließlich Völkerbundes, das auf dem Wohlergehen jedes einzelnen beruhte, garantierte eine allgemeine Harmonie und Gerechtigkeit, von der alle anderen bekannten Gesellschaftsstrukturen stets weit entfernt blieben. Es waren englische und französische Kolonisten und unmittelbar vor diesen englische Waldläufer und französische Voyageurs, die diese perfekte plebiszitäre Irokesen-Demokratie kennenlernten, die Kolonisten mehr dem Hörensagen nach, die Waldläufer immerhin so gut, daß sie nach und nach zu «Aussteigern» wurden und lieber in dieser Indianergesellschaft lebten (das gleiche Phänomen war auch bei den Trappern und Mountain Men im Fernen Westen zu beobachten). Durch Kolonial-Verwaltungsbeamte und Militärs gelangten – insgesamt einigermaßen konfuse – Berichte über diplomatische Wege in die adelige Gesellschaft Europas, aber auch durch private Notizen – vor allem von Biologen und historisch interessierten Chronisten – in wissenschaftliche und literarische Zirkel.
Obwohl keiner dieser Berichte (wie spätere Untersuchungen ergaben) ein vollständiges, unverfälschtes Bild dieser irokesischen Sozialstruktur und Geisteshaltung wiederzugeben vermochte, scheint das, was aus ihnen immerhin noch verständlich blieb, den britischen Philosophen John Locke (1632–1704) veranlaßt zu haben, sich mit den damals verfügbaren Informationen zu beschäftigen. Wenig später veröffentlichte er seine neue Gesellschaftsphilosophie, in der etliche verfassungsrechtliche Prinzipien verblüffende Ähnlichkeit mit der Irokesenverfassung aufweisen, ohne diese auch nur mit einem Wort zu erwähnen.
Ob es Lockes sozialphilosophische Schriften waren oder die Chroniken französischer Voyageurs und Militärs, die insbesondere den theoretischen Wegbereiter der Französischen Revolution Jean-Jacques Rousseau (1712–1778) beeinflußten, ist nicht eindeutig festzustellen. Aber eines ist sicher: Die indianischen Sozialgedanken verursachten sowohl in England als auch in Frankreich, wenn auch in der auf europäische Vorstellungen geschrumpften Form, einen gesellschaftsphilosophischen Erdrutsch ungeahnten Ausmaßes: So utopisch, unfaßbar lästerlich diese Ideen der gesamten feudalen Elite auch erschienen, so sehr ahnte sie wohl die existentielle Bedrohung, die sie für sie darstellten.
Aber welchen Nutzen kann eine perfekt auf das Gedeihen des einzelnen in harmonischem Gemeinwohl abgestimmte Ethik haben, wenn sie von vornherein nur als pragmatische Ideologie auf eine barbarische allgemeine Geisteshaltung gepfropft wird? Was bei den Indianernationen menschliche Reife voraussetzte und förderte, gedieh in der übrigen Welt überwiegend zum Vorwand und Anlaß, menschen- und umweltfeindliche Privilegien lediglich umzubetten. Was an sogenannter *Demokratie* blieb und auch bestand, ist im Vergleich mit der praktizierten indianischen Urdemokratie kaum noch geeignet, als kümmerliches Alibi zu dienen.
Auch Leibniz und Kant, letztlich sogar Marx und Engels zehrten von Fragmenten der indianischen Sozialethik, ohne selbst in ihren gewag-

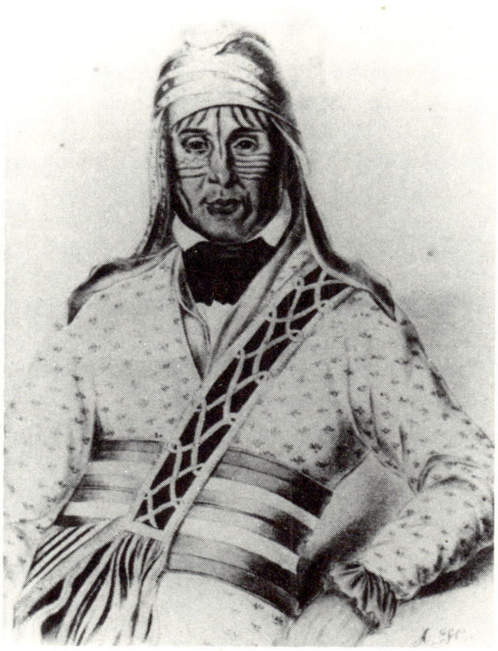

Yoholo-Micco-Creek, Ober-Sachem

1754 bekannte Benjamin Franklin bei den vorbereitenden Erörterungen um die Gründung der Vereinigten Staaten von Nordamerika noch offen, daß die Irokesen-Konföderation dem Plan, die englischen Kolonien zu vereinigen, als Vorbild diente. Präsident Thomas Jefferson, der Urheber der ersten «Bill of Rights» (Menschenrechte), bestätigte ebenfalls, daß er sämtliche Anregungen hierzu der Irokesenverfassung verdankte, deren Vorbild sich auch unverkennbar in der Konstitution der Vereinigten Staaten widerspiegelt.

Zahllose andere gesellschaftspolitische Utopien Europas waren mit Elementen dieser indianischen Prinzipien durchsetzt. Als unausgegorene Träumereien beflügelten sie jahrhundertelang Utopisten aller Schattierungen, die in hellen Scharen nach Amerika auswanderten und dort unter idealen Voraussetzungen Kommunen begründeten. So etwa die Amana Society, die Harmonisten, Separatisten, Shakers, Perfektionisten, Ikarier, die Aurora- und Bethel-Kommunen, die Kommunen von Cedar Vale, Anaheim, Vineland und Silkville oder die Social Freedom Community. Sie alle scheiterten, weil man sich eine Geisteshaltung nicht wie ein Kostüm überziehen kann.

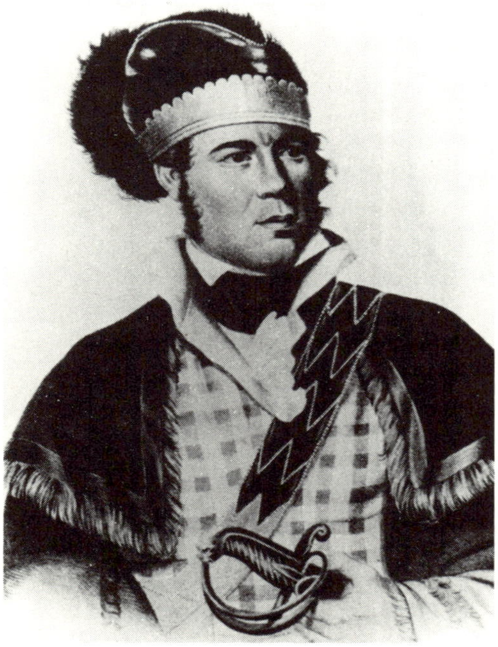

William McIntosh, Creek-Sachem

testen Spekulationen auch nur annähernd einen Zugang zu jener Geisteshaltung zu finden, auf deren Boden allein solche Gedanken dauerhaft durchführbar sind.

Als der Konquistador Hernando de Soto 1540 die sechzig Stadtstaaten der Creeks (im Küsteninnenland des Golfs von Mexiko) entdeckte, deren miteinander verknüpfte Städte eine demokratische Konföderation bildeten, berichteten seine Chronisten über einen erstaunlichen kommunalen und häuslichen Komfort, über allgemein peinliche Sauberkeit, ein hohes Niveau der Volksgesundheit und Heilkunde, eine außerordentliche Vielfalt des Feldanbaus und über eine soziale Gesellschaftsstruktur, die undurchsichtig und fremdartig sei, aber im Ergebnis offenbar zu einer hochgradig harmonischen allgemeinen Wohlfahrt führe, in der es Klassenunterschiede, Reichtum und Armut, Privilegien und Zwänge nicht gebe. Doch solche exotischen Eindrücke interessierten die nach Gold suchenden Spanier wenig. Der rüde christliche Fanatismus der Chronisten de Sotos, die martialische Dreinschläger-Mentalität seiner Militärs und die hemmungslose Habgier seiner Truppe ließen das Interesse an diesen Phänomenen rasch erlahmen. Die Etikettierungen der Creeks, Choctaws, Cherokees und Chickasaws, deren Gebiet die Expedition in Eilmärschen und unter blutigem Gemetzel durchzog, als *heidnische Wilde* erfolgte automatisch. Der Konquistador suchte die sagenhaften sieben goldenen Städte von Cibola, die ihm ähnlich phantastische Beute versprachen, wie sie seinen Landsleuten durch die Zerschlagung der Maya- und Aztekenreiche in Mittelamerika beschert worden war.

So blieb es, Jahrzehnte später, englischen Kolonialverwaltern vorbehalten, als erste die Konföderation der *Fünf Nationen* dieser südöstlichen Appalachenregion kennenzulernen und mehr oder weniger sorgfältig zu dokumentieren.

Jeder Stadtstaat wurde von einem öffentlich gewählten Magistrat verwaltet, dem ein Magistratspräsident (Mico) vorsaß. Doch verfügte dieser Präsident über keinerlei exekutive Macht, sondern fungierte lediglich als Hüter der Verfahrensregeln und konnte Empfehlungen geben. Der Magistrat bestand aus drei Departements:

- Die *Micnggee* war für alle inneren öffentlichen Belange zuständig, etwa Bebauungsplan, Unterhaltung öffentlicher Einrichtungen, sanitäre Hygiene, außerstädtische Felderbewirtschaftung und Bevorratung etc.
- Die *Enchau ulgea* vertrat die äußeren Interessen gegenüber anderen Stadtstaaten, regelte den Güteraustausch und die diplomatischen Querverbindungen.
- Das dritte Departement bewahrte Akten und Archive, kümmerte sich um Bildung, Soziales und Veranstaltungen.

Abgeordnete, Amtsträger und Bevollmächtigte besaßen keinerlei eigene Entscheidungsvollmachten, sondern hatten nur Weisungen und Entscheidungen zu folgen, die zuvor einstimmig von Bürgergruppen beschlossen worden waren. Das System funktionierte ähnlich wie in der Irokesenverfassung: Sämtliche Entscheidungen wurden über öffentliche Basisgruppenabstimmungen bis zur endgültigen Entscheidung durch weisungsgebundene ausschußartige Kollegien, die grundsätzlich öffentlich tagten, auf Grund einer fortlaufenden Kette von Kompromissen geregelt. Im Grunde lebte das gesamte System von ple-

biszitären Kompromissen und Kontrollen, die jedwede Machtentfaltung, deren Mißbrauch, Willkür und Bevormundung ausschlossen.
Auf den ersten und auch noch zweiten Blick erschien den Engländern diese Prozedur so außerordentlich kompliziert und zeitraubend, daß erfahrene Diplomaten und Politiker ihm keinerlei praktikable Brauchbarkeit zugestehen mochten – ganz abgesehen davon, daß sie in ihrer Gesellschaft eine privilegierte Elite darstellten, die sich ohnehin schwertat, solchen Gedankengängen zu folgen. Nachdem aber manche von ihnen – als Gesandte, Kommissare, Beobachter – jahrelang permanent in den Hauptstädten der Creeks, Chickasaws, Choctaws und vor allem der Cherokees gewohnt hatten, wurde ihnen allmählich offenbar, wie reibungslos und auch zeitsparend diese plebiszitäre Demokratie funktionierte. Dies ursächlich deshalb, weil – eben durch dieses System – die Mentalität der Indianer allgemein in der Kreation schöpferischer Kompromisse nicht nur von Kindheit an geschult war, sondern auch, weil öffentliches Ansehen sich vornehmlich auf solche uneigennützige Kompromißfähigkeit stützte. Englische, schottische und irische Gastsiedler, die als vollwertige, stimmberechtigte Cherokees aufgenommen und in die Gesellschaft integriert wurden, sprachen bald voller Enthusiasmus über das Vergnügen, das dieses permanente Gesellschaftsspiel um Kompromisse zu bereiten vermochte.
Hinzu kam, daß diese Indianernationen, frei von religiösem und moralischem Fanatismus, frei von jedweder Art von Eiferertum, frei von Habgier nach Privatbesitz waren, der grundsätzlich einen geringeren Rang einnahm als kollektiver Besitz. Sie betrachteten Unredlichkeit als eine Art krankhafter Mißbildung. Es gab keine Reglementierung religiöser Glaubensunterschiede, keinerlei Institution, die Glauben zu verwalten trachtete, weil man den persönlichen Glauben und persönliche Ansichten über ethische und ästhetische Dinge als einen unantastbaren Bestandteil individueller Eigenart betrachtete. Es gab keinerlei Tabus oder Taburegeln im Umgang mit Sexualbedürfnissen, weil diese als ebenso selbstverständlich und natürlich betrachtet wurden wie alle an-

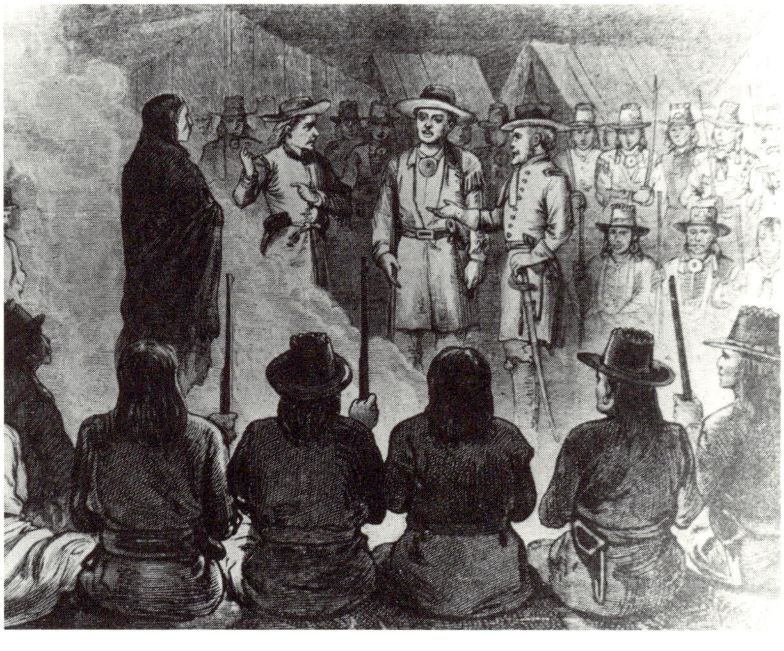

General George Crook verhandelt mit Sioux-Häuptlingen

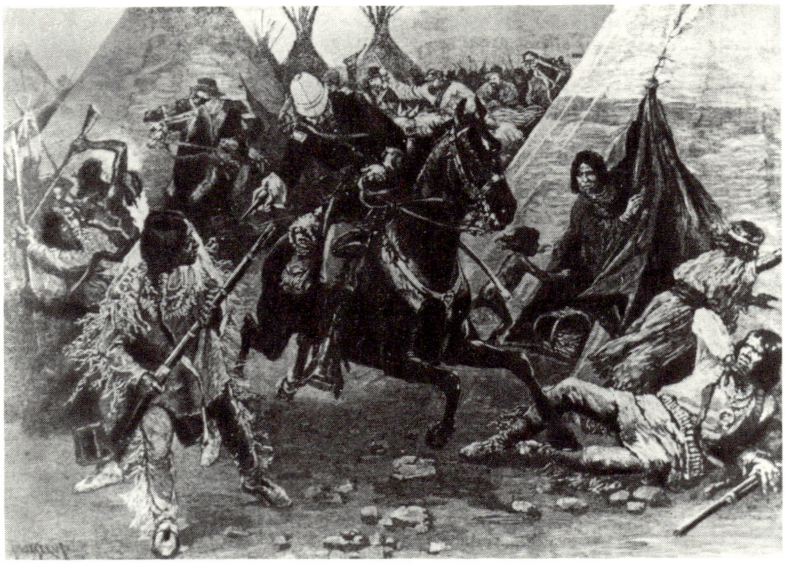

General Custer überfiel am Washita (Kansas) überraschend Cheyenne-Winterdörfer. Er vernichtete alle Wintervorräte der Indianer und ließ Hunderte von Pferden erschießen, um den Überlebenden die Lebensgrundlage zu entziehen.

deren menschlichen Bedürfnisse. Es gab keine Freiheitsstrafen, keine Gefängnisse, weil es nach dem Verständnis dieser Indianer für alle, die daran beteiligt wären, einen Menschen seiner Freiheit zu berauben, schimpflicher gewesen wäre als für jene, die es hätten erdulden müssen.

Eine solche Geisteshaltung bot natürlich außerordentlich wenig Nährboden für moralische und soziale Bevormundung, Diskriminierung, innergesellschaftliche Frustrationen. So haben diese Indianergesellschaften niemals despotische Führer oder selbstherrliche Institutionen hervorgebracht.

Der herkömmlichen europäischen Denkungsart erschien eine solche Geisteshaltung im höchsten Grade unzivilisiert, ketzerisch, menschenunwürdig und verderblich. Die Berichte von integrierten Weißen, die sich offensichtlich in dieser Indianergesellschaft äußerst wohl fühlten, erreichten bei den Adressaten das Gegenteil dessen, was sie beabsichtigten: Sie stärkten das Mißtrauen und den Abscheu der Repräsentanten der Elite, die den Bestand ihrer Gesellschaftsordnung nur durch straffe Reglementierung und institutionelle Gewalt gewährleistet sah. Sie erblickte in der begeisterten Hingabe an die indianische Lebensart, die viele weiße Gastsiedler zeigten, eine bedrohliche Verwilderung, einen kulturellen Sündenfall gefährlichsten Ausmaßes, dem es entgegenzuwirken galt, wenn nötig mit Gewalt.

Zu Beginn der Kolonisierung war aber an Gewalt nur in beschränktem und verdecktem Maße zu denken – die Indianer waren in der Überzahl. Die geordneten Staatswesen, die hohe Intelligenz und die ausgesucht höflichen Manieren der indianischen Würdenträger erleichterten es zudem, notwendige politische und merkantile Beziehungen aufzubauen. Die Vertreter der englischen Krone erleichterten sich solche Mühewaltungen, indem sie einfach alle indianischen Würdenträger und Verhandlungspartner als Angehörige einer adeligen Elite betrachteten, deren Privilegien und Vollmachten jenen in der Alten Welt üblichen ähnlich waren. Daß dies ganz und gar nicht der Fall war, behinderte keineswegs die Einrichtung ständiger diplomatischer Vertretungen und den Abschluß weitreichender Handels- und Beistands-

Bis weit ins 20. Jahrhundert hinein folgten Amerikaner dieser Verfahrensweise, einzelne willfährige «Häuptlinge» als Abtretungsvertragspartner anzuerkennen, obwohl sie im Grunde sehr genau darüber informiert waren, daß es innerhalb der plebiszitären Demokratien der Indianer solche Entscheidungsbefugnisse gar nicht gab.

verträge. Und als solche Auffassungen Hindernisse zu bilden begannen, konnte man diese ignorieren, weil die Indianer nunmehr den Gewaltanwendungen der Kolonien und späteren amerikanischen Staaten nicht mehr gewachsen waren.

Von allen Indianernationen vollzogen die sogenannten «Fünf Zivilisierten Nationen» (der Choctaws, Chicksaws, Creeks, Seminolen und Cherokees) die Anpassung an die europäische Kultur und die amerikanische Gesellschaftsordnung am schnellsten und vollständigsten. Insbesondere die Cherokees (im Bereich des heutigen Georgias) erkannten schon sehr früh, daß sie als Nation im Zuge der vehementen Ausbreitung weißen Macht- und Besitzanspruches nur eine Überlebenschance haben konnten, wenn sie sich dem gesamten Habitus dieser Menschenrasse anpaßten. Äußerlich gelang ihnen das perfekt: Wie kein anderes Indianervolk machten sie sich in geradezu atemberaubender Geschwindigkeit mit dem technischen und wissenschaftlichen Wissen der Europäer und der aus diesen hervorgegangenen Amerikaner vertraut, so daß sie bereits 1831 die erste agrarökonomische Akademie Amerikas begründeten. Cherokees studierten an amerikanischen Hochschulen Mathematik, Maschinenbau, Recht, Literatur etc. Sie konvertierten schon sehr früh, noch während der englischen Kolonialepoche, zum Christentum, errichteten Kirchen und christliche Schulen. Cherokees wurden Pfarrer der verschiedensten christlichen Glaubensrichtungen. Die christlichen Lehren der Nächstenliebe und Bedürfnislosigkeit entsprachen weitestgehend ihrem naturreligiösen Selbstverständnis. Schwierigkeiten bereiteten ihnen nur die Vorstellungen von Sünde, höllischer Bestrafung und Verdammnis. Mit einem Eifer, den anglikanische Glaubenslehrer in den höchsten Tönen lobten, wurde die Christianisierung unter den Fünf Nationen vollendet.

Staatspolitisch wurde die indianische Demokratieverfassung schon um 1820 dem amerikanischen System angepaßt. Das Zweikammer-Präsidialsystem funktionierte reibungsloser, eleganter als das junge amerikanische System, weil für die Indianer Demokratie seit Jahrhunderten integraler Bestandteil ihres Selbstverständnisses war. Das Justizsystem der Cherokees war in seiner Gliederung mit dem der USA identisch, aber demokratisch vollendeter und menschenfreundlicher. Im Strafrecht konnten sie sich nicht vollständig zum brachialen Vergeltungsprinzip europäischer Tradition bekennen, weil ihnen die wesentlichen Bestandteile ihres traditionellen *Verhältnisstrafrechts* menschenwürdiger und damit für die Gesellschaft zur Erhaltung sozialer Harmonie geeigneter erschienen. Sie verzichteten deshalb auf Freiheitsentzug, damit auf Gefängnisse, und behielten statt dessen ihre «Stadt der Ausgestoßenen» bei, in die Schwerkriminelle ausgewiesen wurden. Sie konnten ihre Familien dorthin mitnehmen und innerhalb der Stadtgrenzen ein normales freies Leben unter Selbstverwaltung führen. Arbeitslosigkeit, Armut, Slums, Kriminalität waren in der Cherokee-Republik ebenso unbekannt wie Waisenhäuser, Zuchtanstalten, Straflager, Schuldtürme und Irrenanstalten. Ihr praktziertes Christentum fand nicht im Zeichen der Erbsünde, der Buße und bitteren Demut vor obrigkeitlicher Glaubensdemagogie statt, sondern war von freudiger und lustvoller Hingabe an gemeinnützige Selbstverantwortung geprägt.

Innerhalb des jungen Staatenbundes der USA prosperierten die fünf Indianerrepubliken im Südosten von Anbeginn. Der Zensus von 1824/1825 listete bei einer Gesamtbevölkerung der Cherokee-Republik von wenig mehr als 13 000 folgenden Grundbestand auf: 22 000 Stück Rindvieh, 7600 Pferde, 46 000 Schweine, 2500 Schafe, 762 Webstühle, 2488 Spinnräder, 172 Wagengefährte, 2943 Pflüge, 10 Sägemühlenbetriebe, 31 Kornmühlen, 61 Schmiedebetriebe, 8 Baumwollmaschinenbetriebe, 18 Schulen, 18 Flußfähren. Das war ein Vielfaches dessen, was eine vergleichbare Bevölkerung amerikanischer Farmer und Siedler irgendwo ihr eigen hätte nennen können.[4]

Jede Cherokee-Familie besaß ein geräumiges Sommerhaus, ein Winterhaus, Gäste- und Vorratshaus. Der Zensus führt einige Dutzend befestigte Überlandstraßen zwischen den Städten auf, ein halbes Dutzend Wald-Highways mit Hinweisschildern, Gehwegen und Rastplätzen, in jeder der fünfzig Städte eine Anzahl öffentlicher Einrichtungen wie Bibliotheken, Lagerhäuser, Geschäfte, Werkstätten, Rathäuser, Kirchen, Spiel- und Festplätze, öffentliche Sozial- und Armee-Arsenale, kommunale Felder und Plantagen, in den Bezirksstädten Gerichts- und Verwaltungsgebäude, in der Hauptstadt ein Parlaments- und Senatsgebäude und den Sitz des Obersten Gerichts. Es gab Rasthäuser, Hotels, Pensionen und Hospitäler und die Kanzleien von Rechtsanwälten und Ärzten.
Das Genossenschaftswesen, das auf alte indianische Interessengruppenbildung zurückging, war hoch ausgebildet, der «öffentliche Dienst» perfekt organisiert. Die Berichte amerikanischer und europäischer Reisender sprechen von einem außerordentlich hohen allgemeinen Wohlstand, von vorzüglicher sanitärer Hygiene, moderner Wohnkultur, einer Agrarökonomie in vorzüglichem Zustand und von einem bemerkenswert hohen allgemeinen Bildungsstand.
Als um 1828 Cherokee-Bergbauingenieure umfangreiche Goldvorkommen auf dem Gebiet der Cherokee-Republik entdeckten und die Bergwerke erstmalig in Volkseigentum überführten, indem sie die Beteiligungsform der *Aktiengesellschaft* kreierten, war der US-Staat Georgia an Cherokee-Genossenschaftsbanken hoffnungslos verschuldet. Mit einem Gewaltstreich ohne Beispiel in der Geschichte der USA entledigte sich der Staat Georgia aller Schulden, indem man per Gesetz die Cherokee-Republik als nicht existent, ihre Bürger als besitzlose Wilde erklärte: In einer spektakulären *Landlotterie* wurde – wiederum per Gesetz – das gesamte unbewegliche und bewegliche Eigentum aller Cherokees an Bürger des Staates Georgia verlost. Die Einnahmen aus Lotterie, Verkauf und Verpachtung machten Georgia schlagartig zum reichsten Staat der USA!
Unter den Bajonetten der Miliz setzte Georgia das Lotteriegesetz gewaltsam durch, die Cherokee-Familien wurden über Nacht ihres gesamten Eigentums beraubt und in Konzentrationslager getrieben. In

«Weg der Tränen» (1832)

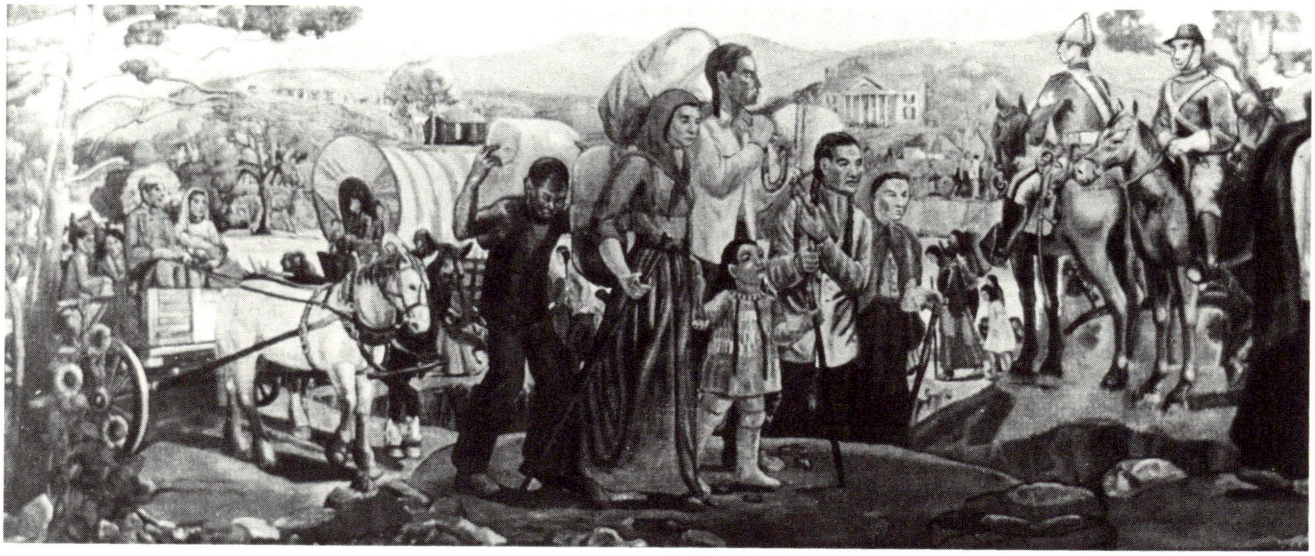

einem Rechtsakt von beispielloser Brutalität peitschte die US-Regierung ein «Indianer-Aussiedlungsgesetz» («Indian Removal Bill») durch sämtliche instanzliche Prozeduren, das dann am 25. Mai 1830 in Kraft trat, nachträglich die Georgia-Lotterie sanktionierte und generell Indianer zu nationalitätslosen Mündeln erklärte und ihre gesamte Evakuierung in die Wildnis jenseits des Missouri River in das Territorium des heutigen Oklahoma verfügte.

Bis etwa 1838 wurde diese – in der US-Geschichte bis heute einmalige – Evakuierung der gesamten Bevölkerung von fünf vorbildlich geordneten Indianerrepubliken vollzogen. Selbst Petitionen, die forderten, die Evakuierungszüge in wärmere Sommerperioden zu verlegen, blieben fruchtlos. In den eisigen Wintermonaten starb auf diesem historischen «Weg der Tränen» («Trail of Tears») mehr als ein Viertel aller Indianer. Das waren von insgesamt 60 000 mehr als 15 000! Im Oklahoma-Territorium erlagen weitere 15 Prozent (etwa 9000) den Folgen der erlittenen Strapazen. Vom Oklahoma-Territorium hatten zuvor Regierungsexpeditionen berichtet, daß es für menschliche Nutzung unbrauchbar sei. Demgegenüber hatten Regierungsemissäre Cherokee-Delegationen erklärt, daß es sich um ausgezeichnete Agrargebiete handele, die den Indianern auf ewige Zeiten zuerkannt und mit den Entschädigungen, die sie erhalten würden, in kurzer Zeit zu kultivieren wären.

Die Indianer erhielten weder die zugesagte Entschädigung (weil nationalitätslose Mündel keine Vertragspartner sein können und der Willkür ihres Vormunds ausgeliefert sind) noch den – ebenfalls zugesagten – bürgerrechtlichen Status, der sie und ihre Verträge hätte schützen können.

Aber schon nach wenigen Jahren blühte innerhalb des «Indianerterritoriums» Oklahoma die wieder erstandene «Republik der Fünf Zivilisierten Nationen» erneut auf. Das gesamte Gebiet blieb jedoch der oberhoheitlichen Jurisdiktion des Bundesgerichts von Arkansas in Fort Smith unterworfen, und alle Versuche der indianischen Politiker, das Territorium als Indianerstaat Sequoyah in die Union aufzunehmen, scheiterten an parlamentarischen Einwänden, daß «heidnische Wilde und nationalitätslose amerikanische Mündel nicht Bürger sein und einen souveränen amerikanischen Staat bilden» könnten. Um ihre Interessen durchzusetzen, vollführten die amerikanischen Verfassungstechnokraten geradezu akrobatische Definitionsakte: Immerhin war allgemein bekannt, daß schon 1823 der Cherokee-Sprachlehrer Sequoyah eine Schrift mit einem fünfundachtzigstelligen Silbenalphabet eingeführt hatte, daß es in der Cherokee-Republik seit 1828 keinen Analphabetismus mehr gab (während in den US-Staaten der Analphabetismus mehr als 60 Prozent betrug) und daß es seit 1828 eine monatlich, später wöchentlich erscheinende Zeitung in Cherokee und Englisch, den *Cherokee Phoenix*, gab.

Als in Kalifornien und anderen Felsengebirgsregionen Gold entdeckt wurde, setzte ab 1849 eine Völkerwanderung gigantischen Ausmaßes ein. Um diese vor nomadischen Indianerstämmen zu schützen, errichtete die US-Armee Forts im Westen. Die Indianerkriege begannen, und die Reste geschlagener Stämme wurden als Kriegsgefangene in Reservationen innerhalb des Oklahoma-Territoriums konzentriert. Im Bürgerkrieg (1861–1865) kämpften Regimenter der Fünf Nationen auf

Am 4. Juli 1744, auf den Tag genau 32 Jahre *vor* der Unabhängigkeitserklärung der Vereinigten Staaten von Amerika, hatte der Lordsprecher der Irokesen-Konföderation einer Versammlung von Delegierten der Kolonien Pennsylvania, Maryland und Virginia, zu der auf Einladung des Gouverneurs von Pennsylvania auch Irokesenlords gekommen waren, folgende Empfehlung gegeben: «Wir [die Irokesenlords] haben noch auf eine Sache hinzuweisen: Wir empfehlen euch, unseren Brüdern, herzlich, in gegenseitigem Einverständnis zwischen euch eine Union zu begründen. Seid niemals uneinig, sondern bewahrt einander feste Freundschaft, wodurch ihr wie auch wir um so stärker werden. Unsere weisen Vorväter begründeten zwischen den Fünf Nationen eine Union und freundschaftliche Verbundenheit; das hat uns sehr mächtig gemacht. Es hat uns großes Gewicht und Autorität bei unseren benachbarten Nationen verliehen. Wir sind eine machtvolle Konföderation, und wenn ihr dieselben Methoden aufmerksam beachtet, die unsere Vorväter angewendet haben, so werdet ihr daraus frische Kraft und Stärke gewinnen. Deshalb wendet euch, was euch auch je widerfahren mag, niemals gegeneinander.»[5]

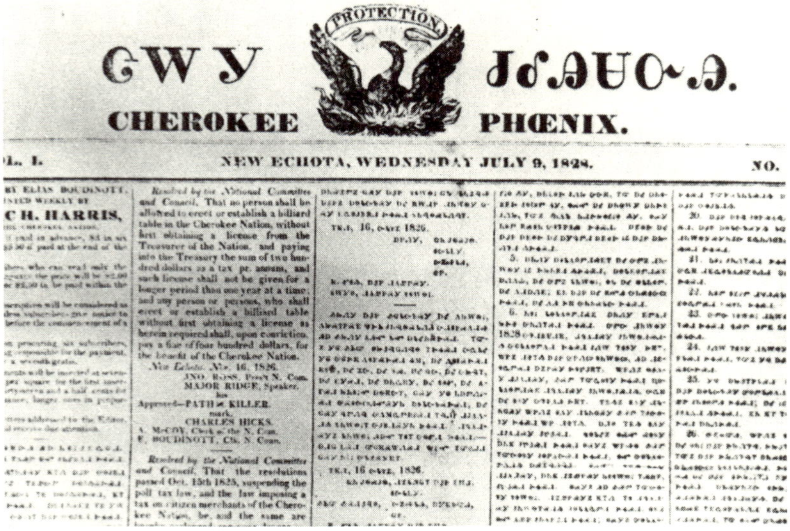

PROTECTION

CHEROKEE PHŒNIX.

NEW ECHOTA, WEDNESDAY JULY 9, 1828.

C H. HARRIS,

Resolved by the National Committee and Council, That no person shall be allowed to erect or establish a billiard table in the Cherokee Nation, without first obtaining a license from the Treasurer of the Nation, and paying into the Treasury the sum of two hundred dollars as a tax pr. annum, and such license shall not be given for a longer period than one year at a time; and any person or persons, who shall erect or establish a billiard table without first obtaining a license as herein required shall, upon conviction, pay a fine of four hundred dollars, for the benefit of the Cherokee Nation.

New Echota, Nov. 16, 1826.

JNO. ROSS, Pres't N. Com.
MAJOR RIDGE, Speaker.
Approved—PATH KILLER.
CHARLES HICKS.
A. McCOY, Clerk of the N. Com.
E. BOUDINOTT, Clk. N. Coun.

Resolved by the National Committee and Council, That the resolutions passed Oct. 15th 1825, suspending the poll tax law, and the law imposing a tax on citizen merchants of the Cherokee Nation, be, and the same are

«Cherokee Phoenix» – erste Seite der ersten Ausgabe, 9. Juli 1828.

beiden Seiten unter eigenen Brigadegenerälen. Nach dem Bürgerkrieg setzten die gewaltigen Herdentrecks von Texas nach Norden ein. Das Territorium der Fünf Nationen wurde nun in allen vier Himmelsrichtungen von Treckwagen durchzogen. Durch den Eisenbahnbau wurden die umliegenden Territorien in rasender Geschwindigkeit erschlossen. Rundherum entstanden neue US-Staaten. Bald wurde das Indianergebiet zum Refugium für Banditenbanden und Gesetzesbrecher. Während dieser turbulenten Jahrzehnte zwischen 1849 und 1889 stieg innerhalb der Fünf Nationen die Zahl der sich dort niederlassenden weißen «Gäste» so rasch, daß die Indianer bald im eigenen Land nur noch eine Minderheit bildeten. Die amerikanischen Gastsiedler beantragten die Aufnahme *ihres* Staates Oklahoma in den US-Staatenbund. Innerhalb weniger Tage wurde diesem Antrag stattgegeben. Nun waren die Indianer staaten-, nations- und identitätslos – sie versanken in Resignation und Alkoholismus. Ab 1924 durften sie amerikanische Bürgerrechte erwerben, wie die Angehörigen anderer Völker auch. Ihre urdemokratische soziale Geisteshaltung und ihre praktizierte Demokratie waren jedoch in Vergessenheit geraten.

Sequoyah

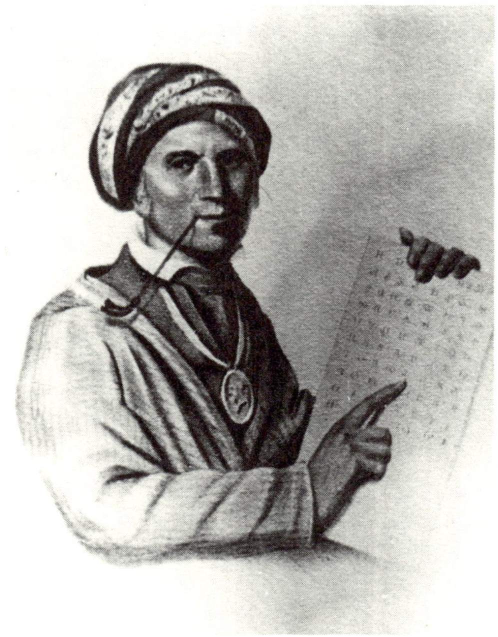

Auf dem Albany-Kongreß, an dem Vertreter von sieben englischen Kolonien teilnahmen, präsentierte Benjamin Franklin, der geistige Vater der amerikanischen Verfassung, 1754 erstmals jene – als Weltsensation empfundenen – konstitutionellen Demokratie-Ideen, die er fast wörtlich der Irokesenverfassung entnommen hatte. In seinem einführenden Kommentar hierzu schrieb Franklin: «Es würde uns sehr befremden, wenn sechs Nationen unwissender Wilder in der Lage wären, das System einer solchen Union zu begründen und es solcherart zu verwirklichen, daß es überdauerte, während andererseits eine ähnliche Union für zehn oder zwölf englische Kolonien unpraktikabel erschiene, für die es bedeutend notwendiger und viel vorteilhafter wäre.» [6]

Schon die Jesuiten, die während des 17. Jahrhunderts in den beiden Staatenbünden der vereinigten Nationen des Ostens lebten, hatten laufend auf die fortschrittliche staatliche und soziale Ordnung der Indianerrepubliken hingewiesen. Der französische Jesuit Lafiteau etwa verglich die Bundesratsversammlung der Irokesen mit dem römischen

Senat.[7] Vermutlich haben auch diese Berichte französischer Jesuiten die Denker der Französischen Revolution in einem sehr frühen Stadium ihrer Suche nach praktikablen Gesellschaftsmodellen inspiriert.

Der berühmte amerikanische Rechtsgelehrte Felix Cohen mißt den irokesischen Rechtsprinzipien höchstmögliche soziale Qualität und einen tiefen – indirekten – Einfluß auf die Ideale des amerikanischen Verfassungsrechts bei. Er geht sogar so weit zu behaupten, daß «die charakteristischen politischen Ideen amerikanischen Lebens direkt aus der reichen indianisch-demokratischen Tradition hervorgingen». Indianer besaßen als erste, so Cohen, die vollkommene Gleichberechtigung von Mann und Frau, sie entwickelten als erste die Idee eines Staates im Staate, die dann von den USA kopiert wurde. Indianer betrachteten als erste ihre gewählten Führer nicht als Herrscher, sondern als ihre *Diener!*[8]

Sylvester M. Morey, Direktor des Myrin Institute für Erwachsenenbildung an der Adelphi University in New York, führt die sprichwörtliche amerikanische Großzügigkeit direkt auf den frühen Einfluß grenzenlo-

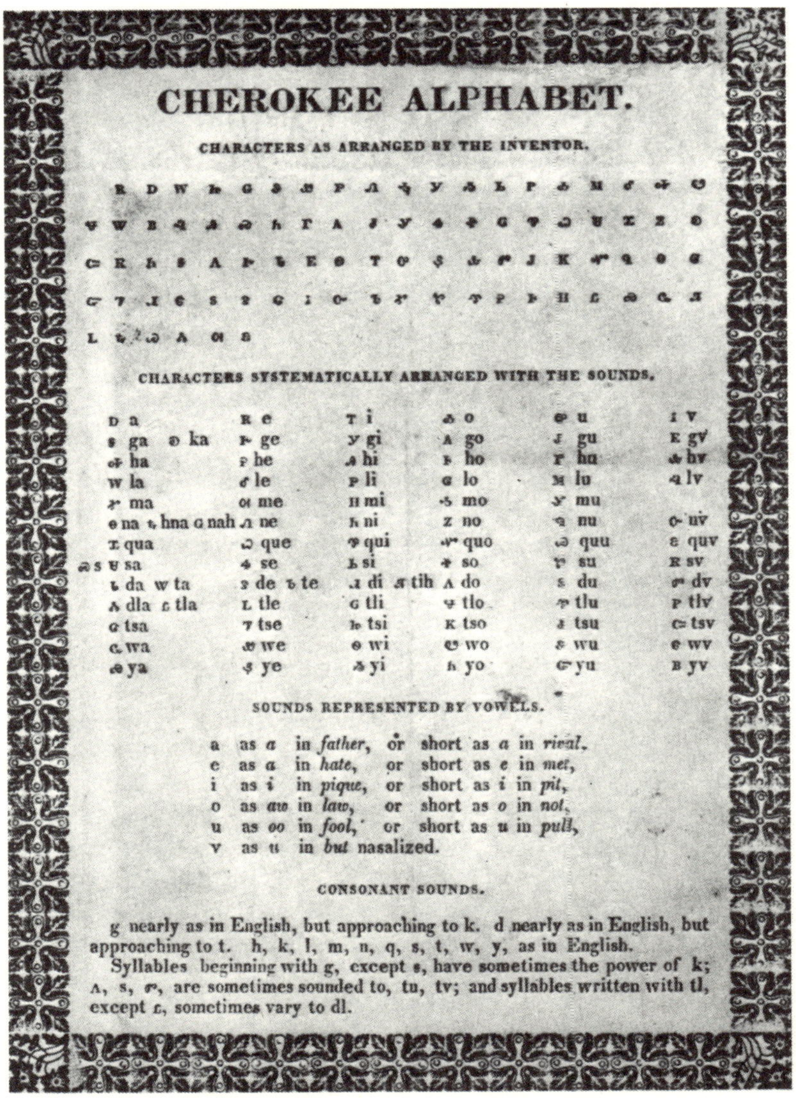

CHEROKEE ALPHABET.

CHARACTERS AS ARRANGED BY THE INVENTOR.

CHARACTERS SYSTEMATICALLY ARRANGED WITH THE SOUNDS.

a	e	i	o	u	v
ga ka	ge	gi	go	gu	gv
ha	he	hi	ho	hu	hv
la	le	li	lo	lu	lv
ma	me	mi	mo	mu	
na hna nah	ne	ni	no	nu	nv
qua	que	qui	quo	quu	quv
s sa	se	si	so	su	sv
da ta	de te	di tih	do	du	dv
dla tla	tle	tli	tlo	tlu	tlv
tsa	tse	tsi	tso	tsu	tsv
wa	we	wi	wo	wu	wv
ya	ye	yi	yo	yu	yv

SOUNDS REPRESENTED BY VOWELS.

a as *a* in *father*, or short as *a* in *rival*.
e as *a* in *hate*, or short as *e* in *met*,
i as *i* in *pique*, or short as *i* in *pit*,
o as *aw* in *law*, or short as *o* in *not*,
u as *oo* in *fool*, or short as *u* in *pull*,
v as *u* in *but* nasalized.

CONSONANT SOUNDS.

g nearly as in English, but approaching to k. d nearly as in English, but approaching to t. h, k, l, m, n, q, s, t, w, y, as in English.

Syllables beginning with g, except ɢ, have sometimes the power of k; Ꭳ, Ꮪ, Ꮩ, are sometimes sounded to, tu, tv; and syllables written with tl, except Ꮭ, sometimes vary to dl.

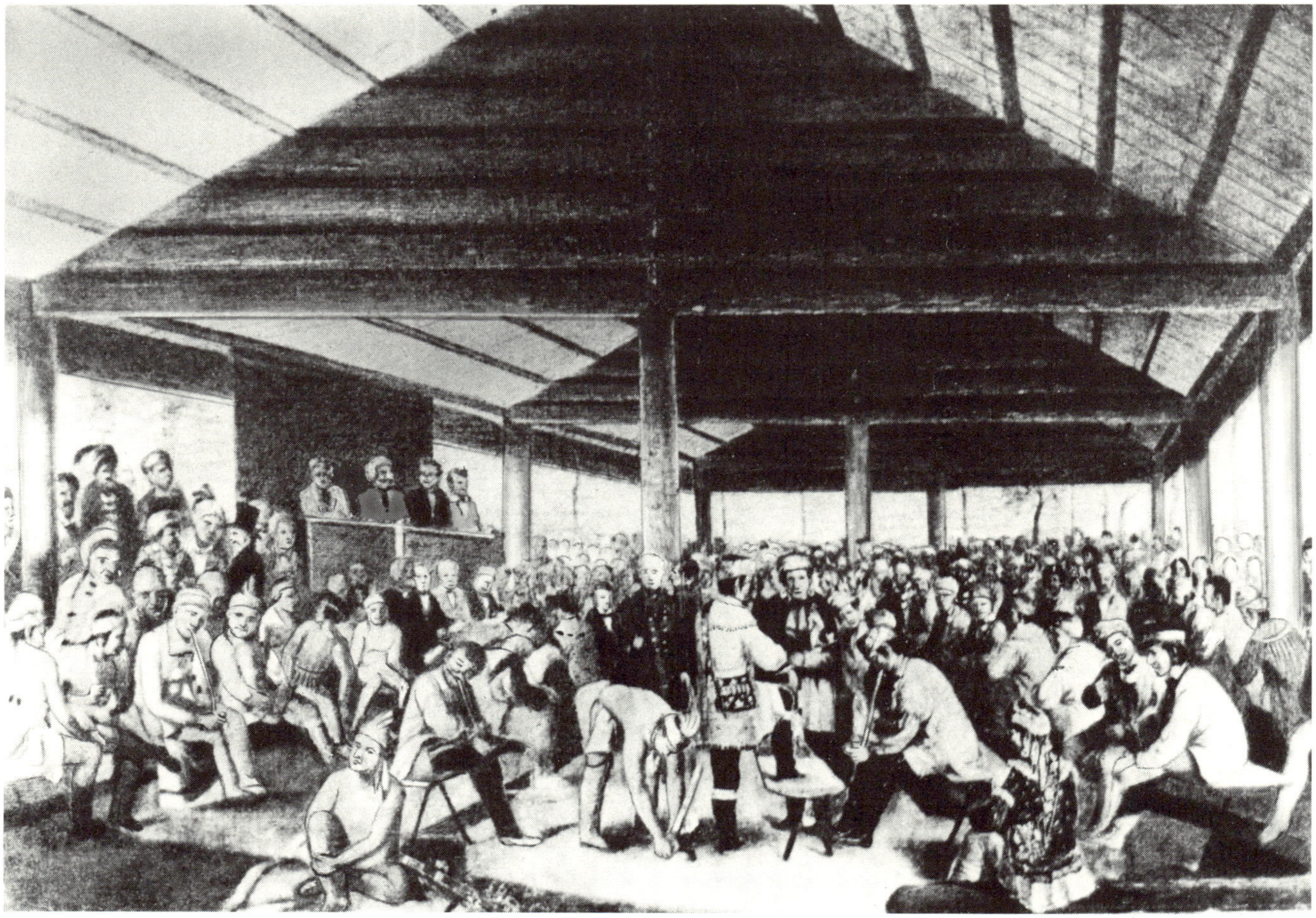

Ratssitzung im Cherokee-Repräsentantenhaus in Tahlequah / Oklahoma, Juni 1843

ser indianischer Großzügigkeit zurück. Diese sei fundamentaler Bestandteil des entwickelten dominierenden *Gefühlslebens* der Indianer gewesen, das bis heute – wenn auch in verkümmerter und naiver Form – ein gewisses Element des amerikanischen «way of life» geblieben sei. «Indem wir zivilisert, wissenschaftlich und intellektuell wurden», so Morey, «sind wir zunehmend selbstsüchtig geworden. Um aber die Welt zu sehen, wie sie wirklich ist, müssen wir zeitweilig fähig sein, uns selbst zu vergessen, unsere Begierden, unsere Vorurteile, ja selbst unsere wissenschaftlichen und intellektuellen Kenntnisse. Dann erst kann uns eine Welt der Inspiration und Intuition direkt verständlich werden, so wie sie den Indianern verständlich war. Die indianische Art des Selbst- und Weltverständnisses ist von der der Weißen grundlegend verschieden. Es ist aber außerordentlich wichtig für Weiße – insbesondere für Lehrer und Personen, die mit unserer Jugendbildung zu tun haben –, das zu verstehen. Wenn unsere Jugend diesen Unterschied begreifen und sich dafür öffnen würde, intellektuelles Verständnis ebenso zu entwickeln wie jenes indianische unmittelbare Erkennen von Zusammenhängen, so würde sie damit Ausgewogenheit und Harmonie in ihr Leben und in das ihrer Umgebung bringen. Junge Leute toben und wüten heute, weil sie spüren, daß ihnen das Leben etwas vorenthält. Sie wissen nicht, was es ist, und ihre Umgebung scheint es auch nicht zu wissen. Was sie vermissen, ist etwas Inneres, etwas, das mit dem Herzen und einem wahrhaftigen Verständnis für die Bedeutung des Lebens zu tun hat.» [9]

Zugleich warnt Morey vor einer einseitigen Ausrichtung: «Fest steht, daß Indianer mit ihren Herzen denken, aber ebenso wahr ist es, daß Weiße allein mit ihrem Gehirn denken. Ein reifer Mensch sollte beides tun.» [10]

Kenntnisse und das Wissen um Kenntnisse, behaupten Indianer, beruhen nur zu einem – wahrscheinlich geringeren – Teil auf intellektuellen Schlußfolgerungen. Doch seien selbst äußerst komplizierte Vorgänge auch intuitiv erfaßbar. Hier sind Indianer, darüber scheinen sich inzwischen viele Wissenschaftler einig zu sein, in der geistigen Entwicklung deshalb weit überlegen, weil ihre Verehrung der Natur, ihre tiefe Verbindung mit tierischem und pflanzlichem Leben, mit Wetter und Landschaft auf einem jahrtausendealten, täglich neu erfahrenen Wissen beruhen.

Es fällt auf, daß sich an der Grundauffassung der Indianer im Laufe der Jahrhunderte, in denen Selbstzeugnisse vorliegen, praktisch nicht das geringste geändert hat. Sie nehmen – mehr oder weniger – an den «Segnungen des technischen Fortschritts» teil: fahren Autos, wohnen in Appartments oder Häusern, handeln, zahlen Zinsen und Hypotheken, studieren, arbeiten, tragen Brillen, dritte Zähne und Prothesen, trinken Coca-Cola, kauen Hot dogs und Hamburger. Manche besitzen viel, viele nichts. Aber diese Anpassung an Umweltzwänge darf nicht darüber hinwegtäuschen, daß sich an ihrer Geisteshaltung im Grunde nichts geändert hat. Ihre Selbstzeugnisse, die vor zwei- und dreihundert Jahren aufgezeichnet wurden, könnten ebensogut jüngste Bekundungen sein – und umgekehrt.

Man mag einwenden, daß die alten Religionsphilosophien seit langem ähnliche Gedanken enthalten. Das ist nur sehr bedingt richtig. Keine Philosophie erfaßt das gesamte Leben in der Natur so vollständig wie die indianische. Dem Oneida-Irokesen Bruce Elijah zufolge gaben alle diese Religionen allenfalls Kostümierungen für despotische Glaubensdogmen her, hinter denen sich ganz andere Absichten, zum Beispiel Herrschaftsinteressen, verbargen. Der Irokese betrachtet auch sämtliche biophil eingefärbten Philosophien der Alten Welt als Träumereien von Außenseitern, als Chimären, die nie Eingang ins allgemeine Bewußtsein fanden, sondern häufig sogar in einen gegenteiligen Sinngehalt uminterpretiert wurden. «Euer materialistisch ausgerichtetes Wissenschaftsdenken hat jede Spur des anderen großen Bestandteils des Menschseins – Gefühl, Gespür, Intuition – vollständig abgetötet», so Elijah. «Ihr habt in dieser Beziehung noch nicht einmal die Fähigkeit von Kleinkindern bewahrt, die wenigstens neugierig sind.» [12]

Heutige «moderne» Indianer, die Gelegenheit hatten, auch die offensichtlichen Vorteile intellektuellen Denkens zu würdigen, kommen, wenn sie alle ihre Erkenntnisse zusammenfassen, zu einer Grundauffassung, wie sie etwa anläßlich einer Konferenz am 12. März 1974 in Harper's Ferry formuliert wurde: «Der Schlüssel, das Leben als ein Ganzes zu betrachten, ist: *Wertschätzung* – Wertschätzung für das Kind, für die Mutter, für das Heim, die Sippe, für alle Menschen; Wertschätzung für Tiere und Pflanzen, für das Wetter, die Sonne, den Mond, die Sterne, für Mutter Erde; und vor allem Wertschätzung für die große geistige Kraft, die hinter allem steht und Leben möglich und lohnend macht.» [11]

Indianische Heiler

«Der Glaube des Patienten hat viel mit seiner Gesundung zu tun, denn der Indianer hat in den Schamanen dasselbe unbedingte Vertrauen, das ein Kind einem viel intelligenteren Arzt entgegenbringt. Die Zeremonien und Gebete sind sehr darauf ausgerichtet, solche Gefühle hervorzurufen, und zweifellos hat ein solcherart auf den Gemütszustand des Kranken einwirkender Effekt einen vorteilhaften Einfluß auf sein körperliches Befinden.»
James Mooney [1]

Bis weit ins 20. Jahrhundert hinein stammten nahezu alle Berichte über indianische Heiler von Missionaren und Ärzten, aber auch teilweise von Militärs – also in einer weit überwiegenden Mehrzahl von Gegnern der Glaubenssätze und Auffassungen, die die Indianer vertraten. Es ist unüberschaubar viel über *schamanistische* Praktiken indianischer Heiler geschrieben worden. Alle diese Quellen, selbst neuere Betrachtungen aus dem 20. Jahrhundert, stützen sich auf Aussagen aus dem 17. Jahrhundert, etwa von Pierre Biard, Father Jacques Gravier, Paul LeJeune, Jean de Brebeuf, Baron de Lahontan, Louis Hennepin, Josephe Jouvency oder Aleŝ Hrdliĉka, die sich ausführlichst in Beschreibungen heidnisch-primitiver Bräuche und Riten ergehen. Da ist von Fetischismus und Rasseltänzen, Geistervertreibungen, Zaubersprüchen und Dämonenkult, von Exorzismen und Beschwörungen die Rede.
Man kann und darf die damaligen Zeitgenossen – so ehrenhaft auch die ihren Berichten zugrunde liegenden Motive gewesen sein mögen – nicht von jenen Bekenntnissen getrennt verstehen, denen sie aus innerster Überzeugung anhingen: die Ärzte ihrer damaligen «Medizin» und deren Anspruch, einzige und alleingültige Basis umfassender Heilkunst zu sein, und die Missionare ihrer puritanisch-christlichen Religion und ihrer unerschütterlichen Dogmen, denen alle anderen Glaubensbekenntnisse als finsterstes Heidentum und Teufelswerk galten. Man darf auch nicht vergessen, daß die weitaus überwiegende Mehrzahl solcher Berichte an ärztliche Standesorganisationen oder vorgesetzte kirchliche Gremien gerichtet waren, gegenüber denen sich ein Berichterstatter Darlegungen, die von den herrschenden Lehren abgewichen wären, nicht erlauben konnten. Auch die Berichte von Zeitgenossen aus anderen wissenschaftlichen, technischen und militärischen Bereichen unterlagen ähnlichen Voraussetzungen. Man muß auch davon ausgehen, daß indianische Heiler ihre Praktiken nie erläuterten – das ist erst in jüngster Zeit geschehen –, und daß der spirituelle Hintergrund indianischer Gebräuche ebenfalls im Dunkel blieb.
Unter diesen Voraussetzungen müssen sämtliche Interpretationen zeitgenössischer Chronisten als äußerst oberflächliche, oft falsche Eindrücke gewertet werden, die von einer realistischen Beurteilung weit entfernt waren. Um so seltsamer mag es erscheinen, daß seither solche Interpretationen mehr oder weniger kritiklos übernommen und ständig als «Quellenangaben» wiederholt werden.
Demgegenüber erscheint es gerechtfertigt, indianische Heiler selbst zu zitieren, so etwa den Sioux-«Medizinmann» John (Fire) Lame Deer, dessen Äußerungen der amerikanische Journalist Richard Erdoes von 1964 bis 1972 akribisch festhielt und 1972 als Memoiren des Heilers

unter dem Titel ‹*Lame Deer – Seeker of Visions*› veröffentlichte. Alvin M. Josephy, Autor des Buches ‹*Indian Heritage of America*›, schrieb über den Band: «Er [Lame Deer] hat mit so vielen falschen Informationen und Stereotypen über Indianer, über ihre Wertvorstellungen und Lebensart aufgeräumt, daß wir beschämt darüber sein sollten, wie wenig wir tatsächlich über alles das wußten, was er uns zu berichten hat. Er ist als Individuum und als Vertreter seines Volkes jemand, den alle Leser kennenlernen sollten – nicht nur diejenigen, die sich für Indianer interessieren, sondern *jeder Amerikaner.*»[2]

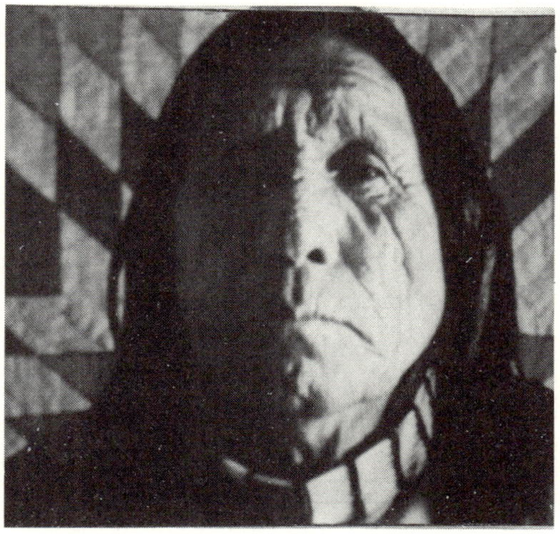
Lame Deer

Lame Deer beklagt sich darüber, daß der gebräuchliche Begriff «Medizinmann» irreführend sei:
«Medizinmann, das ist ein Wort des weißen Mannes wie Squaw (Frau), Papoose (Kind), Sioux oder Tomahawk (Kriegsbeil) – Wörter, die es in der Indianersprache nicht gibt. Ich wünschte, es gäbe passendere Wörter, um klarzumachen, was Medizinmann bedeutet, aber ich kann keine finden. Deshalb denke ich, daß wir uns mit dem Wort Medizinmann begnügen müssen. Es vermittelt aber nicht die vielen verschiedenen Bedeutungen, die einem Indianer in den Sinn kommen, wenn man Medizinmann sagt.
Wir haben verschiedene Namen für verschiedene Menschen, die verschiedene Dinge tun. Ihr habt für sie nur dieses eine belanglose Wort. Zuerst unterscheiden wir den *Heiler* (Pejuta Wicasa), den Mann der Kräuter. Er heilt nicht mit Kräutern allein, er muß die Kraft zum Heilen haben. Dann haben wir den *Priester* (Yuwipi = der Gefesselte), den Mann, der die Kraft der Rohhaut und die Fähigkeit besitzt, heilende Mineralien zu finden. Wir sprechen auch vom *Seher* (Waayatan), dem Mann der Visionen, der Geschehnisse voraussehen kann, die in der Zukunft passieren. Dann gibt es die *Beschwörer* (Wapiya), die ihr Hexenmeister nennen würdet. Unter ihnen finden sich auch einige Scharlatane. Eine andere Art Medizinmann ist der *Heilige Clown* (Heyoka). Aber je mehr ich darüber nachdenke, um so fester glaube ich, daß der wirkliche Medizinmann der *Heilige Mann* (Wicasa Wacan) ist. Er kann heilen, prophezeien, zu den Kräutern sprechen, die Mineralien bestimmen ... aber das alles ist für ihn ohne große Bedeutung. Es gibt für ihn nur Entwicklungsstadien, die er durchschreitet. Der Wicasa Wacan hat sie alle hinter sich gelassen. Er hat die große visionäre Einsichtskraft. Er möchte nur, abseits von Menge und alltäglichen Dingen, er selbst sein. Er liebt es, zu meditieren, gegen einen Baum oder Felsen gelehnt, die Erde unter sich zu bewegen, das Gewicht dieses großen flammenden Himmels über sich zu spüren. Auf diese Weise ergründet er die Dinge. Die Augen schließend, sieht er vieles klarer. Was man mit geschlossenen Augen sieht, das zählt.
Der Heilige Mann liebt die Stille, umhüllt sich damit wie mit einer Decke, eine laute Stille mit einer Stimme wie Donnergrollen, die ihm vieles offenbart. Solch ein Mann liebt es, an einem Platz zu sein, wo es keinen anderen Ton als das Summen der Insekten gibt. Er sitzt, dem westlichen Horizont zugewandt, und bittet um Hilfe. Er spricht zu den Pflanzen, und sie antworten ihm. Er lauscht den Stimmen der Tiere. Er ist eins mit ihnen. Von allen Lebewesen fließt unaufhörlich etwas in ihn hinein, und etwas fließt aus ihm heraus. Ich weiß nicht, wo oder was, aber es ist da. Ich weiß es.

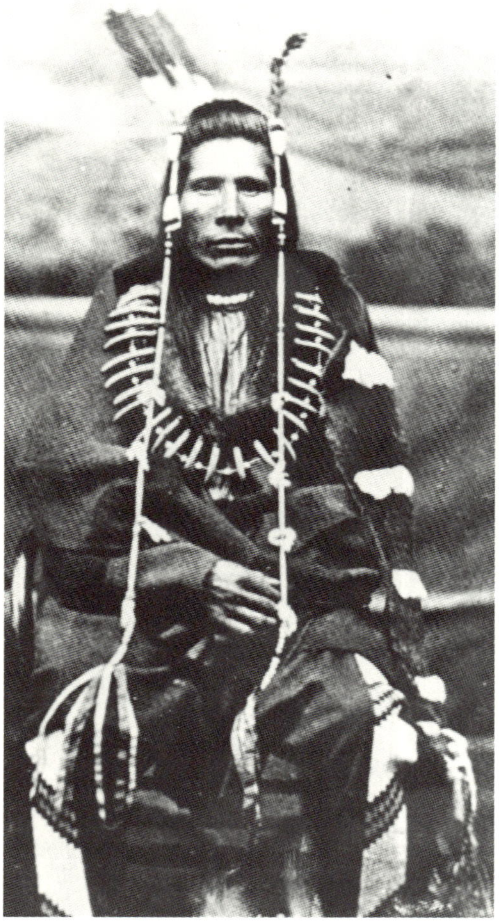

Prärie-Indianer: Heiler

Diese Art von Medizinmann ist weder gut noch schlecht. Er lebt – das ist alles. Weiße Leute bezahlen einen Priester, damit er ‹gut› sei, sich in der Öffentlichkeit benehme, damit er einen Kragen trage und sich von einer bestimmten Art von Frauen fernhalte. Aber niemand bezahlt einen indianischen Medizinmann dafür, gut zu sein, sich zu benehmen und achtbar zu handeln. Der Wicasa Wacan handelt, wie er ist. Ihm ist Freiheit gegeben, die Freiheit eines Baumes oder Vogels. Diese Freiheit kann schön oder schrecklich sein – es bedeutet nicht viel.
Medizinmänner – die Kräuterheiler ebenso wie unsere Heiligen Männer – haben alle ihre eigene persönliche Art, nach ihren Einsichten zu handeln. Der Große Geist wünscht, daß Menschen verschieden sind. Er läßt jemanden ein bestimmtes Tier, einen Baum oder ein Kraut lieben. Er läßt Leute sich zu bestimmten Lieblingsplätzen auf dieser Erde hingezogen fühlen, wo sie ein bestimmtes Gefühl von Wohlbehagen empfinden und sich sagen: ‹Das ist ein Fleck, der mich glücklich macht, wohin ich gehöre.› Der Große Geist ist Einer, jedoch auch Vieles. Er ist Teil der Sonne, und die Sonne ist Teil von ihm. Er kann in einem Donnervogel sein oder in einem Tier oder einer Pflanze.
Ein menschliches Wesen ist auch Vieles. Woraus immer auch die Luft, die Erde, die Kräuter, die Steine bestehen mögen, es ist auch Teil unseres Körpers. Wir müssen lernen, verschieden zu sein, die vielfältigen Dinge, die wir sind, fühlen und empfinden zu können. Die Tiere und Pflanzen werden von Wacan Tanka, dem Großen Geist, gelehrt, was sie zu tun haben. Sie sind nicht einander gleich. Vögel sind voneinander verschieden, manche bauen Nester, manche nicht. Manche Tiere leben in Löchern, andere in Höhlen, andere in Büschen. Manche haben überhaupt kein Heim.
Selbst Tiere der gleichen Art – zwei Rehe, zwei Eulen – unterscheiden sich in ihrem Verhalten voneinander ... Ich habe viele Pflanzen studiert. Die Blätter einer Pflanze, am selben Stengel: Keines davon ist exakt wie das andere. Auf der ganzen Erde gibt es nicht ein Blatt, das exakt einem anderen gleicht. Der Große Geist mag es so. Er zeichnet nur grob den Lebensweg für alle Kreaturen auf der Erde vor, zeigt ihnen, wohin sie zu gehen haben, aber er überläßt es ihnen, ihren eigenen Weg zu finden, um dorthin zu gelangen. Er möchte, daß sie gemäß ihrer Natur unabhängig handeln, so wie es ihr innerer Antrieb vorsieht.
Wenn Wacan Tanka den Pflanzen, Tieren, selbst kleinen Mäusen und Käfern, dies gebietet, wie sehr mag er Menschen verabscheuen, die einander ähnlich sind, dieselben Dinge tun, zur selben Zeit aufstehen, dieselbe Art von Konfektionskleidung anziehen, in derselben U-Bahn fahren, im gleichen Büro dieselbe Arbeit verrichten, ihre Augen auf dieselbe Uhr gerichtet, und die, am schlimmsten von allem, allzeit dasselbe denken. Alle Kreaturen erfüllen mit ihrer Existenz einen Zweck. Selbst eine Ameise kennt diesen Zweck – nicht mit ihrem Verstand, aber irgendwie weiß sie darum. Nur menschliche Wesen sind an einem Punkt angelangt, wo sie nicht länger mehr wissen, warum sie existieren. Sie gebrauchen ihren Verstand nicht mehr, und sie haben das geheime Wissen ihres Körpers vergessen, ihre Sinne oder ihre Träume. Sie machen vom Wissen, das der Große Geist in jeden einzelnen von ihnen gelegt hat, keinen Gebrauch mehr; sie sind sich dessen nicht einmal mehr gewärtig, und so stolpern sie blindlings über den Weg ins

Nichts – eine gepflasterte Straße, die sie sich selbst baggern und glätten, so daß sie sich dem großen leeren Loch, das sie an ihrem Ende finden und das sie verschlingen wird, um so schneller nähern können. Es ist eine schnelle, bequeme Superautobahn, aber ich weiß, wohin sie führt. Ich bin in meinen Visionen dort gewesen, und daran zu denken, macht mich schaudern.»[3]

Von *Visionen* ist bei «Medizinmännern» – vor allem bei denen der Prärieindianer – häufig die Rede. Die Interpretationen zeitgenössischer Berichterstatter hierüber gehen weit auseinander. Manche halten sie für puren Schwindel von selbsternannten Magiern, die dem Zweck dienen sollten, naive Gemüter zu beeinflussen. Andere verstehen sie als Traumerlebnisse oder durch Drogen herbeigeführte Trancezustände.
Jener Entrückungszustand, den man «Gesicht» nennt, entspricht nicht dieser indianischen Vision. Auch medizinische Erklärungen, die auf Halluzinationen, hervorgerufen durch starke Hunger- und Durstzustände, hinweisen, bieten nur oberflächliche Anhaltspunkte für das, was man unter «Vision» verstehen könnte.
Vage Mitteilungen alten wie auch neueren Datums deuten darauf hin, daß indianische Heiler sowohl in der Lage sind, durch eine besondere Empfänglichkeit *Schwingungen* von Menschen, Tieren, Pflanzen und Mineralien zu erspüren, als auch die Fähigkeit besitzen, sich an weit entfernte Orte in Gegenwart, Vergangenheit und Zukunft zu versetzen und dortige Geschehnisse deutlich wahrzunehmen. Das wurde bis vor kurzem als schamanistische Scharlatanerie abgetan. Es gibt aber

«Wenn du träumst, so ist das keine Vision. Jeder kann träumen. Und wenn du ein Kraut nimmst – nun, selbst der Metzgergeselle an seiner Fleischtheke wird eine Vision haben, wenn er Peyote ißt. Die wirkliche Vision muß aus deinen eigenen Säften kommen. Sie ist kein Traum; sie ist sehr wirklich. Es trifft dich scharf und klar wie ein elektrischer Schock. Du bist vollkommen wach, und plötzlich steht dicht neben dir eine Person, von der du weißt, daß sie dort unmöglich stehen kann. Oder jemand sitzt nahe dabei, und gleichzeitig siehst du ihn auch auf einer Anhöhe, die eine halbe Meile entfernt ist. Aber du träumst nicht. Deine Augen sind geöffnet. An so etwas mußt du arbeiten, deine geistige Vorstellungskraft dafür leer machen. Peyote ist für die armen Leute. Es hilft ihnen, aus ihrem Elend herauszukommen, gibt ihnen etwas, an das sie sich halten können.»
Lame Deer[4]

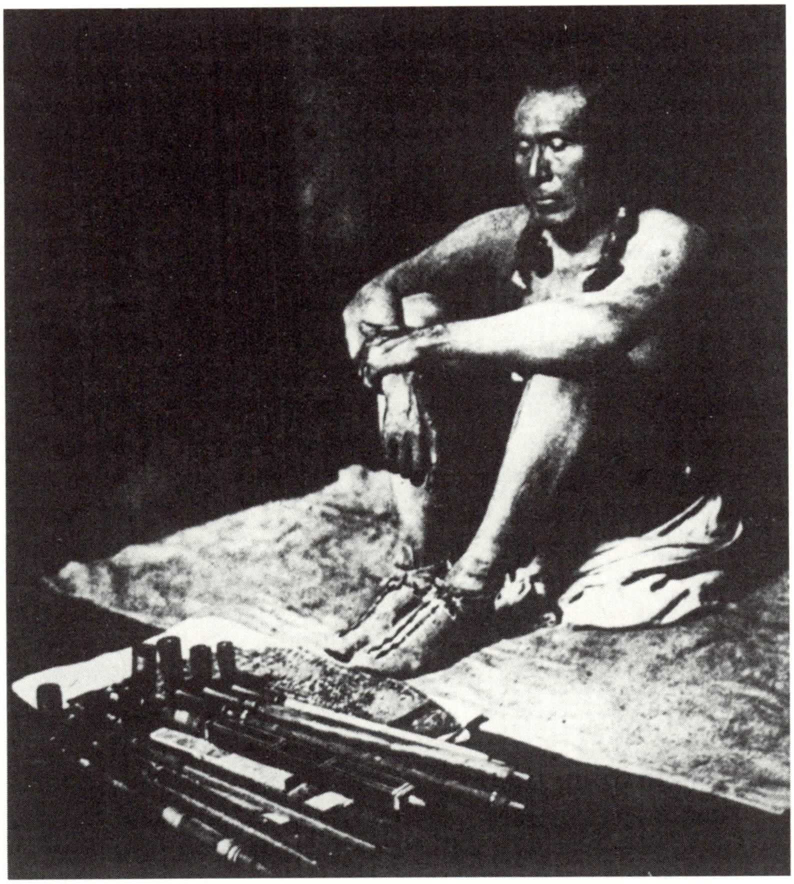

Im Medizin-Haus: Ein für die Arikaras typischer Ritus war die Medizin-Brüderschaft, «Shunúwanúh» («Magische Verführung»), bei der im Haus getanzt und gesungen wurde.

Berichte über unerklärliche *materielle* Beeinflussungen, etwa daß Schamanen Gegenstände in Bewegung bringen, ohne sie zu berühren, daß Metallstangen verbogen oder zwischen zwei weit voneinander entfernten «Medizinmännern» Gedanken ausgetauscht wurden. Der Heiler Rolling Thunder bestätigte diese Fähigkeiten, die man unter den Begriffen *Telepathie* und *Psychokinese* schon lange kennt, aber erst seit wenigen Jahren ernster zu nehmen beginnt. Wissenschaftler mühen sich ab, solche Phänomene mit dem Wirken elektromagnetischer Impulse zu erklären. Doch zeigten ausgedehnte, in den Jahren 1966 bis 1968 von Leonid Wassiliew in der Sowjetunion durchgeführte Versuche, solche «Bio-Informationen» zwischen zwei telepathisch begabten Medien durch Faradaysche Käfige (Abschirmungen aus Eisen-Blei-Verbundsystemen) zu unterbrechen, daß eine derartige Abschirmung nicht wirksam ist. Der Physiker John Taylor von der Universität London kam 1978 zu ähnlichen Ergebnissen. In zahlreichen Versuchsreihen tastete er mit Meßgeräten alle in Frage kommenden Bereiche des elektromagnetischen Spektrums ab. Es gab keinen Hinweis auf elektromagnetische Wellen. Taylor untersuchte auch andere mögliche Psychokinese-Auslöser gravitativer, nuklearer und radioaktiver Art, ohne das Phänomen erklären zu können. Die Ergebnisse der Taylorschen Untersuchungen wurden am 2. November 1978 im britischen Wissenschaftsjournal *Nature*[5] veröffentlicht. In seinem Buch ‹*Superminds*› dokumentiert Taylor nicht nur Fälle von Levitation (physikalisch unerklärbares freies Schweben von Personen oder Objekten – ein Phänomen, das auch indianische Heiler über Jahrhunderte hinweg immer wieder erwähnen), sondern er bestätigt auch ausdrücklich den sogenannten «Geller-Effekt» (Uri Geller verbog metallene Gegenstände, wie Löffel oder Gabeln, ohne diese zu berühren, brachte stehengebliebene Uhrwerke wieder zum Laufen etc.): «Wir fanden während der Biegeprozesse», so Taylor, «keine konkreten Anhaltspunkte für Wirkungen elektromagnetischer oder ionisierender Strahlung. Auch gab es bei den Proben keinerlei Anzeichen dafür, daß Temperaturerhöhungen oder Stromdurchgänge stattgefunden hätten. So kann mit absoluter Sicherheit gesagt werden: *Der Geller-Effekt existiert tatsächlich, und er tritt auch auf Distanz in Erscheinung!*»[6]

Trapper, Mountain Men und Waldläufer des 18. und 19. Jahrhunderts haben immer wieder von indianischen «Medizinmännern» berichtet, die erstaunliche telepathische Leistungen vollbrachten, die frei zu schweben begannen, die Erkrankte in einen Zustand versetzten, in dem man heute unschwer eine Art Tiefenhypnose zu erkennen vermag, oder die Eisenstangen verbogen, ohne sie zu berühren. Hinter solchen Phänomenen vermuten die meisten Menschen bis heute Gauklertricks – und niemand kann ihnen das verdenken angesichts des Mangels an authentischer Information.

Erst seit 1971 haben indianische Heiler ihre bis dahin vollständige Zurückhaltung aufgegeben. Zum 15. April dieses Jahres hatte die Menninger Foundation zur ersten internationalen Tagung über einen neuen Wissenschaftszweig, die *Bewußtseinsforschung*, in das White Memorial Camp in Council Groves, Kansas, eingeladen. Die Teilnehmer kamen aus Island, Japan, Westdeutschland, Kanada und allen Teilen der USA. Zum erstenmal sprach als Referent ein «Medizinmann», der Cherokee Rolling Thunder, über «die Selbstkontrolle seelischer

Menninger Foundation: Ein am Maimonides Memorial Hospital in Brooklyn, New York, ansässiges Forschungsinstitut, dessen Einrichtungen sich mit Problemen und Lösungen im Bereich der psychischen Gesundheit befassen. Die Organisation, der zahlreiche Kliniken angeschlossen sind, ist die größte psychologische Ausbildungsstätte der Welt.

Zustände». So interessant erschien Rolling Thunders Referat, so neu, sensationell, aber gleichzeitig auch einleuchtend waren seine Darstellungen und so unfaßbar war die anschließende Demonstration einer – von Medizinern für unmöglich gehaltenen – Heilung eines schwer erkrankten Sportlers (den Rolling Thunder zuvor nie gesehen hatte!), daß die Menninger Foundation anschließend ihr Mitglied Doug Boyd als Leiter eines Forschungsteams beauftragte, die Methoden des Indianerheilers einer «Untersuchung des selbständigen Kontrollvermögens psychischer und physischer Zustände» zu unterziehen.

Rolling Thunder gestattete dem Team der Menninger Foundation, seine Arbeit vom Juli 1971 bis zum Mai 1972 in einem «voluntary controls project» (freiwilliges Kontrollprojekt) zu untersuchen. Im Anschluß hieran wurde Rolling Thunder von der Association for Humanistic Psychology eingeladen, als Redner an einer Konferenz über psychologische Heilverfahren und Selbstheilung teilzunehmen, die am 6. Mai 1972 an der Berkely University in Kalifornien stattfand.

Doug Boyd faßte die gesamten Aussagen des Indianerheilers und seine persönlichen Kontrollerfahrungen in einem Bericht zusammen, der 1974 in den USA veröffentlicht wurde und 1981 in deutscher Übersetzung erschien.[7] Die Ergebnisse der Forschungsarbeit bestätigten, daß der Indianer über erstaunliche Fähigkeiten und Kenntnisse verfügt, die zum einen Teil wissenschaftlich begründet erscheinen, zum anderen Teil noch unerklärlich sind.

Zu Beginn des Projekts teilte Boyd als orthodoxer Wissenschaftler noch die Skepsis seiner Kollegen. Nach Abschluß der Untersuchungen betrachtete er sich als «Bewunderer und Schüler» des Indianerheilers, der ihm «weit mehr als nur wissenschaftliche Erklärungen mit auf den Weg» gegeben hatte.[8]

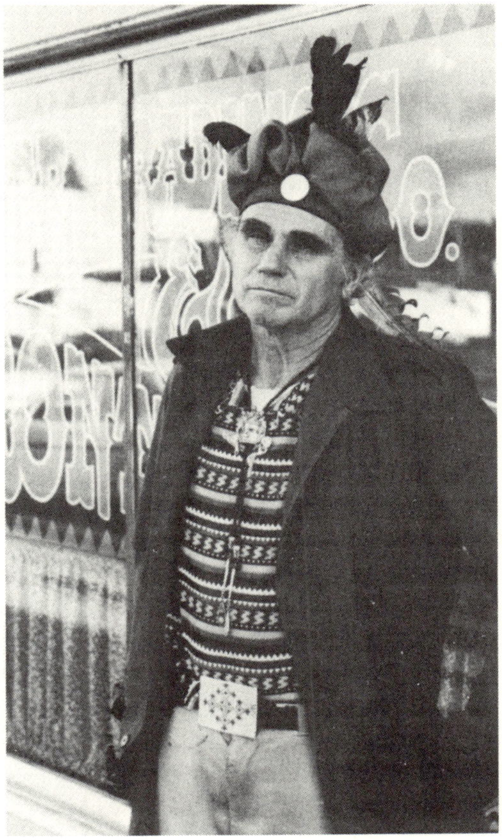

Rolling Thunder

Auch zahlreiche andere, neuen Erkenntnismöglichkeiten aufgeschlossene Wissenschaftler kamen inzwischen zu ähnlichen Ergebnissen. Keiner von ihnen glaubt, daß indianische Medizin und Pflanzenheilkunde die herkömmliche Medizin mit ihrer technischen Potenz ersetzen könnte, aber sie alle sind mehr oder weniger der Überzeugung, daß man indianischen Erkenntnissen und Fähigkeiten große Aufmerksamkeit widmen sollte. Die moderne Apparatemedizin hat, darüber sind sich diese Wissenschaftler einig, eine verhängnisvolle Richtung eingeschlagen. Sie sind davon überzeugt, daß indianische Heiler entscheidende Impulse für eine Besinnung, für neue Wege, eventuell sogar für eine *Kehrtwendung* vermitteln können.

Indianische Heiler sind der gleichen Meinung: «Wir Indianer müssen auf unsere Art arbeiten, und ihr müßt eure Aufgaben, worin auch immer sie bestehen, auf eure Weise angehen. Wir werden euch nicht sagen, was ihr tun sollt, denn wir mögen es selbst nicht, wenn man uns sagt, was wir zu tun haben. Ihr erhebt schließlich nicht den Anspruch darauf, alle Dinge dieser Welt zu wissen – über Medizin oder was auch immer. Und nicht alles Wissen kann in Bücher gepackt werden. Das universelle Wissen schließt nämlich die ganze Natur, alles Leben in sich ein, und davon gibt es zuviel, als daß man es in Büchern unterbringen könnte. Ich sage, daß wir Indianer genauso wie andere Menschen einiges Wissen haben, und das ist genau der Grund, warum wir unser Wissen teilen sollten. Es würde uns eine Menge weiterhelfen, wenn wir teilen könnten ... Wir Indianer sind die Hüter des Landes. Wo immer

«Nichts ist umsonst, alles hat seinen Preis. Mich interessiert es, wie man mit solchen Dingen umgehen kann. Jede Krankheit und jeder Schmerz hat seinen Ursprung, und das ist meistens der Preis, den man entweder für etwas in der Vergangenheit oder aber in der Zukunft bezahlen muß. Das wichtigste ist es, die Zusammenhänge zu erkennen. Moderne Ärzte scheinen das nicht zu begreifen. Es ist die Aufgabe des Medizinmannes, sich in diese Zusammenhänge Einblick zu verschaffen. Wir wissen, daß alles Folge des einen und Ursache von etwas Neuem ist, also eine sich fortsetzende Kette von Ereignissen. Man kann sich nicht einfach dieser ganzen Kette entziehen. Manchmal muß eine Krankheit oder ein Schmerz entstehen, um den bestmöglichen Preis für etwas bezahlen zu können. Wenn man sich nun einfach der Krankheit entledigt, wird der Preis steigen. Die betroffene Person wird das vielleicht selbst nicht erkennen, aber ihr geistiges Ich weiß darum. Das ist auch der Grund, warum wir uns drei Tage lang mit einem Fall beschäftigen, bevor wir ihn übernehmen, und warum wir uns auch manchmal weigern, ihn zu übernehmen ...

Physische Beschwerden können alle möglichen Ursachen haben, gute und schlechte, wie wir sagen würden, aber sie setzen alle auf der spirituellen Ebene ein. Eine Infektion kann man auch als eine spirituelle Verunreinigung bezeichnen. Was sich im Körper abspielt, ist nicht das Wesentliche, deshalb verlangt die Fähigkeit zu heilen mehr als nur das bloße Wissen um den Körper. Wenn der moderne Arzt einen Kranken behandelt, sieht er nur die Krankheit und nicht den Menschen. Wenn also der Arzt nicht wirklich erkennt, was in seinem Patienten abläuft, wo das wirkliche Problem liegt, wenn er dann dem Patienten irgendwelche schmerzlindernden Medikamente verschreibt oder ein krankes Organ oder Glied einfach wegschneidet und in den Müll wirft, dann ist das nur vertane Mühe und hat ganz gewiß nichts mit Heilen zu tun ...

Es gibt die unterschiedlichsten spirituellen Bedingungen. Jede Materie innerhalb der Natur ist gleichzeitig ein spirituelles Wesen in einer spirituellen Natur. Deshalb können diese Dinge auch als spirituelle Helfer eingesetzt werden. Es gibt Wege, diese Helfer herauszufinden und zu begreifen, wie sie zusammengesetzt sind – und zwar nicht nur in ihrer chemischen Zusammensetzung. Ich kann zum Beispiel eine bestimmte Pflanze in die Hand nehmen, auch eine, die ich noch nie vorher gesehen habe, und ihr Wesen, ihre äußere und innere Zusammensetzung *verstehen*.»

Rolling Thunder [10]

ihr auch hingeht in diesem Land – falls es dort noch Indianer gibt, falls noch welche überlebt haben, werden unter ihnen immer welche sein, die das Gesetz des Lebens, der Erde und der Winde noch kennen. Das ist unsere Aufgabe, genauso wie andere zu anderen Dingen ermächtigt sind. Wir sollten zusammenarbeiten, um das Leben für uns alle lebenswert zu gestalten ... Eure Vorfahren sind keineswegs hier auf einen Haufen Wilder gestoßen. Eure Verfassung habt ihr von der Verfassung der Irokesen übernommen, viele eurer besten Mittel habt ihr von uns: Terpentin, Chinin, Kampfer, Kokain, Curare, die Pille und sogar das Penizillin, das wir aus vermoderten Eichenstämmen gewonnen haben und schon lange vor euch kannten. Vieles von unserem Wissen mußten wir geheimhalten und verbergen. Vieles davon ist sogar in Büchern festgehalten; aber diese Dinge sollten jetzt (noch) nicht preisgegeben werden. Wir wollen nicht in Schwierigkeiten geraten. Wir suchen nicht den Wettbewerb und glauben nicht daran. Wir fließen im Strom der Natur, und der Geist zeigt uns den Weg – der Geist der Brüderlichkeit und Gemeinsamkeit ...

Wir alle durchwandern viele Leben. Wir haben viele Leben, und manchmal sind wir in der Lage, diese verschiedenen Leben zusammenzubringen. Wir wandern von einem Leben in das nächste, und es gibt daher keinen Grund, vor dem Tod Angst zu haben. Es gibt keinen Tod, nur ein Wechseln der Welten. Diejenigen, die sich mit psychischen Heilmethoden und anderen psychischen Phänomenen auseinandersetzen, würden zweifellos brauchbare Hypothesen begrüßen – aber sie haben wahrscheinlich nicht erwartet, von einem amerikanischen Indianer etwas über Wiedergeburt zu hören. Und doch war dies eine grundlegende Vorstellung oder Lebenseinstellung, die fast alle Kulturen geteilt haben. ‹Heide› heißt im Altgriechischen *rein*, und ‹primitiv› heißt *erster*. Das sind keine negativen Begriffe. Sie bedeuten weder barbarisch noch unwissend ... Die Medizinkraft stirbt nicht aus. Im Gegenteil, sie lebt in vielen unserer jungen Leute wieder auf. Vor Jahren wurde gesagt, daß es eines Tages keine Heilkundigen mehr geben würde, aber uns hat das nicht getäuscht, wir wußten, daß wir nicht aussterben würden. Wir wußten, daß diese Kraft eines Tages, fast über Nacht, zurückkehren würde. Jetzt ist die Zeit gekommen, die Kraft fließt in starken Strömen zurück.» [9]

Indianische Heiler, ihre Fähigkeiten, Kenntnisse und Methoden sind verschiedentlich von Wissenschaftlern interpretiert worden. Die meisten Indianer erklärten danach, daß solche Deutungsversuche den Kern weit verfehlten. Deshalb will ich hier auf sie verzichten und die Ansichten indianischer Heiler wörtlich zitieren. Mag jeder diese Informationen auf seine Weise interpretieren.

Doug Boyd und seine Forschergruppe erleben beim Kräutersammeln, daß sie alle in einem Sumpf von Moskitos «jämmerlich zerstochen» werden, der Medizinmann Rolling Thunder jedoch völlig unbehelligt bleibt. Rolling Thunders Erklärung hierfür lautet: «Es gibt eine bestimmte Grundeinstellung, die man sich selbst gegenüber bewahren kann. Moskitos werden dich nicht belästigen, werden dich nicht einmal berühren, wenn du fähig bist, deine gute Grundstimmung beizubehalten. Solche Stimmungen erzeugen bestimmte Schwingungen und Körpergerüche, die die Moskitos fernhalten können. Du kannst einen Eigengeruch erzeugen, den sie beim besten Willen nicht ertragen können. Ein Grund, warum sie dir Gift einspritzen, ist, dich nervös zu machen, damit auch die anderen dich riechen können. Wenn das Gift wirkt, fühlst du dich gereizt, aber wenn du dich nicht reizen läßt, wirken auch diese Gifte nicht. Wenn du auch gestochen wirst, mußt du noch lange nicht am ganzen Körper aufschwellen. Du kannst deine ganze Situation durch den Geruch, den du erzeugst, unter Kontrolle halten. Diese Art von Steuerung ist keine einfache Sache, aber sie ist auch nichts Unmögliches, weil du es ja selbst in die Hand nehmen kannst. Es wird alles von deinem Inneren aus gelenkt.» Wer dazu nicht in der Lage ist, dem rät der Medizinmann: «[Du kannst auch] einfach Essig nehmen. Damit kannst du einen Anfang machen. Essig erzeugt einen bestimmten Geruch, den die Moskitos auch nicht so gern haben. Sie werden dir nicht mehr so schlimm zusetzen. Nimm ihn bei jeder Mahlzeit und auch beim Baden, ein paar Eßlöffel in jedes Bad.»[11]

Die Forschergruppe sammelt mit Rolling Thunder bestimmte Blätter einer Heilpflanze. Diese Pflanzen sind über und über mit Ameisen bedeckt, die das Blättersammeln sehr erschweren. Der Medizinmann scheint sich daraufhin offensichtlich mit den Ameisen zu *verständigen*: «Ich beobachtete Rolling Thunder und sah, daß er lediglich mit dem Finger über die Blätter fuhr, als würde er die Ameisen zusammentreiben, und sie huschten tatsächlich davon. Das wiederholte sich. Jedesmal, wenn er einem Blatt zuwinkte, verließen es die Ameisen scharenweise. Ich sah, wie er mit dem Finger einen Stiel hinunterdeutete und eine Kolonne Ameisen in die angezeigte Richtung davonmarschierte, genauso, als sei sein Finger ein Magnet und die Ameisen kleine Eisenpartikeln.»

Zuñi-Heiler beim Anrühren von Medizin

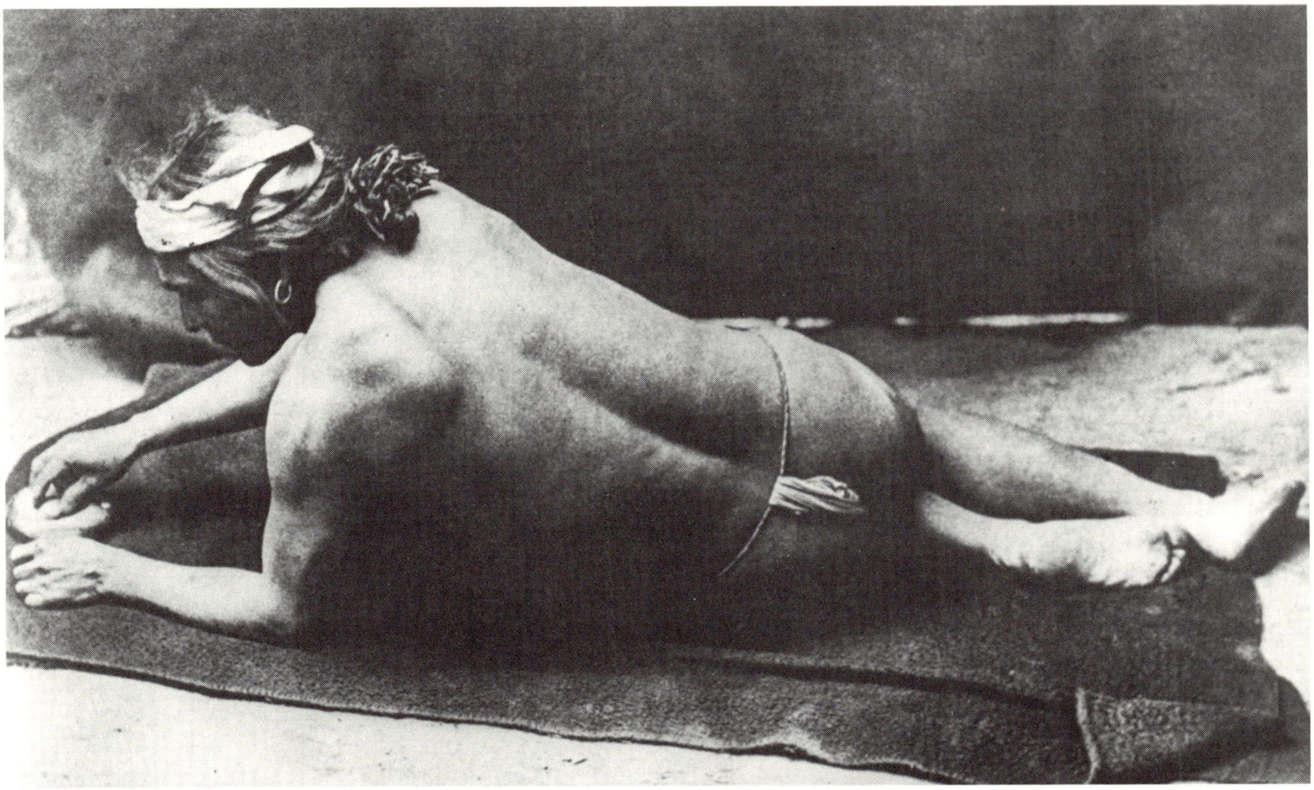

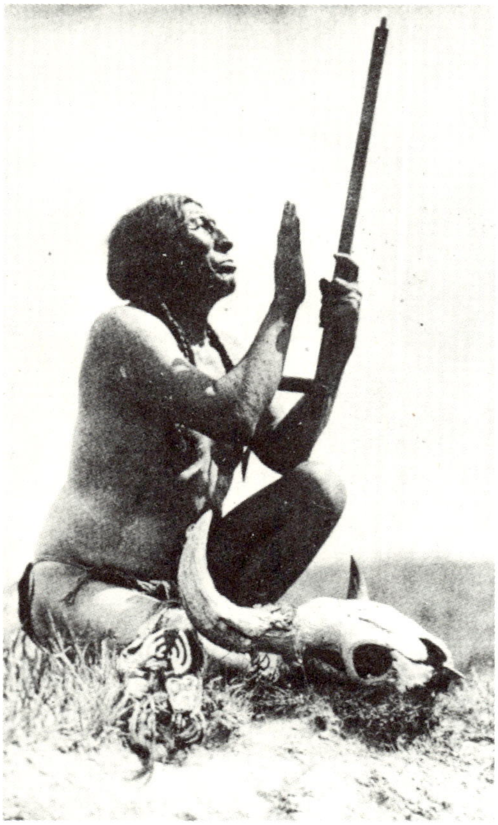

Sioux-Medizinmann beschwört die Rückkehr des Bisons.

«Es gehört schon eine gute Portion Engstirnigkeit und Ignoranz dazu», sagte mir 1972 ein Hopi-Medizinmann in Old Oraibi/Arizona, «nur noch das akzeptieren zu können, was man durchs Mikroskop sieht und analysieren und chemisch wieder synthetisieren kann. Wie steht es mit Gefühlen? Pessimismus, Depressionen, Verfolgungswahn, Schizophrenie, krankhafter Haß oder Eifersucht, der unwiderstehliche Drang, alles haben und besitzen zu müssen, Neid, Mißgunst – das sind schwerste seelische Erkrankungen, schwerste geistige Disharmonien, die Ursachen für zahllose schwere physische Krankheitssymptome sind. Und diese vernichten nicht nur den einen befallenen Menschen, sondern wirken auf die ganze Umgebung wie ansteckend, wie eine Seuche, und gebären fortwährend neue schwere Erkrankungen. Nichts von diesen Gefühlen ist in Elektronenmikroskopen sichtbar oder zerlegbar, analysier- und synthetisierbar. Man kann bestimmte Nervenbahnen im Gehirn anregen und ausschalten, dadurch Aggressivität oder Lethar-

Wenig später stößt die Gruppe auf eine große Klapperschlange. Alle bleiben wie angewurzelt stehen. Boyd berichtet: «Rolling Thunder beugte sich zum Kopf der Schlange hinunter und streckte seine Hand aus. Die Schlange wand sich und richtete ihren Kopf auf, um der Hand zu begegnen. Seine Hand und die Augen der Schlange waren kaum einen Zentimeter voneinander entfernt. Beide fingen an, sich zu bewegen. Wenn die Hand nach vorne ging, ging der Kopf zurück. Zog sich die Hand zurück, folgte ihr der Kopf. Rolling Thunder bewegte seinen Kopf hin und her, und die Klapper der Schlange rasselte. Nun streckte er beide Hände aus, und die Schlange schwang langsam zwischen ihnen hin und her, zuerst auf die eine Seite, dann auf die andere. Rolling Thunder und die Schlange befanden sich einander in Augenhöhe gegenüber. Das ganze war eine Art Tanz. Rolling Thunder hielt inne, und die Schlange wurde ruhig, absolut bewegungslos.»[12]

Aus Äußerungen von Medizinmännern geht immer wieder hervor, daß sie die Erde und alles Leben auf ihr als einen Organismus betrachten, einen Körper, der aus einem Wesen erwächst. Sie fühlen sich eins, in einem einheitlichen Sein mit dem Wald, den Pflanzen und Tieren und Steinen und Landschaften. In dieses Sein sind auch die destruktiven Wirkungen von Technik, Industrie und Militär einbezogen – und die der Wissenschaften, die die theoretischen Voraussetzungen für die globale Zerstörung schaffen.

Indianer tun sich seit jeher sehr schwer zu verstehen, warum etwa Psychiater nicht in der Lage zu sein scheinen, den Zusammenhang zwischen der Ursache geistiger Erkrankungen und der gigantischen Aggression zu sehen, die der Natur und allen ihren Wesen angetan wird, einschließlich Umweltverschmutzung, Zerstörung der Wälder und Landschaften. Jeder traditionelle Indianer hat auch heute noch ein feinsinniges Gefühl für diese Zusammenhänge, ist imstande, solche Wechselwirkungen von Mensch und Natur zu verstehen.

Doug Boyds Forschungsteam hat sich intensiv mit der Frage befaßt, wie Rolling Thunders Heilkraft funktioniert. Ist es wirklich eine Kraft, oder handelt es sich um Macht? Ist es vielleicht nur ein Plazebo-Effekt, der wirksam ist? Oder hängen diese Phänomene mit Hypnose zusammen? Der Indianerheiler versuchte, eine wissenschaftlich begreifbare Erklärung zu geben:

«Der menschliche Körper teilt sich in zwei Hälften, plus und minus. Alles, was in sich eine Einheit bildet, setzt sich aus zwei gegensätzlichen Hälften zusammen. Jeder Energiekörper besteht aus zwei Polen, einem positiven und einem negativen. Wir können diese Energie lenken, genauso wie wir unseren physischen Körper unter Kontrolle halten können. Indem wir diese Energie bewußt leiten, produzieren wir Kräfte. Wir können auch lernen, diese Kräfte zu lenken – auf die richtige Art und Weise, am richtigen Ort und zur richtigen Zeit … Diese Hände sind mit den Polen verbunden, eine Seite minus und eine Seite plus. Die physikalischen Gesetze der Elektrizität sind überall gültig. Sie ist in sich bereits eine Art spirituelle Kraft. Darum können wir in gewisser Weise behaupten, daß wir mit elektrischer Energie arbeiten. Ihr habt gesehen, wie ich auf meine Handflächen spucke, sie hochhebe und dann zusammenklatsche. Zumindest schaut es für euch so aus. Das erfüllt einen ganz speziellen Zweck. In diesem Moment könnte ich jemandem die Hand auflegen und ihm damit einen gefährliche Schlag verpassen, und zwar nicht nur im physischen Bereich. Es sind immer dieselben Grundregeln, dieselben Techniken an der Arbeit, aber sie können für gute und schlechte Zwecke eingesetzt werden. Aus diesem Grunde gibt es eine gute und eine schlechte Medizinkraft. Die Vorstellung, die ich bei vielen modernen Menschen entdeckt habe, daß es weder Gut noch Böse gibt, daß alles gleich ist, ist ein völliger Blödsinn. Ich weiß zwar, was sie damit sagen wollen, aber sie verstehen es nicht. Da, wo wir hier im Leben stehen, gibt es Gut und Böse, und sie sollten das lieber erkennen.

Solange so viele Menschen den modernen Wettbewerb, den Willen, auf Kosten anderer Profit zu machen, akzeptieren und noch glauben, daß es etwas durchaus Gutes ist; solange wir weiterhin andere Menschen und anderes Leben ausbeuten, die Natur mit eigensüchtigen, unnatürlichen Mitteln benutzen; solange wir zulassen, daß sich in diesen Bergen Jäger mit Whiskey vollaufen lassen und zu ihrer bloßen Unterhaltung fremdes Leben zerstören – solange sind spirituelle Techniken und Kräfte potentiell gefährlich. Eines der wichtigsten Grundprinzipien ist, daß anderen nicht geschadet werden darf, und dieses Prinzip schließt alle Menschen, alles Leben und alle Dinge dieser Welt mit ein. Es besagt, daß man weder andere kontrollieren noch manipulieren darf, daß man nicht versuchen sollte, fremde Angelegenheiten in die eigene Hand zu nehmen. Es besagt, kein Wesen hat das Recht, einem anderen Wesen Schaden zuzufügen oder es zu beherrschen. Jedes Lebewesen hat das Recht, sein eigenes Leben nach seinen eigenen Vorstellungen zu gestalten. Jedes Wesen hat seine eigene Identität und Bestimmung. Um dieser Bestimmung gerecht zu werden, hat jedes Wesen die Kraft der Selbstkontrolle, und genau da setzt spirituelle Kraft ein. Wenn einige dieser grundlegenden Dinge erkannt werden, wird die Zeit reif sein, um noch mehr zu offenbaren.»[14]

gie erzeugen. Das sind aber gefährliche Spielereien von Menschen, die überhaupt nicht wissen, was sie tun. Andererseits gibt es Liebe, Freundschaft, Zuneigung, Optimismus, Fröhlichkeit, Vertrauen, Dankbarkeit, Demut, Toleranz und viele andere schöpferische, positive Gefühle. Wir Medizinmänner haben eine Art Antenne dafür. Wir erkennen das alles und können es sehr genau unterscheiden, oft auch beeinflussen und sogar steuern, ohne zu wissen oder wissen zu wollen, woraus es in seinen kleinsten Teilen besteht, wie es sich auseinandernehmen und wieder zusammensetzen läßt. Solche Ambitionen sind geradezu blödsinnig – aber sie sind eben *wissenschaftlich*.»[13]

Kleines Lager inmitten von Pinien in der Reservation der Flatheads in West Montana

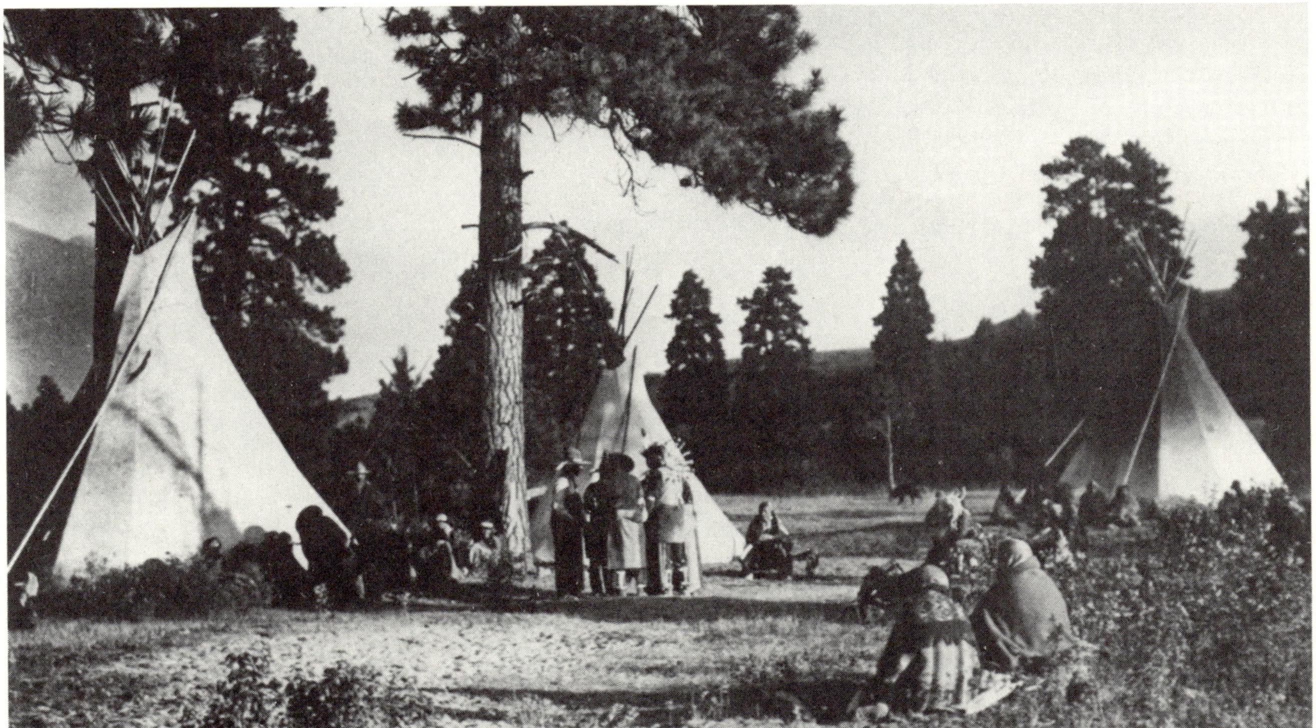

Diesen «Grundprinzipien» folgen nordamerikanische Indianer nahezu einheitlich, jedenfalls soweit man dies an Hand entsprechender Berichte über ihre naturreligiösen Riten, Zeremonien, Gebete und Symbole zurückverfolgen kann. So wurden vor jeder Jagd beschwörende Zeremonien, inbrünstige Gebete abgehalten, bei denen man die potentiellen Opfer der Jagd – die Beutetiere – im voraus um Verzeihung bat und ihnen erklärte, warum die Jagd und ihr Tod nötig für das Überleben der Menschen seien. Man versprach, nur Tiere zu töten, deren Verlust andere Tiere, etwa Nachwuchs oder schutzlose Rudel, nicht gefährden würde. Ebenso verfahren seit alters her indianische Kräutersammler. Kräutersiedlungen, die klein oder geschwächt erscheinen, werden unberührt gelassen. Bei anderen Kräutersiedlungen wird zuerst stillschweigend mit dem «Häuptling» Zwiesprache gehalten, es wird ihm der Grund erklärt, der den Gebrauch des Krauts notwendig und sinnvoll macht. Man empfängt vom «Häuptling» sogar Anweisungen, welche Blätter von welchen Pflanzen genommen werden dürfen. Zum Zeichen der brüderlichen Verbundenheit wird zuvor der Kräutersiedlung eine Opfergabe dargebracht, zumeist etwas Tabak, notfalls eine kleine Münze, aber immer etwas, das für den Sammler einen Wert darstellt. Beim Sammeln wird sehr vorsichtig darauf geachtet, bestimmten Pflanzen nur bestimmte wenige Blätter zu nehmen, so daß sie weiter leben und gedeihen kann und nicht geschädigt wird. Ebenso verhält es sich, wenn Samen oder Wurzeln, Rinde oder Äste benötigt werden. Ähnliche Rituale finden vor dem Sammeln von Steinen oder Erde statt, ebenso bei der Ernte von Eßpflanzen, Gemüse, Getreide, Beeren oder Wurzeln. Die Indianer haben einen Blick, ein inneres Verständnis für die Familien- und Sippenbildung solcher Pflanzenkulturen, erkennen in ihnen die «Häuptlinge», die «Ahnmütter» von Familien, Sippen und Klans und lassen diese, in einem kleinen Kreis vertrauter Anverwandter, bei der Ernte *unangetastet.* Diese übriggelassenen Inseln auf indianischen Feldern und Plantagen, unberührte Fruchtsträucher und Bäume riefen bei Weißen verständnisloses Kopfschütteln hervor. Man hat den Zusammenhang mit wesentlichen indianischen Grundprinzipien nie verstanden noch verstehen wollen.

Das innere Verständnis für diese Unversehrbarkeit aller Lebewesen wurde Indianern schon als Kleinkindern auf das sorgsamste und einfühlsamste beigebracht, was dazu führte, daß diese Auffassung zum selbstverständlichen Bestandteil ihrer gesamten Geisteshaltung wurde.

Die Behauptung der Indianer, daß Pflanzen eine Seele, daß sie Gefühle haben und auch äußern, ist noch bis vor kurzer Zeit mitleidig belächelt worden. Durch ausgedehnte wissenschaftliche Versuche konnte aber inzwischen bewiesen werden, daß Pflanzen reagieren wie Menschen, daß sie Gefühle und ein Erinnerungsvermögen haben, optische und akustische Eindrücke wahrnehmen und zwischen Harmonie und Disharmonie, Bedrohung und Freundschaft sehr wohl zu unterscheiden vermögen. Die Wissenschaftler, die solche Reaktionen *Biosignale* nennen und nun Pflanzen als beseelte Lebewesen betrachten, denken schon darüber nach, wie sie – in altbewährter technizistischer Manier – der Menschheit aus solchen Erkenntnissen «atemberaubende Perspektiven» eröffnen können.[16] Es steigen in ihnen Visionen von extremer Kälte- und Hitzebeständigkeit hoch, von größeren

«Heiler sind gewöhnlich sehr ungebildet – im Rahmen dessen, was man heute unter Bildung versteht. Aber sie können eine Pflanze anschauen und sagen: Ich kenne ihren Namen nicht, ich weiß nicht, wie ihr sie nennen würdet, aber sie ist für das und das gut. Nehmt etwa den Gebärmutterkrebs. Für zwei Fälle mag es die Seerosenwurzel [«Pond lily»] sein, für den nächsten etwas völlig anderes. Wir sind alle Individuen, und in jedem von uns gibt es kleine Verschiedenheiten. Was eine Person krank macht, mag die andere heilen. – Pflanzen haben Vibrationen, sie geben Laute von sich und haben Gefühle. Wenn es keine Pflanzen gäbe, wären wir nicht hier. Wir atmen ein, was sie ausatmen. Das teilt sich uns mit. Jede Landschaft übt auf Menschen einen anderen Einfluß aus. So fühlt man sich in einem Wald anders als sonstwo. Du schreitest durch den gigantischen Redwood-Wald und spürst, wie der Friede in dir einkehrt. Diese Redwoods verursachen wenig Störungen. Sie bekämpfen sich nicht. Sie sind nicht aggressiv. Die kleinen Pflanzen können sich kaum zur Wehr setzen, aber das heißt nicht, daß sie nicht aufschreien. Bringe einen Detektor an einem Tomatenstrauch an. Dann brülle einmal laut auf den Strauch ein. Die Pflanze schreit auf – man kann es sehr deutlich am Ausschlag des Detektors sehen. Pflanzen haben Gefühle. Eine elementare Voraussetzung für alle Heiler ist, daß sie für alles Lebendige höchste Achtung haben. Ich sammle Kräuter nur während der Tageszeit, und ich biete ihnen immer ein Geschenk an. Man muß sich für alles erkenntlich und dankbar erweisen – auf die eine oder andere Art ... Der einfachste Weg, die richtigen Kräuter zu finden, die man gerade benötigt, ist, hinzugehen und zu ihnen – einer zum anderen – zu sprechen. Man geht nicht hin, tippt an seinen Hut und sagt: ‹Hi, Herr Baum oder Frau Baum› – das nehmen sie dir sehr übel. Geh still und ruhig zu einer Kräuterpflanze, setz dich auf den Boden und sprich zu ihr. Du wirst eine ganze Weile nichts empfinden. Aber fahre fort damit – und glaube mir, du wirst Antwort erhalten.»

Keetoowah, Cherokee-Heiler[15]

Früchten mit kleineren oder gar keinen Samenkernen, von immensen Wachstumssteigerungen, von abenteuerlichen hybriden Züchtungen und so fort.

Indianische Heiler schaudern ob solcher Gedanken. Der Chippewa-Heiler Sun Bear warnt vor übereifriger Vereinnahmung auf allen Ebenen, insbesondere im Umgang mit Pflanzen:

«Etwas, wovor sich Leute im Umgang mit Kräutern hüten müssen, ist, nicht zu dogmatisch zu werden. Viele lernen etwas kennen und haben sofort das Gefühl, nun alle Antworten zu wissen. Sie haben vielleicht nur ein ganz kleines bißchen mitbekommen und verkünden das dann als den ganzen Kern des Wissens. Wenn heute jemand eine schwere Blutvergiftung oder Infektion erleidet und es besteht Todesgefahr, können wir ihm nicht erzählen, daß er sich mit Kräutern reinigen soll.

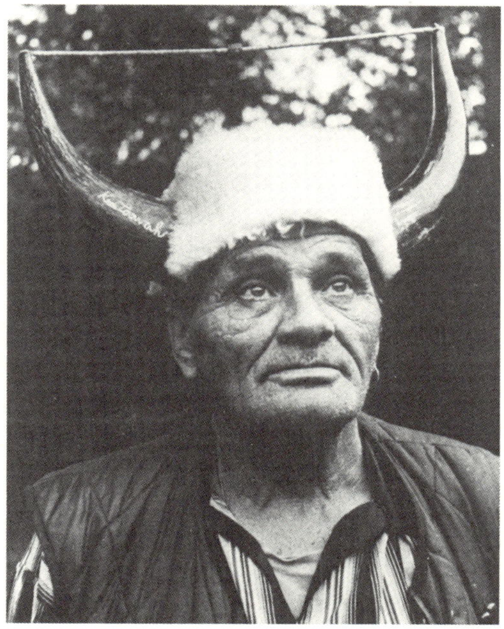

Keetoowah

Man kann nicht dogmatisch sein. Man hat Verantwortung für sein Leben. Man hilft mit dem, was in diesem Augenblick als das beste Mittel verfügbar ist. Wenn wir Antibiotika benötigen, um ein Leben zu retten, so verwenden wir es. Aber es wird eine Zeit kommen, da viele Leute lernen müssen, selbst zu beurteilen, wie man verschiedenste Krankheiten zu behandeln hat. Anders werden sie nicht überleben können ... Bei diesem Stand der Entwicklung muß man manchmal für die Krankheit des Weißen Mannes auch die Medizin des Weißen Mannes verwenden. Wir [Medizinmänner] akzeptieren das, aber wir versuchen, so gesund wie möglich zu bleiben. Ich glaube nicht, daß die Berufsmedizin für die Krankheiten der Zukunft viel Nützliches anzubieten haben wird. Das einzige, was die Menschen wird schützen können, ist eine Annäherung an das Land und die Ausgewogenheit mit den Naturkräften. Es gibt [überall] Kräuter innerhalb eines Umkreises von achtzig Kilometern gegen nahezu jede Erkrankung, die vorkommen kann. Wenn die Zeit kommt, daß man Kräuter nicht mehr über weite Entfernungen erhalten kann, wird es gut sein, jene zu kennen, die in der Umgebung wachsen. Manche Kräuter, die aus anderen Ländern kommen, sind geräuchert oder welchem Prozeß auch immer ausgesetzt worden. Das ist alles sehr fragwürdig. Man sollte sich an solche halten, die ganz natürlich behandelt wurden. Kräuter wirken sowohl auf unsere geistige als auch auf unsere körperliche Verfassung ein. In alten Zeiten gaben Medizinmänner nicht immer dasselbe Kraut für dieselbe Erkrankung, auch wenn es so aussah, als ob es sich um die gleichen Symptome handelte ... Die meisten Leute werden sich darauf besinnen müssen, wirkliche Erfahrung zu sammeln und die Lehren zu beachten, wie ein Kraut tatsächlich wirkt. Sie müssen lernen, daß es nicht so schnell wie eine Chemikalie wirken kann. Sie müssen sich daran gewöhnen, daß Kräuter etwas länger brauchen. Wir verwenden Kräutertees für viele unserer Erkrankungen und Probleme ... Je mehr Liebe man in die Kultivierung von Kräutern steckt, um so besser kommt man dabei weg. Man erhält eine bessere Gegengabe [von ihnen]. Ich glaube, viele beginnen nun allmählich zu verstehen, daß diese Veränderungen von Mutter Erde ausgehen werden. Zerstörung und Reinigung sind nötig, weil der Mensch aus der Harmonie mit den Naturkräften geraten ist. Aber wenn man in harmonische Ausgewogenheit zurückkehrt und Pflanzen wieder zu schätzen beginnt und sie in guter Art und Weise verwendet, dann werden sie euch auch wieder

Sun Bear

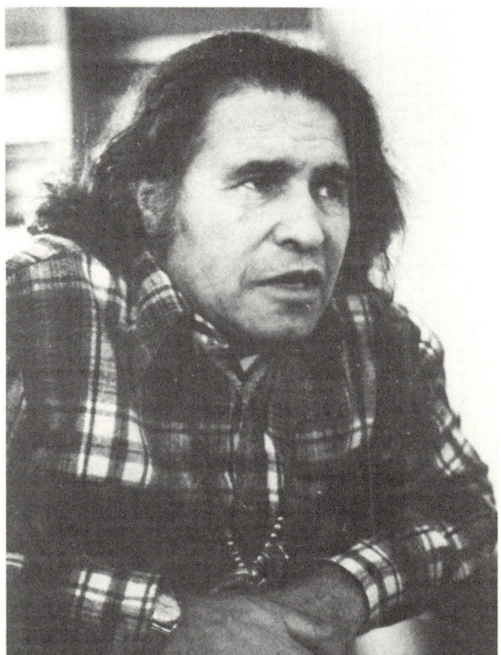

dienen. Jedes einzelne Teil des Universums ist Teil des Ganzen; wir sind alle Teil des Medizinkreises.»[17]

Wabun, die Gefährtin des Chippewa-Heilers Sun Bear, eine ehemalige *Life Magazine*-Journalistin aus New York, die seit Jahren den indianischen Heiler genauestens beobachtet, umschreibt ihre Erfahrungen mit indianischen Heilern folgendermaßen:

«Die Erde ist eine wundervolle, geduldige Lehrerin. Wenn du dich ein kleines bißchen öffnest, ist sie bereit, dich alles, was du brauchst, zu lehren, selbst wenn du aus New York City kommst wie ich … Was ich vor allem gelernt habe, ist, niemals die Definition, was ein indianischer Heiler ist, einzugrenzen. Es ist nicht irgend jemand, der mit Kräutern arbeitet … Gewöhnlich geht man davon aus, daß Kräuterkundige so etwas wie medizinisch gebildete Leute einer bestimmten Art seien. In vergangenen Zeiten mochte ihre Arbeit alles das umfassen, was man heute Spezialisten zuschreibt, wie Internisten, Psychologen, Studienberatern oder Lehrern – sie konnten alle diese Funktionen zur gleichen Zeit ausfüllen.

Es gab unter den Eingeborenen viele Frauen, die Heiler waren, und ihre Ausbildung war die gleiche wie die für Männer. Man studierte bei einem Kräuterkundigen, erlernte, was er wußte, und man verband das Gelernte mit den eigenen Eindrücken. Die einzige Einschränkung, die für Frauen galt, war die Zeit der Monatsregel, der Menstruation. Das war nicht auf Furcht (etwa vor Unreinheit), sondern auf Verständnis begründet. Die Frauen verstanden die kraftvollen Veränderungen, denen sie während dieser Zeit unterworfen waren, und sie verstanden, daß diese Einflüsse sorgfältig geleitet werden mußten, damit sie Vorteile und nicht Nachteile für die Gemeinschaft brachten. Ich kann das aus eigener Erfahrung nur bestätigen. Anthropologische Informationen darüber gibt es kaum. Wenn Frauen nur versuchen, ihre Gefühle während der Menstruation nüchtern wahrzunehmen, dann werden sie feststellen, daß sie weniger konzentriert sind als zu anderen Zeiten. Wenn sie lernen oder wenn man sie lehrt, diese unkonzentrierte Energie zu lenken, so können sie großartige Dinge vollbringen. Aber es gibt nur sehr wenige Frauen, die sich mit ihrer eigenen Energie und Kraft genügend im Einklang befinden, um so etwas zu vollbringen oder andere Frauen lehren zu können, wie es anzustellen ist. Viele Kräuter, manchmal *weibliche Kräuter* genannt, haben mit Menstruation oder Schwangerschaft zu tun – sie werden nur von Frauen verwendet, nicht von Männern. Was die Geburtenkontrolle betrifft, so habe ich einige Heilkundige getroffen, die behaupten, dieses Wissen zu haben, aber sie alle sagen, daß es mißbraucht werden würde und daß sie es deshalb nicht weitergeben wollten …

Viele Leute, die sich mit Kräuterkunde befassen, tun das in derselben enzyklopädischen Art, mit der Menschen dieser Gesellschaft auch andere Dinge zu erfassen trachten. Sie lesen über ein Thema dreißig Bücher und bringen sich damit selbst durcheinander. Ich denke, wenn man kräuterkundig werden möchte, kommt man eher ans Ziel, wenn man sich von den Kräutern selbst belehren läßt.

Für die Eingeborenen gab es vier irdische Bereiche: Der erste ist der der Mineralien; sie können ohne die Hilfe irgendeines anderen Bereiches existieren. Der zweite ist der der Pflanzen; sie können mit der Hilfe der Mineralien existieren. Der dritte ist der der Tiere; sie brauchen die ersten beiden Bereiche, um leben zu können. Und wir Menschen stellen den vierten Bereich der Schöpfung dar und den am meisten abhängigen. Wir können ohne die Hilfe unserer Brüder und Schwestern aus den anderen drei Bereichen nicht existieren. Obwohl uns ein Einsichts- und Vorstellungsvermögen und die Kraft zur Erfüllung gegeben sind, sind wir andererseits schwächer als die Lebewesen der anderen drei Bereiche. Wenn du Kräuter sammeln gehst, sprich deshalb aus: Ich benötige dieses Kraut, um mit seiner Hilfe die Krankheit eines anderen zu heilen. Erkläre dem Kraut, warum du es pflückst und was du von ihm erwartest. Geh nicht hin und greife danach. Gib ihm Zeit, sich anzuhören, was du zu sagen hast, bevor du es pflückst. Versichere der Pflanze, daß auch du deinen Körper Mutter Erde zurückgeben wirst, so daß das Leben auf der Erde weitergehen kann und der Kreislauf geschlossen bleibt. So wie es sein Leben hergebe, so geben wir uns, unser Leben, unsere Energien zurück, damit andere leben können. Die Erde ist eine sehr geduldige Lehrerin, und eine der Lehren, die wir von ihr anzunehmen haben, ist die, geduldig zu sein. Man muß behutsam vorgehen, um die Regeln zu lernen, so daß man Lebewesen nicht beleidigt. Man muß lauschen und warten. Laßt die Dinge so auf euch zukommen, wie es ihre Art ist. Das ist vielleicht die beste Lektion für Leute, wenn sie von eingeborenen Heilern Kräuterheilkunde erlernen möchten: Geduldet euch, seid respektvoller.»[18]

Man darf jene undefinierbaren Energien, die indianische Heiler Lebenskraft, Schwingungen, Vibrationen oder auch Elektrizität nennen mögen, nicht nach unserer technischen Nomenklatur wörtlich nehmen, sondern sollte sich im klaren darüber sein, daß Indianer unter sich sehr genau wissen, was gemeint ist, und sich der gebräuchlichen Terminologie nur zu bedienen bemühen, um *uns* diese Dinge zu verdeutlichen. In Wirklichkeit sind in unserem wissenschaftlichen Ausdrucksregister die passenden Begriffe für das, was Indianer meinen, noch gar nicht enthalten, weil wir das, was ihnen wohlbekannt zu sein scheint, einfach *noch nicht kennen*, noch nicht einordnen können.
Nach Meinung des Medizinmannes Semu Huaute ist die Tatsache, daß Wissenschaftler so gern die Fähigkeiten der Indianer mit dem Begriff «übernatürlich» – gleichbedeutend mit *Unsinn* – abtun, bezeichnend für die außerordentliche Ignoranz solcher Leute. So beobachten Indianer etwa Vögel, weil ihr Verhalten einem Kenner sehr viel Aufschluß zu geben vermag, etwa über den Grad der Luftverschmutzung, den Zustand von Menschen, den Pegel von Angst, Feindseligkeit und Depression einer Gegend, ja sogar über den Zustand des Bodens des gesamten Gebiets oder über das Herannahen eines Erdbebens oder einer Flutwelle, über Veränderungen des Klimas, bevorstehende Hitze- oder Kälteeinbrüche. Auch das Aussehen von Pflanzen, ihre Hin- oder Abneigungen gegenüber Bodenwinden, ihre Art der Gruppenbildung oder ihre gestörte Ausbreitung, die auf eine depressive Samenrückbildung schließen läßt, auf Verzweiflung oder gar Resignation; der Zustand der Erdkruste, der von Kleinstlebewesen bestimmt wird, die bei gestörter Harmonie oder gar existentieller Bedrohung in ganz bestimmter Weise reagieren, indem sie sich zurückziehen; die Art von Wolkenbildungen, die sich stets charakteristisch der Bodenform anpaßt, aber bei Störungen ganz anders reagiert – alle diese Phänomene

Hidatsa-Heiler mit Räucherschale über einem Medizinbündel

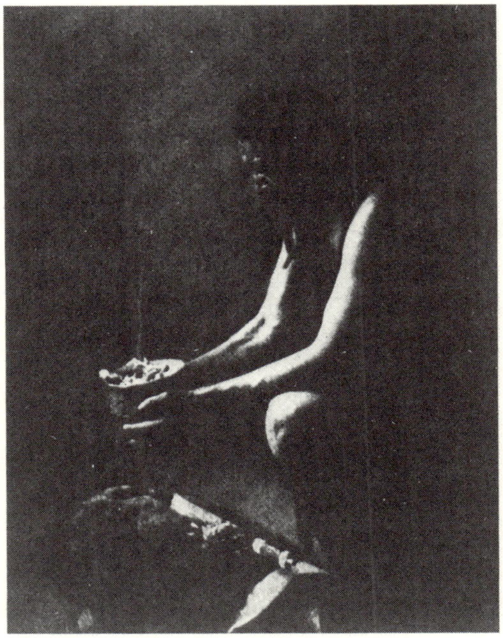

«Sie haben eine wundervolle Vorstellung von allem, das von der Aufmerksamkeit des Verstandes abhängt, und erlangen durch lange Erfahrung ein exaktes Wissen über viele Dinge: zum Beispiel einen Wald in einer geraden Linie von fünfhundert Kilometern zu durchqueren, ohne auch nur eine Spur nach rechts oder links abzukommen, oder der Fährte eines Menschen oder Tieres auf Gras oder Blättern zu folgen. Sie kennen auch dann jederzeit die genaue Tages- und Nachtzeit, wenn es so wolkig ist, daß man weder Sonne noch Sterne sieht. Sie verstehen von Geographie ebensowenig wie von anderen Wissenschaften, und doch zeichnen sie die genauesten Karten, die vorstellbar sind von Gebieten, die ihnen bekannt sind.»
Baron Armand Louis de Lahontan[20]

sind, so der Heiler, aufmerksamen Kennern nicht nur optisch oder akustisch, sondern auch in ihrer spirituellen Ausstrahlung bekannt und exakt deutbar.
Anstatt eine solche Fähigkeit als wirkliche Wissenschaft anzuerkennen, als eine Analyse auf Grund eingehendster und genauester Beobachtungen, gekoppelt mit in unzähligen Jahren gespeicherten Erfahrungswerten, würden bürgerliche Weiße dies ironisch als «übernatürlich» bezeichnen und verwerfen. Die wahre Ironie läge – so der «ungebildete Indianer» – doch wohl eindeutig darin, daß ausgerechnet jene, die in kürzester Zeit das natürliche Gleichgewicht der Erde zerstört hätten, einen Begriff wie «übernatürlich» verwenden, um damit viele der grundlegenden Naturphänomene, die sie lieber ignorieren, abzutun. Die Indianer wären die Menschen, die am natürlichsten sind, und die übernatürlichsten Menschen suche man am besten unter den bürgerlichen weißen Technologen, die, was die Natur betreffe, so elend wenig wüßten und doch so viel manipulierten.[19]
Der Sioux-Heiler Lame Deer wundert sich, daß Weiße seit jeher die Symbolik, mit der indianisches Leben so reich angefüllt ist, so gründlich mißverstehen:
«Von der Geburt bis zum Tod sind wir Indianer in Symbole eingebunden wie in eine Decke. Die Tragwiege eines Säuglings ist mit Zeichen bedeckt, die dem Kind ein glückliches, gesundes Leben gewährleisten sollen. Die Mokassins der Toten haben Sohlen, deren Perlen in ganz besonderer Art angeordnet sind, um ihnen ihre Reise zu erleichtern. Aus ähnlichen Gründen haben die meisten von uns Tätowierungen an unseren Handgelenken – nicht wie die Tätowierungen eurer Seeleute, Dolche, Herzen oder nackte Mädchen, sondern nur ein Name, ein paar Buchstaben oder Zeichen. Die Eulenfrau, die den Weg zu den Geistorten bewacht, achtet auf diese Tätowierungen und läßt uns passieren. Sie sind wie ein Paß ... Jeden Tag meines Lebens sehe ich in der Form bestimmter Wurzeln oder Äste Symbole. Ich lese aus Steinen Mitteilungen. Ich widme ihnen besondere Aufmerksamkeit, weil ich ein Yuwipi-Mann bin und dies meine Sache ist. Aber ich bin nicht der einzige. Viele Indianer tun das ... Nichts ist so klein und unwichtig, daß es nicht eine Seele besäße. Die Götter sind voneinander getrennte Wesen, aber sie alle vereinigen sich in Waca Tanka, dem Großen Geist. Es ist schwer verständlich – etwas wie die Heilige Dreifaltigkeit. Man kann es nicht erklären, ohne zum ‹Kreisen innerhalb von Kreisen›-Phänomen zurückzukehren, zum Geist, der sich selbst in Steine, Bäume, winzige Insekten aufteilt und diese durch seine Allgegenwart heiligt. Und umgekehrt sind da alle diese Myriaden von Dingen, die das Universum ausmachen und zu ihrem Ursprung zurückkehren, vereinigt in dem *einen Großvater Geist.*»[21]
Lame Deer und andere Indianerphilosophen weisen darauf hin, daß ja auch der alltägliche Erfahrungsraum der Amerikaner und Europäer mit Symbolen nur so «gepflastert» sei: was denn das Christenkreuz, die Bekreuzigung mit der Hand, die anderen religiösen Symbole anderes wären, oder der Äskulapstab mit der Schlange für die Mediziner und Apotheker, oder die ungezählten Universitäts-, Schul- und spezifischen Firmenzeichen, oder die Vielzahl der Verkehrszeichen und Hinweisschilder. Alle diese Symbole riefen bestimmte und beabsichtigte Assoziationen hervor, seien Zeichen der Zugehörigkeit, gäben etwa im

Straßenverkehr Hinweise, die es erlaubten, gefahrlos daran teilzunehmen, sich einzuordnen, eine Richtung und ein Ziel zu finden. Die Indianer meinen, daß sich ihre Symbole von denen der anderen Menschen lediglich darin unterschieden, daß ihre Symbole stets geistiger und niemals materieller Art seien. Auch ihre Symbole wiesen Zugehörigkeit, vor allem aber naturreligiöse Bindungen aus – auch sie seien sozusagen Verkehrszeichen für die Bewegung des Menschen innerhalb der Natur, für sein demütiges Verhältnis zu allem Lebendigen, Mahnung, Erinnerung und Verpflichtung zugleich. Indianer verstehen nicht, daß etwa das IBM- oder ITT-Symbol oder Ku-Klux-Klan-Zeichen die selbstverständlichste Sache der Welt sein sollen, aber ihre der lebendigen Natur entnommenen Symbole als barbarische, heidnische oder primitive Fetischzeichen betrachtet werden – und das praktisch nur aus dem einen Grunde: weil man nichts davon verstehen könne oder wolle.

Die Behauptung verschiedener Indianerheiler, auch gewisse *Steine* (sogenannte heilige Steine, Heilsteine) übten eine Heilwirkung aus, besäßen eine *spirituelle* Kraft, die sich bei falscher Handhabung rasch erschöpfe, bei richtiger jedoch regeneriere, wurde von den Vertretern wissenschaftlicher Lehre stets als Hokuspokus abgetan. Allmählich erst beginnen Biochemiker zu ahnen, daß auch daran sehr viel mehr sein könnte als bislang angenommen. Man hat herausgefunden, daß ganz bestimmte Mineralien und Kristallgitterstrukturen äußerst feine und zahlreiche komplizierte «Bioinformationspotentiale» enthalten, daß etwa Titankristalle möglicherweise in naher Zukunft die gesamte Mikrochip-Technologie revolutionieren könnten, weil ihre Speicherkapazität ein Vielmillionenfaches der heute herstellbaren Chips betragen würde.
Es sind nur zwei Sorten kleiner Steine, die Indianerheiler für bestimmte Zwecke und nur unter bestimmten Umständen verwenden. Nach den Angaben der wissenschaftlich ungebildeten Indianer ist es sehr schwie-

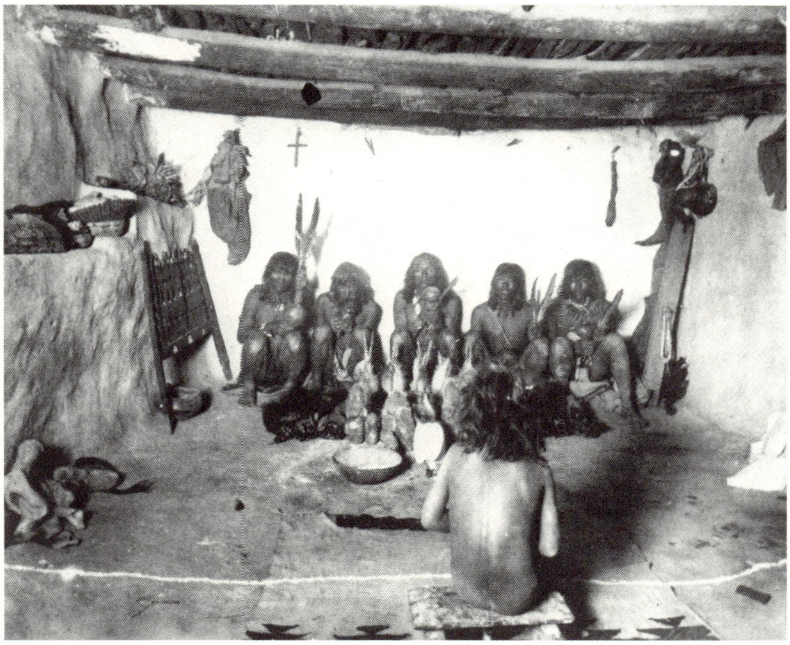

Krankenheilungszeremonie in einer Zeremonialkammer der Pueblos von Zia

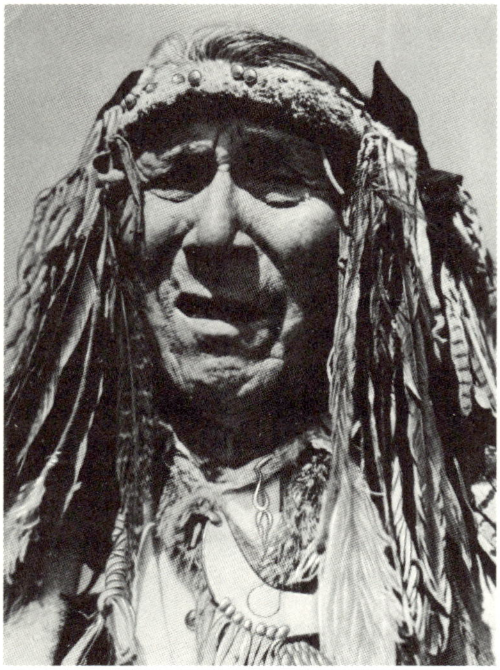

Weaselhead, Blackfoot-Medizinmann

«Manche Leute glauben, daß Sehen nur eine Sache des Lichteinfalls ist, aber die optische Wahrnehmung ist in Wirklichkeit eine *Kraft*, die durch die Augen *ausgestrahlt* wird und anziehend oder abstoßend wirken kann; darum dieses starke Gefühlserlebnis, diese Fixierung, wenn sich zwei Augenpaare treffen.»
Rolling Thunder[22]

rig, diese Mineralien genau zu definieren. Es scheint sich um molybdän-, wolfram- und titanhaltige *gewachsene Kristallstrukturen* zu handeln. Im Augenblick sind metallurgische Untersuchungen im Gange, weil man unerklärbare, mit normalen technischen Mitteln nicht meß-, aber in der Beeinflussung von Tumorwachstum deutlich erfaßbare Wirkungen solcher Steine festgestellt hat. Die Erklärungen hierzu werden von beteiligten Wissenschaftlern sehr allgemein und zurückhaltend gegeben. Aber soviel läßt sich herauslesen: Diese bestimmten Mineralien scheinen, wenn sie in Berührung mit Tumoren gebracht werden, teilweise deren Wachstum aufzuhalten, während das Kristallwachstum der Mineralien gleichzeitig im mikroskopischen Meßbereich *zunimmt*. Es scheint auch umgekehrte Phänomene zu geben: Manche Kristallstrukturen schrumpfen, während gleichzeitig das Tumorwachstum *beschleunigt* wird.

Daß «Augen die Spiegel der Seele» seien, ist eine sehr alte Erkenntnis. Augendiagnostiker behaupten, an Veränderungen der Irissegmente Erkrankungen feststellen zu können. Orthodoxe Mediziner widersprechen dem heftig. Indianische Heiler messen dem *Blick* der Augen (von Mensch und Tier) große Bedeutung bei.
Man gewinnt aus den immer wieder kolportierten Äußerungen indianischer Heiler über die Bedeutung des menschlichen (und tierischen) Blicks den Eindruck, daß mit dieser «Kraft der Ausstrahlung» für entsprechend sensibilisierte Menschen Gefühlsinformationen verbunden sein können, die sehr weite Bereiche umfassen. Interessant ist in diesem Zusammenhang, daß es alle nordamerikanischen Indianer bei Unterhaltungen, Besprechungen oder Verhandlungen sorgsam vermieden, einander in die Augen zu sehen. Sie schauten grundsätzlich aneinander vorbei. Sie empfanden offenbar den direkt auf die Augen des Gegenübers gerichteten Blick als *verletzende Herausforderung*, als den Versuch ungebührlicher Beeinflussung. Ein solches direktes Anschauen wurde nur zwischen *Gegnern* geduldet. Man war der Überzeugung, daß ein vernünftiger Gedankenaustausch nur dann stattfinden konnte, wenn jeder Partner unbeeinflußt seine zuvor durchdachten Meinungen oder die Botschaften, die zu übermitteln er beauftragt war, ruhig und überlegt artikulieren könne, daß jede Beeinflussung zu schädlichen Spontanreaktionen, zu Fehlern, Mißverständnissen und Scheinergebnissen führen würden, die für keine Seite positiv sein könnten.
Weiße Gesprächspartner haben diese durch und durch rücksichtsvolle Haltung stets falsch interpretiert. Daß «Indianer einem nie in die Augen sehen können», deuteten sie als Zeichen von Verschlagenheit, Hinterlist und Tücke, Unehrlichkeit und Ehrlosigkeit. Daß der «gerade und offene Blick» in die Augen eines Gegenübers den Weißen hingegen als Indiz für Offenherzigkeit und Redlichkeit galt, haben wiederum Indianer nie verstehen können; für sie war eine solche Gepflogenheit ein eklatanter Beweis für die mangelnde Selbst- und Menschenkenntnis der Weißen, ein Ausdruck einer unentwickelten seelischen Verfassung und einer barbarischen Aggressivität. Die Erfahrungen, die Indianer bisher im Umgang mit Weißen – und ihren «offenen Blicken» – machten, scheinen ihrer Beurteilung eher recht zu geben.
Die zahllosen Rituale und Zeremonien, in die indianisches Leben

förmlich eingebettet war – hierzu gehören vor allem die vielen rituellen und zeremoniellen Tänze – und derer sich auch die Heiler ausgiebig bedienten, sind sowohl von den frühen europäischen als auch späteren amerikanischen Kommentatoren über Jahrhunderte hinweg in seltener Einmütigkeit als dämonische Infernalien betrachtet worden. Sowohl Schamanen- als auch Gruppen-Rituale und zeremonielle Massentänze (wie etwa der Sonnentanz, der Geistertanz oder der Wintergeist-Tanz), die bei Indianern von großer *therapeutischer* Wirkung waren, galten als Exzesse eines Blut- und Teufelskults. Die Abhaltung wurde durchgehend vom 16. bis weit ins 20. Jahrhundert hinein gesetzlich verboten und mit harschen strafgesetzlichen Sanktionen belegt. Noch bis 1951 wurde etwa in Kanada nach dem sogenannten «Potlatch-Gesetz» jede Person, die an solchen Tanzzeremonien teilnahm oder an den Vorbereitungen hierzu beteiligt war, mit Gefängnis zwischen zwei und sechs Monaten bestraft.[23]

So hartnäckig sind derartige Vorurteile besonders bei Wissenschaftlern, daß anläßlich eines Todesfalles bei einem Geistertanz der Salish in British Columbia (der ganz andere Ursachen hatte) im Dezember 1972 eine Pressekampagne mit dem Ziel gestartet wurde, sämtliche derartige Rituale wieder strikt zu verbieten und Zuwiderhandlungen unter drakonische Strafandrohung zu stellen. Mediziner und Psychiater

Während einer Mondfinsternis: Tanz der Qagyuhl zur Wiedergewinnung des Mondes

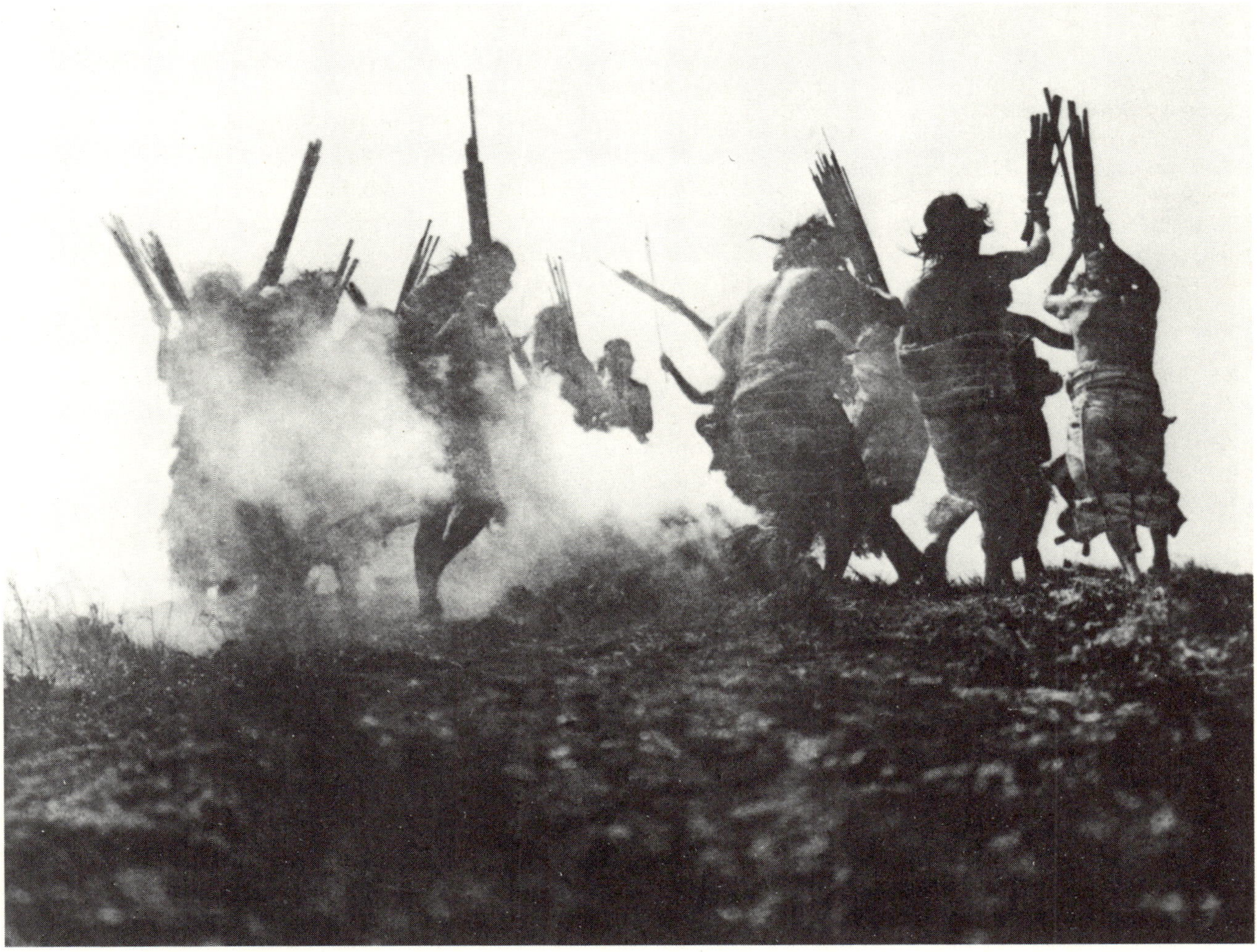

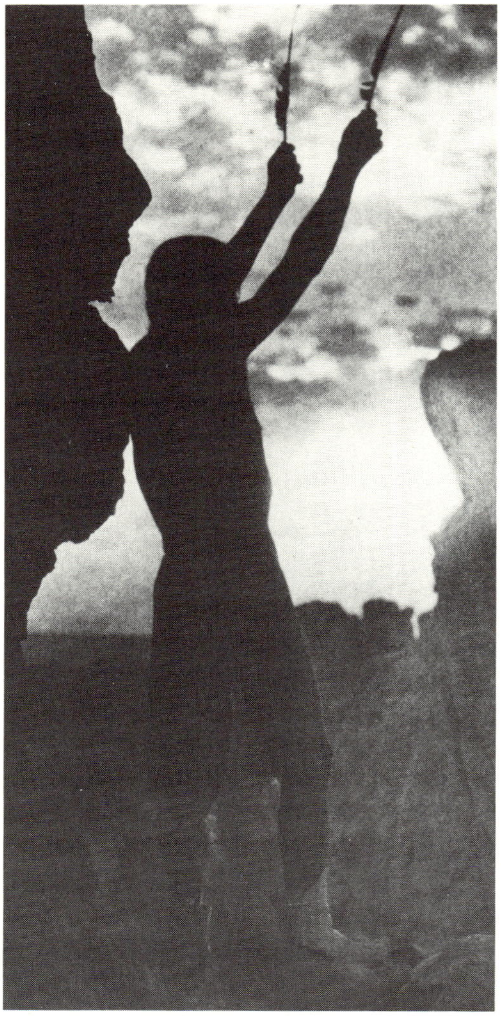

Sonnenopfer der Pueblo-Indianer

unterstützten diese Forderungen: Am 20. Februar 1973 veröffentlichte die Zeitung *The Province* ein Interview mit dem Sprecher der kanadischen Vereinigung forensischer Psychologen. Dort heißt es: «Die Gefahr solcher Zeremonien besteht darin, daß Aggression und Feindseligkeit von den Beteiligten leicht Besitz ergreifen können ... das Ganze wird dämonisch und satanisch. Bis zum Zusammenbruch jeglicher Moral ist es nur ein kleiner Schritt.»[24]

Während einer gerichtlichen Verhandlung am 21. Februar 1974 wurde ein Forscherteam der Fachbereiche Psychiatrie, Anthropologie und Soziologie der Universität von British Columbia (Kanada) zur medizinisch-therapeutischen Bedeutung dieses indianischen Heiltanzes gehört. Die Wissenschaftler hatten sich eingehend mit der Thematik beschäftigt und kamen zu folgendem Ergebnis:

«Dieses Zeremoniell, allgemein als Salish-Geistertanz bekannt, ist nach einer Periode kolonialer Unterdrückung wiederbelebt worden. Es zielt darauf ab, die jungen Leute von egozentrischem und asozialem Streben, von Alkohol und verbotenen Drogen – die für alle aktiven Tänzer tabu sind – abzulenken. Die Einführung in das Zeremoniell dient einer totalen Persönlichkeitsveränderung, einer Rückbesinnung der Teilnehmer auf die Idealnormen der traditionellen Salish-Kultur, deren moralische Maßstäbe – wie wir von den Berichten früher Völkerkundler wissen – denen der euro-amerikanischen Zivilisation weit überlegen waren. Wie alle anderen effektiven Methoden zur Reorientierung der Persönlichkeit beinhaltet diese einführende Behandlung hartes Training und Entbehrungen zusätzlich zu Belehrung und Ermahnung. Die Motivation des Teilnehmers wird in diesen Proben getestet, in deren Verlauf er eine stärkere und gesündere Persönlichkeit entwickelt. Ich stelle hiermit fest, daß unsere westliche Gesellschaft besser darauf vorbereitet wäre, der Herausforderung von Alkohol- und Drogenmißbrauch zu begegnen, wenn uns ähnliche, kulturell sanktionierte Methoden zur Verfügung stünden. Daß wirkungsvolle Behandlungsprozeduren nicht ganz ohne Risiken sind, wird den Psychiater, der Zuflucht zu Elektroschocks nimmt, um einem depressiven Patienten zu helfen, nicht überraschen ... Wir sind zu dem Ergebnis gekommen, daß viele indianische Patienten von einer Einbindung in diese einheimischen therapeutischen Aktivitäten mehr profitieren als von exklusivem Kontakt mit westlichen Methoden. Wir finden, man sollte das Beharren oder die Wiederbelebung einheimischer Heilungspraktiken als eine wichtige Stütze in der Gesamtgesundheitspflege für die indianische Bevölkerung betrachten, der westlicher medizinischer Sachverstand in dieser Region voll zur Verfügung steht.»[25]

Eine Langzeitstudie, die die kanadische Forschergruppe an diese Initialuntersuchungen anschloß, führte zu einem überraschenden Ergebnis: Veränderungen im westlichen Zeitgeist führten um 1970 zu einer sich unter den Indianern rasch verbreitenden Wiederbelebung der traditionellen Heilungszeremonien: Die Stämme im Nordwesten haben seither wieder den Geistertanz («Spirit Dance») eingeführt, die Stämme im Westen den Sonnentanz («Sun Dance»), im Südwesten ist es der Kürbistanz («Gourd Dance») und östlich der Rocky Mountains der Peyote-Kult, der sich von Mexiko bis tief nach Kanada hinein ausgebreitet hat. Der therapeutische Erfolg dieser wiederbelebten Zeremonien scheint nach allen verfügbaren Fakten überwältigend zu sein. So werden immer mehr dauerhafte Heilungen von Alkohol- und Drogensucht, von krankhafter Depression und Aggression und auch ein rapider Rückgang der Selbstmordraten unter den Teilnehmern beobachtet. Keine einzige der zahllosen modernen psychotherapeutischen Maßnahmen konnte je eine Heilungsquote von mehr als 98 Prozent vorweisen, wie sie von den kanadischen Forschern dokumentiert wurde. Die rituellen Praktiken indianischer Heiler sind, so die Wissenschaftler, als dauerhaft wirksame Therapien in selbst hoffnungslos erscheinenden Fällen rehabilitiert. «Fasten, Dürsten, Schmerzen und Entbehrung in Verbindung mit hochintensivem Trommeln in Frequenzen, von denen erwartet werden kann, daß sie im kortikalen Hörzentrum des menschlichen Gehirns beschleunigten Widerhall erzeugen», berichtet Wolfgang G. Jilek, ein Mitglied des kanadischen Forscherteams, «werden in diesen Zeremonien dazu verwendet, den Eintritt in einen veränderten Bewußtseinszustand zu erleichtern, der so eindringlich ist, daß er eine dauerhafte Persönlichkeitsveränderung herbeiführt.»[26]

Auch dem Peyote-Kult (Peyote, *Lophorora williamsii*, ist ein kleiner, graugrüner Kaktus, der neben anderen Alkaloiden Meskalin enthält) haben Wissenschaftler bisher verderbliche, süchtig machende halluzinogene Wirkungen nachgesagt, weshalb – bis heute – jeder, der daran teilnimmt, mit drakonischen Strafen rechnen muß. Alle diese Vorurteile beruhten, so Jilek, hauptsächlich auf «der negativen Einstellung von Erziehern, Gesetzgebern, Wissenschaftlern und Gesetzesvollstrekkern und der Feindseligkeit der Kirchen», die sich Meinungen über Dinge bildeten, von denen sie nichts Konkretes wüßten.

Wissenschaftler, die diesen Komplex sehr gründlich untersuchten, fanden dagegen heraus, daß der Anspruch der Indianerheiler, der Peyote-Kult sei seiner tatsächlichen Bestimmung nach eine *therapeutische Bewegung*, zu Recht bestehe. Bereits 1971 veröffentlichte das *American Journal of Psychiatry* unter dem Titel «Peyote-Gebrauch bei den Navaho: Offensichtlich unbedenklich» eine Arbeit von Robert L. Bergman, in der unter anderem auch der bekannte Psychologe und Halluzinogen-Forscher Karl Menninger zitiert wird: «Peyote ist ein besseres Gegenmittel gegen Alkohol als alles, was Missionare, der weiße Mann, die Amerikanische Medizinische Gesellschaft und die Gesundheitsbehörde je haben bieten können.»[27] Eine epidemiologische Überprüfungsstudie unter den Indianern der Saskatchewan-Provinz kam zum gleichen Ergebnis: In 99 Prozent aller Fälle wurden Alkoholiker durch Teilnahme an Peyote-Zeremonien dauerhaft entwöhnt.[28]

Diese und andere Untersuchungen erwiesen, daß der therapeutische Effekt bei Alkohol- und Drogensucht nicht im Gebrauch des Peyote, sondern vielmehr in dem durch die kultischen Zeremonien geschaffenen «Setting» begründet sei! Ähnliche therapeutische Wirkungen haben auch die anderen zeremoniellen Tänze, bei denen weder Peyote noch irgendeine andere halluzinogene Substanz verwendet wird.

Inzwischen neigen immer mehr Psychologen und Ethnologen in den USA zu der Auffassung, daß die psychotherapeutischen Effekte indianischer Rituale, die integraler Bestandteil aller nordamerikanischen Indianerkulturen, gleich welcher Provenienz, waren, über Jahrhunderte und Jahrtausende hinweg geistige und seelische Gesunderhaltung gewährleistet haben.

«Der gravierende Unterschied [zwischen moderner westlicher Medizin und traditionellen Heilmethoden der nordamerikanischen Indianer] ist der, daß die Medizin der weißen Doktoren in ihrer Tendenz sehr mechanisch ist. Die Person ist repariert, aber sie ist nicht besser dran als zuvor. Auf indianische Art ist es möglich, dauerhafter gesund zu werden, wenn man mit der richtigen Behandlung durch eine Krankheit hindurchgegangen ist.»
Ernie Benedict, Mohawk-Heiler, 1977[29]

Indianische Gesundheitspflege

«Ich habe in ihren Behausungen nie einen üblen, widerlichen Geruch wahrgenommen, während wir – lebten wir in unseren Häusern so wie sie – von unserem eigenen Unrat vergiftet würden. Das bestärkt die Indianer in ihrer Überzeugung, daß sie eines der saubersten Völker der Erde sind – was ja auch zutrifft.»
John Lawson [1]

Schon die ersten Weißen, die mit Indianern in Berührung kamen, erwähnten neben der Herzlichkeit und Gastfreundlichkeit dieser Menschen immer wieder auch ihr extremes Sauberkeitsbedürfnis. Schon in den frühen Chroniken spanischer Eroberer – wie etwa DeSoto (1540) oder Don Pardo (1566) –, die auf der Suche nach indianischen Goldschätzen das Gebiet der Creeks, Choctaws und Cherokees durchstreiften, sind die überaus sauberen Wohnverhältnisse der Indianer erwähnt. Aber die jesuitischen Chronisten betrachteten das, was man heute *sanitäre Hygiene* nennen würde, unter ihren moralischen und religiösen Gesichtspunkten: So erschien ihnen etwa die Eigenart, daß Indianer regelmäßig und mehrmals täglich nackt, Männer, Frauen und Kinder gleichermaßen, ausgiebig in Flüssen und Seen badeten und dabei auch ihre Genitalien wuschen und mit Kräutermischungen pflegten, als verabscheuungswürdige Hemmungslosigkeit heidnischer Wilder.

Andererseits verbreiteten die spanischen Ritter, die manchmal wochenlang ihre schweren Kleidungsstücke und Rüstungen, Kutten und Stiefel nicht ablegten, einen – wie Indianer noch in späteren Jahrhunderten zu berichten wußten – geradezu infernalischen Gestank. Natürlich war die extreme Unsauberkeit der spanischen Konquistadoren Ursache zahlloser teils schwerer infektiöser Erkrankungen, die häufig von den Feldscheren der Truppen nur sehr mangelhaft behandelt werden konnten. In manchen solcher Fälle wurden Behandlungen durch indianische Medizinmänner zugelassen, die dann, so die Chronisten, zu erstaunlichen Heilerfolgen führten. Meistens aber lehnten die Spanier solche Behandlungen strikt ab. Aus diesem Grund scheinen die Verluste der Spanier durch die Folgen von Moskito-, Spinnen- und Skorpionstichen und Schlangenbissen, aber auch durch Wundinfektionen außerordentlich hoch gewesen zu sein.

Sowohl die frühen spanischen Berichte als auch die späteren englischen Darstellungen erwähnen nicht nur die Körperhygiene der Indianer, sondern loben vor allem auch deren hervorragende sanitäre *Wohnhygiene*. Von 1773 bis 1778 bereiste der englische Naturforscher William Bartram die südöstlichen Indianernationen. Er beschreibt die städtisch organisierten Wohnsiedlungen der Creek-, Alachua- und Cherokee-Nationen. Nach den Schilderungen Bartrams bestanden die Ansiedlungen gewöhnlich aus etwa dreißig bis hundert Großhaushalten, von denen jeder aus mindestens *zwei* Häusern von durchschnittlich zehn Metern Länge, vier Metern Breite und vier Metern Höhe bestand. Ein Haus war in zwei etwa zwanzig Quadratmeter

große Appartements unterteilt, wovon eines als Wohnküche, das andere als Wohnraum diente. Im oberen Stockwerk befanden sich Schlafräume. Die Wände bestanden aus vierkantig zugeschnittenen großen Holzbalken, die längsseitig ineinander verfugt, an den Ecken über Kreuz aufeinandergelegt waren. Außen waren die Fugen abgedichtet, innen alle Wände verputzt und mit Fellen und Webstoffen behängt. Die Eingänge befanden sich zumeist an den Stirnseiten. Jedes Haus besaß eine raffinierte indirekte Belüftung, die alle Räume gleichermaßen mit ständig zirkulierender Frischluft versorgte. Als Möbel dienten kunstvoll gezimmerte Regale und Stellagen. Gekocht wurde über offenen, mit Abzügen ausgestatteten Feuerstellen, die zugleich die Räume heizten. Die Dächer waren wasserdicht mit Schindeln aus Baumrinde bedeckt und mit Moosschichten isoliert.
Das zweite Haus war genauso groß und lag etwa zwanzig Meter vom ersten entfernt. Im Gegensatz zum Wohnhaus gingen die Räume dieses Zweithauses im Erdgeschoß und im ersten Stockwerk auf einer Seite in Terrassen über, die auf einer Pfahlkonstruktion ruhten und vollständig überdacht waren. Die Wände waren durch aufrollbare Flechtmatten ersetzt, die Böden mit gegerbten Fellen belegt. Als Möbel dienten kleine Beistelltischchen und fellbedeckte Hocker. Hier wurden Gäste

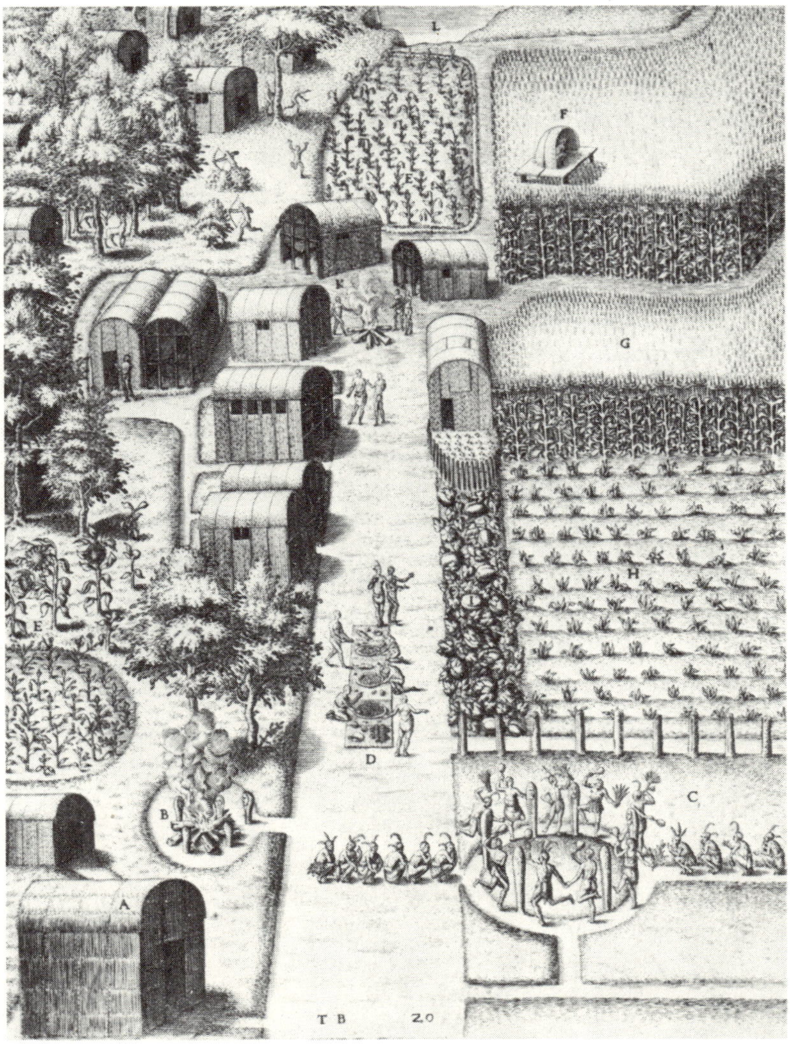

Dorf der Küsten-Algonkin in Virginia (wahrscheinlich Powhatan), gezeichnet von John White um 1590. Der Zeichner wollte in diesem Bild die verschiedenen Tätigkeiten der Indianer zeigen. Oben links sieht man zwei Jäger, rechts sitzt ein Feldwächter auf einer Plattform, darunter ein Feld mit jungen Maispflanzen. Die Beete mit Tabak, Kürbis und Sonnenblumen liegen unmittelbar bei den Hütten. Unten rechts der Festplatz, unten links Hütte mit Mumien verstorbener Häuptlinge.

empfangen und bewirtet, fanden Geselligkeiten statt. Das Erdgeschoß wurde von einem rundum geschlossenen Zweidrittelhaus gebildet, in dem sich Gästezimmer befanden, die komplett als Wohnschlafräume möbliert waren. Im Obergeschoß befanden sich Vorratsräume, in denen sämtliche Vorräte lufttrocken gelagert wurden. Sämtliche Räumlichkeiten waren heizbar und ebenfalls ständig indirekt durchlüftet.

Vor allen Häusern hatten die Bewohner ausgedehnte Obst- und Gemüsegärten angelegt. Zu den meisten Behausungen gehörten außerdem noch kleine konische *Schwitzhütten* (die man heute *Saunas* nennen würde), die regelmäßig von sämtlichen Familien- und Klanmitgliedern, auch von den Kindern, benutzt wurden. Gräben führten laufend frisches Flußwasser an den häuslichen sanitären Anlagen vorbei und transportierten Abwässer auf kleinen Umwegen zum Fluß. Diese Abwassergräben waren in der Regel mit starken, mit Moos überwachsenen Flechtmatten abgedeckt, die jegliche Spur von Gerüchen absorbierten.

Die meisten Ansiedlungen besaßen darüber hinaus künstliche flache Teiche, die öffentlichem Baden, gleichzeitig aber gegebenenfalls auch der Feld- und Plantagenbewässerung dienten. Die Felder, auf denen viele verschiedene Feldfrüchte angebaut wurden, und die großen Obstplantagen befanden sich außerhalb der Ansiedlung. Jede Familie bebaute und bearbeitete ihre Felder und Plantagensegmente nach Gutdünken, aber insgesamt galten sie als Gemeineigentum, über dessen individuelle Nutzung der Gemeinderat von Fall zu Fall entschied. Die Ernte blieb zwar Eigentum jeder Familie, aber jede lieferte einen – ebenfalls von Fall zu Fall festgesetzten – Teil der Ernte in die Gemeindevorratslager ab.

Zwischen den Feldern und dem Rand der Ansiedlung standen kleine Blockhäuser, in denen Personen untergebracht waren, die wegen infektiöser Erkrankungen isoliert behandelt und gepflegt werden mußten oder unter Quarantäne standen, oder die Frauen während ihrer Menstruationsperiode als Aufenthaltsort dienten. In diesen isolierten Apartment-Blockhäusern brachte man auch erkrankte Gäste unter.

Außerhalb, manchmal auch innerhalb der Wohnsiedlung befanden sich ebenfalls sorgsam angelegte Spielplätze, Zeremonienplätze und Terrains für besondere Zusammenkünfte. Manche Familien besaßen außer den normalen häuslichen Vorratsräumen noch Vorratskeller, deren Wände mit Astgeflecht und deren Böden in Schräglage mit kleinen Flußsteinen ausgekleidet waren. Die Anlage dieser Vorratskeller wurde erst in jüngster Zeit als vorbildlich für die Lagerung empfindlicher Vorräte (Feldfrüchte, Obst, Fleisch) erkannt: Der Austrocknungsprozeß wird dabei sehr stark verzögert, raffinierter Luftaustausch verhindert Schimmel- und Fäulnisbildung, die Luftfeuchtigkeit wird auf niedrigstem Stand gehalten, weil man sehr viel hygroskopisches (wasserbindendes) Material für den Ausbau verwendete, das regelmäßig zweimonatlich ausgetauscht wurde. Die Auskleidung mit Propolis, dem Kittharz der Bienen, das eine außerordentlich hohe antibakterielle Wirkung besitzt, hielt diese Vorräte über eine sehr lange Periode hinweg frisch.

Wenn die Creeks – so William Bartram – ihr großes Fest der ersten Fruchternte im August feiern, schaffen sie zuvor neue Kleidung, Bett-

«Sie [die Seminolen] scheinen frei von Wünschen und Begehren zu sein. Kein grausamer Feind zum Fürchten; nichts, das ihnen Beunruhigung bereiten könnte, außer den allmählich zunehmenden Übergriffen der Weißen. Solcherart sich behauptend und ungestört, erscheinen sie munter und frei wie die Vögel in der Luft, und wie diese fröhlich und tatendurstig, harmonisch und lärmend. Der Anblick, die Bewegungen und das Verhalten der Seminolen stellen das meist beeindruckende Bild von Glücklichsein in diesem Leben dar; Vergnügen, Lebenssinn, Liebe und Freundschaft, ohne Tücke oder Erregungszustände, scheinen ihnen angeboren oder in ihrer lebendigen Geisteshaltung vorherrschend zu sein, denn sie verlassen sie erst mit dem letzten Atemzug.»
William Bartram[2]

wäsche, Töpfe, Pfannen und andere Haushaltsgeräte an und räumen alle gebrauchten Kleidungsstücke und andere «unreine» Dinge aus. Sie säubern ihre Häuser, Plätze und die ganze Stadt, sammeln auch alle unverbrauchten Vorräte und werfen dies alles auf einen großen Haufen, der am Ende verbrannt wird.[3] Solche alljährlichen Großreinigungsaktionen, die größtenteils auch die peinliche Säuberung von Innen- und Außenwänden, neue Dachbeschindelung, Befestigung und Reparatur des Abwässersystems, Abriß und Neubau von Schwitzhäusern und vieles mehr umfaßte, kann man selbst heute noch als Höchststandard der Wohnhygiene bezeichnen. Die Vernichtung *aller* alten Vorräte – von denen Mais, Weizen, Reis, Trockenfleisch und Trockenobst sowie Trockenfrüchte, Honig, Ahornsirup teilweise erheblich länger haltbar waren – bildete die wohl wirksamste Nahrungsmittelhygiene, die vorstellbar ist.

Vergleichbare wohn- und nahrungshygienische Gepflogenheiten wurden schon früh auch von den Pueblo-Dörfern, den aus Adobe gemauerten Städten der Hopis, aber auch von den Hogans der Navajos oder den Erdkuppelbauten der Mandans beobachtet. Auch die Zelte (Tipis) der Prärie-Reiternomaden können – im Gegensatz zu den Wickiups der Apachen, die recht primitive Kurzzeitwohnungen waren – als hochentwickelte transportable Großfamilienbehausungen angesehen werden, in denen nicht nur äußerste Hygiene, sondern auch hervorragende Be- und Entlüftungsverhältnisse und großer Wohnkomfort die Regel waren.

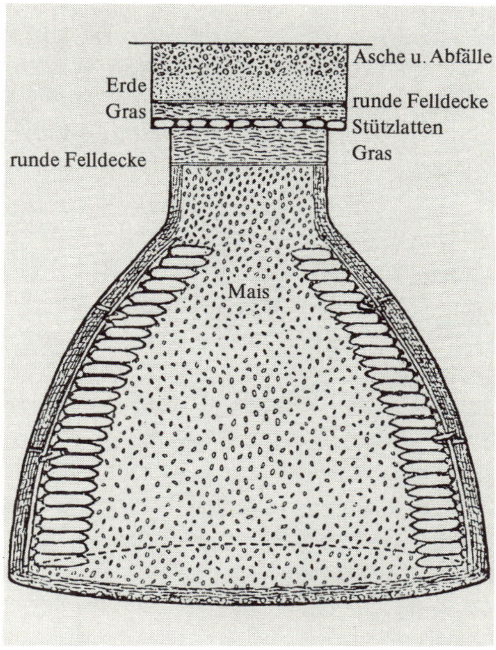

Vorratsgrube der Hidatsa – Schematische Darstellung

Aus dieser sehr verschiedenartigen Wohnkultur und auch aus Bemerkungen, die Indianer zur sanitären Sauberkeit machten, geht hervor, daß ihnen die enorme Bedeutung sanitärer Hygiene sehr genau bekannt gewesen sein muß – nicht nur für die Behandlung infektiöser Erkrankungen und deren Vorbeugung, sondern vor allem auch für die permanente *Gesundheitspflege*.

Obwohl den Indianern die infektiösen Krankheiten, die die Europäer in den Kontinent einschleppten, bis dahin unbekannt waren, scheinen sie die Ursachen für ihr Auftreten und ihre Verbreitung erheblich früher erkannt zu haben, als dies der Schulmedizin der Weißen vergönnt war: Spanische, englische, holländische und französische Familien, die sich in Indianersiedlungen niederließen, wiesen oft lobend darauf hin, daß die Gemeinde den Gästen Frauen zur Haushaltspflege zur Verfügung stellte. Man hat dies als eine Art unterwürfiger Respektierung des kulturell höheren Ranges der weißen Rasse ausgelegt und als selbstverständlich in Anspruch genommen. In Wirklichkeit galten sämtliche Weiße als ausgesprochen *schmutzig* und *gesundheitsgefährdend* für jeden indianischen Gastgeber und seine Gemeinde! Deshalb achtete man sorgfältig darauf, daß Indianerinnen – sozusagen als Vorbeugemaßnahmen gegen Infektionsgefahren – sofort und ständig eine Sauberkeitspflege übernahmen, die Weiße nur amüsierte. Gebrauchte Kleidungsstücke, Bettwäsche, Koch- und Gebrauchsutensilien, die Weiße Indianern schenkten, wurden wohl höflich entgegengenommen, dann aber heimlich sofort verbrannt oder vergraben.

Bemaltes Tipi – Assiniboin

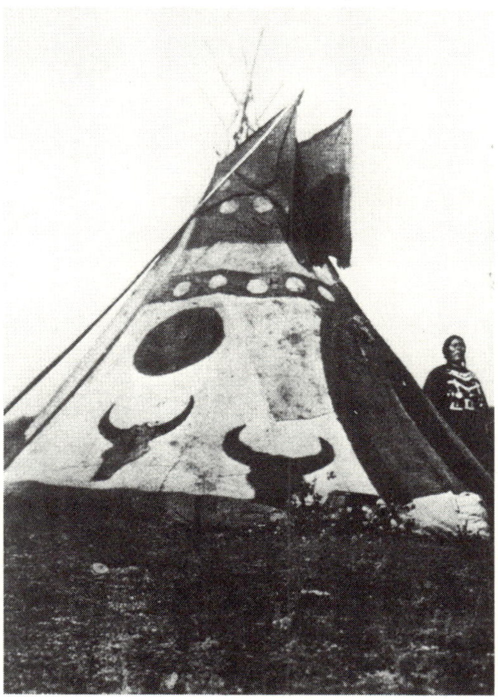

Mit den kolonialen Indianerkriegen im Nordosten und im Westen, der Indianervertreibung im Südosten, dem Beginn der Reservationspolitik, im Zuge derer – nach rigoroser Dezimierung – Indianerfamilien als permanente rechtlose *Kriegsgefangene* behandelt und in Gettos ein-

gepfercht wurden, gerieten die Wohnkultur und Gesundheitspflege der Indianer und die festgefügten Sozialgemeinschaften der Nationen und Stämme in einen chaotischen Notzustand, in dem nicht nur von der Lebensweise, sondern auch von der zuversichtlichen Geisteshaltung der Indianer viel verlorenging. Vor der vehementen Ausbreitung des «Homo Americanus», der sich des Landes von allen Seiten her mit atemberaubender Geschwindigkeit und Brutalität bemächtigte, waren die zahllosen indianischen Völker permanent auf der Flucht. Sie waren gezwungen, in einem dauernden Kriegszustand zu leben, von dem auch Frauen, Kinder und Greise betroffen waren.
Unter solchen Bedingungen kann man innerhalb des *amerikanischen Zeitalters*, also etwa ab 1783, nur noch unter sehr großen Vorbehalten von einer intakten indianischen Kultur ausgehen. So bringt eine Vielzahl von Berichten während dieser Zeit des raschen Niedergangs indianischer Lebensweise Phänomene zum Ausdruck, die ganz und gar nicht mehr als repräsentativ gelten können. Glanzzeit und Höhepunkt freier indianischer Entfaltung – und damit auch ihrer Wohnkultur, Gesundheitspflege und Heilkunde – waren mit der Unabhängigkeit der Vereinigten Staaten unwiederbringlich vorbei.

Als die Europäer Amerika entdeckten, waren sie seit Jahrhunderten von zahlreichen schweren Krankheiten und Seuchen geplagt, die sowohl ihre Lebensqualität als auch ihre Lebenserwartung drastisch beschnitten. Heute weiß man, daß dies zum großen Teil auf eine überaus mangelhafte Körperpflege, auf katastrophale sanitäre Wohnverhältnisse und hierdurch bedingten permanenten Parasitenbefall zurück-

Tipidorf der Shoshonen

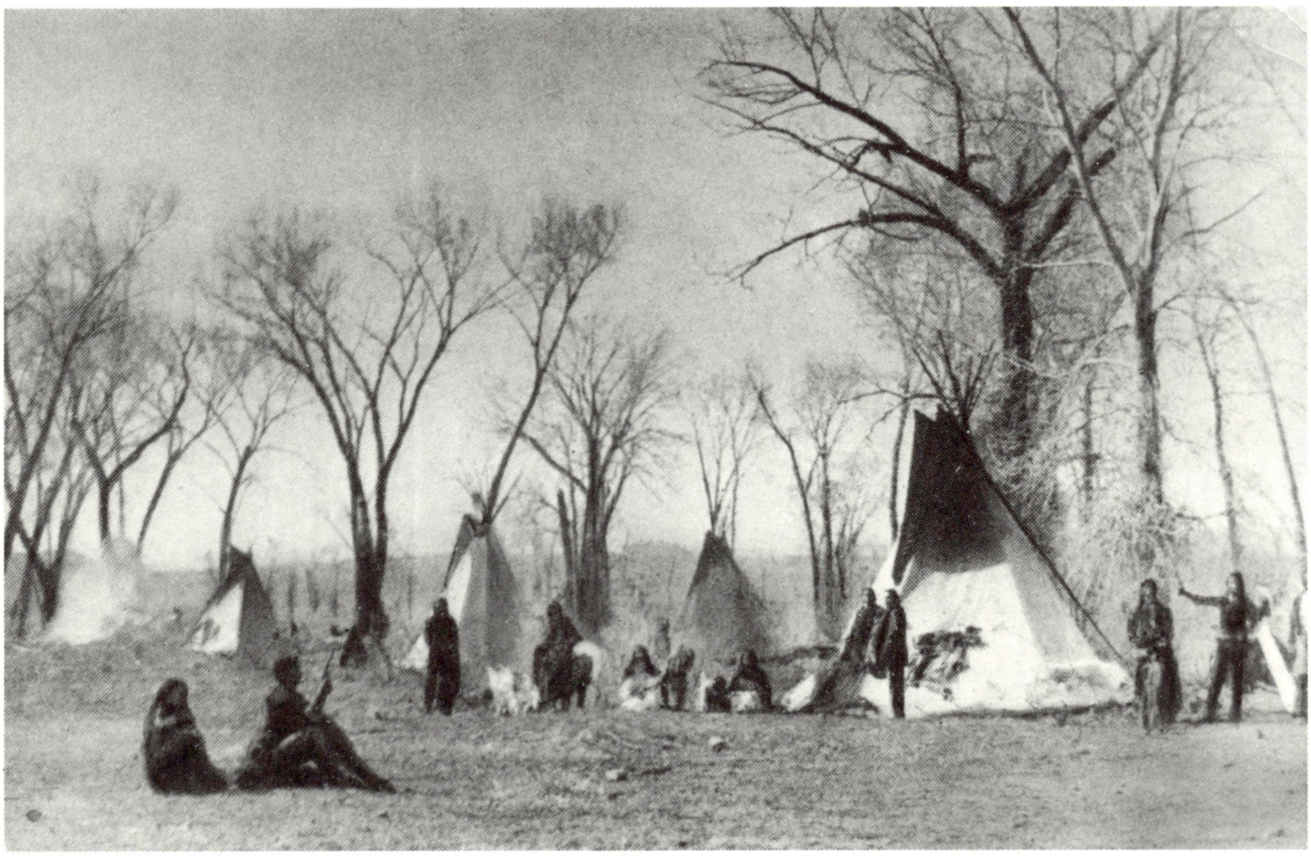

zuführen war, auf einen desolaten hygienischen Zustand, den die christliche Religion legitimierte, für die körperliche Reize – und damit automatisch auch deren Pflege – des Teufels waren. Baden und Waschen unterlagen so vielen Tabus, daß selbst die elementarste Körperpflege angstbesetzt war und ständig zu kurz kam. Dies galt für die privilegierte Elite ebenso wie fürs «gemeine Volk».

Ganz anders bei den Indianern – und vielen anderen Naturvölkern –, die derartige körperfeindliche religiöse Tabus (und brutale Ahndung selbst geringer Verstöße dagegen) nicht kannten. Tägliches Baden und gründliches Reinigen des ganzen Körpers, auch während der kalten Wintermonate, gehörten bei *allen* nordamerikanischen Indianern von frühester Kindheit an zu den Selbstverständlichkeiten des Lebens. Permanente Siedlungen und Wohnplätze befanden sich ohnehin zumeist an Flußläufen oder Seen mit flachen Uferstellen, die tägliches Waschen und Baden erlaubten.

Auch in den amerikanischen Kolonien herrschte lange Zeit die puritanisch-verklemmte christliche Auffassung vor, daß öffentliches und gemeinschaftliches Nacktbaden der Indianer scham- und zügellos sei, ein Zeichen ihrer animalischen Wildheit. In zahlreichen Chroniken rangieren daher Beschreibungen solcher simplen körperhygienischen Gepflogenheiten häufig gleichrangig neben «Kannibalismus» und «Marterpfahl». Besonders die tonangebende Elite der kolonialen Chronisten – häufig christliche Ordensbrüder und Priester – fühlte sich genötigt, ihrem Abscheu ob solcher «Sittenlosigkeit» in heftigen, oft fanatischen Tiraden Ausdruck zu verleihen. Nur sehr wenige Chronisten erkannten hinter dem «Wasch- und Badezwang» der Indianer die wirkliche Motivation: die der Gesundheitspflege. Daher stieß etwa John Brickells ‹*Naturgeschichte von North Carolina*›, in der Sitten und Gebräuche der Indianer positiv beschrieben wurden, 1737 zunächst überwiegend auf heftige Ablehnung: «... wenn diese Wilden neben dem Wasser leben, suchen sie die Flüsse im Sommer sehr häufig auf, wobei Männer und Frauen oft gemeinsam nackt hineingehen, um sich zu waschen, nicht immer beide Geschlechter zusammen, doch ist auch das durchaus üblich.»[4] Auch John D. Hunters Geschichte der Indianerstämme westlich des Mississippi erregte 1823 nach ihrem Erscheinen mehr Abscheu als Neugierde: «Das häufige Baden ist eines ihrer größten Vergnügungen und trägt, davon bin ich überzeugt, sehr viel zur Stärkung des Körpers und zur Kräftigung ihrer Verfassung bei. Von frühester Kindheit an pflegen Männer, Frauen und Kinder diesen Brauch während der warmen Monate, aber häufig auch, nachdem kaltes Wetter eingesetzt hat.»[5]

Hunters Überzeugung, daß gemeinsames Nacktbaden der körperlichen Gesundheit und ihrer Stärkung förderlich sein könnte, löste vehemente Mißfallensbekundungen der zeitgenössischen Mediziner und christlicher Sittenwächter aus. Es wurde ihm bedeutet, sich doch bei seinen Veröffentlichungen gefälligst strikt auf sein Metier als Historiker zu beschränken und Ansichten medizinischer und sittlicher Art für sich zu behalten oder aber zuvor den Rat kompetenter Fachleute einzuholen. Zahlreiche andere Berichte ähnlichen Inhalts wurden veröffentlicht. Sie alle wurden mit der gleichen vehementen Entrüstung abgelehnt.[6]

Den Mitteilungen von Trappern und Händlern der großen schottischen und amerikanischen Pelzhandelskonzerne, daß alle Indianer im Fernen Westen der Meinung seien, die *Haut* sei ein ebenso empfindliches Atmungsorgan wie die Lunge, und daß man deshalb abgestorbene Hautschichten und Unreinheiten, die die Poren verschlössen, beim täglichen Bad durch Bürsten, hartes Reiben oder Schlagen mit hartem dünnen Reisig entfernen müsse, begegneten die Vertreter der amerikanischen und europäischen Lehrmedizin mit beißendem Spott. Genauso abwehrend reagierten sie auf Behauptungen ehemaliger Pelzjäger, die jahrelang unter Indianern im Westen gelebt hatten (und die sich einer geradezu provozierenden Gesundheit erfreuten), daß verunreinigte Haut, schweißverklebter Körperdreck, eng anliegende Unter- und Oberbekleidung den Organismus einem permanenten *Erstickungsprozeß* aussetze, daß viele Empfindlichkeiten, Abwehrschwächen, Anfälligkeiten, die man als unvermeidlich betrachtete, daraus resultierten und daß frühzeitiges Altern auf solche beeinträchtigte Hautatmung zurückzuführen sei.

Die unter sämtlichen Indianern Nordamerikas am weitesten verbreitete Art der Gesundheitsfürsorge war das *Schwitzbad*, das man seiner Art nach auch *Dampfbad* (ähnlich der finnischen Sauna) nennen könnte. Die seßhaften Völker besaßen eine Vielzahl solcher Bäder – zumeist jede Großfamilie mindestens eines –, die nomadischen Völker erbauten aus gebogenen Weidenruten kuppelförmige *Schwitzhütten*, deren Kuppelgeflecht sie mit Zweigen und Bisonhäuten abdichteten. Zahllose Zeitgenossen sind sich darin einig, daß diese Dampf-Schwitzbäder nicht nur der Gesundheitsfürsorge, sondern auch als probates Allheilmittel gegen die meisten Erkrankungen dienten. Den Indianern – insbesondere den Prärie-Reiterstämmen – bedeutete das Dampf-Schwitzbad noch erheblich mehr: Es galt als *Reinigungsritus* für Kör-

Schwitzhütte

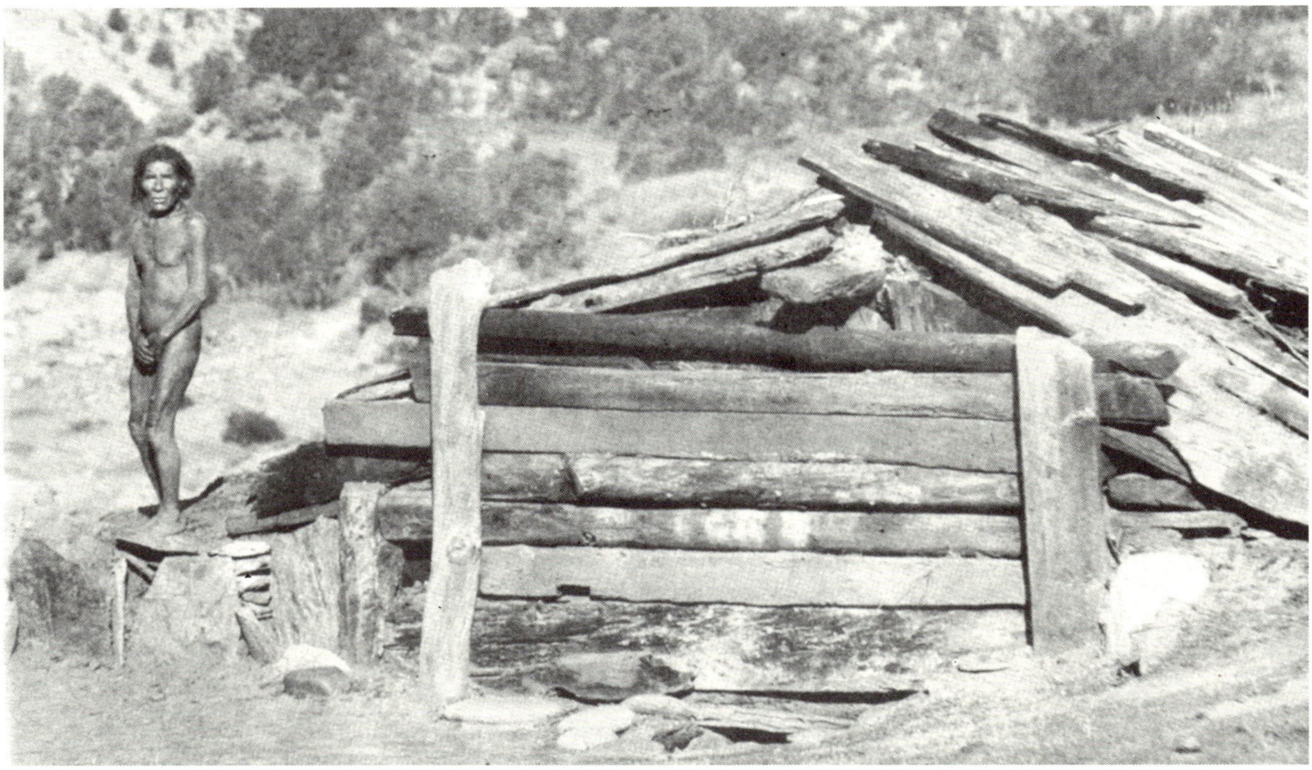

per, Geist und Seele, als eine unerläßliche Zeremonie, die dem Zweck diente, mit sich selbst und der Natur ins reine zu kommen, das Bewußtsein des Einbezogenseins in die Harmonie von Mensch, Natur, Erde, Himmel und den Impulsen des Lebens zu erlangen. Für Indianer hatte dieser Ritus eine psychotherapeutische und zugleich harmonisierende Funktion. Deshalb war die gesamte zeremonielle Prozedur bis ins kleinste festgelegt. Jedes winzige Detail hatte seinen eigenen wichtigen Symbolwert. Weiße, die sich mit diesem naturreligiösen Ritus und seinen therapeutischen Auswirkungen vertraut machten, sind sich seit frühester Zeit über die enorme Bedeutung dieser Dampf-Schwitzbad-Kultur einig.

Sowohl für die Prophylaxe als auch für die Behandlung mannigfaltiger Erkrankungen und Verletzungen verwendeten Indianer eine Vielzahl von Kräutern, die sie vorher in Wasser lösten, mit denen sie das Innere der Schwitzhütte auskleideten oder die auf den glühendheißen Steinen (über die man Wasser goß, wie in der finnischen Sauna) verräuchert wurden. Häufig nahm man während des Schwitzbades schweißtreibende Teezubereitungen ein und rieb sich gegenseitig mit Kräuterpulver ab. Insbesondere Erkältungskrankheiten, rheumatische Beschwerden, versorgte Wunden und Knochenbrüche sollen sich rasch nach solcher Behandlung deutlich gebessert haben.

Das Schwitzbad unter Verwendung von Kräutern fungierte aber häufig auch als körperliche und seelische *Vorbereitung* für nachfolgende Behandlungen, genauer: als Steigerung und Stärkung der Bereitschaft, eine Behandlung *anzunehmen*. Darüber hinaus galt starkes und anhaltendes Schwitzen – meistens nach vorangegangenem *Fasten* – als die bestmögliche Reinigung von Hautporen, Nasen- und Rachenraum.

Eine typische Behandlung schwerster rheumatischer und neurovege-

Wenn das Gerüst der Schwitzhütte fertiggestellt war, wurde es mit Bisonfellen überzogen.

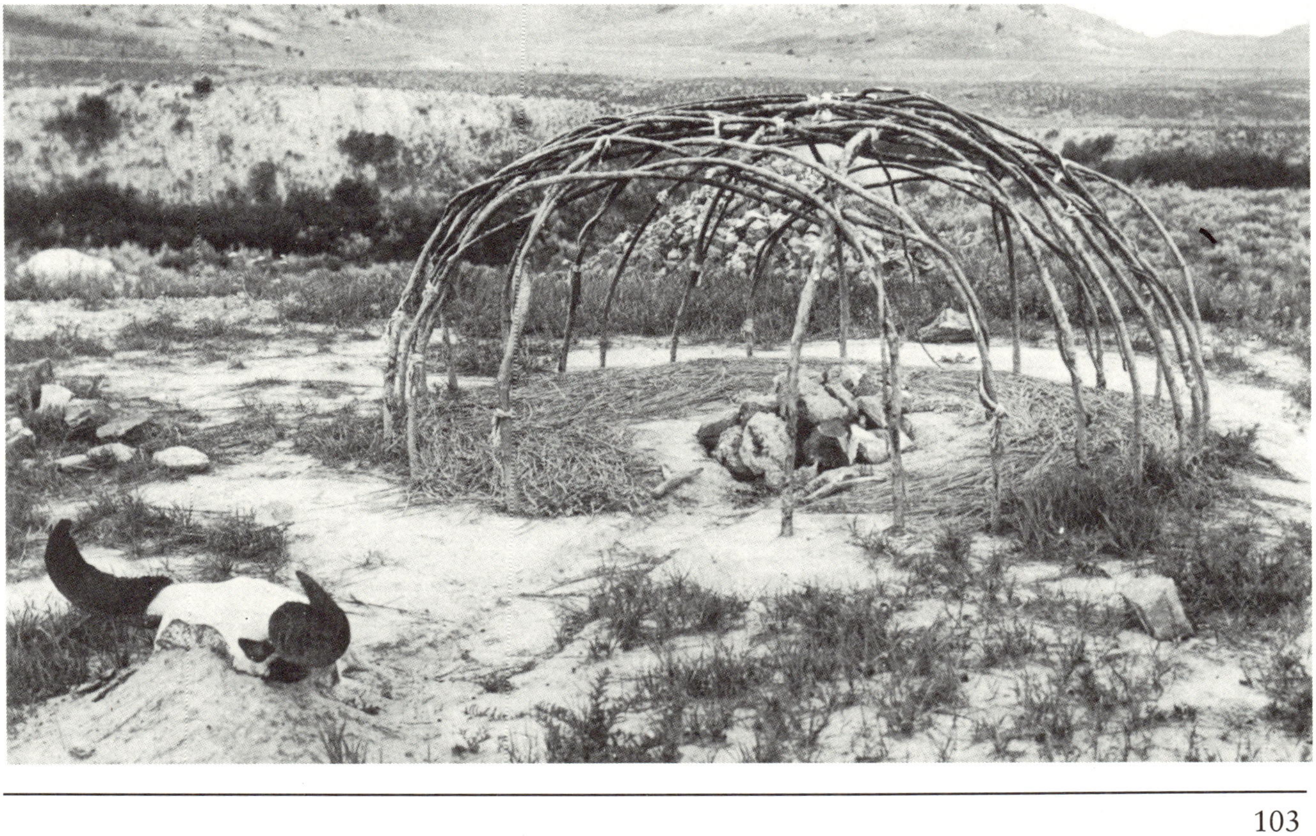

Kaugummi-Pflanzen

Zuckerkiefer:
(*Pinus lambertiana* Dougl.; *Sugar Pine*).
Indianer nannten diesen Nadelbaum die «Königin der Sierras». Wenn der mit einer dicken, scharfkantigen Rinde bedeckte Stamm verletzt wird, tritt ein harziger, weißer, stark zuckerhaltiger Saft aus, der langsam an der Sonne eintrocknet und dabei fest und braun wird. Dieses Zukkerharz wurde gesammelt und in warmem Wasser 24 Stunden lang aufbewahrt. Hierbei löste sich der Zuckergehalt im Wasser, das man zum Süßen verwendete; zurück blieb eine gummiartige Substanz, die, zu Kügelchen geformt, als Kaugummi diente.

Balsamtanne
(*Abies balsamea* L.; *Balsam Fir, Fir Tree*).
Die Pioniere und Squatter nannten den aus dem Stammharz gewonnenen Kaugummi «Spruce gum» oder «Canada balsam gum». Indianer gossen das gummiartige Harz zu kleinfingerdicken Stangen, schnitten diese in zentimeterdicke Scheiben, ließen diese an der Luft trocknen und führten sie als Kaugummischeiben mit sich.

Schilfrohr
(*Phragmites communis*, auch: *Phragmites phragmites*; *Common Reed, Common Reed Grass*).
Diese Schilfrohrart kommt auf dem gesamten nordamerikanischen Kontinent in Sümpfen, Mooren und an Flußufern vor. Bei Verletzungen der langen Rohrstengel tritt ein pastenartiger Saft aus, der allmählich zu Gummi erhärtet. Diesen formten Indianer zu kleinen Kügelchen. Die Wurzeln des Schilfrohrs enthalten einen sehr hohen Zuckeranteil, aber auch die Rohrstengel sind stark zuckerhaltig. Viele Stämme sammelten sie und schichteten sie neben Feuern zum Trocknen auf, wo sie in der Trocknung aufquollen und sich braun färbten. Dann zerstampfte man sie und entfernte die Fasern. Es blieb ein gelbbraunes Mehl zurück, das einen sehr hohen Zuckeranteil enthielt und zur Süßung von Speisen und Tees diente.

Amberbaum
(*Liquidambar styraciflua* L.; *Sweet Gum, Red Gum, Bilsted*).
Großer Waldbaum, dessen Stamm bei Verletzungen einen balsamisch duftenden Saft absondert, der ausgehärtet einen harzigen Gummi bildet. Dieser Gummi ist eine wahre Vitamin- und Antisepsisbombe. Er enthält Alpha-Storesin, Beta-Storesin, Phenylpropyl-Zimtsäureester, Äthyl-Zimtsäureester, Benzyl-Zimtsäureester, Styrasin, freie Zimtsäure, Vanillin, Styrol, Styracin, Storetativer Rückenbeschwerden durch ein indianisches Kräuterschwitzbad wird im Tagebuch der Lewis & Clark-Expedition dokumentiert – von Mai 1804 bis September 1806 unternahmen Meriwether Lewis und William Clark im Regierungsauftrag eine spektakuläre Expedition mit dem Ziel, eine Nordwest-Passage durch den Kontinent zu finden. Ein Teilnehmer, William Bratton, litt unter unsäglichen Schmerzen. Die beiden Expeditionsärzte waren ratlos und erklärten diesen Zustand für unheilbar.

Das Expeditionsjournal vermerkt unter dem 24. Mai 1806: «[Bratton] ist derart in den Lenden geschwächt, daß er weder gehen noch selbst aufrecht sitzen kann, ohne äußerst starke Schmerzen zu erleiden. Nachdem unsere ärztliche Kunst nichts ausgerichtet hatte, erwähnte einer der Jäger, daß er Menschen in ähnlicher Verfassung gekannt habe, die durch heftiges Schwitzen wiederhergestellt worden seien, und auf Wunsch des Patienten erlaubten wir die Anwendung dieser Kur. Zu diesem Zwecke wurde ein Loch ausgehoben, vier Fuß [1,20 m] tief und drei Fuß [90 cm] im Durchmesser, und darin ein großes Feuer auf dem Boden entzündet. Dann nahmen wir das Feuer heraus und errichteten über dem Loch eine Wölbung aus Weidenzweigen, über die wir einige Decken legten, so daß sie eine vollkommene Abdeckung ergab. Darunter wurde der entkleidete Patient auf eine Bank gesetzt mit einer Bohle für seine Füße. Mit einer Kanne voll Wasser wurden Boden und Seitenwände des Loches bespritzt, um Dampf zu erzeugen, so heiß er ihn zu ertragen vermochte. Nachdem er zwanzig Minuten in dieser Lage verblieben war, wurde er herausgehoben, sofort zweimal in kaltes Wasser getaucht und wieder in das Loch zurückgebracht, wo er das Schwitzbad wieder aufnahm. Während der ganzen Zeit trank er reichliche Mengen eines starken Tees aus **Pfefferminze** [*Monarda fistulosa* L.; *Horse Mint, Wild Bergamot, Oswego Tea*], die als Ersatz für **Seneca-Kreuzblume** [*Seneca Root, Seneca Snakeroot*; *Polygala senega* L.] genommen wurde, die unser Informant bei solchen Gelegenheiten verwendet gesehen hatte, die es aber hier nicht gibt. Nach einer dreiviertel Stunde wurde der Kranke wieder aus dem Loch genommen, sorgfältig eingewickelt und langsamer Abkühlung überlassen. Diese Behandlung wurde gestern vorgenommen; heute morgen ging er wieder und ist nahezu schmerzfrei.»[7]

Von den Yokias Kaliforniens wird berichtet, daß sie über Steinen ein großes Feuer entzündeten, dieses niederbrennen ließen, die heiße Asche hoch mit Fichtenzweigen bedeckten und darauf den in Decken vollständig eingewickelten Patienten legten. Indem man regelmäßig die über lange Zeit sehr heiß bleibenden Steine mit Wasser übergoß, erzeugte man heißen, mit Fichtennadelöl und flüchtigen Harzen angereicherten Dampf, der durch die Decken drang und vom Patienten eingeatmet wurde. Nachdem dieser acht bis zehn Stunden solcherart behandelt worden war (Fichtenzweige von der «Digger Pine» oder Douglas-Fichte), sollen – so berichten Trapper und Mountain Men – selbst schwerste Rheumaleiden sehr stark gelindert, häufig sogar geheilt worden sein.

Für nordamerikanische Indianer war die Pflege der *Zähne* – so berichteten, übereinstimmend viele Trapper, Mountain Men und Cowboys – von größter Bedeutung. Man muß nicht darüber sinnieren, seit wann

etwa Lehrmediziner die Zahnhygiene als wichtiges Element der Gesundheitspflege anerkannten – lange ist es noch nicht her. Schon den Chronisten der spanischen Eroberer war der für sie ungewöhnlich gesunde Zustand der Zähne der Indianer aufgefallen. Führte man den spanischen Adligen Gefangene vor, wurde besonders – was in den Hofberichten ausdrücklich vermerkt ist – auf die «sehr weißen, kurzen, gesunden und gleichmäßigen Zähne der wilden Heiden» hingewiesen. Ganz frei von Erkrankungen waren sie aber scheinbar doch nicht, denn Skelettfunde zeigen, daß zum Beispiel Kariesbefall, Fisteln und Abszesse durchaus vorkommen konnten. So außerordentlich selten derartige Fälle auch nachweisbar waren, ergibt sich aus Untersuchungen[8], daß sie sich fast ausschließlich auf seßhafte urbane Völker beschränkten, während die nomadischen Jäger von Zahnerkrankungen nahezu verschont blieben. Eine Studie an lebenden Indianern in abgelegenen Teilen des Yukon-Territoriums ergab, daß von 2464 Untersuchten nur vier von leichtem Kariesbefall betroffen waren – das sind 0,16 Prozent.[9]
Das Reinigen der Zähne mit zerfransten Pflanzenwurzeln, Tonerde, Pflanzenasche und nachfolgendem Spülen mit kalten, warmen und heißen Kräuterauszügen war eine mehrfach täglich praktizierte Gepflogenheit, die man seit frühester Zeit bei Indianern in allen Teilen der USA und Kanadas beobachtete. Die Pflanzenwurzeln wurden bis zu einer bestimmten Dehydrierung und Härte getrocknet, alsdann an einem Ende so lange bearbeitet, bis nur noch die harten Fasern übrigblieben. Das gab eine recht gute Zahnbürste her. Obwohl man aus den zeitgenössischen Berichten den Gebrauch vieler verschiedenartiger Wurzeln herauslesen kann, sind nur sehr wenige botanisch einwandfrei zu identifizieren. Die am weitesten verbreiteten waren die **Löwenzahnwurzel** (*Taraxacum officinale* Wiggers, *Leontodon taraxacum* L.; *Dandelion*) und die **Wurzel des Kreosotbusches** (*Larrea divaricata*; *Chaparral, Creosote Bush*).
Ebenfalls bedeutungsvoll für die Zahnpflege war wohl die Gewohnheit, sehr viel Rohkost zu essen. Als die zahnpflegerisch wichtigste Maßnahme sehen heute Zahnärzte an, daß Indianer regelmäßig *Kaugummi* kauten. Die nordamerikanischen Indianer sind die Erfinder des Kaugummis! Schon in den Berichten früher Waldläufer werden Dutzende verschiedener «Kaugummi»-Arten erwähnt, die von der frühen Kindheit an regelmäßig gekaut wurden. In der Randspalte sind alle hierzu verwendeten Pflanzen aufgeführt, die bisher botanisch einwandfrei identifiziert werden konnten.
Die harzigen Schleimstoffe dieser Pflanzen sind von gummiartiger Konsistenz und lösen sich nur sehr langsam im Speichel auf. Sie haben einen jeweils charakteristischen erfrischenden Geschmack und enthalten zahlreiche wirksame Stoffe – etwa Vitamine sowie antiseptische und antibakterielle Substanzen in gut resorbierbarer Form. Diese indianischen Kaugummiarten waren demnach erfrischend, speichelanregend, vitaminreich, keimtötend und nahrhaft zugleich.
Kaugummiartige Zubereitungen aus vielen anderen pflanzlichen Säften wurden häufig auch als Mittel gegen zahlreiche Erkrankungen verabreicht. Die extrem langsame Löslichkeit der Inhaltsstoffe solcher Heil-Kaugummis entsprach der heute in der Medizin häufig erwünschten *retardierenden* (anhaltend verzögernden) Abgabe und Wirkung.

sinol, ätherische Öle, Vitamin A, Vitamin C. Frühe Pioniere nannten ihn Indianerkaugummi, Copal-Balsam oder Copalm. Ihm werden stimulierende, auswurffördernde, antiskorbutische, stark antiseptische und antibiotische Wirkungen zugeschrieben.

Skelettkraut
(*Lygodesmia juncea; Skeleton Weed*).
Ein dem **Giftlattich** (*Lactuca virosa* L.; *Wild Lettuce*) eng verwandtes ganzjähriges Kraut. Es hat steif aufgerichtete, stark verästelte Stengel, die zwanzig bis vierzig Zentimeter hoch werden und häufig pustelartige Schwellungen bilden, die viel Gummisubstanz enthalten. Indianer sammelten die Stengel, schnitten sie in Stücke und ließen den austretenden Saft aushärten, um ihn alsdann als Kaugummi zu verwenden.

Kompaßpflanze
(*Silphium laciniatum* L.; *Compass Plant, Pilot Weed*).
Ganzjährige, 180 bis 350 Zentimeter hohe Buschpflanze mit gelben Blüten, die der Sonnenblume ähnlich sind. Wechselständige Stengelblätter sind in der Regel exakt nach Norden und Süden ausgerichtet. Die Stammstengel sind stark harz- und schleimstoffhaltig. Diese Stoffe treten in den oberen Teilen aus und bilden dort größere Klümpchen, die gesammelt und – häufig mit gemahlenen Trockenfrüchten gemischt – als Kaugummi verwendet wurden.

Becherpflanze
(*Silphium perfoliatum* L.; *Indian Cup Plant, Indian Gum, Ragged Cup, Rosin Weed, Polar Plant*).
Die aufrechten Stengel haben eine becherartige Form. Indianer gewannen gummiartige Absonderungen von der Species *S. ginniferum*, die volkstümlich «Rosin Weed» genannt wurde. Zahlreiche Fruchtsäureester in den Inhaltsstoffen verliehen dem Atem – und selbst dem Urin! – einen aromatischen Duft. Der Saft der Wurzeln ist ein ausgezeichnetes Expektorans bei katarrhalischen Erkrankungen der Atemwege.

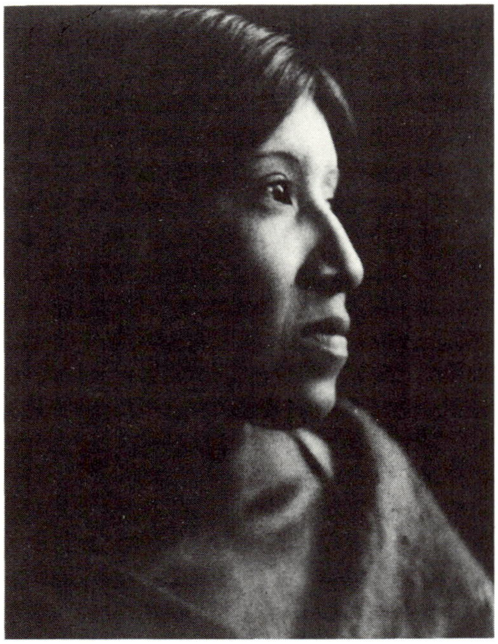

Cahuilla-Frau

Es gibt sehr viele Berichte über solche Pflanzenmittel, aber sie sind nur selten genau zu identifizieren (weshalb auf die Darstellung verzichtet werden muß, um irrtümlichen Anwendungen vorzubeugen).

Große gesundheitspflegerische Aufmerksamkeit widmeten *alle* Indianer Nordamerikas einer umfangreichen und ausgewogenen *Diätetik*. In den in der Anfangszeit der kolonialen Besiedlung verfaßten Berichten reisender Chronisten – vor allem der den spanischen Konquistadoren beigeordneten Mönche verschiedener christlicher Ordensbruderschaften –, aber auch englischer Naturforscher mit völkerkundlichen Ambitionen, die zuvor andere Kolonien in anderen Erdteilen besucht und über deren Ureinwohner berichtet hatten, werden die nordamerikanischen «Eingeborenen» immer wieder als zügellose, verwilderte, primitive Heiden dargestellt. Als besonderes Indiz für diese Verwilderung und animalische Triebhaftigkeit hoben die Verfasser hervor, daß Indianern geradezu barbarische Eßgewohnheiten eigen seien. So würden sie sich nach Erlegung eines Wildbrets in maßloser Freßgier derartig vollstopfen, daß sie sich kaum noch rühren könnten. Andererseits suchten sie in Notzeiten schwere Hungerkatastrophen heim, wenn sich die Jagd als erfolglos erweise.[10]

Solche Berichte waren, wie man heute aus den zahlreichen Mitteilungen und Tagebüchern von Waldläufern, Pelzhändlern und frühen Fallenstellern weiß, frei erfunden. Sie trafen allenfalls vereinzelt auf – tatsächlich primitive – Wüstenbewohner zu, nicht aber auf alle übrigen Indianer; denn das Nahrungsmittelangebot, das der riesige Kontinent der indianischen Bevölkerung zur Verfügung stellte, wird übereinstimmend in allen frühen Dokumenten als geradezu paradiesisch beschrieben. Es fehlte sowohl seßhaften als auch nomadischen Völkern buchstäblich an nichts; es herrschte überall ein Überfluß an pflanzlichen und tierischen Nahrungsmitteln. Mangel breitete sich erst in Regionen aus, die von Kolonialmächten besiedelt und innerhalb kürzester Zeit rigoros ausgebeutet oder zerstört wurden – natürlich auch in Gebieten, in denen Indianer dem Lebensstil der Kolonisten folgten oder folgen mußten, vor allem in Reservationen, in denen sie wie permanente Kriegsgefangene bewacht und reglementiert wurden.

Während der *Menstruation* unterzogen sich Frauen in strikter Isolation (dies nicht etwa, weil die monatliche Blutung, wie bei den Weißen, als unrein galt, sondern um zu ruhen, sich zu besinnen, dieser körperlichen Umstellung auch seelisch zu folgen) einer bestimmten Diät. Sie tranken sehr viel Flüssigkeit, Kräutertees, kräftigende Fleischbrühen, aßen zartes Gemüse und kleine Portionen aufgeweichter Trockenfrüchte, gewürzt mit Ahornzuckersirup. Zu Beginn einer Schwangerschaft nahmen werdende Mütter kräftige Nahrung zu sich, die hauptsächlich aus Kochfleisch oder Kochfisch, Gemüse, Früchten der Saison, Mais, Reis, Kartoffeln (mit Schalen, gekocht!) und Kräutertees bestand. Etwa vom sechsten Schwangerschaftsmonat an aßen die Frauen immer sparsamer und hielten eine allmählich immer strenger werdende Diät aus leicht verdaulichen Nahrungsmitteln ein. Das Essen wurde in kleine Portionen aufgeteilt. Die Frauen achteten darauf, daß sie ständig kleine Mengen Tee, abwechselnd mit Fruchtsäften, und immer weniger tierische Nahrung zu sich nahmen, damit das Baby nicht zu groß oder fett wurde. Die Frauen in der Umgebung bemühten sich, in Gegenwart der Schwangeren eine fröhliche Atmosphäre zu schaffen, sie sanft das werdende Leben in ihrem Leib miterleben zu lassen, und sie lehrten sie, nach der Einnahme kleiner Nahrungsportionen und Getränke auf die Reaktionen des Embryos zu achten. Erfahrene Matronen erkannten an den Mitteilungen der Schwangeren und an den Bewegungen des Babys, ob es sich wohl fühle, zufrieden und ausgeglichen sei. Die Diät diente anscheinend auch dem Zweck, die weiblichen Organe flexibel zu halten und damit die Wehen zu verringern, die Geburt selbst zu beschleunigen. Unmittelbar nach der Geburt wurde für drei Tage bis zu einer Woche eine strikte Kraftbrühen-Diät eingehalten. Diese Brühe enthielt keine tierischen Substanzen. In der Regel handelte es sich um **Hartmaisbrühe** (*Zea mays vulgaris; Flint Corn*), die sehr nahrhaft und leicht verdaulich war und den Milchfluß in den Brüsten förderte.[11] Nebenbei mag es von Interesse sein, daß sich schwangere Frauen grundsätzlich vom Schwangerschaftsbeginn an und in der Regel auch noch etwa sechs Monate nach der Geburt jeglicher sexueller Aktivität enthielten.

Ein interessantes diätetisches Phänomen wurde bei vielen Indianervölkern beobachtet, wenn sie sich auf Reisen, auf der Jagd oder auf Kriegszügen befanden: Obwohl das Wasser der Seen, Flüsse und Bäche von kristallklarer Sauberkeit war, unterzog man sich der Mühe, es zu kochen und die mannigfaltigsten Teeaufbrühungen daraus anzufertigen. Die Chippewas zum Beispiel zogen folgende Aufbrühungen vor:

Grönlandporst (*Ledum groenlandicum* Oeder; *Labrador Tea*): Blätter
Schneebeere (*Chiogenes hispidula* L.; *Creeping Snowberry*): Blätter
Scheinbeere (*Gaultherica procumbens* L.; *Wintergreen*): Blätter
Hemlocktanne (*Tsuga cabadensis* L.; *Hemlock*): Blätter
Rotfichte (*Picea rubra; Spruce*): Blätter
Himbeere (*Rubus strigosus* Michx.): Zweige
Traubenkirsche (*Prunus virginiana* L.; *Chokeberry*): Äste
Traubenkirsche (*Prunus serotina* Ehrh.; *Wild Cherry*): Zweige

Aufbrühgetränke wurden mit Zweigenstücken hergestellt, indem man diese zu Bündeln von doppelter Daumendicke und etwa zehn Zentimetern Länge an einem Baststreifen in das kochende Wasser versenkte,

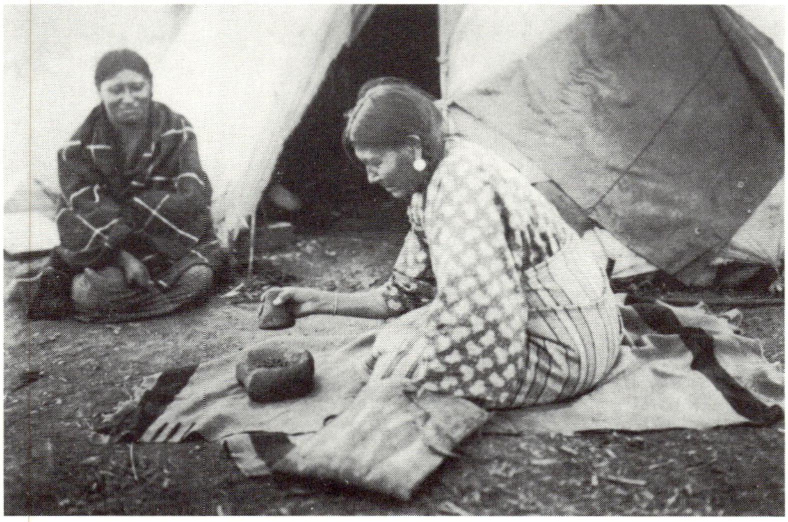

Eine Cheyenne zerstößt in einem Steinmörser Wildkirschen mitsamt den Kernen zu einem bei der Herstellung von Pemmican verwendeten Brei.

Als generelle historische Rezeptur für **Pemmican** (auch Jerkey oder Charque genannt) gibt der Chippewa-Heiler Sun Bear an:

Rohes Fleisch (Rind oder Wildbret) wird in lange dünne Streifen geschnitten und vier bis fünf Tage lang auf Rostplattformen *luftgetrocknet*. Bei feuchtem Wetter ist es notwendig, unter der Rostplattform ein Feuer zu unterhalten, was auch zu einer leichten Räucherung führt. Feuchtigkeit muß unter allen Umständen vom Fleisch ferngehalten werden – deshalb wird das Fleisch während der Nacht entsprechend abgedeckt. Die Fleischstreifen dürfen sich während des ganzen Trocknungsprozesses nicht berühren. Erst wenn dieses «Jerkey-Fleisch» durch und durch getrocknet ist, kann man es sehr lange aufbewahren. Es enthält alle wertvollen Inhalts- und Nährstoffe.

Pemmican wird hergestellt, indem man das Trokkenfleisch (etwa 2,5 Kilo) zu Pulver zermahlt und diesem Fleischmehl etwa 250 Gramm braunen Rohzucker (auch wohl stark eingedickten Ahornzuckersirup) und etwa 500 Gramm Trokkenfrüchte (Johannisbeeren, Rosinen, Waldbeeren, eventuell auch Korinthen) zufügt. Das Ganze wird sorgfältig vermischt und anschließend mit 1500 Gramm vorsichtig geschmolzenem Talg (desselben Tieres, von dem das Fleisch stammt) zu einem Teig geknetet.

Der Pemmican wird in Rohhautbeuteln luftdicht verpackt. Er hält sich viele Monate lang, kann roh, aber auch gebraten gegessen werden. Weiße fügten dem Pemmicanteig häufig noch Salz hinzu, von dem Indianer wenig halten.[12]

Herstellung von Ahornsirup: Der Saft wird abgezapft und eingekocht.

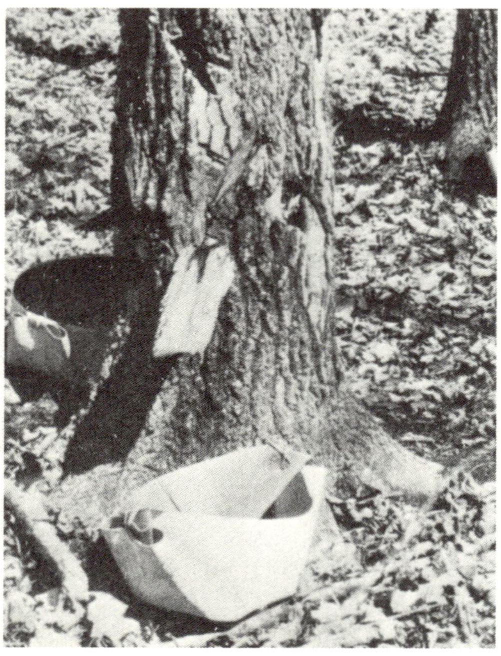

das Gefäß vom Feuer nahm und die Zweige etwa zehn Minuten ziehen ließ. Während der Kolonialkriege zwischen England und Frankreich machten Heerführer beider Seiten mit dieser Diätpraxis der mit ihnen verbündeten Indianerregimenter erstaunliche Erfahrungen: Sobald ihre Soldaten diese Gepflogenheit übernahmen, hatten sie augenblicklich unter weniger Hunger und Durst und Ermüdungserscheinungen zu leiden und waren erheblich leistungsfähiger; Verletzungen heilten schneller, Entzündungen kamen seltener vor, Blutungen versiegten rascher, und die Männer genasen viel früher als sonst. Sie waren auch weniger anfällig für Erkältungskrankheiten und vor allem Erfrierungen. Es muß aber hierzu erwähnt werden, daß in diesen Fällen sowohl Indianern als auch Soldaten der berühmte indianische **Pemmican** als Marschverpflegung diente, den weiße Trapper und Mountain Men als bestmögliche Kraftnahrung bezeichnet haben.

Entgegen häufig kolportierten Behauptungen, daß Indianer begierig auf raffinierten Zucker und auf Kochsalz gewesen seien, deuten alle zuverlässigen zeitgenössischen Berichte darauf hin, daß sie in der Mehrzahl raffinierten Zucker verschmähten und statt dessen den eingedickten Saft des **Zuckerahorns** (*Acer saccharum* Marsh.; *Bird's Eye Maple, Sugar Maple*), des **schwarzen Zuckerahorns** (*Acer nigrum; Black Sugar Maple*), **Rotahorns** (*Acer rubrum* L.; *Red Maple, Swamp Maple*), **Silberahorns** (*Acer saccharinum* L.; *Silver Maple, Soft Maple, White Maple*), **Eschenahorns** (*Acer negundo* L.; *Box Elder, Ash-leaved Maple*) verwendeten, deren eingedickte Säfte als Sirup teils mehr, teils weniger stark zuckerhaltig sind, aber daneben hohe Anteile an B-Vitaminen, Phosphor, Kalzium und zahlreiche Enzyme enthalten. Es ist schwer erklärbar, wieso nicht nur die zivilisierten Indianerrepubliken der Atlantikküste, sondern auch die nomadischen Präriestämme und die Bergvölker der Rocky Mountain-Regionen sehr genau die gesundheitlichen Effekte von raffiniertem weißem Zucker und dem Ahornsirup zu unterscheiden wußten; denn sie lehnten raffinierten Weißzucker als gesundheitsschädlich ab, während sie behaupteten, daß der Genuß des Sirups der verschiedenen Ahornarten gesundheitserhaltend, ja in bestimmten Fällen sogar medizinisch hochwirksam sei. Heute weiß man, wie richtig diese Einschätzung ist. Ahornbäume der verschiedensten Arten waren über den gesamten Kontinent verbreitet

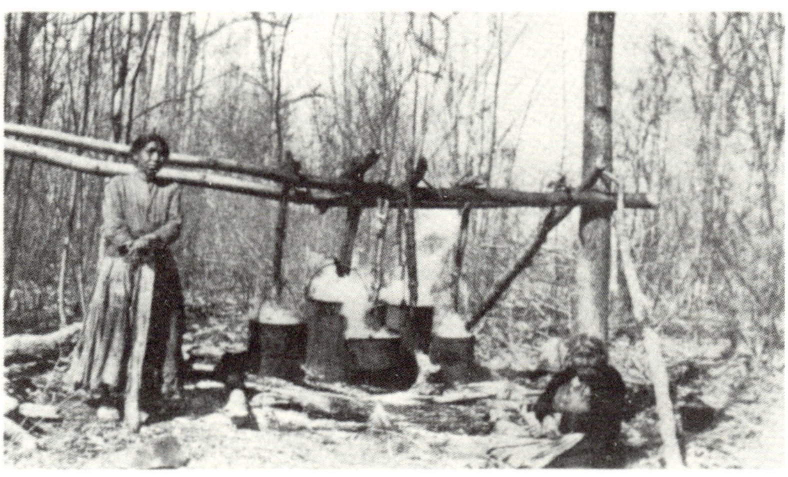

– praktisch hatten also alle indianischen Völkergruppen die Möglichkeit, sich den Sirup auf eine sehr einfache Weise zu beschaffen: Die Stämme brauchten nur tief durch die Rinde hindurch angeritzt zu werden, schon lief der stark zuckerhaltige Saft in darunter hängende Gefäße, konnte gesammelt und durch langsames Kochen zu haltbarem Sirup eingedickt werden.

Als die ersten Pelzhändler auf Anweisung der kolonialen Verwaltungsbürokratie zum Tauschhandel *Kochsalz* mit in den Fernen Westen nahmen und es Indianern anboten, wunderten sie sich, daß indianische Heiler es bereits bei der nächsten Zusammenkunft als Tauschhandelsobjekt ablehnten und erklärten, sein Genuß könnte allenfalls in bestimmten Krankheitsfällen und in geringer Dosierung nützlich sein, im übrigen aber sei es, wenn man es ständig als Speisewürzung verwende, sehr gesundheitsschädlich. – Erst jüngste ausgedehnte Untersuchungen und Fallstudien in den USA haben diese alte indianische Behauptung bewiesen: Man führt den Herzinfarkt und zahlreiche andere Symptome von Herzkranzgefäßverengungen zu einem großen Teil auf den Genuß mineralischen (anorganischen) Kochsalzes zurück. Erst 1983 haben amerikanische Medizinerverbände und Gesundheitsbehörden eine Aufklärungskampagne gegen den übermäßigen Gebrauch von Kochsalz und für eine stark gemäßigte Anwendung gestartet.

Die Behauptung indianischer Heiler, daß der Unterschied zwischen mineralischem Kochsalz (Natriumchlorid) und pflanzlichem Kochsalz der zwischen totem Salz und *lebendigem* Salz sei, hat bisher noch keine Beachtung und daher auch keinerlei Bestätigung gefunden. Manche Prärie- und nomadische Wüstenwandererstämme (vor allem die Apaches, Mohaves und Yaquis) würzten ihre Speisen mit bestimmten pflanzlichen Ascheresten, die Kochsalz und Pottasche (Kaliumkarbonat) enthielten, weil sie der Meinung waren, daß dies vor übermäßiger Transpiration (also Wasserverlust durch Schwitzen) schütze – womit sie ebenfalls recht hatten.

Auch regelmäßiges *Fasten* war ein fester Bestandteil indianischer Lebensweise. Ob es gesundheitlichen oder anderen Zwecken diente, läßt sich nicht mit Sicherheit feststellen. Fest steht nur, daß den meisten der zahlreichen Rituale und Zeremonien mehr oder weniger langes und intensives Fasten vorausging. Übereinstimmend verbanden aber *alle* Indianer des nordamerikanischen Kontinents, gleich welcher Kulturstufe, das Fasten mit der Vorstellung der geistigen, seelischen und körperlichen *Reinigung* und *Läuterung*. Insofern diente es ihnen also zumindest unbewußt und indirekt über den Umweg naturreligiöser Rituale als Mittel zur Gesundheitspflege. Spezielle Fastendiäten in Krankheitsfällen waren fester Bestandteil der meisten Behandlungsmethoden, so etwa das Aushungern von Fieber, bei dem außer Kräutertees (oft verbunden mit Schwitzkuren) allenfalls Kraftbrühe aus Mais- oder Reisgrütze und bei schweren Verletzungen häufig nur reines Quellwasser verabreicht wurde.

«Es gibt keine Verletzung oder Verrenkung, die sie [die Indianer] nicht mit einfachen Mitteln oder Pflanzen heilen können, deren Wirkungen ihnen wohlbekannt sind – und die wirklich einmalig sind, denn ihre Verletzungen werden nie brandig. Aber letzten Endes ist das nicht diesen Kräutern zuzuschreiben noch der Landluft, sondern ihrer widerstandsfähigen körperlichen Verfassung; denn trotz der Anwendung dieser Heilmittel werden die Verletzungen der Franzosen, die fraglos schwerer heilen als die der Wilden, vom Brand befallen. Diese Leute führen unsere Anfälligkeit für Gangrän, ja für alle unsere Krankheiten auf das Salz zurück, das wir essen; denn sie können einfach nichts Gesalzenes zu sich nehmen, ohne davon todkrank zu werden und ununterbrochen trinken zu müssen. Sie können nicht dazu bewegt werden, Eiswasser zu trinken, denn sie versichern, daß es den Magen entkräftet und die Verdauung verzögert.»
Baron Armand Louis de Lahontan [13]

«Ihre Nahrungsmittel sind entweder gekocht oder gebraten, und sie verzehren große Mengen des Saftes von Fleisch und Fisch. Sie können den Geschmack von Salz oder Gewürzen nicht ertragen und wundern sich, daß wir es trotz unserer Weine, unserer Speisewürzung und unserer übermäßigen sexuellen Gewohnheiten fertigbringen, dreißig Jahre alt zu werden.»
Baron Armand Louis de Lahontan [14]

Frauenheilkunde und Geburtshilfe

«Nur sehr selten ist unter ihnen jemand zu finden, der lahm, bucklig, einäugig, blind oder taub ist. Ihre Augen sind groß und schwarz wie ihre Haare, ihre Zähne sind weiß wie Elfenbein, und der Atem, der aus ihrem Munde kommt, ist rein wie die Luft, die sie einatmen, und das, obwohl sie kein Brot essen – was zeigt, daß wir uns in Europa irren, wenn wir der Meinung sind, daß der Verzehr von Fleisch ohne Brot stinkenden Atem verursache.»
Baron Armand Louis de Lahontan [1]

Große Aufmerksamkeit widmeten nordamerikanische Indianer jenen Bereichen der Gesundheitspflege, die man heute Gynäkologie (Frauenheilkunde), Obstetrik (Geburtshilfe) und Pädiatrie (Kinderheilkunde) nennt. Alle drei waren wiederum dem tiefen Verständnis für ausgewogene Naturharmonie untergeordnet. Diese Ausgewogenheit alles Lebendigen gebot automatisch eine «Bevölkerungspolitik», die penibel darauf bedacht war, dieses Gleichgewicht nicht durch Überbevölkerung zu gefährden. Natürlich standen die puritanischen Christenmenschen gerade dem weitgehend tabufreien Geschlechtsleben der Indianer und ihrer Selbstverständlichkeit auch im Umgang mit den gesundheitlichen Aspekten der Sexualität voller Befremden und Ablehnung gegenüber.

In Europa waren Anwendung empfängnisverhütender Mittel, Abtreibungen, ja selbst die Verabreichung schmerzlindernder Mittel bei der Geburt noch im 16. Jahrhundert mit dem Feuertod geahndet worden, denn der die Geburt begleitende Schmerz galt als verdiente Strafe Gottes für die Sünde der Empfängnis. Überall in Europa wurden Ärzte noch im 19. Jahrhundert wegen der Anwendung von Chloroform mit standesrechtlicher Verbannung belegt. Der Mediziner Ignaz Semmelweis zog sich wegen seiner Bemühungen, Desinfektion bei der Behandlung des tödlichen Kindbettfiebers einzuführen, öffentliche Diskreditierung zu, und der Arzt Carl Franz Credé setzte sich dem Hohn und Spott seiner Kollegen aus, als er die Bindehautentzündung bei Säuglingen von geschlechtskranken Müttern mit Silbernitratlösung (Höllenstein) erfolgreich behandelte. Jede Erleichterung einer Geburt bei problematischen Kindeslagen galt als verwerflicher Eingriff in das Walten eines zürnenden Christengottes, der Mutter und Kind gleichermaßen mit Schmerzen, Siechtum und Tod verfolgte.

Noch bis ins 20. Jahrhundert hinein verschlossen sich Gynäkologen und insbesondere Krankenhausverwaltungen, die größtenteils in den Händen christlicher Nonnen und Schwesternvereinigungen lagen, jeder Geburtserleichterung «unchristlicher» Art und hielten die damit verbundenen Krankheitsfolgen, Mütter- und Kindersterblichkeitsbelastung den Betroffenen wie das Schreckensgespenst eines erbarmungslosen Gottesurteils vor Augen.

Wenn man heutige gesicherte Kenntnisse mit den Praktiken der Indianer Nordamerikas vergleicht, so kommt man nicht um die Feststellung herum, daß sie den weißen Eroberern um Jahrhunderte voraus waren. Dies scheint teilweise auch heute noch zu gelten. So wurde und wird der Menstruation größte Aufmerksamkeit gewidmet.

Menstruationsbeschwerden

Sobald ein Mädchen die erste Regelblutung bekam, wurde dies als ein äußerst bedeutsamer Abschnitt in seinem Leben betrachtet – die Kindheit war damit beendet, der Übergang ins Leben einer Frau war vollzogen. Das bedeutete nicht nur körperliche Veränderung, sondern wurde auch als ein außerordentlich gravierender Fortschritt und Umwandlungsprozeß geistiger und seelischer Art empfunden. Deshalb war das Einsetzen der Menstruation Anlaß zu einer großen öffentlichen Feier, und aus dem gleichen Grund wurden Beschwerden und Störungen im Zusammenhang mit der Monatsblutung sehr ernst genommen.
Man kannte Pflanzenheilmittel für verschiedene Kategorien menstrualer Probleme:

Brustschmerzen während der Menstruation

Eine gute stimulierende und tonisierende Wirkung wurde dem **Blutwurzel-Tee** zugeschrieben.
Sanguinaria canadensis L.; *Blood Root, Red Pucoon, Indian Plant, Terrwort, Sanguinaria* (vgl. S. 257 ff).
Dosierung: 1 gestrichener Teelöffel des Wurzelpulvers auf knapp ½ l Wasser, ½ Stunde kochen lassen, absieben, kalt werden lassen, drei- bis sechsmal täglich 1 Teelöffel davon.

Verspätete Menstruation

Maisseiden-Tee
Stigmata maydis L.; *Corn Silk, Sea Mays, Indian Corn, Maize, Jugnoc, Turkey Corn* (vgl. S. 298 ff).
Dosierung: 1 Teelöffel voll der gehackten Haarfäden auf eine Tasse kochendes Wasser, 15 Minuten ziehen lassen, absieben, alle 3 bis 4 Stunden eine Tasse.

Mutterkraut-Tee
Chrysathemum Parthenium Bernh., Familie: *Compositae,* auch: *Pyrethrum Parthenium* (Sm); *Feverfew, Featherfew, Featherfoil, Flirtwort, Bachelor's Buttons.*
60 cm hohes Kraut mit dunkelbrauner gefurchter Rinde an den Stengeln aus gelbem porösen Holz mit vielen kleinen gelben Blütenständen, große, 10 cm lange und 5 cm breite, lanzettartige, am unteren Teil leicht behaarte Blätter.
Das Kraut enthält in der Wurzel einen hohen Anteil an Inulin, in Stengeln, Blättern und Blüten Pyrethrin, Parthenolidin und Santamarin. Die Blätter sollen eine insektizide Wirkung haben (zum Beispiel Bienen und Wespen fernhalten) und wurden gegen schwere Erkältungen und Durchfälle in Teeaufbereitungen genommen.
Dosierung: Getrocknete Blüten zur Anregung der Menstruation: 1 Teelöffel auf 1 Tasse kochendes Wasser, ½ Stunde ziehen lassen, täglich 2 Tassen in kleinen Schlucken.

Helmkraut-Tee
Scutellaria lateriflora L.; Seitenblütiges Helmkraut: *Scullap, Mad Dog Scullap.*
Das Kraut enthält das ätherische Öl Scutellarin, ein bitteres Glykosid, Gerbstoffe, Fett, Zucker und Zellulose.
Das ganze Kraut wurde getrocknet und vor dem Gebrauch zerkleinert.

Dosierung: 1 Teelöffel auf 1 Tasse kochendes Wasser, 20 Minuten ziehen lassen, täglich 1 bis 2 Tassen in kleinen Schlucken.

Zur Förderung und Verstärkung der Menstruation

Goldgelbes Kreuzkraut

Senecio aureus L.; *Squaw Weed, Ragwort, False Valerian, Golden Senecio, Female Regulator, Cocash Weed, Life Root, Golden Groundsel.* 30 bis 60 cm hohes Kraut mit wenigen gelben Blüten. Es enthält eine Anzahl von Pyrrolizidin-Alkaloiden, von denen einige bei Mäusen Sarkomschrumpfungen (Sarkom = Krebstumor), andere Leukämie-Heileffekte hervorriefen. Indianer sprachen einem Absud der Blüten und Blätter einen menstruationsregulierenden, bei etwas höherer Dosierung einen wehenverstärkenden und -verkürzenden Effekt zu.
Dosierung: Blüten und Blätter *älterer* Pflanzen, getrocknet und zerkleinert, 1 Teelöffel auf 1 Tasse kochendes Wasser, 10 Minuten ziehen lassen, kalt trinken, täglich 1 Tasse in 3 bis 4 Schlucken.

Traubige Silberkerze

Cimifuga racemosa L.; *Black Cohosh* (vgl. S. 315 f).
Dosierung: Wasser löst die Bestandteile nur teilweise, Alkohol löst sie völlig, deshalb ist eine *Tinktur*-Bereitung vorzuziehen (frisch getrocknetes Wurzelpulver, 2 Unzen = 8 Eßlöffel auf 450 ccm Weingeist). Hiervon 5 bis 15 Tropfen viermal täglich.

Lebensbaum

Thuja occidentalis L.; *White Cedar, Yellow Cedar, Arbor Vitae, Tree of Life, False White Cedar, Hackmatack* (vgl. S. 295 f).
Indianerfrauen tranken zur Förderung der Menstruation einen Tee, den sie herstellten, indem sie Stücke der inneren Rinde in kochendes Wasser legten und diese Rinde nach der natürlichen Abkühlung wieder entfernten. Die Blätter enthalten das ätherische Öl Thujon, das Konvulsionen, Senkung des Blutdrucks, Koma und Tod verursachen kann und deshalb auf keinen Fall verwendet werden darf. Es gab sehr erfahrene Indianerhebammen, die solche Blätterabsude als Abtreibungsmittel anwendeten, zuvor aber sehr lange die Schwangere untersuchten und mit Konzentrationen und Dosierungen sehr vorsichtig waren. Pionierfrauen, die solcherart Abtreibungen versuchten, sollen oft schwer und dauerhaft geschädigt worden oder gar gestorben sein. Die Zweige des Lebensbaums wurden hingegen bei leichter Dosierung von Indianern und auch von der amerikanischen Medizin als unbedenklich angesehen. Als stimulierendes, harntreibendes und menstruationsförderndes Mittel war es von 1882 bis 1894 in der *U.S. Pharmacopeia* (Arzneimittelverzeichnis) aufgeführt.
Tee-Dosierung: 1 Teelöffel zerriebener trockener Äste auf einen knappen halben Liter kochendes Wasser, 15 Minuten ziehen lassen, absieben und über einen Tag verteilt teelöffelweise einnehmen.

Wilde Möhre

Daucus carota L.; Wilde Mohrrübe: *Wild Carrot, Bird's Nest, Queen Anne's Lace, Devil's Plague.*

Von der Wildmöhre verwendeten Indianerinnen den Saft der Wurzel und die Samen, um den Menstruationsfluß anzuregen und zu stabilisieren, aber auch gegen Erkrankungen der Leber, Nieren und Blase und gegen Schmerzen beim Wasserlassen (Blasenentzündung). Als Reizmittel und Stimulans zur Anregung der Menstruation befand sich die Saftzubereitung von 1820 bis 1882 in der *U.S. Pharmacopeia*.
Dosierung: 1 Teelöffel Samen auf einen knappen ½ Liter kochendes Wasser, 30 Minuten ziehen lassen, absieben und kalt werden lassen. Hiervon täglich 3 bis 4 Tassen mit gleichzeitig 3 bis 4 Tassen Möhrenwurzelsaft.

Zur Linderung von Menstruationsschmerzen

Fieberstrauch
Lindera benzoin L.; *Spice Bush, American Spice Bush, Common American Spice Bush, Wild Allspice, Indian Allspice.*
Dieses Kraut gehört zur Familie der Lorbeergewächse (zu der auch Zimt- und Kampferbaum gehören), deren Gattungen alle sehr aromatische Inhaltsstoffe besitzen (Zimt, Nelkenzimt, Kampfer, Lorbeer). Aus Knospen, Rinde und Beeren brauten die Rappahannoks einen milden Tee, der zu schwache Menstruation verstärkte, zu starke abschwächte und die Regelblutung insgesamt stabilisierte.

Herabsetzung zu starker Menstruation

Frauenwurzel
Caulophyllum thalictroides Mich.; *Blue Cohosh, Papoose Root, Squaw Root, Blueberry Root, Blue Ginseng* (vgl. S. 270 f).
Dosierung: 1 Unze (4 Eßlöffel) des Trockenwurzelpulvers auf einen knappen ½ Liter kochendes Wasser, etwas ziehen lassen, absieben, alle 3 Stunden 2 Eßlöffel.

Wachsmyrte
Myrica cerifera L.; *Bayberry* (vgl. S. 326 f).
Indianerinnen tränkten Baumwollknäuel mit einem Tee aus Wurzelrinde und führten ihn in die Vagina ein.

Große Brennessel
Urtica dioica L.; *Nettle, Great Stinging Nettle, Great Nettle.*
Verwendete Pflanzenteile: Wurzeln und Blätter. Am wirksamsten war für Indianerinnen der Preßsaft aus frischen Blättern.
Dosierung: 1 Teelöffel stündlich.

Breitwegerich
Plantago major L.; *Plantain, Ripple Grass, White Man's Foot, Wag Bread, Common Plantain, Broad-leafed Plantain, Slan-lus, Snakeweed, Cuckoo's Bread.*
Indianer verwendeten hauptsächlich die Blätter zur Stillung stark blutender Wunden (durch Zerkauen und Auflegen). Frauen nahmen zur Eindämmung zu starker Regelblutungen einen Tee aus dem ausgepreßten Saft des ganzen Krauts.
Die meisten wirksamen Inhaltsstoffe sind noch unerforscht, es wurde aber inzwischen das hochwirksame Glukosid Aucubin festgestellt. Die Wirkung des Safttees wird als blutreinigend, zusammenziehend (ad-

stringierend), harntreibend (diuretisch) und keimtötend (antiseptisch) beschrieben.
Dosierung: vom Preßsaft des ganzen Krauts 1 Teelöffel auf 1 Tasse kochendes Wasser.

Hirtentäschl (Hirtentasche)
Capsella bursa-pastoris L.; *Shepherd's Purse, Mother's Heart, Pickoocker, Shepherd's Sprout, Case Wort, Lady's Purse, Witches Pouches, Rattle Pouches, Pick-Pocket, Pick-Purse, Blindweed, Pepper and Salt, Poor Man's Parmacettie, Sanguinary, Clappedepouch.*
Inhaltsstoffe: Während des Sommers hat das Kraut einen scharfen, sauren Geschmack, der im Winter milder wird. Vollständige Analysen sind bisher nicht gelungen. Bekannt sind: Bursinsäure, das Alkaloid Bursin (das dem Sulfocyansinapin ähnelt), ein schwefelwasserstoffhaltiges ätherisches Öl (das dem Senföl ähnelt), ein gebundenes Öl und ein Weichharz.
Wirkung: Das Hirtentäschl gehört zu den wirkungsvollsten Heilkräutern der Gattung *Cruciferae* (Kreuzblütler). Der Tee aus dem getrockneten Kraut wird auch von westlichen Heilkundigen als hochwirksam gegen innere Blutungen aller Art, aber auch gegen äußere Blutungen betrachtet. Die prompt einsetzende Wirkung wird als zusammenziehend, harntreibend, antiskorbutisch und antiseptisch beschrieben.
Dosierung: 1 Teelöffel des Krauts auf 1 Tasse kochendes Wasser, 30 Minuten ziehen lassen. Tagesdosis: 1 bis 2 Tassen des Tees. Äußerliche Anwendung: Auflageverband mit zerquetschtem Kraut oder getränkt mit frischem Krautsaft.

Indianer sammelten die Samenhülsen und Samen, rösteten diese und mischten das aus ihnen gefertigte Mehl Brotteigen aus Reis- oder Maismehl bei. Solches Brot oder entsprechende Nahrungsmittel aus Mehl hatten neben dem Nährwert einen erheblichen stimulierenden und tonisierenden Effekt als Prophylaxe gegen Katarrhe von Nieren, Harnleiter und Blase, was Indianer besonders im kaltfeuchten Klima des Herbstes und Winters regelrecht immun gegen derartige Erkrankungen gemacht zu haben scheint.

Zaubernuß
Hamamelis virginiana L.; *Witch Hazel, Spotted Alder, Winterbloom, Snapping Hazelnut.*
Inhaltsstoffe: 2,3 bis 9,5 Prozent Hamamelitannin, ein Gerbsäurederivat der Gallsäure, Hexosezucker, ätherisches Öl, Gallsäure, ein bislang nicht identifizierter Bitterstoff, amorphe und kristalline Gerbsäuren, ein Physterol, Harz, Fett und Duftstoffe.
Wirkung: Die medizinische Wirkung wird als zusammenziehend, tonisierend, sedativ (beruhigend) und antiseptisch beschrieben.
Verwendete Teile: Rinde und Blätter.
Anwendung: Die Zaubernuß galt bei Indianern als eines der besten blutstillenden Mittel gegen innere Menstruationsblutungen, aber auch gegen Lungen-, Magen-, Darm-, Leber-, Nieren-, Blasen- und Uterusblutungen und gegen stark blutende äußere Verletzungen. Sie führten Lösungen mit Hilfe von Klistieren ein, bis die Blutung zum Stillstand gekommen war (bei gleichzeitiger innerer Gabe). Sie fertigten aus dem Krautsaft Salben, indem sie Rinde und Blätter einkochten und mit Pflanzenölen eindickten. Mit verdünntem Saft nahmen sie bei Zahnfleischverletzungen oder Zahnfleischbluten sowie bei eitrigen Mandel- und Rachenentzündungen Mundspülungen vor, die recht wirkungsvoll gewesen sein sollen.
Dosierung: 4 Eßlöffel von Rinde oder Blättern (oder beidem) auf einen knappen ½ Liter kochendes Wasser, 10 Minuten ziehen lassen, von der kalten Lösung drei- bis viermal täglich ein Weinglas voll in kleinen Schlucken trinken.

Johanniskraut
Hypericum perforatum L.; *St. John's Wort, Johnswort, St. John's Grass, Klamath Weed.*
Inhaltsstoffe: Über die Inhaltsstoffe ist wenig bekannt. Es sind ein ätherisches Öl, ein Harzstoff, ein Gerbstoff und der Farbstoff Hypericin identifiziert worden.
Medizinische Wirkung: Auswurffördernd (expektorant), harntreibend, zusammenziehend, beruhigend, nervenberuhigend, schleimlösend (resolvent).
Der Farbstoff Hypericin soll dafür verantwortlich sein, daß die Haut bei Einnahme sehr lichtempfindlich wird und sich leicht entzündet. Wohl aus diesem Grund achteten Indianer bei der Verabreichung darauf, daß sich der Behandelte im Dunkeln oder im Dämmerlicht aufhielt. Sie wendeten Krautspitzen und Blüten an gegen Bronchitis, Asthma, leichte Lungenentzündung, Magen-Darm-Störungen, Urinverhaltung, Durchfall, nervöse Depressionen (wegen der antidepressiven Wirkung), vor allem aber gegen innere und äußere Blutungen. Viele Fälle waren unter Trappern bekannt, die darauf hindeuten, daß das Johanniskraut eines der wenigen Mittel ist, die Blutgerinnsel in Leber, Nieren, Magen, Darm und Blase vollständig auflösen. Die frühen Pioniere, die von Indianern die Anwendungen erfuhren, benutzten das Johanniskraut auch als Mittel gegen Epilepsie, Wundstarrkrampf, spastische Lähmungen, Geschwürbildungen und Keuchhusten – anscheinend mit Erfolg.
Dosierung: 1 Teelöffel der Krautspitzen und Blüten, granuliert, auf eine Tasse kochendes Wasser, gesüßt mit Honig. Zur Blutgerinnselauflösung: Die Samen läßt man in kochendem Wasser eine Zeitlang ziehen. Hiervon mehrmals täglich einen großen Schluck. Indianer empfehlen diese Zubereitung nur bei Blutgerinnseln im Magen, die durch Quetschung, Fall oder geplatzte Adern hervorgerufen wurden. Dagegen sprechen sie ihr eine Wirkung bei Thrombosegerinnseln in den Adern ab. Zur Eindämmung zu starker Regelblutungen wurden 2 Tassen Tee täglich und ein- bis zweimal Einführung eines mit diesem Tee getränkten Baumwollbausches in die Vagina empfohlen.

Salbei
Salvia officinalis L.; *Common Sage, Sage Brush, Garden Sage, Red Sage, White Sage, Indian Sage.*
Inhaltsstoffe: Neben Harz-, Gerb- und Bitterstoffen ist ein gelbliches oder grünlichgelbes ätherisches Öl mit strengem Geruch isoliert worden (1 bis 2,5 Prozent), das das Hydrokarbonat Salven, Pinen, Cineol und Borneol, daneben noch kleine Ester-Mengen und das Keton Thujon sowie Spuren von Dextrokampfer und den Stoff Salviol enthält, manchmal auch Eucalyptol und Cedren. Weitere Inhaltsstoffe sind Terpen und Kampfer. Wichtig sind auch der PP-Faktor aus der Gruppe der B-Vitamine sowie ein Stoff, der ähnlich wirkt wie das Follikelhormon, aber noch nicht erforscht werden konnte.
Medizinische Wirkungen: krampflösend (antispasmodisch), keimtötend (antibakteriell), stimulierend, zusammenziehend, tonisierend, windtreibend (karminativ), stark blutstillend sowie regulierend.
Dosierung: 1 Teelöffel zerkleinerte Blätter auf 1 Tasse kochendes Wasser, 30 Minuten ziehen lassen, 1 Tasse täglich in kleinen Schlucken.

Unregelmäßige Menstruation

Besonders die Wüstenstämme verwendeten Salbeitee als hochwirksames schweiß- und sekrethemmendes Mittel gegen Flüssigkeitsverlust durch Hitze, eine Anwendung, die es zum Beispiel den Apachen erlaubte, mehr als dreimal so lange in der Wüste zu leben wie Weiße. Offiziere der US-Armee bezeichneten dieses Phänomen als «Kamel-Effekt», weil sie glaubten, Apachen könnten Wasser speichern wie Kamele. Aber auch Trappern und Mountain Men, teilweise auch Cowboys war dieser sekrethemmende Effekt bekannt, der bisher noch von keinem Medikament erreicht werden konnte. Salbeisaft galt auch als hochwirksames Mittel, um Insekten zu vertreiben.

Um die Hemmung auch des Speichelflusses teilweise zu überlisten, behielten Apachen bei Wüstenwanderungen, wenn sie Salbeitee nahmen, kleine Kieselsteine im Mund, die den gehemmten Speichelfluß wieder leicht anregten und so die gefürchtete Austrocknung der Mundschleimhäute verhinderten. Salbeisäfte wurden ebenfalls als Insektenvertreibungsmittel verwendet – da der Saft sehr wohlriechend ist, eine sehr angenehme Lösung.

Anwendung: Indianer sprachen dem Salbeitee auch eine *potenzsteigernde Wirkung* zu, was von Pionieren bestätigt wird. Bei offener Tuberkulose mit starken Blutungen verordneten Indianerheiler drei Teelöffel eines aus den Blättern gepreßten Saftes, wodurch solche Blutungen gewöhnlich aufhörten oder schwächer wurden. Als Vorbeugungsmittel gegen unregelmäßige Monatsblutungen bei Frauen und Potenzstörungen bei Männern tranken Indianer sehr häufig stark verdünnten Salbeitee, gemischt mit anderen aromatischen Teesorten, zu den Mahlzeiten.
Kräuterkundige führen die Tatsache, daß Indianerinnen äußerst selten unter Menstruationsstörungen zu leiden hatten, unter anderem auch auf diesen regelmäßigen Genuß sehr dünnen Salbeitees zurück.

Ausbleibende Menstruation

Bittersüß
Solanum dulcamara L.; *Bitter Sweet, Nightshade, Violet Bloom, Felon Wort, Fever Twig.*
Von der Wurzel- und Astrinde 1 Teelöffel pulverisierter Trockensubstanz auf einen knappen ½ Liter kochendes Wasser, 30 Minuten ziehen lassen, davon wiederum 1 Teelöffel auf 1 Tasse kochendes Wasser, zwei- bis dreimal täglich.

Baumwollwurzel
Gossypium herbaceum L.; *Cotton Root.*
100 g der inneren Wurzelrinde zerkleinert auf 1 ¼ Liter Wasser. Das Ganze durch Einkochen auf ½ Liter bringen. Hiervon alle ½ Stunde 1 Weinglas voll.

Empfängnisverhütung (Geburtenkontrolle)

Die Empfängnisverhütung scheint bei allen nordamerikanischen Völkern an der Tagesordnung gewesen zu sein, was verständlich wird, wenn man in Betracht zieht, daß sie über viele Jahrhunderte – oder gar Jahrtausende – hinweg sorgsam darauf achteten, daß der Bevölkerungszuwachs in einem Rahmen blieb, der den Lebensraum nicht gefährdete. Den Indianern standen zahlreiche pflanzliche Verhütungsmittel zur Verfügung (deren Wirksamkeit bis heute Biochemikern und Gynäkologen Kopfzerbrechen bereitet). In der ersten Hälfte des 20. Jahrhunderts (und davor) ist in der spezifischen medizinischen Literatur immer wieder kategorisch festgestellt worden, daß die Indianer keine Empfängnisverhütungsmittel kannten.[2] Diese Lehrmeinung hat sich bis heute erhalten, obwohl inzwischen genügend Untersuchungen vorliegen, die das Gegenteil nachweisen.[3] Charakteristisch ist hierbei die ethnozentrische Einstellung der orthodoxen Mediziner, mit der sie *a priori* Kenntnisse als nicht existent abwerten, weil sie selbst nicht über sie verfügen. Prüft man die Informationen nach, auf die sich solche Behauptungen stützen, so stellt man fest, daß Pflanzen und Rezepturen der Indianer den Wissenschaftlern weitestgehend unbekannt waren – und in vielen Fällen bis heute unbekannt geblieben sind.
Im folgenden sind nur solche Pflanzen und Anwendungen aufgeführt, bei denen eine Fülle historischer Bekundungen – auch von indianischen Fachleuten selbst – und zum Teil jüngste Untersuchungsergebnisse starke Indizien für die Wirksamkeit liefern.

Hundsgift
Apocynum androsaemifolium L.; *Dogbane.*
Wurzelabkochung.

Feuerkolben
Arisaema triphyllum L.; *Indian Turnip.*
Absud der pulverisierten Wurzel (Hopis).

Haselwurz
Asarum canadense L.; *Wild Ginger.*
Wurzel- und Wurzelstockabkochung.

Seidenpflanze
Asclepias halli; Milkweed.
Teeabkochung unmittelbar nach der Geburt (Navahos).

Gehörnte Seidenpflanze
Asclepias syriaca L.; *Milkweed.*
Teeaufguß der pulverisierten Wurzel und des Wurzelstocks.

Geschlitztes Lumpenblatt
Battia dissecta; Ragleaf Battia.
Wurzeltee (Navahos).

Schierling-Kaladie
Caladium seguinum L.; *Poison Arum.*
Verhindert Samenbildung bei Männern und Follikelwachstum bei Frauen.

Indianerpinsel
Castilleja linariae folia; Indian Paint Brush.
Läßt Mensisblutung versiegen (Hopis).

Wasserschierling
Cicuta maculata L.; *American Cowbean, Water Hemlock.*
Sehr giftig! Kauen der Wurzeln, 4 Tage lang (Cherokees).

Wollknöterich
Eriogonum jamesii L.; *Antelope Sage.*
Wurzelaufkochung bei Menstruation.

Rehzunge
Frasera speciosa; Deer's Tongue.
Teeaufguß, ½ Tasse (Shoshonen).

Steinsame
Lithospermum ruderale; Stoneseed.
Kalter Tee der Wurzel täglich über 6 Monate (Nevada-Stämme).

Rosmarin
(Rosmarinus officinalis L.; *Rosemary)* mit
Meerwermut *(Artemisia cina; Ocean Artemisia).*
Mittel der Opata.
(Diese Pflanzen wurden von Henry de Laszlo und Paul S. Henshaw eingehend untersucht. Die Ergebnisse sind in *Science*, Nr. 3097, 7. Mai 1954, veröffentlicht.)

Zeitweilige Sterilität

Schattenblume
Smilacina stellata L.; *False Solomon's Seal.*
Wurzeltee (Nevada-Indianer).

Distel
Carduus benedictus Steud., *Carbenia benedicta* Berul.; *Holy Thistle.*
Teeaufguß der ganzen Pflanze (Quinault).

Stinkkohl
Symplocarpus fœtidus L.; *Skunk Cabbage.*
Wurzelabsud. Eine geringe Dosis führt zu vorübergehender Sterilität, eine höhere Dosis vielfach zu Dauersterilität. Der Heiler Lame Deer meint hierzu: «Wenn man von einer bestimmten Art Stinkkohl eine Wurzelabkochung macht, so erhält man ein Mittel zur Geburtskontrolle. Es muß mit Vorsicht genommen werden. Zuviel davon und man kann keine Kinder mehr haben.»[4]

Der Grundstoff der heutigen *Antibabypillen* ist im allgemeinen das *Diosgenin* der amerikanischen **Wilden Yamswurzel** (*Dioscorea villosa* L.; *Wild Yam, Colic Root, Rheumatism Root*), die daneben noch viel Saponin und Dioscorein enthält. Der Fachautor Norman Taylor schreibt hierzu: «Während einige dieser steroiden Substanzen gänzlich synthetisch sind, wird aber bei der Fabrikation [der Antibabypillen-Wirkstoffe] der meisten von ihnen Diosgenin [der Pflanzen] als Startermaterial verwendet.»[5]

Nordamerikanische ebenso wie mittel- und südamerikanische Indianer benutzten die **Wilde Yamswurzel** (aztekische Bezeichnung: *Chipahuacxihuitl* = die anmutige Pflanze) nicht nur zur Empfängnisverhütung (in entsprechend starker Dosierung auch zur Abtreibung), sondern auch als sexuelles «Verjüngungsmittel» für Männer (sie hat großen Einfluß auf die Bildung des männlichen Sexualhormons Testosteron). Erst im Laufe der durch diese legendären indianischen Anwendungen angeregten Recherchen entdeckten Wissenschaftler die empfängnisverhütenden Eigenschaften pflanzlicher Substanzen. So fand Dr. William Breneman, ein Endokrinologe der University of Indiana, in Versuchen mit Hühnern und Mäusen heraus, daß der von den Shoshonen verwendete **Steinsame** (*Lithospermum ruderale; Stoneseed*) in wäßrigem Extrakt «starke hemmende Effekte auf Hormone wie Oxytocin ausübt, das die Kontraktionen der Gebärmutter steuert und den Blutdruck senkt».[6] Indianer-Hebammen scheinen erstaunlich genau über die Wirkung verschiedener Dosierungen Bescheid gewußt zu haben, denn sie verwendeten sehr geringe Mengen eines Wurzelabsuds in regelmäßigen Gaben, um Brechreize während der Schwangerschaft zu beseitigen, mittlere Dosierungen von Abkochungen der Wurzeln und Stengel zur Empfängnisverhütung und starke Dosierungen für Abtreibungen (die aber äußerst selten vorgenommen wurden).
Andere Zubereitungen galten als hervorragende Mittel gegen rheumatische Beschwerden, dies auch in Verbindung mit anderen Kräutern, zum Beispiel der **Klette** (*Arctium lappa* L.; *Burdock Root*), der **Silberkerze** (*Cimicifuga racemosa* L.; *Black Cohosh*) und dem **Mutterkraut** (*Lonurus cardiaca; Motherwort*).

Schwangerschaftsabbruch

Hierunter verstanden Indianer-Hebammen Eingriffe, die zum Wiedereinsetzen der Menstruation in einem Zeitraum von einem bis drei Monaten nach der Empfängnis und damit zur Abstoßung der Frucht führten. Trapper berichteten, daß Hebammen bei unerwünschter Empfängnis – die sich durch Ausbleiben der (sonst pünktlichen) Regelblutung nach Geschlechtsverkehr anzeigte – *sofort* mit der Behandlung begannen und die Menstruation dadurch etwa sieben bis zwanzig

Tage *verspätet* einsetzte. Die folgenden Anwendungen haben sich nach de Laszlos und Henshaws Untersuchungen als wirkungsvoll erwiesen.

Frauenwurzel
Caulophyllum thalictroides L.; *Blue Cohosh, Squaw Root.*
Pulverisierte Wurzel, löste die Frucht und förderte erneute Menstruation (Chippewas).

Raute
Ruta graveolens L.; Rue, Herbygrass, Herb-of-Grace.
Absud aus den Spitzen junger Sprossen. Inhaltsstoffe: Caprinsäure, Plagonsäure, Caprylsäure, Oenanthylsäure, Rutin. Mittlere Dosis fördert Menstruation, starke Dosis bewirkt Schwangerschaftsabbruch.

Amerikanische Mistel
Pharadendron flavescens L.; *American Mistletoe.*
Tee aus den Blättern: menstruationsfördernd, Tee aus Blätterpreßsaft: starke Dosis unterbricht die Schwangerschaft (Mendocinos).

Schattenblume
Smilancina stellata L.; *False Solomon's Seal.*
Wurzelsud reguliert menstruelle Unregelmäßigkeiten; ein Tee aus den Blättern in mittlerer Dosis verhindert Empfängnis; in höherer Dosis unmittelbar nach Empfängnis eingenommen, führt er zum Schwangerschaftsabbruch.

Schiefblatt
Begonia balmisiana; Begonia, Begony.
Einkochung der ganzen Pflanze: leichte Dosierung unterstützt Menstruation, starke Dosierung führt zum Schwangerschaftsabbruch.

Wohlriechender Wasserdost
Eupatorium odoratum L.
Wurzelpreßsaft fördert Fruchtabstoßung und Mensis (Yaquis).

Hochland-Baumwolle
Gossypium hirsutum L.; *Cotton, Upland Cotton, Cotton Root.*
Innere Wurzelrinde: ein Teeaufguß wurde von den Alabamas und Koasatis genommen, um die Wehen zu verkürzen und zu lindern und die Kontraktionen des Uterus zu verstärken. 1840 berichtete der französische Naturforscher Bouchelle, daß Negersklaven auf Grund indianischer Hinweise starke Dosierungen zum Schwangerschaftsabbruch verwendeten. Als menstruationsfördernd wurde sie offiziell in der *US Pharmacopoeia* erwähnt. Zur Förderung der Wehen: 120 g innere Wurzelrinde auf 1,5 l Wasser. Auf 1 Liter einkochen. Alle 30 Minuten ein Weinglas voll.

Stachelfrucht
Gaertneria acanthicarpa; Flatspine Ragweed.
Die Zuñis kochten die ganze Pflanze in Wasser und tranken den Tee zur Menstruationsförderung. Sie behaupteten, daß große Mengen davon die Schwangerschaft unterbrächen.

Kreuzkraut
Senecia aureus L.; *Golden Ragwort, Squaw Weed.*
Die Catawbas (North Carolina) tranken einen aus der ganzen Pflanze zubereiteten Tee, um die Geburt zu beschleunigen, in höherer Dosierung, um eine Schwangerschaft zu unterbrechen. Kleine Mengen, die aber länger und häufiger genommen wurden, verwendeten sie gegen bestimmte Pfeilgifte.

Rainfarn
Tanacetum vulgare, Chrysanthemum vulgare L.; *Tansy.*
Die Catawbas verwendeten einen Tee von der ganzen Pflanze, um die Menstruation zu fördern, und in verstärkten Gaben zum Schwangerschaftsabbruch. Indianerheiler warnen vor gefährlicher Überdosierung.

Kalmus
Acorus calamus L.; *Sweet Flag.*
Indianer in Montana – Sioux, Arapahoes, Crows und Blackfeet – kochten die Wurzel und verwendeten den Absud zum Schwangerschaftsabbruch.

Sämtliche Indianer-Hebammen und Heiler sind sich seit jeher darin einig, daß Zubereitungen für den Schwangerschaftsabbruch nur von sehr erfahrenen Kennern gefahrlos angewendet werden können. Zur richtigen Anwendung gehörte vor allem, daß man zuvor die betreffenden Frauen sehr genau beobachtete, um sich ein Bild über deren Konstitution und Reaktion zu machen. Allgemeingültige Dosierungen gab es nicht. Was die eine Frau klaglos verkraftete, konnte bei der anderen schwere Folgen verursachen, häufig sogar lebenslange Sterilität. Deshalb hielten Indianerheiler diese Rezepturen lange Zeit geheim.

Kreuzblume
Polygala senega L.; *Seneca Snakeroot.*
Die Ottawas und Chippewas kochten die Rinde und tranken den Tee zum Schwangerschaftsabbruch.

Königspenny
Hedeoma pulegioides L.; *Pennyroyal.*
Um eine Schwangerschaft zu unterbrechen, bereiteten Delawares und Irokesen einen Tee aus den Blättern und mischten diesen mit Bierhefe.

Geburtshilfe

«Sie [indianische Frauen] bedienen sich niemals der Hilfe von Pflegerinnen, es sei denn, den Müttern geht es nicht gut. Und sie entwöhnen ihre Säuglinge niemals, sondern nähren sie, solange sie Milch haben, mit der sie wirklich reichlich versehen sind.»
Baron Armand Louis de Lahontan[7]

Die Befürworter der «modernen Geburt» – jener Methoden, die darauf abzielen, die Wehen, die Entbindung insgesamt und die Abstoßung der Plazenta zu beschleunigen, und die noch vor knapp drei Jahrzehnten als sensationeller Fortschritt gepriesen wurden – zeigten sich maßlos erstaunt, als ihnen die Geburtshilfepraktiken der nordamerikanischen Indianer vorgehalten wurden: Was seither werdende Mütter in aller Welt als Reed- oder Leboyer-Verfahren einer «sanften Geburt» praktizieren und was Gynäkologen in modernsten Kreißstationen unternehmen, um die Wehen einzuleiten und zu verkürzen, die Lage des Kindes zu korrigieren, die Muskulatur zu entkrampfen, die Abstoßung der Plazenta zu fördern, Schmerzen zu lindern und Blutungen zu stillen, ist den nordamerikanischen Indianern offenbar seit Jahrhunderten bekannt.
Indianische Geburtshilfe gliederte sich in *vier* Bereiche. Ihnen werden in den folgenden Abschnitten die Heilpflanzen zugeordnet, deren sich Indianer-Hebammen bedienten.

Einleitung und Verkürzung der Wehen

Ein unsigniertes Manuskript aus dem Jahre 1724 beschreibt eine Rezeptur, die Illinois-Miamis verwendeten: **Sumach** (*Rhus glabra* L.; *Smooth Sumach*). Die Blätter werden getrocknet und zu Pulver zermahlen. Inhaltsstoffe: Die Beeren enthalten freie Malonsäure, saures Kalziummalat, Gerbsäuren, Gallensäure, gebundene Öle, roten Farbstoff und wenig ätherisches Öl. Die Rinde enthält Weichharzstoffe, ein ätherisches Öl, Albumin, Gummi und Gerbsäure.

Maryland-Kassie (*Cassia marilandica* L.; *American Senna, Wild Senna, Maryland Senna*). Die getrocknete Wurzel wird zu Pulver zermahlen. Inhaltsstoffe: Antrachinonderivate und ihre Glukoside, Rhein, Aloe-Emedin, Kaempferol, Isomamnetin, Myricylalkohol, Kathartinsäure, Kathartogeninsäure, Zucker, Chrysophaninsäure, Sennacrol, Sennapicrin, Kathartomannit (Sennit), Kalzium- und Kaliumkarbonat.

Das Sumach-Blätterpulver und das Pulver aus den Wurzeln der Maryland-Kassie werden, gemeinsam mit einer doppelten Menge Sumach-Beeren, in warmem Wasser ausgezogen. Dosierung: dreimal täglich vor dem Essen je einen Eßlöffel des Warmauszugs.[8]

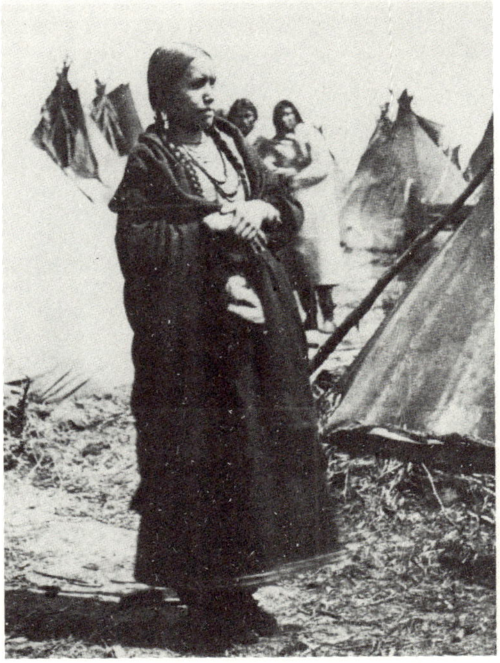

Hochschwangere junge Sioux-Indianerin

Balsampappel (*Populus balsamifera L.; Cottonwood*).

Virgina-Traubenkirsche (*Prunus virginiana* L.; *Choke Cherry* / *P. serotina* Ehr.; *Wild Black Cherry*).

Blumenhartriegel (*Cornus florida* L.; *Dogwood*).

Aus einer Mischung der pulverisierten Rinde dieser drei Bäume zu gleichen Teilen bereiteten die Catawbas eine Aufbrühung, die etwa ab zwei Wochen vor der erwarteten Niederkunft regelmäßig in kleiner Dosierung verabreicht wurde.[9]

Blutwurz

Sanguinaria canadensis L.; *Blood Root, Puccoon.*

Ein Absud des getrockneten Wurzelstocks wurde von den Kansas-Potawatomis wenige Tage vor der erwarteten Niederkunft in kleinen regelmäßigen Dosen verabreicht.

Baumwolle

Gossypium hirsutum L.; *Upland Cotton.*

Die Alabama- und Koasati-Indianer kochten Baumwollwurzeln und verabreichten diesen Tee 3 bis 4 Tage vor der erwarteten Niederkunft in kleinen regelmäßigen Dosen.

Feigenkaktus

Opuntia acanthocarpa, O. basilaris, O. bigelowii, O. engelmannii, O. erinacea, O. fragilis, O. fulgida, O. imbricata, O. kleiniae, O. leptocaulis, O. marcocentra, O. camanchica, O. phaeacantha, O. rhodantha, O. stricta, O. tunicata und O. xanthostemma; Prickly Pear.

Die geschälten Blätter werden getrocknet, gemahlen und mit Wasser gemischt als Getränk in regelmäßigen Intervallen ab etwa 24 Stunden vor Wehenbeginn eingenommen. Verwendet von: Pimas, Navajos, Apaches, Comanches, Zuñis, Hopis, Papagos, besonders bei ungünstiger Kindslage.

Dreiblatt / Waldlilie

Trillium catesbaei, T. chloropetalum, T. erectum, T. grandiflorum, T. nivale, T. sessile und T. undulatum; Birth Root, Bethroot, Squaw Root, Papoose Root.

Eine Abkochung der zerkleinerten Wurzeln als Tee in regelmäßigen kleinen Dosen.
Inhaltsstoffe: Ein ätherisches Öl, ein gebundenes Öl, Gerbsäure, das Saponin Trillarin (ein Diglykosid des Diosgenin), ein dem Convallamarin ähnelndes Glykosid, Stärke, Harzstoffe, eine organische Säure.

Rebhuhnbeere
Mitchella repens L.; *Partridge Berry, Squaw Vine.*
Die Cherokees und ihre Nachbarn, die Choctaws, Chickasaws, Creeks und Seminolen sowie die Penobscots und Delawares und deren Nachbarn kochten die Blätter in Wasser (wobei ein fester Deckel den Dampf kondensierte und wieder zurückführte) und verabreichten regelmäßige Gaben dieses Tees einige Wochen lang vor der erwarteten Niederkunft.
Inhaltsstoffe: Einige Saponine, Harzstoffe, Wachs, Schleimstoffe, Dextrin.

Frauenwurzel
Caulophyllum thalictroides L.; *Blue Cohosh, Squaw Root, Papoose Root, Blueberry Root.*
Die zerkleinerte Wurzel in einem Warmauszug mit Wasser wurde als regelmäßige Teegabe 1 bis 2 Wochen vor der erwarteten Niederkunft gegeben. Manchmal auch ein Kochabsud.
Inhaltsstoffe: Phosphorsäure, grüngelber Farbstoff, das Saponin Leontin und das Alkaloid Methylcystin, Gummistoff, Stärke, lösliches Harz, Kalium-, Kalzium- und Magnesiumsalze.

Balsamtanne
(*Abies balsamea* L.; *Balsam Fir*).
Gelbkiefer
(*Pinus ponderosa* Doug.; *Yellow Pine, Ponderosa Pine*).
Die Ottawas, Chippewas und Tewas kochten die innere Rinde beider Bäume in Wasser aus, legten anschließend Tabakblätter in den Absud, erhitzten diesen leicht und ließen Frauen eine Woche vor der erwarteten Niederkunft dreimal täglich den Dampf inhalieren.

Silberkerze
Cimicifuga racemosa L.; *Black Cohosh, Rattle Root, Squaw Root, Snake Root.*
Die Wurzelstücke wurden ausgekocht und während der Niederkunft in kleinen Dosen genommen.
Inhaltsstoffe: Isoferulinsäure, Palmitinsäure, Oleinsäure, Gerbsäure, Racemosin, 15 bis 20 Prozent Cimifugin, Fette, Wachs, Stärke, Gummi, Zucker und Gerbstoff.

Erleichterung der Geburt und Plazentaabstoßung

Indianerinnen lagen während der Geburt selten flach auf dem Rücken, sondern nahmen in der Regel eine hockende oder knieende Haltung ein, wobei sie sich entweder mit den Händen oder mit den Ellenbogen aufstützten. Gespannte Seile, eine gepolsterte Stange oder ähnliches unter ihren Achseln dienten ihnen als Stütze. Manchmal aber wurde die Gebärende auch nur von einer kräftigen Matrone in dieser Stellung gehalten. Gleichzeitig bemühte sich eine erfahrene Hebamme, den Leib der Gebärenden in einer besonderen Weise vorsichtig zu massieren und zu kneten oder ihn mit einer starken Bandage zu formen, um die Expulsionsbewegungen des Kindes zu unterstützen.

Indianer-Hebammen vermieden es, eine Hand in die Vagina einzuführen, weil sie auf keinen Fall Verletzungen verursachen wollten. Wenn jedoch ein solcher Eingriff unbedingt erforderlich schien, umwickelten sie die Hand mit einem Stück Präriehundfell, das zuvor in einer antiseptischen Pflanzenlösung oder durch Räucherung keimfrei gemacht worden war.

Zur Korrektur von Lageanomalien hoben Helferinnen die Gebärende nach den Anordnungen einer hierin speziell erfahrenen Hebamme hoch, und während man sie sanft hin und her schwang, veränderte die unter der Gebärenden liegende Hebamme die Lage des Kindes vorsichtig durch geschickte äußere Eingriffe. Auf diese Weise sollen sogar Steißlagen – die allerdings sehr selten vorkamen – in Normallagen geändert worden sein, und das ohne jeglichen inneren Eingriff. In den allermeisten Fällen verlief die Geburt ohne jede Komplikation, was zu einem großen Teil auf die vorangegangene intensive pflanzlich-medikamentöse Behandlung zurückzuführen war, die einerseits Wehen und Kontraktionen beschleunigte, andererseits die «Austrittsmuskulatur» entspannt hielt.

Der Naturforscher John Josselyn, der 1638 und 1663 zahlreiche Neuengland-Stämme besuchte und ohne weiteres Zeuge vieler Geburten werden durfte, schrieb: «Indianerfrauen haben von allen Frauen dieser Welt die geringsten Geburtsmühen. Sie werden geradezu im Handumdrehen entbunden. Es lohnt sich kaum für sie, einen Laut von sich zu geben.» [10] Zahlreiche zeitgenössische Beobachter (etwa John Lawson, Jonathan Carver, Ezra Stiles, Dr. Joseph M. Toner, David Zeisberger) haben übereinstimmend die Überzeugung geäußert, daß die Leichtigkeit, Ungefährlichkeit und Schnelligkeit der Geburt auf die hohe Wirksamkeit indianischer Heilmittel und die hohe Kunst der Hebammen, aber auch auf die gelassene innere Einstellung der Gebärenden zurückzuführen seien.

Besen-Schlangenkraut

Gutierrezia sarothrae Britt. & Rusby; *Broom Snakeweed, Broomweed, Sheepweed, Yellow Weed, Hierba de Vibora, Hierba de San Nicolas, Cayaye.*

Navajo- und Hopifrauen kochten die ganze Pflanze in Wasser auf und tranken den heißen Tee in kleinen Schlucken, um die Lösung der Plazenta zu beschleunigen. Der zerkaute Brei der Pflanze wurde auf Bienen-, Wespen-, Hornissen- und Ameisenstiche aufgetragen.

Amerikanische Lakritze

Glycyrrhiza lepidota Pursh.; *American Licorice.*

Die eßbaren Wurzeln wurden in wenig Wasser gekocht; von diesem Tee täglich dreimal 1 Tasse heiß in kleinen Schlucken zur Lösung der Plazenta.

Inhaltsstoffe: Kalium und Kalziumsalz der Glycyrrhizinsäure (6 bis 10 Prozent), pentazyklische Terpene, Glycyrmarin-Bitterstoff, ätherisches Öl (0,03 Prozent), Stärke (29 Prozent), Fett (0,8 Prozent), Asparagin (2 bis 4 Prozent), Zucker, Gummistoffe, Protein, Harzstoff, Gerbsäure und ein gelber Farbstoff.

Andorn

Marrubium vulgare L.; *White Horehound.*

Ägyptische Priester nannten diese alte Heilpflanze «Horussame», «Stierblut» und «Sternauge». Sie wurde als Gegengift gegen Zauberei und pflanzliche Vergiftungen (Cäsar) verwendet. Das Kraut wächst auch in Europa. Die Indianer kochten die ganze Pflanze und nahmen die daraus entstandene Flüssigkeit warm zwei- bis dreimal täglich zur rascheren Ablösung der Nachgeburt.

Inhaltsstoffe: Ein ätherisches Öl, ein Harzstoff, ein Gerbstoff, und der sehr starke Bitterstoff Marrubiin (ein Hydroxyditerpen).

Große Brennessel
Urtica dioca L.; *Nettle, Great Stinging Nettle, Great Nettle.*
Dieses Kraut ist eines der ältesten und am weitesten verbreiteten Heilkräuter der Welt. Indianer verwendeten den Saft der Wurzeln und Blätter, gelöst in heißem Wasser, als Mittel zur Beschleunigung der Plazentaablösung.
Inhaltsstoffe: Ameisensäure, Schleimstoffe, viele Mineralsalze, Ammoniumverbindungen, Kohlensäure.
Wenn Indianer sich gegen den durch Berührung der Brennessel hervorgerufenen brennenden Schmerz und die Quaddelbildung schützen wollten, preßten sie den Saft des grünen Krauts aus und bestrichen damit gefährdete Hautstellen. Seltsamerweise zeigte die Haut danach keine unangenehmen Reaktionen mehr auf die Berührung!

Die Sioux und Penobscots pflegten entbundenen Frauen unmittelbar nach der Geburt leichte Bandagen um den Leib zu legen (Sioux-«Squaw belt»), die Blutungen stillten und die Abstoßung der Plazenta und die Abheilung beschleunigten.

Virginia-Helmkraut
Scutellaria lateriflora L.; *Virginian Scullap, Mad-dog Scullap, Madweed.*
Das ganze im Juni geerntete, getrocknete und pulverisierte Kraut wurde mit Wasser aufgekocht (1 Messerspitze Pulver auf 1 Tasse) und in Tagesdosen von 1 bis 2 Tassen Tee zur Ablösung der Plazenta gegeben (Cherokee).
Inhaltsstoffe: das ätherische Öl Scutellarin, das bittere Glukosid Scutellarein, Gerbsäure, Fett, Zucker, Zellulose und ein Bitterstoff.

Kleinköpfige Sonnenbraut
Helenium microcephalum L.; *Sneezeweed* (Nieskraut, Nieswurz).
Die Comanches bereiteten aus dem getrockneten und pulverisierten Kraut Tee – und Niespulver. Die gemeinsame Anwendung soll – auch durch heftiges Niesen – zur raschen Ablösung der Plazenta geführt haben.

Stillung von Blutungen nach der Geburt

Die Stillung beziehungsweise prophylaktische Verhinderung von starken postpartalen Blutungen war bei der indianischen Geburtshilfe ein vordringliches Anliegen, das von allen Völkern auf das sorgfältigste beachtet wurde. Weiße Siedler, die in weit entfernten isolierten Siedlungen am Rand oder innerhalb eines Indianergebiets wohnten, berichteten schon sehr früh und durchgehend bis in die Zeit der Indianerkriege und der Reservationspolitik von der außerordentlich hohen Müttersterblichkeit durch unstillbare Blutungen nach der Geburt. Hinzu kamen tödliche Infektionen, etwa Kindbettfieber und Sepsis. In den meisten Fällen hinderten massive Vorurteile die Siedler daran, die Hilfe von Indianer-Hebammen in Anspruch zu nehmen. Es gibt aber auch viele positive, teilweise enthusiastische Berichte über solche Interventionen von Indianerinnen.
Der Katalog der pflanzlichen Blutstillungsmittel für diese Zwecke ist so umfangreich, daß hier nur einige wenige, sehr häufig angewendete Mittel dargestellt werden können.

Wollknöterich
Eriogonum leptophyllum, E. wrightii, E. fasciculatum, E. effusum, E. micrithecum, E. nudicaule, E. tenellum; Antelope Brush, Indian Buckwheat.

Hopi-Hebammen kochten das ganze Kraut auf und gaben den Tee zur Blutstillung.

Schwarze Traubenkirsche
Prunus virginiana var. melanocarpa; Black Western Chokecherry.
Arikara-Hebammen gaben zur Blutstillung den Saft der Beeren und einen Tee aus Wurzelextrakt und dem harzigen Saft des Stammes.

Wacholder
Juniperus communis, J. saxatilis, J. depressa, J. horizontalis scopulorum, J. virginiana L.; Juniper.
Zuñi-Hebammen verabreichten zur Blutstillung einen Absud aus zerquetschten *unreifen* Beeren (in denen der Anteil ätherischen Öls am höchsten ist!) und der Blätter. Je reifer die Beeren sind, um so mehr hat sich das ätherische Öl in Harz umgewandelt.
Inhaltsstoffe der Beeren: 0,5 bis 2 Prozent ätherisches Öl (50 Prozent Terpinen-Alkohol, Alphapinenalkohol, Camphenalkohol, Cadinenalkohol), 10 Prozent Harzstoffe, 33 Prozent Zucker, ein Flavon-Glukosid und Gerbsäure.

Hochland-Sumach, auch: **Scharlach-Sumach**
Rhus glabra L.; *Upland Sumac, Smooth Upland Sumac.*
Die Prärieindianer verabreichten eine Abkochung der Beeren zur inneren Anwendung in kleinen Schluckdosierungen; außerdem spülten sie Vagina und Uterus mit einer Abkochung aus Beeren und wenig Saft der Wurzeln, Stengel und Blätter.
Inhaltsstoffe: Die Beeren enthalten Apfelsäure, Gerbstoffe, gebundenes Öl und etwas ätherisches Öl; die Rinden weiches Harz, einen ätherischen Stoff, Albumin, Gummi und Gerbsäure; die Blätter Mineralsalze, saures Kalziummalat und Gallensäure.

Scharlach-Malve
Malva coccinea L.; *Mallow.*
Das pulverisierte Wurzelmaterial wurde von den Arikaras einer Abkochung aus Sumach-Beeren beigegeben.

Virginia-Zaubernuß
Hamamelis virginica L.; *Witch Hazel.*
Die Irokesen und Chippewas verwendeten eine Abkochung von Rinde und Blättern als Tee in Schluckgaben, um Uterusblutungen nach der Geburt zu stillen. Manchmal wurden auch die getrockneten Blüten (Blütezeit: November/Dezember) zugegeben.
Inhaltsstoffe: 2,3 bis 9,5 Prozent Hamamelitannin, Hexosezucker, ätherisches Öl, Gallensäure, Kalziumoxalat und Bitterstoff.

Schmerzminderung während und nach der Geburt

Sämtliche Berichte bestätigen, daß Indianer ein neutrales, beinahe positives inneres Verhältnis zu Schmerzen besaßen. Sie akzeptierten den Schmerz und auch die von Schmerz begleiteten Ausfall- und Behinderungserscheinungen einer Krankheit oder Verletzung mit einer Geduld, die Weiße häufig als geradezu stoisch empfanden.
Seit kurzem beginnen Lehrmediziner zu ahnen, daß eine positive Einstellung zu Schmerzen, Leiden, Krankheit und Tod und eine aus Ak-

«In einer Unterhaltung, die ich eines Tages mit einem Wilden hatte, sagte der Barbar mit sehr viel Vernunft, daß zwar gute Luft, gutes Wasser und innere ausgewogene Zufriedenheit natürlich keinen Menschen vor dem Tode bewahren könne, aber letztlich müsse man davon ausgehen, daß diese Vorteile in hohem Maße dazu beitrügen, einen Menschen seinen Lebensweg durchschreiten zu lassen, ohne ihn empfänglich für irgendwelche Erkrankungen oder Beschwerlichkeiten zu machen. Sie spotten über die Ungeduld der Europäer, die sofort geheilt sein wollen, sobald sie krank sind. Sie versichern, daß unsere Todesangst, hervorgerufen schon durch das geringste Fieber, die Krankheit so entfacht und verstärkt, daß wir oft zum Opfer dieser Angst selbst werden. Dabei könnten wir sicher sein, daß die gute alte Lady [Natur] uns sehr trösten und stärken würde, wenn wir unsere Krankheit und den Tod als eine Lappalie betrachteten und unser Bett mit Geduld und herzlich guter Zuversicht hüteten, ohne der Natur Gewalt anzudrohen, indem wir uns voll Medikamente stopfen.»
Baron Armand Louis de Lahontan[11]

Die schmerzmindernden Anwendungen der nordamerikanischen Indianer gingen nicht mit jenen sattsam bekannten Begleiterscheinungen einher, die man von modernen Analgetika gewöhnt ist (Betäubungs-, Lähmungs-, Bewußtseinstrübungs-, Reaktionseinschränkungseffekte, mehr oder weniger massive Nebenwirkungen mannigfaltigster Art etc.) und die wiederum neue, zuvor nicht vorhandene pathologische Zustände begünstigen.

zeptanz geborene innere Gelassenheit und Geduld tatsächlich geheimnisvolle Abwehr- und Regenerierungskräfte mobilisieren und sogar eine dauerhafte Aktivität solcher körpereigenen Abwehr gewährleisten, die nur noch verhältnismäßig wenig durch medikamentöse Maßnahmen unterstützt zu werden braucht. Auch erst seit kurzem mehren sich Hinweise darauf, daß viele Erkrankungen und Anfälligkeiten überhaupt erst durch Ungeduld und Furcht entstehen, zumindest aber sehr negativ beeinflußt werden.

Die Aufzeichnungen des Barons de Lahontan (und andere ähnlichen Inhalts) zeigen, daß diese indianischen «Eingeborenen» ihren vermeintlich stoischen Gleichmut keineswegs über Jahrtausende hinweg bewahrten, weil ihnen die Segnungen wissenschaftlich geprägter Logik versagt blieben, sondern weil sie sehr genau über psychosomatische Vorgänge Bescheid wußten, über die westliche Mediziner sich heute erst Gedanken zu machen beginnen.

Gebärende Indianerinnen, die auf Schmerzen geduldig reagierten, waren wegen dieser inneren Haltung vielen der von weißen Frauen so gefürchteten Folgen nicht ausgesetzt, die eine Geburt verlängerten, komplizierten, ja sogar Mutter und Kind ernsthaft gefährden konnten – und damit auch nicht den Folgen der häufig brachialen Eingriffe oder massiven Medikationen, die durch solche Komplikationen ausgelöst wurden.

Schmerzlindernde Mittel wurden daher kaum für notwendig erachtet, und wenn man sie verabreichte, dann in sehr vorsichtiger und schwacher, allgemein gut verträglicher Dosierung.

Traubenkirsche

Prunus serotina Ehrh.; *Wild Black Cherry.*

Teeauszug (kalt) aus der inneren Rinde minderten Schmerzen vor, während und nach der Geburt in einem für Indianerinnen genau kalkulierbaren Maße. Die Pioniere im Westen übernahmen diese Anwendung, die offiziell in der *US Pharmacopeia* seit 1820 als *Sedativum* (Beruhigungsmittel) enthalten ist.

Inhaltsstoffe: Stärke, Harzstoffe, Gerbsäure, Gallensäure, Fettstoffe, Lignin, roter Farbstoff, Kalzium-, Kalium- und Eisensalze, ein ätherisches Öl und Zyanwasserstoff (Blausäure). Wenn die pulverisierte Rinde zuvor einige Stunden in kaltes Wasser gelegt wird, enthält sie nach der Trocknung keine Blausäure mehr. Normalerweise wurde der erste Kaltauszug verabreicht. Aber bei Atemnot durch Bronchitis oder Erkältungen verwendete man den zweiten Kaltauszug (ohne Zyanwasserstoff).

Frauenfarn

Athyrium filix-femina L.; *Lady Fern.*

Die Washington-Indianer fertigten aus dem Absud der Stengel einen Tee, der Geburtsschmerzen sehr dämpfte. Andere körperliche Schmerzen behandelten sie mit einem Absud aus dem Wurzelstock, der aber in der Geburtshilfe *niemals* verabreicht wurde.

Inhaltsstoffe: das dunkelgrüne Frauenfarnöl, 5 Prozent Filmaron (eine amorphe Säure), 5 bis 8 Prozent Filizinsäure, Gerbsäure, Harzstoffe, Farbstoffe und Zucker.

Yamswurzel

Dioscorea villosa L.; *American Wild Yam, Rheumatism Root.*

Aus der Wurzel bereiteten die Meskwakis einen Absud, aus dem in weiterer Verdünnung mit warmem Wasser eine milde Dosis zur Schmerzdämpfung verabreicht wurde. Nur sehr erfahrene Heiler konnten hierbei eine Dosierung an der unteren Minimalgrenze nach vorhergehender genauester Beobachtung der Patientin bestimmen. Sie warnten vor höheren Dosierungen.

Inhaltsstoffe: Das Saponin Dioscin, das Aglykon des Dioscins Diosgenin. Aus dieser steroiden Base Diosgenin wurde von amerikanischen Wissenschaftlern das *Progesteron* (Bestandteil der Antibabypille) und erstmalig das *Kortison* entwickelt und synthetisiert.

Gemeiner Schneeball

Viburnum opulus var. americanum L.; *Black Haw, American Sloe, Stagbush; V. prunifolium L.*

Für Indianerhebammen war der Wurzelpulvertee eine nahezu unfehlbare Medizin gegen drohende Fehlgeburt. Bei entsprechenden beginnenden Anzeichen wurde sofort dieser Tee gegeben und die Gaben noch zwei Wochen nach Abklingen der Symptome beibehalten. Bei übermäßigen postpartalen Schmerzen sowie zur Blutstillung bereitete man aus 4 Eßlöffeln (1 Unze = 31,1 g) Wurzelpulver und einem knappen halben Liter kochendes Wasser eine Aufbrühung und verabreichte davon täglich drei- bis viermal einen Eßlöffel voll.

Mutterkraut

Matricaria chamomilla L.; *Chamomile, Ground Apple, Pinheads.*

Die Blüten wurden zu einem öligen Brei zerstampft und mit einer Aufkochung des ganzen Krauts, nachdem dieser Absud erkaltet war, vermischt (immer nur die Blüten *einer* Pflanze gemischt mit dem Absud aus *einer* Pflanze!). Indianerheiler behaupteten, daß sich bei der Zubereitung der Medizin die Blüten und die anderen Teile mehrerer Pflanzen zusammen «niemals vertragen» und daß deshalb die Abmessung einer wirksamen Mindestdosierung unmöglich sei. Es gibt Berichte, die die Behauptung von Indianerheilern bestätigen, daß der ölige Saft der Blüten Nieren-, Gallen- und Blasensteine auflösen. Dr. Culpeper etwa, ein Arzt aus der frühen Besiedlungszeit, beschrieb, daß Steine, die aus den Organen Gestorbener entfernt und in Blütensaft des Mutterkrauts gelegt worden waren, sich in kürzester Zeit aufgelöst hätten.

Inhaltsstoffe: Das ätherische Öl der Blüten (0,3 bis 0,5 Prozent) enthält Azulen, Sesquiterpen, Sesquiterpenalkohol, Paraffinhydrocarbon, Umbelliferonmethyläther (Methylcoumarin) Furfural und eine Fettsäure. Daneben sind enthalten: Alphabisabolol, Gerbsäuren und bis zu 3 Prozent Glykoside.

Korallenwurz

Corallorhiza odontorhiza Nutt.; *Crawley Root, Dragon's Claw, Coral Root, Chicken Toe.*

Diese absonderliche Orchideenart hat grünliche Blüten in einem lockeren Blütenstand und verzweigte Wurzeln, die einem Korallenzweig ähneln. Der Korallenwurz ist eine Parasitenpflanze und besitzt keine Blätter. Indianer – hauptsächlich die der großen atlantischen Ostküsten-Waldregionen – verwendeten normalerweise nur das Wurzelpul-

Paiute-Frau beim Sammeln von Wildpflanzenkörnern

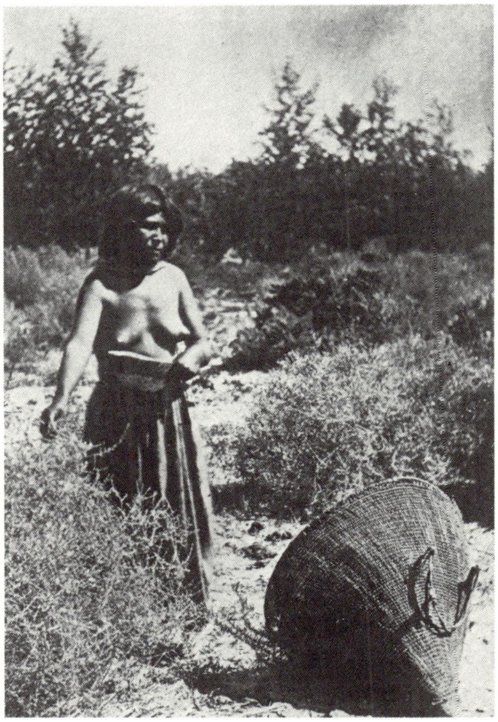

ver als eines der wirksamsten schweißtreibenden, beruhigenden und fiebersenkenden Mittel. Zur Schmerzlinderung während und nach der Geburt fügten sie noch Stengel und Blüten oder die Harzstoffe der **Frauenwurzel** (*Caulophyllum thalictroides*) hinzu. Dosierung: ½ bis ⅔ Teelöffel des Wurzelpulvers aus Korallenwurz und Frauenwurzel auf eine Tasse heißes Wasser, alle 2 bis 3 Stunden.
Die Varietäten C. *multiflora, C. Wisteriana, C. verna* und C. *innata* wurden von den anderen Stämmen dieser Region zu gleichen Zwecken verwendet. Sie enthalten ähnliche Wirkstoffe.

Zahnwehholz
Xanthoxylum fraxineum Mill.; *Prickly Ash Bark, Yellow Wood, Toothache Tree, Suterberry;* auch X. *americanum = Northern Prickly Ash;* und X. *clava-hercules = Southern Prickly Ash.*
Dieser drei bis fünf Meter hohe Baum ist in den USA heimisch. Indianer stellten aus Rinde und Beeren einen heißen Aufguß her. Dosis: 1 Teelöffel der zerriebenen Rinde und Beeren auf 1 Tasse kochendes Wasser. Schluckweise über den Tag verteilt einnehmen.
Inhaltsstoffe: 3 bis 4 Prozent essentielles Öl, ein Harzstoff, Berberin und verschiedene verwandte Basen, Asarinin (ein Säureamid), Herkulin (ein Insektizid ähnlich den Pyrethrinen), kleine Mengen verschiedener Alkaloide, Xanthoxyletin und Xanthyletin.

Sassafras
Sassafras albidum Nutt.; *Sassafras, Common Sassafras, Ague Tree, Cinnamon Wood, Smelling Stick, Saloop, Gumbo File.*
Die Wurzelrinde wurde zerquetscht und 4 Eßlöffel davon (1 Unze = 31,1 g) mit einem knappen ½ Liter kochendem Wasser überbrüht, davon 3 Tassen täglich in kleinen Schlucken.
Inhaltsstoffe: 100 g Wurzelrinde enthalten als Wirkstoff etwa 4 bis 6 ml ätherisches Öl, das aus 50 Prozent Safrol, 10 Prozent Pinen und Phennandren, 6 bis 8 Prozent d-Kampfer, 0,5 Prozent Eugenol und 3 Prozent Cadinen besteht. Indianerheiler warnen vor Überdosierungen, da diese nicht nur narkotische Wirkungen haben, sondern auch tödlich sein können (Herzgefäßekollaps). Sehr schwache Dosierungen wirken stimulierend, tonisierend, schweiß- und harntreibend. Der wesentlichste Effekt der angegebenen mittleren Dosis besteht in der schmerzstillenden und zugleich beruhigenden Wirkung.

Johanniskraut
Hypericum perforatum L.; *St. John's Wort, St. John's Grass, Klamath Weed.*
Die Krautspitzen und Blüten wurden in kochendem Wasser aufgebrüht. Dosis: 1 Teelöffel auf 1 Tasse kochendes Wasser. Die Klamaths überbrühten die *Samen* mit kochendem Wasser und verabreichten diesen Tee, um koagulierte Blutklumpen aus dem Magen zu entfernen und um nach einer Geburt die Gebärmutter von solchem geronnenen Blut zu säubern.

Traubenaralie
Aralia racemosa L.; *Spikenard, Indian Spikenard, Petty Morrel, Like of Man, Spignet, Old Man's Root, Wild Licorice.*

Die Aralie ist eine ganzjährige Pflanze der Ginseng-Familie. Indianer verwendeten die Wurzel als Nahrungsmittel (gekocht und in heißer Asche gebacken). Das Kochen minderte die medizinisch wirkungsvollen Inhaltsstoffe (sie werden dabei in harmlose Substanzen gespalten). Dosierung zur Schmerzstillung nach der Geburt: 2 Eßlöffel (½ Unze = 16 g) des Wurzelpulvers auf einen knappen ½ Liter heißes Wasser pro Tag tassenweise.

Breitwegerich
Plantago major L.; *Plantain, Ripple Grass, Wagbread, White Man's Foot.*
Indianer machten sehr vielfältigen medizinischen Gebrauch von Aufbrühungen der ganzen Pflanze in den verschiedensten Konzentrationen und Verabreichungsformen. Für die Schmerzlinderung während und nach der Geburt: 1 Teelöffel der getrockneten ganzen Pflanze auf 1 Tasse kochendes Wasser.
Die Cherokees behaupteten, daß eine bloße Einreibung von Trockenfäulewunden an Obstbaumstämmen mit den Blättern des **Silberhaarigen Wegerichs** (*Plantago media* L.; *Hoary Plantain*) eine sofortige Abheilung dieses Befalls herbeiführe. Jüngste wissenschaftliche Versuche haben die Wirkung dieses Verfahrens bestätigt.[12]

Neugeborenen-Pflege

Die meisten Indianervölker bestreuten die Nabel ihrer Neugeborenen mit Blütenpollenpulver, um eine keimfreie und entzündungsfreie Abheilung zu gewährleisten. So nahmen die Pimas hierfür die Blütenpollen des *Tulostoma brumale* Pers. Die Waldvölker der Atlantikküste und die Prärievölker legten auf den Nabel einen **Bofist-Pilz** (*Lycoperdon gigantea*), bis die Nabelschnurreste abgefallen waren.
Alle Neugeborenen wurden sofort nach der Entbindung gründlich in Kräuterbädern gewaschen. Menominees, Potawatomis, Rappahannoks und Ojibwas trockneten verschiedene **Bofist-Arten** (*Lycoperdon gigantea, L. pyriforme, L. subincarnatum*) und verwendeten das Trokkenpulver in Bädern, aber auch als Körperpuder, um Hautschorfbildungen zu verhindern. Die gebräuchlichsten Badekräuter waren: **Rentier-Moos** (*Cladonia rangiferina; Reindeer Moss, Cup Moss*), **Christophskraut** (*Actaea rubra* Ait.; *Red Baneberry*) und **Goldkeule** (*Orontium aquaticum* L.; *Golden Club*).

Förderung versiegter Milchsekretion

Der Milchsekretion nährender Frauen wurde allergrößte Aufmerksamkeit gewidmet. Schon vor der Niederkunft erhielten sie milchfördernde Diät und Teezubereitungen, die auch gleichzeitig prophylaktisch gegen Brustentzündungen wirkten. Daher waren Brustentzündungen, versiegender Milchfluß oder gar «trockene» Mütter so selten, daß solche Fälle in zeitgenössischen Dokumenten kaum erwähnt werden. Andererseits gibt es zahlreiche Berichte, nach denen Indianerheiler oder -hebammen solcherart betroffenen weißen Frauen sehr oft probat zu helfen vermochten, Brustentzündungen erfolgreich zu behandeln, ohne die Milchsekretion zum Stillstand zu bringen, oder sogar versiegte Milchsekretion wieder zu aktivieren und auf Jahre hinaus zu erhalten.
Dem steht gegenüber, daß schwere Brustentzündungen und schwere Brustvereiterungen unmittelbar nach der Geburt bei weißen Frauen

unverhältnismäßig häufig vorkamen. In solchen Fällen wußten die Schulmediziner keinen anderen Rat, als die Brüste hochzubinden und damit die Milchsekretion radikal zu beenden. Die Entzündungen wurden mit Eispackungen gekühlt, und massive Medikationen sorgten für oftmals verhängnisvolle Nebenwirkungen, unter denen Frauen noch jahrelang zu leiden hatten.
Von den zahlreichen sekretionsfördernden Kräutern beschreibe ich nachstehend nur diejenigen, die in mehreren Dokumenten (und nur in solchen, die sich auf längere Zeiträume beziehen) als wirkungsvoll geschildert werden.

Weißes Christophskraut
Actaea alba L.; *White Baneberry.*
Cheyenne- und Arapahoe-Frauen bereiteten aus den Blättern und heißem (nicht kochendem) Wasser einen Tee, der den ganzen Tag über in kleinen Schlucken genommen wurde.

Ähriger Lattich
Lactuca spicata L.; *Tall Blue Lettuce.*
Die Ojibwas kochten die Blätter und verabreichten den Absud als Tee.

Giftlattich
Lactuca virosa L.; *Prickly Lettuce.*
Die Meskwakis bereiteten einen Blätter-Absud und gaben von diesem 1 Teelöffel auf 1 Tasse warmes Wasser.

Amerikanisches Edelweiß
Euphorbia marginata L.; *Spurge, Mountain Snow.*
Diese Wolfsmilchart ist, wie alle Wolfsmilchgewächse, *sehr giftig*! Offensichtlich haben sich die Zuñis mit den gefährlichen Inhaltsstoffen diverser Wolfsmilchgewächse (*E. corallata, E. cyparissia, E. fulgens, E. heterophylla, E. pteroneura, E. pulcherima, E. humistrata, E. hypericifolia, E. iata, E. prostata* und *E. marginata*) gut ausgekannt. Ein Zuñi-Rezept zur Förderung der Milchsekretion verlangt, daß nicht mehr als «four pinches» (etwa: vier Messerspitzen voll – eine sehr vage Mengenangabe) in eine Tasse warmen weißen Maismehlbreis gemischt werden dürften und daß eine Frau einen ganzen Tag und eine ganze Nacht lang diese Menge in kleinen Bissen zu sich nehmen solle. Schon die ersten Franziskaner-Missionarsmönche in New Mexico berichteten über «ganz sichere Erfolge» solcher Verabreichungen.

Zwei Kiowa-Mädchen halten ein auf ein Wiegenbrett geschnürtes Baby hoch.

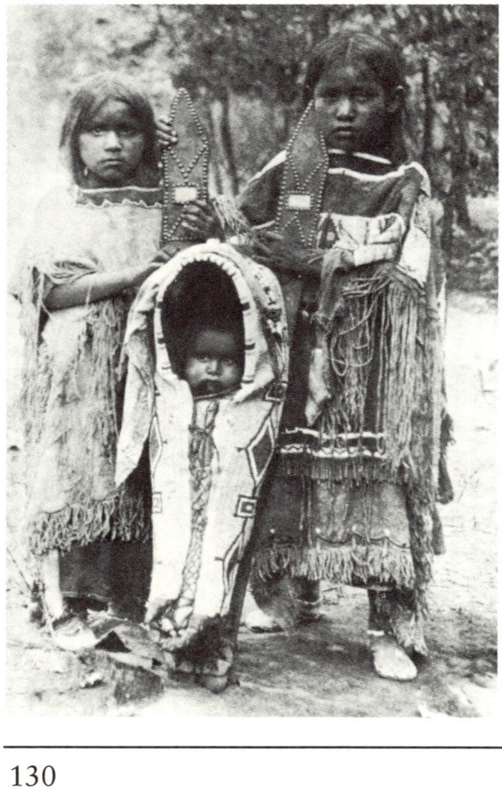

Skelettkraut
Lygodesmia tenuifolia L.; *Skeleton Weed.*
Dies ist das unter Indianern weitestverbreitete milchfördernde Kraut (Lactagogikum). Die Cheyennes nannten es wegen seiner prompten Wirkung «Milch-Medizin» (*milk medicine*). Ein Warmauszug aus den Blättern wurde als Tee getrunken.

Adlerfarn
Pteris aquilina; Eagle Fern, Bracken Fern, Brake.
Menominee-Frauen zerstampften den Wurzelstock, übergossen ihn mit warmem Wasser, deckten das Gefäß ab und tranken die Flüssigkeit eine halbe Stunde später.

Bettstroh-Milchkraut

Asclepia galioides L.; *Bedstraw Milkweed.*

Diese Seidenpflanzenart ist *giftig*. Die Hopis preßten den Saft des Wurzelstocks aus und gaben davon drei Tropfen in eine Tasse warmes Wasser.

Kanadische Haselwurz

Asarum canadense L.; *Wild Ginger, Canada Snake Root, Indian Ginger, Vermont Snake Root.*

Die Indianer des Nordostens und der großen Binnenseen bereiteten aus dieser Pflanze eine Medizin, deren Bestandteile, Herstellungsart und Dosierung nicht bekannt ist. Ihre Verwendung mag aber der der kanadischen Chippewas ähneln: Von der Pflanze (in Chippewa: *name-'pin* = Stör-Pflanze) wurden Wurzelstock und Wurzel gesammelt und vom getrockneten Pulver 16 g (½ Unze) mit einem knappen ½ Liter kochendem Wasser überbrüht. Dieser Sud wurde heiß getrunken. Die Wirkung wird als wind-, schweiß- und harntreibend, stimulierend, tonisierend, krampflösend und schmerzlindernd beschrieben.

Inhaltsstoffe: Bitterstoff Asarin, ein Phenol, Pinen, ein Lakton, ein blaues Öl, Palmitinsäure, Essigsäure, eine Mischung aus Fettsäuren und Oleoresin (Ölharzstoff), Schleimstoffe, ein Alkaloid, Zucker und eine dem Kampfer ähnliche Substanz.

Assiniboin-Mutter mit ihrem Kind

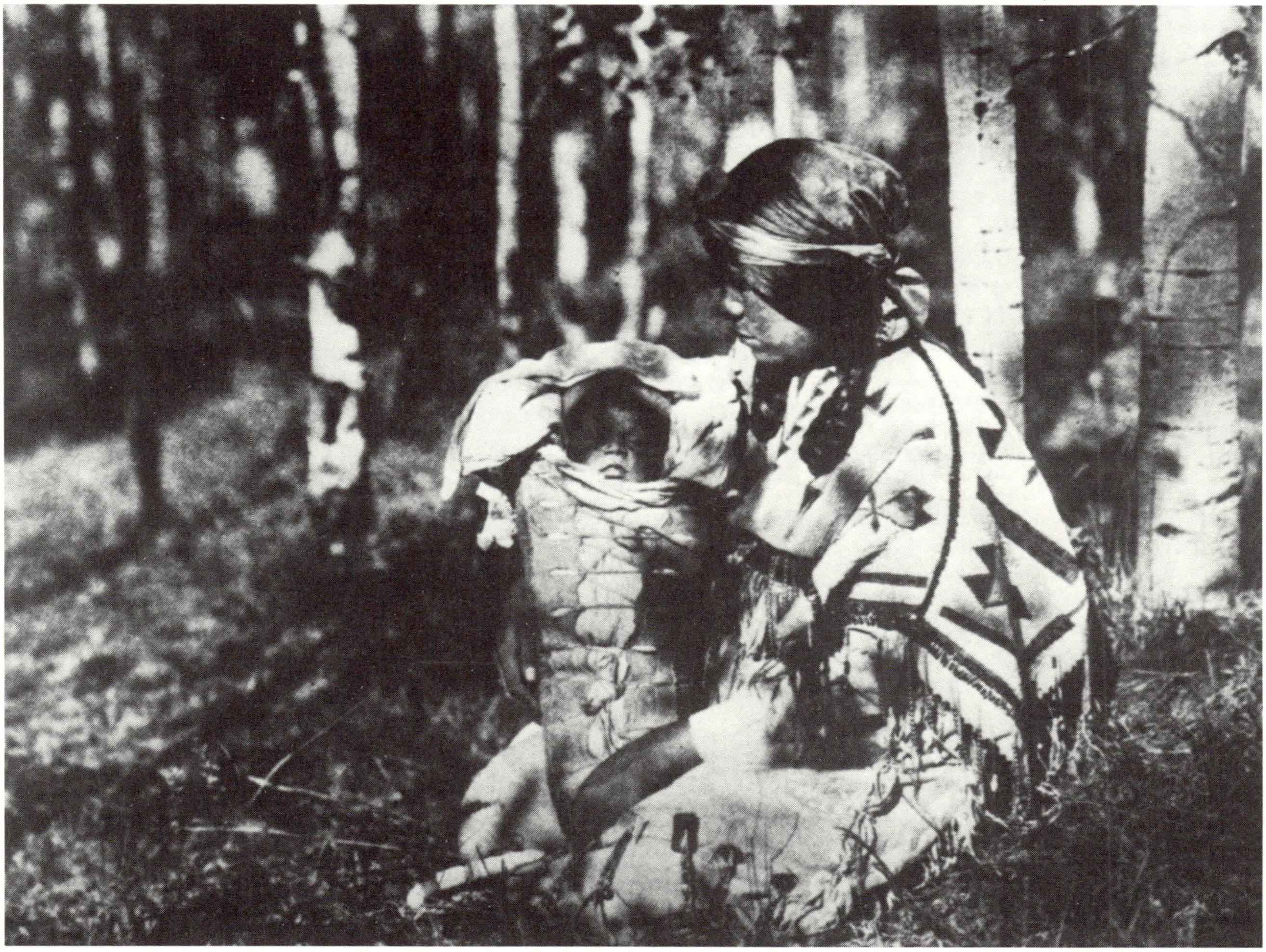

Indianische Behandlungsmethoden

Psychodiagnose

Wenn man die wenigen zeitgenössischen Aussagen über die Verfahren von Indianerheilern, die diese selbst hinterließen, mit jenen von Heilern aus den letzten Jahrzehnten vergleicht, so stimmen sie vollkommen darin überein, daß jene Prozeduren, die Weiße als «Riten», «Dämonen-Tänze», «monotonen Singsang», untermalt mit Trommel- und Rasselgeräuschen, oder rundweg als «Hokuspokus» beschrieben, eigentlich nur einem Zweck dienten: die Patienten auf eine umfassende *Diagnosebereitschaft* einzustimmen, so daß der Heiler direkten Zugang zu den *Ursachen* ihrer Leiden finden konnte.

Psychische Krankheitsursachen nahmen in der Symptomanalyse indianischer Heiler einen sehr weiten Raum ein. Seitdem sich mit der Freudschen Psychodiagnostik eine spezifische wissenschaftliche Terminologie entwickelt hat, die heute auch schon zu einem großen Teil in den allgemeinen Sprachgebrauch übergegangen ist, scheint es immer schwerer zu werden, eine Ausdrucksweise aus früheren Zeiten als etwas zu erkennen, das im Grunde genau das gleiche meinte. Es gibt einige Interpretationen moderner Indianerheiler, die zu erklären versuchen, was man damals – und dies gilt teilweise auch heute noch – unter einem «Geist, der von einem Menschen Besitz ergriffen hat und ihn krank macht», im Grunde zu verstehen hatte. Sämtliche Erklärungen laufen auf konkrete Phänomene hinaus, die heute in der Psychosomatik wohlbekannt sind. Wenn also in zeitgenössischen Berichten von Methoden der Medizinmänner die Rede ist, die der «Geister- und Dämonenaustreibung» dienten, so erscheint es in hohem Grade unangebracht, dem Unverständnis der Chronisten zu folgen, die von Psychologie und Psychosomatik noch keine Ahnung hatten.

Indianerheiler besaßen aber sehr wohl umfangreiche und fundierte Kenntnisse über zahlreiche Wechselwirkungen zwischen seelischen Ursachen und körperlichen Störungen, die zum Teil sehr schwere Krankheitssymptome hervorrufen konnten: etwa unerfüllbare Wünsche, Kränkungen, Enttäuschungen, Scham oder Haß.

Solche psychischen Ursachen waren aber bei den indianischen Völkern zu keiner Zeit mit den in unserem Kulturkreis vorherrschenden vergleichbar; denn Selbstwert- und allgemeine Wertvorstellungen der Indianer bewegten sich auf einer vollkommen anderen – uns bis heute noch nicht zugänglichen – Ebene. Um die tief verborgenen Barrieren zu überwinden, Zugang zu Ursachen zu finden und diese gegen die sichtbaren Symptome abzuwägen – kurz: um eine wirksame Therapie zu ermöglichen, mußte sich der Medizinmann Methoden bedienen, die damals auch jedem noch so aufgeschlossenen westlichen Mediziner

«*Alle* Kräuter haben ihre Eigenarten wie alles, was lebt. Wir haben die *Aunyeyapi,* eine Art Sandbeere: Wenn du dich ihr mit dem Wind näherst, schmeckt sie bitter, aber wenn du aus der anderen Richtung kommst, findest du ihren Geschmack süß. So befremdlich sind einige dieser Kräuter.
Eine Pflanze – nur ein kleines Samenkorn von ihr – gibt einem Alten Manneskraft für eine ganze Nacht. Ich möchte sie weder beschreiben noch beim Namen nennen, sonst würden weiße Männer aus den Großstädten in der ganzen Gegend ausschwärmen, um nach diesen Samen zu suchen. Das Kraut würde sie verrückt machen, und mich würde die Verdammnis treffen, weil ich darüber gesprochen habe.
Endlich gibt es einige Kräuter, die nicht für Menschen gebraucht werden, sondern nur, um Pferde und Rinder zu heilen. Diese Ökologie-Leute sollten etwas über *Hante* [eine bestimmte Zedernart] wissen. Es ist ein natürliches, harmloses Mittel gegen Käfer. Es verjagt die Kartoffelkäfer, wenn du diese Pflanze zerquetschst und kochst und die Flüssigkeit versprühst. Wir haben Kräuter, die weder zum Heilen noch als Nahrung verwendet werden, wie das *Pejunige tanka.* In den alten Tagen, bevor wir Streichhölzer hatten, wurde dieses Kraut angezündet und glimmte dann monatelang. Es wurde gewöhnlich vor dem Zelt aufgehängt. Wenn du Feuer haben wolltest, brauchtest du es nur anzublasen bis es glühte, und dann wurde es wieder aufgehängt zum Weiterglimmen.»
Lame Deer [1]

unverständlich erschienen. Jeder Indianerheiler hatte seine eigenen erprobten Verfahren.
Und diese beruhten ganz und gar nicht, wie man heute weiß, auf Gaukelei und Geisterbeschwörung, sondern auf sehr langer Erfahrung. In den meisten Fällen waren Heiler keine Allroundakrobaten, die von allem alles zu verstehen vorgaben. Vielmehr waren sie gewöhnlich *Spezialisten,* und wenn sie erkannten, daß ihnen der Zugang zu den Ursachen von Symptomen verschlossen blieb, so «überwiesen» sie den Patienten zu einem Heiler, von dem sie wußten, daß dieser für einen bestimmten Fall eher «zuständig» sein könnte.
Die Methoden, derer sie sich dabei bedienten, hatten eine ähnliche Bedeutung wie die moderne Psychologen-Couch, die Geräuschkulisse, Farbtönung, Einrichtung und der Habitus heutiger Therapeuten und Diagnostiker.
Das Phänomen, daß diese diagnostischen Methoden gleichzeitig unmerklich in psychotherapeutische übergingen, blieb bis heute unerklärlich – ein guter Vorwand für die Schulmediziner und -psychologen, ihre Existenz zu leugnen. Man hat versucht, diese Verfahren als eine Art Biotelepathie zu definieren, aber es sieht ganz so aus, als würden sie sich noch für einige Zeit jeder Deutung entziehen. Wenn moderne Medizinmänner Zuflucht zu wissenschaftlich-technischen Begriffen – wie etwa Elektrizität, Strahlen, Energie, Magnetismus – oder zu esoterischen Termini wie Karma, Aura etc. suchen, so ist das sicherlich ebenso irreführend wie der Versuch, Hypnose, Suggestion oder Halluzination zur Erklärung heranzuziehen.
Aus Gesprächen, die ich mit einigen Heilern führte, geht ebenso hervor, daß deren Fähigkeiten mit Phänomenen wie etwa «Geistheilen», Heilen durch Handauflegen oder «Gesundbeten» nichts zu tun haben. In den wenigen Fällen von Behandlungen, bei denen sich indianische Heiler kontrollieren ließen, stellte sich heraus, daß ihre Diagnosen in allen Fällen sehr genau stimmten – und das, obwohl Heiler und Patient nicht ein einziges Wort gewechselt hatten. Auch Behauptungen von Heilern, daß schon während ihrer ersten «Ritualbehandlung» bestimmte Krankheitssymptome bereits einen positiven Verlauf genommen hätten (etwa Senkung erhöhter Blut- oder Urinwerte), wurden durch entsprechende Labortests bestätigt.
Die meisten Heiler sagen, daß Indianer für sie leichter «aufzuschließen» seien als Weiße, weil der seelische Habitus von Indianern ihnen vertraut, der von Weißen dagegen für sie weitgehend unbegreifbar sei. Indianern sei ihre seelische Potenz leichter bewußt zu machen, weil sie größer und transparenter sei als die der Weißen, deren seelische Potenz stark verkümmert, häufig sogar völlig zerstört und nicht mehr erspürbar sei. Das, was wir unter tiefen seelischen Gefühlen verstünden – etwa Trauer, Freude, Liebe, Zuneigung, Mitgefühl oder Angst und Enttäuschung –, seien, so einige Heiler, in Wirklichkeit oberflächliche Reize – und diese seien so permanent und in Vielzahl vorhanden, daß weder das «System» eines Patienten noch ein Heiler in der Lage wäre, sie einzeln zu bestimmen.
Die Heiler wissen, daß eine solche Erklärung für das, was sie empfinden, keine konkreten Anhaltspunkte im Rahmen wissenschaftlicher Logik zu bieten vermag. Sie sind von dieser Logik weiter entfernt «als der Mond» (Rolling Thunder).

«Wir können heute chemisch Meerwasser herstellen, das nach Geschmack, Geruch, Gefühl etc. die vollkommen gleichen Inhaltsstoffe besitzt wie Meerwasser – doch in diesem Wasser kann *kein* Meeresleben existieren. Aber wenn man auch nur den kleinsten Teil natürlichen Meerwassers hinzufügt, kann sofort alles Leben wieder erblühen.»
A. R. Hutchens[2]

«Wenn du daniederliegst, brauchst du einen Dolmetscher [der die Sprache deines Körpers versteht]. Ein Mensch muß zu einem Heiler gehen. Nicht einmal ein Heiler sagt, wenn er krank ist: ‹Ich bin krank, und ich weiß, was da verkehrt ist, und ich werde etwas von diesem Mittel trinken und es dann los sein.› Das kann er nicht. Ich kann mich nicht selbst heilen, und ich würde es nie versuchen. Ich muß einen anderen fragen. Wenn du nicht selbst betroffen bist, kannst du klarer sehen. Es ist, als ob man einem Damespiel zuschaut: Du siehst einen Zug, aber keiner der Spieler kommt darauf. Und wenn es notwendig ist, kann ich dir sagen: Ich weiß keine Antwort. Ich schäme mich dessen nicht. Geh und finde jemand, der es kann. Geh und frage Semu oder Rolling Thunder. Ich überweise dich an sie, wenn du ein Problem hast, mit dem ich nicht fertig werde. Wir spezialisieren uns, mehr oder weniger. Es gibt einige Dinge, die [moderne] Ärzte besser behandeln können als Medizinmänner, etwa einen Doppelbruch oder einen Bandscheibenvorfall. So etwas erfordert einen chirurgischen Eingriff. Das ist vielleicht die einzige Möglichkeit, es in Ordnung zu bringen.
Du kannst nicht ein Heiler sein, nur weil du das möchtest, dessen bin ich ganz sicher ... Ich kenne keinen Medizinmann, der einer werden wollte. Bücher und Lehrer gibt es viele. Sie können dir sagen, daß Senna-Blätter ein Abführmittel sind und Hagebutten Vitamin C enthalten. Alle diese Informationen sind massenhaft verfügbar, aber du kommst nicht sehr weit damit. Bei Heilern handelt es sich um etwas mehr. Ich kann's nicht erklären. Ich wünschte, ich könnte es.»
Keetoowah, Cherokee-Heiler[3]

Erst seit kurzer Zeit – etwa seitdem sie das Gefühl haben, daß die amerikanische Jugend alten Leitbildern nicht mehr folgt – haben sie ihre traditionelle Zurückhaltung ein Stückchen aufgegeben und sich ein wenig «in die Karten schauen» lassen. Dadurch werden aber ihre Fähigkeiten für uns nicht etwa transparenter, sondern noch unerklärlicher. Da sie weder mit den logischen Prämissen unserer Denkungsart vertraut sind noch die entsprechende Terminologie auch nur annähernd beherrschen, sind sie, wenn sie sich auszudrücken versuchen, gegenüber Wissenschaftlern von vornherein im Nachteil, denn diese erkennen nur ihre eigenen Spielregeln als gültig an und unterziehen sich nicht der geringsten Mühe, Geisteshaltung und Begriffswelt von Indianern zu verstehen. Alles, was außerhalb des wissenschaftlich-technischen Verständnisses angesiedelt ist, wird als irrational abgewertet.

Auch bei spontanen Heilungen von Fällen, die moderne Schulmediziner als hoffnungslos aufgegeben hatten – Heilungen, die Indianermedizinern unter Kontrolle und vor einem großen Publikum gelangen –, war man stets sehr rasch mit dem sogenannten «Placebo-Effekt» bei der Hand – dem Heileffekt wirkungsloser Substanzen durch die undefinierbare Kraft gläubiger Einbildung – und stellte sich auf den Standpunkt, daß das alles längst bekannt, sozusagen «ein alter Hut» sei. Die Doktoren vergessen dabei völlig, daß eben auch dieser «Placebo-Effekt» die indianische Heilpraxis nicht widerlegt, sondern bestätigt! Allerdings in anderer Weise, als man dies wissenschaftlich plausibel erklärt haben möchte.

Der Feststellung zum Beispiel, daß Steinbildungen in Galle, Niere und Blase die Ursache für schmerzhafte Erkrankungen seien, begegnen Indianerheiler mit dem Hinweis, daß die moderne Medizin auch in solchen Fällen Ursache und Wirkung verwechsle: Die *Neigung* zur Steinbildung, die auf einer Disharmonie im physischen und psychischen Gleichgewicht beruhe, sei bereits die Wirkung einer Ursache, um die man sich bislang überhaupt nicht gekümmert habe und die deshalb total unbekannt sei. Die Steinbildung selbst könne man als sekundäre, die schweren gesundheitlichen Folgen mit weiteren ernsthaften Erkrankungen im Gefolge (bis zum Tod) als tertiäre Wirkung bezeich-

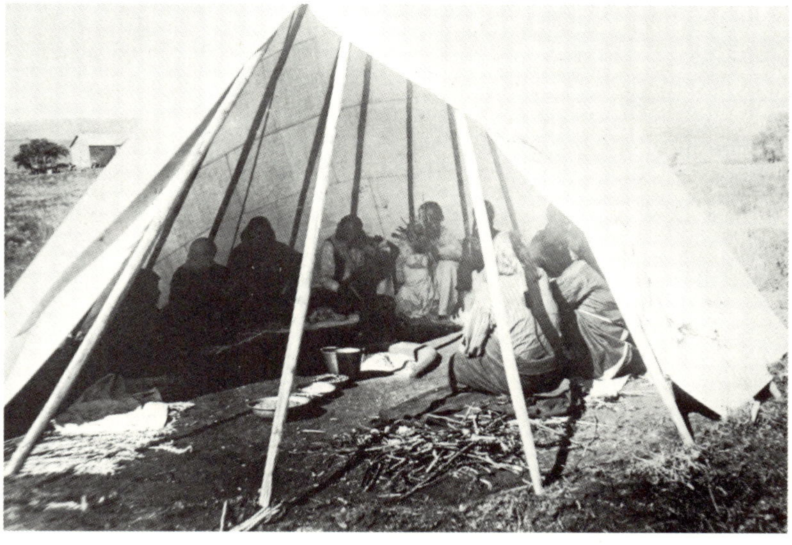

Zu den umstrittenen psychotherapeutischen Maßnahmen einiger Indianervölker gehörte der Peyote-Kult. Auf diesem aus dem Jahre 1892 stammenden Foto sitzen Teilnehmer an der Peyote-Zeremonie im Halbkreis um den Peyote-Altar.

nen. Die chirurgische Behandlung dieser Leiden, also die Beseitigung der sekundären lebensbedrohlichen Wirkungen, sei zwar hervorragend, aber der grundsätzliche Heileffekt all dieser Maßnahmen – nämlich die Wiederherstellung des gestörten Gleichgewichts, die allein gewährleiste, daß primäre, sekundäre und tertiäre Wirkungen gar nicht erst entstehen könnten – sei praktisch gleich Null!

Indianerheiler behaupten – und zahlreiche Indizien weisen darauf hin, daß sie damit recht haben könnten –, daß es unter Umständen auch gelingen könnte, Steinleiden auf *ihre* Weise, durch Auflösung der Steine, zu heilen. Dazu sei es aber notwendig, daß sie beim Erkrankten die notwendige Bereitschaft erzeugten, die zugrunde liegende innere organische und psychische Disharmonie zu erkennen und zu beseitigen. Diese «Umprogrammierung» sei Voraussetzung dafür, daß auch pflanzliche Therapien Steinbildungen (Oxalat- und Kalkstein) zum Stillstand bringen und allmählich auflösen könnten.

Das wichtigste Mittel zur Diagnose und zur Vorbereitung, Auswahl und Durchführung einer passenden Therapie erscheint demnach bei der indianischen Heilpraxis die Herstellung eines außerordentlich intimen Kontaktes zwischen Heiler und Patient zu sein – genau das also, was in der modernen Medizin praktisch nicht stattfindet! Das mechanische Reparaturverständnis der Apparatemedizin betont zwar unermüdlich, daß das *Vertrauen* zwischen Arzt und Patient für den Behandlungserfolg von großer Bedeutung sei, aber schon bei dem Versuch, Antwort auf die Frage zu erhalten, was man unter solchem Vertrauen verstanden haben möchte, kommt man unvermeidlich zu dem Ergebnis, daß damit nur eine Art Unterwürfigkeit des Erkrankten gegenüber den Fachkenntnissen des Behandelnden gemeint sein kann.

Indianerheiler lächeln auch über die sich in jüngster Zeit in Kliniken und Gemeinschaftspraxen verstärkende Tendenz, Psychologenteams in diagnostische und therapeutische Beratungen einzubeziehen. Sie verweisen darauf, daß Menschenkenntnis nicht durch stumpfsinniges Pauken – etwa durch statistische Berechnungen – zu erwerben sei und daß ihrer Meinung nach die weitaus meisten der in den Hochschulen der westlichen Welt «produzierten» Psychologen von der Kenntnis der menschlichen Psyche weiter entfernt seien als jeder ungebildete Hinterwäldler, der sich Meinungen nur nach eigenen Erfahrungen bildet. Sie glauben, daß der groteske Hang zur Psychoakrobatik nicht nur keinerlei Nutzen habe, sondern darüber hinaus immensen menschlichen und damit sozialen Schaden anrichte.

Das gegenseitige Unverständnis für die essentiellen medizinischen Anschauungen des anderen Kulturkreises ist begreiflich. Die verschütteten Heilverfahren der nordamerikanischen Indianer sind vergessen, und das, was man davon zu wissen glaubt, ist ein Zerrbild, das sich vornehmlich auf die Zeit des gewaltsam erzwungenen Niedergangs der indianischen Kulturen bezieht, in dem wachsende Mütter- und Kindersterblichkeit, höchste Selbstmordraten und rapide sinkende durchschnittliche Lebenserwartung, Drogensucht, Lethargie, aber auch Gewaltkriminalität alles andere als Gesundheit an Leib und Seele demonstrierten. Es fällt schwer, sich eine Lebensqualität vorzustellen, deren Zeugnisse noch zu Zeiten, als sie offenbar

Peyote-Trommler

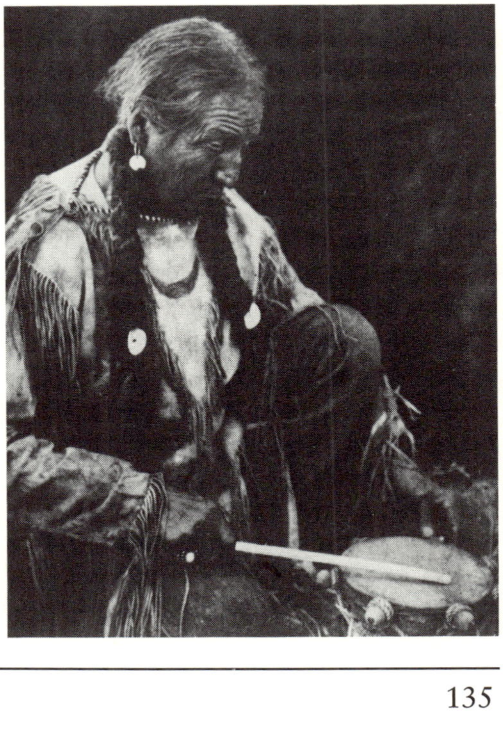

waren, so gründlich ignoriert, verfälscht und dann umfunktioniert wurden.

Manche Indianerheiler sind der Ansicht, daß dieses industrielle Zeitalter genau die Medizin hervorgebracht hat, die es braucht, um an ihr und aller übrigen Apparatur zugrunde zu gehen, und daß ihr eigener Kulturkreis genau jene Heilkunde hervorbrachte, die er brauchte, um sich selbst zu erhalten.

Chirurgie

Aus den heilkundlichen Erkenntnissen und gewachsenen Praktiken der indianischen Medizin, die primär auf Gesunderhaltung und erst sekundär auf Behandlung zentriert war, ergibt sich die Schlußfolgerung, daß den Indianern Chirurgie nahezu unbekannt gewesen sein müßte. Genau das ist der Fall: Es bestand keinerlei Notwendigkeit zu chirurgischen Eingriffen, zur operativen Entfernung von lebensgefährlichen Entzündungsherden, von Tumoren oder Steinen, von schwer erkrankten Organen oder Extremitäten, weil die meisten Ursachen solcher Erkrankungen bereits im Status nascendi so behandelt werden konnten, daß sie sich gar nicht erst manifestierten. Die aseptischen und antibiotischen Methoden und Mittel, die die Indianer anwendeten, machten etwa Amputationen überflüssig. Zeitgenössische Armee- und Pionierärzte bestätigen übereinstimmend, daß Indianer Verletzungen, die im weißen Kulturbereich unweigerlich Sepsis, Brand (Gangrän) oder Wundstarrkrampf zur Folge hatten und deren tödlicher Ausgang nur durch radikale Amputationen zu verhindern war, bis zur völligen Wiederherstellung des Patienten oft innerhalb kurzer Zeit ohne jeden chirurgischen Eingriff zu heilen vermochten. Manche zeitgenössische Chirurgen mochten angesichts solcher Fälle an Wunder glauben. Heute wissen wir, daß solche «Wunder» bei Anwendung hochwirksamer Antiseptika und Antibiotika alltägliche medizinische Praxis sind.

Allenfalls findet man vereinzelt Berichte über die Entfernung hartnäckig vereiterter und fauler Zähne (vgl. Zahnbehandlung, S. 144f) oder die sogenannte *Skarifizierung* (Stichelung oder Ritzung der Hautoberfläche) oder über die Entfernung von Fremdkörpern in und unter der Haut, auch sicht- oder tastbarer Knochensplitter bei komplizierten Trümmerbrüchen – aber das sind Ausnahmen.

Die Berichte über Hautritzungen, die von vielen Indianerstämmen praktiziert wurden, erinnern heute stark an eine Art *Akupunktur.* Die Parallelen sind verblüffend. Die Ritzungen wurden an nahezu allen spezifischen Akupunkturzonen vorgenommen. Die Symptome, die damit behandelt wurden, entsprechen ebenfalls einer breiten Skala der Störungen, die heute die moderne Akupunktur mit Erfolg behandelt: heftige Dauerschmerzen sowie neuralgische Schmerzen und Beschwerden aller Art.

Es sind auch *Vernähungen* klaffender Wunden, zum Beispiel an- oder abgerissener Ohren, bekannt, bei denen etwa Chippewas und Ojibwas die Trennflächen mit einem keimfreien Messer glattschnitten und mit Nadel und Rehsehnen sauber zusammennähten. Als Nähmaterial wurden Menschenhaar oder Pflanzenfasern, etwa der **Amerikanischen Linde** (*Tilia americana* L.; *Basswood*) verwendet. Mexikanische Indianer der Chihuahua- und Sonora-Provinz benutzten Pflanzenschneiderameisen als *Hautklammern,* indem sie die großen Ameisen an die Wundschnittflächen ansetzten, diese fest zusammen-

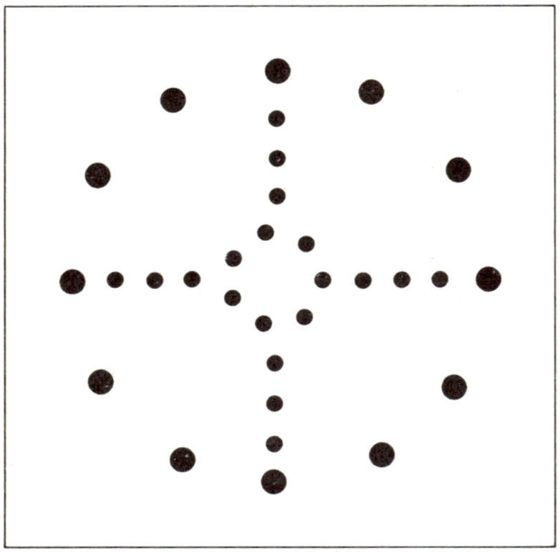

«In vieler Hinsicht kann dieser Kreis, das Medizinrad, am besten verstanden werden, wenn du es dir als einen Spiegel vorstellst, in dem sich alles widerspiegelt. ‹Das Universum ist der Spiegel der Menschen›, sagen uns die alten Lehrer, ‹und jede Person ist ein Spiegel für alle anderen Personen.› Irgendeine Idee, eine Person oder ein Gegenstand kann für den Menschen ein Medizinrad, ein Spiegel, sein. Die kleinste Blume kann so ein Spiegel sein, ebenso wie ein Wolf, eine Geschichte, eine Berührung, eine Religion oder ein Berggipfel ... Hier ist eine Zeichnung eines einfachen Medizinrades. Unter den Menschen errichteten die Lehrer es gewöhnlich aus kleinen Kieselsteinen, welche sie so vor sich auf den Boden legten.

Jeder einzelne dieser winzigen Steine innerhalb des Medizinrades stellt eines der vielen Dinge des Universums dar. Einer stellt dich dar und ein zweiter mich. Andere verkörpern unsere Mütter, Väter, Schwestern, Brüder und unsere Freunde. Noch andere symbolisieren Falken, Büffel, Elche und Wölfe. Da sind auch Steine, die Religionen, Regierungen, Philosophien und sogar ganze Nationen darstellen. Alle Dinge sind im Medizinrad enthalten, und alle Dinge haben den gleichen Wert. Das Medizinrad ist das ganze Universum.

pressen ließen und ihnen dann die Köpfe abzwickten. So entstanden perfekte Hautklammern, die in Verbindung mit inneren und äußeren Anwendungen Wunden rasch verheilen ließen (vgl. Wundbehandlung, S. 146ff).

Mediziner haben den Umstand, daß Indianerheiler der inneren Anatomie völlig «unwissend» (Mark Catesby, 1754) gegenüberstanden, stets als stärkstes Indiz dafür angesehen, daß man ihnen keinerlei ernst zu nehmenden medizinischen Kenntnisse zuschreiben könne. Indianer zerschnitten keine Leichen, nahmen weder Öffnungen vor, noch untersuchten sie Organe, um deren Funktionen kennenzulernen.

Indianerheiler hielten dagegen, daß für solche Obduktionen keinerlei Veranlassung bestehe und daß im übrigen die Unversehrtheit sowohl des lebenden als auch des toten Menschen unantastbar sei, ein Gebot, das ohne triftigen Grund nicht außer acht gelassen werden dürfe – und Neugier sei kein Grund, auch dann nicht, wenn sie wissenschaftlich motiviert werde.

Andererseits erkennen heutige Indianerheiler den hohen Stand und Nutzen der Chirurgie an und meinen, die moderne menschliche Gesellschaft könne schon deshalb nicht auf sie verzichten, weil sie durch die spezifischen Eigenarten dieser Kultur ebenso hervorgebracht worden sei wie deren Bedürfnisse, Plagen und Probleme.

All die Dinge im Rad des Universums haben Geist und Leben, seien es Flüsse, Felsen, Erde, Himmel, Pflanzen und Tiere. Aber von allen Wesen auf dem Rade ist es allein der Mensch, von dem Bestimmung ausgeht. Unser bestimmender Geist kann nur durch das Erfahren der Harmonie mit unseren Brüdern und Schwestern und all den anderen Geistern des Universums ein Ganzes werden. Um dies zu erreichen, müssen wir lernen zu suchen und wahrzunehmen. Wir müssen dies tun, um unseren Platz innerhalb des Medizinrades zu finden. Um diesen Platz zu bestimmen, müssen wir lernen zu geben.»
Hyemeyohsts Storm[4]

Aderlaß

Ob die Art und Weise, wie manche Indianervölker Adern öffneten und Blut entnahmen, Aderlaß (Phlebotomie) genannt werden kann, ob sie wirklich solchen Aderlaß erst von weißen Medizinern übernahmen, wie diese behaupteten, und ob dies aus ähnlichen Anlässen geschah wie in der Lehrmedizin – all das ist sehr zweifelhaft, denn es wurden immer nur verhältnismäßig sehr geringe Mengen Blut entnommen, und es gab nur sehr wenige Indikationen für einen solchen Eingriff, etwa bei akuten Schlangenbißvergiftungen.

Im Grunde gilt diese indianische Methode in akuten Notfällen bis auf den heutigen Tag: Sämtliche «Survival-Notausrüstungen» enthalten zur Behandlung gefährlicher Schlangenbisse Gummisauger, chirurgische Klinge und Abbindematerial.

Schröpfen und Saugbehandlung

Die Berichte früher Zeitgenossen, etwa der des Jesuitenpriesters Jacques Gravier (um 1700), insbesondere aber von Missionaren, Naturforschern und Ärzten, sind voll von Beschreibungen indianischer Mund-Saugbehandlungen, bei denen Heiler so lange an den über inneren Krankheitsherden liegenden Hautpartien saugten, bis Blut kam. Die Einzelheiten dieser – im übrigen recht realistischen und aufschlußreichen – Darstellungen sind von negativen Bewertungen gefärbt, die solche Prozeduren als primitiv abqualifizieren.

Solchen Chroniken stehen andere, etwas spätere, gegenüber, die von Trappern und Pelzhändlern im Fernen Westen stammen. Die geschilderten Details der Behandlung sind etwa die gleichen, aber aus ihnen spricht keinerlei Vorurteil, sie sind nüchterner, unbelasteter und erwähnen Begleitumstände, die in den anderen Schilderungen sorgsam vermieden sind: etwa vergleichende Beurteilungen der Symptome. In den meisten Fällen äußerten diese Trapper und Pelzhändler die Ansicht, daß die gleichen Krankheitsfälle zu Amputationen, Siechtum oder gar Tod geführt hätten, wenn sie von amerikanischen Ärzten be-

«Schwarzer Mond betrachtete die Einstiche der Klapperschlangenzähne, aus denen das Blut heraussickerte. Er nahm einen scharfen, wie eine Schlangenzunge gespaltenen Zweig, klemmte einen Dime [Zehncentstück, Durchmesser 18 mm] zwischen die Gabel, schlang einen Darmfaden fest um das Bein, stieß dann hart zu und traf die große Vene. Ich sah das grünliche, dunkle Zeug heraussprudeln. ‹Sobald das Grün heraus ist und das Blut wieder rot wird, kannst du der Schlange sagen, daß sie zur Hölle fahren soll.› Es war, wie der Medizinmann [vorher] gesagt hatte: Nach der Blutung fühlte sich der Mann besser, und vier Tage später war er so gut wie neu.
Diese Art des Blutens, das *kankakpa,* wird für eine Anzahl von Erkrankungen angewendet. Du triffst diese Vene, und das Blut kommt heraus – und damit die Krankheitsursache.
Wenn dein Blut nicht zu dunkel ist, macht es der Medizinmann nur an einem Arm. Das hilft bei Ekzemen und kranken Augen. Sonst macht er es an allen vier Gliedern. Bei Menschen mit hohem Blutdruck ist das Blut dunkel. Der Medizinmann wartet, bis es hell wird. Danach legt er einige Spinnweben auf die Punkte, wo er dieses *kankakpa* angewendet hat. Spinnweben sind besser als Jod, Wasserstoffsuperoxid und das ganze Zeug. Nach vier oder fünf Tagen fühlt sich der Kranke wieder wohl, als ob er aus einem Schwitzhaus käme.»
Lame Deer[5]

Saturiwa-Heiler bei einer Saugbehandlung

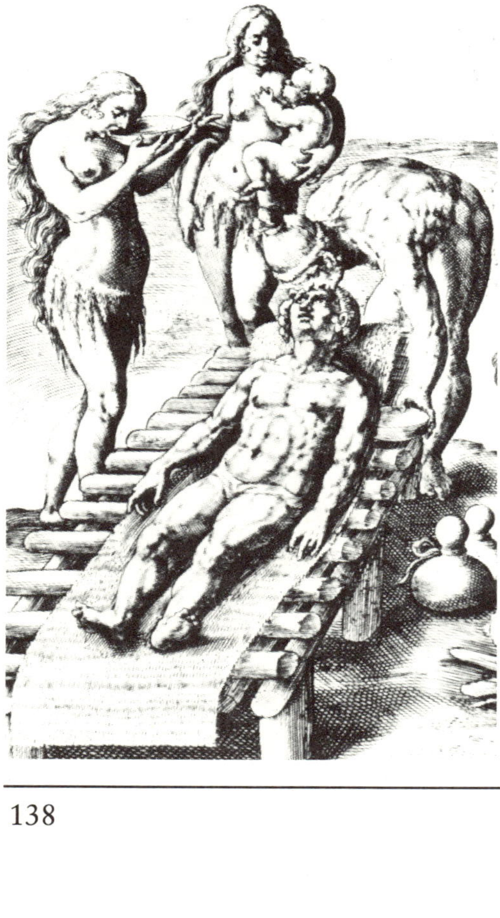

handelt worden wären. Die indianischen Methoden aber scheinen in so hohem Maße erfolgreich gewesen zu sein, daß von Patienten, die danach nicht geheilt waren, keine Rede ist. Immer wieder enden diese Berichte mit der Bemerkung, daß sich die Erkrankten hinterher sehr wohl fühlten und unbeschwert «von dannen zogen». Exakte Diagnosen der Erkrankungen, um die es sich handelte, sind weder aus den einen noch aus den anderen Berichten zu entnehmen. Die meisten Anzeichen deuten auf schwere brandige Schwellungen, Abszesse, große Entzündungs- und Eiterherde, hohes Fieber und starke Schmerzen hin, auch wohl auf schwere Erkrankungen innerer Organe.
In allen Fällen werden diese Behandlungen von rituellen Zeremonien, Trommeln, Rasseln und schrillem Gesang begleitet. Es wird rohes Fleisch erwähnt, das nach der Heilprozedur nicht mehr angefaßt werden durfte und augenblicklich verbrannt werden mußte. Der Heiler raucht phasenweise seine Pfeife, läßt auch den Patienten tiefe Züge des Rauches einatmen und saugt dann an dem befallenen Körperteil, wobei er unbeschreibliche Laute von sich gibt. Nach Beendigung der «Behandlung» erbricht er sich und scheint schwer erschöpft zu sein, legt sich hin und fällt in einen tiefen, langen Schlaf. Das sind ungefähr die beobachteten Fakten, die allen Beschreibungen aus einem Zeitraum von etwa zweihundert Jahren (1661–1853) gemeinsam sind.
In diesem Zusammenhang ist eine Heilungsprozedur erwähnenswert, die der Indianerheiler Rolling Thunder im Anschluß an die erwähnte Konferenz über Bewußtseinsforschung vornahm: «Rolling Thunder hatte angeboten, eine Heilungszeremonie für einen jungen Teilnehmer der Tagung abzuhalten, der, kurz bevor er nach Kansas gekommen war, bei einem Fußballspiel verletzt worden war. Dabei hatte er sich am Bein eine tiefe Wunde zugezogen, die sich, nachdem sie zugeheilt war, unter der Haut entzündet hatte. Bei der Tagung waren zwar viele Ärzte anwesend, aber keiner von ihnen war medizinisch so ausgerüstet, daß er ihn hätte behandeln können, und man hielt es für das Beste, ihn schleunigst in ein Krankenhaus zu schaffen. Rolling Thunder hatte sich die Wunde angesehen und in den drei Tagen, in denen er sich entschieden hatte, vor der Versammlung zu sprechen, ebenso beschlossen, das Bein des jungen Mannes zu heilen. Er hatte die indianische Heilungszeremonie für 19 Uhr im gleichen Saal angesetzt.»[6]
Unmittelbar zuvor forderte der Heiler etwas rohes Fleisch, ungefähr ein Pfund, und eine große Schüssel, deren Boden mit Wasser bedeckt war. Die Schilderung dieser Prozedur zeigt verblüffende Ähnlichkeiten mit den erwähnten Berichten aus früheren Zeiten.
Das Ergebnis dieser Vorführung wird so beschrieben: «Als er [Rolling Thunder] den Raum verlassen hatte, untersuchten mehrere Ärzte das Bein des Patienten. Man war sich einig, daß die normale Färbung zurückgekehrt, die Schwellung zurückgegangen und das Fleisch um die Wunde wieder weich und geschmeidig geworden war. Der junge Mann bestätigte auch, daß er keinerlei Schmerzen mehr habe. In den gefüllten Saal kam Bewegung, man stellte zwei große Tische zusammen, und der Patient, der noch kurz zuvor mit unerträglichen Schmerzen im Bett gelegen war, fing an, Tischtennis zu spielen.»[7]
Wenn sich Historiker – oder auch Ärzte – des 20. Jahrhunderts in ihren Arbeiten auf alte Chronistenbeschreibungen berufen, so findet man oft, wenn man den genannten Quellen nachgeht, daß es sich nicht

um Originaldokumente handelt, sondern wiederum um interpretierende Hinweise auf erneute Quellen – und so fort. So wird dann – wenn man den Vorgang umkehrt und die «Quellenkette» nun wieder zurückverfolgt – aus einer ursprünglich durchaus informativen umfassenden Beschreibung schließlich eine lapidare, abwertende Feststellung.
Vergleicht man aber nun Anlaß und Prozedur des *Schröpfens* bei den Indianern mit der Schröpfpraxis zeitgenössischer Schulmediziner, so wird klar, daß die beiden Verfahren kaum etwas miteinander zu tun haben. Die Indianer nahmen die vakuumunterstützte Absaugung von Körperflüssigkeit aus Unterhautgewebe nicht nur durch den direkten Mundkontakt vor, sondern verwendeten auch geeignete Röhren, etwa Hohlknochenstücke, Hornteile oder pflanzliche Hohlstengel. Es sind auch Methoden beschrieben worden, die direkt an die gläsernen Schröpfköpfe der zeitgenössischen Lehrmedizin erinnern. Diese tassenähnlichen Glasschröpfer wurden erhitzt auf die Haut aufgesetzt, und durch das allmähliche Erkalten des Glases kühlte auch die Luft im Inneren ab, nahm ein geringeres Volumen ein als die zuvor heiße Luft, wodurch dann ein saugender Teilvakuum-Effekt entstand. Die indianischen Hornspitzen-Schröpfköpfe und kleine Hohlknochenscheiben, die im oberen Teil luftdicht verschlossen waren, scheinen die direkten Vorfahren jener modernen Schröpfinstrumente zu sein, mit denen man auch heute noch giftige Fremdsubstanzen durch Absaugung aus dem Körper zu entfernen trachtet.

Kauterisation

Punktuell oberflächliches Kauterisieren (Anbrennen der Haut) soll eine vielfach angewendete Methode gewesen sein, wie zeitgenössische Mediziner bekundeten. Weiße, die jahrelang mit Indianern zusammenlebten, haben dies jedoch nicht bestätigt. In ihren Berichten ist von diesem Verfahren kaum die Rede, es wird allenfalls als eine Art vorläufiger Notmaßnahme erwähnt, die von «Laien» vorgenommen wurde, wenn ein versierter Heiler nicht verfügbar war. Bei diesen Prozeduren spielte das sogenannte *Berührholz* («touchwood») eine wichte Rolle, ein langer dünner Span mit zugespitztem Ende, das zum Glimmen gebracht wurde. Bei heftigen, lokal scharf begrenzten Schmerzempfindungen verursachte man mit dieser Glimmspitze direkte oder indirekte Verbrennungen. Bei der indirekten Methode wurde über die schmerzende Hautpartie ein dünnes Stück angefeuchtetes Leder gelegt und die Glimmspitze darauf gedrückt. Das Leder verhinderte das Eindringen des Holzes in die Haut, die Feuchtigkeit regulierte sehr genau die Intensität der punktuellen Erhitzung. Eine «überdosierte» Verbrennung war nicht möglich. Bei der direkten Methode wurde die Glimmspitze leicht in die Haut gedrückt, bis die Gewebeflüssigkeit die Glut löschte. Das ergab kleine oberflächliche Brandwunden.
Als bestgeeignetes Material für dieses «touchwood» wird das Holz von Unterstammauswüchsen der **Schwarzbirke** (*Betula nigra* L.; *Black Birch*) genannt. Es wurde auch spezielles Schilfrohr (*reed*) hierfür verwendet. Aus den Erklärungen der zeitgenössischen Schulmediziner, die diese Methode interpretierten, geht hervor, daß Indianer durch diese direkte Kauterisation den Körper von oberflächlich erreichbaren Flüssigkeitansammlungen (Ödeme, bei Verstauchungen, Quetschungen, Schwellungen, Verrenkungen, Zerrungen etc.) zu befreien

suchten. Indianische Erklärungen hierzu sind außerordentlich spärlich. Es gibt einige vage Hinweise, die die Interpretation der Schulmediziner nicht bestätigen. Offenbar hat diese Methode anderen als den vermuteten Zwecken gedient, bei denen die Ableitung von Flüssigkeiten nur eine sekundäre Rolle spielte.
Creeks, Choctaws, Chickasaws und Seminolen verwendeten als Gegenreizmittel (Kontrairritans) bei rheumatischen Schmerzen kleine Baumwollknäulchen von Erbsengröße, die sie abbrannten. Andere Indianervölker verwendeten baumwollartige pflanzliche Fasern dazu, die in ihrem Gebiet wuchsen, oder kleine Scheibchen vom Stiel des **Bleibusches** (*Amorpha canescens* Pursh.; *Shoestring Plant*), deren obere Schnittfläche mit Speichel benetzt wurde und deren untere Schnittfläche glimmte. Im Südwesten der USA verwendete man die wollartigen Fäden des **Bocksdorn** (auch Teufelszwirn; *Lycium pallidum* Miers.; *L. andersonii Gray; Buckthorn, Anderson, Wolfberry, Squawberry; L. berlandieri* Dunal – *Cilindrillo Hardwood*) in kleinen Abbrand-Knäuelchen.

Einläufe

Einläufe (durch den Anus) sind bei den indianischen Völkern eine altbewährte Methode gewesen, um mit entsprechenden Flüssigkeitszubereitungen zahlreiche Beschwerden, wie etwa Verstopfung, Fieberschübe verschiedenster Ursachen, Durchfall, Entzündungen der Verdauungsorgane, Hämorrhoiden, Darmblutungen, und (durch die Vulva) Menstruationsbeschwerden zu behandeln. Bei der Verabreichung durch den Anus kniete der Patient sich mit den Händen abstützend, mit gesenktem Oberkörper und emporgerecktem Hinterteil auf einer Unterlage. Die Applizierung erfolgte durch eine pflanzliche Hohlröhre, die mit einem ballonartigen, speziell imprägnierten Lederbeutel versehen war, in dem sich die einzuführende Flüssigkeit befand. Auch manche Arten von *Spülungen,* etwa zur Behandlung von inneren Geschwüren, Darmparasiten etc., wurden auf diese Weise vorgenommen.
«Satteltaschen-Landärzte» der Pionier- und Heimstätter-Ära im Fernen Westen erwähnen zahlreiche Fälle, bei denen indianische Heiler ziemlich hoffnungslose Fälle von Cholera, Typhus, aber auch extrem hohes Fieber mit *Warmeinläufen* erstaunlich rasch geheilt haben. Am Rande wird auch erwähnt, daß indianische Hebammen weißen Frauen unmittelbar vor und nach der Niederkunft Gebärmutterspülungen verabreicht haben und daß in solchen Fällen die Geburt und die Abstoßung der Placenta rasch und komplikationslos verlaufen seien.
Zahlreiche Hinweise sprechen dafür, daß den Indianern Nordamerikas diese Behandlungsmethode bekannt und vertraut war, *bevor* sie in Kontakt mit Europäern und deren Klistier-Manie kamen. Neben pflanzlichen Stengelröhren und Lederbeuteln verwendeten sie auch Beinröhrenknochen von Vögeln und Fisch- oder Säugetierblasen.

Inhalation

Die Inhalierung flüchtiger pflanzlicher Substanzen, etwa ätherischer Öle, nahm in der Heilkunde der nordamerikanischen Indianer im Zusammenhang mit den ausgedehnten *Schwitzkuren* einen breiten Raum ein. In den Schwitzhäusern, -zelten oder -gruben atmeten die Indianer den Dampf von Kräutern ein, die entweder direkt verkohlt oder zuvor

in Wasser ausgezogen wurden, das man dann über glühende Steine goß.
Indianerheiler unterschieden hierbei sehr wohl zwischen diesen beiden Methoden je nach Erkrankung, deren Symptomen und der angestrebten Wirkung. Vor allem wurden mit der Inhalation Erkrankungen und Beschwernisse der Atmungsorgane (Katarrhe, Husten, Heiserkeit, Erkältungen, die Atembeschwerden hervorriefen, Bronchitis und Lungenentzündung, auch Mandelentzündungen, Schnupfen, Asthma und Heuschnupfen) behandelt. Auch Kopfschmerzen verschiedenster Art, etwa Migräne während der Menstruationsphase, Ohrenschmerzen, Zahnschmerzen, Muskelverspannungen, rheumatische und arthritische Beschwerden und Augenerkrankungen sollen mittels der Räucherung pflanzlicher Substanzen gelindert und geheilt worden sein.
Als häufigste hierfür verwendete Pflanzen werden folgende genannt:

Rheumatische Beschwerden und Erkrankungen der Atmungsorgane

Lebensbaum (*Thuja occidentalis* L.; *White Cedar*): Zweige
Kiefer (*Pinus edulis* L.; *Pinon*): Zweige
Wacholder (*Juniperus species; Juniper*): Blätter
Salbei (*Salvia species; Sage*): ganzes Kraut
Beifuß (*Artemisia dracunculus* L.; *Sagebrush*): ganzes Kraut
Feigenkaktus (*Opuntia species; Prickly Pear*): Blätter

Kopf-, Ohren-, Hals-, Nackenschmerzen, Krämpfe

Kegelblume (*Echinacea angustifolia* DC; *Purple Cone Flower*): Blüten
Virginia-Wacholder (*Juniperus virginiana* L.; *Red Cedar*): Zweige
Berufkraut (*Erigeron philadelphicus* L.; *Philadelphia Fleabane*): Blätter

Lähmungserscheinungen

Perlpfötchen (*Anaphalis margaritacea* L.; *Pearly Everlasting*): Blüten
Aloe (*Aloe vera* L.; *Bitter Aloe*): verdünnter Blättersaft

Bewußtlosigkeit

Goldrute (*Solidago ulmifolia* Mohl.; *Golden Rod*): ganzes Kraut

Man muß davon ausgehen, daß auch noch bei vielen anderen Krankheitssymptomen pflanzliche Verdampfungs- und Verräucherungsanwendungen praktiziert wurden, aber die indianischen Pflanzennamen und deren zeitgenössische Übertragung ins Populär-Amerikanische bereiten größte Einordnungsschwierigkeiten.

Massagen

In bezug auf Massagen sollen Indianer über verblüffende Kenntnisse und Fähigkeiten verfügt haben – das geht aus zahlreichen Berichten englischer, französischer, hessischer und späterer amerikanischer Soldaten, aber auch spanischer Missionare und vieler Trapper, Mountain Men und Cowboys hervor.
Es waren spezialisierte Heiler und Heilerinnen sowie Hebammen, die praktisch alle Körperpartien zu massieren verstanden. Diese Massagen dienten nur zu einem Teil der Milderung oder Beseitigung von Muskelverspannungsbeschwerden – sie waren hauptsächlich Bestandteil der allgemeinen Gesundheitspflege, eine täglich praktizierte Methode, Muskeln nach langen und intensiven Anstrengungen zu lokkern, die Durchblutung zu fördern und «den Geist zu erfrischen». Dazu wurden zahlreiche tierische und pflanzliche Öle und salbenartige Zubereitungen verwendet, etwa *Präriehund-Öl, Bärenfett* und das

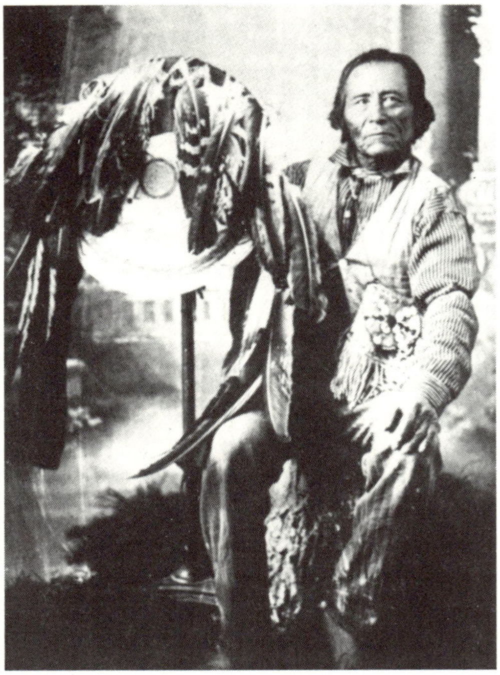

Pesh-Coo, Apache-Heiler. Das Foto stammt aus den achtziger Jahren des 19. Jahrhunderts.

Fett von wilden *Truthähnen,* die Öle ausgepreßter Samen und erwärmte Harzöle.

Behandelte Weiße berichten, daß Indianer hierbei äußerst behutsam und sanft vorgingen, so daß während und nach der Massage keinerlei Schmerzen entstanden. Bei den Cherokees scheint eine spezielle punktuelle Tiefenmassage verbreitet gewesen zu sein, bei der nur die Spitze eines Zeigefingers benutzt wurde. Die Fingerkuppe wurde fest auf eine bestimmte Stelle gedrückt, und dann versetzte sie der Masseur in sehr schnelle sanfte Vibrationen – ein Verfahren, das an bestimmte Formen moderner Tiefenmassage erinnert. Besonders bei Symptomen von Lumbago (Hexenschuß), so berichten englische Handelsherren, sollen solche punktuellen Vibrationsmassagen geradezu Wunder gewirkt haben. Betroffene, die sich nicht mehr zu rühren vermochten und unter großen Schmerzen litten, sollen nach der Behandlung beschwerdefrei davonspaziert sein.

Es gibt ebenfalls Hinweise darauf, daß eine Art Ganzkörpermassage bei kataleptischen Beschwerden (Katalepsie: manche Geisteskrankheiten begleitendes zwanghaftes Beibehalten selbst unbequemer, passiv herbeigeführter Stellungen und Haltungen) angewendet wurde. Epilepsie scheint bei den Indianern Nordamerikas nicht bekannt gewesen zu sein, aber in einigen Berichten über Rappahannok-Heiler wird angedeutet, daß sie epileptische Anfälle bei Engländern mit speziellen Massagen behandelten, woraufhin sich die Verkrampfungen sehr rasch gelöst hätten. Aber schon die allgemeinen Schilderungen der Symptome sind zu undeutlich, um befragten Ärzten eindeutige diagnostische Hinweise zu entlocken. Dagegen liegen recht genaue Informationen über verschiedene pflanzliche Medikationen gegen Epilepsie vor (vgl. Epilepsie, S. 193 ff).

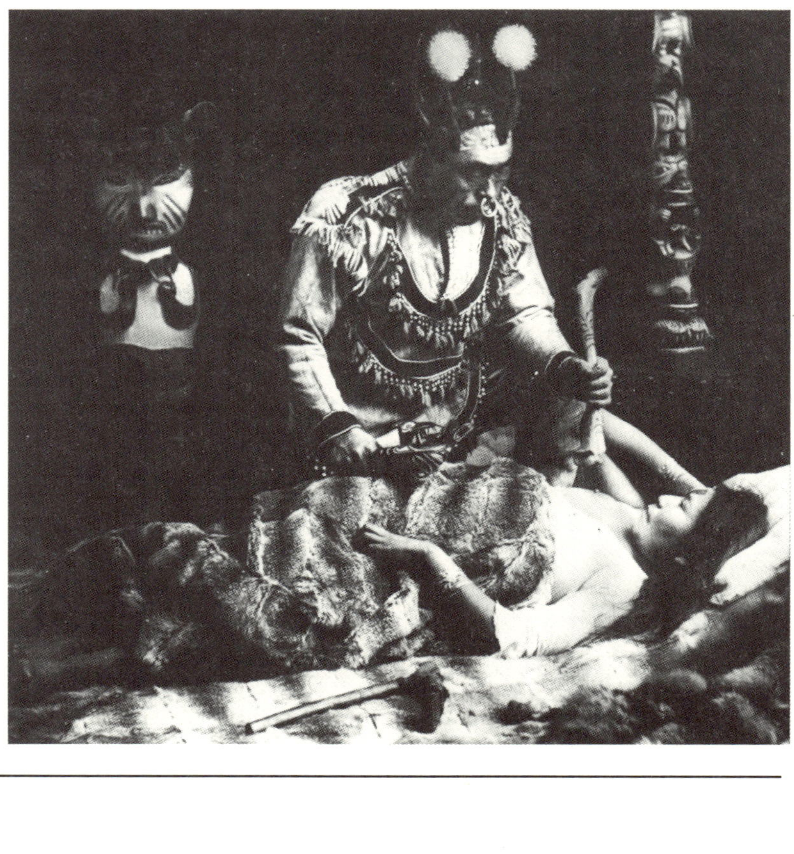

Tlingit-Heiler bei einer kranken Frau

Geradezu legendären Ruhm genossen Indianerheiler unter den Trappern der verschiedenen Pelzhandelsgesellschaften, unter den Armeetruppen, die sich während der Indianerkriege indianischer Scouts und Führer bedienten, aber auch unter den Westwanderern, die nach 1848 den Kontinent durchquerten und deren Kranke manchmal von Medizinmännern behandelt wurden.

Da ist von blitzartigen Einrenkungen von Nacken-, Rücken- und Lendenwirbeln die Rede, nach denen schlimmste Schmerzen dauerhaft «wie weggeblasen» gewesen sein sollen. Diese chiropraktischen Fähigkeiten der Indianerheiler haben verschiedenen Berichten zufolge sogar hohe Offiziere der US-Armee im Fernen Westen während ihrer Kriegszüge gegen die Indianer, so unter anderem auch Brigadegeneral George Armstrong Custer und seine Brüder, laufend in Anspruch genommen. Das erscheint heutigen Orthopäden und Chiropraktikern einigermaßen erstaunlich, wenn man in Betracht zieht, daß zu solchen Methoden sehr fundierte Kenntnisse des menschlichen Körpers, vor allem der Wirbelsäulenkonstruktion, des Verlaufs der Nervenwurzeln, der gesamten Stützmuskulatur etc. gehören – eine Voraussetzung, die Indianerheiler wegen ihres geringen anatomischen Wissens eigentlich nicht erfüllen konnten. Erstaunlich ist auch der Umstand, daß keinerlei verhängnisvolle Mißgriffe bei solchen Behandlungen erwähnt sind. Immerhin handelt es sich vor allem bei der Einrenkung von Nacken- und Lendenwirbeln um teilweise recht gefährliche Eingriffe.

Ähnliches muß wohl auch für das Einrenken von Gelenken und insbesondere für das Richten von Knochenbrüchen (vgl. Wundbehandlung, S. 146 ff) gegolten haben – so ließen sich zum Beispiel Cowboys oft meilenweit unter beschwerlichen Umständen zu Indianerheilern bringen, um von ihnen behandelt zu werden, obwohl weiße Ärzte in ihrer Nähe waren. Die Mescaleros, Chiricahuas und Coyotero-Apachen behandelten Dislokationen (Verrenkungen) grundsätzlich, indem sie zuerst die betroffene äußere Umgebung – Haut und Muskeln – warmrieben und Pflanzensäfte applizierten, die starke Tiefenwärme und Hautrötungen verursachten, und dann erst die Einrenkung vornahmen. Danach wurden diese Stellen mit schmerzstillenden Säften eingerieben (in einer Art Massage) und anschließend bandagiert. Bei vielen Prärie-Reiterstämmen kamen solche Dislokationen verhältnismäßig oft vor (Stürze von Pferden etc.). In solchen Fällen befestigten sie einen Rohhautstreifen an einem Ast, Baum oder Strauch, das andere Ende am ausgerenkten Glied, legten sich auf den Rücken und renkten durch ruckartiges Ziehen das Gelenk wieder ein. Bei Halswirbel-Dislokationen halfen sie sich vielfach durch eine Methode, die den Trappern und Cowboys reichlich abenteuerlich erschienen sein muß: Aus Pflanzenfasern fertigten sie eine schlingenartige Kopfhalterung, die sie an einem Ast befestigten. Dann hängten sie ihren Kopf in die Halterung, griffen mit beiden Händen über die Schlinge und ließen ihren Körper so lange schwingen, bis der Wirbel wieder eingerenkt war.

Die durch Aus- und Einrenkung hervorgerufenen schmerzhaften Schwellungen oder Verstauchungen behandelte man (zum Beispiel die Rappahannocks) mit einem Breiumschlag aus heißer roter Tonerde oder (zum Beispiel Cheyennes, Arapahoes, Sioux) mit Anwendungen der **Bärentraube** (*Arctostaphylos uva-ursi* L.; *Bearberry*): Alle über der Erde wachsenden Teile des Krauts wurden gekocht. Man trank den

Chiropraktische Methoden

«Sie kennen sich darin aus, die skelettstützende Muskulatur bei Verrenkungen zu entspannen; in Fällen, bei denen sie nicht sofort Erfolg haben, verursachen sie beim Patienten in einem höchst qualvollen Grade Brechreizungen und haben dann nur noch geringe Schwierigkeiten, einen Knochen wieder einzurenken.»
John D. Hunter[8]

Von der frappierenden Heilung einer Lähmung – die Ursache ist nicht beschrieben – durch einen Catawba-Heiler wird folgendes berichtet: «Am Morgen wollte er [der Heiler] das gelähmte Teil des Mannes sehen. Er kam zu dem Ergebnis, daß er vielleicht etwas tun könnte, um ihm Erleichterung zu verschaffen. Nachdem er es eingehend betrachtet hatte, zog er ein Instrument hervor, das wie ein Kamm aussah. Es bestand aus einem Stück gespaltenen Schilfrohrs und fünfzehn Klapperschlangen-Zähnen, die etwa in gleichen Abständen angebracht waren wie bei einem großen Hornkamm. Mit diesen [Zähnen] kratzte er die Stelle, die hauptsächlich von der Lähmung befallen war, bis das Blut kam. Vorher und nachher spülte er sie mit warmem Wasser, das er zuvor in den Mund nahm. Danach lief er in seine Pflanzung und holte etwas **Sassafras-Wurzel**, trocknete sie in glühender Kohle und schabte die äußere Rinde weg. Dann zerstampfte er sie zwischen zwei Steinen, legte den Brei auf die betroffene Körperpartie und wickelte darum einen guten Verband. Nach ein bis zwei Tagen fühlte sich der Patient wieder wohl.»[9]

Absud und legte die nassen Blätter zerdrückt als Breiumschlag auf. Auch verwendete man als Breiumschlag die zerkaute Rinde der **Weißesche** (*Fraxinus americana* L.; *American Ash, White Ash*).

Zahnbehandlung

Zahnfüllungen aus Hämatit (Glanzeisenerz), Jade, Türkis und Gold, wie sie die Mayas verwendeten, waren den nordamerikanischen Indianern unbekannt. Es ist auch zweifelhaft, ob die Mayas mit solchen Füllungen kranke Zähne behandelten. Viel eher neigt man heute zu der Ansicht, daß sie als Zahnschmuck dienten.

Zahnfüllungen vorübergehender Art zur Behandlung von Entzündungen und Vereiterungen wendeten dagegen fast alle nordamerikanischen Heiler an. So füllten zum Beispiel die Alabamas Höhlungen mit einem kleinen Stück **Goldrutenwurzel** (*Solidago species; Golden Rod*), die Pimas und Papagos nahmen dazu die erhitzten Spitzen von **Kreosotbusch**-Zweigen (*Larrea divaricata* Cov.; *Creosote Bush*), die Sioux, Cheyennes, Arapahoes und Kiowas kauten den Wurzelstock des **Kalmus** (*Acorus calamus* L.; *Sweet Flag*) und füllten Zahnhöhlungen damit, die Meskwakis zerquetschten die Haarwurzeln des **Stinkkohls** (*Spathyema foetida* L.; *Skunk Cabbage*) und verwendeten sie als Füllung, die Minoks zerkauten die Stiele des **Goldfarns** (*Pityrogramma triangularis* L.; *Gold-back Fern*). Die weitestverbreitete temporäre Füllung jedoch war das **Zahnwehholz** (*Zanthoxylum clavaherculis* L.; *Prickly Ash*), auch «Zahnweh-Herkuleskeule» genannt, von dem die zerkaute Rinde appliziert wurde. Die Choctaws nahmen die Rinde des **Knopfbusches** (*Cephalantus occidentalis* L.; *Button Bush*), die Rappahannoks steckten einen Pfropfen aus durchgekauten **Tabakblättern** (*Nicotina species*) in die Höhlung. Die Irokesen bevorzugten als Füllung die Wurzelrinde des **Tulpenbaums** (*Liriodendron tulipifera* L.; *Tulip Tree, White Poplar*), die erhitzt in die Höhlung eingesetzt wurde.

Clan-na-hoote, Apache-Heiler, 1884

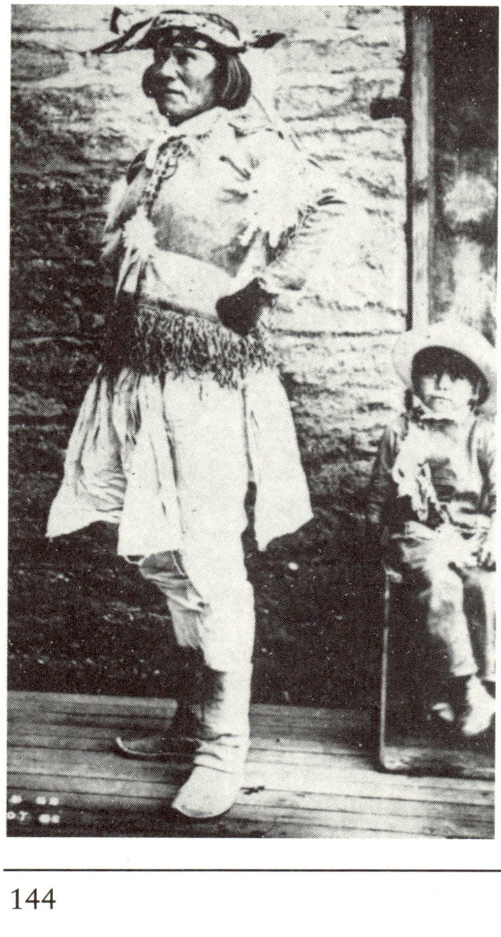

Die meisten dieser temporären Füllungen dämpften nicht nur die Schmerzen, sondern beseitigten auch die Ursachen (Entzündungen, Vereiterungen etc.), so daß nach der Behandlung keine Beschwerden mehr auftraten. Starke Vereiterungen mit angegriffenen größeren Innenflächen konnten auf diese Art wahrscheinlich nicht dauerhaft geheilt werden. Solche Zähne wurden gezogen. Im allgemeinen wird jedoch berichtet, daß Indianer einen Zahn gewöhnlich erst dann zogen, wenn er schon locker war und Beschwerden bereitete.

Die von Indianern praktizierte Methode des Zähneziehens war Europäern und Amerikanern in vielerlei Hinsicht angenehmer als die herkömmliche Art, bei der man zuerst den Zahn im Kiefer mit einer Zahnzange so gewaltsam lockerte, daß häufig der Kieferknochen beschädigt wurde, und schließlich den Zahn unter brechenden seitlichen Zangenbewegungen heraushebelte. Die Folgen waren oft katastrophal: abgebrochene Zahnwurzeln, starke Blutungen, langwieriges Suchen und Entfernen abgebrochener Zahnwurzeln, stark beschädigtes Zahnfleisch, gewaltige Schmerzen und schwere Entzündungen.

In einem 1714 verfaßten Bericht beschreibt Lawson die indianische Methode: «Sie haben einige Heilmittel gegen den Zahnschmerz, die oft die Schmerzen vertreiben. Aber wenn sie nicht helfen, holen sie den Zahn mit einem kleinen Schilfrohr heraus, das mit einem Stück Leder versehen ist. Sie setzen es am Zahn an und treiben ihn heraus, indem sie heftig gegen das Rohr schlagen. Wie auch immer das Europäern vorkommen mag, ich ziehe diese Methode der gewöhnlichen Art, Zähne zu ziehen – mit diesen Instrumenten, die den Kiefer gefährden und zu starken Blutungen führen –, entschieden vor. Diese Schlagmethode hat das alles nicht – noch bereitet sie halb so viele Schmerzen.» [10]

Die Ojibwas behandelten Kariestaschen im Zahnfleisch, indem sie beinahe rotglühende Ahlenspitzen oder Nadeln in das entzündete Gewebe einführten und solcherart den Kariesherd gründlich säuberten. Nach einer Nachbehandlung mit antiseptischen Pflanzensäften wuchs die Zahnfleischtasche wieder fest zu und bereitete fortan, wie Siedler bekundeten, keinerlei Schwierigkeiten mehr.

Die Ojibwas wendeten neben der geschilderten weit verbreiteten Schlagmethode noch ein anderes Verfahren an: Sie befestigten dicht an der Zahnwurzel eine Sehnenschlinge, strafften die Sehne mit der einen Hand und schlugen mit der anderen sehr schnell und kräftig gegen sie; wobei ein Helfer den Kopf des Behandelten festhielt. Nach Schilderungen weißer Patienten muß das eine sehr sichere, schnelle, schmerzlose und unblutige Methode gewesen sein, die aber vom Behandelnden ein gerüttelt Maß an entsprechender Erfahrung erforderte. Auf diese Weise sollen Backenzähne aus Unter- und Oberkiefer problemlos entfernt worden sein.

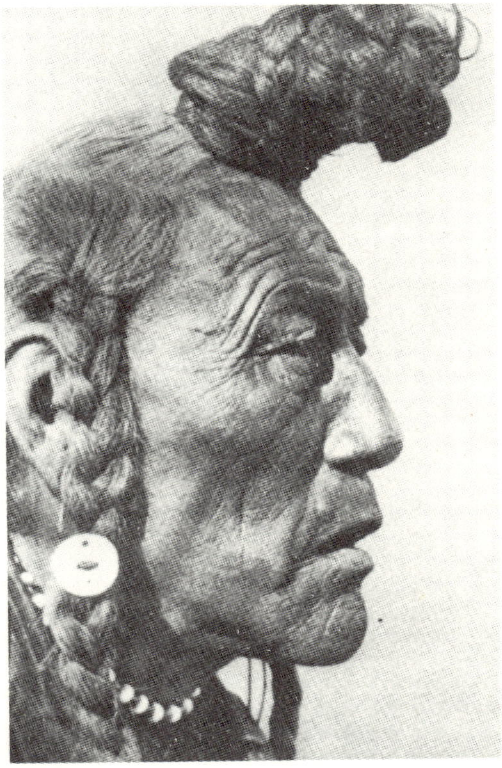

Dieser Medizinmann der Blackfoot-Indianer, Bear Bull, war Hüter einer Pfeife, die sein Stamm von dem gefürchteten Donnergeist bekommen zu haben glaubte. Bear Bulls hornartiger Zopf war Symbol seines hohen Amtes.

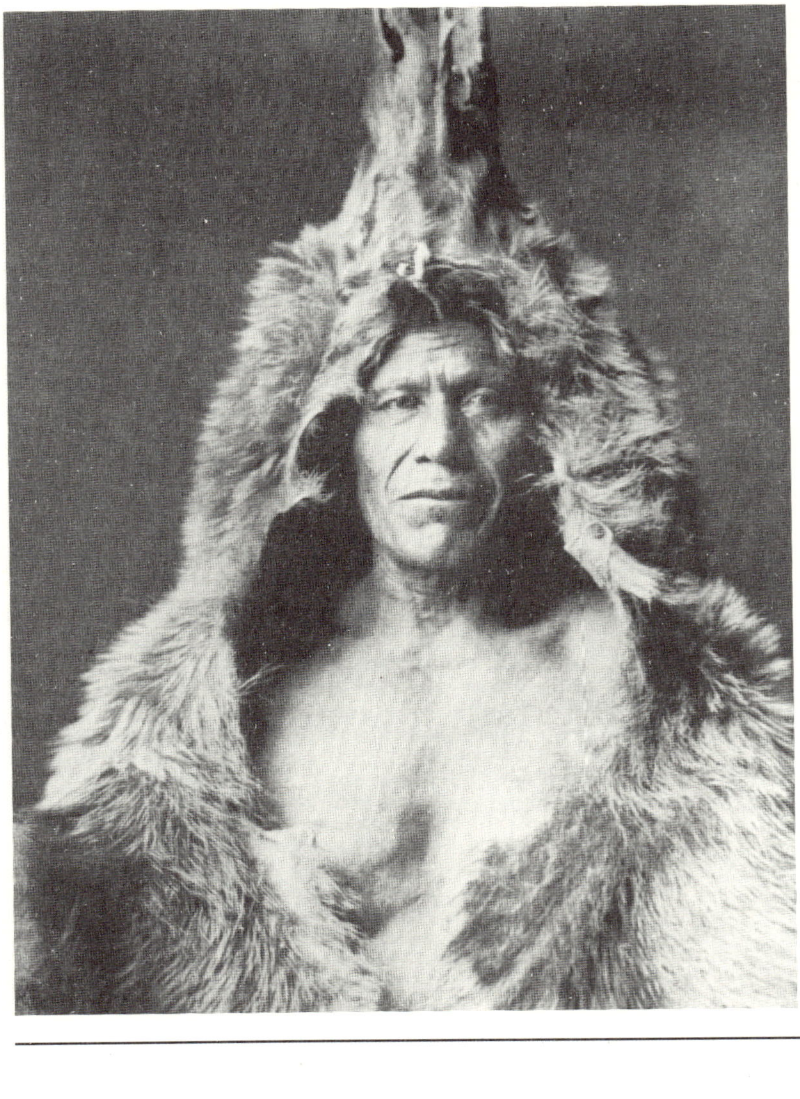

Ein Medizinmann der Arikaras, der Anhänger des Bärenkults seines Stammes ist. Bei den Arikaras gab es neun solcher Stammesorden für Heiler, die jeweils einen eigenen Tiergeist verehrten und entsprechende Kleidung trugen.

Wundbehandlung

«Eines sei hier angemerkt: Alle militärischen und medizinischen Beobachter, die mit Indianern in Berührung kamen, stimmen darin überein, daß sie sich von Verletzungen viel schneller erholten als Weiße und daß viele von Verletzungen genasen, die für den weißen Mann tödlich gewesen wären. So erwähnt Bourke den Fall zweier Indianer, die von einem Militärhospital entlassen wurden, damit sie im Kreise ihrer Anverwandten sterben konnten. Sie erholten sich jedoch sehr rasch wieder, sobald ihr eigener Medizinmann begonnen hatte, sie zu behandeln. Zu einer Zeit, da Schußverletzungen der Blase für Weiße unvermeidlich zum Tode führten, scheinen Indianer solche Wunden gut überstanden zu haben. Loskiel berichtet über einen schwerverletzten Indianer, den er untersuchte. Ein Bär hatte ihm das Gesicht zerstört, den Brustkorb eingedrückt, die Arme zerrissen und den Bauch aufgeschlitzt – und dennoch war er fähig gewesen, vier Meilen weit [6,4 km] zu seinem Dorf zurückzukriechen. Nach sechs Monaten war er vollständig wiederhergestellt, allerdings mit starken Vernarbungen. Solche Berichte könnten fast unbegrenzt fortgesetzt werden, weil alle Beobachter von dieser Fähigkeit, schreckliche Verletzungen zu überleben, so beeindruckt waren, daß sie zu Hunderten darüber berichtet haben.»
Eric Stone[1]

Die Behandlung von Wunden blieb bei den nordamerikanischen Indianern nicht allein versierten Heilern vorbehalten, sondern gehörte zur grundlegenden Allgemeinbildung. Von frühester Zeit an erregten die fundierten Kenntnisse auch der indianischen Frauen, Jugendlichen und Kinder Erstaunen bei den Weißen, und mancher weiße Feldscher stand fassungslos vor den Ergebnissen von «Laien-» und «Selbstbehandlungen», die nur allzuhäufig in Fällen, die erfahrenen weißen Medizinern als hoffnungslos erschienen wären, zur problemlosen Genesung führten.
Zur äußeren und inneren Blutstillung stand Indianern eine erstaunliche Fülle mineralischer, pflanzlicher und tierischer Mittel zur Verfügung. *Spinnweben* etwa galten bei allen Völkern des Kontinents als gleichzeitig blutstillend und antiseptisch bei äußeren Blutungen. Sie standen in Notfällen überall und rasch zur Verfügung und wurden in netzartigen Mehrschichtauflagen, auch als Pfropfen, auf Blutungen gedrückt. Bei oberflächlichen Verletzungen verstopften Indianer mit ihnen durchtrennte blutende Gefäße.
John D. Hunter gab der Meinung vieler Zeitgenossen Ausdruck, als er 1823 bemerkte: «Ich weiß, daß sie [die Indianer] Blutungen stillten, die normalerweise tödlich gewesen wären.»[2]

Hundszahn
Erythronium americanum Ker.-Gawl.: *Adder's Tongue.*
Die frischen zerquetschten Blätter werden drei- bis viermal täglich neu auf die Wunde aufgelegt. Gleichzeitig 1 Tasse Tee täglich, zubereitet aus 1 Teelöffel getrockneter Blätter auf 1 Tasse kochendes Wasser (selten verwendet).

Gundelrebe
Glecoma hederancea L.; *Ale Hoof, Ground Ivy.*
Die frischen zerquetschten Blätter, auf eine frische Wunde aufgelegt, fördern Blutstillung und rasche Heilung (selten verwendet).

Aloe
Aloe vera L.; *Bitter Aloe.*
Der Saft von Blättern und Wurzeln diente zur Tränkung von weißem Leinen- oder Baumwollgewebe, das, auf frische Wunden aufgelegt, Blutungen stillte und die Heilung förderte (selten verwendet).

Arnika
Arnica montana L.; *A. chamissonis* Less., *A. lanceolata* Nutt.; *Leopard's Bane.*
Dieses Kraut wurde *nur* von erfahrenen Heilern angewendet, die davor warnten, etwa innere Anwendungen von Unerfahrenen zubereiten

und verabreichen zu lassen, weil zu hohe Dosierungen gefährlich giftig sein könnten. Bei inneren Blutungen gab man 1 bis 2 Teelöffel der Blüten auf 1 Tasse kochendes Wasser, ließ sie 10 Minuten ziehen, siebte sie ab und verabreichte den Tee dann kalt in 5-Tropfen-Gaben. Bei äußeren Blutungen tränkte man Leinentücher mit der oben genannten Teezubereitung und legte sie auf die Wunde.

Ringelblume
Calendula officinalis L.; *Marigold.*
Indianer verwendeten dieses von deutschen Pionieren in Pennsylvania eingebürgerte Kraut, indem sie Wurzelstock und Blumen in warmem Wasser auszogen und getränkte Leinenstücke auf Wunden auflegten, um Blutungen zu stillen.

Anemone
Anemone cylindrica L., *A. canadensis* L.
Omahas und Poncas zerquetschten die Wurzel und verrührten sie mit wenig kochendem Wasser zu einem Brei, den sie zur Blutstillung und antiseptischen Wundheilung auf die Wunde auflegten (häufig verwendet).

Alaunwurzel
Heuchera americana L.; *Alum Root.*
Die Meskwakis und andere Völker pulverisierten die große holzige Wurzel und applizierten das Wurzelpulver auf blutende Wunden (oft verwendet).

Berberitze
Berberis vulgaris L.; *Barberry.*
Die Wurzel wurde sorgfältig zu Brei zerkaut und auf blutende frische Wunden aufgelegt. Gleichzeitig verabreichte man einen Tee aus Wurzel, Rinde und Beeren, 2 Eßlöffel der zerquetschten Teile auf einen knappen halben Liter kochendes Wasser. Nach 10 Minuten Ziehenlassen wurde eine Tagesdosis von 1 bis 4 Tassen verabreicht (mäßig verwendet).

Schwertlilie
Iris versicolor L.; *Blue Flag.*
Blutende Quetschungen, nässende Blutergüsse und Schwellungen wurden von den Tadoussa (Quebec) mit einem Brei aus der ganzen zerquetschten Pflanze behandelt (sonst selten verwendet).

Beinwell
Symphytum officinale L.; *Comfrey.*
Viele Indianervölker bedienten sich dieser eingebürgerten Pflanze als Mittel gegen *innere* Blutungen (Lunge, Magen, Leber, Därme, Blase), indem sie in akuten Fällen die ganze Pflanze zu einem Brei zerkleinerten, davon 1 Teelöffel auf 1 Tasse heißes Wasser gaben, die Flüssigkeit 30 Minuten ziehen ließen und dann 1 Tasse auf 4 Gaben täglich verteilten. Der Pflanzenbrei wurde auch auf äußere Verletzungen mit starken Blutungen aufgelegt.

Ein Indianerheiler hält Krankenwache.

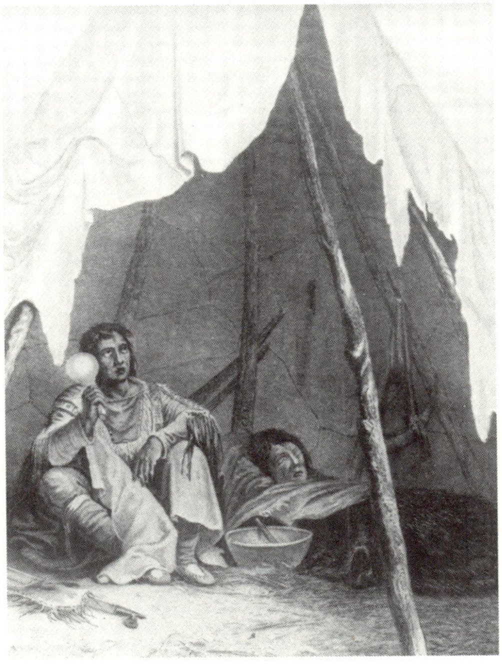

Blaugummibaum
Eucalyptus globulus Labill.; *Blue Gum Tree.*
Etwa neunzig Species gibt es in Kalifornien, und sieben in Florida. Die California- und Florida-Völker zerquetschten Rinde und Blätter und legten den Brei als probates Blutstillungsmittel und als Antiseptikum auf Wunden auf.

Bärlapp
Lycopodium clavatum monostachyon; Club Moss; Species: Keulenmoos.
Die gelblichen Sporen wurden über Blutungen gestäubt, um diese zu stillen und um Wundsekret von verletztem Gewebe aufzusaugen. Besonders von den Blackfeet und Potawatomis als Blutstillungsmittel bevorzugt.

Frauenhaarfarn
Adiantum pedatum aleuticum Rupr.; *Five-Finger Fern;* Fünffinger-Farn.
Die Indianervölker des Nordwestens (Kwakiutl, Cayuse, Coeur d'Alene, Nez Percé, Duwamish, Yakima etc.) verwendeten dieses Kraut. Die Farnkrautwedel wurden auf Kriegs- und Jagdzügen mitgeführt und bei schweren blutenden Verletzungen gekaut und als Brei mit einem Verband fest auf die Wunde gebunden.

Storchschnabel
Geranium maculatum L.; *Wild Geranium.*
Die Manitoulin-Indianer (von der gleichnamigen Insel im Huron-See) behandelten stark blutende große Adern mit dem Pulver der getrockneten Wurzel, um die Blutgerinnung zu verstärken.

Oregon-Esche
Fraxinus oregana L.; *Oregon Ash.*
Die Yokias pulverisierten die frischen Wurzeln und behandelten mit dem Brei alle schweren blutenden Wunden, wonach selbst starke Blutungen rasch zum Stillstand kamen.

Bofist
Lycoperdon maximum (Riesenbofist), *L. Scleroderma* (Hartbofist).
Die gesamte wollige Innenmasse dieses Riesenpilzes, angefüllt mit schnupftabakfarbenen Sporen, wurde als Trockenpuder von allen Präriestämmen als eines der probatesten Blutstillungsmittel für schwere, tiefliegende Blutungen hochgeschätzt. Die Blackfeet zogen das Innere des unreifen Riesenbofists vor, die Kiowas streuten zuerst die Sporen, dann das pulverisierte Innere des reifen Riesenbofists in die Wunde. Die Pennsylvania-Deutschen nannten den Pilz wegen seiner blutstillenden Wirkung Blutschwamm.

Buchentropfen
Pterospora andromeda; Albany Beech Drops.
Die Cheyennes und andere Präriereiterstämme verwendeten Stiele und Beeren dieses Krauts als blutstillendes Mittel gegen innere Lungenblutungen.

Großer Fünffinger
Drymocallis arguta Rydb.; *Tall Cinquefoil, Fivefinger.*
Die Chippewas verwendeten das trockene oder angefeuchtete Pulver aus dem ganzen Kraut als blutstillendes Mittel für mittelschwere Blutungen.

Stinkkohl
Spathyema foetida L.; *Skunk Cabbage.*
Die Menominees brühten aus den Haarwurzeln einen Tee, der – durch Sonnenverdunstung eingedickt – auf blutende Verletzungen aufgetragen wurde. Die unteren Blattstücke wurden von den Meskwakis bei Quetschungen in Breiform aufgelegt.

Teichrose (Mumme)
Nuphar advena R. Br.; *Yellow Pond Lily.*
Die Sioux stillten Wundenblutungen mit dem Pulver des getrockneten Wurzelstocks.

Schattenblume
Smilacina racemosa Desf., *S. stellata* Desf.; *False Solomon's Seal.*
Die Blackfoot-Indianer pulverisierten die getrocknete Wurzel und streuten das Pulver reichlich auf Blutungen.

Prärieklee
Species des *Petalostemon; White Prairie Clover, Purple Prairie Clover.*
Blackfeet und Crows verwendeten die zerquetschten Blätter des weißen und purpurfarbenen Präriekleees als Breiauflage gegen mittelstarke Blutungen.

Wegerich
Plantago major L.; *Plantain.*
Die Blätter wurden ausgepreßt. Vom Preßsaft wurde bei blutenden Wunden 1 Teelöffel jede Stunde eingenommen; die ausgequetschten Blätter legte man auf die Wunde.

Salomonssiegel
Polygonatum commutatum A. Dietr., *P. multiflorum* All.; *Solomon's Seal.*
Der Wurzelstock wurde halbwegs ausgepreßt und dann auf frische Wundflächen gelegt.

Johanniskraut
Hypericum ascyron L., *H. densiflorum* Pursh., *H. frondosum* Michx., *H. kalmianum* L.; *St. John's Wort.*
Pflanzenspitzen und Blüten galten bei allen Indianern als blutstillend, gleichzeitig desinfizierend und antiseptisch. Man preßte sie aus und vermischte den Saft mit Präriehundöl.

Zaubernuß
Hamamelis virginica L., *H. vernalis* Sarg.; *Witch Hazel.*
Bei Verletzungen im Darmbereich mit Blutungen aus dem Rektum wurde eine Abkochung aus Rinde und Blättern warm nach jeder Blutung als Einlauf gegeben, während gleichzeitig geringe Gaben derselben Zubereitung in kleinen Schlucken getrunken wurden.

Schußwunden

«Eine Indianerfrau saugte zuerst die Wunde vollständig trocken, so daß sie weiß wie Kreide aussah; und dann verband sie sie mit einem Stück trockenen Hirschleders so weich wie Wolltuch, und durch diese Behandlung begann die Wunde zu heilen und schloß sich bald, und die Stelle wurde wieder gesund. Dieses wirkungsvolle Absaugen mag auf die Befürchtung hin erfolgt sein, daß es sich um einen Giftpfeil gehandelt habe. Aber wer hat die wilden Indianer gelehrt, daß man ohne Gefahr etwa das Gift einer Klapperschlange in den Mund nehmen kann, vorausgesetzt, im Mund sind weder Kratzer noch Wunden, durch die es in die Blutbahn gelangen kann?»
Nathaniel Wyeth[3]

Zahllose Berichte zeugen von den erstaunlichen Fähigkeiten von Indianern, selbst schwerste Wunden zu heilen. 1639 schilderte der Neuengländer William Wood voller Verwunderung, wie Indianer komplizierteste, lebensgefährliche innere Verletzungen erfolgreich behandelten: «Manche von ihnen sind durch den Mund [Einschuß] und durch das Ohr [Ausschuß] geschossen worden, manche durch die Brust, einigen waren von Speeren die Seiten durchbohrt worden. All dies und viele andere schreckliche Verletzungen heilten sie durch ihre seltene Meisterschaft im Gebrauch von Pflanzen oder teuflischer Zaubereien innerhalb kürzester Zeit.»[4]

Über die Behandlung von Schuß- oder Pfeilwunden durch Zuñi-Heiler liegt folgender Bericht vor: «Von der **Westlichen Aster** [*Aster hesperius* L.; *Western Aster*] wird durch Aufkochen der ganzen Pflanze ein Tee bereitet. Wenn es möglich ist, wird das Projektil durch Herausdrücken entfernt. Die Wunde wird mit einem Stück zusammengedrehten Stoffs, das in den Tee getaucht wird, ausgewaschen. Wenn möglich, wird der Stoff durch den Schußkanal geführt. Dann taucht man einen dünnen Zweig, um den Rohbaumwolle gedreht ist, in den warmen Tee, wäscht damit die Wunde weiter aus, bis sie gründlich gesäubert ist. Eßbarer **Kiefern-Gummi** [*Pinus edulis; Pinon Gum*], durch Kauen weich gemacht, wird bleistiftförmig ausgerollt, in trockenem Wurzelpulver des Astern-Wurzelstocks gewälzt und in den Wundkanal eingeführt. Nachdem der Gummistift herausgezogen ist, bleibt eine gewisse Menge von dem Wurzelpulver in der Wunde. Dann bedeckt man die Wunde mit feingemahlenem Kiefernholz, angefeuchtet mit Speichel, und legt einen Verband an. Diese Behandlung wird am Morgen und bei Sonnenuntergang wiederholt. Wenn das Geschoß nicht entfernt worden ist, versucht der Medizinmann, es durch Druck herauszupressen,

Trupp der US-Armee mit Busch-Scouts

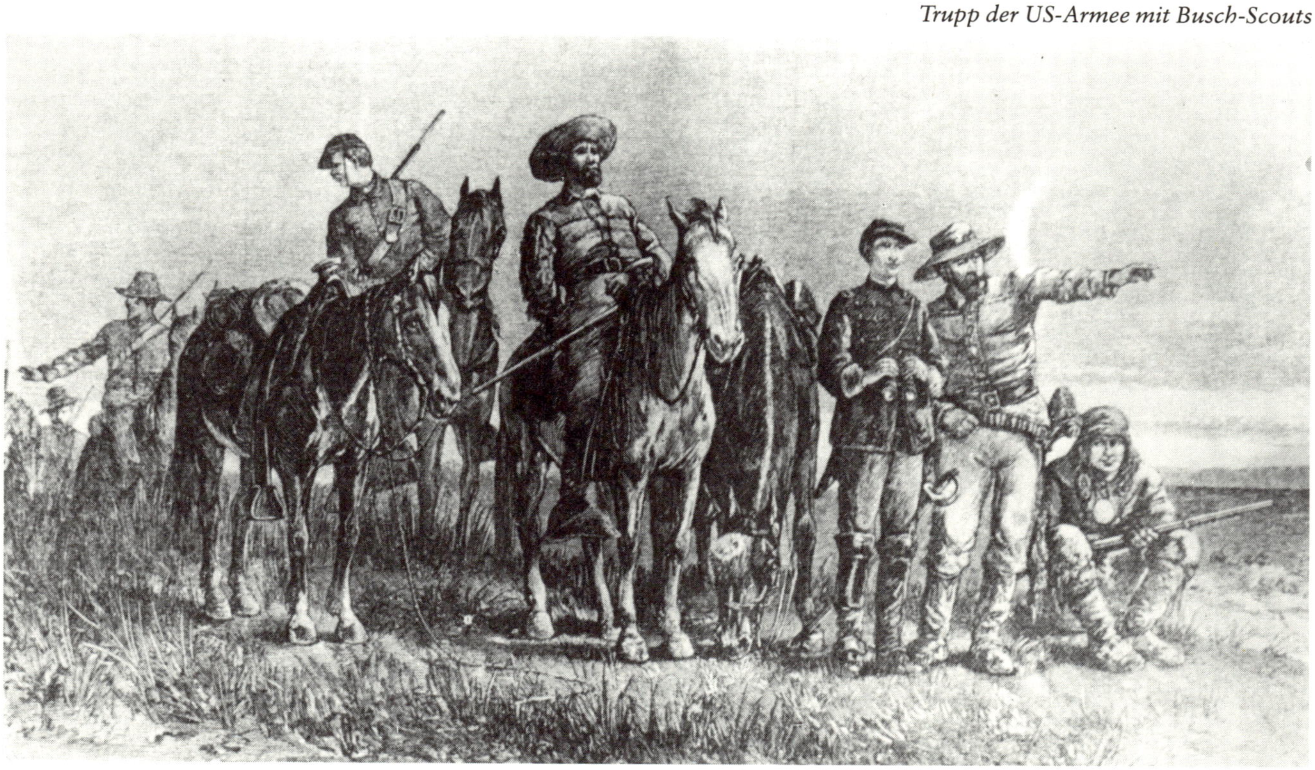

bevor die Wunde versorgt wird.»[6] Gewöhnlich vergingen keine zwei Tage, so der Bericht, bis die Kugel oder Pfeilspitze entfernt war. Wenn dies nicht gelang, wurde das Geschoß mit einer langen, schmalen und stumpfen Messerklinge aus dem Gewebe geholt.
Indianerheiler widmeten den fiebrigen Entzündungen als gefährlicher Begleiterscheinung solcher Verwundungen größte präventive Aufmerksamkeit. Sie scheinen der Meinung gewesen zu sein, daß die Heilung einer Wunde die gesamten Abwehr- und Regenerationskräfte des Körpers so sehr in Anspruch nehme, daß man sie nicht durch Entzündungsherde und langes hohes Fieber gefährden dürfe. Der Arzt Eric Stone, der die medizinischen Praktiken der Irokesen in früher Zeit an Hand zahlreicher medizinisch auswertbarer Berichte untersuchte, kam zu folgendem Ergebnis: «Die Irokesen erkannten sehr genau das Syndrom: trockene, heiße Haut, Schüttelfrost, Durst, Entkräftung, Muskelschmerzen. Ihre Behandlung eines Falles erscheint sehr modern, denn sie schloß Ruhigstellung, Schwitzen, Darmentleerung, Harnaustreibung und eine strenge Flüssigkeitsdiät ein. Reichliche Teezubereitungen von **Holunder** [*Sambucus canadensis* L.; *Elderberry*], entweder der Früchte oder der inneren Rinde, wurden verabreicht, um Schwitzen und Harnausscheidung zu fördern. Wenn der Durst nachließ und die Haut feucht geworden war, wurde die Ausscheidung weiterhin durch Schwitzbäder unterstützt. **Wasserdost** [*Eupatorium perfoliatum* L.; *Boneset*] wurde als heißer Absud genommen, oder man kaute **Stangenbohnen** [*Phaseolus vulgaris* L.; *Bushbean*] in solchen oder anderen Fällen, bei denen Darmreinigung erwünscht war. Sie praktizierten auch Veneneröffnung [Aderlaß] bei Fieber.»[8]
Auch die indianischen Methoden, gebrochene Knochen zu behandeln – das Ausrichten und Schienen, das komplikationslose Zusammenwachsen selbst komplizierter Brüche innerhalb kürzester Zeit, die Förderung der Kallusbildung zwischen den Bruchstellen, die nachfolgende lebenslange Beschwerdefreiheit und behinderungslose Wiederherstellung –, aber auch die Versorgung und Heilung von schwierigen Knochen-Schußverletzungen müssen der «weißen Medizin» deutlich überlegen gewesen sein.[9]
Eine Erklärung dafür, daß die Vertreter der europäischen Lehrmedizin die indianische Überlegenheit nicht zur Kenntnis nahmen, lieferte bereits 1714 der Arzt und Naturforscher John Lawson: «Sie trinken Pflanzensäfte, um die Natur von ihren Bürden zu befreien, nicht aus Stutzerhaftigkeit und modischer Torheit, wie dies bei anderen Nationen oft der Fall ist. Bei all den Entdeckungen, die französische und spanische Missionare in Amerika machten, war keiner von ihnen so freundlich, der Welt einen Katalog der Krankheiten zu hinterlassen, die die Wilden zu heilen imstande waren, und ihrer Behandlungsmethoden, die für unsere ‹Materia Medica› zu Hause von einigem Vorteil gewesen wäre, wenn sie von Kennern und Fachleuten – und das waren ja die meisten von ihnen – übermittelt worden wären. Autoren begnügen sich einfach damit, uns mitzuteilen, daß die Wilden mit den Pflanzen, die ihr Klima ihnen bietet, sehr gut vertraut sind und daß einige von ihnen große Heilungen vollbringen, aber über die Art und Weise werden wir im unklaren gelassen.»[10]
Der englische Arzt John Brickell schloß sich 1737 in seinem monumentalen Werk über die Naturgeschichte North-Carolinas der Kritik Law-

Der französische Botaniker und Arzt Jean-Bernard Bossu berichtete 1762 über eine Geschoßwunden-Behandlung bei den Choctaws: «Wenn ein Indianer durch ein Geschoß (Bleikugel) oder einen Pfeil verwundet ist, saugt der Medizinmann zuerst die Wunde aus und spuckt das Blut aus. In Frankreich wird das ‹Heilen durch Ausscheidung von Sekreten› genannt. Bei ihren Verbänden benutzen sie kein Zupflinnen und keine Kompressen. Statt dessen blasen sie Wurzelpulver in die Wunde, um Eiterbildung anzuregen. Ein anderes Wurzelpulver wird verwendet, um die Wunde auszutrocknen und zu heilen, und noch andere Wurzeln werden in Lösungen verwendet, um die Wunde damit zu spülen und dadurch Gangrän [Wundbrand] zu vermeiden.»[5]

Super-Antibiotika: Noch bis vor kurzem hielt man die Praxis von Irokesen- und Cherokee-Medizinern, bei bestimmten stark entzündlichen Verletzungen und Erkrankungen den Hautdrüsenschleim von Fröschen, Molchen und Eidechsen aufzutragen – auch wohl einzugeben –, für blanken Unsinn. Nichts deutete darauf hin, daß dieser Schleim irgendeine kalkulierbare Heilwirkung besitzen könnte. Nun haben jüngst Forscher der Tierärztlichen Hochschule Hannover aus dem Schleim solcher Amphibien «Stoffe isoliert, die zu einer neuen Generation von Antibiotika führen könnten. Hatten die Forscher bislang angenommen, die Giftstoffe, die bei Molchen oder Fröschen zusammen mit dem Schleim von den Hautdrüsen ausgeschieden werden, dienten ausschließlich der Feindabwehr, so fand nun die Forschergruppe um Professor Gerhard Habermehl, daß der Schleim vor allem krankmachende Mikroben vernichtet.»[7] Tiere, denen man den giftigen Schleim entfernt hatte, verendeten innerhalb kürzester Zeit an schweren Hautinfektionen. Da die amphibienfeindlichen Mikroben in Jahrmillionen keinerlei Widerstandskraft gegen die Giftstoffe im Hautsekret entwickelt haben, vermutet man nun, daß es sich um eine ganz neue Art von Antibiotika handeln könnte, gegen die Mikroben generell keine Resistenz entwickeln können.

Der englische Tauschhändler James Adair, der ab etwa 1760 von der Cherokee-Administration als offizieller Händler in der Cherokee-Nation zugelassen war, berichtete als erster über die indianischen Heilpraktiken, zu denen er bald mehr Zutrauen hatte als zu denen seines Heimatlandes: «Wenn es darum ginge, frische Schuß- und Pfeilwunden etc. zu behandeln, würde ich einen alten Indianer jedem beliebigen Chirurgen wegen der Sicherheit, Leichtigkeit und Schnelligkeit der Heilung vorziehen; denn wenn nicht jene Teile des Körpers getroffen sind, die für die Bewahrung des Lebens unentbehrlich sind, so heilen sie den Verwundeten im Handumdrehen.» [12]

sons an. Er beklagte, daß die Medizinerzunft der indianischen Naturmedizin so wenig Aufmerksamkeit schenkte, und betonte, daß er selbst von Indianerheilern in kurzer Zeit mehr gelernt habe als während seines gesamten Studiums. Brickells Einschätzung *«Die Wälder und Savannen sind ihre Apotheken»* erregte wohl die Aufmerksamkeit einiger junger englischer Doktores, doch die meisten Schulmediziner, die das Werk lasen, reagierten mit geharnischter Empörung, obwohl sich Brickells Bemerkungen noch recht moderat anhörten: «So wie es in diesem Lande viele giftigen Kräuter und Kreaturen gibt, so haben die Indianer eine außerordentliche Meisterschaft in der Anwendung effektiver Gegengifte erlangt; denn medizinische Kräuter werden hier in großer Anzahl gefunden. Die Wälder und Savannen sind ihre Apotheken, aus denen sie Kräuter, Blätter, Rinden von Bäumen holen. Daraus machen sie alle ihre Medizinen und vollbringen bemerkenswerte Heilungen, von denen einige Beispiele zu geben kein Fehler wäre, weil sie gegenüber unseren Methoden der Krankheitsbehandlung sehr befremdlich erscheinen.» [11]

Für die Wundbehandlung stand Indianerheilern eine Vielzahl pflanzlicher Mittel zur Verfügung, von denen ich hier nur die wichtigsten und am weitesten verbreiteten erwähne:

Kettenfarn

Woodwardia fimbriata L.; *Chain Fern.*

Der Louiseno-Stamm in Süd-Kalifornien stellte von der geschnittenen Wurzel, in Wasser eingelegt, einen Warmauszug her, der die Schmerzen von Wunden und Quetschungen minderte.

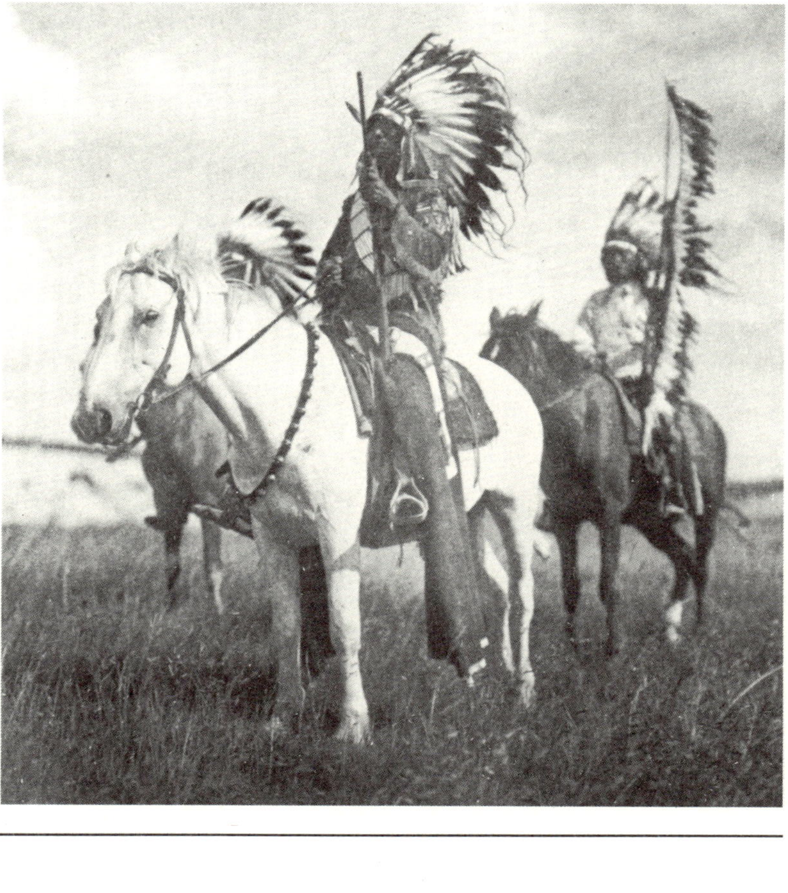

Sioux-Häuptlinge

Todes-Camaßlilie
Zigadenus gramineus; Death Camass.
Diese Lilienart hat weiße bis cremefarbene Blüten, die in Büscheln an langen Stengeln zwischen grasartig langen Blättern stehen. Die zwiebelartige Wurzelknolle hat eine dunkle äußere Haut. Alle Teile dieser Pflanze sind *giftig,* besonders die Blätter und die Zwiebel. Die Art Z. *venenosus* gehört zu den giftigsten Pflanzen der westlichen USA, sie enthält einen besonders hohen Anteil an giftigen Alkaloiden. Die Todes-Camaßlilie wurde häufig mit der eßbaren, vielen Indianervölkern als Grundnahrungsmittel dienenden **Camaßzwiebel** (*Camassia quamash* Pursh.; *Common Camass*) verwechselt, die ihr sehr ähnlich sieht, aber stets *blaue* und einzeln angeordnete Blüten hat. Die Zwiebel der Todes-Camaßlilie wurde zu Brei gepreßt, zum Beispiel von den Blackfeet als stark wirksames Schmerzmittel in einer Kompresse auf Verletzungen und Quetschungen aufgelegt.

Aralie
Aralia racemosa L.; *Spikenard.*
Diese der Ginseng-Familie angehörende Pflanze war eine der weitestverbreiteten und wirkungsvollsten Wundheilmittel, insbesondere der Völker im Nordosten, etwa der Micmacs in New Brunswick und Nova Scotia (Kanada) und der Chippewas: Die Micmacs fertigten aus den runden, rötlich-braunen bis dunkel-purpurnen Beeren eine berühmte Wundsalbe für tiefe Stich- und Schnittverletzungen und Schußwunden, der man nachsagte, daß sie sehr sicher Entzündungen verhindere und die Wundheilung rapide beschleunige. Die Chippewas zermalm-

Indianerzüge

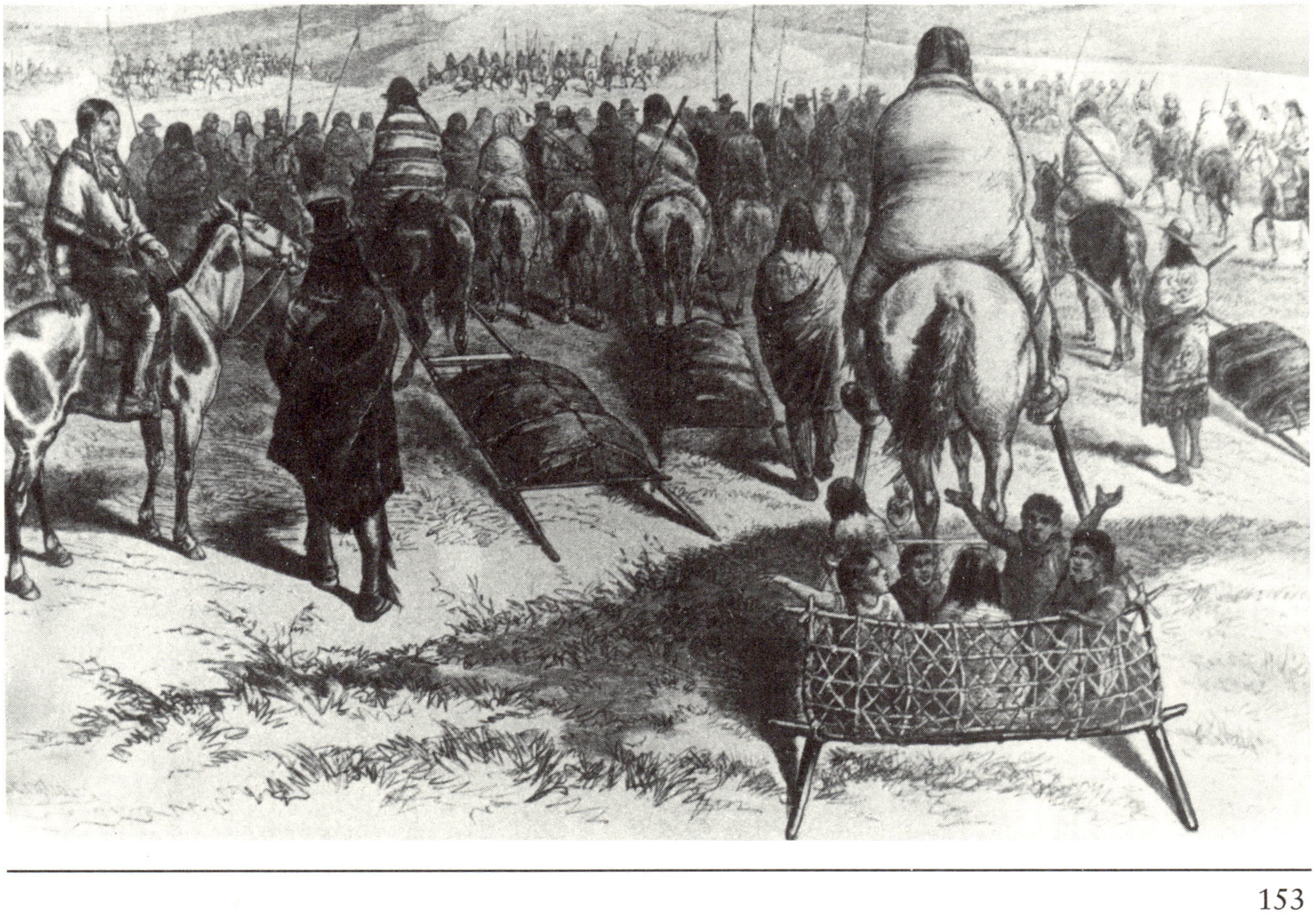

ten Araliewurzeln und mischten sie mit **Haselwurz** (*Asarum canadense* L.; *Wild Ginger*) zu einem Brei, mit dem sie Knochenbrüche behandelten. Die Menominees behandelten mit dem Wurzelbrei der Aralie Verletzungen, und die Potawatomis wendeten solchen Brei an, um entzündete Wundflächen zu heilen.

Schafgarbe
Achillea millefolium L.; *Yarrow.*
Das Ute-Wort für Schafgarbe heißt in der Übersetzung «Wundmedizin». Die Utes, Paiutes und Shoshonen der ariden Rocky Mountain-Regionen zerquetschten Schafgarbe in Notfällen zwischen Steinen und legten den Brei auf frische Wunden auf. Viele US-Soldaten übernahmen während des Bürgerkrieges (1861–1865) diese indianische Behandlung, so daß die Schafgarbe bald in ganz Amerika «Soldaten-Wundkraut» (*«Soldier's Woundwort»*) genannt wurde. Sie soll manche Amputation erspart haben. Normalerweise wurde das ganze Kraut getrocknet aufbewahrt und im Bedarfsfall pulverisiert und auf Wunden aufgetragen. Die Micmacs und Illinois verfuhren so insbesondere bei Schnittwunden, die Winnebagos ließen das ganze Kraut in heißem Wasser ziehen und wuschen mit dem Auszug Verletzungsschwellungen. Die Thompson-Indianer von British Columbia (Kanada) trockneten Stengel und Blätter über einem schwachen Feuer, bis sie trocken genug waren, um pulverisiert zu werden.

Schwarzerle
Prinos verticillatus; Black Alder.
Die zerkaute Rinde wurde direkt auf frische Wunden und Quetschungen aufgelegt. Besonders wirkungsvoll sollen – nach Berichten von Ärzten des 19. Jahrhunderts – Rindenheißaufgüsse gegen Herpesinfektionen gewesen sein, wenn diese Aufgüsse gleichzeitig innerlich und äußerlich angewendet wurden.

«Teufelsbissen», Flammenstern
Chamaelirium luteum L.; *Blazing Star, Devil's Bit.*
Getrocknete Wurzeln und Wurzelstöcke wurden von zahlreichen Völkern zur Schmerzlinderung bei Verletzungen verwendet.

Bitterklee
Menyanthes trifoliata L.; *Buckbean, Marsh Trefoil, Water Shamrock.*
Die Kwakiutl kochten Stengel und Wurzel und verabreichten den Absud in kleinen Gaben und legten das ausgezogene Restgut zerkleinert auf *geschlossene* Verletzungen auf. Die Menominees verwendeten dazu nur die Blätter.

Agave
Agave parryi Engelm. und *A. virginica* L.; *Agave.*
Die Völker des amerikanischen Südostens und Südwestens mischten den Saft der Agavenblätter mit Eidotter und behandelten damit sehr erfolgreich Schuß- und Pfeilwunden, aber auch Brandverletzungen.

Hahnenfuß
Ranunculus acris L.; Butterblume, *R. aquatilis L.*; Wasserhahnenfuß,

R. bulbosus L.; Knollenhahnenfuß, *R. flabellaris* Raf.; Fächerhahnenfuß; *Crowfoot.*
Die zerquetschten Wurzeln dieser Species galten den Indianervölkern an den Großen Seen als vorzügliches Heilmittel gegen schwere Pfeil- und Schußwunden.

Rotulme
Ulmus vulva Michx., auch: *U. rubra* Mühlenb.; *Slippery Elm.*
Die Rotulmenrinde spielte bei allen Indianervölkern Nordamerikas in der Behandlung tiefer Verletzungen eine außerordentlich große Rolle. Zunächst wurden solche Wunden ausgesaugt, bis kein koagulierendes Blut mehr vorhanden war. Dann klaffte man die Verletzung leicht auf und spülte sie sorgfältig mit einem Auszug aus Rotulmenrinde. Danach plazierte man in die Wunde ein trichterförmig zugespitztes, der inneren Wundrandform angepaßtes Stück Rinde und führte es locker in den Wundkanal ein. Dies verhinderte, daß sich die Wundränder vorzeitig von oben schlossen. Man legte allergrößten Wert darauf, daß Wundränder stets *von innen nach außen* verheilten. Bei diesem Prozeß wurde der locker sitzende Rindenkeil allmählich nach oben aus dem Wundkanal herausgedrückt. Die in der Rinde enthaltenen Schleimstoffe verhinderten Wundränder-Irritationen und ihre antiseptischen und antibiotischen Inhaltsstoffe Entzündungen und Vereiterungen. Ständige vorsichtige Waschungen mit Warmauszügen der Rinde hielten auch die unmittelbare Wundumgebung keimfrei. Auf diese Weise sollen sich selbst große und tiefe Verletzungen innerhalb kürzester Zeit komplikationslos geschlossen haben.
Wenn der wundverursachende Fremdkörper zu tief saß, um ohne weitere größere Verletzungen entfernt werden zu können, setzte man das trichterförmige Rindenstück genau auf ihn auf und band das aus der Wunde herausragende Rindenstück gerade so weit fest, daß eine Schließung des Wundkanals oberhalb des Fremdkörpers verhindert wurde und die Wundheilung unterhalb des Fremdkörpers diesen allmählich von selbst herausdrückte. Auf diese Weise wurden chirurgische Eingriffe unnötig und gefährliche innere Vereiterungen, wie sie bei der Behandlung durch amerikanische Chirurgen an der Tagesordnung waren, vermieden. Von Zeit zu Zeit entfernte man das trichterförmige Rindenstück, puderte die Wundränder mit pulverisierter Rinde und setzte ein frisches Rindenstück ein, das der jeweiligen Form der Wundränder angepaßt war. Solche Wundbehandlung soll – wie Trapper und Mountain Men berichteten – außerordentlich schnell und schmerzlos und unter nur sehr geringen Vernarbungen und inneren Gewebeverhärtungen vollzogen worden sein.

Brandwunden und Verbrühungen

Bis heute weiß man nicht, wie es den Indianern gelang, großflächige Brandwunden – auch dritten Grades – zu heilen. Es ist schwierig, bei den vielen vorliegenden enthusiastischen Berichten verständliche Übertreibungen auszufiltern, und noch schwieriger, aus diesen alten Berichten etwa Hinweise auf den Grad und Umfang der behandelten Verbrennungen herauszuarbeiten. Jedenfalls geht aus alten zeitgenössischen Berichten deutlich hervor, daß Indianer über Methoden verfügten, die es ihnen ermöglichten, schwere Brandwunden in unverhältnismäßig kurzer Zeit und auch größtenteils ohne entstellende Narbenbildungen abheilen zu

«Die Heilungen, die ich durch Indianer vorgeführt gesehen habe», erklärte Lawson, «sind zu zahlreich, um hier wiederholt werden zu können.» Doch erwähnte Lawson den außerordentlich großen Erfolg indianischer Behandlung von Brandwunden und Verbrühungen, etwa im folgenden Fall: «Ein betrunkener Mann, der in ein Feuer gestürzt war, wurde in einer derartigen Weise verbrannt, daß ich mir nicht vorstellen konnte, er könnte sich je wieder erholen; doch sie heilten ihn innerhalb von zehn Tagen, so daß er wieder herumlief. Ich kannte einen anderen, der mit Schießpulver in die Luft geflogen war und zu aller Erstaunen geheilt wurde.» [13] Lawson betont, daß er niemals einen Indianer mit einem Geschwür oder einer «faulen Wunde» gesehen habe, noch daß man jemals so etwas unter Indianern finden könnte.

lassen. Diese Darstellungen rufen sofort den erbitterten Widerspruch aller erfahrenen Brandwundenspezialisten hervor, die solches für absolut unmöglich erklären – womit sie aber im Grunde nichts über die Fähigkeiten der Indianerheiler aussagen, die sie ja gar nicht kennen, sondern ausschließlich ihre eigenen beurteilen.

Buchenblätter
Fagus grandifolia Ehrh.; *Beech Leaves.*
Bei Verbrennungen und Frostbeulen wurden die betroffenen Stellen mit einem Absud behandelt und die ausgezogenen Blätter, zu Brei zermahlen, aufgelegt.

Indianer-Mais
Zea vulgaris Koern.; Hartmais; *Indian Corn.*
Ein warmer Maisbrei, hergestellt durch Aufquellen des getrockneten Maismehls, wurde warm auf Verbrühungen und durch Verbrühungen entstandene Abszesse aufgelegt, bis diese reif waren und mit einer Lanzette geöffnet werden konnten.

Gemeiner Stechapfel
Datura stramonium L.; *Jimson Weed.*
Von der seit 1820 als offizielle Droge (Parasympatholytikum, Narkotikum, Analgetikum und Mydriatikum) anerkannten Pflanze benutzten Heiler der Kalifornien- und Südwest-Stämme die zerquetschte Wurzel als schmerzstillende und heilwirksame Auflagenkompresse für Verbrennungen und Verbrühungen.

Weißeiche
Quercus alba L.; *White Oak.*
Aus den Eicheln wurde ein Öl gepreßt, das Grundbestandteil zahlreicher Zubereitungen für Verbrennungen und Verbrühungen war.

Indian Pinkroot
Spigelia marilandica L.
Aus einer Aufkochung des ganzen Krauts bereitete man einen Tee, der

Feldhüter auf einer Plattform im Maisfeld

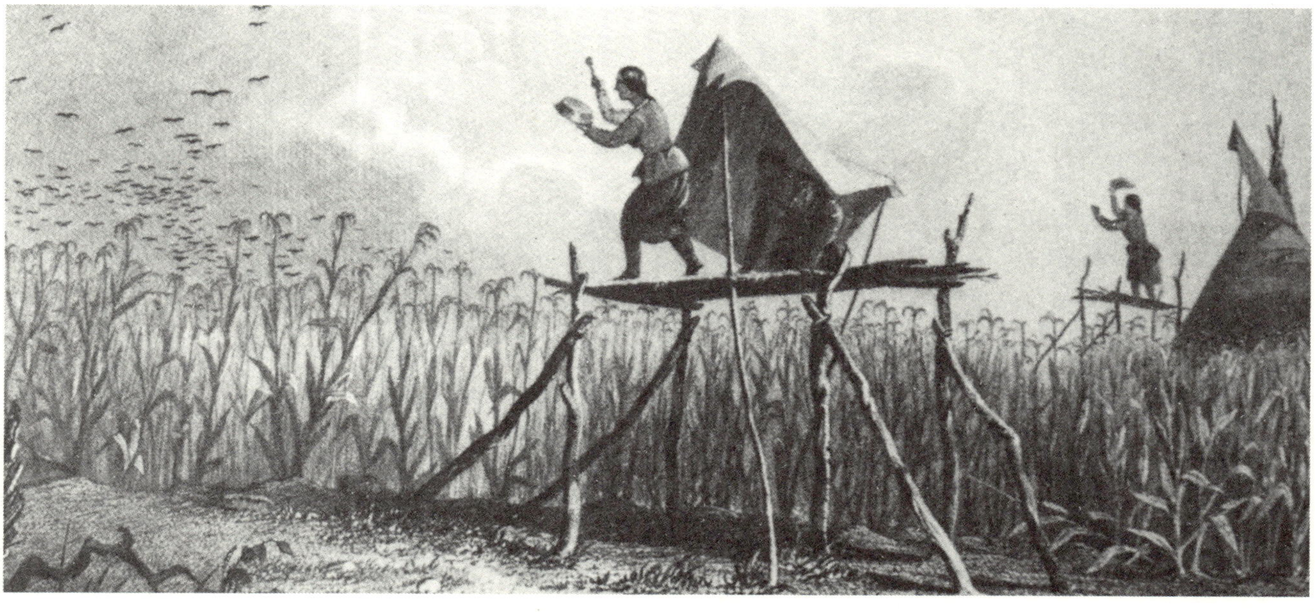

bei Verbrennungen bei gleichzeitiger Auflage des Krautbreis getrunken wurde.

Tulpenbaum
Liriodendron tulipifera L.; *Tulip Tree.*
Aus den Blütenknospen wurde unter sehr vorsichtigem Erwärmen im Wasserbad und durch ebenso vorsichtiges Zerquetschen eine Salbe gewonnen. Diese Salbe enthielt vor allem jene Harzstoffe, mit denen die Knospen innen *vollkommen keimfrei* gehalten werden. Diese Salbe, auf Verbrennungen und Verbrühungen aufgetragen und nur sehr locker mit den Blättern des Tulpenbaums zugedeckt, soll wahre Wunder vollbracht haben: Die Schmerzen verschwanden, Entzündungen und Sekretbildung gingen zurück, die Haut erneuerte sich allmählich und wuchs so zusammen, daß keine Narben entstanden. Andere Berichte besagten, daß man am Rand großflächiger Brandblasenbildungen die Haut sehr vorsichtig so weit abhob, daß das Wundsekret ablief und man die warme Salbe in die Blase einführen konnte. Die gesamte Blasenoberhaut einschließlich der Hautöffnung wurde danach mit der Knospensalbe dicht zugeschmiert.

Kiefernrinde
Indianervölker in bewaldeten Regionen fertigten einen Absud aus der Rinde folgender junger Kiefern:
- Gemeine Kiefer (*Pinus sylvestris* L.; Föhre)
- Weymouthkiefer (*Pinus strobus* L.; *White Pine*)
- Pechkiefer (*Pinus rigida* Mill.; *Pitch Pine*)
- Gelbkiefer (*Pinus ponderosa* Dougl.; *Yellow Pine*)
- Sumpfkiefer (*Pinus palustris* Mill.; *Southern Pine*)
- Weißkiefer (*Pinus monticola* D. D.; *White Pine*)
- Zuckerkiefer (*Pinus lambertiana* Dougl.; *Sugar Pine*)
- Zapfenkiefer (*Pinus strobiformis* Sarg.; *Rocky Mountain White Pine*)
- Weißstengelkiefer (*Pinus albicaulis* Engelm.; *White Pine*)
- Fuchsschwanzkiefer (*Pinus balfouriana* Balf.; *Foxtail Pine*)
- Grannenkiefer (*Pinus aristata* Engelm.; *Hickory Pine*)
- Zwirbelkiefer (*Pinus cembroides* Zucc.; *Nut Pine, Pinon*)
- Nußkiefer (*Pinus monophylla* Torr.; *Nut Pine*)
- Gelbkiefer (*Pinus leiophylla* Schlecht.; *Yellow Pine*)
- Sumpfkiefer (*Pinus caribaea* Morelet.; *Slash Pine, Swamp Pine*)
- Feldkiefer (*Pinus taeda* L.; *Loblolly Pine, Old field Pine*)
- Knopfzapfenkiefer (*Pinus attenuata* Lemm.; *Nob-cone Pine*)
- Bullkiefer (*Pinus sabiniana* Dougl.; *Digger Pine, Bull Pine*)
- Pechkiefer (*Pinus coulteri* D. D.; *Pitch Pine*)
- Harzkiefer (*Pinus resinosa* Ait.; *Red Pine*)
- Drehkiefer (*Pinus contorta* Loud.; *Scrub Pine*)
- Graukiefer (*Pinus banksiana* Lamb.; *Gray Pine, Jack Pine*)
- Kahlkiefer (*Pinus glabra* Walt.; *Spruce Pine, Cedar Pine*)
- Kurze Gelbkiefer (*Pinus echinata* Mill.; *Short-leaved Pine*)
- Virginiakiefer (*Pinus virginiana* Mill.; *Jersey Pine, Scrub Pine*)
- Sandkiefer (*Pinus clausa* Sarg.; *Sand Pine, Spruce Pine*)
- Schneckenkiefer (*Pinus muricata* D. D.; *Prickle-cone Pine*)
- Hickorykiefer (*Pinus pungens* Lamb.; *Hickory Pine, Table Mountain Pine*)

– Torreykiefer (*Pinus torreyana* Carr.; *Torrey Pine*)
– Jeffreykiefer (*Pinus jeffreyi* Grev.; *Jeffrey Pine*)

Lindenrinde
1849 schrieb der Arzt Stephen Williams in seinem Bericht an die Amerikanische Medizinische Gesellschaft, daß Lindenrinde das beste Heilmittel gegen Verbrennungen sei, das er jemals verwendet habe.[14] In Verbindung mit den in diesem Bericht genannten und von den nordamerikanischen Indianern verwendeten Lindenarten ergibt sich folgender Überblick:
Tilia americana L. – *Basswood; T. nuda* Sarg., *T. venulosa* Sarg., *T. littoralis* Sarg., *T. crenoserrata* Sarg., *T. florida* Small., *T. cocksii* Sarg., *T. neglecta* Sarg., *T. caroliniana* Mill., *T. rhoophila* Sarg., *T. texana* Sarg., *T. phanera* Sarg., *T. lasioclada* Sarg., *T. heterophylla* Vent., *T. monticola* Sarg., *T. georgiana* Sarg., *T. pubescens* Sarg.
Die Inhaltsstoffe der Rinde sind noch nicht genau bekannt, weil in der Naturheilkunde allgemein nur die Lindenblüten seit langer Zeit verwendet werden. Die Rinde enthält unter anderem das Glukosid Tilicin und den neutralen Stoff Tiliadin.

Guayule-Strauch
Parthenium integrifolium L.; *Prairie Dock.*
Diese Pflanze liefert Kautschuk bis zu 14 Prozent ihres Gewichts. Die Catawbas gewannen aus ihr durch Erwärmen und Auspressen eine ölartige Substanz, in die sie frische Blätter der gleichen Pflanze einlegten. Daraus quetschten sie einen Brei, den sie auf Verbrennungen auflegten.

Schachtelhalm-Farne
Equisetum species; Horsetail Ferns.
Die Thompson-Indianer verbrannten die Stengel der verschiedenen Farnarten langsam, streuten die Asche auf Verbrennungen und verbanden diese. Die Asche wurde auch in tierische Fette und Öle zu einer sehr wirksamen Brandsalbe eingerührt.

Kugelmalve
Sphaeralcea coccinea L.; *Scarlet Mallow.*
Die Blackfoot- und Crow-Indianer zerkauten das ganze Kraut und bereiteten so eine schleimstoffreiche zähe Paste, die sie auf Verbrennungen und Verbrühungen auftrugen. Wenn man Hand und Unterarm mit dieser Paste gründlich einschmierte, konnte man sie in kochendes Wasser eintauchen, ohne daß die Hitze der Haut schadete. Blackfoot-Medizinmänner machten sich ein Vergnügen daraus, junge amerikanische «Greenhorns» solcherart zu verblüffen. Mancher erfahrene Trapper tat es ihnen in den isolierten Forts gleich und gewann auf diese Weise gegen «taufrische Mediziner» manche hochdotierte Wette.

Gelbstachel-Kratzdistel
Cirsium ochrocentrum L.; *Yellow-spined Thistle.*
Die Kiowas, Kiowa-Apaches und Comanches bereiteten aus dem Absud der Blüten durch allmähliches Eindampfen eine breiige Flüssigkeit, die sie tagelang auf Verbrennungen und Verbrühungen aufbrachten. Die Wurzel wurde gekocht und gegessen. Die Zunis und Hopis kochten die ganze Pflanze in Wasser und tranken den Tee als Heilmittel gegen Syphilis (Lues).

Tabak

Nicotiana rustica L.; *Tobacco.*

Blätter und Stengel (unfermentiert!) wurden frisch zerhackt und in ½ bis 1 Liter Wasser stark eingekocht. Mit dieser Lösung wusch man Verbrennungen und Verbrühungen sorgfältig ab und bestreute sie anschließend mit Tabakblätterpulver.

Bullkieferharz

Pinus sabiniana Dougl.; *Digger Pine.*

Die Little Lake-Indianer des Mendocino County in Kalifornien sammelten den gelben klebrigen Gummisaft aus der Rinde und rieben das Harz dünn auf Verbrühungen auf.

Balsamtanne

Abies balsamea L.; *Balsam Fir.*

Die Penobscots in Maine bedeckten Verbrennungen und Verbrühungen mit dem erwärmten Harz.

Kalmus

Acorus calamus L.; *Sweet Flag.*

Die Meskwakis kochten die Wurzel aus und den Absud langsam ein und stellten aus Absud und zerquetschter Wurzel einen Brei her, den sie auf die Brandwunde auftrugen.

Wunderblume

Mirabilis oxybaphoides L.; *Four o'clock Weed.*

Die Navajos, Pimas und Apaches stellten aus dem ganzen getrockneten Kraut ein Pulver her, aus dem sie in Verbindung mit Schafsfett eine Brandsalbe fertigten.

Schirmkraut

Oxybaphus nyctagines; Hairy Umbrella Wort.

Maricopas, Gilas und Papagos kochten das ganze Kraut und wendeten die Lotion als Brandwunden-Verbandtränkung an.

Bartfaden

Penstemon Ait.; *Hairy Penstemon.*

Aus dem getrockneten Pulver des ganzen Krauts machten Navajos und Lipans einen Feuchtbrei, den sie auf Verbrennungen applizierten.

Salbei

Salvia carduacea Benth., *S. coccinea* Juss., *S. concolor* Lamb., *S. farinacea* Benth., *S. greggii* Gray.; *Sagebrush.*

Aus den verschiedenen Arten machten die Navajos Pulver, Lösungen und in Verbindung mit tierischen Fetten und Ölen Salben, die sich zur Behandlung von Verbrennungen und Verbrühungen gut eigneten.

Bittersüß

Solanum dulcamara L.; *Bitter Sweet.*

Ein Pfund der zerkleinerten Rinde wurde langsam in einem Pfund tierischem Fett vorsichtig erhitzt und bildete dann eine haltbare Brandsalbe.

Klette

Arctium lappa L., *A. minus* Hill., *A. tomentosum* Mill.; *Burdock.*

Die Klettenarten wurden schon sehr früh von Spaniern, Engländern und Franzosen eingebürgert. Die Indianer lernten sehr schnell, daß die zerquetschten Blätter, vermischt mit Wildvogel-Eiweiß und dann steif geschlagen, eine hervorragende Brandwundensalbe ergaben. Diese mußte allerdings jeweils frisch zubereitet werden.

Beinwell

Symphytum officinale L.; *Comfrey.*

Auch diese früh eingebürgerte Pflanze wurde sehr rasch und gründlich von Indianern als außerordentlich wertvolle Heilpflanze erkannt. Sie zerquetschten die frischen Blätter und legten sie als Brandverband auf.

Baumwollwurzel

Gossypium herbaceum L.; *Cotton Root.*

Die Indianer des Südostens fertigten aus Blättern und Samen eine breiige Paste, die als Brandwundenauflage sehr wirksam war.

Primel

Primula officinalis Hill.; *Cowslip, Paigles, Palsywort, Herb Peter.*

Die Blätter, manchmal auch die Blüten, auch Blätter *und* Blüten, wurden ausgepreßt. Den so gewonnenen Saft vermischte man mit dem Öl der Nußkiefer-Nüsse zu einer Salbe, die sehr vorteilhaft bei Verbrennungen und Verbrühungen wirkte.

Kegelblume

Echinacea angustifolia DC.; *Purple Coneflower, Wild Niggerhead, Black Sampson, Kansas Niggerhead.*

Aus der zerschnittenen Wurzel wurde ein Tee gewonnen, der die Schmerzempfindung reduzierte und die antiseptische Blutqualität verbesserte. Dosis: 1 Teelöffel granulierter Wurzel auf 1 Tasse kochendes Wasser, ½ Stunde ziehen lassen, absieben, hiervon drei- bis sechsmal täglich einen Eßlöffel voll. Gleichzeitig wurde das getrocknete Wurzelpulver auf die Wunde aufgestreut und entfaltete dort eine hohe antiseptische und hygroskopische Wirkung.

Holunder

Sambucus canadensis L.; *Elder.*

Indianer trockneten Wurzeln, Wurzelrinden, innere Stammrinde, Blätter, Blüten und Beeren und hoben diese als Heilmittel gegen zahlreiche Erkrankungen auf. Aus gleichen Teilen aller Pflanzenteile stellten sie ein Pulver her, das, mit Pflanzenölen vermischt, eine ausgezeichnete Brandsalbe ergab.

Schwarzer Nachtschatten

Solanum nigrum L.; *Deadly Nightshade.*

Alle Pflanzenteile enthalten die tödlichen Solanin-Alkaloide. Den Indianern war sehr wohl bekannt, daß die reifen schwarzen Beeren nach dem gründlichen Kochen eßbar waren. In sehr geringer Dosierung verwendeten sie die Blätter und Beeren als Heilmittel gegen zahlreiche Krankheitssyptome. Sie bereiteten bei sehr schweren Verbrennungen und Verbrühungen aus den Blättern eine Paste, die erwärmt aufgelegt wurde und verblüffende Heilerfolge erzielt haben soll.

Hundszunge
Cynoglossum grande Dougl.; *Hounds-tongue, Gypsy Flower.*
Die zerquetschten Blätter und Wurzeln wurden als Breiumschlag auf Brandwunden aufgelegt.

Squaw-Minze
Hedeoma pulegioides L.; *Pennyroyal, Squaw Mint, Thickweed, Stinking Balm.*
Indianer gewannen aus dem ganzen Kraut ein stark duftendes ätherisches Öl, das sie, mit anderen Samenölen zu gleichen Teilen vermischt, als hochwirksames Brandwundenöl anwendeten.

Wegerich
Plantago major L.; *Plantain, Ripple Grass, Wagbread.*
Der Blättersaft wurde auf eine Auflage aus den ausgepreßten Blättern von Zeit zu Zeit aufgeträufelt und mit einem lockeren Verband warmgehalten.

Johanniskraut
Hypercum perforatum L.; *St. John's Wort.*
Die frischen zerquetschten Blüten wurden mit Pflanzenöl (Sonnenblumenkerne, Kiefernnüsse) angesetzt und in einer flachen Schale mindestens zehn Tage intensivem Sonnenlicht ausgesetzt. Hiernach nahm man die alten Blüten heraus und ersetzte sie durch frische zerquetschte (oder getrocknete) Blüten. Nach zwanzig Tagen erhielt man ein sehr lange haltbares Öl, das ausgezeichnet Brandwunden heilte.

Sauerampfer
Rumex hymenosepalus Torr.; *Curled Dock, Sour Dock, Narrow Dock.*
Die Indianer des Südwestens machten aus der Wurzel einen Warmauszug über 24 Stunden und träufelten diesen auf Brandwunden.

Erfrierungen und Frostschäden

Obwohl in vielen Regionen des nordamerikanischen Kontinents über lange Wintermonate – teilweise in beträchtlichen Höhen – grimmiger Frost herrschte, sind Mitteilungen über Frostschäden und Erfrierungen bei Indianern so äußerst selten, daß sie kaum Erwähnung verdienen. Andererseits kamen schwere Erfrierungen bei weißen Siedlern und Reisenden sehr häufig vor. So sind schon die Berichte der spanischen Konquistadoren, der von ihnen begründeten Missionen und Ansiedlungen, der spanischen und späteren mexikanischen Armee-Einheiten ebenso voll von Mitteilungen über Frostschäden und Erfrierungen wie jene der Kolonialarmeen Englands und Frankreichs und der späteren US-Armee. Besonders in den Rocky Mountain-Regionen scheinen sich in den Wintermonaten Holzfäller, Eisenbahn- und Tunnelbauer, Goldsucher und Westwanderer schwerste Schäden zugezogen zu haben. Da gab es die Schreckensmeldungen von den in Blizzards gescheiterten Westwanderern in den Gebirgen, aber auch in den Prärien, wo ganze Westwanderer- und Armeekolonnen von Blizzards de-

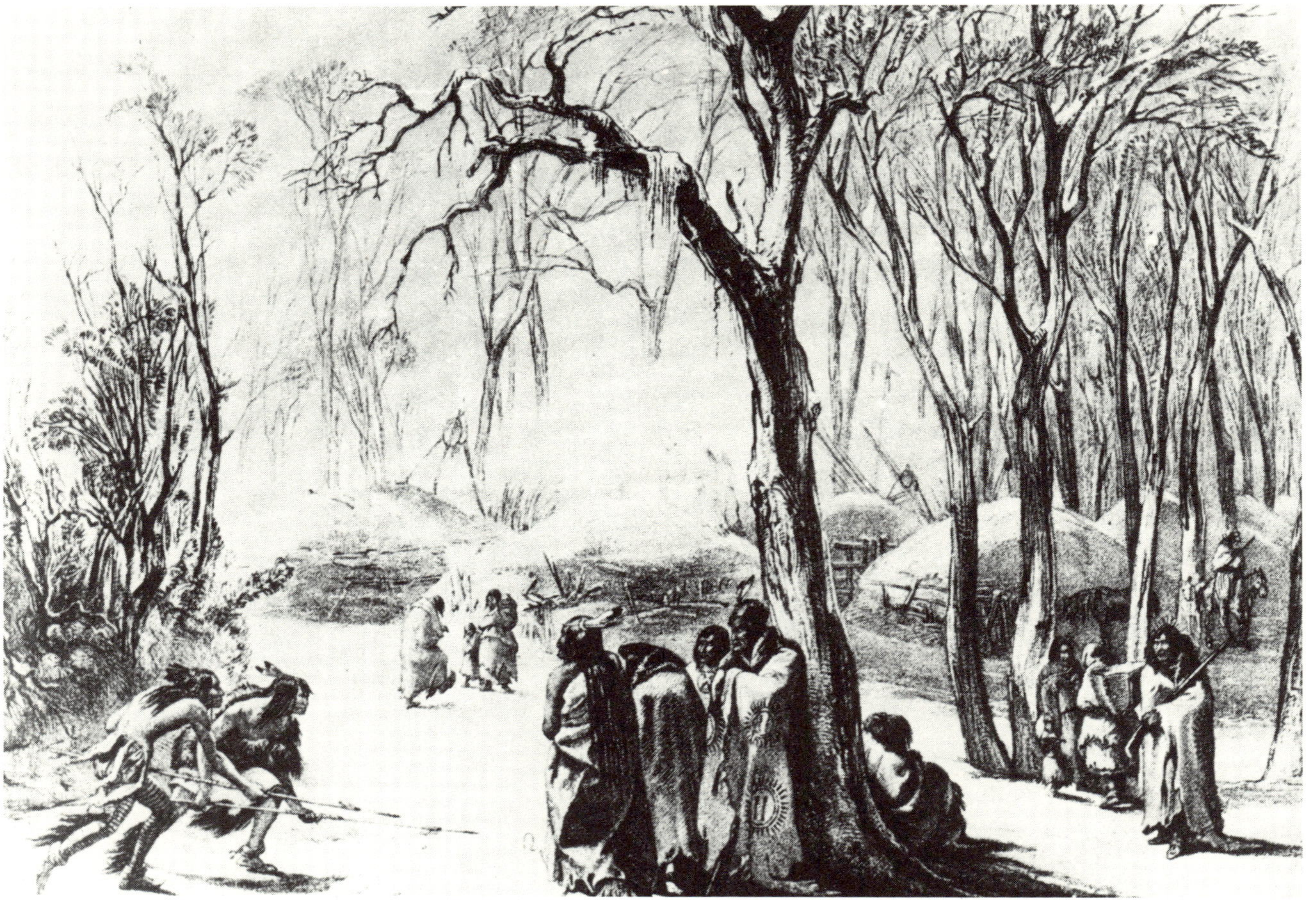

Winterdorf der Minetares

zimiert wurden, wo ganze Eisenbahnzüge in haushohen Schneeverwehungen verschwanden. Auch in den kanadischen Waldgebieten und an den Ufern der großen Binnenseen forderte jeder Winter schwere Verluste.

Um so auffälliger ist es, daß Indianer im allgemeinen sehr wenig unter solchen Frostschäden zu leiden hatten. Das änderte sich erst während der Indianerkriege im Westen, in deren Endphase die US-Armee dazu überging, Indianeransiedlungen während der Wintermonate zu stürmen und sämtliche Wintervorräte zu vernichten. Aber selbst in diesen Fällen scheinen Indianer mehr dem Hunger als dem Frost zum Opfer gefallen zu sein.

Zeitgenossen haben dieses Phänomen hauptsächlich mit der körperlichen Abhärtung zu erklären versucht, die Indianer vom Säuglingsalter an pflegten und ihr ganzes Leben hindurch beibehielten. Das mag tatsächlich einer der wichtigsten Gründe für ihre Unempfindlichkeit gewesen sein. Aber ebenso wichtig erscheint es, daß sie sich durch entsprechende prophylaktische Anwendungen gut zu schützen und im Ernstfall wirkungsvoll zu behandeln wußten.

Nur sehr wenige Informationen über Prophylaxe und Behandlung sind zeitgenössischen Berichten zu entnehmen. Es ist unwahrscheinlich, daß die Methoden und Mittel der Indianer tatsächlich so dürftig waren, wie sie sich darstellen.

- Als wahrscheinlich wichtigstes Vorbeugungsmittel wird die indianische Sitte genannt, sich in den Wintermonaten gründlich mit pflanzlichen und tierischen Ölen einzureiben und bei strengen Frösten zusätzlich die besonders gefährdeten Körperteile (Füße, Hände, Arme, Beine, Hals und Gesicht) mit entsprechenden Salbenzubereitungen aus Ölen und pulverisierten pflanzlichen Substanzen zu schützen.

- Auch wurde auf eine besondere Art von Bekleidung Wert gelegt, die geeignet war, die Körperwärme an der Hautoberfläche zu erhalten. Indianer betrachteten stoffliches Gewebe für diesen Zweck als ungeeignet. Sie bevorzugten daher weich gegerbtes Leder, das in besonderer Weise durch Pflanzensäfte imprägniert war, als Unterkleidung, und als Oberbekleidung weich gegerbte Pelze, deren Lederunterseite ebenfalls mit einer Mischung aus pflanzlichen Fetten und Harzstoffen imprägniert war. Aus Berichten von Trappern und Mountain Men geht hervor, daß eine derartige Bekleidung selbst «vor krachendem Frost zuverlässig schützt».
- Eine spezielle Art der Pelzkleidung scheinen kanadische Indianerstämme bevorzugt zu haben: Hosen, Hemden, Jacken und Mäntel wurden aus sehr weich gegerbten Hirschlederstreifen mit einem auf etwa fünf Millimeter gekürzten Pelzbesatz auf der Pelzseite doppelt derart zusammengenäht, daß die Pelzseiten gegeneinander und die Lederseiten außen lagen. Die beiden Haarseiten bildeten innerhalb dieses Doppelleders eine innere Isolationsschicht, die sich mit der Körperwärme auflud und diese speicherte. Die von außen einwirkende Kälte vermochte diese Isolationsschicht nicht zu überwinden. Wichtig bei der Fertigung war eine Art der Pelzgerbung, bei der nur ganz bestimmte vegetabilische Gerbemittel und -methoden angewendet werden duften, die Indianerinnen auf das beste beherrschten. Die Innenhaut wurde hierbei einem anderen Gerbungsprozeß unterworfen als die Außenhaut. Diese Methode gewährleistete, daß die Innenhaut Körperausdünstungen aufsog, wodurch sie steif wurde. So bekleidete Indianer bereiteten sich auch laufend bestimmte Tees, die die Ausdünstungen aus der Körperhaut verlangsamten und herabsetzten. Die hierdurch verursachte Speicherung von Flüssigkeit im Körper wurde sporadisch durch Schwitzbäder wieder ausgeglichen.
- Die körperliche Abhärtung – vom Kindesalter bis ins hohe Erwachsenenalter – bestand in der Regel darin, daß jedermann im Winter am frühen Morgen vor dem Ankleiden ein Vollbad in eiskaltem Wasser nahm und man sich gegenseitig mit Schnee vollständig abrieb.

Als pflanzliche Behandlungs-Zubereitungen können nur folgende als gesichert betrachtet werden:

Buchenblätter
Fagus grandifolia Ehrh.; *White Beech.*
Ein Absud aus den Blättern wurde warm über die von Frostschäden betroffenen Stellen geträufelt und vorsichtig verrieben.

Glatter Hochland-Sumach (Scharlachsumach)
Rhus glabra L.; *Smooth Upland Sumach.*
Ein Blätterabsud wurde bereitet, hierin sehr weiches Leder getränkt und warm auf betroffene Stellen aufgelegt. Dies wiederholte man so

lange, bis die Durchblutung wieder gewährleistet war. Gleichzeitig erhielt der Behandelte heiße Teegaben derselben Zubereitung.

Kiefernharze
Pinus species; Resin of various pines.
Aus den Harzen verschiedener Kiefernarten wurde eine warme bis heiße Paste zubereitet, die man als Pflaster breitflächig auf betroffene Stellen und ihre Umgebung auflegte. Bevorzugt wurde hierbei die sogenannte «Saftkiefer» (*Sap Pine*).

Goldfaden
Coptis trifolia L.; *Gold Thread.*
Ein Wurzelabsud, warm über betroffene Stellen geträufelt, führte zu rascher Linderung.

Amberbaum
Liquidambar styraciflua L.; *Sweet Gum, Red Gum, Star-leaved Gum.*
Der balsamische Saft wurde zusammen mit gleichen Mengen von Talg zusammengeschmolzen und zu einer Salbe verarbeitet, mit der man betroffene Stellen einschmierte.

Schlangenbisse

Die tödliche Wirkung von Schlangenbissen ist von Anbeginn in den zeitgenössischen Berichten sehr stark übertrieben worden, ebenso die Anzahl der Giftschlangenarten selbst. Unter den etwa 130 Schlangenarten, die man auf dem nordamerikanischen Kontinent kennt, sind nur drei – Klapperschlange, Mokassin- und Coralschlange – wirklich gefährlich giftig. Die Species der Klapperschlangen sind im allgemeinen verhältnismäßig klein, nur die «Diamondback» ist groß genug, um oberhalb des Knies zubeißen zu können. Von den ebenfalls verhältnismäßig sehr kleinen Mokassinschlangen wäre dazu nur die große «Water-Mokassin» in der Lage. Die kleinen Korallenschlagen haben zwar das gefährlichste Gift, doch ihre Giftzähne sind sehr klein und unbeweglich. Sie können nicht einmal Stiefelleder durchdringen.
Etwa 45 000 Amerikaner werden pro Jahr von Schlangen gebissen, davon 7000 von giftigen – aber nur zwanzig Menschen sterben daran, und von diesen sind 85 Prozent Kinder. Der Anteil der Schlangenbisse mit tödlichem Ausgang beträgt also etwa 0,04 Prozent. Er mag früher erheblich höher gewesen sein, wenn man die oft ungünstigen Umstände in Betracht zieht. Heute gibt es allgemein bekannte Verhaltensregeln, die das Überstehen eines Klapperschlangenbisses auch dann gewährleisten, wenn kein Serum verabreicht werden kann (was selten der Fall ist). Die Regeln sind mit den alten indianischen Methoden fast identisch:

- Der Verletzte verhielt sich sofort absolut ruhig und entspannt.
- Das betroffene Glied wurde so schnell wie möglich oberhalb der Bißwunde und oberhalb der sich rasch ausbreitenden Schwellung um die Bißwunde abgebunden.
- Über die Bißstellen wurde ein antiseptisch wirkendes Pflanzenmittel (modern: Alkohol, Jodtinktur, Antiseptik-Creme) geträufelt. Schlangengift zerstört im Wundbereich die Abwehrkräfte gegen Bakterien. Deshalb ist die Gefahr einer schweren Sekundärinfektion sehr groß!

- Mit einer scharfen Messerklinge (heute: Survival-Kit-Skalpell) wurden zwei tiefe Kreuzschnitte durch die Bißstellen gemacht (etwa zehn Millimeter lang, acht Millimeter tief), so daß ein Schnitt die beiden Bißstellen miteinander verband.
- Die sofort stark blutende Schnittwunde wurde heftig und anhaltend ausgesaugt, das Sekret ausgespuckt und danach jedesmal der Mund sorgfältig ausgespült. (Heute gibt es spezielle Bißsauger aus Gummi.)
- War kein Helfer zur Stelle, der saugen konnte, und kam man selbst mit dem Mund nicht an die Stelle heran, so wurde – stets vom Herzen her zur Bißstelle – so kräftig wie möglich mit der Hand massiert.
- Wenn sich die Schwellung oberhalb der Bißstelle weiter ausbreitete, so wurde die Abbindung höher gelegt; gegebenenfalls legte man weitere Kreuzschnitte an, die ausgesaugt wurden.
- Wenn der Verletzte Schocksymptome zeigte – blasse, kalte, feuchte Haut, ausdruckslose Augen, Pupillen erweitert, Atmung flach und unregelmäßig, Übelkeit, Ohnmachtsanfälle, Bewußtlosigkeit, schwacher, unregelmäßiger Puls, schneller oder aussetzender Pulsschlag –, lagerte man den Oberkörper flach, die Beine hoch, hielt den ganzen Körper mit Decken so warm wie möglich und flößte warme Getränke (Pflanzen nachstehend) ein.
- Während der ganzen Behandlung verabreichte man dem Verletzten soviel Flüssigkeit wie nur möglich und behandelte Bißwunde, Einschnittwunden und den gesamten Schwellungsbereich mit pflanzlichen Zubereitungen.

Diese Behandlung wurde so lange fortgesetzt, bis die neurotoxische Wirkung des Giftes sichtbar abnahm. Auch danach mußte der Verletzte noch stundenlang ruhig und entspannt liegen bleiben.

Wenn Indianer der Schlange, die gebissen hatte, habhaft werden konnten, töteten sie diese und behandelten Biß- und Einschnittwunden sowie die Schwellung ganzflächig mit dem Schlangenfett. Es wurde behauptet, daß Klapperschlangenfett sämtliche Gegengiftwirkstoffe enthalte, die notwendig seien, um das Gift derselben Schlange zu neutralisieren.

Da Indianer mit der Wirkung von Schlangenbissen ebenso vertraut waren wie mit ihrer Behandlung, waren sie kaum jener – sehr gefährlichen – Schockwirkung ausgesetzt, die bei Weißen durch Angststress und hektische Betriebsamkeit häufig mehr Schaden anrichtete als das Schlangengift selbst. Sie verhielten sich ruhig und besonnen und bewegten sich nicht mehr, nachdem alles Notwendige getan war.

Berichte darüber, wie Indianer solche Schlangenbisse behandelten, liegen in großer Zahl vor. Sie verzeichnen die verschiedensten pflanzlichen Mittel, stimmen aber alle darin überein, daß Indianer jedesmal solche Bisse verhältnismäßig schnell und gut und ohne Nachwirkungen überstanden. Zusammengefaßt ergeben sich aus den zeitgenössischen Darstellungen folgende pflanzliche Mittel, die zuverlässig wirksam gewesen sein sollen:

Kreuzblume

Polygala senegal L; *Seneca Snakeroot.*

Die schlangenähnlich gewundene Wurzel wurde gekaut, ein Teil davon

geschluckt, der andere als Brei auf die Biß- beziehungsweise Einschnittwunde und die Schwellung aufgebracht.
Inhaltsstoffe: Das Saponin Polygalin, das saponinähnliche Senegin, Virginsäure, Pectinsäure, Gerbsäure, gelber Bitterstoff, das gebundene Öl Cerin, Gummi, Eiweiß, Aluminium-, Silizium-, Magnesium- und Eisensalze, Harzstoffe, ein ätherisches Öl (Mischung aus Valerianäther und Methylsalizilat), 7 Prozent Zucker, apfelsaure Salze und Ester.

Edeldistel
Ergyngium aquaticum und *E. yuccifolium* Michx.; *Button Snakeroot*, Knopfschlangenwurz.
Die gedrehte Wurzel hat einen knopfartigen Wurzelstock. Dieser wurde in Scheiben geschnitten, zu Brei zerkaut und auf die Biß- beziehungsweise Einschnittwunde aufgelegt.

Virginia-Pfeifenblume (Osterluzei)
Aristolochia serpentaria L.; *Virginia Snakeroot, Serpentaria.*
Dies ist das bekannteste, international angewendete Schlangenbißmittel indianischer Herkunft. So nachdrücklich priesen englische Kolonisten die – als hundertprozentig beschriebene – Wirksamkeit gegen giftige Schlangenbisse, daß die Wurzel bereits 1650 in die *London Pharmacopeia* (Arzneimittelliste) aufgenommen wurde. Jeder Waldläufer, Trapper und Mountain Man führte die getrocknete Wurzel in seiner «Notapotheke» mit sich. Indianer kauten lediglich ein Stück Wurzel zu Brei, preßten ihn in die Einschnittwunde an den Bißstellen und schmierten ihn über die entstandene Schwellung. Dann blieben sie ein paar Stunden lang ruhig liegen. Danach waren sie ohne jegliche Beschwerden.
Inhaltsstoffe: Bitterstoff Serpentaria, 0,5 bis 2 Prozent ätherisches Öl, das zu 60 Prozent aus Estern von Borneol, 40 Prozent Terpen und aus Spuren eines bläulichgrün fluoreszierenden Öls besteht.
Die Art *Aristolochia reticulata* Nutt. ist als *Texas Snakeroot* bekannt und soll eine sehr ähnliche Wirkung enthalten.

Blasenschötchen
Lesquerella fendleri; Bladderpod.
Die Hopis zerkauten die Wurzel und preßten sie in einem Verband auf die Einschnittwunde.

Weißesche
Fraxinus americana L.; *White Ash.*
Die Winnebagos und Dakotas kochten die Blütenknospen und tranken große Mengen des Tees.

Purpur-Kegelblume
Echinacea angustifolia; Purple Coneflower.
Dieses Kraut war unter den Prärie-Indianern ein Allheilmittel. Zubereitungen wurden gegen Insektenstiche und -bisse, gegen Schlangenbisse, aber auch gegen Mumps und Zahnschmerzen und gegen Tollwut verwendet. Hauptsächlich jedoch wendeten sie einen starken

Absud aus Wurzelstock und Wurzeln als stark wirkendes Heilmittel gegen innere und äußere Infektionen an.
Inhaltsstoffe: Harzstoffe, Fettsäuren, Inulin, Betain, Sucrose und die beiden isomeren 2-Methyltetradecadine Echinacein und Echinacosid (ein Koffeinsäureglukosid).

Hasenlattich
Prenanthes serpentaria Pursh.; *Lionsfoot*, Löwentatze.
1832 beschrieb der deutsche Prinz Maximilian zu Wied, der eine längere Forschungsreise in den USA unternahm, eine Pflanze, die er «Löwenherz» und «Prenanthes rubicunda» nannte, ein Mittel, das die Delawares und Rappahannoks als Heilmittel gegen Schlangenbisse priesen. Es handelte sich offensichtlich um jene von dem Botaniker Frederick Pursh «Lionsfoot» genannte Pflanze, durch die einer seiner Expeditionsbegleiter, der von einer hochgiftigen Mokassinschlange gebissen worden war, geheilt wurde. Indianer ließen die Blätter etwa zwanzig Minuten lang in heißem Wasser ziehen, legten sie dann als Quetschbrei auf die Wunde auf und tranken gleichzeitig den Auszug in ständigen kleinen Portionen. Die Virginia-Kolonisten preßten das ganze Kraut aus und kochten den Preßsaft in Milch. Diese Zubereitung wurde getrunken, der ausgepreßte Brei auf die Wunde aufgetragen.

Weißlattich
Prenanthes alba; White Lettuce, Rattlesnake Root.
Der Arzt Stephen Williams berichtete 1848, daß dies das von Indianern meistgerühmte Schlangenbißheilmittel sei. Die Wurzel wurde zerquetscht und der Saft, mit heißem Wasser verdünnt, getrunken, während man den Wurzelbrei auf die Wunde auflegte.

Schlangenwegerich
Plantago lanceolata, L.; *Rattlesnake Plantain, Wild Plantain.*
Die Wurzelspitzen wurden zu einem Brei zerkaut, den man auf die Bißstellen auflegte.

Schwarzesche
Fraxinus nigra Marsh.; *Black Ash.*
Indianer führten auf der Jagd als Schutz gegen Schlangen die frischen Blätter bei sich. Sie zerrieben davon eine Handvoll und bestrichen mit dem Saft Beine, Arme und Kleidung. Sie behaupteten, daß Schlangen vom Geruch abgeschreckt würden. Ein Brei aus den Blättern soll gleichzeitig – auf Einschnittwunden über Bissen aufgelegt – rasche Heilwirkung gezeigt haben.

Klappertopf
Gerardia quercifolia; False Foxglove.
Die Sioux zerquetschten die Wurzel und legten sie auf die Bißwunde auf.

Schlangenklee
Psoralea psoralioides; Sampson's Snakeroot.
Die Wurzel wurde als Quetschbrei aufgelegt.

In den zeitgenössischen Berichten sind zahllose «Snakeroots» erwähnt, von denen nur sehr wenige botanisch zu identifizieren sind. Es sind auch noch mehr Pflanzen angegeben, die vorwiegend zu anderen Zwecken verwendet wurden, aber ebenfalls unter Indianern als wirksame Schlangengiftheilmittel galten.

Insektenbisse und -stiche

Die Stiche und Bisse von Moskitos, Bremsen, Mücken, Bienen, Wespen und zahlreichen anderen Insekten waren gefürchtet, weil sie nicht nur direkt schmerzhafte Hautschwellungen, sondern auch als Folgeerscheinungen oft großflächige Entzündungen hervorriefen. Indianer wurden allerdings recht selten von ihnen belästigt und beeinträchtigt, weil sie zahlreiche Pflanzenzubereitungen kannten und anwendeten, um ihre Behausungen, Kleidung, Vorräte, Pferde und Hunde, letztlich auch sich selbst von Insekten freizuhalten.

Pennyroyal
Frühe Siedler und Botaniker listeten drei Kräuter unter diesem Namen auf, die von Indianern verwendet wurden: **Amerikanischer Polei** (*Hedeoma pulegioides* L.); **Poleiminze** (Flohkraut; *Mentha pulegium* L.); *Monarda villosa* Mart.
Getrocknete Blätter wurden in Behausungen aufgehängt und hielten zuverlässig Insekten aller Art ab. Ein Warmauszug aus den Blättern, auf betroffene Körperpartien aufgebracht, soll sehr rasch zum Abklingen sämtlicher Symptome geführt haben.

Tabak
Nicotina tabacum L.; *Tobacco.*
Feuchte Tabakblätter galten als eines der besten Heilmittel gegen Bienenstiche. Gekaute Tabakblätter (unfermentiert) wurden mit wenig warmem Wasser ausgezogen. Mit dieser Lösung rieb man den ganzen Körper ab. Das soll zuverlässig vor Belästigungen geschützt haben.

Goldrute
Solidago ragida L.; *Golden Rod.*
Die Meskwakis machten aus den Blüten eine Auszuglösung, mit der sie Bienen- und Wespenstiche behandelten.

Waldlilie
Lilium philadelphicum L.; Western Wood Lily.
Die Blackfeet, Crees, Crows, Cheyennes, Chippewas und Micmacs (Gaspé) behandelten den Biß einer «kleinen, braunen giftigen Spinne» mit einem feuchten Verband der pulverisierten Blüten.

Wilde Sonnenblume
Sämtliche Indianer des nordamerikanischen Kontinents bereiteten Preßsäfte aus Stengeln, Blättern, Blütenblättern oder unreifen und reifen Samen, manchmal miteinander vermischt, und behandelten mit diesen Säften Insektenstiche und -bisse, insbesondere Skorpionstiche und die Bisse giftiger Spinnen. Es wurden folgende Sonnenblumenarten verwendet: *Helianthus angustifolium* L., *H. annuus* L., *H. argophyllus* Torr., *H. atrorubens* L., *H. debilis* Nutt., *H. cucumerifolius* Torr., *H. decapetalus* L., *H. giganteus* L. (Riesensonnenblume), *H.*

laetiflorus Pers., *H. microcephalus* Torr., *H. Mollis* Lam., *H. rigidus* Cass., *H. salicifolius* Dietr., *H. scaberrimus* Britt., *H. sparsifolius, H. strumosus* L., *H. tuberosus* L. (Topinambur, Erdbirne).

Besen-Schlangenkraut
Gutierrezia sorothrae Britt., *G. lucida* Greene; *Sticky Snakeweed.*
Navajos, Apaches, Pimas, Hopis und Papagos kauten den Stengel und applizierten die harzige Kaumasse auf Insektenstiche aller Art.

Goldrute
Solidago sarothrae L.; *Snakeweed.*
Auch dieses «Schlangenkraut» wurde gekaut und die Kaumasse auf Insektenstiche aller Art aufgetragen. Die Meskwakis nahmen dazu die Blüten.

Salzbusch (Melde)
Atriplex canescens Nutt., *A. confertifolia* Wats., *A corrugata* Wats., *A. lentiformis* Wats., *A. matamorensis* Nelson, *A. nuttallii* Wats., *A. obovata* Moquin, *A. semibaccata* R. Br.; *Saltbush.*
Die Navajos legten die Kaumasse der Stengel auf die durch Insektenstiche hervorgerufenen Schwellungen und Entzündungen. Die Zuñis vermischten das Pulver von Blüten und Wurzeln mit Speichel und legten den Brei auf Ameisenbisse. In Notfällen wurden die frischen Blüten zerquetscht und auf Stiche und Bisse aufgelegt.

Blasenschötchen
Lesquerella fendleri; Bladderpod, Fendler Bladderpod.
Die Navajos bereiteten einen Tee aus dem ganzen Kraut und verwendeten diese Lösung innerlich und äußerlich gegen Spinnenbisse.

Purpur-Kegelblume
Echinacea angustifolia DC; *Purple Coneflower.*
Das Kraut, das zwischen Juni und September eine glänzende purpurfarbene Blüte hat, wurde während der Blütezeit gesammelt, getrocknet und vor dem Gebrauch gemahlen und mit warmem Wasser angefeuchtet. Den Brei legte man auf die Bisse und Stiche aller kriechenden, fliegenden oder hüpfenden Käferarten auf.

Geißblatt (Heckenkirsche)
Lonicera species; Trumpet Honeysuckle.
Die gekauten Blätter wurden auf Bienenstiche aufgetragen.

Wildzwiebel (Wild-Knoblauch)
Allium species; Wild Onion, Wild Garlic.
Die Dakotas und Winnebagos behandelten Insektenstiche mit dem Saft der Zwiebeln und Knoblauchzehen.

Feigenkaktus
Opuntia species; Prickly Pear.
Der Saft der zerquetschten Blätter wurde von den Caddos, Tonkawas, Lipans, Comanches, Kiowas und Apaches gegen die Bisse giftiger Gliederfüßler appliziert.

Papagos bei der Ernte von Sahuaro-Früchten

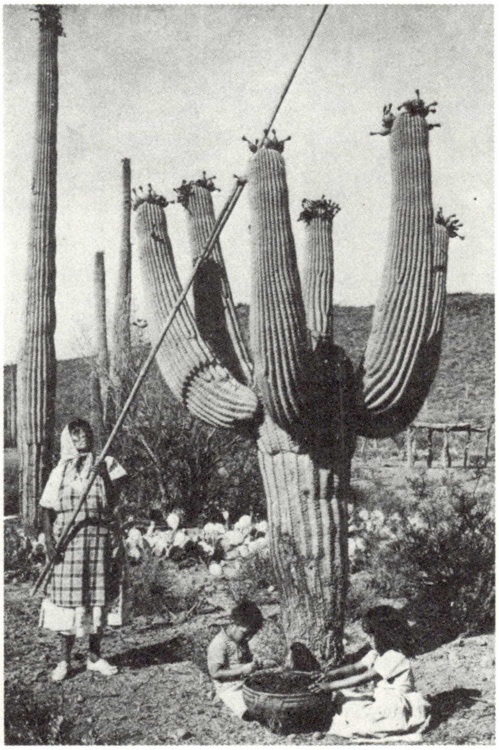

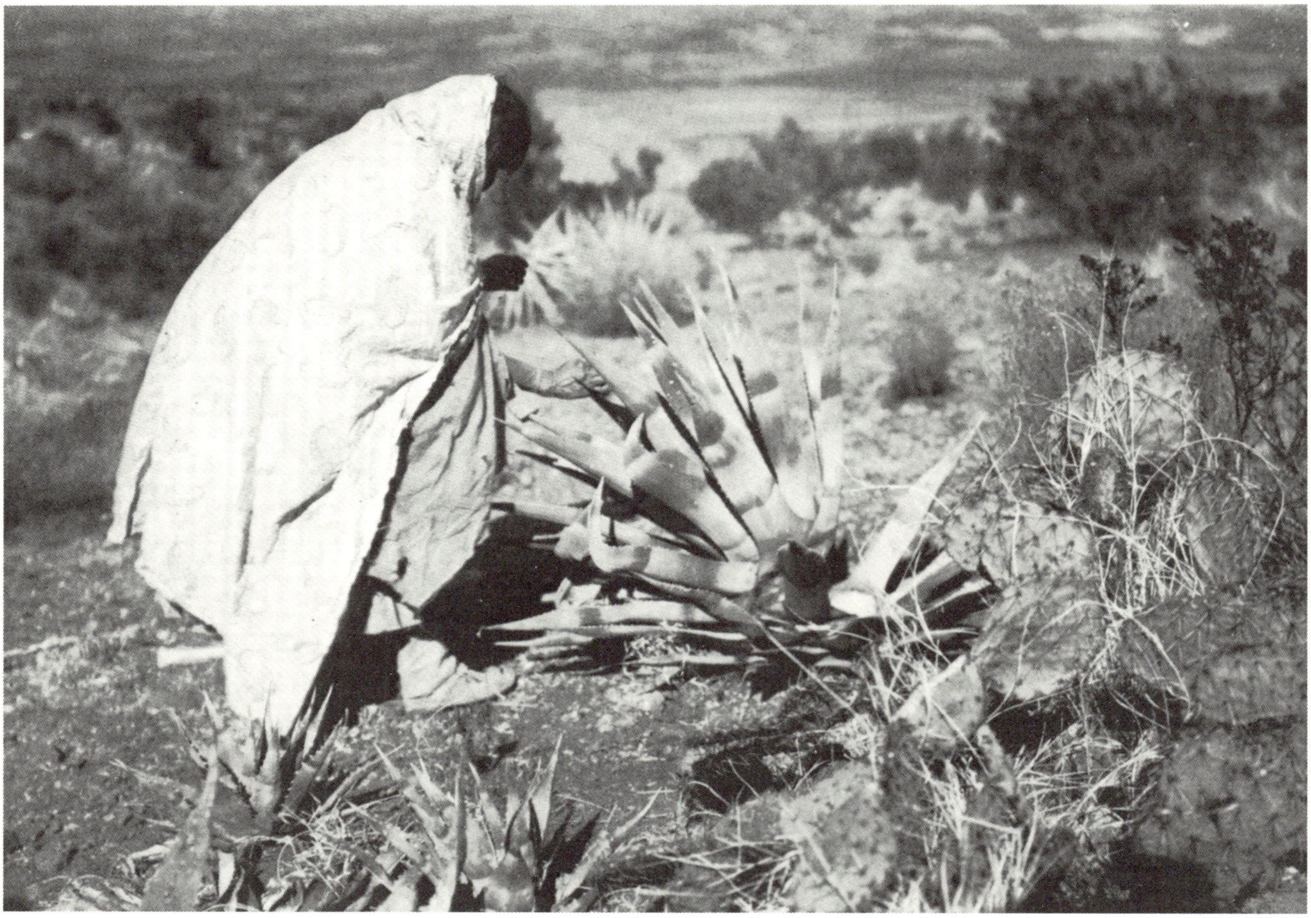

Apache-Frau bei der Kaktus-Ernte

Scharlachrote Kastillea und **Bartfaden**

Castilleja coccinea und *Penstemon; Painted Cup* und *Penstemon.*
Die Blüten beider Kräuter wurden zusammen in heißem Wasser ausgezogen. Den Auszug legte man in Feuchtumschlägen auf die schmerzhaften Bisse von Tausendfüßlern (Centipede) auf, die stark entzündliche Schwellungen verursachten.

Frauenhaarfarn

Adiantum capillus-veneris; Venus' Hair.
Die Kayenta-Navajos zerhackten das Kraut, das über der Erde wuchs, und zogen es in heißem Wasser aus. Den Auszug träufelten sie intensiv über Tausendfüßlerbisse und Hornissenstiche.

Die Behandlung innerer Krankheiten

Normalerweise wendeten die nordamerikanischen Indianer nur pflanzliche Zubereitungen aus *einzelnen Pflanzen* an. Das unterscheidet ihre Naturmedizin von der übrigen Volksmedizin, bei der Mischungen zahlreicher verschiedener pflanzlicher Arten und Teile weit überwiegen. Moderne, wissenschaftlich gebildete Indianermediziner, die sich auch mit der Volksmedizin der übrigen Welt befaßt haben, führen diese starke Neigung zu Mischungen auf die in der übrigen Welt scheinbar außerordentlich ausgeprägte Ungeduld zurück, mit der man generell Erkrankungen gegenüberstand. Man wollte so schnell und radikal wie möglich von sämtlichen Symptomen befreit werden. Die Anhäufung der verschiedenartigsten Bestandteile innerhalb einer Rezeptur suggerierte, so die Indianer, den Betroffenen und Verabreichern gleichermaßen vielfältigere Heileffekte und damit auch eine vielfach verstärkte Wirkung – was in Wirklichkeit aber nicht zutreffe. Eher sei das Gegenteil der Fall.

Erst in allerjüngster Zeit breitet sich unter Wissenschaftlern allmählich die Erkenntnis aus, daß diese Neigung, die auch von Anbeginn bedenkenlos von der Pharmaindustrie in ihren Kombinationspräparaten übernommen wurde, zu einer verhängnisvollen Fehlentwicklung führt. Indianerheiler haben für die bessere und gründlichere Wirksamkeit von *einfachen* Zubereitungen Erklärungen, die weder Laien noch Fachleuten anderer Kulturkreise einleuchtend erscheinen. Sie meinen, daß dieses Unverständnis an der jahrtausendealten Gewohnheit liege, Vielfachzubereitungen grundsätzlich umfangreichere Wirksamkeiten zuzuschreiben – also an dem *Bedürfnis* nach solchen Wirksamkeiten. Es sei verhältnismäßig leicht, Mittel und Wege zu finden, solche Mehrfachwirksamkeiten auch zu beweisen, wenn man dies mit aller Gewalt wolle – das sei auch moderner Wissenschaft ohne weiteres möglich. Sie glauben aber, daß man sich damit – auch in der alten Natur-Volksheilkunde – selbst betrüge.

Auch unter den indianischen Zubereitungen gab es einige wenige, bei denen für eine Behandlung mehrere verschiedene Bestandteile verwendet wurden: so etwa ein Mohegan-Frühlingstonikum, eine Apachen-Zubereitung gegen Verdauungsbeschwerden oder eine Sioux-Medizin gegen Cholera.

Indianerheiler sind auch der Meinung, daß eine Erkrankung die gleiche Aufmerksamkeit eines davon Betroffenen beanspruche wie etwa die Aufmerksamkeit, die er einer körperlichen oder geistigen Leistung widme. Erkrankte, die die Symptome als störend oder gar provozierend ignorierten und sich verhielten, als gäbe es sie gar nicht, oder die sie bagatellisierten, indem sie ihr Heil ganz und gar den Medikamenten

«Hier wurde ich im Schlaf von einer Felsenspinne [Mountain Spider] gebissen; und hätte nicht ein Indianer das Gift ausgesaugt, wäre ich gestorben, denn unmittelbar nach dem Biß in die Spitze eines meiner Finger spürte ich, wie das Gift sofort in meine Schulter schoß und meine ganze Seite so sehr entflammte, daß es nicht möglich ist, meine Pein zu beschreiben. Die Mittel, die mein Heiler anwendete, waren zuerst eine kleine Dosis Schlangenwurzelpulver, die ich mit wenig Wasser nahm, und dann eine Art Pflaster aus demselben, in der Nähe der betroffenen Stelle aufgebracht. Als er dies getan hatte, schluckte er selbst davon etwas, um ein eigenes Gegenmittel in sich zu haben, und saugte so stark an meiner Fingerspitze, daß ich das Gift aus meiner Seite in die Schulter und von dort meinen Arm hinunter strömen spürte. Nachdem er dies eine lange Zeit gemacht und dabei dauernd ausgespuckt hatte, wurde ich von all meiner Pein erlöst und gänzlich wiederhergestellt.»
John Lederer[1]

überließen, die sie ohne eigenverantwortlichen Gedanken schluckten, bildeten für die ursächlichen Zusammenhänge, die zu diesen Symptomen geführt hätten, eine regelrechte Provokation, die der Körper nur mit verstärkten Symptomen beantworte. Sie glauben, daß dieses Problem von der modernen Medizin niemals richtig verstanden worden ist, und weisen auf Tiere und Pflanzen hin, die sich ganz anders verhielten: Es gebe unübersehbare Hinweise darauf, daß erkrankte Tiere und Pflanzen ihre gesamte innere Aufmerksamkeit und ihr ganzes Verhalten sehr stark oder fast ausschließlich auf eben diese Erkrankung konzentrierten. So suchten erkrankte Tiere geschützte Stellen auf, verhielten sich ruhig, beachteten strenge Diät und nähmen nur Nahrung zu sich, die eine heilende Wirkung hätte.

Ein ähnliches Verhalten sei Indianern ebenfalls seit Jahrtausenden eigen: Man betrachte die Symptome einer Erkrankung als Hinweise des Körpers auf gestörte Harmonie, als Abwehrmaßnahmen, für die man dankbar sein und der man deshalb die ganze Aufmerksamkeit widmen, sozusagen in sich hineinhorchen müsse, um die eigene «Körpersprache» zu verstehen. Es gibt Indianerheiler, die eine Erkrankung als eine dringende *Aufforderung des Körpers zum Dialog mit Geist und Seele* verstehen. Sie meinen, es komme viel weniger darauf an, daß irgendein zuständiger «Fachmann» die Körpersprache verstände. Vielmehr müsse dies der Erkrankte selbst tun – die Aufgabe des Heilers bestehe lediglich darin, die Bereitschaft des Kranken hierzu zu wecken und zu fördern und die Mittel bereitzustellen und zu verabreichen, die zur Gesundung am besten beitragen könnten.

Sie glauben, daß die moderne Medizin von Anbeginn einen falschen Weg beschritten habe, indem sie den Erkrankten von jedweder Erkrankung isolierten, die Krankheit regelrecht aus dem ursprünglichen Zuständigkeitsbereich des Betroffenen selbst herauslösten und auf Ärzte und Medikamente so vollständig übertrugen, daß den Kranken nur noch Unwissenheit und hieraus resultierend Ungeduld, Angst oder sogar Verzweiflung übrigblieben. Auf diese Weise sei der eigene Körper auch im Verständnis des Erkrankten zur bloßen *fremdartigen Apparatur* verkommen.

Da Indianern der eigene Körper niemals ein unbekanntes Wesen, sondern sehr vertraut war, gelangen Heilern auch stets die notwendigen psychologischen Einstimmungen, die den ersten wichtigen Schritt zur Heilung bedeuteten. Isolation, Ruhe und Geborgenheit mit guter äußerer Pflege, eine gezielte Diätetik und die innere Bereitschaft, sich geduldig und aufgeschlossen mit den körperlichen Symptomen in einen «analytischen Erfahrungsaustausch» einzulassen, machten dann nur noch als letzte Maßnahme in einer ganzen Kette von elementaren Voraussetzungen die Verabreichung *einfacher* und wirksamer Medikationen notwendig. Der Körper selbst liefere dabei die letztlich wirksamsten Abwehreffekte.

Es gibt, insbesondere innerhalb der Psychotherapie, durchaus Gedanken, die in genau diese Richtung weisen, aber noch sehr unartikuliert sind – während diese *Krankenphilosophie* seit undenklichen Zeiten elementarer Bestandteil der indianischen Medizin ist.

Die Frage, ob einfache indianische Heilmittel, die für Indianer außerordentlich nützlich waren, auch für die moderne Naturmedizin nützlich sind, kann hier im Hinblick auf die Aussagen indianischer Heiler nicht beantwortet werden. Das muß jeder, der sich ihrer bedienen möchte, für sich selbst entscheiden. Ein Blick in die *US Pharmacopeia* und die *National Formula*, die offiziellen Arzneimittellisten der USA, zeigt aber, daß die meisten indianischen Pflanzenheilmittel, die je untersucht wurden, auch in diese Listen aufgenommen wurden. Manche wurden abgelehnt, manche nahm man wieder heraus. Es gibt keinen Hinweis darauf, warum welche abgelehnt oder nach einiger Zeit wieder gestrichen wurden.

Die nachgenannten Leiden und Beschwerden und die entsprechenden Pflanzenheilmittel ergeben sich in ihren Beschreibungen aus einer Fülle von zeitgenössischen Berichten über einen Zeitraum von etwa dreihundert Jahren (1600–1900) hinweg. Heilmittel sind nur dann angeführt, wenn sich zwischen zahlreichen Darstellungen verschiedener Epochen annähernde Übereinstimmungen in den Beobachtungen ergeben. Aus diesem Grund sind Mittel, die nur vereinzelt genannt werden und deshalb keine Vergleichsmöglichkeiten bieten, nicht aufgeführt. Es gibt zwar zahlreiche Hinweise und Beobachtungen, in denen Heilmittel gegen Krebserkrankungen und auch Heilungen erwähnt sind, aber es muß ernsthaft bezweifelt werden, daß solche Diagnosen zuverlässig gewesen sind. Die Vermutung liegt sehr nahe, daß vieles «Krebs» genannt wurde, was gar keiner war. Aus naheliegenden Gründen mußte deshalb auf die Darstellung dieser «Krebsheilmittel» verzichtet werden.

Allergien

Hautentzündungen (Allergische Dermatitis) und Ekzeme

Gummipflanze (*Grindelia squarrosa* Pursh. – *Gum Plant, Gumweed, Tarweed, Sticky Heads;* Familie: *Compositae*)

Gesicherte Inhaltsstoffe: 16 bis 21 Prozent amorphe balsamische Harzstoffe, davon zwei dunkelfarbene, von denen einer in Äther löslich ist, und ein weiches grünliches, in Alkohol löslich, ein glänzendes gelbes ätherisches Öl, Grindelöl (ein hydrierter Alkohol), Gerbstoffe, Laevoglukose. Es werden noch Alkaloide, Saponine und Glukoside vermutet.

Verwendete Pflanzenteile: Getrocknete Blätter und Blüten, seltener die Wurzeln.

Anwendungen: Allergische Krankheiten waren Indianern nicht bekannt. Ihre Heiler rieten Weißen zur Behandlung mit *Grindelia.* Dr. Clymer (*Natures Healing Agents*) gab folgende erprobte Rezeptur: 1 Unze (31,1 g = 4 Eßlöffel) des Pflanzenextrakts, 1 Unze Alkohol, 1 oder 2 Unzen Wasser als getränkte Kompresse auf betroffene Hautstellen auflegen. Gleichzeitig Verabreichung von 5 bis 20 Tropfen der Tinktur in Wasser. Das ganze drei- bis viermal täglich.

Indianische Anwendungen: Asthma, Bronchial-Katarrh (nur bei Fällen ohne Herzbeschwerden!). Wurzelauszug gekocht und als Tee getrunken gegen Leberbeschwerden. Getrocknete Blüten als Teeaufguß gegen Masern und Lungenentzündung. Ein Absud der Blätter als Tee gegen sich ausbreitende Hautentzündungen. Die zerquetschte ganze Pflanze wurde gegen rheumatische Beschwerden auf betroffene Stellen aufgelegt. Ein Tee aus den frisch blühenden Pflanzenspitzen wurde gegen Beschwerden in den Atemwegen (Rachen und Bronchien) genommen.

Rezepturen: Grindelia-Tinktur: 5 bis 30 Tropfen je nach Alter und Beschwerden. 1 Teelöffel der Blätter und blühenden Pflanzenspitzen zerkleinert als Tee auf 1 Tasse kochendes Wasser.

Heuschnupfen und Rosenallergie

Blütenpollen

Das langzeitlich wirkungsvollste Mittel gegen Heuschnupfen scheinen *regelmäßige* Gaben von Blütenpollen gewesen zu sein: 2 gehäufte Teelöffel davon täglich. Indianer zerkauten sie langsam und gründlich. Weiße nahmen sie in warmer Milch aufgelöst. Der Erfolg stellte sich erst nach längerer Anwendung über 6 bis 10 Monate hinweg ein, dafür aber sehr nachhaltig.

Maisöl (*Corn Oil*)

Dr. D. C. Jarvis, ein erfolgreicher zeitgenössischer Volksmediziner aus Vermont, empfahl langfristige und regelmäßige Einnahme von 1 Eßlöffel Maisöl täglich als wirkungsvolle Vorbeugung gegen Heuschnupfenanfälle und gegen Rosenallergie.

Zitterpappel (*Populus tremuloides* Michx. – *Poplar, American Aspen, Quaking Aspen*; Familie: *Salicaceae*)

Inhaltsstoffe: Diese sind noch wenig erforscht. Man weiß, daß die Rinde das Beta-Glukosid Salizin und die Knospen Salizinbenzoat = Populin, ein balsamartiges Harz, das gelbe ätherische Öl Humulen, Gallensäure, Apfelsäure, Mannit, Chrysin, Tectochrysin und ein gebundenes Öl enthalten.

Verwendete Pflanzenteile: Rinde, luftgetrocknete, geschlossene Winter-Blätterknospen, seltener Blätter.

Dosierung: 1 Teelöffel der zerkleinerten trockenen Winter-Blätterknospen (die einen guten Anteil «Propolis»-Kittharz enthalten) auf 1 Tasse kochendes Wasser. Davon 1 bis 2 Tassen täglich.

Stinkkohl (*Symplocarpus foetidus* Nutt. – *Skunk Cabbage*; Familie: *Araceae*)

1 Teelöffel der zerkleinerten Wurzel auf 1 Tasse kochendes Wasser, 30 Minuten ziehen lassen. Von der kalten Lösung mehrmals täglich 1 Teelöffel voll. Einzeldosis der Tinktur: 3 bis 15 Tropfen in Zucker, mehrmals täglich.

Huflattich (*Tussilago farfara* L. – *Coltsfoot*; Familie: *Compositae*)

1 Teelöffel der Blätter auf 1 Tasse kochendes Wasser, 30 Minuten ziehen lassen. ½ Tasse vor dem Schlafengehen, oder dreimal einen Mundvoll täglich oder je nach Anfallschwere bis zu 2 Tassen täglich. Von der Tinktur täglich 1 bis 2 Teelöffel.

Silberkerze (*Cimifuga racemosa* L. – *Black Cohosh*; Familie: *Ranunculaceae*)

1 Teelöffel der zerkleinerten Wurzel auf 1 Tasse kochendes Wasser, dreimal täglich. Tinktur: 15 bis 30 Tropfen auf 1 Tasse warmes Wasser, mit Honig gesüßt.

Amöbenruhr

Brechwurzel (*Cephaelis ipecacuanha* Brot. – *Ipecac*; Familie: *Rubiaceae*)
Inhaltsstoffe: Die Alkaloide Emetin, Cephaelin und Psychotrin (1,5 bis 2 Prozent) ein kristallines saponinartiges Glukosid, ein amorphes bitteres Glukosid (Ipecacuanhinsäure), Cholin, Harzstoffe, Pektin, Stärke, Zucker, Kalziumoxalat, ein stark riechendes Fett und ein unangenehm riechendes ätherisches Öl.
Dosierungen: Wurzelpulver 0,32–2,0 g, Flüssig-Extrakt: 2 bis 20 Tropfen, Tinktur: 8 Tropfen.

Färberhülse (*Baptisia tinctoria* R. Br. – *Wild Indigo*; Familie: *Leguminosae*)
Pflanzenteile: Wurzelrinde, Blätter und (seltener) Stengel.
Inhaltsstoffe: verschiedene Phenolglykoside, darunter Baptisin, Bapitoxin (Cytisin), verschiedene Quinolizidin-Alkaloide, Gummistoffe, Albumen, Stärke und ein gelber Harzstoff.
Wirkung: antiseptisch, stimulierend, purgativ, adstringierend, emetisch. Wirksam auch bei Typhus.
Dosierung: Tinktur: 2 bis 20 Tropfen, in Wasser alle 2 bis 4 Stunden.

Anämie

Birkensaft (*Betula alleghaniensis* Britt. – *Yellow Birch*; Familie: *Betulaceae*)
Der Saft der Gelbbirke wird im Frühling durch Perforation des Stammes gewonnen und als Teezubereitung genossen.

Mutterkraut (*Matricaria chamomilla* L. – *Chamomile*; Familie: *Compositae*)
Pflanzenteile: Blüten.
Inhaltsstoffe: ein ätherisches Öl (0,3 bis 0,5 Prozent) aus Azulen, Sesquiterpen, Sesquiterpenalkohol, Paraffinhydrokarbonat, Umbelliferonmethyläther (Methyl-Coumarin), Furfural, eine Fettsäure, den blauen Farbstoff Alphabisabolol, Gerbsäuren und bis zu 3 Prozent Glykoside.
Wirkung: antispasmodisch, tonisierend, stimulierend, carminativ, diaphoretisch, emmenagogisch, sedativ, anthelmintisch.
Dosierung: Vom Blütenöl 1 Teelöffel auf 1 Tasse warmes Wasser, zwei- bis dreimal täglich.

Beinwell (*Symphytum officinale* L. – *Comfrey*; Familie: *Boraginaceae*)
Pflanzenteile: Wurzel und Blätter.
Von der ganzen frischen zerkleinerten oder pulverisierten Pflanze 1 Teelöffel auf 1 Tasse kochendes Wasser, 30 Minuten ziehen lassen. Tagesdosis: 1 Tasse in vier Dosen.

Löwenzahn (*Taraxacum officinale* Wiggers – *Dandelion*; Familie: *Compositae*)
Wirkung: diuretisch, tonisierend, aperient, deobstruentisch.
Dosierung: Von der Wurzeltinktur 5 bis 40 Tropfen.
1 Tasse voller grüner Blätter, Aufguß mit kochendem Wasser, 30 Minuten ziehen lassen. Drei- bis viermal täglich.

Die beste Wirkung wird erzielt, wenn die Blätter regelmäßig als Salat genossen werden. Indianer aßen sie regelmäßig.

Holunder (*Sambucus canadensis* L. – *Elderberry*; Familie: *Caprifoliaceae*)
Pflanzenteile: Wurzel, innere Rinde, Blätter, Blüten und Beeren.
Wirkung: emetisch, hydragogisch, kathartisch, diaphoretisch, diuretisch, alterativ, emolient, discutient, stimulierend.
Dosierung: Die wichtigsten Teile sind die Beeren, die reich an organischen Eisenverbindungen sind. Dreimal täglich 4 Eßlöffel Beerensaft. Oder: 1 Tasse voller getrockneter Beeren, in warmem Wasser aufgeweicht, mit Honig gesüßt.

Brennessel (*Urtica dioca* L. – *Nettle*; Familie: *Urticaceae*)
Aufsud aus der ganzen Pflanze, 4 bis 8 Eßlöffel täglich.

Rotklee, Wiesenklee (*Trifolium pratense* L. – *Red Clover*; Familie: *Leguminosae*)
Pflanzenteile: Blüten und Blätter.
Dosierung: Absud aus 1 Teelöffel kleingehackter Blüten und 1 Tasse kochendem Wasser, 30 Minuten ziehen lassen. Täglich 4 bis 6 Tassen. Tinktur: 5 bis 30 Tropfen in Wasser.

Johanniskraut (*Hypericum perforatum* L. – *St. John's Wort*; Familie: *Hypericaceae*)
Pflanzenteile: Spitzen und Blüten.
Dosierung: 1 Teelöffel der zerkleinerten Pflanzenteile auf 1 Tasse kochendes Wasser, mit Honig gesüßt, dreimal täglich. Tinktur: 8 bis 15 Tropfen vor den Mahlzeiten.

Mehlige Aletria (*Aletris farinosa* L. – *True Unicorn Root, Star Grass, Crow Corn, Starwort*; Familie: *Haemodoraceae*)
Pflanzenteil: Wurzel.
Dosierung: Tinktur 2 bis 40 Tropfen.

Erdbeere (*Fragaria vesca* L. – *Strawberry*; Familie: *Rosaceae*)
Pflanzenteile: Blätter und Beeren.
Dosierung: 1 Teelöffel der frischen Blätter der Walderdbeere auf 1 Tasse kochendes Wasser, 15 Minuten ziehen lassen, 4 bis 5 Tassen täglich. Beeren: 500 g täglich.

Möhre (*Daucus carota* L. – *Wild Carrot*; Familie: *Umbelliferae*)
Pflanzenteile: Wurzel.
Dosierung: Möhrensaft vier- bis fünfmal täglich 1 Tasse.

Schafgarbe (*Achillea millefolium* L. – *Yarrow*; Familie: *Compositae*)
Pflanzenteile: Das ganze Kraut, getrocknet und zerkleinert.
Dosierung: 1 Teelöffel auf 1 Tasse kochendes Wasser, drei- bis viermal täglich. Pflanzenöl: 5 bis 20 Tropfen drei- bis viermal täglich.

Odermennig (*Agrimonia eupatoria* L. – *Agrimony*; Familie: *Rosaceae*)
Pflanzenteile: Wurzel, Blätter, ganzes Kraut.
Dosierung: 1 Teelöffel auf 1 Tasse kochendes Wasser, 20 Minuten ziehen lassen. Drei- bis viermal täglich.

Schwertlilie (*Iris versicolor* L. – *Blue Flag*; Familie: *Iridaceae*)
Pflanzenteile: Wurzel und Wurzelstock.
Dosierung: 1 Teelöffel der getrockneten Wurzel auf 1 Tasse kochendes Wasser, davon 2 bis 3 Eßlöffel täglich. Tinktur: 10 bis 25 Tropfen.

Angina

Wasserdost (*Eupatorium purpureum* L. – *Joe-Pye Weed*; Familie: *Compositae*)
Trapper berichteten, daß sowohl Männer als auch Frauen kleine getrocknete Wurzelstücke kauten (ohne sie zu verschlucken) und solcherart «mehr als reichlich stimuliert» wurden.

Rote und Blaue Lobelia (*Lobelia cardinalis* L. – *Cardinal Flower, Red Lobelia* und *Lobelia siphilitica* L. – *Blue Lobelia*; Familie: *Campanulaceae*)
Die getrockneten Wurzeln beider Pflanzen wurden fein gemahlen mit süßlichen gummiartigen Harzstoffen vermischt und als eine Art Bonbon gelutscht. Die Meskwakis nannten diese Zubereitung «Liebes-Medizin», heutige Indianerheiler nennen sie «Anti-Scheidungspillen». Sie warnen aber vor unsachgemäßer Anwendung und Dosierung, da die Wurzeln auch Giftstoffe enthalten.
Erfahrene amerikanische Pharmazeuten warnen ebenfalls: *Lobelia* enthält 14 verschiedene Arten von Piperidin-Alkaloiden, darunter Lobelin, Lobelidin, Lobelanin, Nor-Lobelain, Lobelanidin, Nor-Lobelanidin, Lobinin und Isolobenin, die selbst in therapeutischen Dosierungen bei manchen Menschen noch schwere Vergiftungserscheinungen hervorrufen können. Schon bei Verabreichung von nur 50 mg des getrockneten Pulvers wurden solche Folgeerscheinungen beobachtet.
Es gibt Indianerheiler, die behaupten, daß als wirkungsvolles Aphrodisiakum es genüge, nur 1 bis 2 Samenkapseln langsam zu kauen.

Aphrodisiaka

Die indianische Naturmedizin ist außerordentlich reich an geschlechtstriebfördernden und -steigernden Mitteln. Der Geschlechtstrieb war nicht nur mit keinerlei Tabus religiöser oder moralischer Art belastet, wurde allgemein nicht nur als ein vergnügliches Bedürfnis, sondern auch als ein gesundheitsförderndes Regulativ betrachtet. Der Ethnobotaniker Huron H. Smith hat die bewährten Aphrodisiaka zahlreicher Indianerstämme beschrieben, die Mittel allein der Meskwakis (Wisconsin) mögen hier genügen.[2]

Ginseng (*Panax quinquefolius* L.; Familie: *Araliaceae*)
Inhaltsstoffe: Verschiedene Saponinglykoside (darunter Ginenoside und Panaxoside), 3 Prozent ätherisches Öl mit einer kampferartigen Substanz, ein Harzstoff, Arabinose, Schleimstoffe, Stärke, Panaxin, Panaxsäure, Panaquilin, Panacen, Sapogenin und Ginsenin.
Das Wurzelpulver galt als sehr probates Mittel gegen Impotenz und Potenzschwierigkeiten, gleichzeitig als ebenso mild wie nachhaltig anregend. Die Meskwakis bereiteten aus dem Pulver, Magnesia-Glimmererde (goldig schimmernde winzige Plättchen, die in Bachsänden vorkommen, auch ‹Katzengold› genannt), Gelatine und Ahornsirup einen «Beischlaftrank» (nach dem Mountain-Man Jedediah Strong Smith). Die Pawnees schworen auf eine Mischung aus **Ginsing, Akelei** (*Aquilegia canadensis* L. – *Wild Columbine*), **Roter Lobelie** (*Lobelia cardinalis* L. – *Cardinal Flower*) und **Möhrenblättriger Petersilie** (*Petroselinum carotifolium* L. – *Carrotleafed Parsley*).

Commeline (*Commelina diffusa Burm., C. tuberosa* L. und *C. virginica* L. – *Dayflower*; Familie: *Commelinaceae*)
Ein Getränk aus dem ganzen Kraut durch Aufbrühen und Einkochen war auch bei den Navahos und Apaches als Potenzsteigerer beliebt.

Lupine (*Lupinus arboreus* Sims., *L. densiflorus* Benth., *L. nanus* Dougl., *L. perennis* L., *L. polyphyllus* Lindl.; Familie: *Leguminosae*)
Verschiedene Indianervölker waren überzeugt, daß eine schwache Dosis, als Tee einige Tage vor der Empfängnis von beiden Partnern getrunken, die Geburt eines Mädchens begünstige, eine stärkere Konzentration, getrunken von der Frau, Sterilität beseitige.

Akelei (*Aquilega canadensis* L. – *Wild Columbine*; Familie: *Ranunculaceae*)
Neben den Meskwakis glaubten auch die Poncas und Omahas, daß die Samen, schon in sehr geringer Menge gekaut (1 bis 3 Körner), aphrodisische Wirkung besäßen.

Liebreizende Turnera (*Turnera aphrodisiaca* Ward. – *Damiana*; Familie: *Turneraceae*)
Die in Texas, Südkalifornien und Mexiko heimische Pflanze genoß einen so nachhaltigen Ruf als potenzsteigerndes Mittel, daß sie über viele Jahrhunderte hinweg im Tauschhandel zu den nördlichen Völkern und Stämmen gelangte. Der Arzt W. H. Myers aus Philadelphia, der das Kraut in zahlreichen Fällen partieller oder völliger Impotenz testete, bescheinigte: «Ich nenne es die wirkungsvollste und einzige Medizin, die in meinen Händen erfolgreiche Resultate in allen behandelten Fällen ergab.» Myers empfahl, vom Blätterextrakt täglich 15 bis 30 Tropfen wenigstens über zehn Tage hinweg zu nehmen.[3]

Kalmus (*Acorus calamus* L. – *Sweet Flag*; Familie: *Araceae*)
Kleine getrocknete Wurzelstückchen wurden ausgekaut und sollen, neben der eindeutig aphrodisischen Wirkung auch sehr magennervenberuhigend und gegen Verdauungsstörungen wirksam gewesen sein.
Dosierung: 31,1 g (1 Unze) der granulierten Wurzel auf ½ l kochendes Wasser. Regelmäßige Gaben von 1 Tasse täglich davon. Tinktur: 10 bis 40 Tropfen in Wasser.

Schwarzweide (*Salix nigra* Marsh. – *Black American Willow*; Familie: *Salicaceae*)
Die Schwarzweidenrinde galt Indianern als probates fiebersenkendes Mittel und weißen Medizinern als ein nahezu vollwertiger Ersatz für Chinin. Der Hauptbestandteil ist pflanzliche Salizylsäure (Aspirin), von der indianische Mediziner behaupten, daß sie der synthetischen Salizylsäure, die in allen modernen Medikamenten enthalten ist und die zu unerwünschten Nebenwirkungen (Magenbluten) führen kann, weit überlegen sei, weil sie ohne Nebenwirkungen nicht nur hochwirksam gegen Fieberschübe, sondern auch gegen rheumatische Beschwerden sei.
Ein Rindenauszug aus warmem Wasser soll ebenfalls als hochwirksames Aphrodisiakum verwendet worden sein, während man zur Fieber- und Rheumabehandlung kochendes Wasser nahm.

Arnica (*Arnica chamissonis* Less., *A. lanceolata* Nutt. – *Leopard's Bane*; Familie: *Compositae*)
Pflanzenteile: Wurzelstock und Blüten.
Inhaltsstoffe: Cholin, 0,5 bis 1 Prozent des ätherischen Öls Thymohydrochinondimethyläther, Arnidendiol, Angelicasäure, Ameisensäure, einige Fettsäuren, Azulen, Arnicin, Tannin, Phulin und zwei nicht-identifizierte Substanzen, die stark auf die Herzgefäße wirken.
Dosierung: Indianer verwendeten hauptsächlich Blütenzubereitungen, die sie äußerlich – allerdings sehr sparsam und vorsichtig – gegen Schwellungen, Zerrungen und Wunden anwendeten. Bei apoplexischen Symptomen und bei starken Kopfschmerzen verabreichten sie einen Teeabsud aus 2 Teelöffeln der zerhackten Blüten auf 1 Tasse kochendes Wasser (10 Minuten ziehen lassen), der in Dosen von 5 Tropfen (nicht mehr!) alle 3 bis 4 Stunden gegeben wurde.
Pionierärzte stellten Arnica-Tinktur her, indem sie die Blüten in Alkohol ansetzten und 3 Tage ausziehen ließen. Tinkturdosierung: 5 Tropfen alle 3 bis 4 Stunden.

Germer (*Veratrum viride* Ait. – *American Hellebore, Indian Poke, Itch Weed*; Familie: *Liliaceae*)
Pflanzenteile: Wurzelstock.
Inhaltsstoffe: Eine große Anzahl steroider Glykoalkaloide, darunter Jervin, Pseudojervin, Rubijervin, Cevadin, Germitrin, Germidin, Vertralbin, Veratroidin. Die therapeutisch bedeutungsvollsten sind Germidin und Germitrin. Außerdem: Protoveratrin, Protoveratridin, Stärke und Harzstoffe sowie Nervin. Die amerikanische Art *V. viride* hat ungefähr dieselben Inhaltsstoffe wie die deutsche Art *V. album* L. außer Cevadin.
Anwendung: Indianermediziner halten es für das bestmögliche arterielle Sedativum (Herzberuhigungsmittel). In kleiner Dosierung senkt es den Blutdruck und die Pulsschlagfrequenz. Indianerheiler wendeten es bei Herzkrankheiten, Koliken, Spasmen, entzündlichem Rheumatismus, Lähmungs- und Ausfallerscheinungen, Neuralgien, Cholera, Epilepsie, Krup, Asthma, Keuchhusten, Bronchitis und Scharlach an. Auch als vielseitiges Muskelrelaxanz zeigte es gute Wirkungen.
Dosierung: Tinktur 1 : 10, hiervon Einzeldosis 0,3 bis 2 mls. Eine erprobte Anwendung lautet: Erwachsenen-Anfangsdosis 1 bis 2 Tropfen alle 3 Stunden, mit einer Dosiserhöhung jeweils um 1 bis 2 Tropfen, bis der Puls auf 65 bis 70 gefallen ist, hiernach die Dosis um die Hälfte kürzen. Frauen und Jugendliche zwischen 14 und 18 Jahren sollten mit 6 Tropfen beginnen und hiernach Dosis um 1 bis 2 Tropfen erhöhen. Kinder zwischen 2 und 5 Jahren beginnen mit 2 Tropfen und erhöhen nur um 1 Tropfen. Kinder unter 2 Jahren erhielten nur 1 Tropfen alle 3 Stunden.
Bei Lungenentzündung und Typhus und vielen anderen Erkrankungen muß die Behandlung 3 bis 7 Tage nach Abklingen der Symptome fortgesetzt werden.
Moderne Indianermediziner loben vor allem die schmerzstillende Wirkung, die ohne jeglichen narkotischen Effekt eintritt, gleichzeitig krampf- und verspannungslösend, verstopfungslösend und blutdrucksenkend ist, ohne das Gesamtblutvolumen, das vom Herzen gepumpt

Apoplexie

Das plötzliche, schlagartige Aussetzen der Funktion eines wichtigen Organs – etwa durch Gehirnblutung (Schlaganfall), Kranzarterienblutung (Herzinfarkt), Sehnerv-Ischämie, Rückenmarksblutung (Lähmungserscheinungen) – scheint es bei Indianern, nach allen Berichten, so gut wie nicht gegeben zu haben. Dennoch kannten sie eine Reihe von wirkungsvollen Behandlungen hiergegen.
Achtung:
Äußerste Vorsicht ist bei innerer Anwendung geboten! Die in Arnica enthaltenen Reizstoffe (Irritantien) können schwere giftige Magen-Darm-Entzündungen, Pulsschlagveränderungen, Nervenschädigungen, schwere Muskelschwäche, Herzgefäß-Kollaps und den Tod verursachen.
Viele Ärzte haben sich gewundert, daß Indianerheiler bei Anwendungen niemals solche Komplikationen hatten. Sie stellten fest, daß selbst schwerste Schmerzzustände besser als bei Morphium gelindert wurden und Patienten sich dabei rascher erholten als bei Morphiumgaben.

Die Verabreichung muß von einem Kenner sehr sorgfältig und ununterbrochen beobachtet werden. Indianerheiler verweilten in der Regel wenigstens eine Woche lang ständig beim Patienten, um seine Reaktionen sorgfältig zu beobachten.

wird, zu senken. Sie meinen, daß Germer-Tinktur-Dosierungen alle guten Eigenschaften des Opiums und Morphiums ohne deren unerwünschte Nebenwirkungen besitzt. Daneben soll es noch hervorragende andere Wirkungen haben, etwa daß es die Leber und Bauchspeicheldrüse anregt und – wahrscheinlich – auch allgemein eine erhebliche Steigerung der körpereigenen Abwehrstoffproduktion *katalythisch* beeinflußt.

Färberhülse (*Baptisia tinctoria* R. Br. – *Wild Indigo*; Familie: *Leguminosae*)
Pflanzenteile: Wurzelrinde und Blätter.
Anwendung: Das «Flower Hospital» in New York machte mit diesem Kraut intensive und ausgedehnte Versuche und fand, daß die Indianer sehr wohl die genauen Wirkungen ihrer Medizinen kannten. *Baptisia* zeigte sich als ausgezeichnetes Mittel, als Regulativ alle gestörten Körperfunktionen wieder auszugleichen und zu normalisieren. Hierzu gehören unter anderem: drohende Fehlgeburt, Apoplexie, Blinddarmentzündung, Gallenbeschwerden, Gehirnerweichung, Krebs, Lungen-Tbc, Diphtherie, Magen-Darm-Entzündungen, Kopfschmerzen, Ruhr, Dünndarmentzündung, Hysterie, Influenza, Mumps, Typhus, Bronchitis, Keuchhusten, Leber- und Nierenentzündung und Epilepsie.
Dosierung: Tinktur 2 bis 20 Tropfen alle 2 bis 4 Stunden.

Achtung:
Schon 4 bis 5 g der Rohblätter (1 bis 2 Teelöffel) können bei einem Kind zum Tod führen! Alle Pflanzenteile enthalten die toxischen Substanzen, wobei die Konzentration in den Samen am höchsten ist. Die unzubereitete und unverdünnte Einnahme des Krauts ist lebensgefährlich!

Stechapfel (*Datura stramonium* L. – *Jimson Weed*; Familie: *Solanaceae*)
Pflanzenteile: Blätter und Samen.
Inhaltsstoffe: Atropin, Hyoscamin und Scopolamin, insgesamt beträgt der Alkaloidgehalt etwa 0,25 bis 0,7 Prozent.
Indianerheiler wendeten Datura verhältnismäßig selten, mit äußerster Vorsicht in der Dosierung und unter ständiger Beobachtung des Patienten (sie schliefen sogar bei ihm!) an.
Anwendung: Indianerheiler wendeten Datura an bei Erkrankungen der Atemwege, speziell bei Asthma, Ruhr, Magen- und Darmbluten, Katalepsie, Delirium tremens, Diaphragmitis (Zwerchfellentzündung), Ekstase, Epilepsie, Hysterie, Meningitis, Keuchhusten, Enuresis (unwillkürliches Harnlassen), Sonnenstich, Stottern, Tetanus und Typhus.
Eine andere indianische Anwendung bezog sich auf die halluzinogene Wirkung des Krauts: Sie rauchten die getrockneten Blätter, um Träume und Visionen hervorzurufen.
Dosierung: Indianer stellten aus getrockneten Blättern und Samen Warmauszüge her, die äußerst vorsichtig tropfenweise verabreicht wurden. Tinkturen wurden von Ärzten und Homöopathen ebenfalls sehr stark verdünnt.
Augenblicklich wird die medizinische Wirkung von Datura ausgiebig in der Sowjetunion getestet.

Wurmsamen (*Chenopodium anthelminticum* A. Gray – *Wormseed*; Familie: *Chenopodiaceae*)
Pflanzenteile: Spitzen und Samen – hiervon das Öl.
Anwendung: Nierenstein- und Blasenstein-Kolik, zerebrale Taubheit

und Schwerhörigkeit, Epilepsie, Ödembildungen, Lähmungen, Asthma, Tonsilitis, Wurmbefall aller Art.
Dosierung: Vom Öl 4 bis 20 Tropfen mit Honig oder Sirup. Als Absud: 1 Teelöffel der pulverisierten Spitzen und Samen auf 1 Tasse kochendes Wasser, 15 Minuten ziehen lassen, täglich 1 Tasse davon.

Arterienverkalkung (Arteriosklerosis)

Diese Beeinträchtigung scheint bei Indianern weitestgehend unbekannt gewesen zu sein. Dennoch scheinen ihre Heiler Symptome der Arteriosklerose bei Weißen recht erfolgreich behandelt zu haben.

Sternmiere (*Stellaria media* Vill. – *Chickweed*; Familie: *Caryophyllaceae*)
Pflanzenteile: Ganzes Kraut.
Wirkung: Das Kraut hat einen besonders hohen Kaliumsalz- und Vitamin C-Gehalt. Es wirkt auf organische Störungen und Beeinträchtigungen krankhafter Art korrigierend und regulierend und wurde von Indianerheilern älteren Weißen, die an arteriosklerotischen Erscheinungen litten, als ständiger «Medizinaltrank» empfohlen.
Dosierung: 31,1 g (1 Unze) des getrockneten und zerkleinerten Krauts auf ¾ l Wasser, dieses bis auf ½ l verkocht. Hiervon alle 4 Stunden 1 Weinglas voll.

Maisseide (*Stigmata maydis* L. – *Corn Silk*; Familie: *Gramineae*)
Anwendung: Ein Tee aus Maisseide mit gleichzeitigen Gaben von Maisöl, wie Indianerheiler ihn anwendeten, hat sich erst jüngst in sowjetischen Forschungen als hochwirksam gegen hohen Blutdruck, Cholesterol und Arteriosklerose erwiesen.

Esche (*Fraxinus excelsior* L. – *Ash Tree*; Familie: *Oleaceae*)
Pflanzenteile: Rinde und Blätter.
Dosierung: 1 Teelöffel getrockneter junger zarter Blätter auf 1 Tasse kochendes Wasser, 30 Minuten ziehen lassen, 2 bis 4 Tassen davon täglich.

Arthritis (Gelenkentzündung)

Kreosotbusch (*Larrea divaricata* Cov. – *Chaparral*; Familie: *Zygophyllaceae*)
Pflanzenteile: Blätter und Stengel.
Indianische Anwendungen: Arthritis, Akne, chronische Rückenschmerzen, Haarausfall, Kurzsichtigkeit, Nierenentzündung, Leukämie, Prostatitis, Prostata-, Haut-, Magen-, Lungenkrebs, Bronchitis und Lungenentzündung.
Dosierung: 1 Eßlöffel der zerkleinerten Blätter und Stengel in ½ l-Glas (mit Schraubdeckel), Glas mit kochendem Wasser füllen, den Deckel sofort fest schließen. Über Nacht ziehen lassen. Nicht künstlich kühlen! Nicht bewegen! Ab nächsten Morgen ⅛ l vor jeder Mahlzeit.
In den USA gibt es Tabletten verschiedener Konzentration. Täglich 1 Tablette vor den Mahlzeiten und 1 Tablette vor dem Schlafengehen. Insgesamt soll die Tagesdosis nicht mehr als 200 bis 250 mg betragen.

Kastanie (*Castanea dentata* Borkh. – *Chestnut*; Familie: *Fagaceae*)
Pflanzenteile: Blätter und innere Rinde.
Dosierung: 31,1 g (1 Unze) auf ½ l kochendes Wasser, 15 Minuten ziehen lassen. Dreimal täglich 1 kleine Tasse davon. Flüssigextrakt: dreimal täglich 10 Tropfen.

Beinwell (*Symphytum officinale* L. – *Comfrey*; Familie: *Borraginaceae*)
Pflanzenteile: Wurzel und Blätter.
Dosierung: 1 Teelöffel der pulverisierten Pflanze auf 1 Tasse kochendes Wasser, 30 Minuten ziehen lassen, viermal ¼ davon täglich. Tinktur: 5 bis 20 Tropfen viermal täglich.

Kermesbeere (*Phytolacca americana* L. – *Poke Root*; Familie: *Phytolaccaceae*)
Dosierung: 1 Teelöffel von Wurzel, Blättern oder Beeren granuliert auf ½ l kochendes Wasser, 10 Minuten ziehen lassen. Mehrmals täglich einen Mundvoll davon. Vom Beerensaft 1 Teelöffel voll dreimal täglich. Tinktur: 2 bis 5 Tropfen, öfters je nach Symptomen.

Asthma

Chronisches Asthma trat bei Indianern so gut wie nie auf. Dagegen war asthmatische Atemnot im Gefolge von Erkrankungen der Atemwege für sie ein bekanntes Symptom, das aber die Heiler, nach vielen Bekundungen weißer Ärzte, rasch unter Kontrolle bekamen. Viele ihrer Pflanzenzubereitungen erwiesen sich auch als wirkungsvoll in der Behandlung von chronischem Asthma und Bronchialasthma. Die Indianerheiler bevorzugten, wenn sie solche Behandlungen – vor allem an Weißen – vornahmen, die Inhalationsmethoden in Schwitzzelt und Schwitzhütte. Dabei wurden die entsprechenden Kräuter entweder auf heißen Steinen allmählich verdampft oder Absude und Auszüge solcher Pflanzen als heißer Dampf eingeatmet. Die – je nach Krankheitsbild – entsprechend oft wiederholten Behandlungen sollen im allgemeinen zu frappanten Besserungen und auch zu dauerhaften Heilungen geführt haben.
Die von Indianern als medizinisch wirksam erkannten und verwendeten Pflanzenzubereitungen sind so zahlreich, daß ein umfangreiches Buch darüber zusammengestellt werden könnte. Bei allen diesen Therapien spielen (im Gegensatz zu vielen synthetischen Medikamenten!) unerwünschte Nebenwirkungen so gut wie keine Rolle. Es kann hier nur eine sehr beschränkte und willkürlich getroffene Auswahl kurz dargestellt werden.

Odermennig (*Agrimonia eupatoria* L. – *Agrimony, Cockleburr*; Familie: *Rosaceae*)
Dosierung: 31,1 g (1 Unze) des ganzen Krauts auf 600 ccm warmes Wasser, das Ganze auf 500 ccm einkochen. Hiervon alle 4 Stunden ½ Teetasse voll.

Sauerdorn / Berberitze (*Berberis canadensis* Mill., *B. fendleri* A. Gray – *Barberry*; Familie: *Berberidaceae*)
Dosierung: 15,6 g (½ Unze) der zerquetschten Beeren auf ½ l kochendes Wasser, 10 Minuten ziehen lassen, 2 bis 3 Tassen täglich.

Terpentinpistazie (*Pistacia Terebinthus* Mill. – *Balsam Fir*; Familie: *Anacardiaceae*)
Pflanzenteile: Rinde und Zweige.
Dosierung: Eine Mischung aus dem Öl der Rinde und Zweige 1 Unze (31,1 g), Glyzerin 125 g und Honig 125 g – davon viermal 1 Teelöffel täglich.

Bittersüß (*Solanum dulcamara* L. – *Bitter Sweet*; Familie: *Solanaceae*)
Pflanzenteile: Wurzel- und Zweigrinde.
Dosierung: 1 Teelöffel der pulverisierten Rinde auf ½ l Wasser, 30 Minuten ziehen lassen, davon 1 Teelöffel in 1 Tasse heißes Wasser. Tinktur: 10 bis 20 Tropfen in Wasser, drei- bis viermal täglich.

Silberkerze (*Cimifuga racemosa* Nutt. – *Black Cohosh*; Familie: *Ranunculaceae*)
Dosierung: 1 Teelöffel der pulverisierten Wurzel auf 1 Tasse kochendes Wasser, dreimal täglich 1 Tasse. Tinktur: 15 bis 30 Tropfen auf 1 Tasse Wasser.

Hundsgift (*Apocynum cannabinum* L. – *Black Indian Hemp*; Familie: *Apocynaceae*)
Dosierung: 1 Teelöffel der Wurzel auf ½ l kochendes Wasser. Davon drei- bis achtmal täglich 1 Teelöffel voll. Tinktur: 2 bis 5 Tropfen viermal täglich.

Blutwurz (*Sanguinaria canadensis* L. – *Blood Root*; Familie: *Papaveraceae*)
Dosierung: 1 gestrichener Teelöffel der granulierten Wurzel in ½ l

kochendes Wasser, 30 Minuten ziehen lassen. Davon 1 Teelöffel voll drei- bis sechsmal täglich. Tinktur: 20 bis 60 Tropfen.

Paprika (*Capsicum minimum* Roxb. – *Cayenne Pepper*; Familie: *Solanaceae*)
Pflanzenteil: Früchte.
Dosierung: Tinktur, 20 Tropfen.

Huflattich (*Tussilago farfara* L. – *Coltsfoot*; Familie: *Compositae*)
Pflanzenteile: Blätter.
Dosierung: 1 Teelöffel auf 1 Tasse kochendes Wasser, 30 Minuten ziehen lassen. 1 Tasse auf 3 tägliche Portionen verteilt. Tinktur: dreimal täglich 1 Teelöffel voll

Beinwell (*Symphytum officinale* L. – *Comfrey*; Familie: *Borraginaceae*)
Pflanzenteile: Wurzel und Blätter.
Dosierung: 1 Teelöffel voll frischer oder pulverisierter Pflanzenteile auf 1 Tasse kochendes Wasser, 30 Minuten ziehen lassen, 1 Tasse in 4 Portionen täglich. Tinktur: 5 bis 20 Tropfen viermal täglich.

Holunder (*Sambucus canadensis* L. – *Elderberry*
Pflanzenteile: Wurzeln, innere Rinde, Blätter, Beeren und Blüten.
Dosierung: Tinktur aus frischen Blättern und Blüten, täglich fünfmal 20 Tropfen in Wasser.

Eukalyptus (*Eucalyptus globulus* Labill. – *Blue Gum Tree*; Familie: *Myrtaceae*)
Handelsform: Eukalyptus-Öl.
Dosierung: täglich dreimal 15 bis 30 Tropfen.

Nachtkerze/Schinkenkraut (*Oenothera biennis* L. – *Evening Primrose*; Familie: *Onagraceae*)
Pflanzenteile: Blätter, Rinde.
Dosierung: ½ bis 1 Teelöffel Flüssigextrakt alle 4 bis 6 Stunden. Tinktur: 5 bis 40 Tropfen, drei- bis viermal täglich.

Orangenwurzel (*Hydrastis canadensis* L. – *Golden Seal*; Familie: *Ranunculaceae*)
Dosierung: 1 Teelöffel pulverisierte Wurzel auf ½ l kochendes Wasser, kalt werden lassen, 1 bis 2 Teelöffel drei- bis sechsmal täglich. Tinktur: 1 bis 2 Teelöffel.

Grindelia (*Grindelia squarrosa* Pursh. – *Gum Plant*; Familie: *Compositae*)
Pflanzenteile: getrocknete Blätter und blühende Spitzen.
Dosierung: 1 Teelöffel Blätter und Spitzen granuliert auf 1 Tasse kochendes Wasser. Kalt 1 Tasse täglich in 3 bis 4 Portionen. Tinktur: 5 bis 30 Tropfen.

Germer (*Veratrum viride* Ait. – *American Hellebore*; Familie: *Liliaceae*)
Pflanzenteil: Wurzelstock.
Dosierung: Tinktur, alle 3 Stunden 8 Tropfen.

Bilsenkraut (*Hyoscyamus niger* L. – *Henbane, Devil's Eye*; Familie: *Solanaceae*)
Inhaltsstoffe: Die wichtigsten Wirkstoffe sind die Alkaloide Hyoscyamin und Scopolamin (insgesamt etwa 0,05 bis 0,15 Prozent). Die junge Pflanze enthält mehr Scopolamin, alte Pflanzen mehr Hyoscyamin. Eine mittelalte Pflanze enthält ¾ Hyoscyamin.
Wirkung: Die Wirkung ist ähnlich wie bei Belladonna, also parasympatholytisch. Indianerheiler sind der Meinung, daß es in vorsichtig geringer Dosierung nicht toxisch, sondern sehr positive, vor allem hervorragende antispasmodische Effekte bei Keuchhusten und Asthma hat. Es steht gleichzeitig in dem Ruf, ein besseres Schmerzlinderungsmittel zu sein als Opium, weil es keine Verstopfung verursacht. Allerdings können schon 1 bis 2 mg (das entspricht etwa 20 g Rohstoff) Pupillenerweiterung, Pulsbeschleunigung, Mundtrockenheit, Harnverhalten, Halluzinationen, peristaltische Symptome und Delirium verursachen!
Pflanzenteile: Blätter und Samen.
Dosierung: Tinktur der frischen Pflanzenteile nur nach ärztlicher Anweisung!

Indianerheiler empfahlen starken Rauchern mit Bronchial-Asthma, die sich durch unwiderstehlichen Rauchzwang immer wieder in Gefahr brachten, eine «Tabak»-Zubereitung aus Blättern von Bilsenkraut, Stechapfel und Salbei zu verwenden. 1962 wurde diese «Spezialmischung für Asthmatiker» von der Saratow-Universität in der UdSSR untersucht und für geeignet befunden.

Andorn (*Marrubium vulgare* L. – *Horehound*; Familie: *Labiatae*)
Pflanzenteile: Das ganze Kraut, Blätter, Blüten und das ätherische Auszugsöl.
Dosierung: 1 Eßlöffel des zerkleinerten Krauts auf ½l kochendes Wasser, 20 Minuten ziehen lassen. 3 bis 6 Tassen täglich. Tinktur: 20 bis 30 Tropfen alle 2 bis 3 Stunden.

Ysop (*Hyssopus officinalis* L. – Hyssop; Familie: *Labiatae*)
Pflanzenteile: Spitzen und Blätter.
Dosierung: 1 Unze (31,1 g) auf ½l heißes Wasser, 15 Minuten ziehen lassen. Das Ganze in kleinen Tassendosierungen auf 1 Tag verteilt.

Porst (*Ledum latifolium* Jacq. – *Labrador Tea*; Familie: *Ericadeae*)
Pflanzenteil: Blätter.
Dosierung: 1 Teelöffel zerkleinerte getrocknete Blätter auf 1 Tasse kochendes Wasser, drei- bis viermal täglich. Tinktur aus kleinen Zweigen und Blättern, geerntet bei Beginn der Blütezeit; sonst Tinktur aus der ganzen frischen Pflanze.

Rittersporn (*Delphinium consolida* L. – *Larkspur*; Familie: *Ranunculaceae*)
Pflanzenteile: Wurzel und Samen.
Dosierung: Tinktur: 1 Unze (31,1 g) der Samen auf 1 l Alkohol. Hiervon 10 Tropfen dreimal täglich. Absud: 20 g auf 4 Tassen kochendes Wasser. Davon 1 bis 2 Tassen in Mundvollschlucken über den Tag verteilt.

Achtung:
Die Hauptwirkstoffe der Samen sind die Alkaloide Delphinin, Delphisin und Delphinoidin sowie Spuren von Staphisagroin und Staphisagrin. Indianerheiler warnen vor Anwendung durch Nichtfachleute. Diese Alkaloide können äußerst toxische Symptome hervorrufen. In sehr vorsichtiger Dosierung sollen aber bei spasmischen schweren Asthmaanfällen sehr gute Erfolge erzielt worden sein.

Lobelie (*Lobelia inflata* L. – *Indian Tobacco*; Familie: *Lobeliaceae*)
Pflanzenteile: Stengel und Blätter.
Inhaltsstoffe: Lobelin, Lobelidin, Lobelanin, Nor-Lobelanin, Lobelanidin, Nor-Lobelanidin, Lobinin und Iso-Lobenin. Der Alkaloidgehalt beträgt insgesamt 0,13 bis 0,63 Prozent, und die Hälfte davon ist Lo-

belin. Die Lobelie enthält etwa 14 verschiedene Arten von Piperidin-Alkaloiden.
Anwendung: Unter ärztlicher Aufsicht ist Lobilia bei sehr vielen schweren Krankheitserscheinungen von Wert, so etwa bei Angina pectoris, Asthma, Ruhr, Emphysemen, Heuschnupfenasthma, Kreislauferkrankungen. Indianerheiler wendeten es sehr selten, dann aber mit großem Erfolg an.

Achtung:
Lobelia ist ein starkes Gift und sollte nicht in Selbstmedikationen genommen werden, sondern nur unter strengster ärztlicher Aufsicht. Schon 1 ml Lobelia-Tinktur hat bei manchen Menschen alamierende Vergiftungserscheinungen hervorgerufen, so daß selbst vor therapeutischen Dosen gewarnt werden muß.

Lungenkraut (*Pulmonaria officinalis* L. – *Lungwort*; Familie: *Pulmonaceae*)
Pflanzenteile: Blätter.
Dosierung: 2 Unzen (62,2 g) auf ½ l kochendes Wasser. Hiervon in regelmäßigen Abständen von 3 bis 4 Stunden 1 Tasse voll.

Frauenhaarfarn (*Adiantum capillus-veneris* L. – *Maidenhair*; Familie: *Filices*)
Dosierung: 1–2 Unzen (etwa 30 bis 60 g) des ganzen Krauts auf ½ l kochendes Wasser. Dieses in regelmäßigen Abständen von 3 bis 4 Stunden über den Tag verteilt trinken.

Seidenpflanze (*Asclepias syriaca* L. – *Milkweed*; Familie: Asclepiadaceae)
Pflanzenteil: Wurzel.
Dosierung: 125 g der Wurzel zerquetschen, in 3 l Wasser kochen und auf 1 l (oder etwas weniger) einkochen lassen. Tagesdosis: ½ Teetasse dreimal täglich. Tinktur: 1 bis 2 Teelöffel dreimal täglich.

Seidenpflanze (*Asclepias tuberosa* L. – *Pleurisy Root*; Familie: *Asclepiadaceae*)
Dosierung: 1 Teelöffel zerkleinerte Wurzel auf 1 Tasse kochendes Wasser, 30 Minuten ziehen lassen. Drei- bis viermal täglich. Tinktur: 4 bis 40 Tropfen alle 3 Stunden.

Kreuzblume (*Polygala senega* L. – *Senega*; Familie: *Polygalaceae*)
Dosierung: 1 Teelöffel zerkleinerte Wurzel auf 1 Tasse kochendes Wasser. Tinktur: 15 bis 20 Tropfen.

Stinkkohl (*Symplocarpus foetidus* Nutt. – *Skunk Cabbage*; Familie: *Araceae*)
Pflanzenteil: Getrocknete Wurzel.
Dosierung: 1 Teelöffel auf 1 Tasse kochendes Wasser, 30 Minuten ziehen lassen. Davon täglich 1 Eßlöffel voll. Tinktur: 3 bis 15 Tropfen.

Trauben-Aralie (*Aralia racemosa* L. – *Indian Spikenard*; Familie: *Araliaceae*)
Pflanzenteile: Wurzelstock und Wurzel.
Dosierung: 15 g (½ Unze) auf ½ l kochendes Wasser in Weinglas-Dosen über den Tag verteilt. Tinktur: 1 bis 2 Teelöffel.

Sonnentau (*Drosera rotundifolia* L. – *Sundew*; Familie: *Droseraceae*)
Pflanzenteile: Ganzes Kraut.
Dosierung: 1 Teelöffel zerkleinertes Kraut auf ½ l kochendes Wasser. Mehrmals täglich einen Mundvoll davon. Tinktur: 3 bis 6 Tropfen in Wasser.

Amberbaum (*Liquidambar styraciflua* L. – *Sweet Gum*; Familie: *Hamamelidaceae*)
Pflanzenteile: Rinde und fester Saft.
Dosierung: 1 Teelöffel der granulierten Rinde auf 1 Tasse kochendes Wasser, täglich 1 bis 2 Tassen schluckweise in regelmäßigen Abständen.

Lederstrauch (*Ptelea trifoliata* L. – Wafer Ash; Familie: *Rutaceae*)
Dosierung: 1 Teelöffel zerkleinerte Wurzelrinde auf 1 Tasse kochendes Wasser. Täglich 1 Tasse davon in Mundvolldosen. Tinktur: 1 bis 2 Teelöffel voll. Pulver: 0,6 bis 2 g (10 bis 30 Grains).

Bauchspeicheldrüse

Es gibt keinerlei Hinweis aus historischer Zeit darauf, daß Indianer je an Erkrankungen der Bauchspeicheldrüse oder gar an *Diabetes* gelitten haben. Aber unter den späteren Reservationsstämmen gab es durchaus Fälle von einfacher und chronischer Bauchspeicheldrüsen-Entzündung (Pankreatitis). Indianerheiler scheinen sich jedoch schon verhältnismäßig früh (etwa um 1700) auf «Schwächen der Verdauungsorgane» bei ihren weißen Freunden eingestellt zu haben. Es sind verhältnismäßig wenige Mittel, die sie anwendeten, aber diese sollen gute Heilungseffekte erzielt haben.

Vorbeugung gegen Pankreatitis

Meerrettich (*Armoracia rusticana* Gärtn., in den USA: *Cochlearia armoracia* Lam. – *Horse Radish*; Familie: *Cruciferae*)
Pflanzenteile: Wurzel und Wurzelsaft.
Dosierung: Die Wurzel ist sehr reich an Vitamin C. Indianerheiler preßten die Wurzel aus und verordneten den frischen Saft in einer Tagesdosis von 1 Tasse, die in Viertelmengen tagsüber getrunken wurde. Die Irokesen und Cherokees bereiteten folgende Medizin zu: 35 g frische geschnipselte Wurzel, 15 g zerquetschte Senfsamenkörner, das Ganze vermischt und mit ½ l kochendem Wasser in einem bedeckten Topf 4 Stunden lang angesetzt und danach gesiebt. Von diesem Auszug 3 bis 4 Eßlöffel täglich.
Englische Ärzte wandelten diese Rezeptur in folgende Dosierung um: 1 Teelöffel zerhackte Wurzel auf 1 Tasse kochendes Wasser, zwei- bis dreimal täglich. Tinktur: 1 bis 2 Teelöffel täglich.

Leichte Pankreatitis

Bärentraube (*Arctostaphylos uva-ursi* Spreng. – *Bearberry*; Familie: *Ericaceae*)
Pflanzenteile: Blätter.
Dosierung: 1 gehäuften Teelöffel voll auf ½ l kochendes Wasser, 30 Minuten ziehen lassen, das Ganze in vier Dosen täglich. Brandy-Auszug: Blätter mit Brandy (40 Prozent) bedecken und 1 bis 2 Wochen zugedeckt ausziehen lassen. Hiernach 1 Teelöffel eingeweichte Blätter auf 1 Tasse kochendes Wasser, davon 2 bis 3 Tassen täglich. Tinktur: dreimal täglich eine Mischung aus 2 bis 15 Tropen **Pappeltinktur** (*Populus tremuloides* Michx. – *Quaking Aspen*) und 10 bis 20 Tropfen Bärentraubentinktur.
Bei leichtem Diabetes: Tinktur-Mischung aus 10 bis 20 Tropfen Bärentraubentinktur und 20 bis 40 Tropfen **Heidelbeertinktur** (*Vaccinum myrtillus* L. – *Blueberry*) drei- bis fünfmal täglich.

Teufelskeule (*Fatsia horrida – Devil's Club*; Familie: *Araliaceae* – auch: *Echinopanax horridum*, Smith; *Oplopanax horridus* Mig.)
Pflanzenteil: Wurzelrinde.
Dosierung: Ein Thompson-Indianerheiler gab an: 1 Teelöffel zerkleinerte Wurzel auf 1 Tasse kochendes Wasser, zwei- bis dreimal täglich.

Möhrenblüten (*Daucus carota* L. – *Wild Carrot*; Familie: *Umbelliferae*)
Die Mohegans setzten die vollen Blüten in warmem Wasser an und tranken den lauwarmen Tee. Amerikanische Ärzte haben nie einen Fall von Diabetes bei ihnen festgestellt. Trapper und Mountain-Men, die an dieser Krankheit litten, schworen auf diesen Tee und führten die getrockneten weißen Blüten ständig in Beuteln bei sich. Sie behaupteten übereinstimmend, daß regelmäßige Warmteezubereitungen sie vollkommen von der Krankheit geheilt hätten und gesund erhielten.

Sumach (*Rhus species, R. aromatica* Ait., *R. glabra* L., *R. trilobata* Nutt., *R. typhina* L. – Sumac; Familie: *Anacardiaceae*)
Frederick Banting, der Entdecker des Insulins, der der indianischen Heilkunde zahlreiche Anregungen verdankte, erfuhr eines Tages, daß Indianerheiler mit Zubereitungen aus Sumach-Blättern sehr erfolgreich Diabetes behandelten. Hierauf forschte er nach, studierte den Verlauf einiger Fälle und begann danach sogleich mit einigen Zentnern der Sumachblätter zu experimentieren, um hinter das Geheimnis der Heilwirkung zu kommen. Er wußte, daß die Heilwirksamkeit der Rinde und Beeren gesichert war bei zahlreichen Beschwerden, wie etwa Malaria, Fieberzuständen, Darmblutungen, Verdauungsstörungen, Durchfall, Verstopfung oder Gastritis, doch Heilmittel aus den Sumach-Blättern waren bei Indianern sehr selten. Es ist Banting nicht gelungen, das Geheimnis zu ergründen.
Eine andere indianische Zubereitung zur Behandlung von Diabetes bestand zu gleichen Teilen aus Sumach- und Heidelbeeren:
Dosierung: 1 Eßlöffel luftgetrocknete zerkleinerte Beeren auf 1 Tasse kochendes Wasser, 30 Minuten ziehen lassen. Täglich davon 2 bis 4 Tassen. Tinktur: 10 bis 20 Tropfen dreimal täglich.

Hundsgift (*Apocynum androsaemifolium* L. – *Bitter Root, Dog's Bane*; Familie: *Apocynareae*)
Pflanzenteil: Wurzel.
Dosierung: Indianerheiler verabreichten es ungern, äußerst vorsichtig und nur in sehr dringenden Fällen.

Storchschnabel (*Geranium maculatum* L. – *Cranesbill*; Familie: *Geraniaceae*)
Pflanzenteil: Getrocknete Wurzel.
Dosierung: Mischung aus Storchschnabelwurzel und der Wurzel der **Mehligen Aletris** (*Aletris farinosa* L. – *Unicorn Root*). 1 Teelöffel voll auf 1 Tasse kochendes Wasser, zwei- bis dreimal täglich.

Schwarzer Indianerhanf (*Apocynum cannabinum* L. – *Black Indian Hemp*; Familie: *Apocynaceae*)
Inhaltsstoffe: Apocynein, Apocynin, Cymarin (das Aglycon des Gly-

Diabetes

Erst um 1935 stießen Wissenschaftler auf ein pflanzliches Indianerheilmittel gegen Zuckerkrankheit, das einige unerwünschte Nebenwirkungen des Insulins nicht besaß und das von Indianern British Columbias auch als wirkungsvolles Mittel zur Vorbeugung gegen akute Diabetes verwendet wurde und die Patienten frei von allen Beschwerden hielt.

Blutdruck

Zu niedriger Blutdruck (Hypotonie)

kosids Apocynamarin), der Bitterstoff Cynotoxin und ätherisches Öl. Das Cymarin ist der eigentliche kardioaktive Wirkstoff: 0,1 g der Wurzel enthält die Potenz von 2 USP-Digitalis-Einheiten. Mittlere Dosierung senkt die Pulsschlagrate und erhöht die Kontraktionsstärke des Herzmuskelgewebes, wie Digitalis. Indianerheiler scheinen diese Effekte sehr genau gekannt zu haben und wußten sie in entsprechend individuell bemessenen Kleinstdosierungen anzuwenden.
Pflanzenteil: Wurzel.
Dosierung: 1 Teelöffel zerkleinerte Wurzel auf ½ l kochendes Wasser. Hiervon täglich drei- bis achtmal 1 Eßlöffel voll.

Helmkraut (*Scutellaria lateriflora* L. – *Skull Cap*; Familie: *Labiatae*)
Bei Herzschwäche und zu niedrigem Blutdruck empfehlen Indianerheiler, folgende Mischung anzuwenden:
Helmkrauttinktur: 3 bis 15 Tropfen, Orangenwurzeltinktur (*Hydrastis canadensis* L. – *Golden Seal*): 7 bis 10 Tropfen, Cheyenne-Pfeffer-Tinktur (*Capsicum*): 2 bis 4 Tropfen, in warmem Wasser, so oft wie nötig.

Erdbeerblätter (*Fragaria vesca* L. – *Forest Strawberry*; Familie: *Rosaceae*)
Pflanzenteile: Blätter.
Dosierung: 1 Teelöffel zerkleinerte getrocknete Blätter auf 1 Tasse kochendes Wasser, 15 Minuten ziehen lassen. 4 bis 5 Tassen täglich.

Bluthochdruck (Hypertonie)

Germer (*Veratrum viride* Ait. – *American Hellebore, Indian Poke*; Familie: *Liliaceae*)
Anwendung: Indianerheiler wendeten es insbesondere bei Lungenentzündung an, um den Blutdruck zu senken und die Muskulatur zu entspannen. Sie achteten aber sehr streng darauf, es *nur im Anfangsstadium* zu verabreichen.
Pflanzenteil: Wurzelstock.
Dosierung: Tinktur: 250 bis 500 g getrocknete Wurzel in Verdünnung von 83,5prozentigem Alkohol, zwei Wochen lang stehen lassen, auspressen und filtern. Hiervon 8 Tropfen und dann alle 3 Stunden 8 + 1 bis 2 Tropfen mit einer weiteren Erhöhung um 1 bis 2 Tropfen alle 3 Stunden etc., bis der Puls auf 65 bis 70 zurückgegangen und der Blutdruck normalisiert ist. Keine Dosis über 15 Tropfen!

Sarsaparilla (*Aralia nudicaulis* L. – *Wild Sarsaparilla*; Familie: *Araliaceae*)
Die Sarsaparilla-Pflanze war wohl eines der meistverwendeten Allheilmittel bei den Indianervölkern der Atlantikküste und der angrenzenden Waldgebiete. Die Wurzeln der verschiedensten Arten wurden sorgsam aufbewahrt. Aber auch die Trockenbeeren wurden zu vielen medizinischen Zwecken verwendet. Allgemein gab man den normalen Getränketees stets ein bißchen Sarsaparilla bei. Indianerheiler behaupteten, daß sich auf diese Weise viele Erkrankungen vollkommen vermeiden ließen. Die Wirkung wird von Medizinern als alternativ, diuretisch, demulzent, stimulierend, tonisierend, antiseptisch, antibakteriell und antiskorbutisch geschildert.
Pflanzenteile: Wurzel, seltener die Beeren.

Dosierung: 1 Unze (31,1 g) auf ½ l kochendes Wasser, dreimal täglich ein Weinglas voll. Tinktur: 20 bis 40 Tropfen viermal täglich.

Palmettopalme (*Sabal palmetto* Schult. und *S. adamsoniiminor* Pers. – *Saw Palmetto, Dwarf Palmetto*; Familie: *Palmae*)
Pflanzenteile: Beeren und der Saft zerquetschter Wurzeln.
Dosierung: Die zerquetschten Wurzeln: 1 Eßlöffel voll auf ½ l kochendes Wasser, 20 Minuten ziehen lassen. Davon 1 Tasse in 4 Portionen täglich. Die Beeren: 1 Teelöffel voll auf 1 Tasse kochendes Wasser täglich. Tinktur der Beeren: 1 Teelöffel voll.

Amerikanisches Tausendgüldenkraut (*Sabatia angularis* L. – *Centaury*; Familie: *Gentianaceae*)
Pflanzenteile: Das ganze Kraut.
Dosierung: 1 Teelöffel getrocknetes Kraut auf 1 Tasse kochendes Wasser, entbittert durch Anis, Kardamom, Pfefferminze oder Fenchel.

Maisseide (*Stigmata maydis* L. – *Corn Silk*; Familie: *Gramineae*)
Eine Mischung aus Maisseidentinktur: 15 bis 30 Tropfen und Kleiner Odermennig-Tinktur (*Agrimonia eupatoria* L. – Agrimony): 10 bis 30 Tropfen in Wasser zwischen den Mahlzeiten und vor dem Schlafengehen. Tee: 1 Eßlöffel zerkleinerte getrocknete Maisseide auf 1 Tasse kochendes Wasser. Je nach Bedarf alle 4 bis 5 Stunden.

Ysop (*Hyssopus officinalis* L. – *Hyssop*; Familie: *Labiatae*)
Pflanzenteile: Spitzen und Blätter.
Dosierung: 1 Unze (31,1 g) auf ½ l heißes Wasser, 15 Minuten ziehen lassen. Drei- bis viermal täglich ein Weinglas voll je nach Bedarf.

Kreuzkraut (*Senecio aureus* L. – *Life Root*; Familie: *Compositae*)
Pflanzenteile: Wurzel und ganzes Kraut.
Dosierung: Tinktur 10 bis 20 Tropfen in Wasser drei- bis viermal täglich.

Magnolie (*Magnolia virginiana* L., *M. glauca* L., *M. acuminata* L. und *M. tripetala* L. – *Magnolia, White Bay*; Familie: *Magnoliaceae*)
Pflanzenteile: Wurzel und Stammrinde.
Dosierung: Pulver 1 bis 1,5 Teelöffel voll vier- bis fünfmal täglich. Tee: 1 Teelöffel Pulver auf 1 Tasse kochendes Wasser vier- bis fünfmal täglich. Tinktur: 10 bis 30 Tropfen drei- bis viermal täglich.

Herzgespann (*Leonurus cardiaca* L. – *Motherwort*; Familie: *Labiatae*)
Pflanzenteile: Spitzen und Blätter.
Dosierung: 30 bis 40 Tropfen des frischen Pflanzensafts nach Bedarf.

Bronchitis

Bergamot (*Monarda bradburiana* Becker, auch: *M. fistulosa* Hort. – *Wild Bergamot*; Familie: *Labiatae*)
Die Flambeau-Indianer kochten das ganze Kraut und schöpften das Bergamot-Öl ab oder inhalierten das ätherische Öl Tymol und sollen hiermit frappante Heileffekte erzielt haben. Das sogenannte «Monarda-Öl» enthält zu 60 Prozent Tymol und geringere Mengen Cyemen, d-Limonen, Carvacrol, Linalol und Hydrothymochinon. Es

wirkt stark desinfizierend und keimtötend (antibiotisch). Bei der Inhalation werden die Bronchien erweitert und von Schleim gelöst. Etwa 50 Prozent des Öls werden über Nieren und Urin ausgeschieden, weshalb es von anderen Indianervölkern (Menominee, Meskwaki und Koasati) auch als Harn-Antiseptikum angewendet wurde.
Ein ähnlich hoher Gehalt an Monarda-Öl wurde von anderen Indianerheilern auch aus der **Pferdeminze** (*Monarda punctata* L. –*Horsemint*) gewonnen. Sie wendeten das Öl bei Bronchitis (Inhalation heißer Kochdämpfe) und bei Harnweginfektionen an (Öl in warmem Wasser).

Mottenkraut (*Verbascum blattaria* Harv. und *V. thapsus* L. – *Mullein*; Familie: *Scrophulariaceae*)
Pflanzenteile: Blätter und Blüten (selten auch Wurzel).
Dosierung: 1 Teelöffel zerkleinerte Trockensubstanz auf 1 Tasse kochendes Wasser. Tinktur: 15 bis 40 Tropfen in warmem Wasser alle 2 bis 4 Stunden.

Kreosotbusch (*Larrea divaricata* Cov. – *Creosote Bush, Chaparral*; Familie: *Zygophyllaceae*)
Pflanzenteile: Blätter.
Dosierung: 1 Eßlöffel Blätter mit ½l kochendem Wasser übergießen, verschlossen über Nacht ziehen lassen. Jeweils ¼ davon vor den Mahlzeiten und dem Schlafengehen.

Balsampappel (*Populus tacamahaca* – *Balsam Poplar*; Familie: *Salicaceae*)
Die Pillager-Ojibwas sammelten die Blätterknospen (die einen sehr stark balsamisch duftenden Harzstoff enthalten), zerquetschten sie zu Brei und mischten sie mit Bärenfett zu einer Salbe, die sie in die Nase einführten. Unter der Körperwärme – manchmal unterstützt durch gleichzeitiges Inhalieren der Dämpfe eines Kochwasserabsuds aus dem Blätterknospenbrei – gelangten die ätherischen Öle dieser Harzstoffe in die Atemwege, wo sie stark antibakteriell, erweiternd und schleimlösend wirkten. Auf diese Weise sollen von Indianerheilern sogar Fälle (bei Weißen) von hartnäckiger chronischer Bronchitis geheilt worden sein (Propolis-Heileffekt). Balsampappelknospen waren von 1916 bis 1965 in der NF aufgeführt. Erst jüngst entdeckte man Wirkungen, die Indianerheiler seit Jahrhunderten kennen.

Seidenpflanze (*Asclepias tuberosa* L. – *Pleurisy Root, Butterfly Weed*; Familie: *Asclepiadaceae*)
Unter sämtlichen Indianervölkern galt dieses Kraut als eines der wirkungsvollsten Allheilmittel, die die Wildnis zu bieten hatte, vor allem bei Bronchitis, chronischer Bronchitis und Lungenentzündung, aber auch als Wundmedizin, gegen Verdauungsstörungen, Typhus, Syphilis, Katarrhe und Kreislaufbeschwerden. Frühe amerikanische Mediziner haben die Wirkung als subtonisierend, diaphoretisch, alterativ, expektorant, diuretisch, laxativ, escharotisch, carminativ, antispasmodisch, antipleuritisch, stomachisch, adstringierend, antirheumatisch, antisyphilitisch beschrieben.

Pflanzenteile: Wurzel.
Dosierung: 1 Teelöffel Pulver auf 1 Tasse kochendes Wasser, 30 Minuten ziehen lassen, alle 3 bis 4 Stunden eine Tasse voll. Tinktur: 4 bis 40 Tropfen alle 3 Stunden.

Beifuß (*Artemisia campestris* L., *A. frigida* Willd., und *A. ludoviciana* Nutt. – *Wormwood, Mugwort, Felon Herb*; Familie: *Compositae*)
Pflanzenteile: Blätter.
Anwendung: Indianerheiler wendeten Teeabsude gegen Erkältungen, Koliken, Bronchitis, Rheumatismus und Fieberzustände an.
Dosierung: 1 Teelöffel voll auf 1 Tasse kochendes Wasser, 20 Minuten ziehen lassen. Tassenweise nach Bedarf.

Gummikraut (*Grindelia robusta* Nutt. – *Gum Plant, Gumweed, Grindelia, Tarweed, Sticky Heads*; Familie: *Compositae*)
Pflanzenteile: Blühende Spitzen und getrocknete Blätter.
Anwendung: Die Wirkungen, die Indianerheiler erzielten, wurden von zeitgenössischen Medizinern und Biologen als sedativierend, antispasmodisch, expektorant, diuretisch und antiallergisch beschrieben. Die Indianer verabreichten sie gegen Bronchitis, hartnäckige Geschwüre, Hautekzeme, Syphilis, Koliken, Erkältungen, Tuberkulose und Lungenentzündung, vor allem aber als Gegengift gegen die Wirkung des **Giftsumach** (*Rhus toxicodendron,* auch *R. radicans – Poison Ivy*), dessen toxische Stoffe (Toxicodendrol) bereits bei leichter Berührung Vergiftungen und gefährliche Hauterkrankungen hervorrufen (besonders bei Weißen!). Die zeitgenössische Schulmedizin besaß gegen diese Symptome keinerlei Linderungs- oder Heilmittel.
Indianerheiler warnen vor der Anwendung gegen Asthma, bei dem das Herz stark beteiligt ist (Herzasthma), weil Gummikraut die Herztätigkeit herabsetzt!
Dosierung: 1 Teelöffel granulierte Substanz auf 1 Tasse kochendes Wasser, davon während des Tages 1 Tasse schluckweise in regelmäßigen Abständen. Tinktur: 5 bis 30 Tropfen je nach Bedarf.

Zahnwehholz (*Zanthoxylum fraxineum* Willd., auch: *Z. americanum auct. non* Mill. – *Prickly Ash*; Familie: *Rutaceae*) – deutsch auch: **Herkuleskeule** (*Fagara clava-herculis* L. Small. – *Hercules Club*)
Die Meskwakis und Menominees und Ojibwas wendeten Stammrinde, Wurzelrinde, Beeren und Blätter, diese häufig getrocknet und gemischt, als stark wirksame Expectorantia (auswurffördernd) in Tees und Sirupzubereitungen (mit Ahornsirup) gegen schwere Bronchitis, Lungenentzündung und Lungentuberkulose an.
Weiße Ärzte verabreichten die Rinde innerlich und äußerlich als Heilmittel gegen schwere rheumatische Beschwerden. Den Beeren bescheinigten die USP (1820–1926) und die NF (1916–1947) tonisierende, mild stimulierende, diaphoretische, antirheumatische, carminative und antispasmodische Wirkung.
Dosierung: 1 Teelöffel der getrockneten und pulverisierten Mischung auf 1 Tasse kochendes Wasser, 30 Minuten ziehen lassen. Dann 2 Tassen in 4 Tagesportionen. Tinktur: viermal täglich 5 bis 20 Tropfen.

Silberkerze, auch: **Traubige Silberkerze** (*Cimifuga racemosa* Nutt. – *Black Cohosh, Black Snakeroot*; Familie: *Ranunculaceae*)
Wirkung: Alterativ (blutreinigend), diuretisch, diaphoretisch, expektorant, antispasmodisch, sedativierend (Blutgefäße und Nerven), herzstimulierend (sicherer als Digitalis), emmenagogisch.
Pflanzenteile: Wurzel.
Dosierung: 1 Teelöffel Wurzelpulver auf 1 Tasse kochendes Wasser, dreimal täglich. Tinktur: 15 bis 30 Tropfen auf 1 Tasse warmes Wasser, mit Honig gesüßt, dreimal täglich.

Yerba Santa (*Eriodictyon californicum* Benth. – *Yerba Santa, Mountain Balm, Consumptive's Weed, Gum Bush, Bear's Weed, Holy Herb, Sacred Herb*; Familie: *Hydrophylaceae*)
Unter Indianerheilern bevorzugtes Heilmittel gegen alle Erkrankungen der Atemwege, insbesondere chronische Bronchitis und Lungenentzündung sowie asthmatischer Heuschnupfen.
Inhaltsstoffe: Die Flavone Eriodictyol, Homoeriodictyol, Chrysocriol, Zanthoeridol und Eridonel, freie Ameisensäure, Pentatriacontan, Gerbsäure, Glyceride von Fettsäuren, Bitterstoffe, Harzstoffe, ein gelbes ätherisches Öl, Phytosterol.
Anwendung: Hauptsächlich gegen sämtliche schwere und chronische Infektionen der Atemwege (Bronchitis, chronische Bronchitis, Bronchialasthma, Heuschnupfenasthma, Lungenentzündung), Tbc, chronischer Blasenkatarrh, Hämorrhoiden, Magenbeschwerden, Rheumatismus, partielle Lähmungserscheinungen und Syphilis.
Pflanzenteile: Blätter.
Dosierung: 1 Teelöffel voll auf 1 Tasse kochendes Wasser, 30 Minuten ziehen lassen. 1 bis 4 Tassen voll täglich. Extrakt: 0,2 bis 0,6 g = ½ bis 1 Teelöffel voll drei- bis viermal täglich. Tinktur: nach Anweisung des Arztes.

Weitere indianische Anwendungen gegen Bronchitis und chronische Bronchitis: **Ampfer** (*Rumex crispus* L. – *Yellow Dock, Polygonaceae*) – **Sonnentau** (*Drosera rotundifolia L.* – *Sundew; Droseraceae*) – **Steinwurz** (*Collinsonia canadensis* L. – *Stoneroot; Labiatae*) – **Zwergpalmetto** (*Serenoa serrulata* Hook – *Saw Palmetto; Palmae*) – **Säckelblume** (*Ceanothus americanus* L. – *Red Root; Rhamnaceae*) – **Lederblümchen** (*Hepatica americana* Schreb. – *Kidney Liver Leaf*) – **Hysop** (*Hyssopus officinalis* L. – *Hyssop; Labiatae*) – **Aronstab** (*Arum triphyllum* L. – *Dragon Root; Araceae*) – **Blutwurz** (*Sanguinaria canadensis* L. – *Blood Root; Papaveraceae*) – **Gagelbeere** (*Myrica cerifera* L. – *Bayberry; Myricaceae*).
Als ebenfalls wirkungsvoll werden in der zeitgenössischen Berichterstattung (mit späterer wissenschaftlich-empirischer Bestätigung) noch etwa 54 andere Pflanzenmittel erwähnt, darunter solch wirksame Mittel wie **Stinkkohl** (*Symplocarpus foetidus* Nutt. – *Skunk Cabbage*); **Wacholderbeeren** (*Juniperus virginiana* L. – *Red Cedar Berries*) und **Haselwurz** (*Asarum Canadense* L. – *Wild Ginger*). Auch behandelten Indianerheiler die meisten Formen von Lungenentzündungen unter anderem mit den in diesem Abschnitt genannten Mitteln.

Passionsblume (*Passiflora incarnata* L. – *Passion Flower*; Familie: *Passifloraceae*)
Inhaltsstoffe: Die unentwickelten Samen, Wurzeln und Blätter enthalten cyanogene Glykoside, die Blätter und Stengel daneben noch die Alkaloide Harmin, Harman, Harmol und Harmalin. Harmin und Harmalin sind halluzinogene Alkaloide. Harmalin löst auch bemerkenswerte Effekte im zentralen Nervensystem aus (Krampf, motorische Lähmungserscheinungen, Depression und Senkung der Körpertemperatur).
Anwendung: Indianer verwendeten zur Behandlung von Epilepsie nur die Blüten und früchtetragenden Krautspitzen. Ein Teeaufguß wird als nervenwirksames Beruhigungsmittel (Tranquilizer) beschrieben.
Dosierung: Die Dosierungen in der Epilepsiebehandlung werden mit 200 mg bis 1 g oder 10 bis 20 Tropfen des flüssigen Extrakts angegeben. Tinktur der Blüten: 15 bis 60 Tropfen je nach Alter, körperlicher Verfassung und Bedarf.

Herkuleskraut, Bärenklau (*Herakleum lanatum* Michx. – *Masterwort, Cow-Parsnip*; Familie: *Umbelliferae*)
Die Creeks wendeten Herkuleskraut zur Behandlung in verschiedener Weise an: Die Wurzel wurde getrocknet, zerkleinert und pulverisiert und eine sehr geringe Menge (Dosierung unbekannt) zur Kupierung eines Anfalls gegeben. Andere Indianerheiler verabreichten die zerquetschte frische Wurzel in vorsichtiger Dosierung.

Wasserdost (*Eupatorium perfoliatum* L. – *Boneset*; Familie: *Compositae*)
Die Creeks bereiteten aus zerquetschten Wurzeln und kochendem Wasser Inhalationsdampf.

Stechapfel (*Datura stramonium* L. – *Jimson Weed, Angel's Trumpet*; Familie: *Datiscaceae*)
Die Hopis behandelten Epilepsie mit einem Absud von Blättern und Samen, je nach Anfallssymptomen auch nur mit Blättern oder Samensud. Hopi-Heiler verweisen allerdings darauf, daß man mit solchen Anwendungen äußerst vorsichtig sein müsse.

Frauenwurzel (*Caulophyllum thalictroides* Michx. – *Blue Cohosh*; Familie: *Berberidaceae*)
Pflanzenteile: Wurzel, Wurzelstock.
Indianerheiler halten Frauenwurzel für eines der besten Mittel gegen Epilepsie. Die Mediziner G. P. Wood und E. H. Ruddock prüften dies in eigenen Fallstudien nach und kamen zu dem Ergebnis, daß Frauenwurzel «insbesondere bei epileptischen Anfällen» sehr hilfreich sei (‹*Vitalogy*›, *Chicago* 1925).
Dosierung: 1 Unze (31,1 g) der zerkleinerten Wurzel auf ½ l kochendes Wasser. Alle 3 Stunden 2 bis 6 Eßlöffel.

Eisenkraut (*Verbena hastata* L. – *Blue Vervain*; Familie: *Verbenaceae*)
Pflanzenteile: Wurzel, Blätter, Stengel.
In seiner großen Monographie ‹*The Complete Herbalist*› kommt O. P.

Epilepsie

Auch diese Krankheit war den nordamerikanischen Indianern vollkommen fremd. Vom Beginn der Kolonisierung an gibt es einige spanische, französische und englische Mediziner, die hierauf besonders achteten und befreundete reisende Biologen und Botaniker, aber auch Missionare und Militärs baten, auf das Vorkommen von Epilepsie und ähnlicher Symptome zu achten und sie nach Möglichkeit zu dokumentieren. Es finden sich in den entsprechenden Quellen keine Hinweise auf solche Fälle. Dagegen existieren sehr viele Berichte über indianische Behandlungen von weißen Epileptikern, darunter nicht wenige, in denen von dauerhaften Heilungen die Rede ist.

«Ein französischer Soldat in Arcadia litt unter Epilepsie, und die beinahe täglichen Anfälle, die er erlitt, waren außerordentlich heftig. Eine Indianerfrau, die während einer seiner Anfälle zugegen war, machte ihm aus pulverisierter Wurzel, deren Name sie nicht offenbarte, zwei Pillenklößchen und verlangte, daß ihm bei seinem nächsten Anfall davon eines gegeben würde. Sie verkündete ihm, daß er stark schwitzen und starke Ausscheidungen, sowohl durch Übergeben als auch durch Stuhlgang, haben würde, und sie fügte hinzu: Wenn ihn das erste Klößchen nicht vollkommen heilen würde, das zweite wäre dazu bestimmt in der Lage. Alles nahm seinen Lauf, wie sie vorausgesagt hatte: Der Patient erlitt tatsächlich einen zweiten Anfall – aber das war sein letzter. Von diesem Tage an erfreute er sich vollkommener Gesundheit.»
Pierre François Xavier de Charlevois[4]

Brown zu folgendem Ergebnis: «Nach sorgfältiger Untersuchung und umfangreichen Versuchen fand ich, daß eine besondere Zubereitung und Mischung mit Wasserdost-[*Eupatorium perfoliatum* L. – *Boneset*], Wasserpfeffer-[*Polygonum punctatum* L. – *Water Pepper*] und Hundskamille-[*Anthemis nobilis* – *Chamomile*-]Blüten in bestem Whiskey unvergleichbar für die Heilung von Anfällen ist. Eine wertvollere Pflanze findet man dafür in der ganzen Kräuter-*Pharmacopeia* nicht.»[5]
Indianerheiler verwendeten das Wurzelpulver, vermischt mit Fettstoffen, in Kleinpillenform. Schulmediziner empfahlen als Dosierung: 2 Teelöffel des Krauts auf ½l kochendes Wasser. Kalt 2 bis 3 Teelöffel voll sechsmal täglich nehmen.

Schlüsselblume (*Primula officinalis* L. – *Cowslip*; Familie: *Primulaceae*)
Pflanzenteile: Blüten, Blätter (weniger wertvoll).
Anwendung: Sehr reich an Vitamin C und Karotin. Indianer verwendeten die Blätter gern in Frühlingssalaten. Den Blättersaft vermischten sie mit Erdnußöl und wendeten die Salbe gegen Brandwunden, Verbrühungen, Sonnenbrand und fiebrige Wunden an. Dieselbe salbenartige Zubereitung wurde in Pillchenform gegen Fieber, Migräne und Krämpfe gegeben.
Dosierung: 3 Eßlöffel der getrockneten Blüten auf ½l kochendes Wasser, 30 Minuten ziehen lassen, danach nicht mehr erwärmen. Tagesdosis bei Krämpfen: alle 3 Stunden 2 bis 3 Eßlöffel.

Kanada-Holunder (*Sambucus canadensis* L. – *Elderberry*; Familie: *Caprifoliaceae*)
O. P. Brown, der indianische Anwendungen klinisch überprüfte, gibt folgende Empfehlung: Man schabt die äußere graue Astrinde von ein- bis zweijährigen Ästen vorsichtig ab, gibt davon 2 Unzen (62,2 g) in 150 ccm kochendes Wasser und läßt es 48 Stunden lang ausziehen. Anschließend durchsieben und davon alle 15 Minuten ein Weinglas voll nehmen, wenn ein epileptischer Anfall droht. Diese Behandlung alle 6 bis 8 Tage wiederholen

Blutwurz-Fingerkraut (*Potentilla tormentilla* Stokes. *P. erecta* L. – *Five Finger Grass*; Familie: *Rosaceae*)
Nicholas Culpeper (1616–1654) gibt in seinem ‹*Culpeper's Complete Herbal*› folgende Empfehlung, die auf Irokesenanwendungen zurückgeht: 1 Teelöffel des zerquetschten Wurzelstocks auf 1 Tasse kochendes Wasser, davon täglich 3 bis 8 Eßlöffel nach Bedarf.
Die Irokesen verwendeten den Preßsaft der Wurzeln und gaben diesen dem Erkrankten in regelmäßigen Dosen über 30 Tage hinweg. Danach sollen epileptische Anfälle nicht wieder aufgetreten sein.

Schwarzer Nachtschatten (*Solanum nigrum* L. – *Garden Nightshade*; Familie: *Solonaceae*)
Dosierung: 1 Teelöffel zerkleinerte Blätter auf 1 Tasse kochendes Wasser, davon nach Bedarf 1 Teelöffel voll. Tinktur: 1 Tropfen in Wasser. Indianerheiler empfehlen, daß nur Heilkundige, die den Patienten sehr genau kennen, diese Behandlung durchführen.

Gelsemium (*Gelsemium sempervirens* Ait. – *Yellow Jasmine, Wild Woodbine*; Familie: *Logoniaceae*)
Pflanzenteil: Wurzel.
Dosierung: Tinktur 10 bis 15 Tropfen in Wasser, alle 2 Stunden.

Germer (*Veratrum viride* Ait. – *American Hellebore*; Familie: *Liliaceae*)
Pflanzenteil: Wurzelstock
Dosierung: Tinktur: 250 bis 500 g in 83,5prozentigem Alkohol 2 Wochen lang angesetzt, dann ausgepreßt und gefiltert. Davon 8 Tropfen, 3 Stunden später 8 + 2 = 10 Tropfen, 3 Stunden danach 10 + 2 = 12 Tropfen. Alle 3 Stunden wird die Dosierung um 1 bis 2 Tropfen erhöht, bis Übelkeit auftritt oder der Puls auf 70 bis 65 sinkt. Danach Reduzierung der Dosis um die Hälfte. Bei Erbrechen Behandlung sofort abbrechen.
Nur erfahrene Heiler sollten diese Anwendung, und dann auch nur unter ständiger Beobachtung des Patienten, vornehmen.

Wintergrün (*Pyrola rotundifolia* L. – False Wintergreen, Shin Leaf; Familie: *Pyrolaceae*)
Pflanzenteile: Ganzes Kraut.
Dosierung: 1 Teelöffel auf 1 Tasse kochendes Wasser, 10 Minuten ziehen lassen, dreimal täglich. Vom Extrakt: 0,13 bis 0,26 g (2 bis 4 Grains).

Erkältungen, Fieber, Husten, Influenza

Bei den nachstehend dargestellten Pflanzenanwendungen handelt es sich überwiegend um *interaktive* Mittel, die Indianerheiler bei Bronchitis, fiebriger Bronchitis, chronischer Bronchitis, Lungenentzündung, Keuchhusten, bei Fieber und Husten, Erkältungen mit oder ohne Fieber und Husten, bei Kopfschmerzen in Verbindung mit Erkältungssymptomen oder bei Influenza (grippale Infekte) anwendeten. Ob sie allerdings die von Viren verursachte Influenza von banalen fiebrigen Katarrhen der Luftwege zu unterscheiden wußten, ist heute nicht mehr sicher zu sagen; denn die zeitgenössischen Berichterstatter kannten Viren und Bakterien noch nicht und waren daher auch nicht in der Lage, entsprechend zu differenzieren. Sämtliche Symptome, die im Gefolge einer Grippe auftreten können – wie Fieber, Husten, Gliederschmerzen, Schnupfen, Heiserkeit, Rachen- und Mandelentzündung, Luftröhrenkatarrh oder Reizhusten, Stuhlverhaltung und Schwindelanfälle –, wurden von den genannten Mitteln gegen Bronchitis und von den folgenden Mitteln indianischer Heiler größtenteils ebenfalls günstig beeinflußt. Häufig verhinderten sie Magen- und Darmstörungen und eine Lungen- oder Rippenfellentzündung so probat, daß manche moderne unorthodoxe Mediziner sie auch heute noch als ideale natürliche Mittel betrachten.
Ob sie in der Vergangenheit die seuchenartige Ausbreitung der oft zum Tod führenden Virusgrippe unter den Indianervölkern verhindert haben, ist heute nicht mehr nachweisbar. Fest steht jedenfalls, daß die Indianer, im Gegensatz zu den Weißen, nicht unter schwerwiegenden oder gar tödlichen Folgen der Epidemien zu leiden hatten.

Erkältungen (mit Husten, Fieber etc.)

Für die Zubereitungen der nachfolgend genannten Pflanzenteile gilt folgendes: 1 Teelöffel zerkleinerte oder pulverisierte Substanz auf 1 Tasse kochendes Wasser, etwa 15 bis 20 Minuten ziehen lassen. Genannt werden nur Pflanzenteile und Tagesdosis. Die direkte Verwendung der Pflanzenteile selbst ist die bestmögliche Zubereitung, die zweitbeste und bequemste Möglichkeit ist die Verwendung des alkoholischen Auszugs, der Tinktur, von der die Tagesdosis genannt ist.

Balsamtanne (*Abies Balsamea* Mill. – *Balsam Fir*; Familie: *Pinaceae*): Rinde und Zweige. Sirup: 30 g Substanz + 125 g Glyzerin + 125 g Honig. 1 Teelöffel viermal täglich. – **Terpentinpistazie** (*Pistacia terebinthus L. – Christmas Tree*; Familie: *Anacardiaceae*): Rinde und Zweige. Sirup: 30 g Substanz + 125 g Glyzerin + 125 g Honig. 1 Teelöffel viermal täglich. – **Wasserdost** (*Eupatorium perfoliatum* L. – *Boneset*; Familie: *Compositae*): Spitzen und Blätter. Dreimal täglich. – **Schwertlilie** (*Iris versicolor L. – Blue Flag*): Wurzel. 1 Teelöffel voll auf ½ l Wasser, davon 2 bis 3 Eßlöffel täglich. Tinktur: 10 bis 25 Tropfen in Wasser dreimal täglich. – **Traubenkirsche** (*Prunus serotina* Ehrh. – *Wild Cherry*; Familie: *Rosaceae*): Rinde, Tinktur: 1 bis 3 Teelöffel dreimal täglich. – **Virginia-Wacholder** (*Juniperus virginiana L. – Red Cedar*; Familie: *Cupressaceae*): Beeren und Blätter. Dreimal täglich. – **Knollenhahnenfuß** (*Ranunculus delphinifolius – Buttercup*; Familie: *Ranunculaceae*): Blüten. Zwei- bis dreimal täglich. – **Rotulme** (*Ulmus fulva* Mich. – *Slippery Elm*; Familie: *Ulmaceae*): Innere Rinde. – **Ginseng** (*Panax quinquefolium* L.): Getrocknete Wurzel, Dreimal täglich. – **Hemlocktanne** (*Tsuga canadensis* Carr. – *Hemlock Spruce*; Familie: *Pinaceae*): Rinde. Dreimal täglich. – **Mexikanisches Teekraut** (*Chenopodium ambrosioides* L. – *Jerusalem Oak*): Pflanzensaft. 1 Teelöffel voll auf 1 Tasse Wasser, dreimal täglich. – **Poleiminze** (*Mentha pulegium* L. – *Pennyroyal*; Familie: *Labiatae*): Ganzes Kraut. Tinktur: ½ bis 1 Teelöffel voll dreimal täglich. – **Weißkiefer** (*Pinus alba* L. – *White Pine*; Familie: *Pinaceae*): Rinde. Dreimal täglich. – **Winterlieb** (*Chimaphila umbellata* L. – *Pipsissewa*; Familie: *Pyrolaceae*): Ganzes Kraut. Tinktur: 2 bis 15 Tropfen nach Bedarf. – **Sassafras** (*Laurus sassafras* Nees; Familie: *Lauraceae*): Wurzelrinde. Tinktur: 15 bis 30 Tropfen bis zu dreimal täglich. – **Yuccablattdistel** (*Eryngium yuccifolium* Michs. – *Button Snakeroot*; Familie: *Umbelliferae*): Wurzelstock. Dreimal täglich. – **Kreuzblume** (*Polygala polygama – Seneka Snakeroot, Bitter Milkwort*; Familie: *Polygalaceae*): Ganzes Kraut. Zwei- bis dreimal täglich. – **Dreilapp-Sumach** (*Rhus trilobata* Nutt. – *Comanche Sumach*; Familie: *Anacardiaceae*): Rinde. Drei- bis fünfmal täglich. – **Rainfarn** (*Tanacetum vulgare* L. – *Tansy*; Familie: *Compositae*): Ganzes Kraut, dreimal täglich. Tinktur: 5 bis 10 Tropfen alle 3 Stunden. – **Rotweide** (*Salix lucida* Mühlenb. – *Red Willow*; Familie: *Salicaceae*): Rinde, drei- bis viermal täglich. – **Engelwurz** (*Angelica atropurpurea* L. – *Masterwort*; Familie: *Araliaceae*): Rinde, Wurzel und Beeren. Dreimal täglich 1 Tasse sehr heißen Tee. – **Holunder** (*Sambucus canadensis* L. – *Elderberry*; Familie: *Caprifoliaceae*): Wurzel, innere Rinde, Blätter, Beeren und Blüten, hauptsächlich; innere Rinde. 1 bis 2 Eßlöffel voll drei- bis fünfmal täglich. – **Feuerkraut** (*Erechtites hieracifolia* L. u. Rafin. – *Fireweed*; Familie: *Compositae*): Wurzel. Tinktur: ½ bis 1 Teelöffel nach Bedarf. – **Gelsemium** (*Gelsemium sempervirens* L. – *Yellow Jasmin*; Familie: *Loganiaceae*): Wurzel. Tinktur: 10 bis 15 Tropfen in 2 Eßlöffel Wasser alle 2 Stunden. – **Goldrute** (*Solidago canadensis* L. – *Golden Rod*; Familie: *Compositae*): Spitzen und Blätter. Dreimal täglich. – **Andorn** (*Marrubium vulgare* L. – *Horehound*; Familie: *Labiatae*): Ganzes Kraut. Tee: nach Bedarf. Tinktur: 20 bis 30 Tropfen alle 2 bis 3 Stunden. – **Porst** (*Ledum latifolium* Jacq. – *Labrador Tea*; Familie: *Ericaceae*): Blätter. In Mundvollportionen nach Bedarf. – **Lindenblüten** (*Tilia americana*

L. – *Lime Tree*; Familie: *Tiliaceae*): Blätter und Blüten. Tee: nach Bedarf. Tinktur: 15 bis 20 Tropfen nach Bedarf. – **Süßkraut** (*Lippia dulcis* Trev. – *Mexican Lippia*; Familie: *Verbenaceae*): Blätter. Zwei- bis viermal täglich. Tinktur: 10 Tropfen in Wasser, nach Bedarf. – **Lobelia** (*Lobelia inflata* L. – *Indian Tovacco*; Familie: *Lobeliaceae*): Blätter und Stengel. Tee nach Bedarf in Eßlöffeldosen alle 10 bis 20 Minuten. – **Lungenkraut** (*Pulmonaria officinalis* L. – *Lungwort*; Familie: *Pulmonaceae*): Blätter. 63 g auf ½ l kochendes Wasser in 4 Tagesrationen. – **Zweizahn** (*Bidens connata* Muhl. – *Swamp Beggar's Tick*; Familie: *Compositae*): Ganzes Kraut. Tee: drei- bis viermal täglich. – **Gileadbalsam-Pappel** (*Populus gileadensis* Rouleau – *Palm-of-Gilead, Cottonwood*; Familie: *Salicaceae*.)
Die Gileadbalsam-Knospen werden aus den USA nach Europa unter dem Namen «Tacomahaca» eingeführt.
Wirkung: Die Knospen sind reich an «Propolis»-Harzstoffen und Salizin, das sich im Körper in Acethylsalizylsäure (Aspirin) wandelt, aber nicht die unerwünschten Nebenwirkungen des Medikaments Salizylsäure/Aspirin besitzen. Indianer erzielten mit der Inhalation von stark harzölhaltigen Dämpfen und mit der gleichzeitigen Verabreichung von Knospentee hervorragende Heilwirkungen.
Tagesdosis: 1 bis 2 Tassen Tee. Tinktur: ½ bis 1 Teelöffel zwei bis dreimal täglich.

Scheinbeere (*Gaultheria procumbens* L. – *Wintergreen*; Familie: *Ericaceae*): Blätter. Die Blätter enthalten ein Öl (*Oil of Wintergreen*), das reich an Methylsalizylat – eng verwandt mit der Acethylsalizylsäure (Aspirin) – ist. 1 Tasse Tee in Mundvollportionen über den Tag verteilt. Tinktur: 5 bis 20 Tropfen nach Bedarf.

Sonnenhut (*Rudbeckia divergens* – *Black-eyed Susan*; Familie: *Compositae*): Wurzel. 1 bis 3 Tassen täglich.

Fieber

Die Anzahl der den Indianerheilern bekannten fiebersenkenden Pflanzenmittel ist so erstaunlich groß, daß man hierüber – und insbesondere auch über den spezifisch kalkulierten Einsatz solcher Mittel in bezug auf ihre tonisierende, stimulierende, antibakterielle, antiseptische und immunstärkende Wirkungen gegen Fiebersymptome verschiedenster Erkrankungen – ein umfangreiches Buch zusammenstellen könnte. Indianerheiler unterschieden sehr genau die zahlreichen *Ursachen* von Fieberschüben, über die sich zeitgenössische Schulmediziner häufig nicht klar werden konnten. Schulwissenschaftler, die Gelegenheit hatten, indianischen Behandlungen längere Zeit beizuwohnen, wunderten sich immer wieder nicht nur über die oft verblüffend raschen und gründlichen Erfolge, sondern mehr noch über die Sicherheit der Diagnosen und ihre Bestätigung durch den Behandlungsverlauf.
In der Retrospektive stellt sich an Hand der überschaubaren zeitgenössischen Berichte nicht nur die außerordentliche Vielfalt der Methoden und Mittel, sondern vor allem der hohe therapeutische Sicherheitsgrad als das eigentlich Bemerkenswerte dar. Dies ist um so erstaunlicher, als dies auch für viele mit hohem Fieber verbundene Erkrankungen gilt, die Indianer vor der Ankunft der Weißen nicht kannten, etwa Malaria,

Gelbfieber, Cholera, Typhus, Blutruhr, Scharlach, Diphtherie oder Masern etc.

Die Zeitspanne, während der Indianerheiler solchen fremden Krankheiten praktisch hilf- und machtlos gegenüberstanden, ist, gemessen an den Behandlungsmethoden der Schulmediziner, jeweils überraschend kurz gewesen. Dies wurde auch bei der Wundbehandlung deutlich: Vor allem waren Indianern die indirekt durch Schußverletzungen mit Vorderladerfeuerwaffen verursachten Wundinfektionen, die von hohen Fieberschüben begleitet waren, anfangs vollkommen fremd. Die Methoden, mit denen Indianer solche Fieberschübe behandelten, waren sehr bald denen der Schulmedizin weit überlegen. Es wurden so gut wie keine Fälle geschildert, in denen Indianer mit Schußverletzungen an solchen Infektionen starben, und auch Amputationen waren offenbar nicht erforderlich.

Diese schweren Infektionen wurden hauptsächlich dadurch verursacht, daß man die Bleigeschosse, um die Gleitfähigkeit zu verbessern, vor dem Laden einfettete. Als Fett verwendete man eine Art «Wagenschmiere», eine Mischung aus mineralischen und pflanzlichen Fetten, die nicht nur durch langes Lagern «verdorben», sondern auch noch beim Schuß mit Laufablagerungen (Verbrennungsrückständen vorangegangener Schüsse) angereichert waren. Verletzte starben viel häufiger an diesen Wundinfektionen als an den Schußverletzungen!

Insgesamt zeigte diese Entwicklung sehr eindrucksvoll, daß sich die rein empirische indianische Medizin in der überraschenden Konfrontation mit einer Fülle neuer Krankheiten erstaunlich gut bewährt zu haben scheint.

Blumenhartriegel (*Cornus florida* L. – *Dogwood*; Familie: *Cornaceae*)
Das unter Indianern am weitesten verbreitete Fiebermittel, von Schulmedizinern als bestmöglicher Ersatz für Chinin (Chinarinde) gelobt. Es soll Malaria, Typhus und Gelbfieber geheilt haben. Verwendet wurden auch noch andere Hartriegelarten, etwa *C. foemina* Mill. *(C. stricta* Lam.*)*, *C. sericea* L. (*C. stolonifera* Michx.*)*, *C. alternifolia* L., *C. officinalis* Sieb. *(C. paniculata* L'her.*)* und *C. circinata*.
Pflanzenteile: Indianer verwendeten Wurzelrinde, Früchte und Blüten, Schulmediziner nur die Rinde.
Inhaltsstoffe: Das iridoische Glycosid Cornin (auch Verbenalin), Betulinsäure (Birkenkampfer), Gerb- und Gallensäuren, Harzstoffe, Gummistoffe, Lignin, Kalium, Magnesium, Eisen, Kalziumoxid, Auszugsöle, Wachsstoffe und ein roter Farbstoff.
Dosierung: 1 Teelöffel zerkleinerte Substanz auf 1 Tasse kochendes Wasser, 30 Minuten ziehen lassen. Tagesdosis: dreimal eine große Mundvollportion, ½ Tasse vor dem Schlafengehen. Tinktur: ½ bis 1 Teelöffel voll drei- bis viermal täglich. Besonders geeignet für intermittierende Fieberschübe: 30 bis 60 g des Pulvers zwischen den Fieberanfällen, oder vom flüssigen Extrakt 30 Tropfen.
Amerikanische Populärnamen: *American Boxwood, Bitter Redberry, Cornel, New England Boxwood, Dogtree, Flowering Dogwood, American Dogwood, Benthamidia florida, Box Tree.*

Mutterkraut/Frauenminze (*Chrysanthemum parthenium* Spreng. – *Feverfew, Bachelor's Buttons*; Familie: *Compositae*)
Pflanzenteile: Ganzes Kraut.
Inhaltsstoffe: Hauptwirkstoffe sind Pyrethrin, Santamarin und Parthenolidin.
Dosierung: 1 Unze (31,1 g) auf ½ l kochendes Wasser, kalt werden lassen. Täglich regelmäßig drei- bis viermal ½ Teetasse voll.

Wasserdost (siehe: Erkältungen, S. 196).

Tausendgüldenkraut (*Centaurium erythraea* Rafn., *C. scilloides* L. – *Centaury*; Familie: *Gentianaceae*)
Pflanzenteile: Blätter und ganzes Kraut, auch Blüten.
Inhaltsstoffe: Erythrocentaurin, Erytaurin, Gentiopicrin, Amarogentin, Gentisin, Valeriansäure, Wachsstoffe u. a.
Dosierung: 1 Unze (31,1 g) des getrockneten Krauts auf ½ l Wasser (*Centaury Tea*) drei- bis viermal täglich vor den Mahlzeiten 1 Tasse. Tinktur: 10 bis 25 Tropfen auf 1 Tasse Wasser, dreimal täglich eine Tasse voll. Bei Fieberschüben ohne sonstige Symptome: Teeabsud aus Blüten: 1,2 bis 2,5 g auf 1 Tasse kochendes Wasser.

Gileadbalsam-Pappel (*Populus gileadensis* Roul., auch: *P. balsamifera* L. – *P. deltoides* Bartr. – *Cottonwood*; Familie: *Salicaceae*)
Inhaltsstoffe: Salizin (Azethylsalizylsäure = Aspirin), Populin, Propolis u. a.
Pflanzenteile: Rinde und Knospen.
Dosierung: 1 Teelöffel pulverisierte Rinde auf 1 Tasse kochendes Wasser, oder 1 Teelöffel zerquetschte Knospen auf 1 Tasse kochendes Wasser, drei- bis viermal täglich 1 Tasse voll warm. Tinktur der Knospen: 10 bis 30 Tropfen, drei- bis viermal täglich.

Schachbrettblume (*Fritillaria meleagris* L., auch andere Arten: *F. lanceolata* Pursh., *F. pluriflora, F. pudica* Spreng., F. recurva Benth., *F. vericillia – Fritillia* Pei-Mu.; Familie: *Liliaceae*; altertümliche Bezeichnung: Schlangenkopf; Populärnamen: *Chequered Daffodil, Turkey Hen, Ginny Flower, Lazarus Bell, Leopards Lily*)
Inhaltsstoffe: Die steroiden Alkaloide Peimin und Peiminin, weitere Alkaloide: Fritillin, Verticin, Verticillin und Fritimin.
Pflanzenteile: Wurzel.
Anwendung: Indianerheiler verabreichten Wurzelabsüde als stark wirksames Fiebermittel, wandten es aber sehr vorsichtig an. Dosierungen sind nicht bekannt. *Vorsicht!*

Mormonen-Tee (*Ephedra nevadensis, E. vulgaris* Rich., *E. trifurca – Mormon Tea*; Familie: *Ephedraceae*)
Inhaltstoffe: Ephedrin u. a.
Pflanzenteile: Grüne Zweigstengel, pulverisiert und granuliert.
Dosierung: 1 Teelöffel voll auf 1 Tasse kochendes Wasser.

Rote Maulbeere (*Morus rubra* L. – *Mulberry*; Familie: *Moraceae*)
Inhaltsstoffe: Glukose, Protein, Pectin, Farbstoffe, Wein- und Apfelsäure, Gerb- und Bitterstoffe, Farbstoffe u. a.
Pflanzenteile: Beeren und Rinde.
Dosierung: Tee aus getrockneten und pulverisierten Beeren. Als Fiebermittel die pulverisierte innere Rinde: 1 Teelöffel voll auf 1 Tasse kochendes Wasser.

Pfeifenblume (*Aristolochia serpentaria* L. – *Serpentaria, Virginia Snakeroot*; Familie: *Aristolochiaceae*)
Inhaltsstoffe: Der Bitterstoff (Alkaloid?) Serpentaria und ein ätherisches Öl (0,5 bis 2 Prozent), das zu 60 Prozent verschiedene Borneolester, zu 40 Prozent Turpen und ein bläulichgrün fluoreszierendes Öl

enthält, das Alkaloid Aristolochin, Gerbsäure, Harzstoffe, Gummistoffe, Zucker, Albumen, Stärke, Lignin, Kalziummalat und Kalziumphosphat, Eisenoxide und Siliziumoxid, Aristinsäure.
Pflanzenteile: Getrockneter Wurzelstock und Wurzel.
Dosierung: 1 Teelöffel voll auf 1 Tasse kochendes Wasser, 10 Minuten ziehen lassen, täglich zwei- bis viermal Tinktur: 1 bis 20 Tropfen drei- bis viermal täglich.

Salbei (*Salvia officinalis – Sage*; Familie: *Labiatae*)
Inhaltsstoffe: Neben einem Harzstoff, Gerbsäuren und einem Bitterstoff ist das aus dem ganzen Kraut gewonnene ätherische Öl der wesentlichste wirksame Inhaltsstoff. Das Öl besteht aus Thujon, Kampfer, Salven und hat die höchste Konzentration von Terpen. Insgesamt ist das Öl zu 1 bis 2,5 Prozent im Kraut enthalten.
Anwendung: Salbei-Tee- und Öl-Zubereitungen wurden von Indianern besonders während schwerer Fieberschübe mit Delirien verabreicht.
Dosierung: Tee: 1 Unze (31,1 g) des getrockneten Krauts auf ½ l kochendes Wasser, in ½-Tassen-Gaben nach Bedarf. Öl: 1 bis 3 Tropfen auf 1 Teelöffel warmes Wasser, nach Bedarf.

Tulpenbaum (*Liriodendron tulipifera* L. – *Tulip Tree, Yellow Poplar*; Familie: *Magnoliaceae*)
Pflanzenteile: Wurzel.
Inhaltsstoffe: Die Wurzel enthält Tulipiferin, das eine starke Wirksamkeit auf das Kreislauf- und Nervensystem entwickelt, Fieber reduziert und harntreibend ist.
Dosierung: 1 Teelöffel Wurzelpulver auf 1 Tasse kochendes Wasser, drei- bis viermal täglich.

Traubenkirsche (*Prunus serotina* Ehrh. – *Wild Cherry*; Familie: *Rosaceae*)
Pflanzenteil: Rinde.
Dosierung: 1 Teelöffel Pulver auf 1 Tasse kochendes Wasser, dreimal täglich. Tinktur: 20 bis 30 Tropfen auf Wasser dreimal täglich.

Asphaltklee (*Psoralea argophylla* Pursh. – *Silver-leafed Psoralea*; Familie: *Leguminosae*)
Die Cheyennes tranken zur Fiebersenkung einen Tee aus fein pulverisierten Blättern und Stengeln.
Dosierung: 1 Teelöffel Pulver auf 1 Tasse kochendes Wasser.

Gold-Alexander (*Zizia aurea* Koch – *Golden Alexander*)
Pflanzenteil: Wurzel.
Dosierung: 1 Teelöffel granulierte getrocknete Wurzel auf 1 Tasse kochendes Wasser.

Frostkraut (*Verbesina virginica* L. – *Tickweed, Frostweed*; Familie: *Compositae*)
Die Choctaws stellten aus der zerquetschten Wurzel, in warmem Wasser ausgezogen, einen Extrakt her, der in Teelöffelgaben (mit Wasser verdünnt) gegen Fieberattacken gegeben wurde.

Carolina-Tragant (*Astralagus caroliniana* L. – *Little Rattlepod*; Familie: *Leguminosae*)
Die Teton-Dakotas (Sioux) verabreichten einen Wurzelabsud gegen Fieberschübe bei Kindern.
Dosierung: ½ Teelöffel voll auf 1 Tasse kochendes Wasser, zwei- bis dreimal täglich.

Haselwurz (*Asarum canadense* L., *A. caudatum* Lindl., *A. hartwegii* S. Wats. – *Wild Ginger*; Familie: *Aristolochiaceae*)
Die Rappahannocks fertigten aus den Blättern einen Teeabsud zur Fiebersenkung bei Typhus (auch Wurzelabsud).
Dosierung: 15 g pulverisierte Wurzel auf ½ l kochendes Wasser, heiß genommen. Zwei- bis dreimal täglich. 1 Teelöffel zerkleinerte Blätter auf 1 Tasse kochendes Wasser, zwei- bis dreimal täglich.

Sassafras (*Sassafras albidum* Nees. – *Sassafras*; Familie: *Lauraceae*)
Pflanzenteil: Wurzelrinde.
Dosierung: 1 Unze (31,1 g) der zerkleinerten Wurzelrinde auf ½ l kochendes Wasser, 2 bis 3 Tassen täglich. Tinktur: 15 bis 30 Tropfen in warmem Wasser, zwei- bis dreimal täglich.
Die Rappahannocks wendeten es gegen Fieber bei Masern an.

Wegerich (*Plantago major* L. – *Plantain*; Familie: *Plantaginaceae*)
Dosierung: 1 Teelöffel des zerkleinerten ganzen Krauts auf 1 Tasse kochendes Wasser. 2 bis 4 Tassen täglich. Tinktur: ½ bis 1 Teelöffel, zwei- bis viermal täglich.

Gagel (*Myrica cerifera*, auch: *M. pensylvanica* Loisel – *Bayberry*; Familie: *Myricaceae*)
Die Choctaws kochten Blätter und Stengel und verordneten den Tee gegen Fieberschübe.
Dosierung: 1 Teelöffel der zerkleinerten Substanz auf 1 Tasse kochendes Wasser, nach Bedarf.
Andere Indianervölker verwendeten die Wurzelrinde.
Dosierung: 1 Teelöffel voll auf 1 Tasse kochendes Wasser, nach Bedarf. Tinktur: ½ bis 1 Teelöffel voll auf 1 Tasse heißes Wasser, nach Bedarf.

Götterbaum (*Ailanthus glandulosa* Desf. –*Tree of Heaven*; Familie: *Simaroubaceae*)
Inhaltsstoffe: Stärke, Gerbsäure, Albumen, Gummistoffe, Zucker, Oleoresin, ätherisches Öl, Kaliumkarbonat, Phosphorsäure, Schwefelsäure, Eisen, Kalzium, Magnesium, Gignin, Chlorophyll, Pectin, Quassin, ein Duftharzstoff, Fette.
Anwendung: Die Einbürgerung des Baums erfolgte um 1800. Indianer fanden schnell heraus, daß die innere Stammrinde und die Wurzel wirksam gegen Fieber ist, vor allem bei Malaria.
Dosierung: 1 Teelöffel pulverisierte Substanz auf 1 Tasse kochendes Wasser, zwei- bis viermal täglich. Tinktur: 5 bis 60 Tropfen zwei- bis viermal täglich.

Purpur-Wasserdost (*Eupatorium purpureum* L. – *Joe-Pye Weed*; Familie: *Compositae*)

Anwendung: Die Irokesen- und New England-Völker wendeten den Wurzelabsud gegen schwere Fieberschübe, zum Beispiel bei Typhus und Malaria, an. Blütentees verordneten sie als tonisierende und harntreibende Mittel.
Dosierung: 1 Teelöffel voll auf 1 Tasse kochendes Wasser. Tinktur: 10 bis 20 Tropfen.

Weide (*Selix species:* die weitestverbreitete in den USA ist die Amerikanische Schwarzweide, *Salix nigra* Marsh. – *American Black Willow*, aber auch folgende wurden von Indianern verwendet: *Salix alba* L. – Silberweide/*Silver Willow, S. amygdaloides* Anderss. – Pfirsichweide, *S. candida* Flügge, *S. cordata* Michx., *S. discolor* Mühlenb., *S. helix* L. – Rotweide/*Red Willow, S. humilis* Marsh. – Prärieweide/*Prairie Willow, S. irrorata* Anderss., *S. lasiandra* Benth., *S. lucida* Mühlenb., *S. petiolaris* Sm., *S. pyrifolia* Anderss., *S. rigida* Mühlenb., *S. uva-ursi* Pursh.; Familie: *Salicaceae*)
Pflanzenteil: Frische Rinde, Wurzelrinde.
Anwendung: Nahezu allen Indianervölkern waren die Weidenrindenzubereitungen als wirksame Mittel gegen Rheumatismus und Fieber wohlbekannt.
Inhaltsstoffe: Das frische Gut enthält Salicin, das im Körper zu Acethylsalizylsäure wird (Aspirin).
Dosierung: 1 Unze (31,1 g) auf ½ l kochendes Wasser, 15 Minuten ziehen lassen. Davon drei- bis viermal täglich 1 Weinglas voll. Tinktur: 10 bis 30 Tropfen zwei- bis viermal täglich.

Fieberwurz (*Triosteum perfoliatum* L. – *Feverwort*; Familie: *Caprifoliaceae*)
Anwendung: Die Cherokee-Medizin kannte zweierlei Anwendung: gegen Fieber ein Absud des ganzen Krauts, gegen katarrhalische fiebrige Entzündungen mit erheblichen Begleiterscheinungen ein Absud aus der Wurzel.
Dosierung: 1 Teelöffel des ganzen zerkleinerten Krauts auf 1 Tasse kochendes Wasser, davon dreimal täglich. Oder: 1 Teelöffel der pulverisierten Wurzel auf 1 Tasse kochendes Wasser, davon zwei- bis fünfmal täglich.

Gallenleiden

Nordamerikanischen Indianern waren Gallenleiden (Entzündungen der Gallenblase, Gallensteine und -grieß sowie die sich hieraus ergebenden Koliken) nahezu fremd. Die Hauptursache sehen Mediziner darin, daß sie keinerlei einseitige Nahrung kannten und große Teetrinker waren. Im Leben eines Indianers gab es das ganze Jahr über aus dem Füllhorn der Natur viele Hunderte von verschiedenen Teeaufbrühungen, die allgemein so perfekt prophylaktisch gegen die meisten Erkrankungen und möglichen Mangelerscheinungen wirkten, daß die bei den Weißen so sehr gefürchteten Gallenerkrankungen praktisch nicht vorkamen. Doch haben Indianermediziner vielen Berichten zufolge immer wieder Weiße davon geheilt.
Mit dem Beginn der gewaltsamen Reservationspolitik allerdings stellten sich allmählich auch bei den Indianervölkern alle jene auf falsche Ernährung zurückgehenden «Zivilisationskrankheiten» ein, unter denen man vornehmlich in Europa seit jeher zu leiden hatte. Die indiani-

schen Heiler benötigten nur eine verhältnismäßig kurze Zeit, sich mit den verschiedenen Symptomen dieser Erkrankungen vertraut zu machen. Schon bald boten sie zahlreiche Heilmittel an, die nach den Bekundungen vieler Behandelter, aber auch unabhängiger Schul- und Naturmediziner rasche Erleichterung und Besserung der Leiden bewirkten.
Es gibt aber auch Berichte aus der sehr frühen Kolonialzeit, als sich die Siedlungen der Engländer und Franzosen noch innerhalb einer intakten indianischen Kultur ausbreiteten, aus denen hervorgeht, daß Indianerheiler mit großem Erfolg Gallenleiden bei den Kolonisten behandelten. Rätselhaft bleibt dabei, wie sie Ursache und Wirkung so genau zu beurteilen vermochten, denn sie konnten ja nicht auf eigene Erfahrungen zurückgreifen.

Es hat den Anschein, daß der vielfältige Gebrauch von Mais als Nahrungsmittel und von Maisseide und -blättern für Teezubereitungen die Gallensekretion ausbalancierte und Stein- und Grießbildungen verhinderte. Schon die Jesuiten äußerten diese Vermutung, weil sie feststellten, daß Gallen-, Leber- und Nierenleiden unter ihnen fast vollständig verschwanden, wenn sie vom Mais ähnlich intensiven Gebrauch machten wie die Indianer.
Moderne Pharmakologen glauben entdeckt zu haben, daß ein starker Tee aus Maisseide das Säuregleichgewicht des Körpers wiederherstellt und so der Steinbildung vorbeugt. Bis heute ist die offizielle Lehre der Auffassung, daß Grieß und Steine durch keine bekannte pflanzliche Zubereitung aufgelöst werden können. Dem widersprechen viele zeitgenössische Bekundungen.

Als prophylaktische und therapeutische Anwendungen sehen Indianerheiler – und mittlerweile auch Schulmediziner – folgende Teezubereitungen an:

Anregung der Gallenblasensekretion

Aloesaft (*Aloe socotrina* DC) – **Birkenknospen** (*Betula alba* L. – Birch Buds) – **Bittersüß** (*Solanum dulcamara* L. – *Bittersweet*): Wurzelrinde und Zweigrinde – **Löwenzahn** (*Taraxacum officinale* Wiggers – *Dandelion*): Wurzeln – **Hirtentäschl** (*Capsella bursa-pastoris* Medik. – *Shephard's Purse*): ganzes Kraut – **Kalmuswurzel** (*Acorus calamus* L. – *Sweet Flag*) – **Wermut, Absinth** (*Artemisia absinthum* L. – *Wormwood*): Pflanzenspitzen und Blätter – **Maisseide** (*Stigmata maydis* L. – *Corn Silk*).
Dosierung: In der Regel 1 Teelöffel zerkleinertes Material auf 1 Tasse kochendes Wasser, mehrmals täglich nach Bedarf.

Störungen der Gallenblasensekretion

Sauerdorn (*Berberis vulgaris* L. – *Barberry*): Wurzel, Rinde, Beeren – **Bitterklee** (*Sabatia angularis* Pers. – *Centaury*): ganzes Kraut – **Maisseide** (*Stigmata maydis* L. – *Corn Silk*) – **Wildes Indigo** (*Baptisia tinctoria* R. Rr. – *Wild Indigo*): Wurzelrinde und Blätter – **Maiapfel, Fußblatt** (*Podophyllum peltatum* L. – *Mandrake*): Wurzelstock und Wurzelstockharz – **Mohrrübe** (*Daucus carota* L. – *Wild Carrot*): ganzes Kraut – **Yamswurzel** (*Dioscorea villosa* L. – *Wild Yam*): Wurzel.
Dosierung: In der Regel 1 Teelöffel zerkleinertes Material auf 1 Tasse kochendes Wasser, mehrmals täglich nach Bedarf.

Entzündungen der Gallenblase

Terpentinpistazie (*Pistacia terebinthus* L. – *Balsam Fir*): Rinde und Zweige – **Sauerdorn** (*Berberis vulgaris* L. – *Barberry*): Wurzel, Rinde und Beeren.
Dosierung: In der Regel 1 Teelöffel zerkleinertes Material auf 1 Tasse kochendes Wasser, mehrmals täglich nach Bedarf.

Gallengrieß

Berufkraut (*Erigeron philadelphicus* L. – *Philadelphia Freabane*): blühende Spitzen und Blätter – **Schneeball** (*Viburnum prunifolium* L. – *Black Haw*): Blätter und Blüten – **Virginiawacholder** (*Juniperus virginiana* L. – *Juniper*): Wurzel – Eine Zubereitung aus gleichen Teilen von: **Orangenwurzel** (*Hydrastis canadensis* L. – *Golden Seal*), **Rotklee** (*Trifolium pratense* L. – *Red Clover*), **Sauerampfer** (*Rumex crispus* L. – *Yellow Dock*), **Löwenzahn** (*Taraxacum officinale* – *Dandelion*) und **Petersilie** (*Petroselinum crispum* Nym. – *Parsley*).

Gallensteine und Gallensteinkoliken

Sassafras (*Sassafras officinalis* N&E): Wurzelrinde – **Schöllkraut** (*Chelidonium majus* L. – *Celandine*): Kraut und Wurzel – **Beinwell** (*Symphytum officinale* L. – Comfrey): Wurzel und Blätter – **Schneeflockenstrauch** (*Chionanthus virginica* L. – *Fringe Tree*): Wurzelrinde – **Lobelia** (*Lobelia inflata* L. – Indian Tobacco): Blätter und Stengel – **Maiapfel** (*Podophyllum peltatum* L. – *American Mandrake*): Wurzel und Wurzelharz – Zubereitung aus: **Seidenpflanze** (*Asclepias syriaca* L. – *Milkweed*) und **Eibisch** (*Althaea officinalis* L. – *Marshmallow*) – **Beifuß** (*Artemisia vulgaris* L. – *Mugwort*): Blätter – **Lederstrauch** (*Ptelea trifoliata* L. – *Wafer Ash*): Wurzelrinde – **Spindelstrauch** (*Euonymus atropurpureus* Jacq. – *Wahoo*): Wurzelrinde – **Brunnenkresse** (*Nasturtium officinale* R. Br. – *Water Cress*): Wurzeln, Blätter – **Hundsgift** (*Apocynum androsaemifolium* L. – *Bitter Root*): Wurzel – **Kreuzdorn** (*Rhamnus purshianus* DC. – *Cascara Sagrada*): Rinde – **Hundskamille** (*Anthemis nobilis* L. – *Camomile*): Blüten – **Ziest** (*Stachys officinalis* Trev. – *Wood Betony*): Blätter – **Rhabarber** (*Rheum palmatum* L. – *Rhubarb*): Wurzeln.
Dosierung: In der Regel 1 Teelöffel zerkleinertes Material auf 1 Tasse kochendes Wasser, mehrmals täglich nach Bedarf (drei- bis viermal).

Geschlechtskrankheiten

Viele Jahrzehnte lang war die medizinische Meinung über die Herkunft der Geschlechtskrankheiten Gonorrhöe und Syphilis kontrovers. Man nannte Syphilis abwechselnd die spanische, italienische oder französische Krankheit und war der Meinung, daß sie aus den neuen amerikanischen Kolonien, aus Indien, Kleinasien oder Afrika eingeschleppt worden sei. Heute sind sich Medizinhistoriker einig, daß Geschlechtskrankheiten den Indianern im allgemeinen und nordamerikanischen Indianern im besonderen fremd waren. Aber während die europäische und auch die spätere amerikanische Schulmedizin jahrhundertelang keinen Zugang zu den Ursachen (Gonorrhöe = Gonokokkeninfektion, Syphilis = *Treponema pallidum*-Infektion) dieser Erkrankungen und daher auch keinerlei wirksame Behandlungsmethoden zu entwickeln vermochte, dauerte es nur sehr kurze Zeit, bis Indianerheiler äußerst wirkungsvolle Methoden und Mittel gefunden hatten, Seuchenerkrankungen dieser Art zu behandeln.
Die moderne Medizin hat die bakteriologischen Geschlechtskrankheiten heute – allerdings erst seit der Entwicklung der Antibiotika – so fest im Griff, daß eine detaillierte Darstellung der indianischen Pflanzenmittel überflüssig ist. Lediglich der Vollständigkeit halber werden aus der erstaunlichen Fülle wirkungsvoller Pflanzenanwendungen nachfolgend einige genannt:

Gonorrhöe

Zahnwehholz (*Zanthoxylum americanum* Mill. – *Prickly Ash*): Rinde und Wurzeln – **Balsamtanne** (*Abies balsamea* Mill. – *Balsam Fir*): gummiartiger Harzsaft – **Mahonie** (*Mahonia aquifolium* Nutt., auch: *Berberis aquifolium* Pursh. – *Oregon Grape*): Wurzeln – **Wildrose** (*Rosa species* – *Wild Rose*): Blütenknospen – **Hirschkolben-Sumach,**

Essigbaum (*Rhus typhina* L. – *Upland* und *Mountain Sumac*): Wurzeln und Stengel – **Distel** (*Carduus benedictus* L. – *Thistle*): ganzes Kraut – **Sanikel** (*Sanicula marylandica* L. – *Sanicle*:) Wurzeln – **Ehrenpreis** (*Veronica virginica* L. – *Culver's Root*): Wurzel – **Immergrüne Bärentraube** (*Arctostaphylus uva ursi* L. – *Bearberry*): Blätter – **Kanadische Orangewurz** (*Hydrastis canadensis* L. – *Golden Seal*): Wurzel – **Spierstrauch** (*Spiraea tomentosa* L. – *Hardhack*): Rinde, Wurzel, Blätter, Blüten – **Wolfsmilch** (*Euphorbia ipecacuanha* L. – *American Ipecac*): Wurzel – **Wolfsmilch** (*Euphorbia maculata* L. – *Cherokee Ipecac*): Wurzelsaft – **Aloe** (*Aloe socotrina* DC. – *Aloe*): Blättersaft – **Wasserpfeffer** (*Polygonum hydropiper* L. – *Arsesmart*): ganzes Kraut – **Virginia-Sommerwurz** (*Orobanche virginiana* L. – *Beechdrop*): Spitzen, Stengel, Wurzel – **Indianerpfeife** (*Monotropa uniflora* L. – *Bird's Nest, Indian Pipe*): ganzes Kraut – **Bittersüß** (*Solanum dulcamara* L. – *Bittersweet*): Wurzelrinde und Zweige – **Hundsgift** (*Apocynum cannabinum* L. – *Black Indian Hemp*): trockene Blätter und Blüten – **Frauenwurzel** (*Caulophyllum thalictroides* Mich. – *Blue Cohosh*): Wurzel – **Große Klette** (*Arctium lappa* L. – *Burdock*): Wurzel – **Schöllkraut** (*Chelidonium majus* L. – *Celandine*): Kraut und Wurzel – **Edeldistel** (*Eryngium aquaticum* L. – *Eryngo*): Wurzel – **Feuerkraut** (*Erechthites hieracifolia* Raf. – *Fire Weed*): Wurzel, Kraut – **Winterlieb** (*Chimaphila umbellata* Nutt. – *Pipsissewa*): ganzes Kraut – **Kermesbeere** (*Phytolacca decandra* L. – *Poke Root*): Wurzel und Beeren – **Sarsaparilla** (*Aralia nudicaulis* L. – *Spikenard*): Wurzel.

Als die sicherste Syphilis-Heilmittelkur haben Indianerheiler schon sehr früh ein Wurzelabsud der **Lobelie** erkannt (*Lobelia syphilitica* L. – *Great Lobelia*). Aber als Engländer diese Anwendung von den Irokesen übernahmen und getrocknete Lobelienwurzeln in großen Mengen nach Großbritannien schafften, zeigte sich, daß dort die Heilungsquote nicht annähernd so hoch war wie die der indianischen Anwendungen. Irokesen-Heiler behaupteten, daß es für diese Mißerfolge verschiedene Gründe gebe: 1. Man müsse die frische Lobelienwurzel verwenden, weil aus der getrockneten Wurzel die wirksamen flüchtigen ätherischen Öle verdunsteten. 2. Man müsse die Wurzel mit folgenden anderen Absuden zubereiten: **Maiapfel/Fußblatt** (*Podophyllum peltatum* L. – *Mayapple*): Wurzel – **Traubenkirsche** (*Prunus virginiana* L. – *Choke Cherry/Wild Cherry*): Rinde und 3. die äußerlich zugänglichen Geschwüre mit der pulverisierten Rinde der **Amerikanischen Säckelblume** (*Ceanothus americanus* L. – *New Jersey Tea*) gleichzeitig bestäuben. Der Mediziner C. F. Millspaugh prüfte diese Angaben nach und fand sie bestätigt. In seinem Werk ‹*American Medical Plants*› (1887) gab er dieses Ergebnis bekannt, aber die altenglischen Schulmediziner nahmen es nicht zur Kenntnis.

Meerträubel (*Ephedra trifurcata* L. – *Long-leafed Ephedra, Mormon Tea*): das ganze Ephedrin-haltige Kraut – **Bergwacholder** (*Juniperus scopolorum* Sarg. – *Rocky Mountain Juniper*): Nebenzweige – **Skelettpflanze** (*Lygodesmia tennifolia* L. – *Slenderleaf Skeleton Plant*): ganzes Kraut – **Königinwurz** (*Stillingia sylvatica* L. – *Queens Root*): Wurzel – **Blaustengelgras** (*Andropogon scoparius* L. – *Bluestem Grass*): Asche der Stengel – **Yerba mansa** (*Anemopsis californica*

Syphilis

Schon 1526 berichtete der spanische Mönch und Ritter Gonzalo Fernandez de Oviedo in seiner in Toledo veröffentlichten ‹*Naturgeschichte der westindischen Inseln*›, daß die Indianer die schreckliche Seuche Syphilis mit einem Absud des **Pockholzbaums** (*Guaiacum officinale* L. und *G. sanctum* L.) heilten. Dieser Bericht führte dazu, daß die europäischen Kolonisten während des 16. und 17. Jahrhunderts zur Syphilisbehandlung Absude aus Spänen des Stammholzes dieses Baums bereiteten, während infizierte Indianer aber nur das *Guaiacum-Harz* des Stammes verwendeten, das von der Kolonialmedizin trotz seiner erheblich größeren Wirksamkeit erst im 19. Jahrhundert zur Kenntnis genommen wurde. Genaue Inhaltstoffanalysen dieses *Guaiacum*-Harzes liegen bis heute noch nicht vor. Aber soviel weiß man immerhin: Das Harz enthält zu 70 Prozent Guaiaconin-Säure, zu 10 Prozent Guaiaret-Säure, zu 15 Prozent Vanillin, ein Saponin und den gelben Farbstoff Guaiacol. Seit der Entdeckung der Penizillin-Antibiotika zweifeln die Schulmediziner und Pharmakologen an der antibiotischen Wirksamkeit des *Guaiacum*-Harzes, obwohl auch Schulmediziner über Jahrhunderte hinweg in großer Zahl von Heilung mittels dieser Substanz berichtet haben. Allenfalls erkennt die Lehre die Wirksamkeit bei rheumatischer Arthritis, chronischem Rheumatismus und Gicht als Diaphoreticum und Diureticum an und gesteht auch eine gewisse Wirksamkeit bei Skrofulose zu. Die Indianer gewannen das Harz, indem sie starke Äste des 10 bis 20m hohen Baumes abschnitten und ungeschält an einem Ende anzündeten. Am anderen Ende floß das Harz dann heraus und wurde aufgefangen. Sie formten das gelb- bis rötlichbraune Harz zu nußgroßen Pillen, die sie gegen Licht geschützt aufbewahrten. Sobald Sonnenlicht das Harz grünlich färbte, behaupteten sie, sei es als Medizin wirkungslos. Das erhärtete Harz wurde unmittelbar vor Gebrauch sehr fein puderig geraspelt und in warmem Wasser vorsichtig aufgelöst. Diese Harzpillen, die hauptsächlich von den Creeks und Seminolen in Florida hergestellt wurden, sind über den ganzen Kontinent im Tauschhandel mit anderen Völkern bis an die Pazifik- und Atlantik-Küste und weit nach Kanada und Mexiko hinein gelangt; denn der Weiße Mann verbreitete die Seuche rasch und gründlich unter den Stämmen.

Nutt. – *Yerba mansa*): Wurzel – **Pockholz** (*Guaiacum sanctum* L. – *Guaiac*): Wurzel – **Virginiawacholder** (*Juniperus virginiana* L. – *Red Cedar*): Zweigholz – **Rotulme** und **Weißulme** (*Ulmus fulva* Michx., *U. americana* L. – *Red Elm, Slippery Elm* und *American* oder *White Elm*): Rinde – **Seidenpflanze** (*Asclepias incarnata* L. – *Milkweed*, Silkweed): Rinde – **Sassafras** (*Sassafras officinalis* N & E – Sassafras): Rinde – **Yerba santa** (*Eriodictyon californicum* Torr. – *Yerba santa, Mountain Balm*): trockene Blätter – **Schwarznußbaum** (*Juglans nigra* L. – *Black Walnut*): Rinde, Blätter, grüne Nuß – **Klette** (*Arctium lappa* L. – *Burdock*): Wurzel, Samen, Blätter, Stengel – **Lorbeerrose** (*Kalmia latifolia* L. – *Calico Bush*): Blätter – **Quecke** (*Agropyron repens* L. – *Couch Grass*): Wurzelstock – **Purpur-Keilblume** (*Echinacea angustifolia* L. – *Purple Coneflower*): Wurzelstock, Wurzel – **Winterlieb** (*Chimaphila umbellata* Nutt. – *Pipsissewa*): ganzes Kraut – **Kermesbeere** (*Phytolacca decandra* L. – *Poke Root*): Wurzel – **Lerchensporn** (*Corydalis canadensis* Goldb. – *Turkey Corn*): Wurzel – **Eisenkraut** (*Veronia altissima* Nutt., *V. anthelmintica* Willd., *V. crinita* Raf., *V. noveboracensis* Michx. – *Iron Weed*): Wurzel und Blätter – **Schwertlilie** (*Iris versicolor* L. – *Blue Flag*): Wurzel und Wurzelstock.

Dosierungen: 1 Teelöffel bis 1 Eßlöffel voll auf 1 Tasse kochendes Wasser, zwei- bis dreimal täglich nach Bedarf, Tinkturen nach Vorschrift.

Gicht

Gichterkrankungen waren nach übereinstimmenden Bekundungen zeitgenössischer Beobachter nordamerikanischen Indianern zu Beginn der Kolonisierung völlig unbekannt. Auch später, als insbesondere während der Reservationsära eine zum Teil radikale Nahrungsumstellung erfolgte, sollen sie weitestgehend von solchen Symptomen verschont geblieben sein. Es gibt nicht wenige Ärzte, die Gicht als eine Zivilisationskrankheit ansehen, die hauptsächlich auf eine Übersäuerung des Blutes mit Harnsäure (Harnsäuregicht) oder eine Anreicherung des Blutes mit Kalziumsalzen (Kalkgicht) zurückzuführen sei. Aus dieser Sicht handelt es sich also um eine auf falsche Ernährung zurückzuführende Erkrankung.

Indianerheiler nahmen aber für sich in Anspruch, solche auf Grund mangelhafter oder falscher Ernährung entstandenen Erkrankungen positiv beeinflussen zu können. Sie erklärten die Wirksamkeit ihrer Behandlungen auch damit, daß ihre Mittel geeignet wären, die normale Funktion gestörter Organe wiederherzustellen. Ihre Erkenntnis, daß es sich hierbei durchaus nicht um Ursachen handle, die verallgemeinert werden könnten, wie dies die Schulmedizin bis heute annimmt, sondern die bei jedem Menschen sehr verschieden gelagert sein können, ist inzwischen durch die Erfahrungen mit den Therapien, die man bisher bei Gichterkrankungen angewendet hat, weitgehend bestätigt worden.

Indianerheiler räumen allerdings ein, daß es außerordentlich schwierig sei, für die jeweils spezifische Art von Erkrankung eine wirkungsvolle Therapie zu finden – was dem einen Patienten auf längere Anwendungsdauer nützlich sei, könne einem anderen im günstigsten Falle nicht schaden. Alle ihre pflanzlichen Mittel scheinen aber gemein zu haben, daß Linderungen und Besserungen nachhaltig über längere Zeiträume hinweg stattfinden und daß schädliche Nebenwirkungen, wie sie in der Regel bei konzentrierten pharmachemischen Mitteln auftreten, weitestgehend vermieden werden.

Hundszahn (*Erythronium americanum* L. – *Adder's Tonque*)
Pflanzenteile: Kraut, Knospen und Wurzel.
Die Naturmediziner des 18. und 19. Jahrhunderts (zum Beispiel Jacob Bigelow und A. Clapp) fanden heraus, daß der Hundszahn ein guter, wenn nicht besserer Ersatz für die europäische Anwendung der Herbstzeitlosen (*Colchicum autumnale* L.) sei. Das in der Herbstzeitlosen enthaltene Gift Colchicin, das in den einzelnen Pflanzenexemplaren stark schwankt und daher kaum voraussehbare Wirkungen besitzt, hindert junge in Teilung begriffene Zellen in ihrem Wachstum (weshalb man glaubte, die Herbstzeitlose gegen Krebsgeschwülste einsetzen zu können, was aber sehr umstritten zu sein scheint). Die jungen frischen Knospen des Hundszahns wurden von amerikanischen Ärzten als vorteilhafter Ersatz für *Colchicum* angewendet. Die Pflanze war von 1820 bis 1863 in der USP als spezielles Mittel gegen Gicht aufgeführt.

Wasserdost (*Eupatorium perfoliatum* L. – *Boneset*): Spitzen und Blätter – **Feinstrahl** (*Erigeron compositus* Pursh., *E. coulteri* Porter, *E. glabellus Nutt.*, *E. glaucus* Ker. – Gawl., *E. leiomerus* Gray, *E. philadelphicus* L., *E. pulchellus* Michx. und *E. speciosus* DC. – *Fleabane*): Blätter, blühende Spitzen und Wurzel – **Amerikanische Nießwurz** (*Veratrum viride* Ait. – *Indian Poke*): Wurzelstock und Wurzel – **Seneca-Kreuzblume** (*Polygala senega* L. – *Seneca Snakeroot*): Wurzel – **Esche** (*Fraxinus latifolia* Benth. – *Ash Tree*): Rinde und Blätter – **Birke** (*Betula alba* L. – *Birch Tree*): Rinde und Blätter – **Hundsgift** (*Apocynum androsaemifolium* L. – *Bitter Root*): Wurzel – **Frauenwurzel** (*Caulophyllum thalictroides* Michx. – *Blue Cohosh*): Wurzelstock, Wurzel – **Klette** (*Arctium lappa* L. – *Burdock*): Wurzel, Samen, Blätter, Stengel – **Zichorie** (*Cichorium intybus* L. – *Chichory Root*): Wurzel, Anwendung nur bei Harnsäuregicht – **Quecke** (*Agropyron repens* P. Beauv. – *Couch Grass*): Wurzelstock – **Eukalyptus** (*Eucalyptus globulus* Labill. – *Eucalyptus*): Wurzel – **Goldrute** (*Solidago canadensis* L. – *Golden Rod*): Blätter und Spitzen – **Bilsenkraut** (*Hyoscyamus niger* L. – *Henbane*): Blätter, Samen – **Porst** (*Ledum latifolium* Jacq. – *Labrador Tea*): Blätter – **Weideneiche** (*Quercus phellos* L. – *Tanners Bark*): Rinde – **Kermesbeere** (*Phytolacca americana* L. – *Poke Root*): Wurzel und Beeren – **Sarsaparilla** (*Aralia nudicaulis* L. – Red Sarsaparilla): Wurzel – **Erdbeere** (*Fragaria vesca* L. – *Strawberry*): Blätter, Wurzel, Beeren – **Balsampappel** (*Populus balsamifera* L. – *Tacamahac*): Knospen – **Mondsame** (*Menispermum canadense* L. – *Yellow Parilla*): Wurzel – **Veilchen** (*Viola obliqua* Hill. – *Blue Violet*): ganzes Kraut – **Enzian** (*Gentiana andrewsii* Griseb. – *Bitterwort*): Wurzel – **Faulbaum** (*Rhamnus frangula* L. – *Buckthorn*): Rinde.
Dosierungen: In der Regel 1 Teelöffel voll auf 1 Tasse kochendes Wasser, davon mehrmals täglich nach Bedarf.

Äußerliche Anwendungen

Sassafras (*Laurus sassafras* Nees. – *Sassafras*)
Indianer zerquetschten und zerkleinerten die Wurzelrinde und machten um die von Gicht befallene Stellen warme Umschläge. Sie preßten

auch aus der Wurzelrinde das sogenannte Sassafrasöl, mit dem sie befallene Stellen einrieben, während sie gleichzeitig Teeabsude aus Wurzel und Öl verabreichten.

Tabak (*Nicotiana glauca* Grah. – *Tobacco*)
Die grünen reifen Blätter wurden unfermentiert in warmem Wasser eingeweicht und als Umschlag auf betroffene Stellen aufgebracht.

Lärchenöl (*Larix americana* Mill. – *Tamarack*)
Indianer gewannen aus der inneren Rinde ein Öl, mit dem sie betroffene Stellen lange einrieben. Dann bedeckten sie die Stellen mit dem ausgepreßten Material der inneren Rinde, legten einen Verband an und hielten sie sehr warm. Gleichzeitig ließen sie Patienten den Absuddampf aus neuen Zweigensprößlingen und Rinde inhalieren.

Harnblasen- und Nierenleiden

Blasen- und Nierenbeschwerden

Als allgemeine harntreibende (diuretische) und harnregulierende, gleichzeitig entzündungshemmende Heilmittelzubereitungen verwendeten Indianer bei Blasen-, Harnleiter- und Nierenbeschwerden die nebenstehenden Pflanzenmittel.

Aloe (*Aloe succotrina* Lam.): Blättersaft – **Bärentraube** (*Arctostaphylos uva-ursi* Spreng. – *Bearberry*): Blätter – **Buche** (*Fagus sylvatica* L. – *Beech Tree*): Rinde und Blätter – **Hundsgift** (*Apocynum cannabium* L. – *Black Indian Hemp*): Wurzel – **Schöllkraut** (*Chelidonium majus* L. – *Celandine*): Wurzel und ganzes Kraut – **Quecke** (*Agropyrum repens* P. Beauv. – *Couch Grass*): Wurzelstock – **Schlüsselblume** (*Primula officinalis* Hill. – *Cowslip*): Blüten und Blätter – **Schneeball** (*Viburnum trilobum* Marsh. – *High Crampbark*): Rinde – **Amerikanischer Ginseng** (*Panax quinquefolium* L. – *Ginseng*): getrocknete Wurzel – **Königskerze** (*Verbascum thapsus* L. – *Mullein*): Blätter, Blüten und Wurzel – **Rebhuhnbeere** (*Mitchella repens* L. – *Partridge Berry*): ganzes Kraut – **Hirtentäschel** (*Capsella bursa pastoris* Medik. – *Shepherd's Purse*): ganzes Kraut – **Johanniskraut** (*Hypericum perforatum* L. – *St. John's Wort*): Spitzen und Blüten – **Erdbeere, wilde** (*Fragaria americana* L. – *Wild Strawberry*): Blätter, Wurzel und Beeren – **Sonnenblumenöl** (*Helianthus annuus* L. – *Sunflower*): Samenöl – **Kalmus** (*Acorus calamus* L. – *Sweet Flag*): Wurzel – **Lärche** (*Larix americana* Mill. – *Tamarack*): innere Rinde – **Ampfer** (*Rumex crsipus* L. – *Yellow Dock*): Wurzel.
Dosierung: In der Regel 1 Teelöffel zerkleinertes Material auf 1 Tasse kochendes Wasser, mehrmals täglich nach Bedarf.

Blasen- und Nierenreizungen

Färberhülse (*Baptisia tinctoria* R. Br. – *Wild Indigo*): Wurzelrinde, Blätter – **Malve** (*Malva sylvestris* L. – *Common Mallow*): ganzes Kraut – **Duftveilchen** (*Viola odorata* L. – *Violet*): Blüten und Blätter – **Yuccadistel** (*Eryngium yuccifolium* Michx. – *Button Snakeroot*): zerquetschte Wurzeln – **Sarsaparillawurzel** (*Aralia nudicaulis* L. – *Sarsaparilla Root*): Wurzel – **Scheinbeere** (*Gaultheria Procumbens* L. – *Wintergreen*): ganzes Kraut – **Wintergrün** (*Moneses uniflora* Gray – *One-flowered Wintergreen*): Wurzel und Blätter.
Dosierung: In der Regel 1 Teelöffel zerkleinertes Material auf 1 Tasse kochendes Wasser, mehrmals täglich nach Bedarf.

Blasen- und Nierengrieß

Labkraut (*Galium aparine* L. – *Cleavers*): ganzes Kraut – **Purpur-Wasserdost** (*Eupatorium purpureum* L. – *Gravel Root*): Wurzel und Blüten – **Sauerampfer** (*Rumex acetosa* L. – Sorrel): Blätter.

Dosierung: 1 Teelöffel voll auf 1 Tasse kochendes Wasser, täglich drei- bis viermal nach Bedarf.

Blasen- und Nierenentzündungen

Maisseide (*Stigmata maydis* L. – *Corn Silk*): die grünen Fäden – **Schwarzer Nachtschatten** (*Solanum nigrum* L. – *Black Nightshade*): Blättersaft, Blätter – **Süßholz, Lakritze** (*Glycyrrhiza glabra* L. – *Licorice*): getrocknete Wurzel – **Beifuß** (*Artemisia vulgaris* L. – *Mugwort*): Blätter – **Petersilie** (*Petroselinum sativum* Hoffm. – *Parsley*): Blätter, Wurzel, Samen.

Blasen- und Nierensteine

Birke (*Betula alba* L. – *Birch*): Rinde und Blätter – **Beifuß** (*Artemisia vulgaris* L. – *Mugwort*): Blätter – **Sauerampfer** (*Rumex acetosa* L. – *Sorrel*): Blätter – **Kalmuswurzel** (*Acorus calamus* L. – *Sweet Flag*): Wurzel.
Dosierung: In der Regel 1 Teelöffel zerkleinertes Material auf 1 Tasse kochendes Wasser, mehrmals täglich nach Bedarf.

Blasenkatarrh

Waldlilie (*Trillium erectum* L. – *Indian Balm*): Wurzel – **Schneeball** (*Viburnum trilobum* Marsh. – *High Crampbark*): Rinde – **Storchschnabel** (*Geranium maculatum* L. – *Cranesbill*): getrocknete Wurzel – **Holunder** (*Sambucus canadensis* L. – *Elderberry*): Wurzel, innere Rinde, Blätter, Blüten und Beeren – **Hortensie** (*Hydragea arborescens* L. – *Seven Barks*): getrocknete Wurzel – **Süßholz, Lakritze** (*Glycyrrhiza glabra* L. – *Licorize, Sweetwood*): getrocknete Wurzel – **Lindenblüten** (*Tilia cordata* Mill. – *Lime Tree*): Blüten, Blätter – **Winterlieb** (*Chimaphila umbellata* Nutt.): ganzes Kraut – **Kreuzblume** (*Polygala senega* L. – *Senega*): Wurzel – **Weiße Seerose** (*Nymphaea odorata* Ait. – *White Pond Lily*): Wurzel.

Blasenentzündung

Terpentin-Pistazie (*Pistacia terebinthus* L. – *Balsam Fir*): Rinde und Zweige – **Goldrute** (*Solidago canadensis* L. – *Golden Rod*): Blätter und Spitzen – **Hopfen** (*Humulus lupulus* L. – *Hops*): Zapfenfrucht – **Zweizahn** (*Bidens connata* L. – *Swamp Beggar's Tick*): ganzes Kraut – **Wildmöhre** (*Daucus carrota* L. – *Wild Carrot*): ganzes Kraut.
Dosierung: 1 Teelöffel zerkleinertes Material auf 1 Tasse kochendes Wasser, mehrmals täglich nach Bedarf.

Blasensteine

Bittersüß (*Solanum dulcamara* L. – *Bitter Sweet*): Wurzelrinde, Zweige – **Goldrute** (*Solidago canadensis* L. – *Golden Rod*): Blätter und Spitzen – **Hortensie** (*Hydrangea arborescens* L. – *Seven Barks*): getrocknete Wurzel. Dosierung: In der Regel 1 Teelöffel voll auf 1 Tasse kochendes Wasser, mehrmals täglich nach Bedarf.
Steinwurz (*Collinsonia canadensis* L. – *Stoneroot*): ganzes Kraut und frische getrocknete Wurzel. Dosierung: höchstens 0,3 g, normalerweise 0,13 g dreimal täglich auf 1 Tasse kochendes Wasser. Tinktur: 5 bis 20 Tropfen dreimal täglich.

Nieren- und Harnröhrenkatarrh

Sauerdorn (*Berberis vulgaris* L. – *Barberry*): Wurzel, Rinde, Beeren – **Bärentraube** (*Arctostaphylos uva ursi* Spreng. – *Bearberry*): Blätter – **Schwertlilie** (*Iris versicolor* L. – *Blue Flag*): Wurzel und Wurzelstock – **Große Klette** (*Arctium lappa* L. – *Burdock*): Wurzel, Samen, Blätter, Stengel, ganzes Kraut – **Vogelmiere** (*Stellaria media* Vill. – *Chick-*

weed): ganzes Kraut – **Kreosotbusch** (*Larrea divaricata* Cov. – *Chaparral*): Blätter und Stengel – **Holunder** (*Sambucus canadensis* L. – *Elderberry*): Wurzel, innere Rinde, Blätter, Beeren, Blüten – **Acker-Schachtelhalm** (*Equisetum arvense* L. – *Horse Tail*): ganzes Kraut – **Hortensie** (*Hydrangea arborescens* L. – *Seven Barks*): getrockneter Wurzelstock – **Färberhülse** (*Baptisia tinctoria* R. Br. – *Wild Indigo*): Wurzelrinde und Blätter – **Porst** (*Ledum latifolium* Jacq. – *Labrador Tea*): Blätter – **Lakritze** (*Glycyrrhiza glabra* L. – *Licorice*): getrocknete Wurzel – **Lindenblüten** (*Tilia cordata* Mill. – *Lime Tree*): Blätter – **Seidenpflanze** (*Aslepias syriaca* L. – *Milkweed*): Wurzel – **Wegerich** (*Plantago major* L. – *Plantain*): ganzes Kraut – **Kermesbeere** (*Phytolacca decandra* L. – *Poke Root*): Wurzel und Beeren – **Himbeere** (*Rubus idaeus* L. – *Raspberry*): Blätter und Beeren – **Rotulme** (*Ulmus fulva* Michx. – *Slippery Elm*): innere Rinde – **Sonnenblume** (*Helianthus annuus* L. – *Sunflower*): Samen – **Balsampappel** (*Populus balsamifera* L. – *Tacamahac*): Knospen – **Schafgarbe** (*Achillea millefolium* L. – *Yarrow*): ganzes Kraut – **Bergbalsam** (*Eriodictyon californicum* Benth. – *Yerba Santa*): Blätter.

Dosierung: In der Regel 1 Teelöffel zerkleinertes Material auf 1 Tasse kochendes Wasser, mehrmals täglich nach Bedarf.

Nieren- und Nierenbeckenentzündung

«**Teufelsschnürsenkel**» (*Cracca virginiana* Nutt. – *Devil's Shoestring*): Blätter – **Hopfenbuche** (*Ostrya virginiana* Mill. – *Hop Hornbeam*): Blätter – **Steinsame** (*Lithospermum pilosum* L. – *Stoneseed*): Wurzel – **Virginiakiefer** (*Pinus virginiana* L. – *Spruce Pine*): Harz – **Kreuzkraut** (*Senecio aureus* L. – *Life Root*): Wurzel und ganzes Kraut – **Große Brennessel** (*Urtica dioica* L. – *Nettle*): Wurzel und Blätter.

Dosierung: In der Regel 1 Teelöffel zerkleinertes Material auf 1 Tasse kochendes Wasser, mehrmals täglich nach Bedarf.

Nierensteine

Ackerschachtelhalm (*Equisetum arvense* L. – *Horse Tail*): ganzes Kraut – **Hafer** (*Avena sativa* L. – *Oats*): Samen – **Erdbeere** (*Fragaria vesca* L. – *Strawberry*): Blätter, Wurzel – **Wasserkresse** (*Nasturtium officinale* R. Br. – *Water Cress*): Blätter, Wurzel.

Herz- und Kreislauferkrankungen

Hypertonie (Bluthochdruck) und Hypotonie (zu niedriger Blutdruck) sind unter «Blutdruck» dargestellt.

Die meisten Herz- und Kreislaufleiden – etwa arteriosklerotische Erkrankungen, Angina pectoris, Herzrhythmusstörungen oder Herzinfarkt – waren den nordamerikanischen Indianern bis zu ihrer Entdekkung und auch noch einige Jahrzehnte danach vollkommen fremd. Ähnliches gilt für Mangeldurchblutungen im Gehirn.

Erst die Berührung mit den europäischen Kolonisten und die hierdurch in ihren Lebensumständen hervorgerufenen Veränderungen setzten die nordamerikanischen Indianer auch allmählich diesen Leiden aus, die Indianerheiler zu den «Zivilisationskrankheiten» zählten. Sie dehnten ihre Kenntnisse in verhältnismäßig kurzer Zeit auf die Behandlung solcher Erkrankungen aus und konnten – etwa mit dem Beginn der Besiedlung des amerikanischen Westens, ab 1850 – schließlich mit einem recht wirkungsvollen Katalog pflanzlicher Heilmittel aufwarten, deren Nutzanwendung sich bei späteren Untersuchungen bestätigte.

Durchblutungsstörungen

Nießwurz (*Helleborus viridis* L. – *Green Hellebore;* Familie: *Ranunculacecae*): Wurzelstock und Wurzel – **Hundsgift** (*Apocynum cannabium* L. – *American Hemp*) und (*Apocynum androsaemifolium* L. – *Dogbane*). Diese beiden gleichartigen Pflanzen der *Apocynacecae*-Familie wurden von Indianerheilern mit sehr großem Erfolg eingesetzt. Sie enthalten Apocynein und Apocynin, die den Saponinen sehr ähnlich sind. Der wichtigste Herzwirkstoff ist das Cymarin, das Aglykon des Glykosids Apocynamarin, das sehr eng mit den Glykosiden der Digitalis-Gruppe verwandt ist. Daneben sind noch der Bitterstoff Cynotoxin und ein ätherisches Öl enthalten. Das Cymarin ist der hauptsächlich kardioaktive Wirkstoff: 0,1 g der Wurzel enthalten eine Potenz von 2 USP-Digitalis-Einheiten. Indianerheiler wendeten Hundsgift-Teeabsude in geringer Dosierung an (1 Teelöffel voll auf 1 Tasse kochendes Wasser, zwei- bis dreimal täglich), inbesondere auch in der Behandlung von Gallensteinkoliken, gegen Erkältungskrankheiten und um den Gallenfluß anzuregen. – **Spindelstrauch** (*Euonymus atropurpureus* Jacq. – *Wahoo*). Die im Herbst gesammelte Rinde übt auf das Herz eine digitalisartige Wirkung aus. Als mildes Herzmittel war es in der USP von 1863 bis 1916, in der NF von 1916 bis 1947 aufgeführt. – **Eisenkraut** (*Verbena officinalis* L. – *Blue Vervain*): Wurzel, Blätter und Stengel – **Lorbeerrose** (*Kalmia latifolia* L. – *Calico Bush*): Blätter – **Ginseng** (*Panax quinquefolium* L.): Wurzel – **Sauerampfer** (*Rumex acetosa* L. – *Sorrel*): Blätter – **Schwarzweide** (*Salix nigra* Marsh. – *Black Willow*): Rinde – **Senecakreuzblume** (*Polygala senega* L. – *Seneca Snakeroot*): Wurzel – **Veilchen** (*Viola cucullata* Ait. = *obliqua* Hill und *V. beckwithii, V. canadensis* L., *V. Pubescens* Ait. und *V. conspersa* Reich. – *Violet*): Wurzel.

Herzklopfen

Dreiblatt (*Trillium erectum* L. und *T. undulatum* Willd. = *erythrocarpum*): Wurzel – **Kanadische Haselwurz** (*Asarum canadense* L. – *Wild Ginger*): Wurzel – **Sommerwurz** (*Orobanche virginiana* L. – *Beechdrop, Cancer Root*): Spitzen, Stengel, Wurzel – **Schneeball** (*Viburnum prunifolium* L. – *Black Haw*): Wurzelrinde, Stengel- und Astrinde – **Traubenkirsche** (*Prunus virginiana* L. – *Choke Cherry Bark*): Rinde – **Hopfen** (*Humulus lupulus* L. – *Hops*): Zapfenfrüchte – **Lobelie** (*Lobelia inflata* L. – *Indian Tobacco*): Blätter und Stengel – **Fußblatt** (*Podophyllum peltatum* L. – *American Mandrake*): Wurzelstock und dessen Harz – **Zweizahn** (*Bidens connata* Muhl. – *Swamp Beggar's Tick*): ganzes Kraut.
Dosierung: 1 Teelöffel voll auf 1 Tasse kochendes Wasser, zwei- bis dreimal täglich.

Herzbeschwerden

Wasserpfeffer (*Polygonum hydropiper* L. – *Arsesmart*): ganzes Kraut – **Bittersüß** (*Solanum dulcamara* L. – *Bitter Sweet*): Wurzelrinde. Dosierung: 1 Teelöffel voll auf ½ l kochendes Wasser. Tinktur: 10 bis 20 Tropfen in Wasser, drei- bis viermal täglich. – **Schneeflockenstrauch** (*Chionanthus virginicus* L. – *Fringe Tree*): Wurzelrinde. Dosierung: 1 Teelöffel pulverisierte Rinde auf 1 Tasse kochendes Wasser, 30 Minuten ziehen lassen, davon täglich drei- bis fünfmal täglich 1 bis 2 Eßlöffel voll. – **Dufttrichter** (*Gelsemium sempervirens* Ait. – *Yellow Jasmine*): Wurzel. Dosierung: Tinktur: 10 bis 15 Tropfen in Wasser, alle 2 Stunden nach Bedarf. – **Orangenwurzel** (*Hydrastis canadensis* L. –

Golden Seal): Wurzel. Dosierung: 1 Teelöffel pulverisierte Wurzel auf ½ l kochendes Wasser, kalt werden lassen. Davon drei- bis sechsmal täglich 1 bis 2 Teelöffel voll. – **Färberhülse** (*Baptisia tinctoria* Rr. – *Wild Indigo*): Wurzelrinde und Blätter. Tinktur: 2 bis 20 Tropfen nach Bedarf, in Wasser alle 2 bis 4 Stunden – **Herzgespann** (*Leonurus cardiaca* L. – *Motherwort, Heart Herb*): Spitzen und Blätter – **Steinwurzel** (*Collinsonia canadensis* L. – *Stoneroot*): ganzes Kraut, frische getrocknete Wurzel. Höchste Dosis des Pulvers: 0,3 g, mittlere Einzeldosis: 0,15 g. Tinktur: 5 bis 20 Tropfen dreimal täglich. Als Tee: ½ Teelöffel voll auf 1 Tasse kochendes Wasser.
Dosierung: Wenn nicht anders angegeben 1 Teelöffel voll auf 1 Tasse kochendes Wasser, ziehen lassen, davon mehrmals täglich nach Bedarf.

Herzverfettung

Silberkerze (*Cimifuga racemosa* L. – *Black Cohosh*)
Als kardiales Tonikum besonders bei Beschwerden geeignet, die durch Herzverfettung hervorgerufen werden. Als kardiales Stimulans hat es digitalis-ähnliche Wirkung, ist aber in der Anwendung sicherer als Digitalis. Die Wirkstoffe werden durch heißes Wasser nur teilweise gelöst, von Alkohol vollständig. Deshalb sind Tinkturzubereitungen empfehlenswerter als Kochendwasserauszüge. Tinkturzubereitung: 62,2 g der frischen oder der erst seit kurzer Zeit getrockneten zerkleinerten Wurzel auf 250 ccm Alkohol (96 Prozent). Davon 5 bis 15 Tropfen viermal täglich. Als Tee: 1 Teelöffel zerkleinerte Wurzel auf 1 Tasse kochendes Wasser, 30 Minuten ziehen lassen, dreimal 1 Tasse täglich – oder 15 bis 30 Tropfen der Tinktur auf 1 Tasse warmes Wasser, gesüßt mit Honig.

Roß-Kastanie (*Castanea dentata* Mill. – *Horse Chestnut*)
Pflanzenteile: Blätter und innere Rinde.
Anwendung: Indianerheiler trockneten und pulverisierten die innere Haut der grünen Fruchtkapseln und wendeten es in einer Dosierung von ½ Teelöffel auf 1 Tasse kochendes Wasser gegen «Fettherzbeschwerden» an.
Die grünen oder getrockneten Blätter geben ihre Wirkstoffe an kochendes Wasser vollständig ab, an Alkohol nur teilweise. Indianer wendeten Teeaufgüsse gegen Keuchhusten und hartnäckige Krampfhustenzustände und gegen kardial bedingte Atemnot an.
Dosierung: 1 Unze (31,1 g) zerkleinertes Material auf ½ l kochendes Wasser, 15 Minuten ziehen lassen, davon dreimal täglich ein Weinglas voll, Kinder die Hälfte. Vom Flüssigextrakt: 10 Tropfen dreimal täglich, Kinder die Hälfte.

Kermesbeere (*Phytolacca decandra* L. – *Poke Root*)
Pflanzenteile: Beeren und Wurzel. Beide Pflanzenteile sind sowohl in kochendem Wasser als auch in verdünntem Alkohol löslich.
Dosierung: Als Teeaufguß: 1 gehäufter Teelöffel zerkleinerte Wurzel oder Beeren auf ½ l kochendes Wasser, 20 Minuten ziehen lassen, davon einen Mundvoll mehrmals täglich nach Bedarf. Der Beerensaft in Sirupform: Mehrmals täglich nach Bedarf 1 Teelöffel voll alle 3 Stunden. Tinktur: 2 bis 5 Tropfen mehrmals täglich nach Bedarf, bis zu zweistündlich.
Indikationen: Indianerheiler wendeten Kermesbeere noch für fol-

gende Beschwerden an: Asthma, vergrößerte Schilddrüse, Leberverhärtung (atrophische Zirrhose), Lymphdrüsenschwellungen, Skrofulose, Rheumatismus, Arthritis, Angina pectoris, Verstopfung, Gicht, Diphtherie, Zungenentzündung (Glossitis), Hämorrhoiden, Influenza, Leberentzündung, Hexenschuß (Lumbago), Mumps, Neuralgien, Hodenentzündung (Orchitis), Prostatitis, Uterusbeschwerden.

Herzschmerzen

Maiapfel (*Podophyllum peltatum* L. – *American Mandrake*)
Pflanzenteile: Wurzel und Wurzelharz.
Anwendung: Indianer sammelten die Wurzel nach der Fruchtreife und kombinierten das Maiapfel-Material mit Wurzelpulver des **Ehrenpreis** (*Veronica virginica* L. – *Black Root*) zu gleichen Teilen, um bessere Resultate zu erzielen und gleichzeitig unerwünschte Nebenwirkungen zu vermeiden. Sie zogen die Verabreichung sehr geringer Dosierungen in regelmäßigen Intervallen über längere Zeit hinweg kurzen Behandlungen mit höherer Dosierung vor. Sie fanden heraus, daß Tinkturzubereitungen die Wirkstoffe des Maiapfels besser lösen als kochendes Wasser und verabreichten von da an – einer der seltenen Fälle dieser Art – vornehmlich die Tinktur.
Dosierung: Tinktur: mehrmals täglich 2 bis 5 Tropfen über Monate hinweg.
Wirkung: Die Wirkung dieser Anwendungen wird von Naturmedizinern als kathartisch, hepatisch, hydragogisch, cholagogisch, alterativ, tonisierend, emetisch und purgativ beschrieben.
Indianische Heilanzeigen: Chronische Lebererkrankungen, chronische Verdauungsbeschwerden, Hirndurchblutungsstörungen, Prostatitis, Gallenblasenentzündung.

Krauser Ampfer (*Rumex crispus* L. – *Yellow Dock*)
Dosierung: 1 Teelöffel zerkleinerte Wurzel auf 1 Tasse kochendes Wasser, davon 3 bis 4 Tassen täglich. Sirupzubereitung: 225 g der zerquetschten Wurzel auf ½l kochenden Ahornsirup, 30 Minuten lang einkochen. Davon 1 Teelöffel voll drei- bis viermal täglich.
Indianische Heilanzeigen: Chronische Bronchitis, Rheumatismus, Lymphdrüsenbeschwerden, Eisenmangel, Anämie, Asthma, Nesselausschlag (Urtikaria) und chronische Urtikaria.

Herzschwäche

Amerikanische Arnika (*Arnica chamissonis* Less. – *Mountain Tobacco*)
Pflanzenteile: Wurzelstock und Blüten.
Jahrhundertelang wahrten Indianerheiler äußerste Vorsicht bei der Zubereitung von Arnika-Arznei, bis sie durch eingewanderte deutsche Pharmazeuten die alkoholische *Tinktur-Aufbereitung* im 17. Jahrhundert kennen- und schätzen lernten. Die Indianerheiler in Pennsylvania und Ohio zogen seither die Tinktur vor.
Dosierung: Blüten werden drei Tage lang in medizinischem Alkohol ausgezogen. Davon 5 Tropfen alle 3 bis 4 Stunden.
Andere Anwendungen: Äußerlich in getränkten Umschlägen bei offenen und geschlossenen Verletzungen, Schwellungen, Verrenkungen, Blutergüssen, Abschürfungen in Verdünnung (4 Eßlöffel voll auf 1 l Wasser); auch hilfreich bei rheumatischen Gelenkschmerzen, Quetschungen und arthritischen Entzündungen.

Indianische Heilanzeigen: Bronchitis, Karbunkel, zur Stärkung des zentralen Nervensystems, genitale Entzündungen, Cholesterol-Reduzierung (Arteriosklerose), Anregung der Galle, Diabetes, Erschöpfungszustände, Meningitis, traumatisches Fieber, Keuchhusten, Brustfellschmerz (Pleurodynie).

Ginseng (*Panax quinquefolium* L.): Wurzel – **Roßkastanie** (*Castanea dentata* Mill. – *Chestnut*): Blätter und innere Rinde – **Herzgespann** (*Leonurus cardiaca* L. – *Lion's Tail*): Spitzen und Blätter – **Helmkraut** (*Scutellaria lateriflora* L. – *Skull Cap*): ganzes Kraut.
Dosierung: 1 Teelöffel zerkleinertes Material auf 1 Tasse kochendes Wasser, davon mehrmals täglich nach Bedarf. Tinkturen: 5 bis 15 Tropfen mehrmals täglich in Wasser.

Heuschnupfen und Heufieber

(siehe auch «Allergien»)

Auch hinsichtlich der Behandlung allergischen Heuschnupfens ist die indianische Pflanzenheilkunde zu umfassend und differenziert, um hier erschöpfend dargestellt werden zu können. Die nebenstehende Auswahl ist eine unsystematische, die nur einen ersten Eindruck vermitteln soll. Sie ist nach zeitgenössischen Wirksamkeitskriterien getroffen.

Knollenhahnenfuß (*Ranunculus bulbosus* L. – *Crowfoot*)
Pflanzenteile: Wurzel, Stengel, Blätter, Blüten, Samen.
Anwendung: Die indianischen Zubereitungen sind sehr kompliziert und langwierig, der Umgang mit Knollenhahnenfuß war von äußerster Vorsicht gekennzeichnet, weil eine unvorsichtige *innere Anwendung* ernste Nebenwirkungen hervorrufen kann. Dennoch gelang den Indianern eine Zubereitung, die viele Fälle von asthmatischen Heuschnupfensymptomen dauerhaft zu kurieren vermochte. In der *äußerlichen Anwendung* wurden vornehmlich Rheumatismus, Gicht und Ischias mit Feuchtumschlägen von Auszügen des ganzen Krauts behandelt.

Feuerkraut (*Erechthites hieracifolia* Raf. – *Fire Weed*): Wurzel und ganzes Kraut. – **Dufttrichter** (*Gelsemium sempervirens* Ait. – *Yellow Jasmine*): Wurzel. Tinktur: 10 bis 15 Tropfen in Wasser, nach Bedarf alle 2 Stunden. – **Goldrute** (*Solidago canadensis und S. juncea* L. – *Golden Rod*): Blätter und Spitzen – **Seidenpflanze** (*Asclepias syriaca* L. – *Milkweed*): Wurzel. Tinktur: 1 bis 2 Teelöffel voll dreimal täglich – **Zitterpappel** (*Populus tremuloides* Michx. – *Quaking Aspen*): Blätter, Rinde, Blattknospen. – **Kreuzblume** (*Polygala senega* L. – *Senega Snakeroot*): Wurzel – **Stinkkohl** (*Symplocarpus foetidus* Nutt. – *Skunk Cabbage*): Trockenwurzel – **Aralie** (*Aralia racemosa* L. – *Spikenard*): Wurzelstock, Wurzel.
Dosierung: Wenn nicht anders angegeben, 1 Teelöffel zerkleinertes Material auf 1 Tasse kochendes Wasser, mehrmals täglich nach Bedarf.

Blütenpollen
Die von Indianerheilern am häufigsten angewendete Langzeitbehandlung, die die beste Aussicht auf dauerhaften Erfolg bietet, ist die Einnahme von dreimal täglich 1 Teelöffel Blütenpollen. Die Blütenpollen sollten möglichst lange gekaut werden, nach Wunsch mit Honig vermischt und mindestens ein Jahr lang (besser etwas länger) jeden Tag genommen werden. Sie sollen nicht nur selbst schwere Heuschnupfenformen erheblich mildern, sondern sehr häufig sogar dauerhaft heilen. Darüber hinaus stärken die Pollen Resistenzen gegen sehr viele allergische Erkrankungen. Sie stärken auf Dauer die Immunabwehrbereitschaft (siehe auch «Blütenpollen», S. 252).

Kopfschmerzen und Migräne (Hemikranie)

Natürlich waren Indianern Kopfschmerzen verschiedenster Art und Provenienz bekannt, und sie verfügten über vielfältige wirksame Möglichkeiten, sie zu behandeln. Aber jene schweren Beschwerden, die mit dem Begriff *Migräne* umschrieben werden, kannten sie in der vorkolumbianischen Zeit nicht. Doch sprechen spanische, englische und französische Berichte schon aus dem ersten Viertel des 17. Jahrhunderts von Krankheitserscheinungen, die der *Hemikranie* (anfallweise auftretender, heftiger, oft stunden- oder tagelang anhaltender, einseitiger vasomotorischer Kopfschmerz, meist verbunden mit anderen sensiblen, sensorischen, motorischen und vegetativen Störungen) verblüffend ähneln, so daß die Annahme naheliegt, daß es sich um Migräne gehandelt hat.

Es ist erstaunlich, wie rasch Indianerheiler herausfanden, daß ein Mittel, das sie zur Förderung und Einleitung der Wehen, zur Beschleunigung und Verstärkung der Wehenkontraktionen, aber auch zur Blutstillung bei Lungen- und Darmblutungen seit Jahrhunderten einsetzten, offenbar auch äußerst wirksam in der Behandlung dieses für sie neuen Krankheitsphänomens Migräne ist.

Maisbrand (*Ustilago zeae*, auch: *U. maydis – Corn Smut, Corn Ergot*) Dieser Brandpilz wächst an den Stengeln und Blüten des Indianer-Mais (*Zea mays* L. – *Maize*) und deformiert die jungen Fruchtkolben zu großen verkrüppelten, unregelmäßig gelappten oder verästelten bläulichschwarzen Körpern. Sie sind mit einer transparenten, glänzenden, manchmal weißlichen Haut überzogen, die ein bräunlichschwarzes Pulver einschließt, das aus unzähligen Sporen besteht. Dieser *Maisbrandsporen-Puder* wurde von den Zuñis (Arizona) sehr vorsichtig gesammelt. Sie stellten aus einer Prise, eingerührt in etwa ½ l kochendes und dann abkühlendes Wasser, eine Lösung her, die in kleinen Teelöffelgaben zu Beginn eines Migräneanfalls alle 1 bis 2 Stunden verabreicht wurde, während der Patient in einem abgedunkelten Raum mit Frischluftzufuhr lag und sich ganz still verhielt. Auf diese Weise sollen solche Anfälle stark kupiert und – möglicherweise in Verbindung mit einer der im Folgenden angegebenen Zubereitungen – in vielen Fällen für Jahre vollständig beseitigt worden sein.
Wahrscheinlich beruht die Wirkung der Maisbrandsporen auf dem Alkaloid Ustalgin, das in seinen Eigenschaften große Ähnlichkeit mit denen des **Mutterkorns** (*Claviseps purpurea – Ergot*) besitzt. Dieses Ustalgin wurde von der amerikanischen Schulmedizin des 20. Jahrhunderts nach eingehenden Fallstudien und Analysen häufig an Stelle der Wirkstoffe des Mutterkorns (Ergotamin, Ergotaminin, Ergotinin und Ergotoxin) zur Verstärkung der Uteruskontraktionen und auch zur Migränebehandlung eingesetzt, weil es die Blutgefäße der Kopfhaut und des Gehirns verengt und auf diese Weise die Blutflußmenge in diesen Gefäßen herabsetzt, wodurch der quälend pochende Schmerzeffekt in dieser Region, der jeden Pulsschlag begleitet, gemildert wird.

Butterblume (*Ranunculus acris* L. – *Buttercup*): Blätter – **Anemone** (*Anemone canadensis* L., *A. cylindrica* und *A. virginiana*): Wurzeln – **Lebensbaum** (*Thuja occidentalis* L. – *White Cedar*): Blätter – **Kanadischer Holunder** (*Sambucus canadensis L. Elderberry*): Rinde – **Feuerkolben** (*Arisaematriphyllum* Torr. – *Indian Turnip*): trockene Wurzeln – **Virginia-Wacholder** (*Juniperus virginiana* L. – *Red Cedar*): Randzweige – **Weißer Gänsefuß** (*Chenopodium album* L. – *Lamb's Quarters, Pigweed*): ganzes Kraut. Die Zuñis tauchten es in kochendes Wasser und inhalierten den Dampf. – **Königspenny** (*Hedeomapulegioides* Pers. – *Pennyroyal*): Blätter – **Stinkkohl** (*Spathyema foetida* L. – *Skunk Cabbage*): Wurzel und Wurzelstock – **Schneeball** (*Viburnum* *prunifolium* L. – *Black Haw*): Wurzelrinde – **Schwarzer Indianer-Hanf** (*Apocynum cannabinum* L. – *Black Indian Hemp*): Wurzel – **Schwertlilie** (*Iris versicolor* L. – *Blue Flag*): Wurzel – **Butternußbaum** (*Juglans cinerea* L. – *Butter Nut*): getrocknete innere Rinde und Blätter – **Schlüsselblume** (*Primula officinalis* Hill. – *Cowslip*): Blüten, Blätter (weniger wertvoll) – **Damiana** (*Turnera aphrodisiaca* UrB. – *Texas Damiana*): Blätter – **Haselwurz** (*Asarum canadense* L. – *Wild Ginger*): Wurzel – **Maisöl** (*Oleum Zea mays* L. – *Corn Oil*).

Dosierung: Wenn nicht anders angegeben, 1 Teelöffel zerkleinertes Material auf 1 Tasse kochendes Wasser, davon mehrmals täglich nach Bedarf.

Leberkrankheiten

Multiple Beschwerden und prophylaktische Reinigung

Odermennig (*Agrimonia eupatoria* L. – *Agrimony*): Wurzel, Blätter, ganzes Kraut. 1 Unze (31,1 g) auf 600 ccm Wasser, auf 500 ccm einkochen lassen, davon ½ Teetasse voll alle 4 Stunden – **Sauerdorn** (*Berberis vulgaris* L. – *Barberry*): Wurzel, Rinde, Beeren – **Bärentraube** (*Arctostaphylos uva ursi* Spreng. – *Bearberry*): Blätter – **Buche** (*Fagus sylvatica* L. – *Beech Tree*): Rinde und Blätter – **Birke** (*Betula alba* L. – *Birch Tree*): Blätterknospen – **Eisenkraut** (*Verbena hastata* L. – *Blue Vervain*): Wurzel, Blätter, Stengel – **Wasserdost** (*Eupatorium perfoliatum* L. – *Boneset*): Spitzen und Blätter – **Wilder Sellerie** (*Apium graveolens* L. – *Celery*): Wurzel und Samen – **Vogelmiere** (*Stellaria media* Cyrill. – *Chickweed*): ganzes Kraut – **Quecke** (*Triticum o. Agropyrum repens* Beav. – *Couch Grass*): Wurzelstock – **Korallenwurzel** (*Corallorhiza odentohiza* Nutt. – *Crawley*): Wurzel – **Löwenzahn** (*Taraxacum officinale* Wiggers – *Dandelion*): Wurzel – **Schinkenkraut/Rapontikawurzel** (*Oenothera biennis* L. – *Evening Primrose*): Blätter, Rinde – **Johanniskraut** (*Hypericum perforatum* L. – *St. John's Wort*): Spitzen und Blüten. Im Tee mit ganz wenig Aloe-Pulver. – **Wildmöhre** (*Daucus carota* L. – *Wild Carrot*): ganzes Kraut – **Schafgarbe** (*Achillea millefolium* L. – *Yarrow*): ganzes Kraut.

Dosierung: Wenn nicht anders angegeben, 1 Teelöffel voll auf 1 Tasse kochendes Wasser, mehrmals täglich nach Bedarf.

Multiple Beschwerden

Schwertlilie (*Iris versicolor* L. – *Blue Flag*): Wurzel und Wurzelstock. 1 Teelöffel pulverisierte Wurzel auf ½ l kochendes Wasser, davon kalt täglich 2 bis 3 Eßlöffel voll sechsmal. – **Schöllkraut** (*Chelidonium majus* L. – *Celandine*): ganzes Kraut und Wurzel – **Vogelmiere** (*Stellaria media* Cyrill – *Chickweed*): ganzes Kraut. 1 Unze (31,1 g) auf 750 ccm Wasser, auf 500 ccm einkochen, davon alle 2 bis 3 Stunden ein Weinglas voll. – **Schneeflockenstrauch** (*Chionanthus virginicus* L. – *Fringe Tree*): Wurzelrinde. Dosierung: Tinktur 10 bis 20 Tropfen in Wasser vor den Mahlzeiten – **Dufttrichter** (*Gelsemium sempervirens* Ait. – *Yellow Jasmine*): Wurzel. Dosierung: Tinktur 10 bis 15 Tropfen in Wasser alle 2 Stunden. – **Orangenwurzel** (*Hydrastis canadensis* L. – *Golden Seal*): Wurzel. Dosierung: Tinktur 1 bis 2 Teelöffel voll. – **Akker-Schachtelhalm** (*Equisetum arvense* L. – *Horse Tail*): ganzes Kraut – **Hopfenbuche** (*Ostrya virginiana* Koch. – *Leverwood*): Markholz und Rinde – **Kreuzkraut** (*Senecio aureus* L. – *Life Root*): ganzes Kraut und Wurzel. Dosierung: Tinktur 10 bis 20 Tropfen in Wasser drei- bis viermal täglich nach Bedarf – **Fußblatt** (*Podophyllum peltatum* L. – *American Mandrake*): Wurzelstock und sein Harz. Dosierung: 1 Teelöffel des Pulvers auf ½ l kochendes Wasser, davon 1 Teelöffel voll nach Bedarf. Tinktur: 2 bis 5 Tropfen. – **Winterliebe** (*Chimaphila umbellata* Nutt. – *Pipsissewa*): ganzes Kraut – **Kermesbeere** (*Phytolacca decandra* L. – *Poke Root*): Wurzel und Beeren – **Indianertasse** (*Silphium perfoliatum* L. – *Indian Cup Plant*): Wurzel – **Ackerwinde** (*Convolvulus jalapa* L. – *Wild Jalap*): Wurzel – **Yamswurzel** (*Dioscorea villose* L. – *Wild Yam*): Wurzel.

Blutandrang in der Leber

Lederstrauch (*Ptelea trifoliata* L. – *Wafer Ash*): Wurzelrinde.

Leberentzündung

Heidelbeere (*Vaccinium myrtillus* L. – *Bilberry*): Blätter und Beeren – **Chickoriewurzel** (*Chicorium intybus* L. – *Chickory Root*): Wurzel. Nützlich auch bei Leberunterfunktion.

Leberunterfunktion

Säckelblume (*Ceanothus americanus* L. – *Red Root*): Wurzel.

Gelbsucht

Blutwurz (*Sanguinaria canadensis L. – Blood Root*): Wurzel. Dosierung: 1 gestrichener Teelöffel pulverisierte Wurzel auf ½ l kochendes Wasser, 30 Minuten ziehen lassen, davon drei- bis sechsmal täglich 1 Teelöffel voll. Tinktur: 20 bis 60 Tropfen.

Dosierung: Wenn nicht anders angegeben, wird von Indianerheilern generell empfohlen: 1 Teelöffel voll auf 1 Tasse kochendes Wasser, ziehen lassen und je nach Bedarf mehrmals täglich nehmen.

Lungen und Atemwege

Soweit Erkrankungen der Atemwege nicht unter «Asthma», «Bronchitis», «Erkältungen, Fieber, Husten, Influenza (Grippe)» erwähnt sind, verzichte ich auf eine Darstellung der Mittel gegen Lungenentzündung, -tuberkulose und -ödem im Rahmen dieser Kurzübersicht, weil es nicht nur mit den zahlreichen Antibiotika rasch wirksame Medikamente gibt, sondern weil auch Indianerheiler heute solche Antibiotika in gravierenden Fällen für besser geeignet halten als pflanzliche Heilmittel.

Es sei betont, daß zahlreiche indianische Anwendungen antibiotische Substanzen enthielten, die kaum weniger wirksam waren als moderne Antibiotika.

Magenerkrankungen

Die indianischen Pflanzenmittel zur Behandlung zahlreicher Magenbeschwerden sind so außerordentlich vielfältig, daß ich hier nur eine sehr kleine Auswahl knapp darstellen kann. Die Schätzungen der Zahl wirkungsvoller Mittel gegen Verdauungsstörungen bewegen sich inzwischen um vier- bis fünfhundert! Wann immer einzelne davon medizinisch (auch klinisch) untersucht und erprobt wurden, stellten sie sich als erstaunlich wirkungsvoll heraus und bestätigten im großen und ganzen die Angaben zeitgenössischer und moderner Indianerheiler vollauf.

Butternußbaum (*Juglans cinerea* L. – *Butternut Tree*, Familie: *Juglandaceae*)
Die weiteste – prophylaktische wie therapeutische – Anwendung fand der Butternußbaum bei den Indianern als probates Mittel, zahlreichen Erkrankungen und Beschwerden vorzubeugen oder sie zu behandeln.
Pflanzenteile: Wurzelrinde, innere Wurzelrinde, Blätter (seltener), Blätterknospen.
Anwendung: Die Menominees aßen den Brei der Butternußfrucht, auch «Weiße Walnuß» genannt, als ein Standardheilmittel gegen Verdauungsbeschwerden. Die Potawatomis tranken einen Teeaufguß der inneren Stammrinde gegen Völlegefühl. Die Meskwakis bevorzugten einen Tee aus der inneren Wurzelrinde. Die Stamm- und Wurzelrinde wurde im Herbst gesammelt und getrocknet aufbewahrt.

Löwenzahn (*Taraxacum officinale* Wiggers – *Dandelion*)
Wurzeltee wurde häufig nach jedem Essen als verdauungsförderndes Getränk genommen.

Mahonie (*Mahonia aquifolium* Nutt. – *Oregon Grape*)
Ein Rindentee wurde von den Kwakiutles der nördlichen Pazifikküste gegen Magenübersäuerung getrunken. Die Wurzeln wurden im Herbst gesammelt, wenn ihre Wirkstoffkonzentration am höchsten war, und sofort von der Rinde befreit.

Gelbwurzel (*Xanthorhiza simplicissima* Marsh. auch: *Zanthorhiza apiifolia* – *Yellow Root*)
Wichtigster Wirkstoff: Das Alkaloid Berberin, das auch in der Mahonienwurzel enthalten ist.
Anwendung: Der Gelbwurzeltee ist die berühmte Catawba- und Cherokee-Magenmedizin, von dessen Genuß zeitgenössische Ärzte und Botaniker am englischen Hof schwärmten und behaupteten, daß es nichts Besseres und Wirksameres zur Gesunderhaltung und Wiederherstellung der Verdauungsorgane gebe.

Schneebeere (*Symphoricarpos albus* S. F. Blake – *Snowberry*)
Die Thompson-Indianer von British Columbia kochten die Stengel und tranken den Teeabsud zur Gesunderhaltung der Verdauungsorgane und zur Behandlung von Verdauungsstörungen.

Alpenrose (*Rhododendron albiflorum* – *Rocky Mountain Rhododendron*)
Die Thompson-Indianer wendeten gegen schwere Magenkrämpfe eine Rindenabkochung an.

Sterngras (*Aletris farinosa* L. – *Star Grass, Colic Root*)
Indianer kochten die Blätter als Tee gegen Verdauungsstörungen verschiedener Art; die Wurzeln bereiteten sie zu einem narkotisch wirkenden Tee auf.

Multiple Magenbeschwerden

Stechpalme (*Prinos verticillatus* L. – *Black American Alder*): Rinde – **Bitterkraut** (*Chelone glabra* L. – *Balmony, Bitter Herb*): Blätter – **Wasserdost** (*Eupatorium perfoliatum* L. – *Boneset*): Spitzen und Blätter – **Birkenpilz** (*Inonotus obliquus* Pl. – *Chaga, Birch Mushroom*):

innere körnige Teile der drei Lagen. Dosierung: 1 Teil zerquetschtes Material plus 5 Teile lauwarmes (kein heißes!) Wasser, 48 Stunden stehen lassen, durchsieben, noch zweimal soviel gekochtes, aber kaltes Wasser zufügen. Davon täglich – vor den Mahlzeiten – 3 Tassen. **Schinkenkraut** (*Oenothera biennis* L. – *Evening Primrose*): Blätter, Rinde. Dosierung: Vom Flüssigextrakt ½ bis 1 Teelöffel voll alle 4 bis 6 Stunden – **Lindenblütentee–Pfefferminztee–Rotulme** (*Ulmus fulva* Mich. – *Slippery Elm*): innere Rinde.

Magenübersäuerung

Angelika (*Angelica atropurpurea* L. – *Masterwort*): Wurzel, ganzes Kraut und Samen – **Wegerich** (*Plantago major* L. – *Plantain*): ganzes Kraut – **Zitterpappel** (*Populus tremuloides* Michx. – *White Poplar*): Blätter, Rinde, Knospen – **Sarsaparilla** (*Aralia nudicaulis* L. – *Small Spikenard*): Wurzel.

Magenschleimhautentzündung (Gastritis)

Vogelmiere (*Stellaria media* Cyrill. – *Chickweed*): ganzes Kraut – **Fieberkraut** (*Pyrethrum parthenium* Sm. – *Feverfew*): ganzes Kraut – **Blutwurz-Fingerkraut** (*Potentilla erecta* Raeusch, auch: *P. tormetilla* Neck. – *Five Finger Grass*): Wurzel – **Orangenwurzel** (*Hydrastis canadensis* L. – *Golden Seal*): Wurzel – **Salomonsiegel** (*Polygonatum commutatum* Ell. – *American Solomon's Seal*): Wurzelstock – **Gagel** (*Myrica cerifera* L. – *Bayberry*): Wurzelrinde – **Große Brennessel** (*Urtica dioca* L. – *Nettle*): Wurzel und Blätter – **Stieleiche** (*Quercus robur* L. – *Tanner's Bark*): Rinde, Eicheln – **Sanikel** (*Sanicula marilandica* L. – *Pool Root*): Wurzel und Blätter – **Hirtentäschel** (*Capsella bursa pastoris* Medik. – *Shepherd's Purse*): ganzes Kraut – **Weiße Seerose** (*Nymphaea odorata* Solond. – *White Pond Lily*): Wurzel – **Zaubernuß** (*Hamamelis virginica* L. – *Witch Hazel*): Rinde und Blätter – **Schafgarbe** (*Achillea millefolium* L. – *Yarrow*): ganzes Kraut.

Magengeschwüre

Virginia-Sommerwurz (*Orobanche virginiana* L. – *Beechdrop, Cancer Root*): Spitzen, Stengel, Wirzel – **Birkenknospen** (*Betula alba* L. – *Birch Buds*) – **Schneeball** (*Viburnum opulus* L. – *High Crampbark*): Rinde – **Bilsenkraut** (*Hyoscyamus niger* L. – *Henbane*): Blätter, Samen. Dosierung: Tinktur nur nach ärztlicher Verordnung! **Liguster, Rainweide** (*Ligustrum vulgare* L. – *Privet*): Blätter – **Hirtentäschel**: ganzes Kraut.

Wacholderbeeren (*Juniperus communis* L. – *Juniper Berries*)
Längere Anwendungsdauer: Zu Beginn sollen fünf Beeren am ersten Tag sorgfältig gekaut und gegessen werden. Die Dosis wird um eine Beere täglich erhöht, bis man bei 15 Beeren täglich angekommen ist. Dann drei Tage lang 15 Beeren, danach jeden Tag eine Beere weniger nehmen, bis wieder 5 Beeren erreicht sind. Danach 7 Tage lang aussetzen, dann Behandlung wiederholen. (Pro Kur werden 2 × 235 = 470 Wacholderbeeren benötigt.)

Prostata-Erkrankungen

Auch Prostataleiden scheinen bei den nordamerikanischen Indianervölkern größtenteils unbekannt gewesen zu sein. Jedenfalls sind keine Hinweise darauf in den Berichten aus der frühen Besiedlungszeit zu finden. Erst in Dokumenten späteren Datums werden Symptome, die auf Prostata-Erkrankungen hindeuten, auch bei Indianern erwähnt.
Wenn man die zeitgenössischen Berichte über Symptome mit heutigen medizinischen Kenntnissen vergleicht, so erscheint es unangebracht zu

sein, damalige «Krebs»-Diagnosen unkritisch zu übernehmen; denn mit Sicherheit beruhten alle damaligen Diagnosen solcher Art in der Hauptsache auf Vermutungen. Aus diesem Grunde sind Heilmittel, die angeblich wirkungsvoll gegen Prostata-«Karzinome» eingesetzt worden sein sollen, unter «Prostatitis» aufgeführt. Die zeitgenössischen Mitteilungen machen leider keinen Unterschied zwischen vorübergehender, kurzfristiger und chronischer, langanhaltender Prostatitis, so daß eine Differenzierung auch hier nicht möglich ist.

Multiple Prostatabeschwerden

Liebreizende Turnera (*Turnera aphrodisiaca* Ward & UrB. – *Damiana*; Familie: *Turneraceae*).
Anwendung: Die medizinische Wirkung wird als diuretisch, adstringierend, tonisierend, expektorant und laxativ sowie stimulierend und aphrodisiatisch beschrieben. Blätterzubereitungen wurden als heilwirksam bei Amenorrhoe, Dysmenorrhoe, Impotenz, Leucorrhoe, Migräne, Spermatorrhoe, Sterilität und bei Prostatabeschwerden bezeichnet, soweit naturheilkundige Schulmediziner darüber berichteten. Indianerheiler schrieben einer Verabreichung von Blätterabsud darüber hinaus Heilwirkungen bei Ruhr (Dysenterie), Malaria, Syphilis, Magenschmerzen und Darmkoliken, Verdauungsstörungen (Dyspepsie) und selbst bei Lähmungserscheinungen (Paralyse) und bei Prostatakrebs zu.
Dosierung: Vom Flüssigextrakt 15 bis 30 Tropfen, vom Festextrakt 0,2 bis 0,4 g, in Texas auch in Pillenform nach Vorschrift.

Hortensie (*Hydrangea arborescens* L. – *Seven Barks*)
Pflanzenteile: Getrocknete Wurzel, und Blätter (seltener).
Medizinische Wirkung: Katarrhtisch, diuretisch, nephritisch. In homöopathischen Dosen nützlich bei Blasenkatarrh, Blasensteinen, Diabetes, Gallengrieß, Prostatabeschwerden.
Dosierung: Vom Wurzelabsud Teelöffelgaben mehrmals täglich.

Kermesbeere (*Phytolacca decandra* L. – *Poke Root*)
Pflanzenteile: Wurzel und Beeren.
Anwendung: Die innerliche und äußerliche Anwendung durch Indianerheiler war außerordentlich umfangreich. Darunter werden jene gegen Prostatabeschwerden und Prostataentzündung (Prostatitis) von Behandelten nachhaltig vermerkt.
Dosierung: Vom Teeaufguß 1 Teelöffel zerkleinertes Material auf 1 Tasse kochendes Wasser, mehrmals täglich einen Mundvoll nach Bedarf. Tinktur allein: 2 bis 5 Tropfen mehrmals täglich. Saft der reifen Beeren: 1 Teelöffel voll alle 3 Stunden.

Zitterpappel (*Populus tremuloides* Michx. – *White Poplar*)
Pflanzenteile: Blätter, Rinde, Blattknospen.
Dosierung: 1 Teelöffel zerkleinerte Blätter oder Rinde oder Blattknospen auf 1 Tasse kochendes Wasser, davon 1 bis 2 Tassen täglich. Tinktur: ½ bis 1 Teelöffel mehrmals täglich.

Prostata-Vergrößerung (mit starken Beschwerden)

Lebensbaum (*Thuja occidentalis* L. – *Arbor Vitae*)
Pflanzenteile: Astsprossen und Blätter.
Dosierung: 1 Teelöffel auf ½ l kochendes Wasser, davon in Eßlöffel- bis Weinglas-Einzeldosen mehrmals täglich nach Bedarf.

Prostata-Irritationen (Reizungen)

Winterlieb (*Chimaphila umbellata* Nutt. – *Pipsissewa*)
Pflanzenteile: Ganzes Kraut.
Dosierung: 1 Teelöffel zerkleinerte Substanz auf 1 Tasse kochendes Wasser, mehrmals täglich nach Bedarf. Tinktur: 2 bis 15 Tropfen in Wasser nach Bedarf.

Weiße Seerose (*Nymphaea odorata* Slond. – *White Pond Lily*)
Pflanzenteile: Wurzel.
Dosierung: 1 Unze (31,1 g) der zerkleinerten Wurzel auf ½ l kochendes Wasser, 20 Minuten ziehen lassen, davon in Weinglas-Einzeldosen zwei- bis dreimal täglich. Vom Flüssigextrakt 10 bis 15 Tropfen, morgens und abends.

Prostata-Entzündung (Prostatitis)

Kreuzkraut (*Senecio aureus* L. – *Life Root*)
Pflanzenteile: Ganzes Kraut und Wurzel.
Dosierung: Tinktur 10 bis 20 Tropfen in Wasser drei- bis viermal täglich.

Maiapfel, Fußblatt (*Podophyllum peltatum* L. – *American Mandrake*)
Pflanzenteile: Wurzelstock und dessen Harz.
Dosierung: 1 Teelöffel zerkleinerte Substanz auf ½ l kochendes Wasser, davon 1 Teelöffel voll nach Bedarf. Tinktur: 2 bis 5 Tropfen.

Rebhuhnbeere (*Mitchella repens* L. – *Partridge Berry*)
Pflanzenteile: Ganzes Kraut.
Dosierung: 1 Teelöffel zerkleinerte Substanz auf 1 Tasse kochendes Wasser, mehrmals täglich nach Bedarf (bis zu 2 Tassen täglich). Tinktur: ¼ bis ½ Teelöffel voll zweimal täglich.

Wasserpfeffer (*Polygonum punctatum* Ell. – *Water Pepper*)
Pflanzenteile: Ganzes Kraut.
Dosierung: 1 Teelöffel zerkleinerte Substanz auf 1 Tasse warmes Wasser, davon mehrmals täglich nach Bedarf ½ Tasse voll. Tinktur: 30 bis 60 Tropfen.

Schwarzweide (*Salix nigra* Marsh. – *American Black Willow*)
Dosierung: 1 Unze (31,1 g) der zerkleinerten Rinde auf ½ l kochendes Wasser, 15 Minuten ziehen lassen, davon in Weinglas-Einzeldosen drei- bis viermal täglich.
Wirkung: Die Hauptwirkstoffe sind Salizin und Salinigrin. Das Glykosid Salizin wird im Körper zu D-Glukose und Saligenin hydrolisiert. Das Saligenin wandelt sich in den Verdauungsorganen in Azetylsalizyl- und Salizylsäure (Aspirin) um. Indianische Schulmediziner vermuten, daß diese chemischen Umwandlungsvorgänge, die erst in den Verdauungsorganen stattfinden, die unerwünschten Nebenwirkungen des synthetisierten *Aspirin* (zum Beispiel im Magen auf die Magenschleimhaut, Magenblutungen und Zwölffingerdarmblutungen beim Vorhandensein von Geschwüren etc.) vermeiden, und daß der Transport der Wirkstoffe der Schwarzweidenrinde zur Vorsteherdrüse *direkter* und daher erheblich wirkungsvoller stattfindet.

Rheumatische Erkrankungen

Die Schulmedizin definiert «Rheumatismus» etwa folgendermaßen: entzündliche oder degenerative, vorwiegend die Gelenke und die Weichteile betreffende schmerzhafte Allgemeinerkrankungen, an denen zum Teil in charakteristischer Weise innere Organe, zum Beispiel Herz, Gehirn etc. beteiligt sein können. Entzündliche Formen: das rheumatische Fieber, die primär-chronische Polyarthritis einschließlich der «juvenilen» Form und Still-Krankheit, die Spondylarthritis ankylopoetica (Bechterewsche Krankheit) und – als Sonderformen – die Reitersche Krankheit, Arthritis urica, die verschiedenen Rheumatoide und degenerative Formen: Arthrosen, Spondylosen, Osteochondrosen.[6]

Die rheumatischen Erkrankungen nehmen, seitdem sich die Medizin mit ihren Symptomen beschäftigt, ständig zu, und bisher scheint die Schulmedizin die ursächlichen Zusammenhänge, die zu ihren Symptomen führen, nicht im mindesten aufgeklärt zu haben. Die Erkenntnisse bewegen sich nahezu ausschließlich im empirischen klinischen Behandlungsrahmen. Je umfangreicher diese praktischen Erfahrungen mit immer zahlreicher werdenden Mitteln und Methoden geworden sind, um so umfangreicher scheinen auch die damit verbundenen Nebenwirkungsrisiken zu sein, von denen manche Schulmediziner glauben, daß sie die Gesundheit stärker gefährden könnten als die behandelten Symptome. Synthetisierte Präparate werden von immer mehr Medizinern immer vorsichtiger und lustloser eingesetzt, weil die durch sie – bei starker Dosierung und längerer Anwendung – hervorgerufenen Nebenwirkungen immer bedrohlicher und unbeherrschbarer erscheinen. In der klinischen Behandlung mit solchen Rheumapräparaten mögen diese Nebenwirkungen noch kalkulierbar und beherrschbar erscheinen, und das mag auch noch bei ständiger ärztlicher Kontrolle im außerklinischen Bereich gelten – aber innerhalb der privaten Patientenhandhabung hat sich der massenhafte Umgang mit solchen Präparaten als sehr problematisch erwiesen.

Die nordamerikanischen Indianer haben auch in vorkolumbianischer Zeit unter rheumatischen Erkrankungen, die sich durchaus mit einigen in der Alten Welt und auch mit heute bekannten Formen vergleichen lassen, zu leiden gehabt. Das mag der Grund dafür sein, daß die indianische «Rheuma-Medizin» außerordentlich umfangreich ist. Schon die Methoden und Mittel innerer und äußerer Anwendungen, die außerhalb der Verabreichung pflanzlicher Zubereitungen liegen, sind so zahlreich, daß sie hier nicht dargestellt werden können. Und auch die pflanzlichen Zubereitungen können in diesem Rahmen nur angedeutet werden.

Interessant ist aber in diesem Zusammenhang, daß die indianische «Rheumamedizin» insgesamt, insbesondere in der Kombination der verschiedensten inneren und äußeren Anwendungen, scheinbar einen so hohen Erkenntnis- und Erfahrungsstand erreicht hat, daß rheumatische Beschwerden und Erkrankungen schließlich keine bemerkenswerte Rolle mehr im Leben und allgemeinen Gesundheitszustand der nordamerikanischen Völker spielte.

Ein Vergleich der indianischen mit der europäischen Rheumamedizin bis Ende des 15. Jahrhunderts legt den Schluß nahe, daß die indianischen Verfahren erheblich wirksamer und fortgeschrittener gewesen sein müssen.

Die Gründe dafür sind sicherlich sehr komplexer Art, wenn man nur an die Schwitzbäder, Wohn- und Körperhygiene, an das Fehlen von Armut und Fronarbeit, an Gesundheits- und Krankenpflege, Psycho- und Sozialhygiene und an viele andere Faktoren denkt, die bei den Indianern viel weiter entwickelt waren als in Europa. Auch die unterschiedliche Nahrung mag eine große Rolle gespielt haben, der Mangel an Stress jeglicher Art, die bemerkenswerte Harmonie im Einklang mit der Natur.

Indianerheiler haben von Anbeginn ihrer Bekanntschaft mit der europäischen und schließlich spezifisch amerikanischen Zivilisation stets von «hausgemachten Zivilisationskrankheiten» gesprochen, die sie für eine unvermeidliche Folge «westlicher Lebensweise» insgesamt hielten. Schon in den frühesten Dokumenten ist nachzulesen, für wie gesundheitsgefährdend sie etwa die Kultivierung der Landwirtschaft und Viehzucht, das gesamte Massennahrungsmittelangebot hielten, die Urbanisierungsmanie und schließlich Technisierung und Industrialisierung.

Das trifft in besonderem Maße auch auf die rheumatischen Erkrankungen zu: Die Indianer haben sich, im Gegensatz zu den Menschen der westlichen Welt, auf die Natur dieser Erkrankung, auf die Verhaltensweise der Lebewesen (also auch der Pflanzen und Mineralien) im Zusammenhang damit und auf die vollkommene Anpassung an die Krankheit eingestellt, während die wissenschaftlich-technisch orientierte Medizin die Symptome von Anbeginn als Fehlfunktionen eines abstrakten Mechanismus betrachtet, den es – weit entfernt von den Vorgaben der Natur – fortschrittlich zu verbessern, zu ergänzen, zu verändern, zu *manipulieren* gilt. Indianer sind der Meinung, daß das – um in der wissenschaftlich-technischen Terminologie zu bleiben – nicht funktionieren kann! Man mag davon halten, was man will – das Beispiel der Rheuma-Erkrankungen zeigt in aller Deutlichkeit, daß die indianische Auffassung und Praxis im Umgang mit dem Rheumatismus eindeutig erfolgreicher war. Auf welche Einzelursachen, auf welche Einzelanpassungen an die Krankheit auch immer dies zurückzuführen sein mag, ist gar nicht so wichtig – allein das Ergebnis zählt. Die medizinische Wissenschaft reklamiert gewiß sehr zu Recht, daß sie in den Details sehr viel mehr über sämtliche symptomatische Zusammenhänge herausgefunden hat und ständig noch mehr herauszufinden gedenkt. Aber: Was ist das praktische *Ergebnis* dieses Fortschritts, der sich nicht auf den Umgang mit der Krankheit, sondern mit deren Symptomen konzentriert? Die Krankheit blüht, gedeiht und breitet sich unaufhaltsam aus, und das Leiden hat längst die Formen einer Volksseuche angenommen.

Angesichts dieser Sachlage mag es nützlich sein, das Interesse auf jene Heilmethoden zu lenken, die sich schon vor einigen Jahrhunderten als wirksam erwiesen haben. Auch die heutigen Indianervölker leiden an dieser Zivilisationskrankheit. Aber im Gegensatz zur übrigen amerikanischen Bevölkerung sind sie dort, wo sie sich in der Obhut indianischer Heiler befinden, erheblich weniger anfällig und weniger betroffen! Auch diese indianischen Heiler sind nicht in der Lage, konkrete Ursachen für das eine oder für das andere Phänomen zu nennen. Aber es scheint auch heute noch ebenso zu sein wie schon zu Zeiten der Trapper und Mountain-Men, der Waldläufer und Pelzhändler des 19. Jahrhunderts: Die Fälle, bei denen amerikanische Rheumakranke indianischen Heilmethoden mehr vertrauen als klinischer Medizin, mehren sich zusehends.

Auch indianische Ärzte wissen, daß eine jahrtausendelange Entwicklung nicht umzukehren ist, aber sie glauben, daß eine Verlangsamung Zeit zur Besinnung und damit zur Rückschau gewähren könnte. Vielleicht sind Wissenschaft und Technik an manchen Möglichkeiten zu schnell, zu leichtfertig vorbeigeprescht, vielleicht hat man zu vieles übersehen, was sich letzten Endes doch als nützlich erweisen könnte.

Nachstehend ist eine sehr kleine Auswahl jener pflanzlichen Mittel in lapidarer Kürze dargestellt, die sich bei verschiedenen Formen rheumatischer Erkrankungen offensichtlich als wirksam erwiesen haben, ohne gefährliche Nebenwirkungen herbeizuführen.

Rheumatische Beschwerden

Gagel (*Myrica cerifera* L. – *Bayberry*): Wurzelrinde – **Birke** (*Betula alba* L. – *Birch*): Rinde, Knospen und Blätter. Innerlich: Normdosis. Äußerlich: Extrakt aus Blättern, Rinde und Knospen. – **Chikorywurzel** (*Chicorium intybus* L. – *Chicory Root*): Wurzel: Innerlich: 1 Unze (31,1 g) auf ½ l Wasser, bitterer Rindensaft in Wasser zwei- bis dreimal täglich einen Mundvoll. Äußerlich: Saft der Blätter – **Königspfennig** (*Hedeoma pulegioides* L. – *Pennyroyal*): ganzes Kraut. Innerlich: Normaldosierung. Äußerlich: heißer Krautbrei. – **Aralie** (*Aralia racemosa* L. – *Spiekenard*): Wurzel, Wurzelstock. Innerlich: 15 g auf ½ l kochendes Wasser in Weinglas-Einzeldosen. Tinktur: 1 bis 2 Teelöffel voll. – **Ampfer** (*Rumex crispus* L. – *Yellow Dock*): Wurzel. Innerlich: Normdosierung. Äußerlich: Blätterbreiauflage auf betroffene Stellen. Nicht länger als 10 Minuten! – **Quecke** (*Triticum o. Agropyrum repens* Beav. – *Couch Grass*): Wurzel. Innerlich: 1 Unze (31,1 g) auf ½ l kochendes Wasser, davon alle 2 Stunden ein Weinglas voll. Tinktur: 5 bis 20 Tropfen.

Gelenkrheumatismus

Arnica (*Arnica montana* L. – *Arnica*): Wurzel und Blüten. Keine innerliche Anwendung, außer Tinktur: 5 Tropfen alle 3 bis 4 Stunden. Äußerlich: Auszug aus 2 Teelöffel Blüten auf 1 Tasse kochendes Wasser, 10 Minuten ziehen lassen. Damit Verbandkompresse tränken und auflegen. – **Mutterkraut** (*Matricaria chamomilla* L. – *Chamomile*): Blüten und ganzes Kraut. Äußerlich: das Blütenöl wird zu Einreibungen verwendet. – **Garten-Nachtschatten** (*Solanum nigrum* L. – *Nightshade*): ganzes Kraut. Äußerlich: eine Paste des mit wenig heißem Wasser angesetzten Krauts wird auf erkrankte Stellen aufgelegt. Ein Blätterauszug wird als Oberflächenwaschung angewendet. – **Kermesbeeren-Liniment:** Aus einem Brei von Wurzel und Beeren wird eine dickflüssige Salbe hergestellt, die aufgetragen wird.

Rheumatische Neuralgie

Knollenhahnenfuß (*Ranunculus bulbosus* L. – *Crowfoot*)
Nur äußerliche Anwendung: 2 Unzen (62,2 g) des ganzen zerkleinerten Krauts werden in 1 l kochendem Wasser 30 Minuten lang ausgezogen. Mit dem Auszug wird eine Kompresse getränkt und kurzfristig aufgelegt, bis die verursachte Hautrötung unangenehm wird.

Rheumatische Schmerzzustände

Eschenrinde (*Fraxinus excelsior* L. – *Ash Tree Bark*): Innerlich: 1 Teelöffel zerkleinerte Rinde auf 1 Tasse kochendes Wasser, 30 Minuten ziehen lassen, davon 2 bis 4 Tassen täglich. Äußerlich: gleichzeitig wird eine Kompresse mit einem Blätterauszug getränkt und aufgelegt. – **Terpentin-Pistazie** (*Pistacia terebinthus* L. – *Balsam Fir*): Rinde und Zweige. Innerlich: Normdosis. Äußerlich: das Baumharz wird als Liniment auf schmerzende Stellen aufgetragen. – **Hortensie** (*Hydrangea arborescens* L. – *Hydrangea*): trockene Wurzel. Innerlich: Normdosis. – **Färberhülse** (*Baptisia tinctoria* RRr.- *Wild Indigo*): Wurzelrinde und Blätter. Innerlich: Tinktur: 2 bis 20 Tropfen alle 2 bis 4 Stunden. Äußerlich: Auflage einer warmen Blätterpaste. – **Große Brennessel** (*Ur-*

tica dioca L. – *Nettle*): Mit einem Wurzelauszug werden schmerzende Stellen eingerieben. – **Wegerich** (*Plantago major* L. – *Plantain*): Ein warmer Brei aus dem ganzen Kraut wird auf schmerzende Stellen aufgelegt. – **Salbeiblätter** (*Salvia officinalis* L. – *Sage*): Der ausgepreßte Blättersaft wird über längere Zeit innerlich angewendet. – **Sonnenblumen-Liniment:** Die gesamte Blüte mit den gerade erst reif werdenden Samen in kleine Stückchen schneiden, Seifenlauge hinzufügen, etwas Alkohol und 9 Tage in der Sonne stehen lassen. Diese Masse wird sorgfältig zu einem salbenartigen Brei verrührt und auf schmerzende Stellen aufgestrichen. – **Yamswurzel** (*Dioscorea villosa* L. – *Wild Yam*): 1 Teelöffel voll auf 1 Tasse kochendes Wasser. Die Hälfte davon innerlich, die andere Hälfte als getränkte Kompresse auflegen. – **Yerba Santa** (*Eriodictyon californicum* Benth. – *Yerba Santa*): Blätter. Innerlich: Normdosis ein- bis viermal.

Schwellungen

Kalmuswurzelasche: Die Asche wird mit einem milden Öl zu einer Salbe vermischt und aufgetragen.

Akuter Rheumatismus

Silberkerze (*Cimifuga racemose* L. – *Black Cohosh*): Wurzeltinktur innerlich: 2 Teelöffel voll mehrmals täglich nach Bedarf. – **Wasserdost** (*Eupatorium perfoliatum* L. – *Boneset*): Spitzen und Blätter. Dosis: vom Pulver 0,6 bis 0,8 g (10 bis 12 Grains), vom Extrakt: 0,13 bis 0,26 g (2 bis 4 Grains). – **Seidenpflanze** (*Asclepias tuberosa* L. – *Pleurisy Root*): Wurzel. Dosierung: Normdosis vier- bis fünfmal täglich in akuten Fällen, Tinktur nach Anweisung zur Prophylaxe.

Chronischer Rheumatismus

Bärentatze (*Polymnia uvedalia* L. – *Bear's Foot*): Wurzel. Innerlich: Normdosis (1 Tasse) während des Tages in Mundvolldosen. Tinktur: 10 bis 25 Tropfen zwei- bis dreimal täglich. Gleichzeitig äußerlich: Das zerkleinerte Wurzelmaterial wird in Kokosöl gekocht und die entstehende Salbe zwei- bis dreimal täglich auf schmerzende Partien aufgetragen. – **Drachenwurz** (*Arum triphyllum* L. – *Dragon Root*): getrocknete Wurzel. Dosierung: 0,6 g (10 Grains) des granulierten Materials in Sirup drei- bis viermal täglich. – **Hundszunge** (*Cynoglossum* L. – *Hound's Tongue*): Blätter und Wurzel. Aus dem zerkleinerten Material wird unter Hinzufügung von wenig warmem Wasser ein Brei hergestellt, der auf erkrankte Stellen aufgetragen wird.

Rheumatische Entzündungen

Germer (*Veratrum viride* Ait. – *American Hellebore*): Wurzelstock. Innerlich: Nur in Tinktur: 8 Tropfen alle 3 Stunden.

Die pflanzlichen Zubereitungen sind nicht nur außergewöhnlich umfangreich, sondern ihre Anwendung findet meistens in Kombination mit anderen Mitteln, wie Schwitzkuren, Inhalationen, Einreibungen und vor allem unter Einhaltung spezifischer Diäten, statt. Gemeinsam ist nahezu allen, daß sie mit sehr viel Flüssigkeitsaufnahme und sehr leichter, meist pflanzlicher Kost in sehr geringen Einzelportionen (dafür öfter) einhergehen. Es ist in diesem Zusammenhang von teilweise erstaunlichen Heilerfolgen berichtet worden.

Indianische Heilpflanzen

Einführung: «Die praktische Bedeutung indianischer Medizin für moderne Heilanwendungen» von Dr. Joachim Exner

«Indianer verblüffen durch eine überaus differenzierte Kenntnis der verschiedenen ‹Arten›, die für einen Botaniker ununterscheidbar sind. Noch bevor sie den Stamm schälen, können sie voraussagen, wie lange es dauern wird, bis der austretende Saft sich rötet, ob er auf der Zunge mild oder scharf schmeckt, wie lange seine Wirkung anhält, und sie kennen viele andere verborgene Merkmale. Bis jetzt ist es unmöglich zu sagen, ob diese für uns unmerklichen Unterschiede auf dem Alter der Bäume, der Jahreszeit, den ökologischen Bedingungen, dem Zustand zur Zeit des Blühens und Früchtetragens oder anderen Faktoren in der Umgebung oder Physiologie der Pflanzen beruhen. Es kann jedoch kein Zweifel darüber bestehen, daß die Eingeborenen die Fähigkeit besitzen, diese Unterschiede, die für den medizinischen Gebrauch der Bäume so wichtig sind, zu erkennen und in ihrer Sprache auszudrücken.»
Richard Evans Schultes, Direktor des Botanischen Museums von Harvard und Professor für Naturwissenschaften an der Harvard University; Albert Hofmann, ehemaliger Leiter der Abteilung Naturstoffe der Pharmazeutisch-Chemischen Laboratorien der Sandoz AG, Basel
‹*Pflanzen der Götter*›, Bern/Stuttgart 1980

Viele fruchtbare Diskussionen während der Entstehung dieses Buches zwischen dem Autor und mir ließen den Gedanken entstehen, zu den in Monographien beschriebenen Pflanzen aus unserer heutigen Sicht Stellung zu beziehen und die Bedeutung dieser Pflanzen in unserem Arzneischatz darzulegen, soweit sie uns bekannt und in ihm enthalten sind – und zwar sowohl im Gebrauch der Schulmedizin als auch in der Homöopathie und Volksmedizin als Drogen oder verfügbare Fertigarzneimittel.

Um es vorweg zu sagen: Der Anteil dieser Pflanzen in unserer Medizin ist recht bescheiden. Zum Teil sind indianische Indikationen bekannt und erprobt und haben auch hierzulande eine mehr oder weniger lange Tradition, zum Teil sind solche Indikationen und Anwendungsarten unbekannt. Solche Unterschiede sind aber beim Vergleich von völlig verschiedenartigen Kulturkreisen die Regel. Auch ist natürlich die Auswahl der etwa sechzig ausführlich beschriebenen Pflanzen ebenso klein wie willkürlich und stellt keinen repräsentativen Querschnitt der von der indianischen Medizin benutzten Arzneipflanzen dar. Der eigentliche Sinn dieser Auswahl ist es wohl mehr, das umfangreiche und außerordentlich gründliche Wissen der indianischen Medizin über einzelne Heilpflanzen zu demonstrieren, das allein auf Erfahrung, Intuition, Gespür und jahrtausendealter Intimkenntnis beruht. Die nordamerikanischen Indianer haben nie das gekannt, was wir wissenschaftliche Systematik und Methodik nennen. Um so erstaunlicher ist es, daß insgesamt ihre Erkenntnisse den modernsten unserer Wissenschaft in nichts nachstehen.

Im Gesamtwerk sind etwa 450 Heilpflanzen angesprochen. Für unseren Arzneischatz ist die Auswahl insgesamt *untypisch*, zumal es sich zum Teil um für die USA endemische Pflanzen handelt, die von uns importiert werden müssen. Der Autor hat sich sehr bemüht, das Wissen der nordamerikanischen Indianer über Heilpflanzen zur Zeit ihres ungestörten kulturellen Höhepunktes – also etwa von 1500 bis 1850 – aufzuführen, weil er der Meinung ist, daß mit der kolonialen Entwurzelung ihrer Kultur und dem damit einhergehenden völkischen Identitätsverlust auch die wirkliche traditionelle Substanz ihres medizinischen Wissens schwere Verluste erlitten hat, die erst seit jüngster Zeit durch moderne indianische Wissenschaftler wenigstens zum Teil wieder ausgeglichen werden.

Wenn der Autor den Monographien und auch vielen anderen Indikationsbeschreibungen innerhalb des Textes ausführliche chemische Analysen der Inhaltsstoffe voranstellt, so ist dies *modernstes* phytotherapeutisches Wissen, das er ausschließlich aus wissenschaftlichen amerikanischen Quellen jüngsten Datums übernahm. Er verfolgt damit die deutliche Absicht, den überlieferten Indikationen der indianischen Medizin – ohne weiteren Kommentar – die jüngsten und modernsten Ergebnisse wissenschaftlicher Inhaltsstoffe-Analysenforschung entgegenzustellen. Das im höchsten Grade erstaunliche Ergebnis dieser Gegenüberstellung besteht darin, daß hieraus ganz deutlich wird, wie sehr sich indianische empirische Indikationen und wissenschaftlich erprobte Indikationen gleichen, ja sehr häufig sogar identisch sind. Mehr noch: Es zeigt sich auch, daß in vielen Fällen die indianischen Indikationen zahlreicher, umfänglicher, differenzierter und spezifischer sind. Noch beeindruckender stellt sich diese Sachlage dar, wenn man weiß, daß der Autor den Fundus der ihm zur Verfügung stehenden Gesamtinformationen im vorliegenden Werk schon sehr stark gekürzt und komprimiert hat. Andererseits aber stellt sich auch beim Vergleich der Indikationen von Heilpflanzen, die in beiden Kulturkreisen gleichermaßen traditionell verwendet werden, heraus, daß unser einheimischer Arzneischatz und seine Erforschung durch Schulmedizin, Homöopathie und Volksmedizin starke Parallelen zu indianischen Indikationen aufweist.

Andererseits kann aber nicht verschwiegen werden, daß sich unser Wissen insgesamt über die Anwendungsmöglichkeiten der vorliegenden Heilpflanzen gegenüber den sehr ausführlichen Beschreibungen der indianischen Medizin eher bescheiden darstellt. Dieser Umstand spiegelt vor allem unsere allgemeine Einstellung zu Heilpflanzen in den letzten Jahrzehnten wider. Gerade die Entwicklung der Heilpflanzen im Deutschen Arzneibuch ist hierfür exemplarisch. Aus dem DAB 6 aus dem Jahre 1929 wurden rigoros drei Viertel der Monographien im DAB 7 gestrichen, und erst das Europäische Arzneibuch und das Deutsche Arzneibuch Nr. 8 haben mühsam wieder zwei Drittel des ursprünglichen Standes erreicht. Ursache für diese zunächst negative Entwicklung war wohl die Chemiegläubigkeit und die exzessive Überschätzung der chemischen Pharmazeutika. Erst die sich immer ernster darstellende Problematik mit bedrohlichen Nebenwirkungen und katastrophalen Unfällen mit Todesfällen und schwerwiegenden Dauerschädigungen haben inzwischen zu einer gewissen Besinnung geführt.

Parallel hierzu wurden sich in den siebziger Jahren viele Menschen des Wahnwitzes der rücksichtslosen Umweltzerstörung bewußt. Dieses Phänomen der «Grünen Welle» zeigte sich auch deutlich auf dem Gebiet der Arzneimittel. Seither verstärken sich zunehmend ein gewisses Abwehrbewußtsein gegen chemisch konzentrierte Tabletten, Dragees, Kapseln und Pillen und die Neigung, sich mit natürlichen zu behandeln und sich vor allem gesund zu erhalten.

Damit aber vollzieht sich insgeheim ein bedeutsamer Bewußtseinswandel, innerhalb dessen sich Prioritäten umzukehren beginnen: Der Gesunderhaltung und der Krankheitsprophylaxe wird immer deutlicher der Vorrang vor wissenschaftlich-technisch überfrachteter Krankheitsbehandlung eingeräumt. Man beginnt zu ahnen, daß die

einseitige Konzentrierung der Medizin-Apparatur auf eine immer kostenintensivere Krankheitsbehandlung der Gesunderhaltung doch wohl keine so guten Dienste erwiesen hat, wie man bisher annahm.
Gerade die *Gesunderhaltung* und die *Vorbeugung* vor Krankheiten stehen aber in der Denkweise der nordamerikanischen Indianermedizin und ihrer Einstellung zum Heilmittel im Zentrum. Ihre Lehre ist der unseren also diametral entgegengesetzt. Ähnliche Gedanken sind mir aus einem ganz anderen Kulturkreis bekannt – aus dem alten China vor rund dreitausend Jahren. Im Zuge dieser logischen Umorientierung ist aber gerade dem Anteil von Arzneipflanzen, die der Stärkung des Körpers, der Steigerung der Infektabwehr und der Stimulierung und Erhaltung des Immunabwehrsystems dienen und von der indianischen Medizin in außerordentlich vielfältiger Weise beschrieben werden, besondere Aufmerksamkeit zu widmen. Hieraus ergeben sich mannigfaltige Denkanstöße – und diese Pflanzen und die jahrtausendealten Erfahrungen mit ihnen sollten die Wissenschaft herausfordern.
Es gibt noch einen anderen Grund für die zunehmende Hinwendung zur Phytotherapie in Europa: Aus Existenzangst haben in der Vergangenheit viele kleine Firmen in Deutschland begonnen, fieberhaft Forschung zu betreiben, weil das Bundesgesundheitsamt mit Streichungen aller Präparate gedroht hat, die Pflanzen enthalten, über die keine eindeutige Pharmakologie, kein eindeutiger Wirkstoffnachweis oder keine eindeutige Analytik vorliegt. Gerade von Befürwortern der Phytotherapie muß dieser Schritt des Gesetzgebers besonders begrüßt werden, denn nur so konnte mit aufwendiger Technik und mit modernsten wissenschaftlichen Methoden weltweit verstärkt geforscht werden, und zwar parallel sowohl in wissenschaftlich unabhängigen Instituten als auch in aufwendigen Industrieeinrichtungen. Heute kann man sagen, daß diese Entwicklung einen enormen Erfolg verzeichnet. Vor allem in der Analytik und Strukturaufklärung von Inhaltsstoffen sind in den letzten zwei Jahrzehnten große Fortschritte erzielt worden. Diese Erfolge sind zum Teil so beachtlich, daß dabei schon wieder die Übersicht verlorenzugehen droht. Leider führt die Wissenschaft auch auf diesem Gebiet ein bedauerliches Eigenleben und vergißt dabei im Eifer interner Forschung den unerläßlichen Bezug zum Patienten.
Auch in dieser Hinsicht können wir von der indianischen Medizin viel lernen. So wichtig die exakten Analysen und das penible Wirkstoffdenken auch sein mag, kommen wir doch häufig an eine Grenze des Nichterklärbaren oder des Nochnichterklärbaren. Eine lebende Pflanze hat nun einmal nicht mehr die gleichen Eigenschaften wie eine im Labor in Einzelheiten zerlegte Pflanze!
Zwei ganz entscheidende Unterschiede in der Verwendung von Arzneipflanzen liegen darin, daß die Indianer, wann immer dies auch nur irgendwie möglich war, *Frischpflanzen* verwendeten und niemals alkoholische Auszüge oder Extrakte. Bei uns hat sich – vor allem aus praktischen Erwägungen heraus – die Verwendung der aufbereiteten *Droge* durchgesetzt, weil man mit ihr von Erntezeiten und schwieriger Lagerhaltung unabhängig ist und sie immer gebrauchsfertig parat hat. Mit der aufbereiteten Droge sind Standardisierungen und einfache Lagermöglichkeiten gegeben. Was die Inhaltsstoffveränderung oder

Minderung durch Lagerung betrifft, so weiß man heute sehr gut über geeignete Methoden der Optimierung Bescheid.
Die indianischen Heiler nehmen seit jeher gegen jede Form von Alkohol eine eindeutig negative Haltung ein. Das hat spezifische Gründe, die hierzulande außer acht gelassen werden können. Für uns ist die Verwendung von Alkohol in Tinkturen und Extrakten problemlos und das Mittel der Wahl. Alkohol ist das beste Konservierungsmittel, das bisher erprobt wurde, und Alkohol/Wasser-Gemische sind optimale Lösungsmittel für pflanzliche Inhaltsstoffe. Was die Verträglichkeit betrifft, so gibt es beim Mitteleuropäer in therapeutischen Dosen keinerlei Schwierigkeiten mit alkoholischen Extrakten.
Über die Perfektion der Hygiene und der Krankenbehandlung der Indianer kann man nur staunen: Die sofortige Isolierung des Kranken, das Abbrennen von mit Kräutern genährten Lichtern zur Raumdesinfektion, die Kenntnis von wirksamen Inhalationen, das Schnupfen von Arzneimitteln und damit die Aufnahme über die Schleimhäute, keimwidrige und gesunderhaltende Kaugummimischungen, regelmäßige Zahnpflege, heilende Bäder, das Eindringen von Arzneimitteln durch feine Einschnitte direkt in die Blutbahn, das antiseptische Säubern von Wunden, die sensible phytotherapeutische Vorsorge in der Frauenheilkunde, der disziplinierte Umgang mit Rauschdrogen ohne Abhängigkeits- oder Suchtgefährdung – all dies zwingt uns heute allergrößten Respekt ab.
Heute weiß man, daß die Indianer auf dem Höhepunkt ihrer medizinischen Kultur damals eine Lebenserwartung von mehr als hundert Jahren hatten. Seit etwa hundert Jahren steigt auch bei uns in Mitteleuropa die durchschnittliche Lebenserwartung kontinuierlich – aber gerade damit werden sehr viele Krankheiten und Gebrechen und die damit verbundenen sozialen Lasten, die kaum noch finanzierbar sind, entschuldigt.
Beim Lesen des Textes fällt auf, daß die Indianer wohl die größten Teetrinker der Menschheit waren. Sie tranken nur selten klares Wasser. Für jede Gelegenheit hatten sie eine erstaunliche Fülle von Heiltees parat, und in Notzeiten ersetzten sie damit sogar zeitweise die Nahrungsaufnahme, ohne Mangelerscheinungen befürchten zu müssen. Wenn man den hohen geistigen Stand der Indianer, ihre hohe Lebenserwartung und ihre geringe Krankheitsanfälligkeit mit ihrer Lebens- und Ernährungsweise begründet, dann kann daraus – zu unserem Nutzen – nur abgeleitet werden, daß es für uns in dieser Richtung sehr vieles zu tun und zu lernen gibt; denn die großen, sich nahezu seuchenartig ausbreitenden Zivilisationskrankheiten wie hoher Blutdruck, Arteriosklerose, Herzinfarkt, Diabetes, Stoffwechselkrankheiten, Allergien, Rheumatismus, Gicht und geriatrische Beschwerden gehen – und das wird beim Vergleich mit indianischer Medizin und Lebensweise überdeutlich – auf falsche Ernährung, Arzneimittelmißbrauch, Alkoholismus, Stress usw. zurück.
Man möchte – nachdem dieses Werk über jahrtausendealtes Wissen eigene Vorstellungen über Gesunderhaltung und Prävention so fundiert bestätigt – allen Ernstes vorschlagen, als umfassende praktische Maßnahme im ausgewogenen Maße über das Jahr hinweg regelmäßig verschiedene Heiltees an Stelle üblicher nutzloser Getränke zu trinken oder vergleichbare Präparate einzunehmen, die geeignet sind, unser

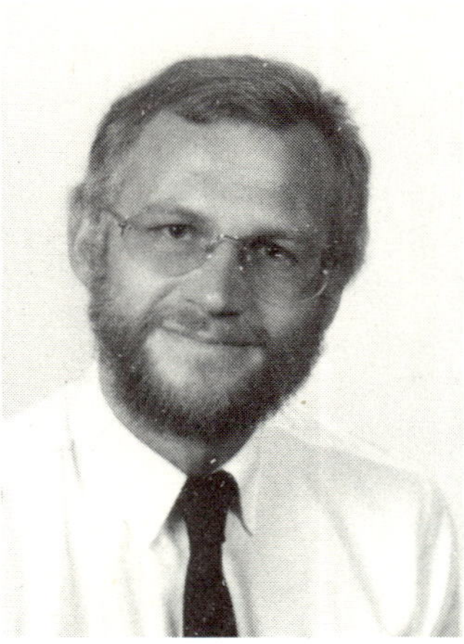

Dr. Joachim Exner, 38, Studium der Pharmazie, Promotion in Pharmazeutischer Biologie. Von 1973 bis 1980 wissenschaftliche Mitarbeit am Institut für Pharmazeutische Biologie der Universität Heidelberg, am Botanischen Institut der Universität von Texas, Austin, und am Pharmazeutischen Institut der Universität Athen. Autor wissenschaftlicher Publikationen in Pharmazeutischer Biologie. Seit 1980 Apotheker in Alpirsbach/Schwarzwald.

Immunsystem zu stärken. Es ist erstaunlich, wie viele typische indianische Heilpflanzen sich schon in unsere Therapie «eingeschlichen» haben. Das ist sicher ein Verdienst von Männern wie Dr. Willmar Schwabe, der unter teilweise großen Mühen und Strapazen in den letzten Jahrzehnten bei verschiedenen Naturvölkern lebte, um deren Wissen kennenzulernen und für uns nutzbar zu machen.

Das vorliegende Buch ist sicher besonders dazu angetan, aus dem schier unerschöpflichen Wissen der nordamerikanischen Indianer einige Impulse zu geben für richtungweisende Ideen, die unsere Wissenschaft befruchten können, so etwa, was die Behandlung der Allergien, das Immunsystem und den Umgang mit Krebs betrifft. Der scharfe Beobachtungssinn, die genaue, differenzierte Kenntnis der Natur und die gefühlvolle Umsetzung auf den Menschen – das macht den großen Erfolg der indianischen Heiler aus, die den Menschen immer als Ganzes in seinem Umfeld auffaßten und die Heilung als Versuch ansahen, wieder Harmonie herzustellen, wobei der Umgang mit der Gesundheit – die richtige Droge zur richtigen Zeit – die Hauptaufgabe der Heiler war.

Aus der Sicht einer ihrem ursprünglichen Sinne nach verstandenen Medizin und Pharmazeutik wird man mit dem Erscheinen dieses Buches über die Heilkunst der nordamerikanischen Indianer ganz sicherlich nicht mehr von «primitiven Eingeborenen» sprechen können, sondern mehr als gut daran tun, sich künftig mit diesem bisher verschütteten Fundus an Wissen und Erfahrung auseinanderzusetzen, ihn eingehender zu erforschen, ihm den Platz zuzuweisen, der ihm gebührt, und letzten Endes einen Nutzen daraus zu ziehen, der sich heute noch gar nicht absehen läßt.

Heilpflanzen – Auswahl A–Z

Alaunwurzel — Alum Root

Saxifragáceae – Steinbrechgewächse
Heuchera americana L.

Populärname: *American Sanicle, Burnt Alum*
Arten: *Heuchera cylindrica* Doug. und Hook, *Heuchera brizoides* Lemoine, *Heuchera sanguinea, Heuchera pubescens* Pursh, *Heucherella alba* Lemoine, Stearn, *Heucherella tiarelloides* Lemoine, Wehrh.

«Alum Root» heißt im Volksmund auch eine amerikanische Wildgeranienart, und «Alaunwurzel» ist lediglich eine Übersetzung dieses volkstümlichen Namens, damit man sich darunter im deutschsprachigen Bereich überhaupt etwas vorstellen kann, keine botanische Bezeichnung. «Heuchera americana» war weitestgehend nur Indianern bekannt, den amerikanischen Pionieren weniger; in der amerikanischen Volksmedizin wird dieses Kraut nicht erwähnt.

Vorkommen: In ariden steinigen und felsigen Gebieten, vor allem in Höhenlagen. Das Kraut ist äußerst harten Umweltbedingungen, vor allem großen Temperaturschwankungen, gewachsen.
Gebrauch: Wurzeln.
Lösungsmittel: Wasser.
Inhaltsstoffe: Unerforscht.
Medizinische Wirkung: Adstringierend (zusammenziehend), leukorrhöisch (wirksam gegen Weißfluß). Die Frühlingsblätter wurden gekocht oder gedämpft als Beigabe zu Gemüse verwendet. Die zerstampften frischen Wurzeln dienten in kleinen Mengen als probates Mittel gegen Durchfall. Der Absud aus gekochten frischen Wurzeln wurde als Tee gegen Erschöpfungszustände verabreicht und um leichtes Fieber zu behandeln. Hauptsächlich aber wurde ein Pulver aus den abgelagerten trockenen Wurzeln in mehr oder weniger verdünnter Lösung verwendet, um Blutungen kleiner Kapillaradern (in Nase, Mund, Ohren etc.) zu stillen. Mit Injektionsspülung wurden auch blutende Hämorrhoiden behandelt sowie, durch innerliche Verabreichung in regelmäßigen kleinen, konzentrierten Dosen, Diabetes und Ruhr (Rezeptur: ¼ Teelöffel des Wurzelpulvers in einer Tasse warmen Wassers verteilt, dreimal täglich jeweils ⅓ Tasse, nicht länger als 4 Tage). In der äußerlichen Anwendung brachten Breipackungen der frischen zerstampften Wurzel bei Schwellungen, Blutergüssen und Geschwüren Besserung. Verdünnte Breilösungen heilten Augenliderinfektionen, indem man getränkte Stofflappen auf die geschlossenen Augen auflegte. Stark verdünnte Breilösungen wurden als Gurgellösungen für Mund- und Racheninfektionen verwendet.

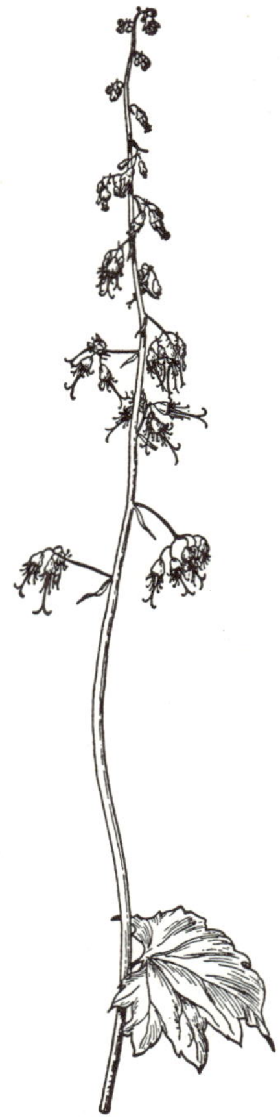

Charakteristika: Kräftiger kriechender Wurzelapparat aus dünnen kurzen Wurzeln. Die Blätter sind fächerförmig und am Rand gezahnt, der Blütenstiel ist lang und trägt Rispen von rosé- bis purpurfarbenen Blüten. Die Wurzeln sind gelb und haben einen stark adstringierenden (zusammenziehenden) Geschmack.

Alaunwurzel

Diese Pflanze ist in unseren Arzneibüchern gänzlich unbekannt. *J. E.*

Alfalfa → Luzerne

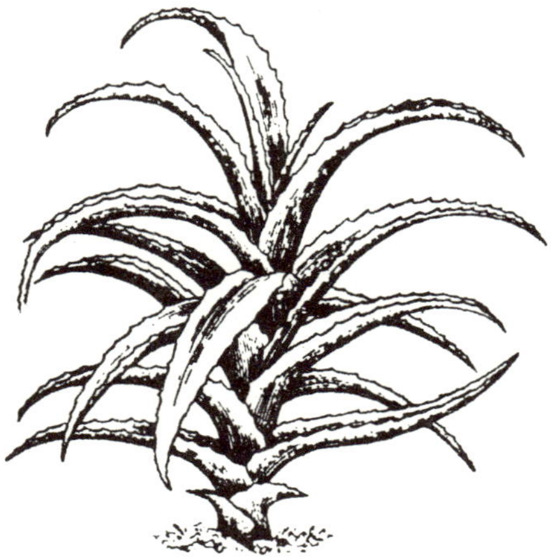

Charakteristika: Ganzjährige Sukkulentenpflanze mit starken, faserigen Wurzeln und zahlreichen fleischigen, schmalen, spitz zulaufenden langen Blättern, die an den Kanten mit zahnartigen Dornen besetzt sind. Häufig sind die rundum wachsenden Blätter holzig und verästelt. Die Blüte entwickelt sich an der Spitze eines kerzenförmigen Stengels und ist von roter, gelber oder purpurartiger Farbe. Blütezeit: während des größeren Teils des Jahres. Junge Pflanzen haben einen etwa 1 m hohen Stamm, der ein Büschel 50 cm langer und 10 cm breiter Blätter trägt, auf denen sich schwache weiße Flecken zeigen. Die Blüten sind röhrenförmig. Alte und sehr alte Pflanzen erreichen Höhen von 10 und 20 m und einen Umfang von 3 m.

Aloe — Bitter Aloe

Liliaceae – Liliengewächse
Aloe vera L.

Aloepflanzen sind ursprünglich nur in Ost- und Südafrika heimisch gewesen. Sie wurden – wahrscheinlich von Negersklaven – in die westindischen Inseln und Florida eingeführt und von spanischen Mönchorden (Jesuiten, Franziskanern) in regelrechten Plantagen kultiviert. Durch geflohene Negersklaven scheinen die Seminolen Floridas, aber auch die Creeks und Choctaws mit der Aloe, die sich auch auf deren Gebieten allmählich während des 16. Jahrhunderts ausbreitete, vertraut geworden zu sein.
Die den *Sukkulenten* (sukkulent = saftig, üppig, fleischig; Sukkulente = bot. Fettpflanze) zugehörige Pflanze, die auf den ersten Blick sehr der amerikanischen Agave ähnelt, gehört zu den schon im griechischen Altertum bekannten und begehrten Heilpflanzen. Den Griechen des 4. Jahrhunderts v. Chr. galt die Insel Sokotra als Heimat der Aloe. Als Heilpflanze wird sie schon von Dioscorides, Celsus und Plinius erwähnt. Obwohl griechische und arabische Ärzte sie einsetzten, findet man bei Hippokrates und Theophrastus kein Wort über sie. Im 10. Jahrhundert empfahl der Patriarch von Jerusalem sie Alfred dem Großen von England. So gelangte die Aloe über das Rote Meer und Alexandria nach Britannien. Für die Mohammedaner, speziell die ägyptischen, war die Aloe ein religiöses Symbol. Ein Muselman, der eine Pilgerreise zum Schrein des Propheten absolviert hatte, besaß das Privileg, Aloeblätter über seinen Hauseingang zu hängen.

Arten: Es sind etwa 200 verschiedene Arten botanisch erfaßt.
Vorkommen: In ariden und subtropischen Gebieten: Afrika, Mittelmeerraum, Indien, Arabien, Sokotra, Westindische Inseln: Barbados, Curaçao, Florida, Alabama, Louisiana, Osttexas.
In der antiken Medizin verwendete Pflanzenteile: Saft der Blätter.
Von Indianern verwendete Pflanzenteile: Saft der Blätter und Wurzeln.
Lösungsmittel: Historisch: Wasser und Alkohol. Indianer: Wasser.
Inhaltsstoffe: 10 bis 30 Prozent kristallines Aloin, das aus Barbaloin und Isobarbaloin besteht, amorphes Aloin, das aus Beta-Barbaloin besteht, Socaloin 7,5 bis 10 Prozent, Capaloin 4,5 bis 9 Prozent, Aloe-Emodin, d-Arabinose, der Harzstoff Resinoltannol (16 bis 63 Prozent). *Aloe vera* enthält gewöhnlich kein Barbaloin, den medizinisch wichtigsten der Inhaltsstoffe.
Handelsformen: Überwiegend wird der Blättersaft eingedickt, entweder durch langsame Verdunstung oder durch Lösung in Alkohol und dessen Verdunstung. Zurück bleibt eine in vielen Fällen äußerst harte Substanz, die zum Gebrauch wieder in Wasser oder Alkohol löslich ist.
Curaçao-Aloe (früher **Barbados-Aloe** genannt) wird aus dem Blättersaft der *A. chinensis* Staud, *A. vera* Linn. und einigen anderen Arten gewonnen, früher mit Beginn des 16. Jahrhunderts in Barbados, heute in den Inseln Curaçao, Aruba und Bonaire. Das feste Konzentrat ist von glänzender gelber, rötlich-brauner bis schwarzer Farbe. **Socotrin-**

Aloe wird aus dem Blättersaft der *A. Perryi* Baker in Sokotra gewonnen. Das Konzentrat ist von dunkelrotbrauner Farbe. **Kap-Aloe** wird aus dem Blättersaft der *A. ferox* L. *A. Socrota* Thumb., *A. Africana, A. platylepia* gewonnen. Es enthält von allen Aloezubereitungen die stärksten abführenden Substanzen, weshalb es häufig in der Veterinärmedizin angewendet wird. **«Mocha»-Aloe** (auch: **Jafferabad-Aloe**) wird aus dem Blättersaft der *A. Abyssinica* gewonnen. Das feste Konzentrat ist von schwarzer Farbe, der Bruch ist glasig-porös. **Musambra-Aloe** wird in Indien aus dem Blättersaft der *A. vulgaris* gewonnen. **Uganda-Aloe**, eine Nebenart des Kap-Aloe, und **Natal-Aloe**, eine andere südafrikanische Art, werden nicht mehr hergestellt. **Sansibar-Aloe** ähnelt im Aussehen sehr stark dem Curaçao-Aloe und ist von leberbrauner Farbe. Die Masse hat einen stumpfen, wachsigen Bruch. Die genannten Handelsformen werden auch in pulverisierter Form angeboten.

Amerikanische Handelsform: Das **Aloe Purificata** wird aus den Blättersäften wild wachsender und kultivierter, in den USA seit Anfang des 16. Jahrhunderts eingebürgerter Arten (hauptsächlich *Aloe Succotrina* Lam.) hergestellt, indem man dem geschmolzenen Saft Alkohol zusetzt, gründlich mischt, siebt und die durchgesiebte Flüssigkeit verdunstet. Das Produkt ist eine feste stumpf-bräunliche oder rötliche Masse.

Medizinische Wirkung: In der Vergangenheit, als noch die reinigende Entleerung des Darms als Grundlage und Beginn jeglicher Heilbehandlung galt, war die *Aloemasse* eine der weitestverbreiteten Anwendungen und als *Abführmittel* unentbehrlich. Heute ist sie nur noch Bestandteil einiger Abführpillen und des berühmten *Fernet* (zum Beispiel im italienischen Kräuterschnaps «Fernet Branca»).

Die abführende Wirkung setzt nur sehr verzögert innerhalb von 10 bis 12 Stunden ein, manchmal erst nach 12 bis 18 Stunden. Jüngste Untersuchungen ergaben, daß es auch gegen verschiedene Mikroorganismen, etwa *Pseudomonas aeruginosa*, wirksam ist.

Die Anwendungen der historischen und modernen Naturmedizin haben sich fast ausschließlich auf die abführende Wirkung beschränkt, der man – nebenbei – auch reinigende Wirkung auf Leber, Nieren, Blase und vor allem Dickdarm zuschreibt.

Indianische Anwendungen: Indianer verwendeten nicht nur den Saft der Blätter, sondern auch den der Wurzeln und des Wurzelstocks. Sie nahmen Aloe nicht als Abführmittel, weil sie – wie Jesuiten berichteten – glaubten, bessere Laxantia zu haben, deren Wirkungen genau bekannt waren.

Die Seminolenfrauen verwendeten den frischen Saft aus den Blätter-*Spitzen* als menstruationsförderndes Mittel.

Dosierung: ½–1 Teelöffel zweimal täglich.

Spanische Jesuiten berichten, daß Seminolen und Creeks schon wenige Jahrzehnte nach der Einführung von Aloefeldern (in Missionen) erstaunliche Wirksamkeiten feststellten: So hätten sie bei empfindlichen Weißen schweren Sonnenbrand mit dem frischen salbenartigen Saft von Wurzeln und Blättern geheilt. Auch hätten Seminolen-Guerillas in den langen Kriegszügen gegen die junge US-Armee in den Mangrovensümpfen stets frische *Blättersaftsalbe* mit sich geführt, die sich hervorragend zur Behandlung von Hautentzündungen und Geschwüren geeignet habe.

Aloe vera

Aloe ist eine sehr alte Arzneipflanze und unserem Arzneischatz seit langem bekannt. Die Droge besteht aus dem getrocknet eingedickten Saft aus den Extretzellen der Aloeblätter. Auf Grund der Andrachinonglykoside wird und wurde Aloe immer als starkes Dickdarmlaxans angewandt. Es existiert eine Reihe von Fertigpräparaten auf der Basis von Aloeextrakt. Ich persönlich habe eine sehr distanzierte Haltung zu Dickdarmlaxantien und befürworte höchstens einen zeitlich limitierten Einsatz bei akuten Fällen. Die Homöopathie verwendet Dilutionen ab D4 bei Schwächezuständen der Verdauungsorgane, Gastroenteritis, Dysenterie, Hämorrhoiden. Damit liefert uns die Homöopathie einen deutlichen Beweis ihres Heilprinzips: Eine direkt abführende Droge, wie sie Aloe nun einmal darstellt, ist hier in der Lage, in homöopathischer Verdünnung wirksam zu sein. Heute erfährt Aloe bei uns einen ungeahnten Aufschwung, der vor allem zur Zeit die Kosmetikindustrie bewegt. Aus den fleischigen Aloeblättern lassen sich zwei Arten von Exudationen gewinnen: Das eine Exudat ist ein bitterschmekkender rötlichbrauner Saft, der in den perizyklischen Zellen der Blätter vorhanden ist, und das zweite tritt ebenfalls nach Einritzen der Blätter auf und stammt aus den tubulären Blattzellen der inneren Zone, dem sogenannten Parenzym. Der eingedickte oder trocken pulverisierte androchinonhaltige Saft ist allen Apothekern bekannt. Das farblose *Aloe vera*-Gel hingegen enthält praktisch kein Aloin und Emodin, allenfalls in Spuren, die mit der Art der Gewinnung zusammenhängen. Dieses *Aloe vera*-Gel wird vor allem in Sonnenschutzpräparaten, in Emulsionen, in Haarentfernern oder auch bei Dusch- und Bademitteln für Haut und Haar verwendet, aber auch in Wundsalben vor allem bei Verbrennungen. Der farblose Saft enthält neben Fructose und Glukose eine beträchtliche Menge an Kohlenhydraten, auch seltene Zuckerarten, wie zum Beispiel Arabinose und Mannose. Ferner findet man Aminosäuren, deren kosmetische Wirkung bekannt ist, wie Serin, Salin, Asparagin und Glutaminsäure. Außerdem sind reichlich Mineralsalze des Kalziums, Magnesiums und Kaliums vorhanden. Auf diese bisher benannten Stoffe ist eine befriedigende wasserretournierende Wirkung bei Anwendung auf die Hornschicht zurückzuführen. Für die reizhindernde entzündungswidrige Wirkung können folgende Inhaltsstoffe verantwortlich sein: Magnesiumlaktat, Pradiciminase und Aloctin-A, ein Glycoprotein. Die beiden letzteren sollen die Prostaglandinsynthese inhibieren. Magnesiumlactat scheint Histaminbildung zu unterdrücken. Die in *Aloe vera*-Gel nachgewiesenen Mucopolysaccharide können ähnlich wie Phyaluronsäure die Glätte der Haut und die Hornschichthäufigkeit verbessern. Das sind die neuesten Erkenntnisse über *Aloe vera*, und man darf gespannt sein, was in Zukunft aus diesem Produkt für Präparate entstehen werden. Besonders erstaunlich ist, daß dieses Wissen, vor allem die stark desinfizierende Eigenschaft von *Aloe vera*-Gel, die wunderbare Wirkung bei starken Sonnenbränden, überhaupt der heilende Effekt dieser Pflanze, scheinbar nur den Indianern bekannt war, so daß wir heute sicher sehr viel von ihrem Wissen übernehmen können. *J. E.*

Die Creeks scheinen sehr früh entdeckt zu haben, daß sich frischer Saft aus Wurzeln und Blättern als hervorragendes Holzimprägnierungsmittel gegen Holzfäule und Insektizid gegen Wurm- und Insektenbefall eignete. Sie bestrichen die Pfähle, auf denen ihre Häuser in Sumpfgebieten ruhten, die Holzböden und Wände sowie Dachschindeln und Knüppeldämme mit diesem Saft, und das solcherart behandelte Holz blieb über viele Jahre im ursprünglichen Zustand ohne jeglichen Wurm- und Fäulnisbefall erhalten. Auch behandeltes Holz, das *im Wasser* ganz besonderer Belastung ausgesetzt war, blieb praktisch unbegrenzt haltbar! Die Seminolen behandelten mit diesem Saft ihre Boote, Schiffe und Flöße, indem sie Planken, Bretter und Balken einen Monat lang in einer wäßrigen Lösung von Aloe-Wurzel- und Blättersaft sowie terpentinhaltigen anderen Pflanzensäften tränkten. Das Holz soll danach auf unabsehbare Zeit frei von Wurmbefall und Fäulnis, der im Wasser liegende Teil bei Booten und Schiffen völlig frei von Algen- und Muschelbewuchs geblieben sein. Als Nebeneffekt solcher Holzbehandlung rühmten Creeks und Seminolen die Tatsache, daß ihre Häuser, Vorratsschuppen und Boote auf Dauer sämtliche Insekten abhielten.

Die Seminolen, Creeks und Choctaws verwendeten ebenfalls den wasserverdünnten Blättersaft zur Mundpflege und zur Behandlung von Schwellungen des Zahnfleisches, der Mund- und Rachenhöhle sowie als Augenspülungen gegen Bindehautentzündung.

Seminolen, Creeks, Choctaws, Chickasaws und Cherokees behandelten vor allem *Brandwunden* und größerflächige Verbrennungen und Verbrühungen der Haut mit dem Saft von Blättern und Wurzeln, der zu salbenartiger Konsistenz durch natürliche Verdunstung (im Schatten!) eingedickt wurde, und sollen damit erstaunliche Erfolge erzielt haben. Die indianischen Anwendungen bei schwerem Sonnenbrand und Verbrennungen und Verbrühungen führten zwischen 1930 und 1950 zu einigen medizinischen Studien, deren Ergebnis Seminolen-Heiler vorausgesagt hatten: Der gelartige Saft der Blätter erwies sich als äußerst heilwirksam bei Hautverbrennungen, die durch Röntgenstrahlen und radioaktive Strahlung verursacht worden waren!

Die mexikanischen Yaquis und Sonora-Apachen wendeten den Saft in Teeform für innere Anwendung, in eingedickter Form als Salbe gleichzeitig zur Linderung arthritischer Beschwerden, Schmerzen und Schwellungen an.

Alle Indianerheiler warnen vor innerer Anwendung während einer erwünschten Schwangerschaft oder bei Hämorrhoiden, manche Seminolen-Hebammen empfehlen unmittelbar vor und nach der Geburt Einreibungen der Brüste mit verdünntem Blättersaft, um Brust und Brustwarzen *dauerhaft zu desinfizieren* und von Parasiten freizuhalten. Sie behaupten, daß Säuglinge von solcherart behandelten Brüsten besonders gern und intensiv trinken und daß ebenso Mund, Rachen, Nasenhöhlen, Augen und Ohren der Säuglinge von Parasiten frei blieben. Creek-Hebammen empfahlen jungen Müttern, Wäsche und Windeln ihrer Säuglinge nach dem Auswaschen mit einer stark verdünnten Aloelösung zu tränken und an der Sonne trocknen zu lassen – dies würde Parasiten fernhalten und Entzündungen von After und Genitalien verhindern.

Seminolen, Creeks und Choctaws, besonders jene der Sumpfgebiete,

verwendeten verdünnte Aloe als regelmäßiges Repellens (insektenvertreibendes Mittel), indem sie sich mit entsprechend getränkten Lappen am ganzen Körper abrieben, bevor sie sich ankleideten. Sie sollen diese Rezeptur viele Jahrzehnte lang vor den Weißen verborgen gehalten haben, weil sie diesen die Leiden durch Insektenplagen in den Sümpfen von Herzen gönnten.
Rezepturen: Zur Menstruationsförderung: 1 Unze (4 Eßlöffel) des wasserlöslichen Pulvers auf einen knappen halben Liter warmes Wasser. Von dieser Lösung zweimal täglich einen Teelöffel als Tagesdosis. Flüssigkeitsextrakt: 5 bis 30 Tropfen. Pulverextrakt: 1 bis 5 Grains (0,07 bis 0,3 g). B. P. ½–2 oz. Tinktur B. P.: ¼–2 drachms, Tinktur aloes myrrh USP 30 Tr.

Amarant — Prince's Feather

Amaranthaceae – Fuchsschwanzgewächse
Amaranthus hypochondriacus L.
Amaranthus melancholicus

Populärnamen: *Pile Wort* (nicht zu verwechseln mit *Pile Wort* = Feigwurz, *Ficaria verna*, oder *Pile Wort* = Falsches Kreuzkraut, *Erechtites hieracifolia*), *Red Cock's Comb* (Roter Hahnenkamm), *Love-lies Bleeding* (Blutende Liebe), *Velvet Flower* (Violetblume), *Spleen Amaranth* (Milzamarant), *Palmer's Amaranth, Red Amaranth, Redroot* (Rotwurz), *Wild Beet, Green Amaranth, Green-Opened Amaranth, Prostrait Amaranth, Slim Amaranth, Hybrid Amaranthus, Pigweed* (Schweinskraut), *Keerless, Careless, Floramor, Flower Gentle, Flower Velure.*
Vorkommen: USA und Kanada auf feuchten Böden.
Gebrauch: Blätter, Blüten, Samen, Stengel und Wurzeln.
Lösungsmittel: Wasser.
Inhaltsstoffe: Mit 3,9 mg pro 100 g der annähernd höchste Eisengehalt aller Grüngemüse, 80 mg Vitamin C pro 100 g und sehr hoher Proteingehalt. Die anderen Inhaltsstoffe sind noch unerforscht.
Medizinische Wirkung: Adstringierend (zusammenziehend) mit starker muskelkontraktierender Wirkung, die Sekretion von Drüsen wird eingeschränkt, blutreinigend, stärkend, blutstillend, antiskorbutisch, blutbildend, entzündungshemmend, leicht antiseptisch. Indianer behandelten besonders anämische Frauen damit und erzielten (wahrscheinlich wegen des hohen Eisengehalts) verblüffende Heilerfolge. Absude wurden auch (intern und extern) gegen zu starke Menstruationsblutungen, Mund-, Hals-, Rachen-, Magen- und Darmblutungen eingesetzt, wobei gleichzeitig auch Entzündungsherde oder Geschwüre geheilt wurden. Vor allem den getrockneten und zu Pulver zerstoßenen Blütenständen wurde neben hoher blutstillender auch erhöhte darmstimulierende Wirkung zugeschrieben. Auch Einreibungen arthritischer Körperpartien sollen nachhaltig heilenden Effekt haben.
Dosierungen: 1 Teelöffel des Blütenpulvers auf 1 Tasse kochendes Wasser, Trinken des körperwarmen Tees in Dosierungen von 1 bis 2 Tassen täglich zur Blutbildung gegen Anämie. Bei akuten Krankheitserscheinungen 1 Unze (31,1 g) auf einen knappen Liter Wasser (1 Pint)

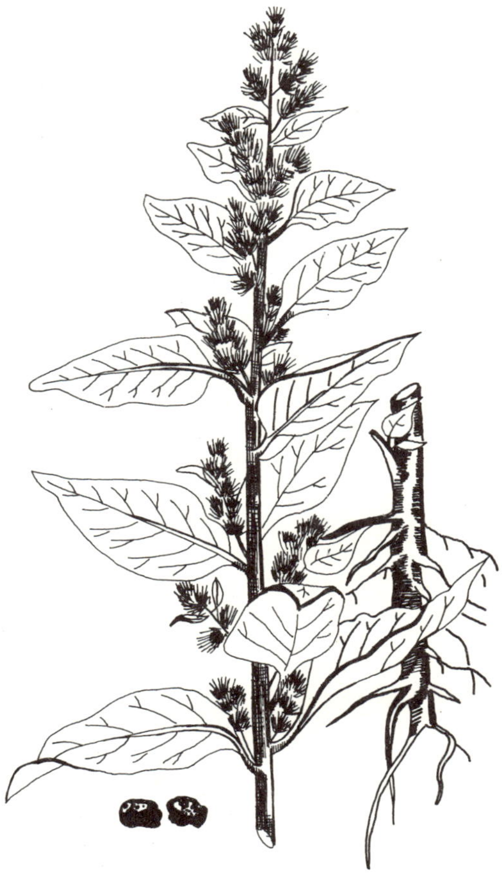

Charakteristika: Aufrechtes, ganzjähriges Kraut mit einer Größe von 30 bis 180 cm. Die gestielten Blätter sind stumpf-grün, rauhhaarig, oval oder rhombisch mit gewellten Rändern. Die pyramidenförmigen, kleinen, gestengelten Blütenstände sind rötlich-grünlich. Fleischige, lange rosarote Wurzeln.
Die Zuñis glaubten, daß die Regengeister aus der Unterwelt die glänzenden schwarzen Samen über ihr Land streuten: Wenige Kräuterpflanzen entwickeln eine solche Samenfülle wie der Amarant, mehr als 28 000 pro Unze (31,1 g), und der Wind verweht sie über weite Strecken. Bei Temperaturen zwischen 18 °C und 24 °C entwickeln sich diese Samen innerhalb von 14 bis 21 Tagen zur Pflanze. Wenn sie keinerlei Feuchtigkeit bekommen, bleiben sie nach Angaben der Zuñis etwa 45 Jahre lang keimfähig! Amerikanische Agrarwissenschaftler haben inzwischen festgestellt, daß diese indianischen Angaben sehr genau stimmen. Starken Dauerfrosttemperaturen scheinen die Samen allerdings nicht gewachsen zu sein.

Amarant

Die Familie der Fuchsschwanzgewächse, die *Amaranthaceae*, sind eine weltweit verbreitete Familie. Bei uns hier in Deutschland kommt vor allem der *Krumme Fuchsschwanz* vor (*Amaranthus retroflexus*). Allerdings ist aus der gesamten Familie der *Amaranthaceae* keine medizinische Verwendung bekannt. *J. E.*

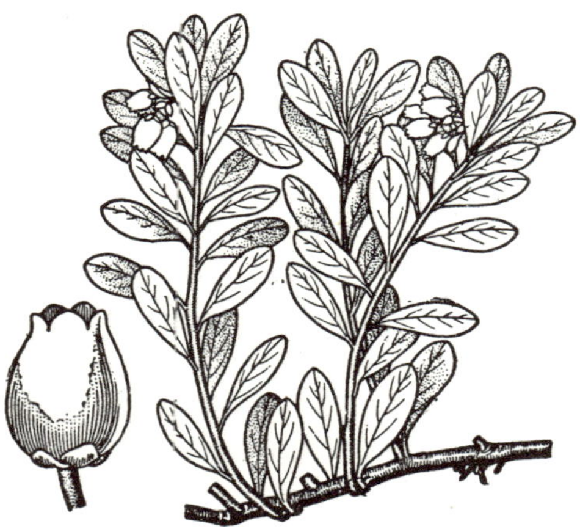

Charakteristika: Niederliegender Zwergstrauch mit kriechenden und an der Spitze gebogenen Zweigen, der ausgedehnte Kolonien bildet. Die Blüten sind in Trauben angeordnet, völlig weiß oder an der Spitze fleischfarben mit glockenförmiger Krone. Die lederartigen, glattrandigen, immergrünen Blätter sind etwa 6 × 12 mm bis zu 12 × 5 mm groß. Blütezeit: Mai bis Juni, auch Juni bis September. Die Steinfrucht ist eine erbsengroße, rote, oft rotbraune (Alpen-Bärentraube: bläulichschwarz) saure Beere von länglichrunder Form, die fünf Samen enthält. Fruchtreife: Oktober bis November. Die Stengelrinde hat eine dunkle rotbraune Farbe.

zum Gurgeln, Trinken, aber auch zu Spülungen mehrmals täglich für etwa 10 Minuten. Innerliche und äußerliche Anwendung auch bei Skorbuterkrankung. Noch stärker konzentrierte Lösungen dienten in geringen Dosen als Wurmmittel. Auch Paradontose und Karies, wird von Trappern berichtet, seien auf diese Weise (Gurgeln und Mundspülungen mit konzentrierten Lösungen) rasch und dauerhaft geheilt worden. Zahnfleischschwund soll sich sogar zurückgebildet haben.
Moderne Ärzte untersuchen nun in den USA diese Angaben und haben bereits erste Anhaltspunkte gefunden, daß diese Zahnfleischneubildung tatsächlich möglich zu sein scheint.

Angelica → Engelwurz

Arnica → Bergwohlverleih

Bärentraube — Bearberry

Ericaceae – Heidekrautgewächse
Arctostaphylos Uva-Ursi Spreng. *Arbutus uva-ursi* L.

Deutsche Populärnamen: Möhrbeere, Bewell, Harnkraut, Rauschkraut, Wilder Buchs, Beerenklaue, Bärenklaue, Sandbeere, Wolfsbeere, Bärenkraut, Mehlbeere, Steinbeere, Wolfstraube.
Amerikanische Populärnamen: *Upland Cranberry, Arberry, Mountain Cranberry, Mountain Box, Sandberry, Sierra Bearberry, Kinnikinnik, Bear-Berry Manzanita, Manzanita, Bear's Grape, Alpine Bearberry, Red Bearberry, Bear's Bilberry, Bear's Whortleberry, Foxberry, Crowberry, Mealyberry, Mealberry, Rockberry, Hog Cranberry, Mealy Plum Vine, Universe Vine, Barren Myrtle, Coralillo, Brawline.*
Vorkommen: Auf steinigem, sandigem Boden von Heiden und Nadelholzwäldern, Gebirgs- und subalpinen Regionen zwischen 1000 und 3000 m Höhe in Alaska, Kanada und den USA bis Mexiko.
Arten: *A. alpinus* L. – Kanada, Maine und New Hampshire, *A. glauca* – Kalifornien, *A. tomentosa (madrona)* – Mexiko.
Varietäten: *A. uva-ursi var. coactilis* Fern & MacBr., *A. uva-ursis var. adanotricha* (Fern) MacBr.
Erntezeit: Die *Früchte* werden von Oktober bis März gesammelt und luftgetrocknet. *Blätter:* Es sollen nur eingeborene Pflanzen verwendet werden. Die Blätter werden im September und Oktober gesammelt, nach indianischem Brauch nur bei Schönwetter, am Morgen, unmittelbar nachdem der Tau abgetrocknet ist. Fleckige und von Insekten befallene Blätter sind ungeeignet. Die Trocknung soll an warmen schattigen Stellen, die mit Sand bedeckt sind, erfolgen, weil im Schatten getrocknete Blätter mehr von ihrer grünen Farbe behalten. Die trocknenden Blätter müssen während einiger Nächte vor Feuchtigkeit geschützt werden. Die Trocknungstemperatur sollte zwischen 22 °C und 38 °C gehalten werden. Die getrockneten Blätter müssen von feuchter Luft ferngehalten werden. Indianer hoben sie in gebrannten irdenen Gefäßen, Bisonhörnern und Holzgefäßen auf, die sie mit Bienen-Kitt-

harz (Propolis) luftdicht verschlossen – das hielt gleichzeitig den Inhalt keimfrei. Die *Rinde* wurde von Oktober bis November geerntet. Man löste sie in feinen Streifen von den Stengeln, wenn die Sonne den Zenit erreichte. (Dies soll der Zeitpunkt sein, an dem die Inhaltsstoffe ihre höchste Konzentration erreicht haben. Erfahrene Heiler prüften dies nach, indem sie einen Rindenstreifen zerkauten und die Wirkung mit der Zunge und den Lippen prüften.) Sie wurden im Schatten getrocknet und zermahlen. Das Pulver vermischte man mit frischem Honig (ungeschleudert!) zu einem dicken Brei, der luftdicht aufbewahrt wurde.

Verwendbare Pflanzenteile: Rinde, Beeren und Blätter.

Lösungsmittel: Wasser.

Inhaltsstoffe: Die *Beeren* enthalten zu 10 Prozent das Phenolglykosid Arbutin, das von den Magensäften zu Hydrochinon in Dextrose hydrolysiert wird, zu 6 Prozent Gerbsäuren, ein ätherisches Öl, Quercetin (gelber Farbstoff aus Quercitrin), Gallussäure, Ericolin, Apfelsäure und Ursodesoxycholsäure (eine Gallensäure, die – nicht kalkinkrustierte – Cholesterin-Gallensteine auflöst). *Blätter:* hoher Gehalt des Glykosids Arbutin, Methyl-Arbutin, das Glykosid Ericolin, Urson (eine kristalline Substanz harzigen Charakters), Gallensäure, 10 bis 30 Prozent Gerbstoffe, Ellagsäure, Quercetin, Myricetin, Flavonoide und Triterpenoide. *Stengelrinde:* Gerbsäure, Gallensäure, Triterpenoide, die Glykoside Arbutin und Ericolin, ätherisches Öl, Apfelsäure und einige nichtidentifizierte Inhaltsstoffe sowie Isoquercetin.

Medizinische Wirkung: Die Thompson-Indianer in British Columbia (Kanada) bereiteten aus einer Aufbrühung der Blätter einen Tee, um den Urinfluß zu fördern und Blasen- und Nierenfunktion anzuregen und zu stärken. Die Navahos nannten solchen Tee «Urine spurter» (Urinverstärker). Die Menominees heilten Nierenentzündungen und lösten Blasen- und Nierensteine mit langfristigen Gaben von Tee aus Beeren, Blättern und Rindenpulver, dem Birkenasche zugefügt war. Die Irokesenstämme verwendeten Bärentraubenblättertee insbesondere gegen Frauenleiden und Harnverhalten. Sie maßen zum Beispiel der Restharnausschüttung beziehungsweise der Harnverdünnung durch Bärentraubenblättertee hohe Bedeutung in der Prävention von Steinbildung bei. Von den Choctaw-Heilern weiß man, daß die Wirksamkeit der Pflanze mit zunehmender Lagerzeit geringer wird. Heute ist nachgewiesen, daß der Glykosidgehalt an Arbutin tatsächlich abnimmt, bis sich nach neun Monaten kaum noch Arbutin in den getrockneten Blättern befindet. Die Choctaws behaupteten ferner, daß die Wirksamkeit frischer Pflanzen vom Frühjahr zum Spätsommer stark zunehme. Auch dies hat sich als richtig erwiesen: Der Glykosidgehalt ist bei Spätsommerpflanzen am höchsten.

Weil Bärentraubenblätter häufig dem Rauchtabak beigemischt wurden, haben Weiße seit jeher in ihren Berichten behauptet, daß Indianer keine andere Anwendung als diese kennen würden. Dies trifft nicht zu. Im Gegenteil: Sie scheinen sehr genau gewußt zu haben, daß die medizinischen Wirkstoffe sich nur in alkalischem Harnmilieu entfalten können, denn sie verabreichten bei Behandlungen von Entzündungen der Harnwege und bei Steinkoliken stets Holzasche (die Kalium- und Natriumkarbonat, Soda enthält). Heute weiß man, daß Arbutin und Methylarbutin im – allerdings nur stark alkalischen – Harn Zucker

Bärentraube

Die Bärentraube ist eine gut erforschte Heilpflanze mit langer Tradition in Europa. Die Hauptinhaltsstoffe sind: Arbutin, Gerbstoffe, Flavonglykoside und organische Säuren. Der Tee aus Bärentrauben, den man durch Kaltmazerat gewinnt, wird besonders bei akuten Erzündungen der Harnblase eingesetzt. Da bekannt ist, daß das Arbutin nur in alkalischem Harnmilieu zu Hydrochinon umgewandelt wird, ist durch reichliche pflanzliche Nahrung für ein alkalisches Milieu zu sorgen; eventuell muß mit Natriumbikarbonatgaben nachgeholfen werden. Die Bärentraube ist das bekannteste und wirksamste pflanzliche Harndesinfizienz. Es gibt auch eine Reihe von Fertigarzneimitteln mit *«Folia uva ursi»*, zum Beispiel «Arctuvan»® und «Nephrisol»®. Bärentraubenblättertee soll nicht über längere Zeit ohne ärztliche Kontrolle eingenommen werden. Vorsicht bei falscher Zubereitung, zum Beispiel *Heißauszug!* *J. E.*

und Hydrochinon abspalten, das stark keimtötend wirkt, während Ursolsäure und Isoquercetin sehr stark wirksame Diuretica (harntreibende, Diurese fördernde Mittel) sind und daß die übrigen Inhaltsstoffe, die eine starke adstringierende (zusammenziehende) Wirkung besitzen, gleichzeitig blutstillend und tonisierend wirken.
Die Creeks konnten an Hand der Braunfärbung des Harns sehr genau die Schwere der Erkrankung bestimmen und ebenfalls sehr genau nach der laufenden Entfärbung den Heilungsprozeß beurteilen. Trapper berichteten, daß sie bei Beschwerden (die man als Nieren-, Nierenbekken-, Harnleiter- und Blasenentzündungen identifizieren kann) mehrere Tage bei Indianerheilern in Behandlung blieben, bis sich der Urin von Dunkelbraun ins (gesunde) grünliche Hellgelb verfärbt hatte. Die Sioux und Cheyennes verabreichten starke, ungekochte Tees aus Beeren, Rindenpulver und Blättern, um bei Gebärenden das Einsetzen der Wehen zu beschleunigen und deren Intervalle und Stärke zu regulieren.
Es gibt Berichte von christlichen Ordensbruderschaften, die der indianischen Behandlung mit Blätter- und Rindenextrakten der Bärentraube sehr nachhaltige Heilerfolge bei Diabetes bescheinigen. Aber Indianer warnten vor exzessiver Anwendung, da hierdurch leicht chronische Vergiftungen entstehen könnten. Die Delawaren-Heiler rieten deshalb zum *kalten Auszug*, bei dem Beeren, Rindenstücke und Blätter etwa zwölf Stunden lang «angesetzt» werden. Hierdurch werden weniger Gerbstoffe gelöst, die die Magenschleimhäute beeinträchtigen könnten. Die Ojibwas verwendeten diese milden Kaltauszüge auch als leichtes Nervenberuhigungsmittel.
In jüngster Zeit häufen sich Forschungsergebnisse, die die verschiedenen Heilwirkungen der Bärentraube bestätigen, die den Indianern seit Jahrhunderten bekannt sind.
So schrieben etwa Indianer der Oregon-Region der Bärentraube, die vor allem Bären gegen Herbstende in großen Mengen verspeisten, die Fähigkeit zu, den «gesunderhaltenden und lebensverlängernden Winterschlaf» zu fördern. Die Winterschlafforschung steckt noch in den Anfängen. Aber es zeichnet sich schon heute in winzigen Teilaspekten ab, daß die Indianer recht haben könnten. Die Nez Percé, Crows, Modocs, Cayuse und Yakimas scheinen – so wird von Pelzhändlern der schottischen Northwest Company mehrfach erwähnt – davon überzeugt gewesen zu sein, daß der Genuß von Bärentraubenfrüchten, gemischt mit Honig und Blütenpollen sowie einigen anderen, bislang unidentifizierten Kräutern, etwa vom sechzigsten Lebensjahr an als eine Ursache für ein hohes Alter bei guter geistiger und körperlicher Gesundheit anzusehen sei.
Die Indianer maßen, wie zahlreiche Trapper in ihren Tagebüchern und Briefen vermerkten, der ständigen prophylaktischen Pflege der *Harnwege* höchste Bedeutung bei. So wird etwa dem Klamath-Führer (und Heiler) Monchnkasgitk folgende Erläuterung nachgesagt: «In jedem Organismus, ob Pflanze, Tier oder Mensch, ist das Fließen der Säfte ebenso wichtig wie das Atmen. Die Säfte, zu denen auch das Blut gehört, ernähren den Körper und tragen Abfall und Verbrauchtes hinweg, so wie Flüsse, und Bäche Mutter Erde ernähren, über und unter dem Boden. Deshalb ist die Aufmerksamkeit, die man den Körpersäften widmet, der wichtigste Teil der Gesunderhaltung von Körper und Geist. An den Säften erkennt man Störungen der Harmonie, und durch

Einwirkung auf die Säfte kann man sie wiederherstellen. Die Änderung in der geistigen Verfassung eines Kranken ist die Spur, auf der man Zugang zu den Ursachen findet. Behandle die Säfte und den Geist eines Kranken, und du findest den Weg zur Gesundung des Menschen.» Monchnkasgitk soll auf Grund von Farbe und *Geschmack* des Urins von Kranken genaue Diagnosen gegeben und wirksame Therapien entwickelt haben. Was er über die spezifische Wirksamkeit der Bärentraube (der Blätter, Beeren und Wurzeln) zu bestimmten Jahreszeiten, Tageszeiten und nach bestimmten Lagerzeiten sagte, wurde inzwischen durch ausgedehnte Analysen bestätigt.

Die Bärentraubenblätter werden bereits im 13. Jahrhundert in Berichten walisischer Ärzte von «Myddfai» erwähnt. 1601 wurden sie von Clusius beschrieben und 1763 von Gerhard (Berlin) empfohlen. Sie sind nicht nur in den ältesten Heilkräuterrezepturen der Alten Welt enthalten, sondern auch in offiziellen Arzneimittellisten, so etwa seit 1788 in der *London Pharmacopeia* und in der von Dublin und Edinburgh sowie in der USP 1820–1936 und den NF 1936–1950 (häufig unter «Arbutus»).

Frühe französische Siedler in Louisiana und spanische Padres in Florida berichteten ebenfalls über Heilungen der – damals als unheilbar geltenden – Gonorrhoe (Tripper) durch anhaltende konzentrierte Gaben von Kaltzubereitungen (24 Stunden ziehen lassen, dann Eindicken des Auszugs durch Kochen) aus Beeren, Blättern und Rinde.

Rezepturen: Absud: 30 g Blätter werden in einem knappen Liter Wasser etwa 30 Minuten lang ab- und eingekocht. Diese Tagesdosis in «Mundvoll»-Schlucken auf den Tag verteilt einnehmen.

Kaltauszug: 50 g Beeren, Blätter und zerquetschte Rinde mit 1 Liter Wasser 24 Stunden lang stehen lassen. Durch leichte Erwärmung etwas eindicken. Diese Tagesdosis in häufigen auf den Tag verteilten Schlucken nehmen.

Tinktur: 60 g Blätter, 10 g Beeren, 10 g Rinde mit 1 Liter Brandy übergießen. 1 bis 2 Wochen stehen lassen. Davon bei jeder Einnahme (vier- bis fünfmal täglich) 1 Eßlöffel auf 1 Tasse kaltes Wasser (Trapper-Rezept).

Brandy-Auszug: 60 g Blätter, 15 g Beeren, 15 g Rinde mit Brandy knapp bedecken und 2 Wochen ziehen lassen. Davon bei jeder Einnahme 20 bis 30 Tropfen auf ½ Tasse Wasser, fünf- bis sechsmal täglich.

Rauchtabak: 100 g Blätter mit frischen Apfelscheiben mischen, bis sie so feucht sind, daß sie sich in haarfeine Streifen schneiden lassen. Das «Streifenkraut» mit 300 g normalem Pfeifentabak vermischen. Erst ab dritten Tag mit dem Rauchen beginnen. Nicht mehr als 3 Pfeifen täglich!

Zusätzliche Anwendungen: Wenn Indianer, Trapper, aber später auch Prospektoren in ariden Regionen von Durst gequält wurden, pflegten sie Bärentraubenblätter zu kauen, wodurch augenblicklich der Speichelfluß wieder stark angeregt wurde.

Indianer verwendeten den ganzen Strauch, um feinstes, weiches Hirschleder zu gerben und aschgrau einzufärben.

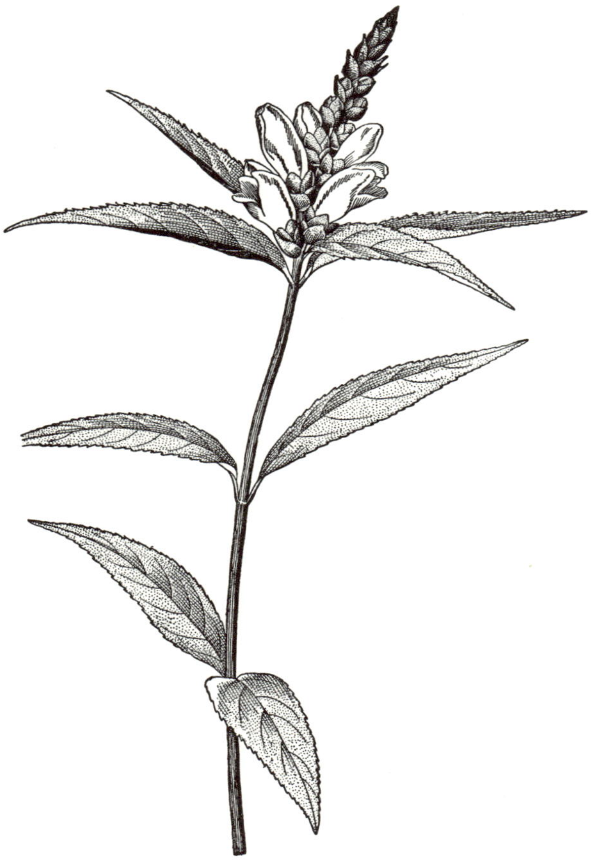

Charakteristika: Kleine Pflanze mit aufrecht stehendem Stiel, der 60 bis 120 cm hoch wird, winterfest, überdauernd mit paarweise gegenüberliegenden länglichen, lanzettenförmigen Blättern von dunkelgrüner Farbe. Die weißen, gelblichen, purpur- oder roséfarbenen Blüten (August bis September) sehen dem Kopf einer Schildkröte ähnlich. Die Frucht ist eine Kapselfrucht. Die Blätter haben einen leichten an Schwarztee erinnernden Geruch.

Balmony — Balmony

Scrofulariaceae
Chelone glabra L.

Populärnamen: *Snake-head, Turtle-head, Turtle-bloom, Shellflower, Salt-rheum Weed, Bitter Herb, Chelone obliqua, Glatte, White Chelone, Hummingbird Tree.*
Vorkommen: Östliche Staaten und Kanada, an Sumpfrändern, in feuchten Wäldern und an Flußufern.
Verwendbare Pflanzenteile: Vornehmlich die Blätter, aber auch das ganze Kraut.
Lösungsmittel: Wasser und Alkohol.
Medizinische Wirkstoffe: Die Pflanze enthält einen hohen Anteil Chelonin, eine harzartige Substanz, wichtiger Bestandteil einer Zubereitung aus der ganzen Pflanze, die zerhackt, zu Brei zerstampft, sodann getrocknet und pulverisiert wird. Die Blätter haben anthelmintische (wurmvertreibende), tonisierende und reinigende Inhaltsstoffe, die speziell reinigend und belebend auf die Leberfunktion, auch bei Tuberkulose, Verdauungsstörungen, Erschöpfungszustände wirken. Chelonin hat hauptsächlich eine stimulierende Wirkung und wurde von den Indianern der Atlantikstaaten besonders bei chronischen Malariabeschwerden, Verstopfung und während des Abklingens fiebriger Entzündungen verwendet. Es soll nach den Berichten der Siedler und Pioniere eines der stärksten und am sichersten wirksamen Wurmmittel gewesen sein. Cheloninpulver, in einer Salbe verarbeitet, wurde auf stark entzündete Geschwüre und großflächige Entzündungen aufgetragen. Trapper lobten die «verjüngende», regenerierende Wirkung einer eintägigen Cheloninkur, bei der während dieser Kur und vier Tage danach streng gefastet werden mußte.
Rezepte: Der Brei aus frischen Pflanzen wird mit 1 Unze (28,35 g) in einem knappen Liter heißen Wasser gelöst. Tagesdosis: 2 bis 4 Eßlöffel. Tagesdosis/Preßsaft: ½ bis 1 Teelöffel. Tagesdosis/Cheloninpulver: 1 bis 2 Messerspitzen.

Balsamtanne — Balsam Fir

Pinaceae
Abies balsamea L. Mill. — *American Silver Fir*

Populärnamen: *Balm of Gilead Fir, Christmas Tree.*
Vorkommen: Neufundland und Labrador bis Alberta, südlich bis Virginia und West-Virginia, westlich: Iowa, Idaho, Wyoming, Colorado, Utah bis Oregon und Kalifornien, südwestlich bis Arizona und New Mexico.
Arten, die auch «Balsam Fir» genannt werden: *Abies Fraseri, A. lasiocarpa* Nutt. (auch: *A. subalpina*).
Verwendete Teile: Rinde, Äste, Zapfen und Wurzeln.

Lösungsmittel: Wasser.
Populärnamen der Zubereitungen: *Canada Balsam, Indian Balsam, Balsam traumatic, Canada Turpentine, Balsam of Fir.*
Medizinische Wirkstoffe: Zapfen: Gerbsäure und das bittere Glycosid Picein. Rinde und Äste: Terpentin, Ölharze, die, in Benzol oder Xylol aufgelöst, eines der klassischen Einbettungsmittel für mikroskopische Präparate sind.
Medizinische Wirkungen: Die Penobscots (Maine) behandelten Brandwunden mit dem Harz. Auch für Schrunden und tiefe Stich- und Schnittwunden wurde das Harz verwendet. Die Montagnais wendeten den «Indianerbalsam», der vornehmlich aus dem Harz bestand, in verdünnter flüssiger Form als Umschlag gegen Brust- und Rückenschmerzen an. Die Ojibwas verwendeten eine Rindenlösung innerlich zur Schweißtreibung und gegen Gonorrhöe. Die Menominees nahmen den Preßsaft der Harzblasen gegen Erkältungen und Lungenentzündung und einen Teeaufsud der inneren Rinde gegen innere Brustschmerzen. Die Flambeau-Ojibwas verwendeten den flüssigen Balsam als Spülung für Augenerkrankungen, die Nadeln zur Stärkung innerer Abwehrkräfte, und beides zusammen in Bädern. Die Pillager ließen Äste über den heißen Steinen von Schwitzbädern langsam verschmoren und atmeten die Dämpfe ein. Die Potawatomis tranken Teeaufbereitungen gegen Tuberkulose und Infekte und fertigten aus dem Harzbalsam eine Salbe gegen Brand- und Verletzungswunden. Die Kwakiutl der Nordwestküste kauten die Wurzeln gegen Mundhöhleninfektionen. Die Ottawas, Chippewas und Tewas kochten die innere Rinde in Wasser und vermischten den Absud mit Tabakblättern. Die Dämpfe dieser Mischung inhalierten sie, um die Atemwege zu reinigen und um die Niederkunft zu beschleunigen.
Vor allem reklamierten Indianerheiler, aber auch Trapper und Siedler, höchste Wirksamkeit bei der Heilung schwerer Brandwunden und in der Behandlung von Rheumatismus, Nierenerkrankungen, Blasenentzündung, Gonorrhöe, urinären Erkrankungen, Typhus, Kapillar-Bronchitis. Ihr Hauptaugenmerk jedoch richtete sich auf die prophylaktische Wirksamkeit. Der Pionierarzt Henry Hoyt (Dodge City) schrieb 1869: «Wenn man die Heilmethoden der Kiowas, Comanches und Cheyennes kennenlernt, muß man radikal umlernen, sobald man an Patienten das bisher Gelernte und das von den Indianern probeweise Übernommene ausprobiert. Manche Amputationen wären nach der indianischen Medizin unnötig, manches, das als unheilbar gilt, ist heilbar. Das Wichtigste aber ist, daß sie Krankheiten zumeist gar nicht erst sich entwickeln lassen.»
Hoyt verwendete häufig das Harz der Balsamtanne. Er führte die außerordentliche Gesundheit texanischer Cowboys darauf zurück, daß diese während der Winterarbeitslosigkeit häufig Zuflucht bei Indianern fanden und dort mit deren Heilmethoden vertraut wurden.
Der Pionierarzt J. H. Greer gibt folgende
Rezeptur an: 1 Unze (31,1 g) Balsamtannenharz, 4 Unzen Glyzerin und 4 Unzen Honig, sorgfältig gemischt. Davon 1 Teelöffel viermal täglich. Zusätzlich mehrmals täglich Tee aus Rinde und Zweigen.

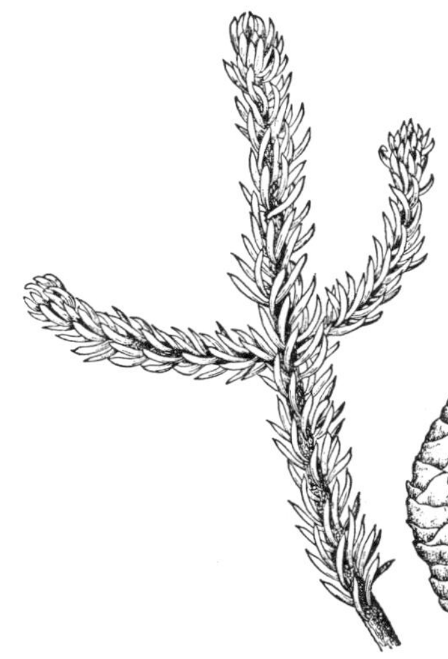

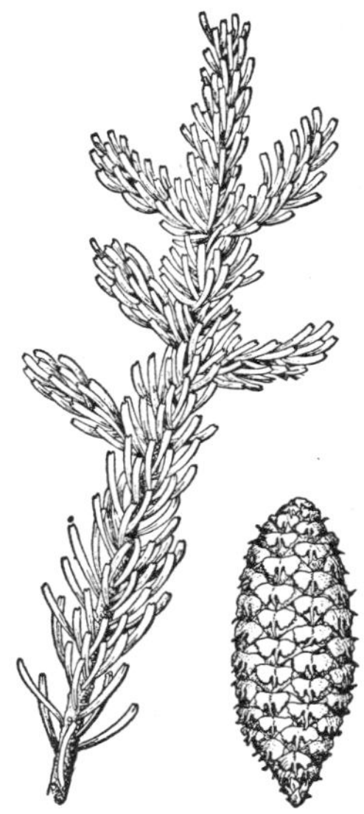

Balsamtanne

Uns ist das Harz aus *Abies balsamea* bekannt als Bestandteil des Kanadabalsam, der sich zusammensetzt aus drei Tannenarten Nordamerikas. Die chemische Analyse ist uns durchaus bekannt. Das Harz findet allerdings bei uns kaum Anwendung in der Medizin, selten in Rheumasalben. Am bekanntesten ist wohl der Einsatz in der Mikroskopie zur Herstellung von Dauerpräparaten, da der Brechungsindex mit Glas fast identisch ist. Wir kennen also keine vergleichbare oder bestätigbare Anwendung der Droge in Europa, obgleich viele Anwendungen der Indianer einleuchtend sind, vor allem die Anwendung zur Inhalation. *J. E.*

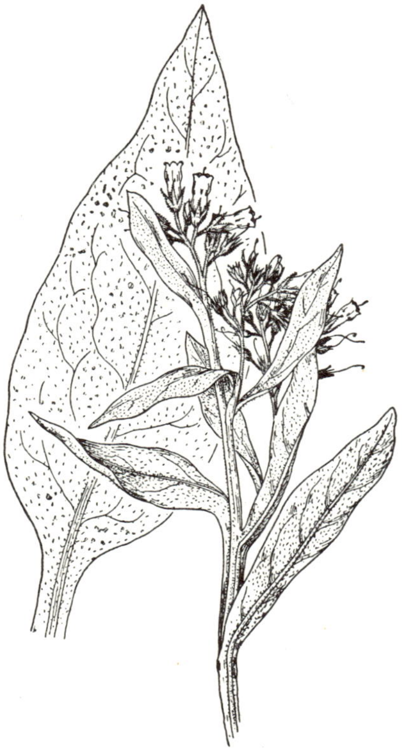

Charakteristika: Krautartige Dauerpflanze mit ovallanzettförmigen, deutlich am Stengel herablaufenden Blättern. Die ganze Pflanze ist rauhhaarig. Der kräftige Wurzelstock treibt lange, dicke, verzweigte Wurzeln. Größe: 50 bis 100 cm. Blau-purpur, lila, gelb, weiß oder rote Blüten in Wickeln, aus 5 bis 20 kleinen kelchartigen Blüten bestehend. Die Frucht besteht aus vier glänzenden, an der Basis gelöcherten Nüßchen. Blütezeit: Mai bis August.

Beinwell — Comfrey

Boraginaceae – Borretschgewächse
Symphytum officinale L. — *Knitbone*

Deutsche Populärnamen: Gemeiner Beinwell, Schwarzwurz, Wallwurz, Speckwurz, Gebräuchlicher Beinwell, Beinwurz, Beinwohl.
Amerikanische Populärnamen: *Knitbone, Knitback, Consound, Blackwort, Bruisewort, Slippery Root, Boneset, Yalluc, Gum Plant, Cosolida, Ass Ear, Nipbone, Healing Herb.*
Das aus dem Griechischen stammende Wort *Symphytum* bedeutet «zusammenkommen», die englische Bezeichnung *comfrey* kommt von dem lateinischen Wort *confervere*, was «zusammenwachsen» bedeutet. Die Populärnamen bringen die Heilbedeutung sehr klar zum Ausdruck.
Die europäischen Beinwellarten wurden gleich zu Beginn der Kolonialisierung in Nordamerika eingebürgert. Beinwell wurde schon um 400 v. Chr. von Herodot als Heilmittel erwähnt und seither in der Alten Welt hochgeschätzt.
Arten: *S. asperum (asperimum) – Prickly comfrey* (Kaukasus, Iran, Armenien, Europa, USA); *S. caucasicum; S. grandiflorum* (Kaukasus); *S. officinale* L. – Gemeiner Beinwell (Europa, USA); *S. peregrinum* (Ost-Kaukasus); *S. tuberosum* L. (Südeuropa, USA).
Nach Berichten spanischer Franziskaner- und Jesuitenpater und englischer Biologen haben Indianerheiler der kanadischen und amerikanischen Atlantikküstenregionen die im 16. Jahrhundert begonnene Kultivierung der Beinwellarten *S. asperum, officinale* und *tuberosum* in den Kolonien und Missionen aufmerksam beobachtet und die von den Europäern geschilderten Heilwirkungen nachgeprüft. Als die ersten größeren Expeditionen in den amerikanischen Westen eindrangen, trafen sie immer wieder auf Indianerstämme, die den Beinwell bereits kannten und verwendeten. Allerdings kultivierten sie ihn nicht, sondern bedienten sich schon üppig wild wachsender Pflanzen.
Es wird vermutet, daß auf den Tauschhandelswegen, über die nordamerikanische Indianer des gesamten Kontinents seit jeher in Verbindung gestanden haben, Wurzeln des Krauts überall hingelangten und in der Wildnis eingepflanzt wurden. Trapper der schottischen Northwest Company in der Oregon-Region berichteten um 1827 bis 1830, daß indianische Heiler unmittelbar vor Sommerbeginn (April/Mai) aus allen Richtungen auf bestimmte Gegenden zustrebten, um dort Blätter und Wurzeln des Beinwell zu sammeln. Pelzhändler der Rocky Mountain Fur Company und der Astor Company (Hudson Bay Co.) erwähnten in Berichten über die ersten sogenannten «Prärie-Supermärkte» («Trappers-Rendezvous»), daß es dort einen regelrechten Heilkräuter-Tauschhandel zwischen Heilern gegeben habe, bei dem auch der Beinwell zum regelmäßigen Angebot gehörte.
Vorkommen: An feuchten Fluß- und Bachufern, feuchten Senken, Seen, Tümpeln, Sümpfen und auf feuchten Wiesen.
Verwendbare Pflanzenteile: Wurzeln und Blätter.
Lösungsmittel: Wasser.
Inhaltsstoffe: Der Anteil der Inhaltsstoffe ist je nach Pflanzentyp, Zeit der Ernte und Art der Trocknung und Zubereitung sehr verschieden.

Indianerheiler behaupteten, daß es bei der Ernte nicht nur auf Tage, sondern sogar auf *Stunden* ankomme und daß man sehr genau wissen müsse, zu welcher Zeit, an welchen Tagen und zu welcher Stunde bestimmte «Kräfte» (Inhaltsstoffe), die für spezifische Behandlungen notwendig seien, am konzentriertesten vorhanden seien. Der amerikanische Botaniker und Biochemiker Lawrence D. Hills konnte diese – lange angezweifelte – Auffassung 1976 nachweisen. Er untersuchte zum Beispiel Beinwellblätter, die er an verschiedenen Tagen gepflückt hatte, und fand:

5. Mai		13. Oktober	15. Oktober
Kalzium	2,35 %	2,77 %	2,38 %
Phosphorsäure	1,25 %	0,75 %	0,78 %
Pottasche	5,04 %	7,09 %	6,95 %
Eisen	0,25 %	0,14 %	0,23 %
Mangan ppm	137	201	133

Zu ähnlich unterschiedlichen Ergebnissen kam Hills, als er – von derselben Pflanze, am selben Ort und am selben Tag – Analysen von Blättern machte, die bei Nacht, Sonnenaufgang und Sonnenhöchststand gepflückt waren. Den höchsten Gehalt an Allantoin und Vitaminen sowie entzündungshemmenden Stoffen fand man bei Blättern, die am 9. Mai morgens um 10.30 Uhr gepflückt worden waren. Hierbei scheint es aber auch auf Witterung, Tauverdunstung und andere Umstände anzukommen, die noch unbekannt sind.

Jüngste Analysen (die noch unvollständig sind) ergaben:

Proteine	21,8–33,4 % i. T.	Fette	2,22 %
Kohlehydrate	37,62 %	Faserstoffe	9,38 %
Asche	15,06 %	Eisen	0,016 %
Mangan	0,0072 %	Kalzium	1,7 %
Phosphor	0,82 %		

Milligramm pro 100 Gramm:

Thiamin	0,5	Riboflavin	1,0
Nikotinsäure	5,0	Panthotensäure	4,2
Vitamin B12	0,07	Vitamin C	100,0
Vitamin E	30,0	Allantoin	0,18
Carotin	0,17 p.p.m.	Allantoin (in Wurzeln)	600–1000

Nachgewiesen wurden ebenfalls: eine beträchtliche Menge Stärke, Zucker, essentielle Aminosäuren: Tryphtophan, Lysin, Isoleuzin, Methion und Asparagin, ein ungewöhnlich hoher Anteil Chlorophyll und Mucilage (gummiartige Schleimstoffe) sowie die Alkaloide Consolidin und Symphtocynoglossin und etwas Gerbsäure.
Beinwell enthält *sieben*mal soviel pflanzliches Protein wie etwa Sojabohnen und *vier*mal soviel Vitamin B12 wie Hefe. Das Kraut ist die einzige bisher bekannte Pflanze, so Lawrence Hill, die dieses «Anti-Anämie-Vitamin, das normalerweise nur in Fleisch, Fisch und Milchprodukten vorkommt, aus der Erde nimmt». Der hohe Anteil an Mucilaginosa übertrifft sogar noch den der Ulmenrinde und *Marshmallow* (*Altheenpasta*). Das Allantoin erscheint auf den getrockneten Wurzeln als weiße (nitrogene) Kristalle.

Medizinische Wirkung: Indianer ernteten die frühen (7,5 bis 12 cm langen) Blätter und mischten sie Salat-, Gemüse- und Suppenzubereitungen bei. Die späteren, längeren Blätter (in denen allmählich geringe Anteile giftiger Alkaloide enthalten sind) wurden grundsätzlich nicht als Nahrungsmittel verwendet.
Ob es sich bei Beinwell-Wurzelzubereitungen um jenes – von Trappern häufig erwähnte – Mittel gegen Brandwunden handelt, das selbst großflächige Brandverletzungen innerhalb verhältnismäßig kurzer Zeit *narbenfrei* geheilt haben soll, konnte bisher nicht verifiziert werden. Es deutet aber vieles darauf hin, daß Indianer Beinwell-Wurzelbrei als Auflage in Verbindung mit noch anderen Heilmitteln hierzu verwendet haben (vgl. «Brandverletzungen», S. 155 ff).
Spezielle Wirkungen: Advulnans (zur äußerlichen Wundbehandlung), Antiphlogistikum (Mittel gegen Entzündungen), Muzilaginosum (schleimige Schutzüberzüge bildendes Mittel), Demulcens (die Darmschleimhaut schonender und heilender Hüllstoff), mildes Adstringens (zusammenziehend mit entzündungshemmender und blutstillender Wirkung), Emolliens (hauterweichend, öl- und fetthaltig), Expectorans (schleimlösend, auswurffördernd), Protektivum (mit einer Schutzschicht umhüllend, reizverhindernd), Urodesinfiziens (Harnwege desinfizierend).
Indianer haben Beinwell-Zubereitungen sehr vielfältig verwendet, so etwa Breiauflagen aus frischen oder getrockneten Wurzeln zur Wundheilung bei schweren äußeren Verletzungen und Knochenbrüchen. Diese Auflagen sollen Wunden gesäubert, Entzündungsprozesse stark gebremst, das Verheilen von Wunden und die Granulation und Bildung von Kallus (Gewebe, das die Knochen verbindet) unterstützt haben. Solche Auflagen wurden auch bei schweren Geschwürerkrankungen (sogar Gasbrand), Verbrennungen und Frostschäden erfolgreich angewendet. Ein erwärmter Wurzelbrei wurde bei Verrenkungen, Verstauchungen, oberflächlichen Blutergüssen und Schwellungen aufgelegt. Nicht weniger erfolgreich scheinen indianische Heiler damit von Rheumatismus und Gicht befallene Körperpartien behandelt zu haben. Heute werden diese Wirkungen hauptsächlich auf den hohen Allantoingehalt zurückgeführt.
Erstaunliche Heilungen scheinen Indianer auch bei äußeren Wunden in Verbindung mit schweren inneren Verletzungen bei gleichzeitiger äußerlicher und innerlicher Anwendung von Wurzel- und Blätterzubereitungen erzielt zu haben. Besonders bei schweren Verletzungen, die unter den Bedingungen der amerikanischen Wundbehandlung stets zu Amputationen führten, konnten Indianerheiler gefährdete Gliedmaßen verhältnismäßig sicher und schnell heilen. Dabei wurden intensiv Wurzelbreiauflagen und Wurzel- sowie Blätter-Teezubereitungen, auch Salben mit Wurzelpulver verwendet.
Innere Anwendungen: Bei schweren Symptomen verwendeten Indianer teeartige Lösungen der frischen oder getrockneten Wurzel, bei leichteren solche aus Blättern. So wurden zum Beispiel behandelt: Tuberkulose, Lungenentzündung, eitrige Bronchitis, chronische Bronchitis, Asthma, Erkältungen, Keuchhusten, Rachenkatarrh, Angina, Mandelentzündung. Stärkere Konzentrationen gegen innere Blutungen in Magen, Nieren, Därmen, Blase und Gebärmutter. Konzentrierte Auszüge als Tee und Spülungen gegen Hämorrhoidalblutun-

gen und offene Hämorrhoidalgeschwüre, blutende Polypen oder Zysten.
Milde Warmaufgüsse von Blättern wurden in regelmäßigen Gaben zur Behandlung gegen Arthritis, Gallenblasenentzündung und Gallensteinbildung, Magenschleimhautentzündungen, Skrofulose, Anämie, blutige Durchfälle, Weißfluß, Nieren- und Nierenbeckenentzündung und Mandelabszeßbildung verwendet.
In der europäischen Heilkunde wird nur die Wurzel als verwendbar angesehen. Moderne Indianerheiler meinen, daß dies wahrscheinlich der Neigung entspreche, stets nur massive kurzfristige Heilerfolge als wirksam anzuerkennen. Sie glauben, daß die mildere Wirkung der Breiauflagen und Tees aus Blättern in den weitaus meisten Fällen und bei längerer Anwendung nicht nur gleich wirksam wären, sondern auch zu einer länger anhaltenden Besserung der Beschwerden, häufig sogar zur Heilung führe.
Rezepturen: *Auszug:* 4 Eßlöffel pulverisierte Wurzel auf knapp 1 Liter warmes Wasser. 8 Stunden ziehen lassen. Hiervon 2 bis 3 Tassen täglich.
Tee: 1 Teelöffel gehäuft auf 1 Tasse heißes Wasser, 15 Minuten ziehen lassen. Hiervon 3 bis 4 Tassen täglich.
Spülung: 6 Eßlöffel pulverisierte Wurzel auf 1 Liter heißes Wasser. 8 Stunden ziehen lassen. Hiermit zweimal täglich spülen.
Wundverband: Wurzelpulver mit heißem Wasser zu einem dicken Brei aufquellen lassen. Auf Wunde aufbringen, mit Gaze abdecken und verbinden. Dreimal täglich wechseln. – Frische zerquetschte Wurzeln auflegen und verbinden. – Frische zerquetschte Blätter auflegen und verbinden.
Gemüse: Junge Blätter werden zweimal kurz in Salzwasser gekocht und schließlich wie Spinat gargedünstet. Indianer betrachteten das Comfreygemüse als prophylaktisch heilkräftige, sehr schmackhafte Gemüsenahrung.

Beinwell

Der Beinwell hat in Europa eine lange Tradition. Wie ein roter Faden zieht sich die Anwendung bei Wunden, Geschwüren und Brüchen durch die Geschichte. Diese Wirkung ist heute auch anerkannt und wird vor allem dem hohen Anteil an Allantoin zugeschrieben. Auch die Homöopathie verwendet Beinwell in der D2 oder D3 zur Heilung von Knochenbrüchen, zur Anregung der Kallusbildung mit Erfolg. Als Fertigpräparate seien vor allem die «Kytta»-Salben und das «Kyttaplasma» erwähnt. Seit 1982 sind auch in Symphytum Pyrrolizidin-Alkaloide nachgewiesen worden, was viele Hersteller von Präparaten für *innerliche* Anwendung veranlaßte, diese sofort *zurückzuziehen.* Es ist außerordentlich zu bedauern, daß Symphytum als Interna nicht mehr zur Verfügung steht. Vor einer Anwendung als Tee oder frisch in Salaten ist nur abzuraten, wenn dies über einen *längeren* Zeitraum hinweg beabsichtigt wäre. *J. E.*

Berberitze — Barberry

Berberidaceae – Sauerdorngewächse
Berberis vulgaris L. (*Mahonia aquifolium* Pursh., Nutt.)

Deutsche Populärnamen: Sauerdorn, Essigdorn, Sauerachrinde, Weinschädlingsrinde, Zwackholzrinde, Erbseldornrinde, Galhageldornrinde, Spitzdorn, Essigbeere, Dreidorn, Spießdorn, Essigflaschl, Bubeschenkel, Erbisch, Suerdurn, Berbesbeere
Arten: Berberitze- und Mahonien-Arten werden in der amerikanischen Naturheilkunde unter der gemeinsamen Gattung *Berberis* geführt. Berberitze: *B. aquifolium* Pursh. (Britisch Kolumbien bis Oregon); *B. canadensis* Mill. (West Virginia bis Georgia und Alabama, Indiana und Missouri); *B. fremontii* Torr. (West Texas, New Mexico, Arizona, California, Colorado, Utah, Nevada, Bajy California, Sonora); *B. fendleri* A. Gray (Colorado bis New Mexico); *B. haematocarpa* Woot. (Trans Pecos-Texas, New Mexico, Arizona, Nord-Mexiko); *B. nervosa* Pursh. (British Columbia bis Californien); *B. pinnata* Lag. (Kalifornien bis New Mexico); *B. repens* Lindl. (British

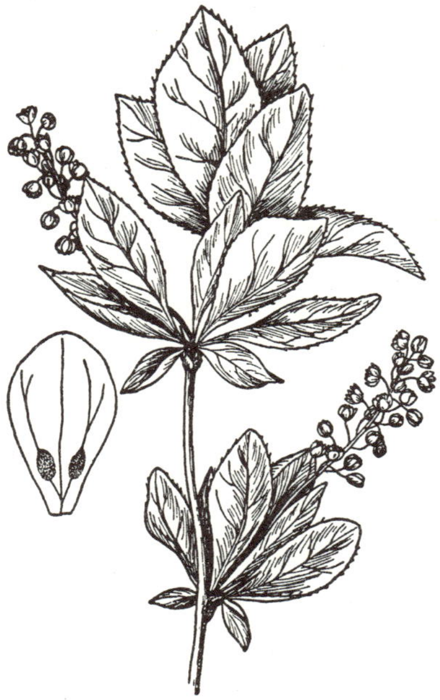

Charakteristika: Buschiger Strauch, der zwischen 90 und 300 cm groß wird und manchmal auch baumförmig vorkommen kann. Die holzigen Zweige sind mit einfachen oder siebenteiligen Dornen bewehrt, in deren Achsel Büschel von eiförmigen, gesägten, einjährigen Blättern stehen. Die etwa 6 bis 7 mm großen Blüten bilden duftende, gelbe, hängende Trauben. Sie haben eine rundliche Form und ähneln reifen Maiskörnern. Blütezeit: April und Mai. Die Früchte sind rot, orangefarben, blau oder schwarz.

Columbia bis Kalifornien und New Mexico); *B. swaseyi* Buckl. (Zentral-Texas); *B. wilcoxii* Kearney (New Mexico, Arizona, Sonora).
Populärnamen: *Common Barberry, Pipperidge Bush, Pepperidge Bush, Pepperidge, Berberry, Berry, Berberis dumetorum* (Heckenberberitze), *Oregon Grape, Mountain Grape, Dragon Grape, Mountain Holly, American Barberry, California Barberry, Jaundice Barberry, Blue Barberry, Creeping Barberry, Sourberry, Wood Sour, Sowberry, Piprage, Algerita, Guild Tree, Japonica, Yellow Root, Wild Currant, Chaparral Berry, Agarita, Agrito, Agrillo, Palo Amarillo, Laredo Mahonia, Creeping Mahonia, Round-leaf Creeping Mahonia, Lap-Leaf Creeping Mahonia, Red Mahonia, Holly Grape, Desert Mahonia, Desert Barberry.*
Vorkommen: In Wäldern, Buschwäldern, Hügel- oder Bergregionen.
Verwendbare Pflanzenteile: Wurzel, Wurzelrinde, Äste, Beeren.
Lösungsmittel: Wasser.
Inhaltsstoffe: Die Früchte sind sehr reich an Vitamin C. Die ganze Pflanze, hauptsächlich aber die Wurzelrinde, enthält acht verschiedene Alkaloide: Oxanthin, Berbamin, Berberin, Palmatin, Jatrorrhizin, Columbamin, Berberrubin und Hydrastin, wobei die ersten vier in bemerkenswert hoher Konzentration vorkommen. Andere Inhaltsstoffe: Gerbsäure, Wachs, Fette, Harz, Albumin, Gummi und Stärke.
Medizinische Wirkung: Antiseptisch, fiebersenkend, gallentreibend, entzündungshemmend, tonisierend, abführend, stimulierend.
Berberin wirkt auf direktem Wege gefäßerweiternd und dadurch blutdrucksenkend. In niedriger Dosierung übt Berberin einen stimulierenden Effekt auf den Herzmuskel aus, in höherer Dosierung eine deutlich dämpfende Wirkung nicht nur auf den Herzmuskel, sondern auch auf die Atmung und die glatte Eingeweidemuskulatur, und löst bronchiale Verengungen und Verkrampfungen. Berbamin, Oxanthin und Berberin haben ebenfalls eine milde und anhaltende schmerzstillende (anästhetische) Wirkung, die mit einer noch nicht genau zu definierenden Nervenberuhigung einhergeht. Gleichzeitig wird die Produktion der Magensäfte stark angeregt.
Bei den Indianern, besonders Kaliforniens, galten die Früchte in Form einer Art kalt zubereiteter Marmelade als Heilmittel gegen Skorbut, aber auch als Antiseptikum bei der inneren und äußeren Wundbehandlung. Die Kwakiutle sprachen einer warmen konzentrierten Wasserlösung starke Heileffekte gegen Leber-, Nieren- und Blasenentzündung zu. Längere regelmäßige tägliche Gaben sollen sogar Diabetes nicht nur vermindert, sondern sogar geheilt haben. Die Catawbas kochten Wurzelrinde, Stengel und getrocknete Früchte zusammen und gaben den konzentrierten Tee als Heilmittel gegen Magen- und Zwölffingerdarmgeschwüre, aber auch gegen chronische Bronchitis, Angina und Erkältungen aller Art. Besonders gegen rheumatische Beschwerden, die unter Trappern und Mountain-Men häufig vorkamen, soll Berberitze «Wunder gewirkt» haben. Die Penobscots zerstampften die Wurzelrinde zu einem Brei und bereiteten damit bei hartnäckigen Geschwüren (Furunkulose, Karbunkel) eine stark wirksame Auflage. Die Cherokees heilten mit Berberitze-Präparaten nachhaltig schwere Hepatitiserkrankungen weißer Gastsiedler in ihrer Nation. Die starke innere blutstillende Wirkung wurde von den Sioux, Cheyennes und Arapahoes erfolgreich bei Cholera und Typhus eingesetzt. Die Iroke-

sen-Nationen gaben Gebärenden unmittelbar nach der Geburt große Mengen Tee, um Blutungen zu stillen, die innere Muskulatur zu entspannen und die Nachgeburt zu beschleunigen. Die Blackfeet, Nez Percé und Coeur d'Alene kauten regelmäßig das Berberisharz, gemischt mit Wurzelrindenpulver und pulverisierten Früchten, als eine Art Kaugummi, was sie anscheinend vor Hals-Rachen-Infektionen schützte und wahrscheinlich auch eine ständige wirkungsvolle Prophylaxe gegen alle inneren Erkrankungen von Magen, Darm, Leber, Galle, Nieren, Bauchspeicheldrüse, Blase, aber auch gegen Rheuma, «Hexenschuß», Bronchitis und Lungenentzündung sowie gegen Herzerkrankungen und äußere Geschwürbildungen war; denn alle diese Erkrankungen sind ihnen, so berichten Ärzte, Biologen, Franziskaner, Trapper, Mountain-Men und Cowboys, anscheinend unbekannt gewesen.
Zahlreiche Präriestämme reicherten ihre «Pemmikan»-Zubereitungen mit Berberis-Wurzelpulver und Berberis-Trockenfrüchten an. Es liegen Berichte von Truppeneinheiten der 7. und 2. Kavallerie vor, die solche Pemmikan-Vorräte erbeuteten und den ganzen Winter 1872/1873 lang aßen und im Gegensatz zu früheren Wintern und anderen Armeeeinheiten keine der typischen Wintererkrankungen erlitten. Ehrgeizige Truppenfeldschere und Offiziere führten in ihren Berichten dieses erstaunliche Phänomen auf ihre eigenen Verdienste zurück, um sich Karrierevorteile zu sichern. Auf diese Weise blieb die wirkliche Ursache verborgen. Erst im Jahre 1902 gelang es einem Truppenarzt, nachzuweisen, daß die indianische Pemmikan-Berberis-Zubereitung diesen «gesunden Winter» herbeigeführt hatte.
Ernte von Wurzeln und Stengeln: Mitte Herbst.
Rezepturen: Von der pulverisierten Wurzelrinde ¼ Teelöffel fünf- bis sechsmal täglich, mit Honig vermischt, langsam im Mund zergehen lassen. Die Beeren, die neben viel Vitamin C-Gehalt noch Zitronen- und Apfelsäure enthalten, werden zu Brei zerstampft und mit Honig zu einer Art Marmelade geknetet. Hiervon sechs- bis achtmal täglich einen Eßlöffel voll langsam im Mund zergehen lassen. Dies wird von Trappern als «die beste Medizin gegen Fieber, Typhus, Skorbut, Leberstörungen und gegen Katarrh, Bronchitis und Angina» gepriesen. Bei äußeren Wunden: pulverisierte Wurzelrinde, vermischt mit Beerenbrei, als Dauerauflage für jeweils 24 Stunden. Dazu Rindentee: 1 Teelöffel Rindenpulver auf 1 Tasse heißes Wasser. In kleinen Schlucken trinken.

Berberitze

Die Berberitze zählt bei uns zu den *schwachgiftigen* Pflanzen. Neuere Untersuchungen haben jedoch über die Verteilung der schwachtoxischen Isochinolin-Alkaloide mehr Klarheit ergeben. *Berberis vulgaris* – und nur diese Art – besitzt in den Früchten und Samen *keine* Alkaloide und ist daher als *«Fructus berberidis»* für Saft oder Marmelade bei Appetitmangel gut einzusetzen. In den Blättern und besonders in der Wurzelrinde sind die Alkaloide stark angereichert. Obwohl die Inhaltsstoffe eine vielversprechende Wirkung erwarten lassen, wird nur selten ein Tee bei Leberstauungen und zur Gallebildung eingesetzt. Auch als Rheumamittel wird die Rinde hin und wieder verwendet. Eine ganz andere Bedeutung besitzt die Berberitze in der Homöopathie: Die niederen Potenzen werden bei Galleleiden, Koliken, Nierenleiden, Nierenbeckenentzündungen, Rheuma u. a. verordnet. Als Fertigarzneimittel sei «Berberil» genannt, viel verwendete Augentropfen, die reines Berberinhydrochlorid enthalten neben Tetryzolin. Die Blätter und Wurzelrinde sollte nicht ohne ärztlichen Rat verwendet werden! Vorsicht!
J. E.

Bergwohlverleih, Amerikanischer American Arnica

Distel-Familie
Arnica chamissionis; in Europa: *Arnica montana* L.

Hinsichtlich der medizinischen Wirkstoffe ähneln die amerikanischen Arnica-Arten sehr der europäischen Art (*Arnica montana* – Bergwohlverleih, Engelskraut, Fallwurzel, Johannisblume, Stichwurzel, Wohlverleih, Wolferley). Europäische Heilkundige behaupten, diese in Europa seit vielen Jahrhunderten in der Naturheilkunde verwendete Pflanze sei wirkungsvoller als die amerikanischen Arten – was wie-

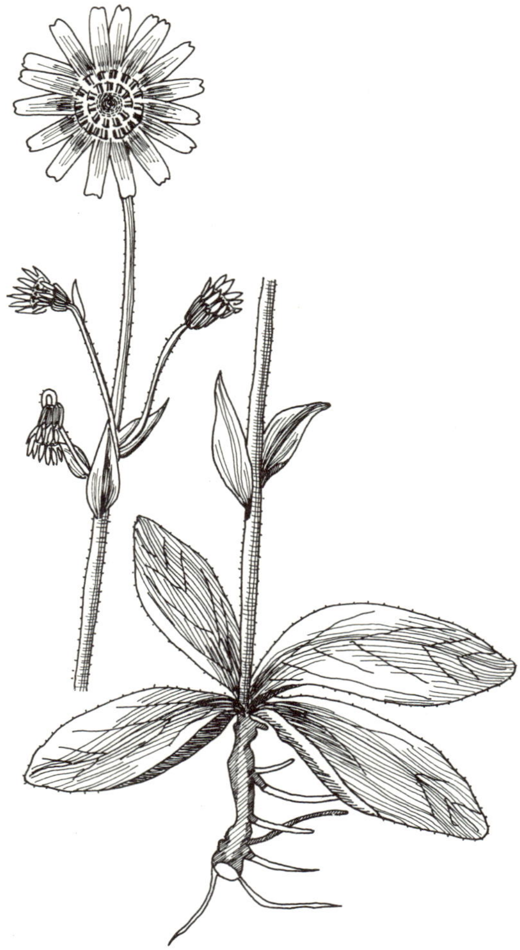

Charakteristika: Die Blätter formen eine flache Rosette, aus deren Mitte ein Blütenstiel von 30 bis 60 cm Höhe mit orangegelben Blüten wächst. Der Wurzelstock ist dunkelbraun, zylindrisch und gewöhnlich gekrümmt mit drahtartigen Würzelchen. Blüte: Juli/August. Erntezeit: möglichst wenige Tage nach der Vollblüte. Indianer entfernten an den gesammelten Blüten die Kelche, weil diese während der Aufbewahrung leicht von Insekten heimgesucht wurden. Die Wurzeln wurden im Herbst gesammelt, nachdem die Blätter abgestorben waren. Es solle vor der Ernte mindestens eine Woche trockene Witterung geherrscht haben, der Boden aber noch feucht vom Nachttau sein, die beste Erntestunden seien die ersten beiden Stunden unmittelbar nach Sonnenaufgang.

Bergwohlverleih (Arnica)

Ein Streit darüber, welche Arnica – die amerikanische oder die europäische *Arnica montana* – die wirksamere sei, ist sicherlich müßig. Fest steht, daß die Anwendungen ziemlich identisch sind (siehe oben). In Europa hat *Arnica* eine lange Tradition und zählt heute noch zu den bedeutendsten und in der Volksmedizin zu den beliebderum von Trappern, Mountain-Men, heilkundigen Jesuitenpatern und amerikanischen Ärzten bestritten wird. Indianer scheinen die Heilwirkungen der Arnica seit vielen Jahrhunderten gekannt zu haben.

Populärnamen: *Mountain Tobacco, Leopard's Bane, Wolf's Bane, Water Root.*

Vorkommen: In Bergwäldern, Bergwiesen, Hochmooren.

Gebrauch: Blüten und Wurzeln.

Lösungsmittel: Wasser, Alkohol (nicht bei indianischer Anwendung).

Inhaltsstoffe: Cholin, Bilineurin, 0,5 bis 1 Prozent ätherisches Öl (Thymolhydrochinondimethyläther), Angelicasäure, Ameisensäure, Fettsäuren, Azulen, Gerbsäure, Flavone, Procyanidine, Helenalin und zwei unidentifizierte Substanzen, die sehr deutlich auf die Herzgefäße einwirken – der eine Stoff beeinflußt sehr wirksam den Blutdruck (anfänglich blutdrucksteigend, später blutdrucksenkend), der andere wirkt offenbar gefäßerweiternd, in überdosierter Menge aber gefäßverengend. Daneben werden noch weitere Substanzen in verschwindend geringer Konzentration vermutet, die aber erstaunliche Wirkungen bei sonst pharmakologisch kaum zu beeinflussenden Erkrankungen haben, zum Beispiel Meningitis (Entzündung der Hirn- und Rückenmarkshäute) und Epilepsie.

Medizinische Wirkung: Indianer scheinen die – auch lebensgefährlichen – Wirkungen bei *innerer Anwendung* recht genau gekannt zu haben. Trapper berichteten, daß Indianer vor unverdünnter oder ungenügend verdünnter innerer Anwendung warnten und Weißen überhaupt empfahlen, Arnica überhaupt nicht innerlich anzuwenden. Die Folgen, die beschrieben werden, deuten auf folgende Wirkungen hin: schwere toxische Magen-Darm-Entzündung, abnorme Pulsveränderungen, intensive Muskelschwäche, Herzgefäßekollaps und Tod. Diese Wirkungsstadien sollen einhergegangen sein mit brennenden Magenschmerzen, Erbrechen, Durchfall und Koma. Pioniere, die Tinkturen (in Alkohol gelöste Wirkstoffe) bevorzugten, berichteten von starken depressiven Effekten und leichten, früh auftretenden Entzündungsbeschwerden im Magen-Darm-Trakt (Gastroenteritis) bei Überdosierung der Tinktur, aber in der Regel nicht von tödlichen Folgen. Indianer lehnten in der Regel die Einnahme von Tinkturen ab. Die Catawbas verwendeten einen dünnen Teeabsud aus Arnicawurzeln gegen Rückenschmerzen, Wundschmerzen nach Zahnextraktionen und nach Einrichtung von Knochenbrüchen oder ausgekugelten Gelenken. Amerikanische Armeeärzte bescheinigten solchen indianischen (sehr vorsichtigen) Behandlungen eine bedeutend höhere Wirksamkeit als zum Beispiel der in der Armee in solchen Fällen üblichen Verabreichung von «Laudanum» (Opiumpräparate). Äußerlich angewendet wirken Aufgüsse und Absude antiseptisch und blasenziehend, blutergußauflösend, schmerzstillend und stark stimulierend. Indianer verwendeten Auflegungen als Kompressen gegen Rheuma, Verrenkungen, Schwellungen, schmerzhafte Verstauchungen und Zerrungen.

Rezepturen: Tee: 2 Teelöffel Blüten auf 1 Tasse kochendes Wasser, 10 Minuten ziehen, dann abkühlen lassen. In einer Dosierung von 5 Tropen drei- bis viermal täglich. (Trapper behaupteten, daß Einreibungen der Kopfhaut mit solchem Arnica-Tee das Haarwachstum fördere.) Salbe: Erhitzung von 1 Unze (31,1 g) Blüten mit 1 Unze kalt gepreßtem

Wurzelöl, einige Stunden lang. Pioniere stellten Salben aus Tinktur her. Tinktur: Sie wurde von Apothekern nach den Vorschriften der USP 1851–1925 aus den Blüten, der USP 1882–1905 aus den Wurzeln und nach der NF (*US-New Formula*) 1926–1960 und der *British Pharmacopeia* aus Blüten und Wurzeln hergestellt. Die Dosierungen betrugen: 10 bis 30 Tropfen der britischen Wurzeltinktur, 10 bis 30 Tropfen, verdünnt (vier- bis fünffach) der amerikanischen Blütentinktur, Indianer verwendeten bei Kompressen für nichtoffene Verletzungen auch Blütenbreiauflagen, die sehr rasch gewirkt haben sollen.

testen Heilpflanzen. Durch deutliche Warnungen der Wissenschaft in den letzten Jahren beschränkt sich der Einsatz von *Arnica* in der Medizin nur noch auf die Externa. Lediglich die Homöopathie und die Volksmedizin verwenden sie auch noch innerlich. Besonders die Homöopathie hat sehr gute Erfolge mit *Arnica* bei traumatischen Schmerzen und allgemein bei Neuralgien, aber auch als Herz- und Kreislaufmittel. Da der Wunsch für einen innerlichen Einsatz – immer wieder vorgetragen in Schriften und Veröffentlichungen in der Volksmedizin – gleichbleibend stark ist, muß noch einmal eindringlich davor *gewarnt* werden! *J. E.*

Birke — Birch

Betulaceae
Betula L. — *Common Birch*

Von den 28 bis 30 Birkenarten, die es in der Welt gibt, kommen 12, davon 9 als Bäume, in den USA vor.

Populärnamen, deutsch: Bark, Barkhom, Berk, Maye, Pfingstmaye, Maibirke, Frühlingsbaum, Besenbaum, Hexenbesen.
Populärnamen, amerikanisch: *Silver Birch, Golden Birch, Yellow Birch, Red Birch, Black Birch, Gray Birch, White Birch, American White, Blueleaf Birch, Mahogany Birch, Mountain Birch, Paper Birch, Canoe Birch, Lady Birch, Swamp Birch, River Birch, Dwarf Birch, Weeping Birch, Northern Birch, Cherry Birch, Spicy Birch, Sweet Birch, Sugar Birch, Oldfield Birch, Minor Birch, Water Birch, Poverty Birch, Wirefield Birch, Poplar Birch, Low Birch.*
Amerikanische Arten: *B. lenta* L., alleghaniensis Britt. – Cherry Birch, Black Birch (Maine, Vermont, östlich bis Ohio, südlich bis Delaware, Georgia, Alabama, Kentucky, Tennessee); *B. Jutea* Michx. – *Yellow Birch, Gray Birch* (Neufundland, Große Seen, New York, Pennsylvania, Virginia, Delaware, Iowa, North Carolina, Tennessee); *B. nigra* – *Black Birch* (New Hampshire, Massachusetts, Long Island, New York, südlich bis Florida, Minnesota bis Texas); *B. populifolia* Marsh. – *Gray Birch, White Birch* (Prinz Edwards-Insel, Neu-Schottland, New Brunswick, südlich bis Pennsylvania, Neuenglandstaaten, Delaware, Virginia und Indiana); *B. cœrulea* Blanch. – *Blue Birch* (östliches Kanada, Vermont, Maine); *B. papyrifera* Marsh. – *Paper Birch, Canoe Birch* (Labrador bis Hudson Bay und Alaska, südlich bis Pennsylvania und North Carolina, westlich bis Colorado, Nevada, Montana und Oregon, Varietäten: *B. p. cordifolia* Fern., *B.p. subcordata* Sarg., *B.p. montanensis* Bul., *B.p. occidentalis* Hook, *B.p. kenaica* Evans; *B. alaskana* Sarg. – *White Birch* (Saskatchewan, Yukon); *B. fontinalis* Sarg. – *Black Birch* (Saskatchewan, British Columbia, südlich bis Utah, New Mexico und Arizona, California, Colorado, South Dakota, Nebraska), Varietät: *B.f. piperi* Britt.; *B.pumila* L. (Neufundland bis British Columbia, südlich bis New Jersey, westlich bis Iowa, North Dakota und Montana).

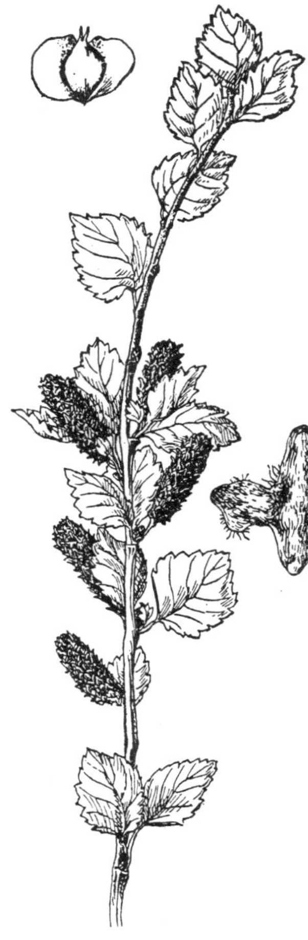

Charakteristika: Stamm mit weißer, von waagerechten schwärzlichen Strichen unterbrochener, häufig sich in dünnen papierähnlichen Streifen abschälender Rinde. Die unteren Zweige sind gespreizt, die oberen biegsam und herabhängend und mit rauhen, harzigen Höckern bedeckt. Nur an der Basis alter Bäume sind schwarze Korkschichten vorherrschend. Mittelgroßer Baum von 20 bis 30 m Höhe, mit Durchmessern bis zu

60 cm. Selten kleiner und von strauchigem Wuchs. Die Birke ist so lichtbedürftig, daß ihre Blätter eine Doppelstruktur haben (doppeltes Schwamm-Parenchym mit den Stomata und einem dazwischenliegenden Palisaden-Parenchym). Die Blätter sind langstielig, rhombisch, doppelt gesägt. Die einhäusigen Blüten bilden walzenförmige Kätzchen. Die Früchte reifen Ende des Sommers, die braunen weiblichen Blütenstände lösen sich auf, wobei die dreigeteilten Deckblätter mit den Früchten (kleine Nüßchen mit durchsichtigen seitlichen Flügeln) abfallen.

Vorkommen: Saure, karge Böden in trockenen Laub- und Nadelwäldern, Mooren, Wiesen, Steppen- und Heideflächen, auch in alpinen Zonen.

Verwendete Pflanzenteile: Holz, Rinde, Knospen, Blätter, Blüten, Früchte, vereinzelt auch junge Wurzeltriebe und junge Zweige.

Inhaltsstoffe: Im Frühjahr bildet sich im Stamm eine reichlich zuckerhaltige Flüssigkeit, die von Indianern durch simples Anbohren gewonnen wurde. Ein angebohrter Stamm ergab etwa 16 bis 18 Gallonen (60 bis 68 Liter) Saft. Im Herbst werden Amide und Zucker in fettige Öle umgewandelt, die sich im Stamm speichern. Dieses **Birkenöl** (auch: Rusco-Öl, *Oleum Rusci, Oleum Betulinum; Dagget*) ist eine dickliche, braunschwarze, bituminöse Flüssigkeit von balsamischem Geruch. Es enthält neben ätherischen Ölen einen hohen Prozentsatz Methylsalizylat, Creosol, Guajakol, Phenol- und Schwefelverbindungen, daneben Mineralsalze und wenig Gerbstoffe. Die Rinde enthält 10 bis 14 Prozent Betulin, eine balsamische Substanz, die aus einem doppelt hydrierten Alkohol besteht, etwa 4 Prozent Birkenkampfer, 3 Prozent Gerbstoffe, ein «empyreumatisches» Öl, und bei der trockenen Erhitzung wird flüchtiges Birkenöl freigesetzt. Die weiße Epidermis der Rinde ist besonders reich an diesem hochwirksamen antiseptischen Öl. Knospen und Blätter enthalten Betulinsäure, Saponine, ätherische Öle, Harze, Gerbstoffe, Flavonoide, Mineralsalze und einen hohen Anteil Vitamin C.

Medizinische Wirkung: Das *Holz* von Stamm und Ästen wurde im Herbst, wenn es mit Ölen angereichert war, von vielen Stämmen während des Schwitzbades in hauchdünnen Scheiben auf glühendheiße Steine gelegt, der sich entwickelnde Rauch (trocken) eingeatmet. Das galt – auch unter Trappern – als Vorbeugungs- und Heilmittel gegen Erkrankungen der Atemwege, in Verbindung mit einem konzentrierten Kaltauszug aus Weißbirkenrinde in kleinen Schluckgaben während eines zweimal täglich genommenen Schwitzbades von einer Stunde Dauer als sicher wirkendes Heilmittel gegen Lungentuberkulose, Pneumonie und Bronchitis. Die *Birkenholzasche*, so bezeugen frühe Squatter, wurde häufig von Delawaren-Heilern englischen Seeleuten verordnet, die unter Krätze und anderen bakteriellen Hautkrankheiten litten (auch Mundfäule). Sie sollen schon nach wenigen Tagen geheilt gewesen sein.

Die konischen Früchte wurden auch in der Asche eines nahezu ausgebrannten Feuers langsam geröstet und die Dämpfe gegen chronische Infektionen der Nase und der oberen Luftwege inhaliert.

In Quarantänebehausungen, in denen Indianer grundsätzlich ihre Kranken isoliert unterbrachten, wurden häufig kleine Glimmfeuer unterhalten, über die man Birkenrinde (vornehmlich Weißbirke) langsam verräucherte. Der süßlich duftende schwarze Rauch sollte, wie Trapper-Berichten zu entnehmen ist, der allgemeinen Desinfektion der Luft dienen, wenn Patienten von Ansteckungskrankheiten befallen waren. Armeeärzte waren lange Zeit der Meinung, daß es sich lediglich um eine Maßnahme zur Verbesserung des Geruchs gehandelt habe. Erst später entdeckten sie durch Zufall, daß indianische Gefangene, die in ihrer Fortbaracke solche kleinen «Duftfeuer» unterhielten, von einer allgemeinen Masernepidemie, die die gesamte übrige Fortbesatzung heimsuchte, verschont blieben – und das, ob-

wohl Indianer im allgemeinen viel anfälliger für die Krankheit waren als Weiße.
Die *Birkenrinde* wurde von den Nordoststämmen sehr zart gekocht, zwischen zwei Steinen zu einem Brei zerstampft und auf entzündlich geschwollene äußere Verletzungen und Schnitte aufgelegt, um Schmerzen zu lindern, Fieber zu senken, Schwellungen abklingen zu lassen, Heilung zu fördern, vor allem aber, um Vereiterungen zu verhindern. Indianer westlich des Mississippi verwendeten die *innere Rinde* (Warmwasserauszug aus zerbröselten frischen Stücken) gegen Erkältungen und Erkrankungen der Luftwege. Die Ojibwas vermischten einen Warmauszug der inneren Rinde der Gelbbirke mit Ahornsirup zu einer harntreibenden und keimtötenden Behandlung der Harnwege. Dicht unter der Erdoberfläche liegende Wurzeln der Papierbirke mischten sie in geringen Mengen als Trockenpulver zu Mundhygiene-Spülungstees, die nicht nur Mundgeruch beseitigten, sondern auch gegen Karies und Parodontose wirksam gewesen sein sollen. Das gleiche Wurzelpulver, erhitzt mit Ahornsirup, wendeten sie gegen Magenkrämpfe an. Wurzelpulver, über Nacht mit einer geringen Wassermenge angesetzt und dann abgesiebt, den Extrakt mit körperwarmem Wasser verdünnt, verwendeten die Ojibwas als *Einlauf* gegen Verdauungsstörungen. Die Montagnais mischten kleine Mengen geraspelter Papierbirkenrinde mit Balsamfichtenrinde und kauten den Brei langsam während diätetischer Fastenzeiten aus. Rinde und zerkleinerte kleine Zweige wurden als Warmauszug «aromatisch schweißtreibend» eingesetzt. Die Alabamas von Texas kochten die Rinde der Schwarzbirke zu einer konzentrierten Lösung ein, mit der sie Hufkrankheiten ihrer Pferde behandelten.
Getrocknete Rinde und Blätter zu gleichen Teilen galten bei zahlreichen Stämmen, aufgegossen mit heißem Wasser (1 Teelöffel auf 1 Tasse), als fiebersenkend, schmerzstillend, krampflösend (besonders bei Nierensteinen), als Mittel gegen Blähungen, als harntreibend, blutreinigend, gleichzeitig desinfizierend und als mildes Wurmmittel. Trapper und Jesuiten berichteten über Erfolge in der Gicht-(Podagra-) Behandlung.
Die Potawatomis extrahierten aus den jungen Ästen der Gelb- und Papierbirke ein Öl, das sie Gemüsen und Salaten, auch Getränken, als medizinische Würze beimischten. Heute weiß man, daß dieses Öl einen außerordentlich hohen Vitamin C-Gehalt besitzt. Aus den warzigen Harzdrüsen wurde ein Tee für menstruierende Frauen und als Tonikum unmittelbar nach Geburten verabreicht. Die Irokesen kochten Holz und Rinde in Wasser und gewannen hierbei ein Öl, das die Grundlage für eine Salbe bildete, mit der man allergische und parasitäre Hautekzeme – anscheinend enorm erfolgreich – behandelte.
Die Catawbas kochten die Knospen der Rotbirke (*B.nigra*) zu einem Sirup ein, fügten Schwefel hinzu und fertigten daraus eine Salbe gegen Hautpilzerkrankungen und entzündliche offene Wunden. Der *Birkensaft* (insbesondere der Schwarzbirke) galt Indianern im Frühjahr bei innerlicher Anwendung als antiskorbutisch, verstopfunglösend (deobstruent), harntreibend und abführend, bei äußerlicher Anwendung als Heilmittel gegen Brandwunden, eiternde Wunden, Geschwüre und «wildes Fleisch».
Ein Tee aus den *Blättern*, vor allem jungen, noch nicht ausgewachse-

Birke

Die Birke ist eine klassische europäische Arzneipflanze und auch Bestandteil unserer Arzneibücher. Verwendet werden hauptsächlich die Blätter von *Betula verucosa, B. pubescens* und *B. pendula*. Hauptinhaltstoffe sind Flavonoide, Bitterstoffe, ätherische Öle, Saponine und Vitamin C. Der Birkensaft enthält Invertzucker, organische Säuren und Wuchsstoffe. Die Rinde enthält reichlich Betulin («Birkenkampfer»), ätherische Öle, Harze und viele andere Stoffe. Die bevorzugte Verwendung der Blätter findet sich in Diurese-Tees, bei der eine milde Wirkung gewährleistet ist. Auch schreibt man den Birkenblättern eine gewisse *steinauflösende Wirkung* zu. Birkenblätter sind hierzulande in vielen Stoffwechsel- und Rheuma-Tees zu finden. Früher hat man auch reichlich «Birkenteer» in Rheumasalben verwendet. Das «Birkenwasser» kennt man hier vor allem als *Haarwasser*. Die Volksmedizin nennt eine Reihe von innerlichen Birkenwasser-Anwendungen, etwa bei Magenkoliken. Sie nennt auch Rezepte für Rinde und Blätter gegen Zuckerkrankheit. Vor unverdünnten Safteinnahmen sei allerdings gewarnt. *J.E.*

nen, galt als harntreibend, desinfizierend, sanft keimtötend, schweißtreibend und stoffwechselregulierend, wirksam gegen Wassersucht, innere Ödembildung, Blasen- und Nierensteine und, in Verbindung mit äußeren Anwendungen gegen Brand- und Wundverletzungen, als entzündungshemmend, fiebersenkend und regenerativ wirksam.
Aus der inneren Rinde und den Ästen wurde sogenanntes «Oil of wintergreen» (Gaulthenrieöl) gewonnen. Es enthält Methylsalizylat, ein Wirkstoff ähnlich der Azethylsalizylsäure (Aspirin), und schon die Indianer scheinen darum gewußt zu haben, daß regelmäßige kleine Gaben dieses Öls in Teeform ein probates Mittel gegen arteriosklerotische Herzkranzarterienverengungen war; denn bei ihnen waren diese Krankheitserscheinungen unbekannt, sie behandelten aber weiße Freunde, die darunter litten, mit scheinbar gutem Erfolg. Dieses Öl wurde von ihnen auch gegen Gicht- und Rheumabeschwerden, Kopf- und Zahnschmerzen angewendet. Äußerlich wendeten sie es als Einreibung gegen Hautparasiten und zur antiseptischen Wundbehandlung an.
Süßbirkenöl wurde von 1894 bis 1916 als offiziell anerkannte Quelle für natürliches Methylsalizylat in der USP und das rektifizierte Birkenteeröl in der NF von 1916 bis 1955 geführt. Aus Goldgräberstädten im Fernen Westen wurde bekannt, daß Indianerheiler mit reichlichen Gaben dieses Rotbirkenöls auch Gonorrhöe (Tripper) und Anämie behandelten. Äußerlich angewendet soll es Erfolge bei der Behandlung des Gasbrands (Gangrän) gegeben haben.

Blütenpollen — Bee-Pollen

Blütenpollen sind die männlichen Samenzellen blühender Pflanzen. Sie werden als sehr feines Puder von Bienen in mikroskopisch kleinen Mengen gesammelt und als Futter in den Bienenstock eingelagert. Instinktiv sammeln Bienen hierbei nur die nahrhaftesten und gesündesten Pollen. Mit geringen Mengen Nektar formen sie den Blütenpollenstaub in winzige Granulate (Körnchen), deren Inhalt durch eine hauchdünne, aber dichte Schicht perfekt geschützt wird.
Mit einer Art Kittharz («Propolis»), das Bienen von der Schutzschicht junger Blütenknospen entnehmen, wird der Bienenkorb von innen abgedichtet. Dieses Propolis scheint höchst wirksame antibiotische Substanzen zu enthalten, denn die auf diese Weise abgedichteten Bienenbehausungen sind *absolut keimfrei*. Dies ist um so bemerkenswerter, da Naturbienen ihre Stöcke überwiegend in modernden Erd- und Baumhöhlen anlegen, in denen für Bakterien, Viren und Pilzkeime ganz besonders günstige Entfaltungsmöglichkeiten herrschen.
Die Indianer Nordamerikas sammelten die «Bienen-Pollen» aus Bienenstöcken regelmäßig und verwendeten die gelbbräunlichen Granulate nicht nur regelmäßig als Zusatznahrung, die sie zum Beispiel gemahlen dem Pemmikan und ihren Suppen-, Brei-, Gemüse- und Brotzubereitungen beifügten, sondern auch in Notfällen als konzentrierte Kraftnahrung. Trapper berichteten häufig, daß Indianer bei Gewaltmärschen in ariden Regionen, in denen es keinerlei Nahrungsquellen gab, mit einer Handvoll «Bienenpollen» geradezu phantastische körperliche Leistungen vollbrachten. Es wird von Indianern berichtet, die

den gelblichen Blütenstaub auf der Oberfläche ruhiger Gewässer mit der Hand abschöpften und sich damit viele Tage lang in guter körperlicher Verfassung hielten.
Das Kittharz Propolis sammelten sie aus den verlassenen Bienenstökken und hoben es in Form harter, harziger, stark duftender Bruchstücke in Lederbeuteln auf. Es galt als Allheilmittel gegen Infektionen – besonders der Mundhöhle und Atemwege – und Wundverletzungen.

Medizinische Wirkungen: Die nahrhaften und heilwirksamen Substanzen sind im Blütenstaub in bestmöglich resorbierbarer Form enthalten. In keiner anderen natürlichen Substanz sind so viele wirksame Stoffe versammelt wie im Blütenstaub. Im Talmud, in der Bibel und im Koran, aber auch in den asiatischen Religionen und mythologischen Überlieferungen des ägyptischen, griechischen, phönizischen, slavischen und römischen Altertums finden sich immer wieder Hinweise auf Blütenpollen als Wundernahrung und Wunderheilmittel. Eine ähnliche, wenn auch weniger mystisch entrückte Bedeutung hatten sie für die nordamerikanischen Indianer. Man findet in den Berichten von Trappern, Pelzhändlern und Weißen, die lange unter Indianern lebten, keinerlei sensationsträchtige, sondern eher nur beiläufige Erwähnungen, aus denen hervorgeht, daß «Bienenpollen» regelmäßig aus Bienenkörben und – zur Blütezeit – von ruhenden Wasseroberflächen ebenso eifrig wie selbstverständlich gesammelt und vielfältigen Nahrungszubereitungen beigemischt wurden. Nur wenige Trapper kamen auf die Idee, daß ein Zusammenhang zwischen ihrem Pollenverzehr und der Tatsache bestehen könnte, daß sich auch ihr eigener Gesundheitszustand erheblich besserte und sie praktisch immun gegen die meisten Erkrankungen und Verletzungsfolgen wurden, unter denen sie bisher vielfach gelitten hatten. Die meisten führten dies auf andere Ursachen zurück, etwa auf Abhärtung und Anpassung an die natürlichen Lebensbedingungen. Es ist deshalb unmöglich, auf überlieferte Wirkungen zurückzugreifen, die spezifisch Blütenpollen zugeschrieben werden könnten, wie dies bei zahlreichen anderen Heilmitteln der Fall ist.
Erst in den letzten Jahrzehnten sind Untersuchungen durchgeführt worden, deren Ergebnisse andeuten, wie umfassend die Heilwirkungen der Blütenpollen sind:

- Am 15. April 1945 berichtete der russische Biologe und Experimental-Botaniker Nicolai Tsitsin im *London Sunday Express*, daß mehr als 90 Prozent aller über Hundertjährigen (184 von 206) in der Sowjetunion Bienenzüchter waren, die ihrer Armut wegen den Honig verkauften und statt dessen den Blütenpollensatz aus ihren Waben regelmäßig aßen. Tsitsin schrieb den Pollen verjüngende und abwehrstärkende Wirkung zu.
- 1956 berichtete der Biologe Remy Chauvin der Französischen Akademie der Medizin von Tierversuchen, die die vitalisierenden und regenerativen Kräfte der Pollen bewiesen hätten. Hiernach erfolgten klinische Tests, die beste Resultate bei Verstopfungen, Blähsucht, Infektionen, chronischer Diarrhöe ergaben, wenn zuvor selbst antibiotische Behandlungen versagt hatten. Bei anämischen Kindern ergab sich eine rasche Vermehrung roter Blutkörperchen, Rekonvaleszierende nahmen rasch an Gewicht und Kräften zu. Ebenfalls stellte sich heraus, daß Pollen eine natürliche antibio-

Medizinische Wirkstoffe des Blütenstaubs: Jüngste Analysen haben die jahrhundertelang von den Wissenschaftlern belächelten Behauptungen der Indianer, daß Bienenpollen den höchsten Nährwert und die umfassendste Heilkraft überhaupt besitzen, bestätigt: Der menschliche Körper enthält 22 hauptsächliche chemische Elemente. Sie bilden Enzyme, Hormone, Vitamine, Aminosäuren und andere lebensnotwendige Verbindungen. Durch die Nahrungsaufnahme müssen diese Stoffe ständig erneuert werden. Nur ein Nahrungsmittel enthält alle diese Elemente und Verbindungen gleichzeitig: Bienenpollen.
Wissenschaftler der Bonny-Laboratorien in Genf fanden, daß Blütenstaub 35 Prozent Proteine (davon die Hälfte freie Aminosäuren), 40 Prozent zahlreiche Saccharide, 5 Prozent Fette und Öle, 3 Prozent Mineralverbindungen und Oligoelemente (Träger von Kalzium, Phoshor, Magnesium, Eisen, Kupfer, Mangan etc.), 3 bis 4 Prozent Feuchtigkeit (Wasser) und 15 bis 16 Prozent Spurenelemente enthalten, von denen erst wenige identifiziert werden konnten (zum Beispiel Amine, Nikotinsäure, Pantothensäuren, Folsäure, Biotin, Cyanocobalamin). Im einzelnen enthalten Blütenpollen:
Vitamine: Provitamin A, B_1 Thiamin, B_2 Riboflavin, B_3 Niacin, B_6-Gruppe, Panthothensäure, Biotin, B_{12} Cyanocobalamin, Folsäure, Cholin, Inositol, Vitamin C, Vitamin D, Vitamin E, Vitamin K, Rutin.
Mineralien: Kalzium, Phosphor, Kalium, Schwefel, Natrium, Chlor, Magnesium, Eisen, Mangan, Kupfer, Jod, Zink, Silizium, Molybdän, Bor und Titan.
Enzyme, Co-Enzyme: Amylase, Diastase, Saccharase, Pectase, Phosphatase, Catalase, Dishorase, Cozymase, Cytochrom-Systeme, Laktische Dehydrogenase, 24 verschiedene Oxidoreductasen, 21 verschiedene Transferasen, 33 verschiedene Hydrolasen, 11 verschiedene Lyasen, 5 verschiedene Isomerasen, Pepsin und Trypsin.
Proteine / Aminosäuren: Isoleuzin, Leuzin, Lysin, Methionin, Phenylalin, Threonin, Tryptophan, Valin, Histidin, Arginin, Cystin, Thyrosin, Alanin, Aspartinsäure, Glutaminsäure, Hydroxyprolin, Prolin, Serin.
Hormone: zahlreiche steroide Hormone, gonadotropische Hormone.
Andere Substanzen: Nucleinsäuren, Flavonoide, Phenolsäuren, Tarpene, Nucleoside, Auxine, Fructose, Glukose, Brassine, Gibberelline, Kinine, Vernine, Guanine, Xanthine, Hypoxalthine, Nucleine, Amine, Lecitin, Xanthophyle, Crocetin, Zeaxanthin, Lycopen, Hexodecanal, Alpha-amino-butylsäure, Monoglyzeride, Diglyzeride, Triglyzeride, Pentosane.
Pollenanteil: Bienen sammeln Blütenstaub in Körnerform (Pellets). Ein Gramm dieser Granu-

late enthält etwa 100 Körner. Ein Korn enthält etwa 500 000 Blütenpollen, so daß in einem Gramm Pollenkörner etwa 50 Millionen Pollen enthalten sind.

Blütenpollen

Vor allem wegen der genauen Analyse der Inhaltstoffe hat sich in den letzten Jahren die Inanspruchnahme enorm verstärkt, und selbst unter Schulmedizinern gibt es mittlerweile viele überzeugte Vertreter, die den hohen gesundheitsstabilisierenden und therapeutischen Wert der Blütenpollen anerkennen. Inzwischen sind auch einige Fertigpräparate auf der Basis von Blütenpollen verfügbar («Cernilton» ® zum Beispiel bei Prostataleiden). Ich bin jedoch der Meinung, man sollte nicht versuchen, Blütenpollen bei verschiedenen Krankheiten einzunehmen, sondern ganz allgemein als Nahrungszugabe mit hohen *protektiven* Eigenschaften. Nach meinen Erfahrungen sind die von Indianern gemachten Beobachtungen sicher *nicht übertrieben*. Auch heute noch streitet man sich über die Anwendung von Naturpollen oder aufgeschlossenen Pollen. Ich rate, Naturpollen zu verwenden, jedoch einen natürlichen Aufschluß zuzulassen, was einmal durch zuvoriges Quellen und hiernach durch längeres Einspeicheln und Kauen erreicht werden kann. Vom Versuch, Blütenpollen zu *zermahlen*, wird dringend abgeraten, weil hierdurch die Gefahr entstehen kann, daß durch Hitzeentwicklung während des Mahlprozesses wertvolle Inhaltstoffe zerstört werden können. *J.E.*

tische Funktion haben: So wurden zum Beispiel hartnäckige Salmonellen- und Kolibakterieninfektionen (*Escherichia choli*) rasch und gründlich geheilt.

Professor Alin Caillas, Agrarwissenschaftler der Landwirtschaftlichen Akademie Frankreichs, untersuchte den Nährwert von Pollen und fand heraus, daß nur 35 Gramm Pollen täglich für einen Menschen sämtliche Vollnahrungserfordernisse erfüllten und daß etwa 20 Gramm – unter extremen äußeren Bedingungen – eine perfekte «Überlebensdiät» darstellten. Wissenschaftler der Bonny-Laboratorien in Genf bestätigten dies: «Es ist evident, daß die für Lebensvorgänge wichtigsten elementaren Substanzen in Blütenpollen extrem zahlreich und hochkonzentriert enthalten sind. In vielerlei Hinsicht enthalten sie davon mehr als Hefe, Kornkeime und Gelee Royal, die als außerordentlich vitalisierend bekannt sind.»

- Professor Naum Petrowitsch Joirisch, Mitglied der Akademie der Wissenschaften der UdSSR, Leiter der Physiologischen Abteilung des Fernost-Instituts in Wladiwostok, veröffentlichte 1975 in der Fachzeitschrift *Nauka* (Moskau) unter dem Titel «Bienen im Dienst der menschlichen Gesundheit» seine Forschungsergebnisse über Pollen. Er fand in Pollen nicht nur Proteine, Fettsäuren, Kohlehydrate, Vitamine, Fermente, Enzyme und Mineralsalze, sondern auch Hormone wie Östrogen und Androgen. Er bezeichnete Pollen als das beste universelle natürliche Heilmittel und fand heraus, daß tägliche Kleingaben den Blutdruck regulieren, hohen senken, niedrigen erhöhen, und mit Honig zusammen Nervenerkrankungen und Störungen der inneren Sekretion heilen. Auch den starken antibiotischen Effekt, die Erhöhung des Hämoglobingehalts im Blut und die Vermehrung roter Blutkörperchen konnte er nachweisen.
- Der französische Mediziner L. Perin behandelte an Anämie erkrankte Jugendliche mit einem Teelöffel Pollen täglich zum Frühstück. Es zeigte sich nach wenigen Tagen, daß die Erythrozyten (rote Blutkörperchen) sich um 300 000 pro Kubikmillimeter vermehrt hatten.
- Andere russische Wissenschaftler stellten fest, daß Pollen eine außerordentlich hohe biologisch stimulierende Wirkung haben. Regelmäßige Gaben fördern die Regeneration (Zellerneuerung) und verlangsamen Alterungsprozesse.
- William Robinson vom *US Department of Agriculture, Bureau of Entomology*, veröffentlichte in der Oktoberausgabe 1948 des *Journal of the National Cancer Institute* einen Untersuchungsbericht über die Wirkung von Bienenpollen bei Brustkrebs von Mäusen. Er kam zu dem Ergebnis, daß Pollen ein äußerst stark wirksames Anticarzinogen enthalten müssen, denn schon äußerst winzige Dosierungen verhinderten zuverlässig eine weitere Ausbreitung des Tumors.
- Die Medizinerin Sula Benet berichtete in der *New York Times* vom 25. Dezember 1972 über die verjüngende und lebensverlängernde Wirkung von Pollen: Sie enthalten Sterine, steroide Hormonsubstanzen und gonadotropische Hormone, Pflanzenhormone ähnlich dem von der Hypophyse ausgeschütteten menschlichen Gonadotropin, das die reproduktiven Drüsen stimuliert. Durch diese Drüsenanregung ergibt sich eine Hemmung des Alterungsprozesses, häufig sogar eine verjüngende, stets aber auch eine lebensverlän-

gernde Wirkung. Zu gleichen Erkenntnissen kamen die sowjetischen Gerontologen (Altersforscher) Nikita Mankowski und D. G. Chebotarew sowie der schwedische Biochemiker E. Kvanta, der über seine Untersuchungen ausführlich in der Fachzeitschrift *Acta Chemica Scandinavia* Nr. 7/1968 berichtete.

Praktische Anwendung: Die Erforschung der heilenden, prophylaktischen und – etwa im Sport – leistungssteigernden Effekte der Blütenpollen hat vielfachen Anwendungen den Boden bereitet:

- Wissenschaftler der St. Johns University in Queens, New York, der Seton Hall University und der Fairleigh Dickinson University in New Jersey haben die Wirksamkeit von Pollen-Kraftzusatzdiät untersucht. Seither verabreichen diese Universitäten ihren Sportmannschaften regelmäßig Pollen und verzeichnen enorme Leistungssteigerungen, aber auch eine erhebliche Verringerung körperlicher Schäden.
- Die *New York Times* berichtete am 6. Februar 1977, daß insbesondere Langstreckenläufer und Basketball-Teams mit der regelmäßigen Einnahme von Pollenpräparaten erstaunliche Leistungsverbesserungen erzielten. Seither gilt das Jahr 1977 in zahlreichen Leistungssport-Disziplinen – zumindest in den USA – als der Beginn der «Bienenpollen-Ära».
- Auch gegen Allergien aller Art scheinen die Bienenpollen recht wirksam zu sein. So wurde erstmalig am 15. Oktober 1969 im *Florida Farmers Bulletin* unter dem Titel «Ärzte empfehlen Rohhonig-Behandlung gegen Allergien» über die Untersuchungen des Allergisten William G. Peterson von der University of Oklahoma berichtet, der Bienenpollengaben an insgesamt 22000 Allergikern getestet hatte. (Oklahoma-Indianerheiler sollen ihn auf die Pollen aufmerksam gemacht haben!) Peterson erklärte die Wirksamkeit folgendermaßen: Bienen sammeln nur die schweren klebrigen Pollen, die im Gegensatz zu den leichten – die 90 Prozent aller Allergien verursachen – nicht durch die Luft transportiert werden können. Die Bienen formen sie mit Nektar und Speichel zu kleinen Klümpchen. Dies scheint alle allergieauslösenden Faktoren in diesen Pollen unwirksam zu machen. Ein Teelöffel täglich von solchen Schwerpollen baut langsam aber stetig die Allergiesensibilität des Körpers gegen die leichten Windpollen so weit ab, daß Allergien verschwinden – ein Effekt, der mit keinem anderen Mittel erreichbar ist. Der sogenannte «Rohhonig» darf bei der Ernte nicht durchgesiebt werden. Die Allergieärzte an Petersons Klinik verzichten seither auf die meisten pharmazeutischen Allergiemittel und verabreichen lediglich tägliche geringe Rohhoniggaben, die die – verlorengegangene – Immunität in der Regel wiederherstellt.
- Der schwedische Mediziner Erik Ask-Upmark von der Universität Upsala berichtete 1959 in der Fachzeitschrift *Grana Palynologica* unter dem Titel «Über eine neue Behandlung der Prostatitis»: Bei zahlreichen an chronischer Vorsteherdrüsenentzündung leidenden Patienten, denen Antibiotika nicht helfen konnte, hätten Gaben von sechs Tabletten Bienenpollen geradezu Wunder bewirkt. Entzündliche Prostatavergrößerungen seien radikal zurückgegangen. 1962 berichtete der schwedische Arzt Gosta Leander im *Swedish Medical Journal* (Nr. 59) über 179 Fallstudien von Prostatainfektionen, die

zunächst auf herkömmliche Weise, danach mit Bienenpollen behandelt worden waren. Das Ergebnis: 80 Prozent der mit Bienenpollen Behandelten wurden beschwerdefrei!

- Arne Bolinder, Leiter des Fachbereichs Nahrungsmittelchemie am Königlichen Institut für Technologie in Stockholm, veröffentlichte am 26. Mai 1965 anläßlich eines Kongresses der Schwedischen Urologengesellschaft eine ausführliche Untersuchung, in der er den erstaunlichen allgemeinen Heileffekt von Bienenpollen bei Prostatitis auf den sehr hohen Zinkgehalt der Pollen zurückführte.
- Zu ähnlichen Ergebnissen kamen wenig später Studien, die im *Canadian Journal of Medicine* (Bd. 30) und im *Journal of the American Medical Association* veröffentlicht wurden. Im Juni 1976 sah der Mediziner William Pories in einem Vortrag anläßlich der Jahresversammlung der *American Medical Association* die Heilwirkung von Pollen bei Prostata-Erkrankungen als erwiesen an. Ähnliche Erfahrungen werden von Professor G. W. Heise von der Medizinischen Fakultät der Universität Magdeburg berichtet.
- Wissenschaftler der Universität Zagreb fanden – so ihr 1971 in *Experientia* veröffentlichter Bericht – heraus, daß insbesondere die Blütenpollen der Schottischen Fichte einen hohen Gehalt von Östrogenen, Testosteron, Epitestosteron und Androsteron haben und daß selbst geringste Mengen dieser Hormone außerordentlich wirkungsvoll bei der Behandlung und zur Vorbeugung von Prostata-Erkrankungen seien.
- Daß Bienenpollen auch bei nichtbakteriellen Prostata-Beschwerden dauerhafte Heilungen ergaben, berichtete der Mediziner L. J. Denis in der Januar-Ausgabe 1966 der Zeitschrift *Acta Urologica Belgica*: Vier Tabletten täglich hätten genügt, um sämtliche Patienten beschwerdefrei und wieder «libidostabil» zu machen.

Alle diese in den letzten Jahren gründlich erforschten heilenden, prophylaktischen und regenerativen Wirkungen haben Trapper, Mountain-Men, Pelzhändler, Pioniere und Siedler schon vor vielen Jahrzehnten, Jesuiten und Franziskaner, die unter Indianern lebten, vor mehr als dreihundert Jahren immer wieder beiläufig erwähnt. Aus diesen Erwähnungen geht hervor, daß die nordamerikanischen Indianer sehr wohl über die Vielfalt der Wirkungen auf den menschlichen Organismus Bescheid wußten. Gerade hinsichtlich der Bienenpollen scheinen alle nordamerikanischen Indianer die Meinung vertreten zu haben, daß nicht die Heilung von Krankheiten vorrangig sei, sondern die Erhaltung der Gesundheit – also Prophylaxe. Auch moderne Indianerheiler folgen diesem Grundsatz. Sie empfehlen deshalb generell den regelmäßigen Genuß von Bienenpollen beim Essen.

Rezepturen: 1 Teelöffel Pollenkörner in einem Mörser (aus Porzellan) mit destilliertem Wasser zu einer dünnen Paste zerreiben, anschließend mit etwa 30 ml destilliertem Wasser verdünnen. Diese Aufbereitung unmittelbar danach *vor* einer Mahlzeit einnehmen. Dies dreimal täglich.

In den USA, aber auch in Deutschland, gibt es Pollen in Tabletten- und Kapselform. Gebrauchsanweisungen sind beigefügt.

Moderne Indianermediziner empfehlen:

- 1 Teelöffel Pollenkörner auf Frucht- oder Gemüsesalat streuen.

- 1 Teelöffel Pollenkörner in Joghurt einrühren.
- 1 Teelöffel Pollenkörner mit Honig, Marmelade oder Fruchtgelee mischen oder über gebutterte Vollkornbrotscheibe streuen.
- 1 Teelöffel Pollenkörner über Frucht-Cocktails oder über Fruchttörtchen streuen.
- 1 Teelöffel Pollenkörner jeder Art von Fruchtsaft beifügen.

Ich habe bei meinen Recherchen von einigen deutschen Pharmakologen und Apothekern Hinweise erhalten, nach denen Blütenpollen so hart und widerstandsfähig verkapselt seien, daß sie nahezu unlöslich und mit normalen Mitteln (Zerreiben, Zerdrücken etc.) entweder kaum aufzuschließen seien, oder aber daß ihre wertvollsten Ingredienzen etwa durch beim Mahlen entstehende Wärme leicht zerstört würden. Lediglich sehr langes Kauen könne möglicherweise die Wirkungssubstanzen aufschließen. Man verweist auf pharmazeutische Präparate (in gelöster Form – sehr teuer!), die einzig als Darreichungsgabe sinnvoll seien.
Dem steht allerdings entgegen, daß nordamerikanische Indianer, aber auch andere Völker seit Urzeiten Pollen in natürlicher Form anwenden und daß, wie erwähnt, Untersuchungen neuerer Zeit auch mit pharmazeutisch «nicht aufgeschlossenen» Pollen zu den geschilderten positiven Ergebnissen kamen.

Blutwurzel — Blood Root

Papaveraceae (Mohngewächse)
Sanguinaria canadensis L. — *Pucoon*

Populärnamen: *Red Pucoon, Indian Plant, Tetterwort, Sanguinaria, Indian Paint, Red Root, Coon Root, Snakebite, Sweet Slumber, Pauson, Indian Red Paint, Red Paint Root, Pocones.*
Vorkommen: Kanada und USA in fruchtbaren Waldböden.
Inhaltsstoffe: Die Alkaloide Sanguinarin, Chelerythrin, Protopin und Gamma-Homochelidonin, roter Harzstoff, verhältnismäßig viel Stärke. Sanguinarin und Chelerythrin bilden farblose Kristalle. Das Isochinolin-Alkaloid Protopin – auch Bestandteil des Opiums – ist das am weitesten verbreitete der Opiate.
Verwendete Pflanzenteile: Wurzel, Wurzelstock, selten Blätter, Stengel, Blüten oder Samenkapseln, die leicht narkotisch wirken. Die Wurzel wurde im Herbst geerntet, nachdem die Blätter abgestorben waren. Sie müssen sehr trocken aufbewahrt werden, weil Feuchtigkeit sie rasch verdirbt.
Lösungsmittel: Wasser.
Andere Anwendungen: Der blutrote Saft der Wurzel wurde als rote Gesichtsfarbe, der Saft der Wurzeln und Stengel als Färbemittel für Leder und Gewebe verwendet. Amerikanische und französische Färber übernahmen dieses Färbemittel von den Indianern.
Medizinische Wirkung: Emetisch (brechreizend), katarrhisch expektorant (schleimlösend bei Katarrhen), emmenagogisch (menstruationsfördernd), blutdrucksenkend, fiebersenkend, entzündungshemmend, stimulierend, sialagogisch (speicheltreibend), tonisierend, diu-

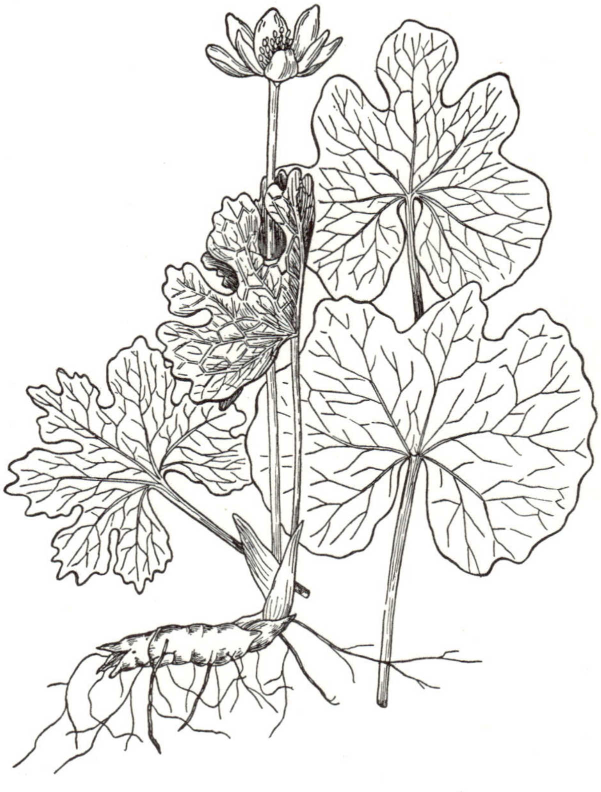

Charakteristika: Ein kleines Kraut, das oft sehr schwer aufzufinden ist, weil es verborgen im Waldunterholz wächst. Ganzjährige Pflanze mit der ersten und schönsten Frühlingsblüte. Das Kraut bildet nur ein einziges Blatt, das sich zuerst röhrenförmig um einen Blütenschaft windet (von gräulichgrüner Farbe). Die Blüte wächst langsam aus diesem röhrenförmigen Blatt hervor und öffnet sich in eine sternförmige weiße Blume mit goldenen Staubgefäßen und einem feinen wächsernen Schimmer. An schattigen Tagen und nachts schließt sich die Blüte. Insgesamt wird das Kraut kaum 15 cm hoch, das Blatt ist etwa 12 cm lang, lanzettartig und saftig grün, der Blütenschaft graugrün. Die Blüte hat geöffnet einen Durchmesser von 12 cm. Die Samenfrucht bildet einen schmalen Stengel, etwa 2,5 cm lang, und wächst zu einer spindelähnlichen Kapselfrucht aus. Der Wurzelstock ist dick, rund, fleischig und an den Enden leicht gebogen und enthält einen orangeroten Saft, der sofort beim Brechen reichlich austritt. Die ganze Wurzel erreicht knapp die Länge eines kleinen Fingers (2,5 bis 7 cm) und hat feine orangerote Haarwürzelchen.

Blutwurzel

Diese Pflanze ist nicht zu verwechseln mit *unserer* Blutwurzel *(Tormentilla erecta; Rosaceae)*! *Sanguinaria canadensis* ist eine typische nordamerikanische Pflanze. Als Papavaracee beinhaltet sie natürlich eine Reihe von Alkaloiden, von denen das bekannteste das Sanguinarin ist. Bei uns war früher das Rhizom im Gebrauch als expektorierende Droge. Heute ist sie nur als Bestandteil von «Depot Zeel»®-Ampullen auf dem Markt. Darüber hinaus ist sie in «Esberisan»® enthalten, das in der Rekonvaleszenz und bei Entwicklungsstörungen verordnet wird. Mit der Droge ist *sehr vorsichtig* umzugehen: Das Alkaloid wirkt zuerst narkotisch, erzeugt dann heftige strychninartige Krämpfe bis zu Lähmungen der Nervenendigungen. Die Homöopathie verwendet niedere Potenzen bei klimakterischen Beschwerden, vasomotorischen Wallungen, Migräne, Erkältungskatarrhen, Krampfhusten und Rheumatismus. *J.E.*

retisch (harntreibend), krampflösend, antirheumatisch, antibakteriell (keimtötend), antiseptisch, leicht halluzinogen, schmerzstillend.

Bei den Indianern westlich des Mississippi war Blutwurzel als Heilmittel sehr beliebt. In Virginia bereiteten die Rappahannocks einen Wurzeltee, den sie gegen Rheumatismus tranken. Die Irokesen (und viele andere) verwendeten Wurzelauszüge als stark und schnell wirkendes Brechmittel, bei Pferden gegen Scherpilzflechte (Trichophytie: *Ringworm*), für die es in der Medizin der Weißen kein Heilmittel gab.

Die Creeks und Chickasaws schnupften das Wurzelpulver und behandelten auf diese Weise Nasenpolypen und hartnäckige Nasenschleimhautverletzungen. Die Dakota-Stämme verwendeten das Wurzelpulver zur Behandlung hartnäckiger offener Wunden als schorfbildendes Mittel und sollen damit auch bei Weißen langjährig offene Beinwunden in verhältnismäßig kurzer Zeit geschlossen haben.

Die Meskwakis zerkauten die Wurzel und behandelten mit dem speicheldurchsetzten Brei schwere Brandwunden. Die Delawares und Huronen entfernten mit dem Wurzelsaft Warzen und tränkten damit eingeschnittene Schlangenbisse, um der Ausbreitung des Gifts entgegenzuwirken. Die Sac, Foxes und Shawnees wendeten den frischen Preßsaft gegen Lungenentzündung und zur Auswurfbeschleunigung bei Bronchitis an. Die Ojibwas behandelten mit dem Wurzelpulver großflächige vesikulare Emphyseme und krampfartiges Asthma. Die Cherokees behandelten mit Teegaben aus frischem Wurzelsaft Ruhr, hartnäckige Magen- und Darmgeschwüre, vor allem aber Gonorrhöe und Syphilis sowie leichte Gelbsucht. Die Choctaws wendeten solche Teezubereitungen bei Amenorrhöe (Nichteintreten oder Ausbleiben der Menstruation) an. Die Sioux und Pawnees behandelten mit einem Tee aus Wurzelpulver Kehlkopfentzündung (Laryngitis), Bronchitis, Rachenkatarrh, Mandelentzündungen und Angina. Die Modocs und Kwakiutl wendeten konzentrierte Dosierungen gegen Typhus, verdünnte Dosierungen als Herztherapeutikum an. Die Mohegans gaben einen Absud des Wurzelpulvers bei Herzschwäche und Herzjagen (Palpitatio cordis), Magen- und Leberschwäche. Die Potawatomis wendeten einen langsamen Heißauszug aus den zerquetschten Wurzeln in mittlerer Dosierung gegen Diphtherie an und sollen auf diese Weise (Trinken in kleinen langsamen Schlucken) die gefährlichen luftröhrenverschließenden Schwellungen verhindert haben. Die Poncas bevorzugten kleine Dosierungen als stimulierende Behandlung von Klimakteriumsbeschwerden.

Die von den bis dahin unbekannten bakteriellen Erkrankungen der Weißen stark betroffenen Neuengland-Stämme fanden nur sehr schwer und langsam einen heilkundlichen Zugang zu diesen Seuchen, zum Beispiel Schwindsucht (Tbc). Aber um 1760 scheinen sie die Blutwurzel als ein sehr wirksames Mittel gegen die beginnenden Anzeichen von Auszehrung (Phthisis) entdeckt zu haben. Der bekannte zeitgenössische amerikanische Arzt Dr. Clapp, der sich dreißig Jahre lang auch mit indianischer Heilkunde befaßte, bestätigte auf Grund eigener Behandlung die Wirksamkeit der indianischen Anwendungen von Blutwurz und berichtete von Heilwirkungen, denen die damalige Lehrmedizin nichts Vergleichbares entgegenzusetzen hatte. Grund genug für die Vertreter der herrschenden Lehre, Clapps Berichte rundweg anzuzweifeln.

Die Blutwurzel wurde in der USP 1820–1926 und in der NF 1926 bis 1965 als stimulierendes Expectorans, Herztonikum, Brechmittel, Verdauungsorgantonikum aufgeführt.

Dosierungen: Man geht davon aus, daß in der indianischen Heilkunde leichte Blutwurzel-Dosierungen einen stimulierenden Effekt auf Atmungs-, Verdauungsorgane und entzündliche innere Krankheitsherde besaßen, während starke Dosierung als arterielles Sedativum, wohl auch entwässernd, leicht antiseptisch, antibakteriell, schmerzstillend und beruhigend wirkte. Überdosierungen werden sowohl von zeitgenössischen als auch von modernen Medizinern, aber auch ausdrücklich von indianischen Heilkundigen als *gefährlich* angesehen. Toxische Dosen verursachen Magenbrennen und -krämpfe, intensives Durstgefühl, starken Brechreiz, Ohnmacht, Gleichgewichtsstörungen und ein hochgradiges Erschöpfungsgefühl mit Trübung des Augenlichts.

Auszug: 1 gestrichener Teelöffel der zerkleinerten Wurzel mit ½ Liter kochendem Wasser übergießen. 30 Minuten ziehen lassen. Von der erkalteten Auszuglösung (durchgesiebt) drei- bis sechsmal täglich 1 Teelöffel.

Starke Dosierung: 10 bis 20 Grains Wurzelpulver (0,65 bis 1,3 g).
Leichte Dosierung: 3 bis 5 Grains Wurzelpulver (0,2 bis 0,3 g).
Tinktur: 20 bis 60 Tropfen.
Sanguinaria-Fluid-Extrakt (USP): 1,5 Tropfen.
Tinktur (USP): 15 Tropfen.
Wurzelpulver: 10 bis 30 Grains (0,65 bis 2,0 g) = mittlere bis starke Dosis.
Sanguinarin: ¼ bis 1 Grain (0,016 bis 0,06 g).
Fluid-Extrakt: 10 bis 30 Tropfen (Wurzelpreßsaft).

Bodenlorbeer — Trailing Arbutus

Ericaceae
Epigaea repens L.
Oberirdisch Kriechende

Nicht zu verwechseln mit den Erdbeerbaumarten: *Arbutus arizonica (Arizona Madrone), A. texana (Texas Madrone), A. menziesii, A. xalapensis.*

Populärnamen: *Mountain Pink, May Flower, Gravel Plant, Ground Laurel, Winter Pink.*

Vorkommen: In sandigen, feuchten, schattigen Böden unter Bäumen, vornehmlich Nadelbäumen in den Atlantikstaaten.

Gebrauch: Ganze Pflanze, speziell die Blätter.

Lösungsmittel: Wasser, kochend.

Inhaltsstoffe: Unerforscht.

Medizinische Wirkung: Zusammenziehend und harntreibend. Von Patern und Trappern wird ein starker blasensteinauflösender Effekt beschrieben, der vor allem gegen Steingrieß wirksam gewesen sein soll. Auch Pionierärzte schreiben dem Teeaufsud starke steintreibende Wir-

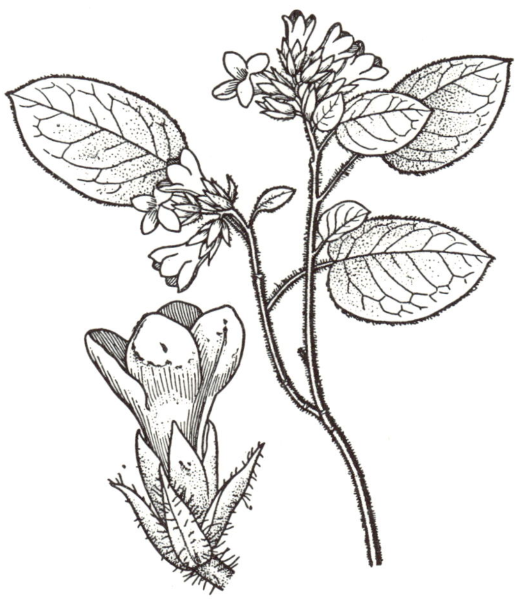

Charakteristika: Immergrüne, strauchige Kriechpflanze, die nur wenige Zentimeter hoch wird, mit einem holzigen Stiel, der an den Sprossen Wurzeln bildet und sich rasch ausbreitet. Die immergrünen Blätter sind gestielt, eiförmig, 2,5 bis 3,7 cm lang, rauh und lederartig mit kurzer Spitze. Äste und Blattstiele sind sehr haarig. Die Pflanze bildet rasch ein dichtes filigranes Wurzelgeflecht im Boden. Die Blüten sind weiß, rosa und rötlich. Blütezeit: Frühlingsbeginn. Die Wurzeln haben eine rötlich-braune Färbung.

Bodenlorbeer

Epigaea repens ist nicht im Europäischen Arzneibuch zu finden. Die große Familie der Ericaceen ist bekannt für typische Phenolpflanzen. Deshalb erscheint die Anwendung bei Blasen- und Nierenleiden, wie es von Indianern beschrieben wird, durchaus berechtigt. *J. E.*

kung zu. Auch wirksam bei Blut und Eiter im Urin (Blasen-, Harnleiter-, Nierenbecken- und Nierenentzündungen).
Anwendung: 1 Unze (31,1 g) der zerhackten ganzen Pflanze, oder auch nur der Blätter, auf ½ l kochendes Wasser, ½ Stunde ziehen lassen, absieben. Diese Zubereitung mehrmals täglich nehmen, wenn nötig über längere Zeit.

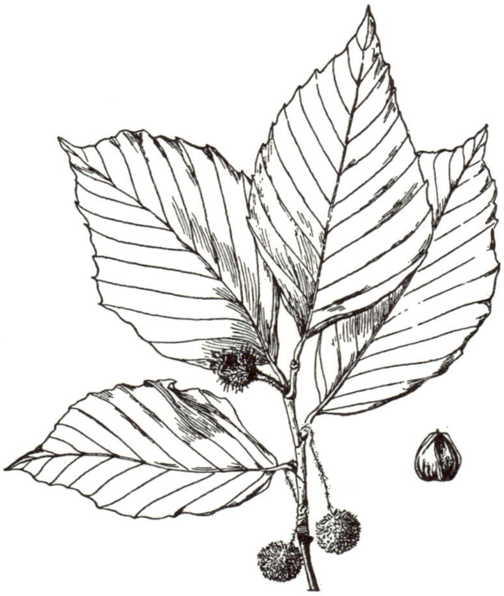

Charakteristika: Die amerikanische Buche erreicht bis zu 125 cm Stammesdurchmesser und eine Höhe bis zu 40 m. Der aschgraue Stamm ist glatt, mit nur wenigen Querrissen. Die zweizeiligen Blätter sind oval, zwischen 3 und 10 cm lang, sie haben einen gezahnten Rand. Die männliche Blüte stellt ein bräunliches glockenförmiges Perigonium dar, geteilt in 5 bis 6 Lappen mit 4 bis 15 Staubblättern. Die weiblichen Blüten haben einen unterständigen dreigeteilten Fruchtknoten und stehen zu zweit in einer viergeteilten Cupula zusammen, aus der sich später der stachelige Fruchtbecher entwickelt. Dieser öffnet sich bei der Reife mit vier Klappen und stößt die beiden dreikantigen Früchte, die Bucheckern, aus. Blütezeit: April bis Mai. Fruchtreife: September.

Buche — Beech

Fagaceae
Fagus grandifolia Ehrh. (Großblättrige Buche)
Fagus ferruginea Ait.

Populärnamen: *White Beech, Red Beech, Ridge Beech, Winter Beech, Stone Beech, Beechnut Tree, Buke, Boke, Bog, Buk, Hetre, Faggio, Faya, Haya, Fagos, Book, Mast Tree.*
Vorkommen: Von Kanada bis Mexiko auf dem ganzen nordamerikanischen Kontinent auf feuchten, fruchtbaren Böden. Es gibt in den USA nur diese eine Buchenart, die sich von übrigen Buchen durch besonders große Blätter unterscheidet.
Verwendung: Rinde, Blätter und Früchte.
Lösungsmittel: Wasser, Verrauchung.
Inhaltsstoffe: Blätter und Rinde enthalten zahlreiche Gerbsäuren, tonisierende, adstringierende und milde antiseptische Substanzen, die Bucheckern wertvolle Öle und Cholin (Bilineurin).
Medizinische Wirkung: Die Rappahannoks behandelten Hautvergiftungen durch Giftsumach (*Poison Ivy*), die zu sehr unangenehmen entzündlichen Schwellungen und Geschwürbildungen führten, mit Rinde, die man aus der dunkleren Nordseite des Stamms brach, zerkleinerte und dann in heißem Salzwasser auslaugte, bis eine bestimmte Färbung erreicht war. Die Ojibwas und Menominees kochten frische oder getrocknete Blätter 30 bis 45 Minuten lang aus und badeten Erfrierungen im heißen Absud. Trapper berichteten, daß auf diese Weise selbst schwere Erfrierungen an Händen und Füßen rasch wieder durchblutet wurden. Auch Verbrennungen wurden auf die gleiche Weise behandelt und sollen so häufig *ohne Narbenbildung* geheilt worden sein. Ausgekochte Blätter und Rinde wurden oft zu einem Brei vermischt und auf Erfrierungen, Verbrennungen, Schwellungen und anderen Hautreizungen aufgelegt. Die Irokesen und Delawaren verdampften im Schwitzbad angefeuchtetes Buchenholzpulver auf heißen Steinen. Hierdurch bildete sich Kreosot, das eine starke desinfizierende und deodorierende Wirkung besitzt. Zweige mit Blättern und Blüten wurden in einem Absud von Prärie-Indianerstämmen als verdauungsförderndes Mittel und gegen Nierenschmerzen verwendet. Solche Abkochungen galten auch als fiebersenkend. Die Stämme an den Großen Seen behandelten Schwellungen, die durch Verrenkungen oder Verstauchungen verursacht worden waren, mit Packungen aus frischen zerkauten Blättern, die eine kühlende und die Abschwellung fördernde Wirkung hatten.

Der *Buchenteer* wirkt stimulierend und antiseptisch und wird innerlich gegen chronische Bronchitis eingesetzt.
Das Öl der *Bucheckern* nimmt unter den chemisch gebundenen Ölen eine Position zwischen den nichttrocknenden und schnelltrocknenden Pflanzenölen ein. Die Bucheckern haben einen hohen Proteingehalt von 22 Prozent und bildeten für die Irokesen-Nationen ein reichhaltiges Nahrungsmittel, das sorgfältig gesammelt wurde. Man preßte die Bucheckern aus und verwendete das Öl zum Kochen und den Restbrei für Maisbrotteig oder aß sie zu Salaten, zum Nachtisch oder zum Gemüse, oder man bewahrte sie – leicht angeröstet – für spätere Zwecke auf.
Unter den Feldscheren der englischen Armee galt eine Irokesenzubereitung aus pulverisierten Röstbucheckern und Buchenblütenpollen, die der Baum mehr als reichlich spendete, als Heilmittel gegen Epilepsie, Schwindelanfälle und Tollwut (*Hydrophobia*). Diese Armeefeldschere berichteten ebenfalls über Besserungen und vereinzelt sogar vollständige Heilungen einer Erkrankung, die heute unschwer als *Diabetes mellitus* zu identifizieren ist, durch einen stark eingekochten Tee aus Blättern, Rinden- und Eckernpulver.
Unter Trappern galt in schweren Fällen von fieberhafter Bronchitis und Rachenkatarrh die indianische Empfehlung: Buchenteer wurde trocken – mit einer kleinen Pfanne auf einem schwachen Feuer – erhitzt. Die sich entwickelnden Dämpfe wurden unter einem eng um Kopf und Pfanne gelegten Tuch in langsamen tiefen Zügen eingeatmet. Der Geruch ist sehr aggressiv (Kreosot).
Rezeptur: Auf 1 Tasse heißes Wasser entweder 1 gehäuften Teelöffel gemahlener Blätter oder ½ Teelöffel granulierter Rinde, 3 bis 4 Tassen täglich.

Buche

Mir sind aus der Volksmedizin vereinzelt Anwendungen von Rinde und Blättern bekannt. Es gibt aber keine guten Quellenhinweise. Der durch trockene Destillation gewonnene Teer (*Pix fagi*) wurde in Salben verarbeitet und bei verschiedenen Hautleiden sowie bei Rheuma und Gicht verwendet. Heute hat *Pix fagi* keine Bedeutung mehr. Vor dem Verzehr größerer Mengen Bucheckern, deren hochwertiges Öl bekannt ist, wird heute wegen der Toxizität der enthaltenen Saponine und Oxalsäure gewarnt. Die Buche gilt in unserem Kulturbereich *nicht* als Heilpflanze. *J. E.*

Buchweizen → Knöterich

Buchweizen, falscher → Knöterich

Buchweizen, kletternder → Knöterich

Buckelbeere → Heidelbeere

Dreiblatt → Waldlilie

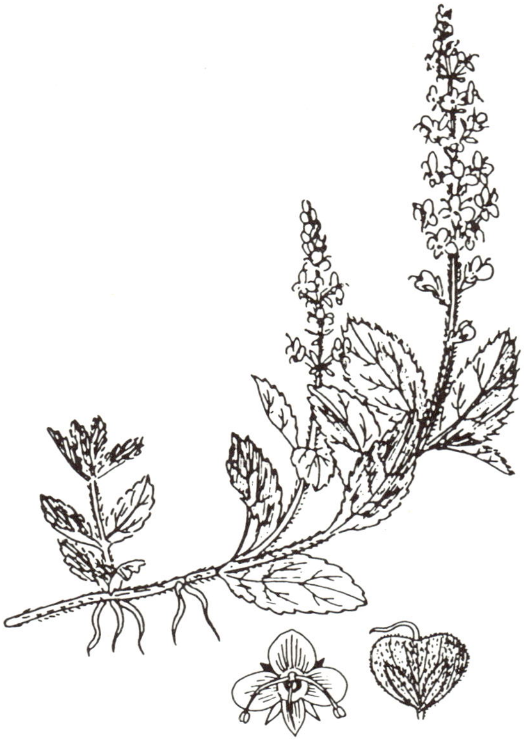

Charakteristika: Das Kraut ist spezifisch nordamerikanisch, hat einen einzelnen aufrecht stehenden Stengel von 90 bis 130 cm Länge, glatt und feinstflaumig mit in Quirlen angeordneten Blättern mit 4 bis 7 Blättern in jedem Quirl. Der Stengel mündet in einer 15 bis 25 cm langen Blütenähre. Die Blüten sind weiß. Die lanzettartigen, zugespitzten Blätter sind regelmäßig sägezahnartig gezackt und haben kurze Blattstengel. Blütezeit: Juli bis August. Der Wurzelstock ist nahezu zylindrisch, manchmal verästelt und von dunkelbrauner bis purpurner Farbe. Das Wurzelwerk ist drahtig. Wurzelstock und Wurzeln sind fast geruchlos, der Geschmack bitter und ätzend.

Ehrenpreis, Virginianischer — Black Root

Scrophulariaceae – Braunwurzgewächse — *Culver's Root*
Leptandra Virginica (L.) Nutt.
(vormals: *Veronica virginica* L.)

Dieses Kraut wurde von Linné der Gattung *Veronica*, später (1818) von Thomas Nuttall der Gattung *Leptandra* zugeordnet, eine Nomenklatur, der seitdem (amerikanische) Botaniker folgen. Im deutschen ‹*Zander-Handwörterbuch der Pflanzennamen*› ist es noch unter *Veronica* Nr. 33 zu finden.

Populärnamen: *Culver's Root, Culver's Physic, Physic Root, Bowman's Root, Brinton Root, Leptandra, Tall Speedwell, Tall Veronica, Virginia Veronica, Purple Veronica.*
Vorkommen: Der Indianerheiler Rolling Thunder meint, daß *Black Root* im «Vollbesitz seiner medizinischen Kräfte» nur in kalkhaltigen Böden gefunden werden kann, «wo es Kalkstein gibt», und dort «in feuchten Wäldern, neuer Erde, Sümpfen und feuchten Steppengrasflächen». Am besten «wächst es auf den Bergwiesen des Südostens und in den dichten Wäldern des Nordostens der USA. Man findet es aber auch im Unterland Kanadas, südlich bis Alabama, westlich bis Minnesota und Nebraska, südwestlich bis Louisiana und Texas.»
Verwendete Teile: Getrocknete Wurzel. Der Herbst des zweiten Jahres ist die richtige Sammelzeit.
Lösungsmittel: Wasser.
Inhaltsstoffe: Ätherisches Öl, Gerbsäure, Gummi- und Harzstoffe, mannitartiges Saccharin, die Glukoside Senegin und Lepandrin, p-Methoxycinnamidester, das Phytosterol Verosterol und Dimethoxycinnamidsäure.
Medizinische Wirkung: Obwohl Indianerheiler vereinzelt verdünnte Absude von frischen Wurzeln gegen Wechselfieber verabreichten, warnten sie davor, frische Wurzeln zu verwenden, da hierdurch blutiger Stuhlgang und vor allem die Abtreibung der Leibesfrucht verursacht werden könnte. Warmauszüge der frischen Wurzel wurden manchmal als wirksames Abtreibungsmittel verwendet. Hauptsächlich verordneten Indianerheiler Ehrenpreis als verdauungsförderndes Mittel. Es regt den Gallenfluß an, weil das Lepandrin in die Gallenblase auf milde Weise entleert und gleichzeitig die Bildung von Gallenflüssigkeit fördert, ohne die Därme zu belasten oder zu reizen. Ehrenpreis wurde auch als Magentonikum, gegen Durchfälle und gegen infektiöse Ruhr und Brechdurchfall bei Kindern (*Cholera infantum*) sowie gegen Leberträgheit eingesetzt. Es sind Fälle bekannt, in denen Indianerheiler mit Erfolg Lepra, Bleichsucht und Gelbfieber behandelten.
Die Senecas (Irokesen) verwendeten Ehrenpreis als stark wirksames erkältungshemmendes Mittel, die Menominees als antibakterielles Stärkungsmittel, die Cherokees gegen Rippenfellentzündung und die Meskwakis gegen Verstopfung und um Nierensteingries aufzulösen. Der französische Botaniker André Michaux berichtete über starke Heilungseffekte bei Syphilis. Dr. Clapp bezeichnete die Pflanze als einen guten Ersatz für die nebenwirkungsreichen Quecksilberpräpa-

rate (Haar-, Nägelausfall). Ehrenpreis wurde 1820 in die USP aufgenommen, wo es bis 1916 enthalten war, von 1916 bis 1955 war es in der NF aufgeführt (als kathartisch, emetisch, alterativ und wirksam gegen Lebererkrankungen). In der amerikanischen Naturheilkunde hat sich Ehrenpreis als sehr wirksam gegen Gelbsucht (Hepatitis) erwiesen.
Dosierungen: Absud aus 1 Unze (31,1 g) Wurzelpulver und 1 l Wasser, eingekocht auf ½ l Wasser, als Tagesdosis auf 4 bis 5 Einnahmen verteilt. Vom unreinen Harz: 2 bis 4 Grains (0,1 bis 0,25 g) auf 1 Tasse kochendes Wasser als Tagesdosis. Vom Wurzelextrakt: ¼ bis 2 Grains (0,025–0,1 g) auf 1 Tasse als Tagesdosis.

Ehrenpreis, Virginianischer

Eine typische amerikanische Pflanze. *Rhizoma leptandrae*, die Leptandrawurzel, ist keine Pflanze unseres Arzneischatzes. Sie ist bei uns zwar bekannt, wurde früher auch reichlich verwendet, man findet aber heute nur noch selten Leptandra in bestimmten Fertigarzneimitteln, zum Beispiel in «Gallcusan»®. Die Wirkung besteht in einem choloretischen und mild laxierenden Effekt. Der Einsatz bei uns ist identisch mit dem indianischen. *J. E.*

Engelwurz — American Angelica

Umbelliferae
Angelica atropurpurea L.
Dunkelpurpurrote Angelika

Populärnamen: *Great Angelica, High A., Common A., Seacoast A., Purplestem A., Alexander's A., Masterwort, Scurvy Pea, Slim Flowered Scurvy Pea, Bellyache Root, Archangel, Dead Nettle, Aunt Jericos.*
Andere Arten: *A. archangélica*, auch: *officinalis* (Brustwurz, Heiligenbitter, Zahnwurzel), *A. heterocarpa* (Spanien), *A. sylvestris* (Waldengelwurz), *A. sativa.*
Die anderen Arten sind in Europa seit langer Zeit wohlbekannt. Man verwendete aber lediglich die getrockneten, pulverisierten Wurzeln als appetitanregendes, blähungswidriges, schleimlösendes Mittel und als aromatischen Zusatz für Badesalze, Salben und Liköre (zum Beispiel Benediktiner). In Thüringen wurden die Wurzeln regelrecht angebaut, in Großbritannien gesammelt und sogar exportiert. Die spezifisch amerikanische Art (*A. atropurpurea*) ist etwas weniger aromatisch, aber in ihrem Wirkstoffgehalt der am weitesten verbreiteten Art (*A. archangelica*) so ähnlich, daß Europäer sie während der Kolonialzeit als vollwertigen Ersatz verwendeten. Die in der Pflanzenheilkunde den Europäern weit überlegenen Indianer waren aber bei der spezifisch amerikanischen Art mit bedeutend mehr Wirkungen vertraut.
Vorkommen: An feuchten, schattigen Stellen in kühlem Klima. In den USA kommt *Angelica* hauptsächlich in den östlichen und nordöstlichen Atlantikstaaten vor.
Verwendung: Wurzeln, Stiele, Blätter, Samen.
Lösungsmittel: Wasser (Alkohol).
Medizinische Wirkstoffe: Wurzel: 1 Prozent ätherische Öle, Valeriansäure (Baldrian), Angelikasäure, Zucker, Bitterstoffe, Angelikaharz, Vitamin C, Vitamin B_1. Die ätherischen Öle enthalten Methyläthyl-Essigsäure und Hydroxymyristinsäure. Die Stiele enthalten einen hohen Anteil Angelikaöl, die ätherischen Öle der Blätter Cumarinverbindungen, die Samen (wie auch die Wurzeln) Diperten, Limonen und Terebangelen. Man vermutet, daß noch unbekannte Antibiotika und Glucoside enthalten sind, möglicherweise auch unbekannte Enzyme.
Medizinische Wirkungen: Das Angelikakraut befand sich von 1820 bis 1863 und von 1863 bis 1873 in der USP, die Frucht von 1831 bis

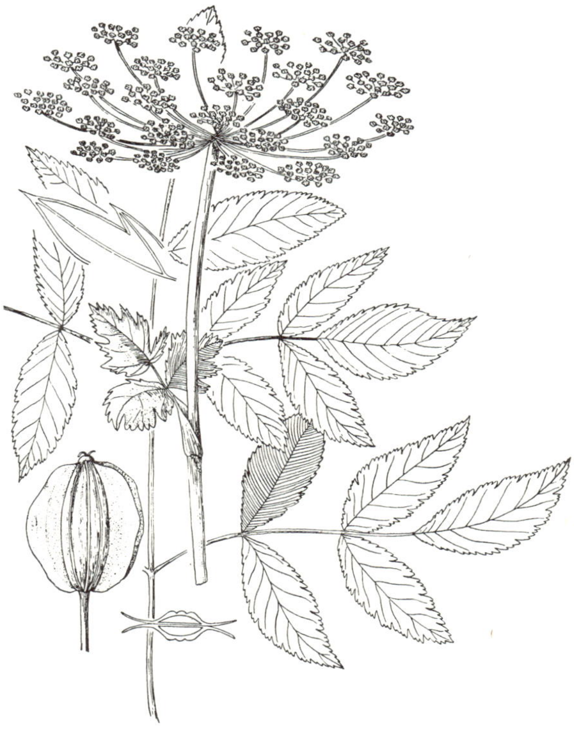

Charakteristika: *Angelica* wird 50 bis 150 cm hoch, ist mehrjährig und hat breite, lange, an der Blattscheide ziemlich pralle Basalblätter, die in ovale Segmente gegliedert sind. Sie sind am Rand rauh und an der Unterseite behaart, ebenso die Doldenstiele. Große Dolden, weiße und rötlichpurpurn gesprenkelte Blütenkronenblätter, Hülle aus vielen Deckblättern und abgeflachte Flügelfrüchte. Die Wurzel hat einen strengen Geruch und einen warmen, aromatischen Geschmack. Der Wurzelstock der amerikanischen *Angelica* ist heller und weniger verästelt als der der europäischen Arten. Die Wurzeln sind lang, spindelförmig, dick und fleischig. Der Stiel ist von intensiver purpurroter Farbe. Blüte: Juli/August. Ernte: März/April und September/Oktober.

1842 in der USP und von 1916 bis 1936 in der NF und noch 1934 in der britischen *Pharmacopeia*. Aber diese offiziellen Eintragungen bezogen sich lediglich auf die pulverisierte getrocknete Wurzel.
Unter den Bestandteilen sollen sich auch solche (bislang unbekannte) befinden, die recht wirksam gegen Malaria sind. Dies behaupteten Trapper und Ordenspater, ebenso wie die Wirksamkeit starker Wurzelextraktinfusionen bei Tuberkulose. Indianer der Arkansas-Region mischten Wurzelpulver dem Tabak bei und sprachen dem inhalierten Rauch schleimlösende Wirkung zu. Die Waldläufer führten ein Trokkenpulver aus allen Pflanzenteilen ständig mit sich, wie auch die Indianer der Atlantikküstenregion. Die Creeks verwendeten teeartige Lösungen gegen Magen- und Darmstörungen, Koliken, Wurmbefall und Rückenschmerzen. Die Menominees nahmen gekochten Frischwurzelbrei gegen Brust- und Rückenschmerzen und vor allem als harntreibendes Mittel bei Nieren- und Blasenleiden. Es gibt Berichte, die höherer Dosierung eine menstruationsfördernde und schwangerschaftsunterbrechende Wirkung zusprechen. Blätter und Stengel sollen eine starke antiskorbutische Wirkung entfaltet haben. In frischem Zustand galten Angelikawurzeln als sehr giftig. Durch Abkochen und Austrocknen jedoch verlor sich diese Giftigkeit. Welches Gift die frischen Wurzeln enthielten, ist noch nicht geklärt, man vermutet aber, daß es Cumarinverbindungen im Angelikaöl sind, die sich in größeren Mengen lähmend auf Blutdruck, Herz und Atmung auswirken, aber chemisch so instabil sind, daß sie bei Erhitzung und Trocknung in harmlosere Verbindungen zerfallen. Starke Wurzellösungen wirkten ebenfalls gegen Typhus, Rheumatismus und Gicht. Der eingetrocknete Saft der Stiele und Wurzeln, der von intensiver gelber Farbe war, soll ebenfalls sehr wirksam gegen die Bisse tollwütiger Hunde gewesen sein.
Offenbar wußten Indianer, daß man *Angelica*-Zubereitungen nicht geben sollte, wenn eine Neigung zu Diabetes bestand – durch Behandlung mit Engelwurz wird der Zuckergehalt des Urins gesteigert.
Zubereitungen: Die frische Wurzel hat eine gelblichgraue Farbe. Der gepreßte Saft ist honigfarben und enthält alle aromatischen Duftstoffe der Pflanze. Wenn man zu Beginn des Frühlings Einschnitte in Stiel und Krone macht, tritt reichlich gummiartiges Harz aus, der einen intensiven Moschus-Benzoin-Duft verströmt. Trapper empfahlen, *Angelica*-Wurzeln sehr rasch zu trocknen und sie, um dies zu beschleunigen, der Länge nach in Streifen zu schneiden und die getrockneten Wurzelstücke möglichst luftdicht aufzubewahren, dann würden sie über viele Jahre hinweg ihre medizinischen Wirkstoffe behalten. Die getrockneten Wurzeln sind von gräulichbrauner Farbe, innen weiß und schwammartig. Ihr Geschmack ist zuerst süßlich, dann wird er allmählich warm, aromatisch, schließlich bitter und stark moschusartig. Trapper behaupteten, daß heißes Wasser die Wirkstoffe weniger gut und vollständig lösen als Alkohol. Indianer bemerkten hierzu spöttisch, daß es bei den alkoholischen Tinkturen den Weißen mehr um den Alkohol als um die Wirkstoffe ginge. Die Blätter werden hauptsächlich von vier- bis fünfjährigen Pflanzen am Sommeranfang gepflückt, bei denen schon lange kräftige Stiele ausgebildet sind. Indianer schnitten bei Beginn der Blütendoldenbildung diese Dolden ab, die dann einige Jahre lang frisch blieben. Normalerweise sterben sie nach der Blüten- und Samenbildung ab. Wenn man das ganze Kraut verwenden wollte, so

Engelwurz

In Europa ist die Engelwurz als typische Arzneipflanze wohlbekannt. Allerdings wird nur *Angelica officinalis*, und davon nur die *Wurzel* verwendet, wodurch das Wirkungsspektrum natürlich ziemlich eingeschränkt wird. Die Hauptwirkstoffe der Wurzel sind ätherische Öle, Bitterstoffe und Gerbstoffe. Daneben sind auch verschiedene organische Säuren, so Furanocumarine, Harze und Wachs bekannt. Als typisches *Amarum aromaticum* wird die Droge als Stomachicum und Karminativum eingesetzt, aber auch in galletreibenden und wassertreibenden Mischungen gibt man gern diese Wurzel. Wegen seiner krampflösenden Eigenschaften ist der Einsatz als Hustenmittel gerechtfertigt. Die Volksmedizin erweitert die Anwendung wesentlich: so empfiehlt sie die Wurzel bei Krämpfen, bei Alkoholvergiftung, Rheuma und Gicht. Besonders beliebt sind Weine und auch Bäder. Es muß allerdings vor höheren Dosierungen gewarnt werden. Der früher vorgekommene Mißbrauch als Abortivum hat oft zu zentralen Lähmungen geführt. Die Furanocumarine sind häufig Auslöser von Allergien. *J.E.*

schnitt man es unmittelbar über der Wurzel im Juni ab und trocknete das ganze Kraut. Galt es, nur die Samen zu sammeln, so wartete man einen schönen sonnigen Morgen ab und suchte, wenn die Sonne den Tau gerade getrocknet hatte. Die Samen breitete man an einem warmen Ort aus, bis die Kapseln trocken genug waren, um vorsichtig gebrochen zu werden. Die Samenfrüchte wurden sorgfältig unter ständigem Wenden etwa zehn Tage lang getrocknet und dann jahrelang aufbewahrt.

Rezepte: *Wurzeltee:* ½ Liter kochendes Wasser auf 1 Unze (28,35 g) zerquetschte Wurzeln, ziehen und stehen lassen. Hiervon 2 bis 3 Teelöffel drei- bis viermal täglich. Oder: Wurzeltrockenpulver in Mengen von 10 bis 30 Grains (0,65 bis 2 g) mit ½ Liter heißem Wasser übergießen und ziehen lassen.

Sirup: Eine Handvoll zerhackter trockener Wurzeln in 1 l Wasser 3 Stunden lang einkochen, durchsieben, die Flüssigkeit mit Honig vermischen. Von diesem Sirup morgens und abends einen Teelöffel voll nehmen.

Indianischer Sirup (bei Typhusinfektionen angewendet): 6 Unzen (186 g) dünnscheibig geschnittene Wurzelstücke mit 1 l Wasser übergießen, ziehen lassen, absieben und mit 4 Unzen (124 g) Honig und dem Saft zweier Zitronen vermischen. Diese Sirupmenge in kleinen Portionen langsam im Mund zergehen lassen und vollständig innerhalb ½ Stunde einnehmen.

Blättertee: Eine Handvoll getrockneter Blätter mit ½ l kochendem Wasser übergießen, ziehen lassen und abseihen. Bei akuten Erkältungskrankheiten 1 bis 3 Tassen täglich.

Samentee: 1 Unze (31,1 g) getrocknete Samen mit ½ l Wasser übergießen (bei pulverisierten Samen nur 0,5 Unzen), ziehen lassen, abseihen und dreimal täglich ½ Tasse trinken.

Feuchte Umschläge: Äußerliche Umschläge, mit Wurzel-, Blätter- oder Samentee getränkt, heilen alte Geschwüre.

Breiumschläge: Die Creeks, Cherokees und Choctaws applizierten Breiumschläge aus zerquetschten Wurzeln gegen Arthritis, Lungenentzündung und chronische Bronchitis.

Erle → Roterle

Esche — American Ash

Oleaceae (Ölbaumgewächse) — *White Ash*

Fraxinus americana L.

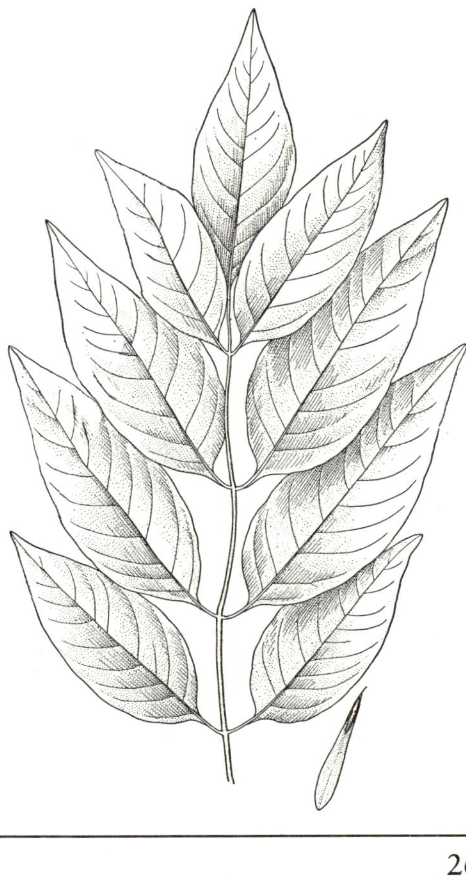

Populärnamen: *Small-seed White Ash, Cane Ash, Biltmore Ash, Biltmore White Ash*

Varietäten: *Purple-fruit White Ash – F. am. var. iodocarpa*: hat Flügelfrüchte mit leichter Purpurtönung; *Small-fruit White Ash – F. am. var. microcarpa*: ist buschförmig mit etwa 12 mm kleinen Samen; *Leatherleaf White Ash – F. am. var. subcoriacea* Sarg.: hat ganz oder teilweise sägenartig gezackte lederne Blätter; *Walnut-leaf White Ash – F. am.*

Charakteristika: Baum, der normalerweise eine Höhe von etwa 35 m erreicht, mit einem Stammesdurchmesser von etwa 1 m. Blüte: April/Mai. Fruchtreife: August/September. Blätter: gegenständig oval-lanzettartig angeordnet (5 bis 9). Äste: grün bis braun oder grau. Rinde: hellgrau bis dunkelbraun mit hellen ineinander verlaufenden Längsrillen. Die Blüten hängen an dünnen Stielchen und bestehen nur aus Fruchtknoten und 2 Staubblättern. Sie werden vom Wind bestäubt. Die trockenen Flügelfrüchte bleiben während des ganzen Winters am Baum hängen und werden später vom Wind weggetragen. Erntezeit von Blättern und Rinde: Sommer bis Herbst.

Esche

Bei uns sind zwei Arten der Esche bekannt: *Fraxinus excelsior*, die Esche, und *Fraxinus ornus*, die Manna-Esche. Die Inhaltsstoffe der amerikanischen und der europäischen *Fraxinus*-Arten scheinen sich sehr zu gleichen: Es handelt sich im wesentlichen um Gerbstoffe, verschiedenen Flavonoide, Cumarine (Fraxin), Bitterstoffe, Harze und hohe Anteile an Mannit. Aus *F. ornus* wird «Manna» gewonnen. Die Gewinnung wird in großem Stil in Sizilien betrieben, wobei die Rinde – also nur der *Bast* – quer eingeschnitten wird; der austretende Saft erstarrt zu einer weißen Masse, dem «Manna», das zu über 90 Prozent *Mannit* enthält. Pro Baum gewinnt man in jeder Saison davon etwa zwei Kilogramm. Manna zählt zu den osmotisch wirksamen milden Abführmitteln und wurde früher vor allem in der Pädiatrie eingesetzt. Die «Manna» aus der Bibel hat *nichts* mit der Eberesche zu tun. Man nimmt an, daß es sich bei der biblischen Manna um die Ausschwitzung handelt, die durch den Einstich einer Schildlaus auf *Tamarix gallica* (Tamariske) entsteht, oder um Bruchstück der Mannaflechte (*Leconora esculenta*). Die wassertreibende, die mild abführende Wirkung und der Einsatz bei Rheuma und Gicht lassen sich auf Grund der Inhaltsstoffe bestätigen. Für die besonderen Wirkungen zur Wundheilung zum Beispiel der Oregonesche fehlen bei uns jegliche Quellen für europäische Arten, die damit zu vergleichen wären. Überhaupt spielt die Esche keine besondere Rolle in unserem Arzneischatz. Esche ist auch Bestandteil der Arzneimittelspezialität «Phytodolor»®, das als pflanzliches Schmerzmittel zum Beispiel bei Rheuma gegeben und von Kennern besonders oft eingesetzt wird. *J. E.*

var. juglandifolia (Lam.) Rehd.: hat mehr oder weniger stark gezackte Blättchen, oben weniger glänzend, weniger weiß darunter und mit unterschiedlich starker feiner Behaarung.

Vorkommen: Kanada und USA – östlich bis Florida, westlich bis Ontario, Minnesota, Michigan, Nebraska, südwestlich bis Oklahoma, Arkansas, Texas, Louisiana, nördlich bis Nova Scotia.

Verwendete Teile: Blütenknospen, Blätter, Äste, Rinde und Saft daraus.

Lösungsmittel: Heißes Wasser.

Medizinische Wirkstoffe: Die Rinde enthält das bittere Curaminglykosid Fraxin, den Bitterstoff Fraxetin, Gerbsäure, das Flavonglykosid Quercitrin, Mannit, geringe Anteile ätherische Öle, Äpfelsäure, Gummiharz und viel Kalzium. Der Bast enthält viel Schleim.

Medizinische Wirkungen: Wirksam gegen periodische Krankheiten (antiperiodisch), abführend, harn- und schweißtreibend, stimulierend, astringierend (zusammenziehend). Loskiel, ein Missionar der Herrnhuter Brüdergemeine, berichtete 1794 darüber, wie die Delawares mit einem Absud von Knospen und Rinde der Weißesche, also durch innerliche Anwendung, Klapperschlangen-Bißvergiftungen kurierten. Prinz Maximilian zu Wied erlebte bei seinem Besuch der Pocono-Berge in Pennsylvania 1832 solche Heilungen. Die Penobscots gaben Frauen nach der Geburt eines Kindes einen starken Blättertee, der sie innerlich reinigte. Kiowas und Comanches sprachen Tee- und Rindenabsuden starke fiebersenkende Wirkung zu. Zarte junge Blätter, so berichteten Trapper, wurden innerlich als Tee, äußerlich gleichzeitig als Naßpakkungen gegen Gicht, Arthritis, rheumatische Schmerzen und Schwellungen, Ödeme und Fettleibigkeit eingesetzt. Indianerstämme in Texas und Oklahoma verwendeten Blätter, Rinde und den Saft junger Astenden zur Regelung der Blutzirkulation, speziell in den Extremitäten. Nicolas Culpeper (1616–1654) verzeichnet in seinem ‹*Complete Herbal*› (1851), daß «ein Aufguß der Blätter hilft, den [Blasen-?]Stein zu brechen und auszuschwemmen und Gelbsucht zu heilen». Auch Pelzhändler der North West Company erwähnen die Auflösung von Nierensteinen durch Weißeschenzubereitungen, die allerdings über wenigstens zwei Monate intensiv eingenommen werden mußten. Anderen Berichten zufolge schrecken frische Weißeschenblätter Klapperschlangen ab.

Rezepte: 1 Teelöffel zerriebener Blätter auf eine Tasse kochendes Wasser, 30 Minuten ziehen lassen, 2 bis 4 Tassen pro Tag. Auch: Tagesdosis 1 Unze (31,1 g) auf knapp 1 l Wasser ansetzen und diese Menge innerhalb von 24 Stunden geben.

Manche Indianerstämme waren davon überzeugt, daß die Fruchtkerne konzentriertere Wirksamkeit als Blätter und Rinde besitzen.

Faulbaum, Amerikanischer — Cascara Sagrada

Rhamnaceae (Kreuzdorngewächse)
Rhamnus purshianus DC.
(Frangula purshiana DC.)

Buckthorn Family
(Californian Buckthorn)
Sacred Bark

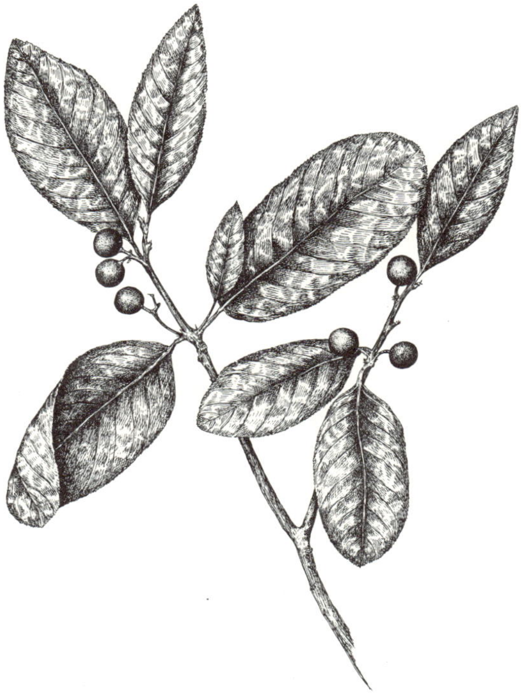

Populärnamen: *Sacred Bark, Chittem Bark, Purshiana Bark, Bearberry, Chittem Wood Bark, Dogwood Bark, Coffeeberry Bark, Pigeonberry Bark, Bitter Bark, Bear Wood, Cascara, Mountain Cranberry, Chittimwood, Cascara Buckthorn.*

Andere Arten der Buckthorn-Familie: *R. alnifolius* L'Hérit. (Neufundland bis British Columbia, südlich bis New Jersey, Wyoming und Kalifornien), *R. carolinianus* Walt. – *Carolina Buckthorn, Yellow Buckthorn, Indian Cherry, Bog-Birch, Alder-leaf Buckthorn, Polecat Tree* (Virginia bis Missouri und Nebraska, südlich bis Florida und Texas), *R. lanceolata* Pursh. (Texas, Arkansas und Alabama, nördlich bis Pennsylvania, westlich bis Süd-Dakota, Illinois und Missouri), *R. lanceolata var. glabrata* Gl. – *Smooth Lance-Leaf Buckthorn* (Ohio, Kentucky, Nebraska, Kansas und Oklahoma), *R. smithii* Greene – *Smith Buckthorn* (Texas, New Mexico, Colorado), *R. fasciculata* Greene, *R. betulaefolia* Greene – *Birch-Leaf Buckthorn* (Texas, New Mexico, Arizona, Utah, Nevada), *R. californica* Esch. – *California Buckthorn, California Coffee-Berry, Coast Coffee-Berry, Pigeon-Berry* (New Mexico westlich, bis California, nördlich bis Colorado und Washington).

Außeramerikanische Arten: *Rhamnus alaternus* L., *R. alpinus* L., *R. catharticus* L., *R. crenatus* Sieb., *R. davuricus* Pall., *R. frangula* L., *R. globosus* Bunge, *R. imeretinus* Booth, *R. pallasii* Fisch., *R. pumilus* Turra, *R. repestris* Scop., *R. saxatillis* Jacq., *R. utilis* Decne.

Vorkommen: Auf humusreichen, sandigen Böden mit mäßigem Wasservorkommen, in Bergtalregionen.

Verwendbare Pflanzenteile: Gealterte Rinde.

Lösungsmittel: Kochendes Wasser.

Erntezeit: Die Rinde sollte im Frühling von jungen Stämmen und Hauptästen geerntet werden. Von anderen Teilen und zu anderer Zeit geerntet, sind Geschmack und Inhaltsstoffe verändert. Indianer ließen die Rinde etwa ein Jahr lang trocknen, amerikanische Heilkundige empfehlen sogar 2 bis 6 Jahre.

Inhaltsstoffe: 6 bis 9 Prozent Antrachinon-Glykoside (wie Cascarosid A, B, C und D), Emodin, Fette, Stärke, Glukose, ein ätherisches Duftstofföl, Apfelsäure und Gerbsäuren. Bei der Hydrolyse bilden einige Glykoside Chrysophansäure.

Medizinische Wirkung: *Cascara Sagrada* wird bis heute in der amerikanischen Heilkunde als mildes Abführmittel verwendet, das bisher durch kein chemisches Pharmazeutikum ersetzt werden konnte. Es entfaltet seine Wirkung besonders im großen Darmtrakt und ist vor allem für empfindliche und ältere Personen ideal geeignet, die insbesondere unter chronischer Verstopfung leiden. Auch als Magentonikum wird es bis heute verwendet, wenn alle anderen Mittel entweder versagen oder unangenehme Nebenwirkungen zeigen. In der Veterinärmedizin ist es ein bevorzugtes tonisierendes Mittel für Pferde und Hunde.

In den USA ist *Cascara Sagrada* die wohl bekannteste Indianermedi-

Charakteristika: Baumartiges Strauchgewächs, 3 bis 7 m hoch. Blätter: elliptisch, dunkelgrün, fein sägezähnig, herzförmig an der Basis, spitz und scharf an der Spitze, haarige Unterseite, sichtbare Adern. Blüten: klein und grünlich. Früchte: kleine schwarze Beeren mit 3 Samenkernen. Rinde: purpurbraun bis dunkelbraun (im Alter) mit grauen Korkwarzen. Innenseite glatt, mit sehr feinen Linien durchsetzt. Die kleineren Äste laufen in nadelspitze Dornen aus.

zin: Die mit Schokolade überzogenen «Abstract Cascara Sagrada»-Tabletten sind in jedem Drugstore zu finden.

Die Indianer verwendeten die amerikanische Faulbaumrinde nicht nur, um den gesamten Verdauungsprozeß zu tonisieren und zu normalisieren, sondern schrieben ihr noch ein erheblich breiteres Wirkungsspektrum zu. Der Indianerheiler Lame Deer: «Eine vollkommen harmonische Verdauung ist eine der wichtigsten Voraussetzungen für Gesundheit. Sie ist von größter Bedeutung. Deshalb gehörte ‹Sacred Bark› zu jenen Naturheilmitteln, die vom Säuglingsalter bis ins hohe Greisenalter als ständige Nahrungszugaben genommen wurden. Viele Erkrankungen, die kurz- oder langfristig das Ergebnis gestörter Verdauung sind, haben wir Indianer deshalb gar nicht erst kennengelernt.» Wahrscheinlich waren spanische Priester in Kalifornien die ersten Weißen, die von der umfassenden prophylaktischen Wirkung der «Geheiligten Rinde» durch die Indianer des Mendocino County erfuhren. Die Thompson-Indianer British Columbias bereiteten einen milden abführenden Trank, indem sie pulverisierte Rinde, teilweise auch gemischt mit Holzpulver, mit kochendem Wasser übergossen. Selbst hartnäckigste Verstopfung wurde hierdurch beseitigt, ohne andererseits Durchfälle auszulösen. Aufzeichnungen spanischer Priester zufolge trat die tonisierende Wirkung in der Regel sechs bis acht Stunden nach der Verabreichung mit «absoluter Sicherheit» ein.

Indianer sammelten die Rinde im Frühling und Frühsommer in kleinen Stücken, weil sie wußten, daß der Baum keine neue Rinde bilden konnte, und trockneten diese sehr sorgfältig im Schatten. Erst unmittelbar vor Gebrauch wurde die zwei bis vier Jahre gealterte Rinde pulverisiert. Sie gaben *Sacred Bark* auch gegen Gallensteinkoliken und Leberbeschwerden, insbesondere gegen Lebervergrößerung. Der Gallenfluß und die Bauchspeicheldrüse wurden angeregt.

Etwa um 1877 begann Dr. J. H. Bundy in Colusa, Kalifornien, die Faulbaumrinde erstmalig als Heilmittel zu vermarkten. Die Firma Parke, Davis & Co. preßte das Pulver erstmals in Tablettenform. In die *Pharmacopeia* wurde sie 1890 aufgenommen, 1894 publiziert, und sie blieb dort bis heute aufgeführt.

Heute werden Faulbaumrinden-Präparate in den USA unter den Markennamen «Danthron», «Sennapod», «Senekot», «Cassanthrol» und «Peri-Colase» in Tablettenform, Dragees, Kapseln, Puder und alkoholischen Tinkturen und Extrakten angeboten.

Indianische Mediziner führen seit etwa acht Jahren eine – noch nicht abgeschlossene – Untersuchung an etwa 2600 Personen durch, um den Grad der gesundheitsfördernden Prophylaxe festzustellen. Zwischenergebnisse, die bekannt wurden, deuten eine kleine Sensation an: Die Personen, in Altersgruppen vom Säugling bis ins Greisenalter, die regelmäßige Teegaben erhalten, scheinen immun gegen Erkältungskrankheiten geworden zu sein, ihre Gesundheit befindet sich in einem durchgehend stabilen Bestzustand. Bei kleineren Leiden einzelner Probanden zu Beginn der Untersuchung wurden inzwischen anhaltende Besserungen beobachtet, die zur Ausheilung führten. Die indianische Bezeichnung «Geheiligte Rinde» scheint der Prüfung durch die Schulmedizin standzuhalten und noch eine Anzahl unerforschter Geheimnisse zu bergen. Die Faulbaumrinde soll Substanzen enthalten, die noch nicht identifiziert, zum Teil sogar noch unbekannt sind.

Faulbaum

Aus der Familie der Rhamnaceen sind uns *R. frangula, R. purshiana* und *R. catharticus* bekannt. Faulbaum und Kreuzdorn haben in unseren Arzneibüchern eine lange Tradition. Hauptinhaltsstoffe sind (in allen Drogen nur geringfügig unterschiedlich) die Andrachinonglykoside. Neuerdings sind auch Peptidalkaloide gefunden worden, über deren Toxizität man noch nicht viel weiß. Ferner sind Bitterstoffe, Gerbstoffe und Saponine genannt. Der Amerikanische Faulbaum ist unserem Faulbaum direkt vergleichbar. Die Wirkstoffe dienen als dickdarmwirksames Laxans bei Verstopfung. Große Vorsicht ist geboten bei längerer und regelmäßiger Anwendung von Faulbaumrinde. Viele Fertigpräparate enthalten Faulbaum- oder Sagradarinde, und der unvorsichtige und unsachgemäße Umgang mit diesen Präparaten hat zu dem bedauerlichen Mißverständnis geführt, daß natürliche Mittel nicht schaden könnten. Hieraus ergaben sich immer wieder Fälle von Abführmittelmißbrauch. Solchem Mißbrauch muß warnend entgegengetreten werden. *J. E.*

Dosierungen: Indianische Ärzte raten Patienten mit chronischen Magen- oder Darmgeschwüren von einer Behandlung ab. Sie warnen auch vor exzessiven Dosierungen und empfehlen kleine Mengen über längere Zeiträume hinweg. Die *US-Pharmacopeia* merkt an: *Cascara Sagrada* «scheint häufig den Tonus des entlasteten Verdauungsapparates wiederherzustellen und auf diese Weise einen dauerhaft vorteilhaften Effekt auszuüben».
Flüssiger Extrakt: B.P., 5 Tropfen bis 1 Teelöffel.
Flüssiger Extrakt: USP, 15 Tropfen.
Flüssiger Extrakt, geschmacklos: ¼ bis 1 Teelöffel.
Flüssiger Extrakt, aromatisch, USP: 15 Tropfen.
Aromatischer Sirup, B.P., ½ bis 2 Teelöffel.
Pulver-Extrakt: 2 bis 10 Grains (0,13 bis 0,65 g).
Rhamnin: 2 bis 6 Grains (0,13 bis 0,4 g).
Wurzelpulver: 0,5 bis 2 g.

Fichtenspargel — Indianpipe

Ohnblatt — *Bird's Nest*

Monotropa uniflora L.

Populärnamen: *Ice Plant, Fit Plant, Ova-Ova, Fit Root, Dutchman's Pipe.*
Verwendete Pflanzenteile: Wurzeln, Stengel, Blätter, Blüten.
Wirkstoffe: Es gibt keine ausgedehnten analytischen Untersuchungen. Erst in jüngster Zeit haben sich indianische Schulmediziner alter Berichte erinnert und suchen die Wirkstoffe zu ergründen, die bei ihren Vorvätern so hoch im Kurs standen. Man glaubt inzwischen, zunächst einmal das Glykosid Monotropitodid entdeckt zu haben, das – wenn es durch ein Pflanzenenzym hydrolisiert wird – erhebliche Mengen Methylsalizylat freisetzt (ähnlich der Azethylsalizylsäure = Aspirin). Manche schmerzstillende Wirkung könnte hierdurch erklärt werden, nicht aber die in alten zeitgenössischen Berichten erwähnten anderen Wirkungen.
Medizinische Wirkung: Der Preßsaft von Stengel und Blättern wird in alten Berichten als äußerst probat wirkendes Mittel gegen Gonorrhöe (Tripper) selbst in fortgeschrittenen Stadien (der in der Heilkunde der Weißen als unheilbar galt) erwähnt. Trapper berichten mehrfach darüber, daß Shoshonen-Heiler Gefährten in wenigen Tagen vollständig heilten, die nach allen einschlägigen Erfahrungen kurz vor dem Tod standen. Auch chronische blutende Blasengeschwüre sollen rasch und gründlich geheilt worden sein. Die Wurzeln der Parasitenpflanze genossen bei den Indianerheilern offensichtlich ganz besonderes Ansehen. Sie behandelten damit den kindlichen Veitstanz (*Chorea minor*), eine infektiös-rheumatische Erkrankung des Zentralnervensystems im Kindesalter, und sollen Kinder von Armeeoffizieren und frühen Pionieren vollständig geheilt haben. Solche Heilwirkungen erscheinen selbst der heutigen Medizin, die gegen diese Krankheit nur Antirheumatika und Neuroleptika (mit schweren Nebenwirkungen bei anhaltendem Gebrauch und keiner vollständigen Heilung) einzusetzen ver-

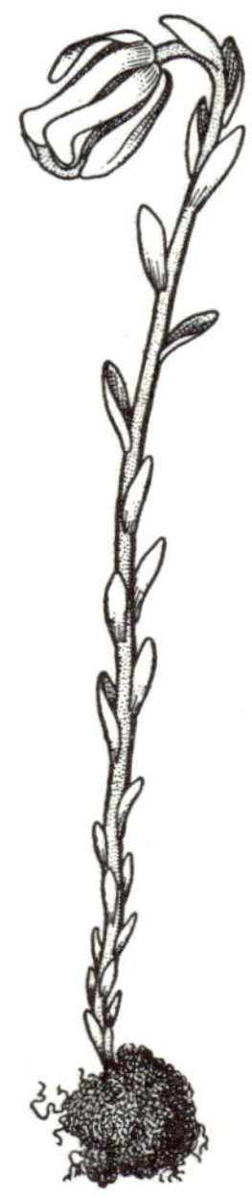

Charakteristika: Kleine, nur in Nordamerika vorkommende Schmarotzerpflanze, die auf vermodernden Wurzelresten von Waldbäumen in dämpfig-feuchten, moderigen Böden und häufig an sehr einsamen, unzugänglichen Plätzen wächst. Vorkommen: von Maine bis zu den Carolinas, westlich bis Missouri. Sie ist insgesamt (Stengel, Blätter und Blüten) von reinweißer Farbe, ohne jegliches Chlorophyll, und lebt in Symbiose mit Pilzen. Der Stengel ist fleischig, gekrümmt, richtet sich aber zur Fruchtzeit auf. Die Pflanze ist angefüllt mit einer gelatine-gallertartigen Substanz, die bei leichtem Reiben schmilzt und ausfließt. Die Blätter sind zu weißen und gelblichweißen Schuppen verkümmert. Die Blüten sitzen in gedrängten Trauben alle in einer Richtung (*monos* = allein, einzig; *tropos* = Wendung). Sie verbreiten einen intensiven angenehmen Duft und entfalten sich von Juni bis September.

Fichtenspargel

In Europa kennen wir auch eine Reihe von *Wintergrün*-Gewächsen – sie sind sogar weit verbreitet. Am bekanntesten dürfte hier *Monotropa hypophytis* sein. Uns fehlt jedoch jegliche medizinische Vergleichbarkeit, da *Monotropa*-Arten bei uns nicht verwendet werden. *J. E.*

mag, schleierhaft. Aber auch die schlimmste Form, der erbliche, erst im mittleren Lebensalter auftretende Veitstanz (*Chorea hereditaria chronica*) mit schwersten Erscheinungen von Choreoathetose (Bewegungsstörungen und bizarre Bewegungsunruhe), Torsionsdystonie (zuckende Drehbewegungen des Kopfes und der Schultern), psychischer Alteration (Gemütserregung) und Dementia (Geistesschwäche) – eine auf organische Hirnschädigung beruhende chronische und unheilbare Erkrankung), scheinen von Indianerheilern mit – bis heute rätselhaftem – Erfolg behandelt worden zu sein. Die indianischen Wurzelzubereitungen der *Indianerpfeife* galt aber auch – insbesondere im jeweiligen Grenzland, wo Indianerheiler weißen Siedlern zur Verfügung standen – als beinahe unfehlbar zuverlässiges Heilmittel gegen jede Art von Anfällen bei Kindern im Zusammenhang mit Störungen des Zentralnervensystems. Aber auch in schweren Fällen von Ruhelosigkeit, bei starken Schmerzen und krankhaft nervöser Erregbarkeit, bei denen Ärzte große Dosen Opium – mit allen seinen schwerwiegenden Nebenwirkungen und Suchtschädigungen – verordneten, galt die Behandlung mit Indianerpfeifen-Wurzelextrakt als wirkungsvoller und war gleichzeitig frei von jeglichen negativen Begleiterscheinungen und schädlichen Nebenwirkungen. Die Wirkstoffe wurden vollständig und ohne die berüchtigten Gewebeverhaltungen des Chinins wieder ausgeschieden. Auch schwere Malariafälle sollen mit vorsichtiger prophylaktischer Dosierung über zwei bis drei Monate hinweg dauerhaft geheilt worden sein (in den Anfängen des kalifornischen Goldrauschs erkrankten viele Abenteurer bei der Durchquerung der Panama-Sümpfe an Malaria).

Der Saft von Stengel und Blättern, stark mit warmem Wasser verdünnt, wurde von Cherokees und Irokesen auch gegen ermüdete, geschwollene oder entzündete Augen verwendet, indem man Baumwolle tränkte und die Verdünnung ins Auge träufelte oder auflegte.

Rezepturen sind kaum bekannt. A. R. Hutchens empfiehlt ½ Teelöffel Wurzelpulver zwei- bis dreimal täglich.

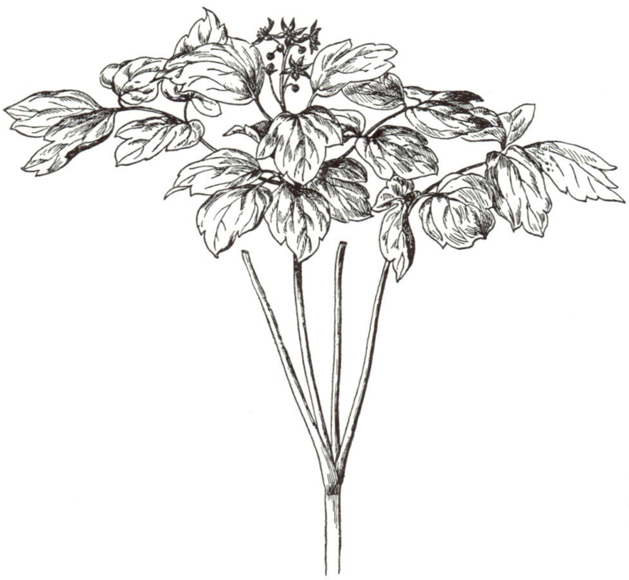

Frauenwurzel — Blue Cohosh

Berberidaceae – Berberisgewächse

Caulophyllum thalictroides Mich. — *Squaw Root*

Populärnamen *Papoose Root, Blueberry Root, Blue Ginseng, Yellow Ginseng, Cohosh.*

Cohosh ist ein Wort aus der Algonkin-Sprache und bedeutet soviel wie «Behütet Frauen».

Vorkommen: New Brunswick bis Manitoba, südlich bis South Carolina, Alabama, Tennessee und Missouri. An Flußufern und in feuchten, niedrigen, humusreichen Gründen, auch in Sümpfen, Mooren und auf Inseln.

Verwendete Pflanzenteile: Wurzelstock und Wurzeln.

Lösungsmittel: Wasser.

Inhaltsstoffe: Gummi, Stärke, Mineralsalze (Kalium, Magnesium, Kalzium, Eisen, Silizium, Phosphor), Extraktivstoffe, Phosphorsäure, wasserlösliche Harze, das saponinartige Caulophyllin, Gerb- und Farbstoffe und das Glukosid Leontin.

Charakteristika: Eine gelblichgrüne, mit weißlichem Schmelz überzogene, nur in Nordamerika heimische, überdauernde Pflanze mit einem aufrechten runden Stengel von 30 bis 100 cm Länge. Die jungen Pflanzen sind bläulich-purpurfarben, die älteren verblassen allmählich ins Gelblichgrüne. Von Mai bis Juni tragen sie eine Rispe

Indianer ernteten die Wurzeln im Herbst, wenn die Inhaltsstoffe ihre höchste Konzentration besaßen, grundsätzlich nach Mitternacht.
Medizinische Wirkung: Hauptsächlich wurde Frauenwurzel von den Indianern als außerordentlich probate *Entbindungshilfe* verwendet. Eine Woche vor der zu erwartenden Niederkunft wurde aus einem heißen Auszug der Wurzel eine konzentrierte Lösung hergestellt und diese in verdünnter, teeartiger Form täglich in vielen kleinen Schlucken genommen. Die frühen Squatter, Pioniere und Siedler vermerkten mit höchstem Erstaunen, daß hiernach die Niederkunft nahezu schmerzlos und sehr rasch verlief. In einem Bericht an die Amerikanische Medizinische Gesellschaft bezeichnete der Arzt Stephen Williams die Zubereitung der indianischen Hebammen als «darmschleimhautheilend (demulcent), krampflösend (antispasmodisch), schweißtreibend (sudorifisch) und menstruationsfördernd (emmenagogisch). Das Mittel scheint besonders für die Linderung von Frauenbeschwerden geeignet zu sein. Es ist ein besonders starkes und zuverlässiges Emmenagogum, es fördert schnell den Geburtsvorgang, die Menstruationsblutung und die Lösung von Körperflüssigkeiten.»
Die Menominees, Ojibwas, Meskakis und Potawatomis behandelten mit heißen Teeauszügen Rheumatismus, Gicht, Wassersucht, Ödembildungen. Die Delawares und Irokesen verwendeten es – offensichtlich erfolgreich – gegen Epilepsie und Hysterie, die Cherokees und Choctaws gegen uterine Entzündungen, Geschlechtskrankheiten und zur Stimulierung der Uterus-Muskulatur. Die Omahas verabreichten einen Absud gegen «die meisten Fieber, verursacht durch innere Entzündungen der Verdauungsorgane und Harnwege». Die Früchte (zumeist von tiefblauer Farbe) wurden geröstet, gemahlen und von Missionsindianern in den Atlantikkolonien als eine Art Kaffee-Ersatz aufgebrüht.
Die Chippewas bereiteten Frauenwurzelmedizin, indem sie «eine ganze Wurzel sehr fein schaben, den Brei in ein sauberes feines Leinentuch geben und dieses in heißes Wasser tauchen und dort mehrfach ausdrücken», wie ein Trapper beschrieb. Einen derartigen Auszug von zwei Wurzeln auf einen Liter Wasser verwendeten sie gegen Lungenbeschwerden mit Lungenblutungen, gegen akute Gallenbeschwerden und gegen innere Erkrankungen bei Pferden.
Santee-Sioux-Heiler, die zur Diagnose auch den Urin des Patienten an Pflanzenextrakten prüften und die um die Folgen von saurer oder alkalischer Reaktion gewußt haben müssen, verordneten Frauenwurzel auch, um übersäuerten Urin zu alkalisieren. Erst, wenn immer weniger Medizin gebraucht wurde, um den Urin permanent leicht alkalisch zu halten, begannen sie mit der eigentlichen Behandlung. Damalige Schulmediziner betrachteten auch solche indianischen Diagnosehilfen als Hokuspokus, weil die Heiler Patienten dabei auch seelisch – durch allerlei zeremonielle Übungen – zu stimulieren (positiv zu beeinflussen) suchten. Erst seit jüngster Zeit weiß man, wie wichtig auch dies für eine Harmonisierung der inneren Abwehrkräfte ist. Stets ging aber auch leichtes oder intensives *Fasten* mit solchen Behandlungen einher, häufig auch Schwitzkuren, wobei die Indianerheiler regelmäßig den Schweiß untersuchten.
Um etwa 1909 wurde *Blue Cohosh* regelmäßig gesammelt und auf den Heilkräutermärkten der Atlantikstaaten angeboten. Von 1882 bis

gelblichgrüner Blüten und einen oder zwei Samen von Erbsengröße, die im August reifen. Die Wurzel ist hart, dick, unregelmäßig und knotig, etwa 3 bis 8 cm lang mit schlanken, etwa 20 cm langen Keimwürzelchen, äußerlich gelblichbraun, innen weißlichgelb mit längs verlaufendem Zentralmark. Die Blätter sind zwei- oder dreifach dreizählig angeordnet, oval, an der Unterseite blaß, etwa 5 bis 8 cm lang. Der Geschmack der Beeren ist widerlich, der der Wurzel süßlich-bitter, dann ätzend und stechend scharf, der Geruch leicht stechend.

Frauenwurzel

Die Frauenwurzel ist eine in Nordamerika verbreitete Art. In den Blättern und Früchten ist uns das N-Methylcytisin bekannt, das zu Vergiftungen führen kann (beim Genuß der beerenartigen Samen). Allerdings ist bei uns die Frauenwurzel durchaus bekannt und wird auch verwendet. Man schreibt *Radix caulophylli* einen östrogenen und spasmolythischen Effekt zu. Am bekanntesten ist Frauenwurzel als Inhaltsstoff des Fertigpräparates «Mastodynon»®, das für Mastodynie, Dysmenorhoe, prämenstruelles Syndrom und zyklisch bedingte Migräne eingesetzt wird. Die Homöopathie verwendet Frauenwurzel für die gleichen Symptome und erweitert die Indikation auf Rheumatismus der kleinen Gelenke. Der Ansatz deckt sich mit den Angaben, die von den Indianern bekannt sind. *J. E.*

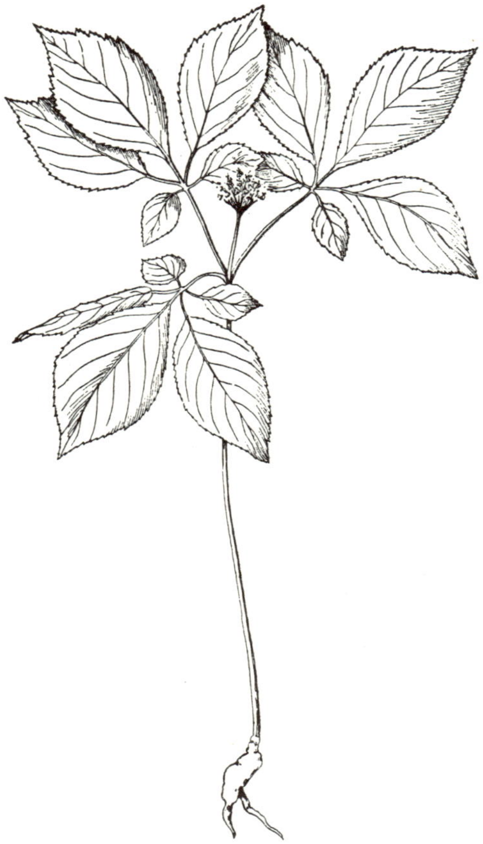

Charakteristika: Krautige Dauerpflanze mit einer Hauptwurzel, die knollenartig verdickt und geteilt ist, 5 Blätter, die in einem Wirtel zusammenstehen, dann handförmig auseinanderweichen. 6 bis 10 kleine grünlichgelbe Blüten, die von Juli bis August blühen und danach glänzende karmesinrote Beeren hervorbringen. Die Beeren sind eßbar, haben zwischen 1 und 4 Samenkerne und schmecken ähnlich wie die Wurzel. Der Wurzelstock hat eine charakteristische dicke, knollenartige, spindelförmig gewundene Form, ist 5 bis 8 cm lang und 12 bis 26 mm dick. Nach dem zweiten Jahr teilt sich die Wurzel und erhält dann jene menschenkörperähnliche Form, von der in vielen Mythen die Rede ist. Die Rinde der Wurzel ist dick, blaß gelblichweiß oder bräunlichweiß mit zahlreichen querlaufenden Faltungen. Sie ist fleischig und flexibel. Nach 7 bis 8 Jahren erscheinen an der oberen Wurzelseite neue Wurzelableger, die sich entwickeln, während die alte Wurzel schwammig verkümmert.

1905 wurde die getrocknete Wurzel in der USP als wirksames antispasmodisches, emmenagogisches, diuretisches und stimulierendes Heilmittel aufgeführt.
Rezepturen: Auszug: 1 Unze (31,1 g) der geschabten trockenen Wurzel auf ½ l kochendes Wasser, 30 Minuten ziehen ziehen lassen. 4 bis 8 Eßlöffel drei- bis viermal täglich.
Tinktur (Missionsindianer): 3 Unzen (ca. 95 g) der fein gemahlenen Wurzel auf ½ l Alkohol, 2 Wochen lang ziehen lassen, dann stark schütteln und filtern. Dosierung: ½ bis 1 Flüssigunze (1 bis 2 Eßlöffel).
Saftextrakt: 10 bis 30 Tropfen.
Fester Extrakt: 5 bis 10 Grains (0,325 bis 0,65 g).

Ginseng — American Ginseng

Araliaceae – Efeugewächse
Panax quinquefolius L.

Populärnamen: *Five Fingers, Tartar Root, Red Berry, Man's Health, Ginseng, Gensang, Sang, Jinshard, Grantogen, Garantogen, Garantogere, Garentoquere, Ninsin, Manroot, Seng, Cherokee Root.*
Vorkommen: Feuchte schattige Hartholzwälder. Quebec bis Minnesota, südlich bis Florida, Alabama. Louisiana und Oklahoma.
Verwendete Pflanzenteile: Wurzeln. Indianerheiler sammelten für ihre Zwecke ausschließlich Wurzeln an Nordhängen.
Lösungsmittel: Wasser.
Inhaltsstoffe: Die Saponin-Glykoside Ginenodid und Panaxosid, 3 Prozent ätherisches Öl, eine kampferähnliche Substanz, ein Harzstoff, Arabinose, Schleimstoffe, Stärke, Gummistoffe und der Süßstoff Panaquilon sowie Panaxin, Panaxsäure, Panaquilin, Panacen, Gisenin und Sapogenin und Mineralsalze.
Medizinische Wirkung: Ginseng gehört zu den ältesten indianischen Heilmitteln mit einem außergewöhnlichen breiten Wirkungsspektrum. Moderne Pharmazeuten haben es als ein *Adaptogen* bezeichnet, weil es dem menschlichen Körper bei der Adaptation (Anpassung) an zahlreiche Formen biologischen Stresses hilft. So ist zum Beispiel Panaxin ein Stimulanz für die Mittelhirn-, Herz- und Hauptblutgefäße. Panaxinsäure stimuliert das Herz und den generellen Stoffwechsel, Panaquilin die innere Sekretion. Panacen und Sapogenin sind ätherische Öle, die das zentrale Nervensystem stimulieren, und Ginsenin senkt den Blutzuckergehalt. Ginseng hat allgemein einen starken stimulierenden Effekt auf die Nebennierenrinde (aus der das Adrenalin ausgeschüttet wird, ein außerordentlich wichtiges Hormon, das Blutdruck, Herzaktion, Glykogenabbau, Grundumsatz steuert und steigert). Durch die Einnahme von Ginseng steigert sich der Kortikosteroidgehalt im Urin um mehr als 60 Prozent, und die Zahl der Eosinophilzellen wird deutlich gesenkt. Untersuchungen haben eine deutlich erhöhte geistige und physische Leistungssteigerung ergeben. Während Stress-Anspannungen wird in der Nebennierenrinde der Vitamin C-Gehalt rasch abgebaut. Bei Einnahme von Ginseng wird die Herabsetzungszeit der Vitamin C-Konzentration deutlich verringert, und der normale Vitamin C-Pegel wird erheblich schneller wieder hergestellt.

Ginseng stimuliert ebenfalls eine aerobische und anaerobische Glykolysis in Leber und Nieren ohne Ansteigen des Sauerstoffbedarfs sowie die Freisetzung von Histaminen, was wahrscheinlich auf den Saponingehalt zurückzuführen ist. Ginseng übt auch einen direkten Einfluß auf den Ausstoß von gespeicherter Energie in der Muskel-ATP aus. Dies bedeutet einen verbesserten skelettalen Muskeltonus und einen entsprechend gesunden Gewichtszuwachs. Die moderne pharmazeutische Biochemie nennt wegen dieses enorm breiten Wirkungsbereiches die amerikanische Ginsengwurzel einen *Biokatalysator*!
Amerikanische Schulmediziner haben demgegenüber darauf gedrängt, Ginseng aus der offiziellen Arzneimittelliste (USP) zu streichen, was auch geschah. Auch aus der Britischen Arzneimittelliste ist Ginseng vor kurzem gestrichen worden. Die offizielle Begründung lautete, daß Ginseng lediglich als mildes Magentonikum und -stimulans zu betrachten sei und daß es inzwischen besser wirksame chemische Mittel gebe.
Inoffiziell ist man sich darüber einig, daß absolut keine synthetische Arznei Ginseng zu ersetzen vermag, aber da die Pflanze inzwischen durch gigantische Ausbeutung in den USA nahezu ausgerottet ist und ein Anbau längst nicht solche Gewinnspannen erlaubt wie etwa die billige Herstellung chemischer Präparate, glaubt man, auch den in den letzten Jahrzehnten immer unverschämter angebotenen *Fälschungen* mit der Entfernung aus den offiziellen Verschreibungslisten einen Riegel vorgeschoben zu haben. Die Befürworter echter Präparate glauben aber, daß man damit der Phytotherapie einen Bärendienst erwiesen hat.
Indianerheiler scheinen sich der enorm vielfältigen Wirkungsweise sehr genau bewußt gewesen zu sein. Auch die katalytische Adaptogen-Wirkung wird in zeitgenössischen Berichten – mit anderen Worten allerdings – sehr genau beschrieben. Damals konnten sich die Schulmediziner solche biokatalytischen Wirkungen noch nicht vorstellen, woraufhin sie die indianischen Angaben rundweg ins Reich der Fabel verwiesen. Indianer verordneten Teeabsude aus dem Wurzelpulver bei nahezu allen prophylaktischen und Heilmaßnahmen, bei Kindern ebenso wie bei Erwachsenen und Alten. Es heißt, daß bei sporadischem Ginseng-Genuß die meisten Erkrankungen gar nicht erst auftraten, und daß von denen, die manifest wurden, die meisten durch die Verabreichungen sehr rasch wieder abklangen.
Die aphrodisiatischen Wirkungen wurden besonders von den frühen Waldläufern und französischen Voyageurs, den späteren Fallenstellern und Pelzhändlern sehr stark übertrieben. Viele Indianerheiler meinten, daß Ginseng ein hervorragendes Mittel sei, die sexuelle Potenz zu *erhalten*. Das aber sei hauptsächlich darauf zurückzuführen, daß Ginseng allgemein den Alterungs- und Verschleißprozeß erheblich verzögere und *sämtliche* Potenzen stärke, nicht nur diese eine.
Ursprünglich waren die Cherokees im heutigen Georgia die besten und versiertesten Ginseng-Kenner. Sie pflegten die wilden Vorkommen an den Nordhängen der Apalachians wie ein von Manitou geschenktes Paradies und widersetzten sich vehement dem gigantischen Raubbau der Ginsenghändler Georgias. Heute hat Georgia die Ginsengpflanze unter Naturschutz gestellt, weil sie dort, wo sie vordem vorkam, kaum noch zu finden ist.
Schon während der ersten Jahrzehnte der englischen Kolonialherrschaft lieferten die fünf Nationen des Südostens viele Schiffsladungen Ginseng-Wurzeln, aber auch die Irokesen-Nationen betrachteten bis weit nach Kanada hinein Ginseng als eine der von Engländern, Franzosen und Holländern meistbegehrten Tauschwaren. Gegen Ende des 18. Jahrhunderts wurden sogar von South Carolina große Mengen Ginseng nach China exportiert, so etwa um 1780 allein mehr als vierhundert Tonnen. Indianerheiler warnten davor, die Ginseng-Wurzel zu hoch einzuschätzen oder sie gar als Wunderkur zu betrachten. Das störte hoheitliche Mediziner und Kaufleute wenig. Sie verkauften das Pfund in Holland für 25 Florin und zahlten noch 1906 für ein englisches Pfund davon (454 g) 7,30 $ (Export 1906 = 160 940 Pfund für 1 175 844 $). Wenn man davon ausgeht, daß die Kaufkraft des Dollars um diese Zeit etwa fünfzigmal so hoch war wie heute, so sind 365 $ (1095 DM) für 454 g Ginseng-Wurzeln ein sehr stolzer Preis. *J. E.*

Ginsengwurzel

Was oben im Abschnitt «Medizinische Wirkung» über Ginseng gesagt wurde, bedarf keiner Ergänzung. Ginseng als Adaptogen zu bezeichnen, entspricht exakt unserer heutigen Auffassung. Besonders Prof. Hänsel (Institut für pharmazeutische Biologie in Berlin) hat richtungweisende Forschungen über Ginseng unternommen. Mir fällt es immer schwer, Ginseng als *Arzneimittel* zu bezeichnen. Es stammt aus der ostasiatischen Medizin und wird dort seit Jahrtausenden verwendet. Es hat in diesem Kulturkreis eine fast philosophische Bedeutung: Man begegnet ihm täglich überall in beinahe jeder Familie. Es handelt sich bei dieser Droge *nicht* um ein zur Behandlung bestimmter Krankheiten geeignetes Therapeutikum, sondern um ein Arzneimittel, das in unspezifischer Weise die Abwehrleistung des Organismus erhöhen kann. Allen Ginsenosiden ist gemeinsam, daß sie der Ermüdung des Organismus entgegenwirken. Ginseng ist klinischen Untersuchungen zufolge geeignet, das Leistungsvermögen, Reaktionsvermögen und die Lungenfunktion des Menschen positiv zu beeinflussen. In vielen pharmakologischen Untersuchungen ist festgestellt worden, daß Ginsenoside den Meta-

bolismus von Cyclo-AMP, Adrenalin, ACTH, Insulin sowie die Neurotransmitter Dopamin und Serotonin beeinflussen.
Es ist sehr erstaunlich zu sehen, daß die Beobachtungen, die die Indianer gemacht haben, mit den Erfahrungen aus einem ganz anderen Kulturkreis, nämlich Ostasien, sehr gut übereinstimmen und daß sich diese Erkenntnisse mehr und mehr auch wissenschaftlich belegen lassen. Daß Ginseng heute innerhalb der Schulmedizin noch umstritten ist, liegt sicher nicht daran, daß diese Erkenntnisse übersehen wurden, sondern an einer marktschreierischen Werbung der Industrie, die aus Ginseng einen Warenhausartikel gemacht hat. *J. E.*

Die Berichte der Cherokee-Ärzte über die hohen Wirksamkeiten von Ginseng sind so zahlreich, daß man allein darüber ein voluminöses Buch schreiben könnte. Moderne aufgeschlossene Pflanzenmediziner halten Ginseng für das beste der heute bekannten Mittel zur allgemeinen Gesunderhaltung und zur Stärkung körpereigener Abwehrkräfte. Sie glauben auch, daß es das einzige wirklich wirksame Geriatrikum ist, denn es verzögert deutlich den Alterungsprozeß und fördert enorm die Zellteilungsmechanismen.
Dosierungen: Teezubereitung: 3 Unzen (ca. 95 g) des Wurzelpulvers (von 5 bis 6 Jahre alten Wurzeln!) mit 1 Unze (31,1 g) Honig sorgfältig vermischt zu einer dicken Paste. Davon 1 gehäuften Teelöffel auf 1 Tasse kochendes Wasser, 10 Minuten erhitzt ziehen lassen und jeweils vor den Mahlzeiten heiß trinken.

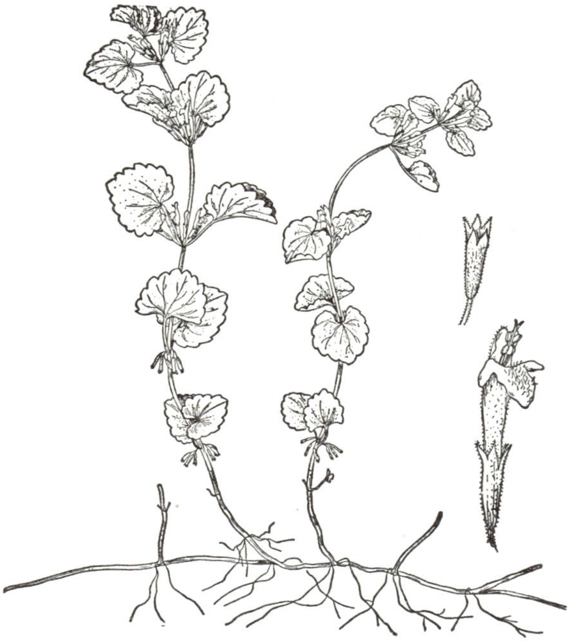

Charakteristika: Niedriges, violett blühendes, 15 bis 60 cm großes Kraut mit unten nierenförmigen, oben herzförmigen Blättern, am Rand gelappt und hellgrün. Manchmal sind die Blüten blaßblauviolett, rosa oder weiß und stehen quirlig auseinandergezogen in Ähren in den Blattachseln.

Gundermann — Ale Hoof

Gundelrebe

Labiatae — *Ground Ivy*
Glecóma hederácea L.

Populärnamen: *Cat's Foot, Ground Ivy, Gill-go-by-Ground, Gill-creep-by-Ground, Tun Hoof, Hay Maids, Hedger Maids, Lizzy-run-up-the-Hedge, Robin-run-in-the-Hedge.*
In ‹*Green's Universal Herbal*› (1832) wird die Gundelrebe als eine efeuartige Bodenpflanze beschrieben, die alles andersartige Pflanzenwachstum in ihrer Reichweite «erwürge» und deshalb Viehweiden verarmen lasse. In alten Überlieferungen werden die Blätter der Gundelrebe als erstes germanisches Abklärmittel für das Bier (Ale) der britischen Sachsen beschrieben, bevor man den Hopfen einführte. Die Blätter wurden in die erhitzte Maische gegeben und klärten sie allmählich. Daher wohl die Spitznamen *Ale Hoof* und *Tun Hoof*. Durch balsamische ätherische und bittere Öle wurde das Bier im Geschmack stark (und offenbar positiv) beeinflußt. Etwa bis in die Regierungszeit Heinrichs VIII. war die Gundelrebe in Britannien als Bierklärmittel und Geschmacksnote im Gebrauch. Aus dem französischen *guiller* (Bier fermentieren) wurde im englischen Jargon *gill*. Da aber Gill ebenfalls ein Mädchenname war und man die Gundelreben beim Heuen im Heu und in Hecken vorfand, brachte man diese beiden Bedeutungen in einen Zusammenhang.
Vorkommen: Weiden, Grasland, Hecken, Gebüsche, Wälder, Ödland.
Verwendete Teile: Das ganze Kraut, gesammelt früh im Mai, wenn die Blüten noch frisch sind. Blütezeit: April bis Juni.
Lösungsmittel: Wasser.
Inhaltsstoffe: Gerbstoffe, ätherische Öle, Cholin und das chemisch noch unerforschte «Glechomin», Eisen, Kupfer, Jod, Phosphor, Kalium.
Medizinische Wirkung: Stimulierend, tonisierend, harnabscheidend (diuretisch), zusammenziehend (adstringierend), verdauungsfördernd

(indigestiv). Indianer verwendeten einen Absud gegen Magengeschwüre, Verdauungsstörungen, Gelbsucht (Hepatitis) und Nierenentzündungen. Es wird berichtet, daß damit «Gallenblasenverschlüsse wieder geöffnet», Produktion und Fluß von Gallensekreten angeregt wurden. Verletzungen der Milz sollen damit geheilt worden sein. In der alten englischen Volksmedizin wurde ein Tee gegen Kopfschmerzen und Erkältungen angewendet, in den Neuengland-Staaten bekannt als «Gill Tea». Trapper schrieben den indianischen Anwendungen mehr Wirkung zu als den volkstümlichen, aus Europa hergebrachten. Sie beschrieben nicht nur Erleichterungen bei schweren Gicht-, Ischias- und Rheumaleiden, sondern auch Heilungen von Hüftgelenk- und arthritischen Handgelenkerkrankungen, wenn man Lösungen konzentriert, regelmäßig und über längere Zeit einnehme. Der Büchsenmacher Samuel Hawken aus St. Louis berichtete, daß Indianer mit Infusionen dieser Kräuterlösung (hauptsächlich der Blätter) «Bleivergiftungen deutlich besserten». Ähnliches wird von Malern bekundet, die damals sehr viel mit Bleifarben umgingen: George Catlin etwa versicherte einem Kollegen, daß Maler, die regelmäßig konzentrierten «Gill Tea» zu sich nähmen, niemals von Bleivergiftung geplagt würden. Indianische Mediziner sind jetzt dabei, diesen erstaunlichen Effekt der Bleiausschwemmung aus dem Körper zu untersuchen.
Häufig preßten Indianer auch den Saft aus der ganzen Pflanze. Indianische Mediziner vermuten, daß die Pflanze neben einem hohen Vitamin C-Gehalt auch andere, eventuell noch unbekannte Vitamine enthält; denn sie wurde in den Anfängen der Entdeckungen auch erfolgreich gegen Skorbut eingesetzt. Trapper behaupten, daß nahezu alle Indianer das Pulver getrockneter Blätter als hochwirksames Mittel gegen schweren Kopfschmerz schnupften. Pionierärzte berichten, daß sie solches Pulver erfolgreich zur Tonisierung und Regulierung von Herzrhythmusstörungen anwendeten. In der US-Armee schwörten Feldärzte in entlegenen Forts auf die Beimischung des Pulvers in Schnupftabak gegen Melancholie und Lethargie.
Dosierungen: 1 Unze (31,1 g) getrocknete Blätter auf 1 l heißes Wasser als Tee, gesüßt mit Honig, drei- bis viermal täglich 1 kleines Glas voll. Konzentriert: 0,5 bis 1 Dram (3,88 g) auf 1 Tasse warmes Wasser, Einnahme verteilt auf 1 Tag, oder dreimal täglich 1 Teelöffel des Preßsaftes.

Gundermann

Die *Inhaltsstoffe* sind bei uns so bekannt, wie sie oben aufgeführt wurden: Bitterstoffe, Gerbstoffe, Mineralien. Vielleicht wären noch die Saponine hinzuzufügen. Der Gundermann ist hier keine bedeutende Heilpflanze. Er ist nicht in die Arzneibücher aufgenommen und auch nicht von der Schulmedizin akzeptiert. Die Volksmedizin hält eine Tradition der Germanen: Er wird dort vor allem als *Frühjahrssalat* tonisierend und stoffwechselaktivierend verwendet. Die Äbtissin Hildegard von Bingen schlägt vor, bei Appetitlosigkeit oder Magenverstimmung, Husten, Leber- und Gallebeschwerden Gundermann-Zubereitungen anzuwenden. Die Inhaltsstoffe, die bislang bekannt sind, berechtigten durchaus den Einsatz der Droge für diese Indikationen, die die Volksmedizin angibt. Es wird auch heute immer wieder Tee von Gundermann für die oben angegebenen Indikationen verlangt. *J. E.*

Hanf, Indianischer — Indian Hemp

Amerikanischer Hanf — *American Hemp*
Apocynaceae (Hundstodgewächse)
Apocynum cannabinum L.

Populärnamen: *Black Indian Hemp, Canadian Hemp, Amyroot, Bowman's Root, Indian Physic, Bitter Root, Rheumatism Weed, Milkweed, Wild Cotton, Choctaw Root, Dogbane.*
Diese Pflanze darf nicht mit jenem *Indian Hemp* (Indischer Hanf) verwechselt werden, aus dem man das Narkotikum *Haschisch* ge-

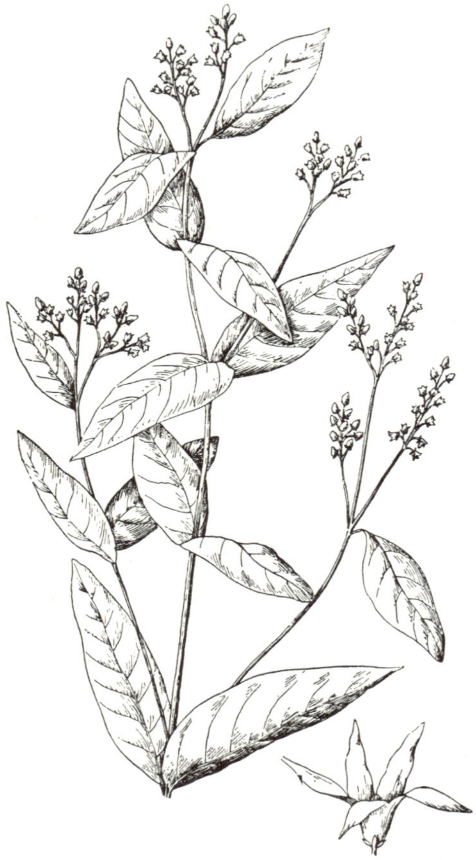

Charakteristika: Im Gegensatz zu *A. androsaemifolium; Bitter Root* (vgl. Hundstod), mit dem das Kraut große Ähnlichkeit hat, wächst die Wurzel tief und schnurgerade. Die Pflanze wird 30 bis 150 cm, zumeist aber nur 90 cm hoch. Die Blätter stehen sich an kurzen Stengeln genau gegenüber, laufen lanzettartig spitzer zu als bei der *Bitter Root*, die Oberseite ist glatt, die Unterseite seidenhaarig. Die Blüten sind grünlichgelb mit einem rosa Schimmer oder weiß mit grünlichem Schimmer. Die Wurzel ist etwa 150 bis 180 cm lang, 12 mm dick und teilt sich erst am Ende in kleine dünne Verästelungen. Junge Wurzeln haben eine gelblichbraune Farbe, ältere sind dunkelbraun mit Längsrillen. Blütezeit: Juli. Die Blüten sondern einen süßlich-klebrigen Saft ab, der Fliegen anlockt. Bei der geringsten Berührung krümmen sich die Blütenblätter nach innen und halten Insekten gefangen. Wenn überirdische Pflanzenteile gebrochen werden, sondern die Bruchstellen einen milchigen Saft ab, der rasch trocknet und kautschukartige Konsistenz hat. Die frische Wurzel sondert ebenfalls einen milchigen Saft ab.

winnt. Er gehört einer ganz anderen Gattung an (*Cannabis indica, C. sativa*).

Vorkommen: Steppen und Wiesenflächen, USA und Kanada.

Verwendete Teile: Wurzel, Stengel, Blattstengel und Blätter, vereinzelt auch die Blüten und Früchte.

Lösungsmittel: Wasser.

Inhaltsstoffe: Der «Indianerhanf» gehört zur Digitalisgruppe der sogenannten Herztonika; seine Wirkung ähnelt der des Fingerhuts und unterscheidet sich von diesem nur in den Nebenwirkungen. Der Hauptwirkstoff ist das Symarin, ein sehr bitterer glukoseartiger Stoff. Daneben enthält die Pflanze einen hohen Gehalt an Cynotoxin, Apocynin (Azetovanillon), Apocynamarin, das Glukosid Androsin ipuranil, die beiden Phytosterole Androsterol und Homo-Androsterol, Harzstoffe, Gerbstoffe und Stärke. Indianerhanf ist die am stärksten wirksame *Dogbane*-Art der Hundstodgewächse. Jüngste Ergebnisse eines speziellen Krebsforschungsprogramms der School of Pharmacy, University of Wisconsin, unter der Leitung von Professor S. Morris Kupchan zeigten, daß Indianischer Hanf zwei sehr wirkungsvolle Antitumor-Stoffe – Cymarin und Apocannosid – enthalten.

Medizinische Wirkung: Die Prärie-Potawatomis kochten die noch grünen unreifen Früchte und tranken die wäßrige Lösung in schweren Fällen von Ödembildung durch Nierenversagen und Herzschwäche. Die Potawatomi-Heiler scheinen sehr genau gewußt zu haben, daß allein eine Stärkung des Herzmuskels solche lebensgefährlichen Wasseransammlungen im Gewebe zu beseitigen und daß nur eine Regulierung der Nierentätigkeit das gefürchtete Nierenversagen mit folgender tödlicher Urämie aufzuhalten vermag. Die Kiowas sammelten die Wurzeln an ganz bestimmten Tagen im Herbst. Ihre Heiler behaupteten, daß sie ihre Kraft nur dann über den Winter hinaus behalten würden, wenn man sie im Dunkeln in Stücke schneide und hinfort auch in absolut lichtundurchlässigen Beuteln aufbewahre. Für leichtere Fälle von Herzkrankheitssymptomen fertigten sie – ebenfalls in bedeckten Nächten – aus dem Wurzelmilchsaft eine Art Kaugummi, der in genau dosierten kleinen Kügelchen, vermischt mit Pfefferminze und anderen aromatischen Kräutern, in Büffelhörnern aufbewahrt wurde. Unter den frühen nomadischen Cowboys des texanischen Pfannenstiels (*Panhandle*) an der äußersten Westgrenze von Texas waren diese «Kiowa-Kaugummis» als beste Medizin gegen Herzanfälle und zur Entwässerung und Stärkung der Nierentätigkeit bekannt. Mancher Texas-Rancher, der im Alter an *Angina pectoris* litt, holte sich diese Kaugummimedizin im Tausch gegen Rinder von den Kiowas und Comanchen.

Der Panhandle-Arzt Henry Hoyt vertrat gegenüber Ärzten aus dem Osten die Meinung, daß das Pulver der Wurzel besser als *Digitalis* sei. Es verlangsame den Pulsschlag, wenn er zu schnell sei, erhöhe ihn, wenn er zu langsam sei, und erhöhe gleichzeitig die Amplitude (Schwingungsbreite) der Herzmuskel-Kontraktionen. Er erwähnte auch erstaunliche Heilungen von Bauchwassersucht als Folge hepatitischer Leberzirrhose, die von Comanchen-Heilern praktiziert wurden. Manche Indianerheiler sammelten zu bestimmten Zeiten die feinen harzigen Tröpfchen an den Blattseiten und bereiteten ein starkes Narkotikum (Betäubungsmittel) daraus. In größerer Verdünnung verwen-

deten sie eine Lösung als sehr wirksames Schlafmittel, das gleichzeitig gegen periodische Kopfschmerzen und Migräne half. Sie verordneten diese Zubereitung auch erfolgreich gegen Keuchhusten, tuberkulösen Husten, Nervosität und als spezielles Beruhigungsmittel.
Insgesamt läßt sich die Wirksamkeit des Indianischen Hanfes in den Therapien indianischer Heiler als schmerzstillend, stark harntreibend, schweißtreibend, schlaffördernd, krampfstillend, auswurffördernd, schmerzbetäubend, tonisierend, fiebersenkend, beruhigend, blutstillend, galletreibend, antiseptisch, empfängnisverhütend, herz- und blutgefäßstärkend, schleimlösend und desinfizierend bezeichnen.
Als kardiologisches Stimulans wurde Indianischer Hanf in der USP von 1831 bis 1916, in der NF von 1916 bis 1960 geführt.
Sowohl indianische Heiler als auch Schulmediziner warnen vor Überdosierung und empfehlen Verabreichungen nur unter ärztlicher Aufsicht und Beobachtung.
Dosierungen: Indianer bereiteten in der Regel eine Lösung aus 1 Teelöffel Wurzelpulver auf ½ Liter kochendes Wasser. Hiervon täglich drei- bis achtmal 1 Eßlöffel.
Zur Behandlung von *Diabetes insipidus* (Wasserharnruhr) wurde die ganze Pflanze einschließlich der Wurzel zerpreßt, der Saft mit 1 Liter warmem Wasser angesetzt. Dosierung: täglich von dieser Lösung 1 bis 2 Eßlöffel.
Das Wurzelpulver wurde in länger währender Verabreichung meistens in Einzelgaben von ⅙ bis ¼ Grains (0,01 bis 0,015 g) gegeben.

Heidelbeere — Bilberry

Blaubeere — *Blueberry*
Ericaceae – Erikagewächse
Vaccinium myrtillus L.

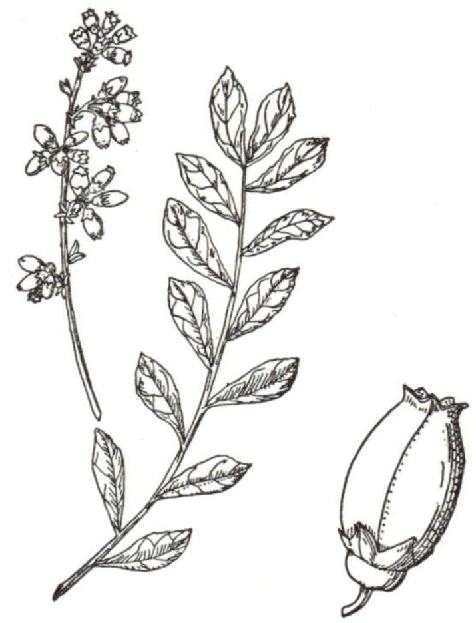

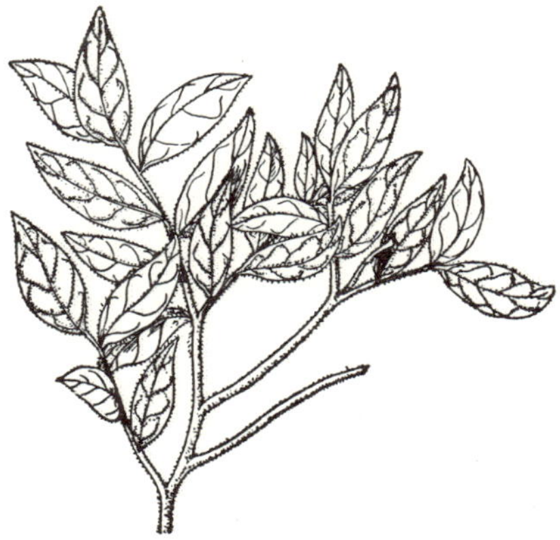

Arten: In *Deutschland* wachsen vier Arten wild: Die Heidelbeere, populär auch Blaubeere, Waldbeere, Bickbeere, Schwarzbeere, Schwarze Besinge, Worbel (*V. myrtillus* L.); die Preiselbeere, populär auch Kronsbeere, Steinbeere, Wilder Buchs (*V. vitis idaea*); die Trunkelbeere oder Rauschbeere (*V. uliginosum* L.) und die Moosbeere (*V.oxycoccus* L.) populär auch Moorbeere.
Ungleich zahlreicher sind die Arten in den *USA*, die bei den Indianern als eßbare Früchte, in der Prophylaxe und Heilkunde eine wesentliche Rolle gespielt haben.
Heidelbeere: *V. myrtillus* L. – *Whortleberry, Black Whortles, Whinberry, Trackleberry, Huckleberry, Hurts, Bleaberry, Hurtleberry, Airelle, Blueberry, Burren Myrtle, Myrtle Whortleberry; V. angustifolium* Ait. (Labrador bis Saskatchewan, südlich bis New Jersey, Pennsylvania, Virginia, Michigan und Minnesota); *V. amoenum* Britt. – *Large-Cluster Blueberry, Tall Huckleberry* (Osttexas, Louisiana, Arkansas, Florida, North und South Carolina); *V. arboreum* Marsh. – *Farkleberry, Whortleberry, Sparkleberry, Tree-Huckleberry, Gooseberry, Winter-Huckleberry* (Osttexas, Oklahoma, Arkansas, Louisiana, Florida, Virginia bis Missouri); *V. atrococcum* Gray. – *Blackberry* (Maine bis Ontario und Indiana, südlich bis Florida und Arkansas); *V. arkan-*

sanum Ashe – *Arkansas High-Bush Blueberry, Black High-Bush Blueberry* (Arkansas, Nordost-Texas bis Florida); *V. caespitosum* Michx. – *Carpet-Blueberry* (Labrador bis Alaska, südlich bis New Hampshire, New York, Michigan, Colorado, Kalifornien); *V. corymbosum* L. – *High-Bush Blueberry, Pale High-Bush Blueberry, Entire-leaf High Bush-Blueberry, White-Fruit Blueberry, Swamp Blueberry, Northern High-Bush Blueberry* (Louisiana und Arkansas östlich bis Florida, nördlich bis Neu-Schottland, westlich bis Ontario, Minnesota und Indiana, Louisiana, Arkansas, Florida); *V. damusum, gorymbosum, resinosum:* sehr ähnlich der *V. myrtillus; V. darrowi* Camp. – *Evergreen Blueberry* (Osttexas bis Louisiana und Florida); *V. depressum* Small. – *Dwarf Blueberry* (Louisiana, Florida); *V. elliottii* Chapm. – *Elliott Blueberry, Mayberry* (Osttexas, Louisiana, Arkansas, Florida); *V. fuscatum* Ait. – *Thick-leaf Blueberry* (Georgia, Florida, Arkansas, Louisiana); *V. hirsutum* Buckl. – *Hairy Blueberry* (North Carolina, Tennessee und Georgia); *V. myrtilloides* Michx. – *Canadian Blueberry* (Labrador bis British Columbia, südlich, bis Pennsylvania, Virginia, Ohio, Iowa, nordöstlich bis Saskatschewan und Montana); *V. myrsinites* Lam. – *Ground Blueberry, Evergreen Blueberry* (Louisiana, Florida, South Carolina); *V. langloisii* Cory. – *Common Deerberry* (Louisiana, Arkansas); *V. pallidum* Ait. – *Pale Blueridge Blueberry* (Arkansas, Alabama, Georgia, Missouri, New York); *V. pennsylvanicum* Ait. – *Low Sweet Blueberry, Low-Bush Blueberry, Dwarf Blueberry, Sugar Blueberry, Early Sweet Blueberry* (Neufundland bis Saskatchewan, südlich bis Virginia und Illinois, Maine, Massachusetts); *V. scoparium* Leiberg – *Grouse Whortleberry, Little-leaf Huckleberry* (2000 bis 3000 m Höhe in Nord-New Mexico, Kalifornien, British Columbia, Alberta); *V. stamineum* L. – *Common Deerberry, Southern Deerberry, Georgia Deerberry, Inland Deerberry, Buckberry, Squaw Huckleberry* (Texas, Louisiana, Oklahoma, Arkansas, Missouri, Kansas, Virginia, Indiana, Georgia, Maryland, Carolina, New Jersey, Minnesota, Ontario); *V. vacillans* Torr. – *Blueridge Blueberry, Low Huckleberry, Sugar Huckleberry, Dwarf Dryland Blueberry, Low Blueberry, Early Sweet Blueberry, Turkeyberry* (Arkansas, Mississippi bis Alabama, nördlich bis Neuschottland, westlich bis Minnesota, Michigan, Illinois und Missouri); *V. virgatum* Ait. – *Rabbiteye Blueberry, Medicum-cluster Blueberry* (Texas, Louisiana, Arkansas, Oklahoma bis Florida und Georgia); *V. tenellum* Ait. – *Small-cluster Blueberry, Low Huckleberry* (Florida, Georgia, Virginia).

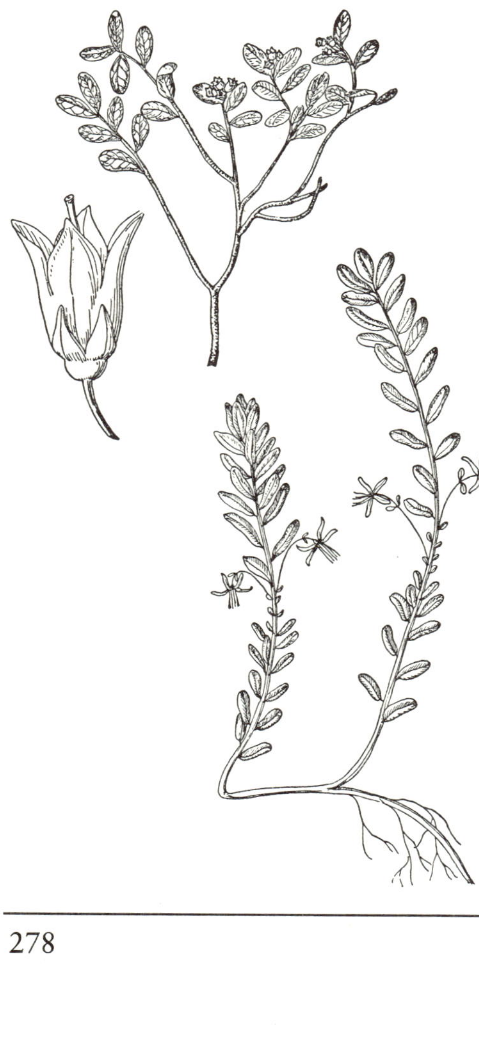

Preiselbeere: *V. vitis idaea* L. – *Mountain Cranberry, Rock Cranberry, Cowberry, Low-Bush Cranberry, Cowberry-Reds* (Neuschottland, Neubrunswick, Quebec, Maine, Massachusetts, Ontario, British Columbia, Alaska, Minnesota).

Trunkelbeere (Rauschbeere): *V. uliginosum* L. – *Bog Bilberry* (Labrador).

Moosbeere (Moorbeere): *V. macrocarpon* Ait. – *Large American Cranberry, Foxberry, Swamp Cranberry, Partridgeberry, Lingonberry, Lengon, Wild Cranberry* (Neufundland und Wisconsin bis Georgia).

Buckelbeere: *Gaylussacia baccata* Wangh. – *Black Huckleberry, Black Whortleberry, High-Bush Huckleberry, Black Snap* (Louisiana bis Florida, nördlich bis Maine, westlich bis Manitoba und Iowa); *G.*

dumosa Andr. – *Dwarf Huckleberry, Bush Huckleberry, Gopherberry* (Louisiana bis Florida, nördlich bis Neufundland); *G. frondosa* L. – *Blue Huckleberry, Dangleberry, Blue Tangle, Tangleberry, Blue Tangleberry* (Louisiana bis Florida, nördlich bis Massachusetts und New Hampshire, westlich bis Ohio); *G. hirtella* Ait. – *Hairy Huckleberry, Gopherberry, Dwarf Huckleberry* (Louisiana bis Florida).

Vorkommen: Sandige saure Waldböden, Waldwiesen und Heiden bis in hohe Lagen von Gebirgen.

Verwendete Teile: Blätter, Wurzelrinde und Beeren.

Medizinische Wirkstoffe: Heidelbeere: Chinasäure, Oleanolsäure, Ursolsäure, diverse Fruchtsäuren, Beta Amyrin, Myetillol, Nonacosan Fettsäuren, Gerbsäure, Vitamin A, B und C, Pektine, Flavonoide, Triterpene, das Glykosid Neomyrtillin, Anthocyane/Myrtillin (Farbstoffgemisch) und freies Hydrochinon. Preisel- und Buckelbeere: Die Blätter enthalten Phenolglykoside (zum Beispiel Arbutin), organische Säuren, Gerbstoffe, Flavonoide, Triterpene, Ursolsäure und Mineralsalze, die Früchte Anthocyane, Cavotinoide, Gerbstoffe, organische Säuren, Vitamin C, Zucker, Pektine, Farbstoffe und sehr viel Oxalsäure. Die Wurzelrinde aller Arten scheint eine Anzahl antibiotikaartiger Substanzen zu enthalten (antibiotische Wirkung bei Tierversuchen), die noch nicht identifiziert wurden.

Myrtilline verbessern die Nachtblindheit, senken die Durchlässigkeit und Brüchigkeit von Blutkapillaren. Die Gerbstoffe entfalten sich infolge ihrer speziellen chemischen Bindung erst im Dünndarm, sie passieren den Magen, ohne die Magenschleimhaut zu beeinträchtigen. Eine amerikanische Studie, die 1927 vollendet wurde, zeigte eine erhebliche Blutzuckersenkung nach Gaben von Heidelbeerblätter-Extrakt. Warmauszüge aus der Wurzelrinde haben starke entzündungshemmende und stopfende Wirkung, insbesondere im ganzen Verdauungsbereich, in den Harnwegen, in Leber, Galle und Bauchspeicheldrüse. Die Flavonoide stärken Kleinblutgefäßwände, Anthocyane machen sie wieder fest und elastisch. Die Früchte haben einen hohen Vitamin C-Gehalt. Das Hydrochinon wirkt stark keimtötend.

Medizinische Wirkung: Blaubeere: Früchte adstringent (zusammenziehend), antiseptisch (keimtötend); Blätter antidiabetisch (blutzuckersenkend), diuretisch (harntreibend), desinfizierend, fiebersenkend, kühlend; Wurzeln antibiotisch. Preiselbeere: Blätter urodesinfizierend (harnorgandesinfizierend), adstringent, Saluterikum; Früchte adstringent, diätetisch.

Heidel- und Preiselbeere waren seit jeher für Indianer ein wichtiges Nahrungs- und Heilmittel. Zur Erntezeit der Beeren beteiligten sich nicht nur Alte, Frauen und Kinder am Sammeln, sondern auch die sogenannten «Krieger», wie Trapper berichteten. Die frischen Beeren wurden während der Reifezeit als Dessert gegessen, Getreide- und Gemüsesuppen beigegeben, hauptsächlich aber luftgetrocknet und für den Winter aufbewahrt. Die Trockenbeeren wurden vor allem bei der Pemmikan-Zubereitung verwendet. Sie bildeten in den Wintermonaten nicht nur eine willkommene Nahrung und Geschmacksverbesserung für zahlreiche Mahlzeiten, sondern auch eine Hauptquelle für antiskorbutische Vitamine.

Die adstringierenden und antiseptischen Wirkungen der Früchte waren den Indianern wohlbekannt: Aus pulverisierten Trockenfrüchten

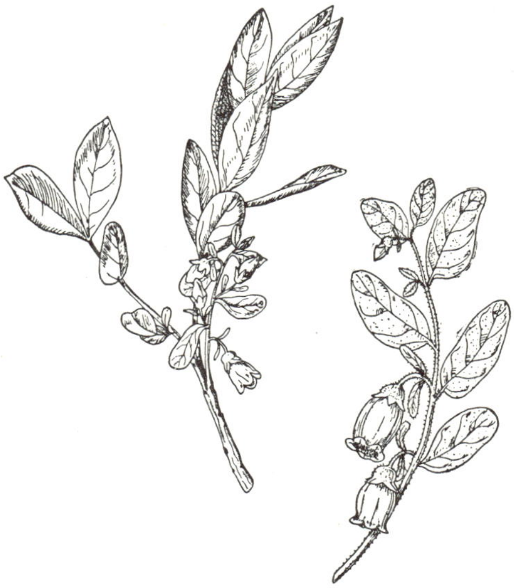

Charakteristika: Die Heidelbeerarten sind verzweigte niedrige Zwergstrauchgewächse mit kantigen Zweigen und eiförmigen, je nach Art größeren oder kleineren Blättern, spitz auslaufend und gezackt. Die Blätter fallen ab, und die Beeren reifen zu hellblauen, tiefblauen bis schwarzen Früchten, die mit zahlreichen weichen Samenkörnern gefüllt sind. Größen: 20 bis 50 cm. Blütezeit: Mai bis Juni. Fruchtreife: Juni bis September. Preiselbeere, Trunkelbeere, Moosbeere und Buckelbeere sehen sehr ähnlich aus, aber die Früchte sind in der Reife rot bis purpurn, manchmal schwärzlichrot. Sie haben stets genau 10 Samenkörner. Die Früchte sind alle eßbar, mehr oder weniger sauer oder süß. Blätter nicht abfallend.

stellte man hochwirksame Tees gegen Leberentzündungen, Magenbeschwerden, Ruhr und Gallenblasenentzündung sowie zur Behandlung von Blasensteingrieß her. Zahlreiche Berichte von Pionieren, Siedlern, Soldaten und Trappern beschreiben Besserungen bei Diabetes. In der modernen Medizin wird solche Wirkung strikt geleugnet. Professor David French, Anthropologe am Reed College in Portland (Washington), hat vor einiger Zeit an der Oregon State University School of Pharmacy mit einer ausgedehnten Erforschung der Heilmethoden der an der Pazifikküste lebenden Indianervölker begonnen und ist schon jetzt zu verblüffenden Ergebnissen gelangt. Es wurden zahlreiche neue, bis dato unbekannte Alkaloide und andere Stoffe gefunden. Daß Preiselbeerfrüchte, kombiniert mit Blättern und Wurzelrinde, antidiabetisch wirken, glaubt David French inzwischen gesichert zu haben. Die behaupteten Auflösungen von Harnsteinen in Nieren und Blase (sowohl Urat-, als auch Oxalat- und Kalksteine), von denen alte Berichte sprechen, werden jetzt untersucht.

Indianer heilten mit Teeaufbereitungen der Blätter hauptsächlich schwere blutende Durchfälle (zum Beispiel Ruhr, Blutruhr), linderten aber auch den tödlichen Wasserverlust bei Cholera und Typhus. Sie bereiteten hauptsächlich *Kaltauszüge* von Beeren, Blättern und Wurzelrinden, indem sie das zerkleinerte Trockenmaterial mehr als 24 Stunden lang ziehen ließen. Nur in akuten Notfällen übergoß man das Material mit kochendem Wasser. Heutige Indianermediziner sind der Meinung, daß Abkochungen wichtige empfindliche Substanzen zerstören, so etwa auch die antidiabetischen Wirkungssubstanzen. Eine weitere wichtige Anwendungsart war das langsame Zerkauen der getrockneten Pflanzenteile im Mund. Zwei nicht wärmebeständige unbekannte Substanzen wirken offenbar gegen Darmbakterien und Staphylokokken.

Zubereitungen: Heidelbeerarten: 20 g getrocknete, pulverisierte Früchte auf 250 ml heißes Wasser, aufgeteilt in 3 Gaben täglich. Blätter: 30 bis 40 g zerkleinerte Trockenblätter mit ½ Liter heißem Wasser aufgießen und ziehen lassen, bis das Wasser nahezu kalt ist. Dreimal täglich 1 Tasse trinken (zur Entwässerung). Bei Diabetes wurden Früchte, Blätter und Wurzelrinde im Verhältnis 1 : 3 : 1 in einem Kaltauszug (24 bis 36 Stunden) gemischt. Tagesdosis etwa 2 bis 3 Tassen. Prophylaxe: Kalt aufgequollene Früchte werden, mit Honig vermischt, zu einer Art Marmelade verarbeitet.

Preiselbeerarten: Zur Desinfektion der Harnwege wird aus den Trokkenblättern ein konzentrierter Kaltauszug (24 bis 36 Stunden) hergestellt. Von diesem Extrakt wird durch zwei- bis dreifache Verdünnung mit leicht warmem Wasser ein Tee zubereitet. Tagesdosis: zwei- bis dreimal 1 kleine Tasse voll. Als galletreibendes Mittel, gegen Magen- und Darmgeschwüre Kaltauszug (24 bis 36 Stunden, bedeckt): 10 g zerkleinerte Trockenblätter auf ¼ l Wasser. Diese Tagesmenge nach Belieben, regelmäßig verteilt, trinken. Nicht erhitzen!

Insgesamt sind die Anwendungsbereiche die gleichen wie bei der Bärentraube, man nimmt nur doppelt soviel Material zur Aufbereitung. Die Früchte werden wegen ihres hohen Vitamin C-Gehalts (auch Vitamin A) in zuckerarmen Aufbereitungen, am besten wochenlang in Honig (ungeschleudert!) konserviert, genommen und langsam zerkaut. Sie galten als probates Mittel gegen Kapillargefäßschwächen

Heidelbeere

Die Heidelbeere und auch die Heidelbeerblätter haben bei uns eine lange medizinische Tradition. Die Früchte sind reich an Gerbstoffen (bis 10 Prozent), Mineralstoffen, Fruchtsäuren und Vitaminen. Man nimmt an, daß eine deutliche antibiotische Wirkung auf den blauen Farbstoff zurückzuführen ist. Die Blätter enthalten Flavone, Gerbstoffe, Arbutin, und die Wissenschaft diskutiert noch über das Glukokinin Neomyrtillin, das den Blutzucker senken soll. Die Heidelbeere ist ein probates Mittel gegen Durchfall (besonders mit Gärungserscheinungen). Man verwendet den Absud auch zum Gurgeln (verständlich wegen des hohen Gerbstoffgehaltes). Die Anwendung des Blättertees ist vornehmlich der Volksmedizin vorbehalten: zu Waschungen, bei Durchfall, Husten, Magenbeschwerden und Blasenschwäche. Einer besonderen Wertschätzung erfreut sich ein Tee aus Früchten zur Behandlung von Hämorrhoiden. *J. E.*

und Bronchitis. Frische Früchte sollten nie eingekocht oder heiß aufbereitet werden.
Jüngste Untersuchungen in den USA deuten darauf hin, daß die indianische Praxis, pulverisierte Wurzeln aller Arten als Warmauszug gegen schwere bakterielle Magen/Darm-, Nieren-, Leber-, Gallen-, Pankreas-, Harnleiter-, Uterus- und Blaseninfektionen sowie gegen Bronchitis und Angina zu geben, sehr begründet war; denn es wurden Substanzen festgestellt, die sehr stark keimtötend und gleichzeitig blutbildend wirken und offensichtlich auch das Immunsystem stärken.

Hundstod — Bitter Root

Hundsgift — *Dog's Bane*
Apocynaceae (Hundstodgewächse)
Apocynum androsaemifolium L.

Die Angaben über diese Species sind äußerst dürftig. In der europäischen Pflanzenheilkunde – insbesondere in populären Darstellungen – findet man so gut wie nichts darüber, außer etwa: «Der Hundstod [*Apocynum venetum*] hat rote glockenförmige Blüten und wächst an den Stränden Venetiens und der Romagna. Im Orient ist er bis nach China verbreitet. Er enthält ein Strophantin-Glykosid, das sogenannte Cymarin, und wird als Textilfaserpflanze genutzt. Andere Arten sind in Nordamerika heimisch, so *A. cannabinum* und *androsaemifolium*, aus denen die Indianer Fasern für Seile und Netze gewinnen.»
Die beiden Arten *A. androsaemifolium* (*Bitter Root*) und *A. cannabinum* (*Indian Hemp*), die sich zwar zum Verwechseln ähnlich sind, aber von Indianern in ihrer medizinischen Wirkung sorgfältig auseinandergehalten wurden, sind in der indianischen Medizin äußerst wichtige und vielseitig verwendete Heilmittel. An ihrem Gebrauch wird das – für moderne Mediziner unbegreifliche – Wissen indianischer Heiler um fundamentale Zusammenhänge deutlich, die den damaligen weißen Ärzten nahezu vollständig unbekannt waren und die zum Teil auch heute noch nicht wissenschaftlich erschlossen sind.
Sämtliche Arten der *Apocynum species* wurden von Indianern der *Bären-Medizin* zugeordnet, das heißt den am stärksten wirksamen Heilmitteln. Da sie die beiden amerikanischen Species so sorgfältig unterschieden, soll dies auch hier geschehen (vgl. Hanf, Indianischer).
Populärnamen: *Dog's Bane, Bitter Root, Fly Trap, Milkweed, Westernwall, Honeybloom, Milk Ipecac, Catchfly, Western Wallflower, Wild Ipecac, Rheumatism Weed, Wandering Milkweed, Spreading Dogbane.*
Vorkommen: Neufundland bis Alaska, südlich bis North Carolina, Arkansas, New Mexico und vereinzelt Mexiko in trockenen sandigen Böden und an Waldrändern.
Verwendete Teile: Wurzel, Stengel, grüne Früchte.
Lösungsmittel: Wasser.
Inhaltsstoffe: Unreines amorphes Alkaloid Apocyntein und Apocynin, saponin-ähnliche Substanzen. Ein Aglycon des Glukosids Apocynamarin, genannt Cymarin, ist mit den Glykosiden der Digitalis-

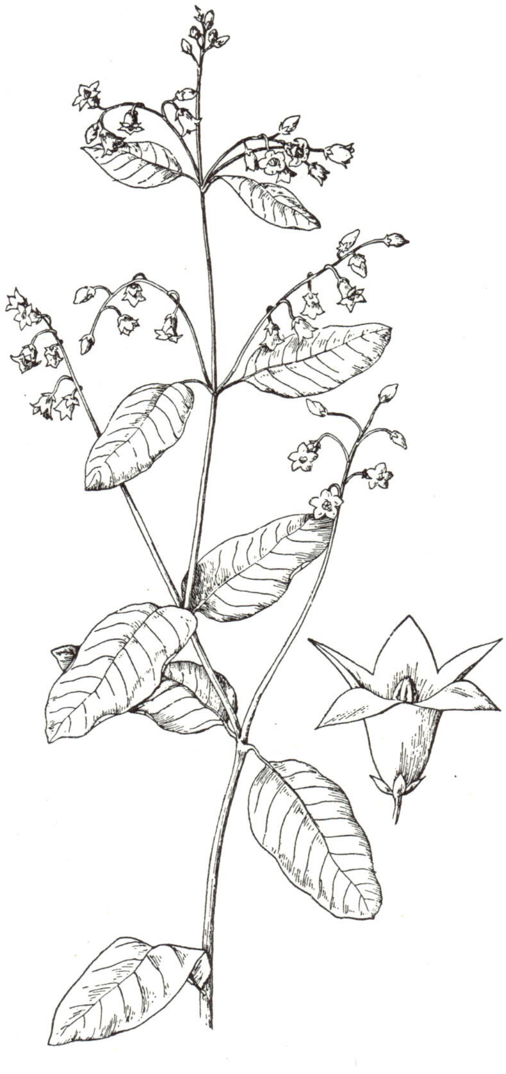

Charakteristika: Ganzjährig überdauerndes Kraut, 150 bis 180 cm hoch. Die Blätter sind 5 bis 7,5 cm lang, länglich oval, im oberen Teil dunkelgrün, nach unten hin in ein blasseres Grün übergehend, etwa 2,5 cm breit. Die Blüten sind weiß mit einer leichten Rosatönung. Die Blumenkrone ist rosa mit fünf in Stufen angeordneten Blüten. Sie sondern ein süßliches Sekret aus, das Fliegen anzieht. Bei Berührung krümmen sie sich nach innen und halten das Insekt fest. Sämtliche Pflanzenteile sind mit einem milchigen Saft gefüllt, der bei jeder Verletzung sofort austritt und kautschukartig trocknet. Die zähe fibröse Rinde wurde von den Indianern Kaliforniens als Ersatz für

Hanf zu Beuteln, Säckchen, Seilen und Fischernetzen verarbeitet. Die große milchige Wurzel ist der Länge nach leicht gedreht, äußerlich von rötlicher oder bräunlichgrauer Farbe. Von den anderen drei Species unterscheidet sich der Hundstod fast nur durch einen unterbrochenen Kreis von dickwandigen «Steinzellen» etwa in der Mitte der Wurzelrinde, der bei den anderen Arten fehlt. Die Pflanze ist fast geruchlos, schmeckt nach Stärke und hinterläßt später einen bitteren, ätzend beißenden Geschmack. Die Blüten öffnen sich nur bei Sonnenschein (Mai bis August).

gruppe nahe verwandt. Eine Bitterstoffsubstanz, Cynotoxin genannt, von noch unbekannter Wirkung und ein ätherisches Öl. Bisher gesicherte Wirkung: Das Cymarin ist die cardioaktivste Substanz: 0,1 gm *Bitter Root* enthält die Potenz von 2 U.S.P.Digitalis-Einheiten. Moderate Dosen senken den Pulsschlag und erhöhen die Kontraktionsfähigkeit des Herzmuskelgewebes, wie Digitalis. Es reizt die Schleimhäute mehr als Digitalis. Dieser Effekt in Verbindung mit der Stimulierung des vasomotorischen Systems wird als Ursache für die gleichzeitig diuretische (harntreibende) Wirkung betrachtet. Eine schulmedizinische Studie von 1921 kommt zu dem Ergebnis, daß man *Bitter Root* zwar als Digitalisersatz verordnen kann, Digitalis aber vorzuziehen sei, weil Dosierungen, die klinisch effektiv wären, für den Magen-Darm-Bereich zu giftig seien. Die Schleimhautreizung führt zu Erbrechen und innerer Reinigung sowie zu starkem Wasserentzug bei von Herzschwäche verursachten Ödemen und bei der von hepatitischer Leberzirrhose verursachten Bauchwassersucht.

Medizinische Wirkung: Die Indianer scheinen über toxische Wirkungen des Krauts und über Dosierungen und Zubereitungen sehr viel mehr gewußt zu haben als die weiße Schulmedizin und Heilkunde.

Viele Stämme verwendeten die Wurzeln in Notzeiten als *Vollnahrungsmittel:* Sie kochten die Wurzeln lange und intensiv, bis die bittere Rinde sich von selbst löste, schöpften diese ab und kochten die nun entrindete und in Stücke zerkleinerte Wurzel weiterhin intensiv, bis sich die toxischen Wirkstoffe restlos gelöst hatten. Bei diesem Kochprozeß wurde das Wasser mindestens drei- bis viermal gewechselt. Danach bildete die Wurzel ein nahrhaftes Nahrungsmittel von hohem Stärkegehalt – sie war völlig ungefährlich.

Die für Trapper, Mountain-Men, Pelzhändler und -jäger spektakulärste indianische Anwendung von Hundstod richtete sich gegen die unter ihnen verhältnismäßig stark verbreitete *Syphilis*. Die Pflanze hatte den Ruf, ein nahezu unfehlbar wirksames Heilmittel zu sein – und dies zu einer Zeit, da Syphilis in der Schulmedizin als unheilbar galt und zu schrecklichem Siechtum und Tod führte.

Die Biologen DeLaszlo und Henshaw beschrieben *Dog's Bane* ebenfalls als empfängnisverhütendes Mittel. Sie hatten beobachtet, daß immer wieder Frauen, wenn sie die Wurzeln zur Nahrung vorbereiteten, vom ersten Kochwasser langsam eine Tasse voll tranken. Eine Tasse *pro Woche* galt als sicheres Kontrazeptivum, aber nur wenig mehr davon kann, so die Berichte, *Unfruchtbarkeit* hervorrufen. Indianerheiler schienen zuvor diese Frauen, so die Biologen in ihrer Aufstellung ‹*Plant Materials Used by Primitive Peoples to Affect Fertility*› (1886), sehr ausführlich befragt, untersucht und beobachtet zu haben, bevor sie jeder die ihr allein angemessene Wochendosis verordneten, an die sich jede Indianerin dann streng hielt.

Zahlreiche Erleichterungen, sogar auch Heilungen, wurden von der Hundstod-Behandlung einer Krankheit berichtet, die man später Brightsche Krankheit (*Bright's desease* – Nierenschrumpfung, *Nephritis chronica*, chronische Nierenentzündung) nannte. Solchen Berichten, denenzufolge sogar eine fortgeschrittene Nierenschrumpfung mit teilweise schon eingetretener Insuffizienz so erfolgreich von Sioux-Heilern behandelt worden seien, daß die betroffenen Nieren bald wieder funktioniert hätten, möchten Schulmediziner auch heute noch kei-

nen Glauben schenken. Es gibt aber einige Fälle, die sich anders nicht erklären lassen.
Als ebenso unwahrscheinlich gelten der Lehrmeinung Berichte von Trappern, nach denen etwa schwere rheumatische Gichterkrankungen der Gelenke von Indianerheilern in etwa drei- bis viermonatigen intensiven Behandlungen geheilt werden konnten. Immerhin: Solcherart erkrankte Trapper hätten in der Wildnis keinerlei Überlebenschance mit schwer von Gicht befallenen Gelenken gehabt. Es gibt aber einige, die nach solchen Kuren noch jahrzehntelang im Fernen Westen lebten – ohne Gicht! Hierzu verwendeten die Indianerheiler die im Frühling gesammelte «Milch» der Wurzeln und applizierten sie zwei- bis dreimal täglich auf die betroffenen Gelenke, wobei sich auf der Haut sofort Brennen, Rötungen und Schwellungen einstellten, nach denen die Heiler den Entwicklungsstand der Erkrankung beurteilen konnten. Wenn sich unter der Einwirkung des Wurzelsafts Schorf bildete, so rieten Indianerheiler dringend, ihn zu belassen, bis er sich von selbst löste und abfiel und sich darunter neues gesundes Hautgewebe gebildet hatte.
Hundstod wurde von Indianerheilern ebenfalls als wirksames Heilmittel gegen alle Giftstoffe und gegen die Bisse von tollwütigen Hunden (daher der Name *Dog's Bane*) eingesetzt. Aber auch gegen andere «Unreinheiten», wie etwa parasitäre Organismen (Pilze, Würmer), soll die Pflanze wirksam gewesen sein.
Der renommierte amerikanische Heilkundler Jethro Kloss (‹*Back to Eden*›, 1939), der als einer der ersten den indianischen Naturheilverfahren Aufmerksamkeit widmete, nennt weitere Behandlungs- und Heilanzeigen: «Dies ist ein sehr gutes Heilmittel gegen Wechselfieber, Typhus und andere Fieber. *Bitter Root* hat einen exzellenten Effekt bei Lebererkrankungen und Erkrankungen der Nieren und Därme. Es erhöht die Sekretion der Gallenblase, hilft ausgezeichnet bei schlechter Verdauung. *Bitter Root* war bekannt dafür, Wassersucht und Ödembildung zu heilen, wenn alles andere versagt hatte. Es treibt Würmer aus, ist bei Syphilis sehr nützlich und reinigt den Körper von anderen Unreinheiten. Besonders wertvoll ist seine Heilkraft bei Gallensteinen, gut bei Rheumatismus, Neuralgien, Erkrankungen der Gelenke und Schleimhäute. Hervorragend bei Diabetes.»
Trapper erwähnten spektakuläre Heilerfolge in schweren Fällen von Gelbsucht (infektiöse Hepatitis). Und hilfreich scheint Hundstod auch bei chronischer Migräne und sonstigen schweren nervösen Kopfschmerzanfällen gewesen zu sein.
Der russische Botaniker A. Nelubin beschrieb in seiner 1850 erschienenen ‹*Pharmacographie*› erstmals die amerikanische Bitterwurzel (*American Bitter Root*), worauf Hundstod klinisch erprobt und in vielen Fällen von Herzerkrankungen und Ödemsucht als wirksam befunden wurde. Bis 1930/1933 wurde das Kraut in großen Mengen nach Rußland importiert. Seither wird die Pflanze in der UdSSR kultiviert. Man verwendet sie dort bis heute gegen hohen Blutdruck, Herzschwäche, Arteriosklerose und Mangeldurchblutung der erkrankten Arterien in schweren Fällen.
Chippewa-Heiler wiesen darauf hin, daß man für höchstwirksame Anwendungen den «Ellenbogen der Wurzel» nehmen müsse: Die Wurzel wächst etwa 38 bis 45 cm gerade senkrecht und macht dann einen

scharfen Knick. In Anwendungen, bei denen eine mildere Wirkung angezeigt sei, so die Chippewa-Heiler, solle man unbedingt die feinen weißen Wurzeln nehmen, die vom Wurzelstock abzweigen. Die Chippewas betrachteten sporadisch wiederkehrende Kopfschmerzen als eine «Störung des Nervensystems und der Durchblutung feiner kleiner Äderchen im Kopf». Erbsengroße getrocknete Wurzelstückchen wurden zu feinem Pulver zerrieben und durch die Nase geschnupft. Ein Chippewa-Heiler: «Das ist der schnellste und beste Weg, die Kraft des Krauts dorthin zu bringen, wo sie gebraucht wird.» In anderen Fällen nervöser Störungen verordneten Chippewa-Heiler, kleine Pulvermengen auf glühendheiße Steine zu streuen, den Kopf mit einem Tuch zu umhüllen und die Wurzelpulverdämpfe langsam und tief zu inhalieren. Eine dritte Chippewa-Anwendung, die von Armeeärzten im Fernen Westen gepriesen wurde, bestand darin, mit einer rasiermesserscharfen Klinge winzige Hauteinschnitte über den Schläfen zu machen und in die aufgeklafften Schnittwunden einen Brei aus Wurzelpulver, angerührt mit warmem Wasser, einzureiben.

Gegen heftiges Herzklopfen (*Palipatio cordis*), Herzjagen (Tachykardie) und Herzrhythmusstörungen (Tachyarrhythmie) verordneten Chippewa-Heiler: «Nimm vier Stücke der getrockneten Wurzel, jedes etwa fünf Zentimeter lang. Koche diese zwei Minuten lang in Wasser. Davon nimm dann bei Bedarf einen guten Schluck und bleibe ruhig mit aufrechtem Oberkörper liegen. Du wirst dich sehr bald besser fühlen.» Nach allmählichem Abklingen der Symptome sollte der Patient von der Zubereitung eine Woche lang täglich zwei Schlucke, dann eine Woche lang täglich einen Schluck und schließlich eine Woche lang jeden zweiten Tag einen Schluck nehmen. Armeeärzte berichteten, daß nach solcher Behandlung die Beschwerden dauerhaft verschwanden.

Eine verdünntere Zubereitung dieses Suds wurde gegen Mittelohrentzündung verabreicht, und eine sehr starke Verdünnung galt als Heilmittel gegen Erkältungskrankheiten von Kindern, das gleichzeitig infektiösen Erkrankungen der Luftwege (Bronchitis und Lungenentzündung) vorbeugte.

Bei heftigem Nasenbluten wurde ein Wurzelstück von etwa 20 cm Länge (unzerschnitten, frisch oder getrocknet) in sehr wenig Wasser zwei bis drei Minuten lang gekocht. Ein mit diesem Sud getränkter Baumwollbausch, in die Nase eingeführt, stoppte in der Regel die Blutung. In sehr ernsten Fällen wurde ein Stück zerquetschter Wurzel aus dem «Ellenbogen» in die Nase gesteckt.

Die Irokesen verabreichten gegen lebensgefährliche Blutruhr stark konzentrierte Warmwasserauszüge aus der frisch getrockneten, leicht zerquetschten Wurzel und verhinderten den hierdurch normalerweise zu erwartenden schweren Brechreiz durch Zugaben von Pfefferminze, Kalmuswurzel, Fenchel oder anderen Mitteln. Die Wald-Potawatomis verwendeten Wurzeltees als harntreibende Harnwegemedizin und kochten die grünen Früchte zu einem «Herz- und Nierentee». Die Flambeau-Ojibwas machten aus Stengel und Wurzel einen Aufgußtee für schwangere Frauen, um «die Nieren freizuhalten». Die Meskwakis verwendeten die Wurzel in einem Brei zur Heilung von Uterusverletzungen.

Indianerheiler warnten davor, Hundstod bei Magenschleimhautentzündungen oder Magen- oder Zwölffingerdarmgeschwüren einzuset-

Hundstod

Die Hundsgiftgewächse, die sich in unserem Arzneischatz befinden, zählen durchweg zu den stark wirksamen Heilmitteln, wobei *Apocynum* keine typische europäische Pflanze darstellt. Bei uns wird nur *Apocynum cannabinum* (der *Kanadische Hanf*) verwendet. Man nimmt als Hauptwirkstoff das Cymarin an (ein Strophantidin-D cymarosid), das dem Effekt des K-Strophantins entspricht. Schonende Ausschwemmung von Ödemen, dekompensierende Hypertonie und dekompensierte Klappenfehler sind die Indikation. Als Fertigpräparat ist «Cynosid compositum»® auf dem Markt. Auch in der Homöopathie erfahren wir keine wesentliche Erweiterung der Indikation. Die niederen Potenzen setzt man auch hier bei cardialen und renalen Ödemen ein. Vor unsachgemäßer Anwendung muß *dringend gewarnt* werden. Nur der sachkundige Arzt sollte den Einsatz der Droge bestimmen. Besonders bemerkenswert scheint mir die Art der Applikation des Wurzelpulvers, wie sie bei den Indianern bekannt war, zu sein: das Einbringen des Pulvers über feine Einschnitte in der Haut an der Schläfe. Neben der Möglichkeit zu schnupfen scheint mir diese Art der Medikamentenaufnahme höchst modern. Denken wir an die erst jüngst entwickelten Pflaster zur Medikamentenaufnahme (zum Beispiel Nitrodermpflaster). Gespannt darf man sein, was *Apocynum* für die Zukunft in der *Krebstherapie* bringt. Es wäre sehr zu wünschen, wenn die Forschung auf diesem Gebiet weiter arbeiten würde. *J. E.*

zen. Sie empfahlen ausgeklügelte Testmethoden (auch mit Pflanzen) für genaue Diagnosen, die aber von der amerikanischen Schulmedizin rundweg als «Hokuspokus» abgelehnt wurden und erst in jüngster Zeit wieder interessant geworden zu sein scheinen.
Amerikanische Pharmakologen (hier: David G. Spoerke) warnten davor, große Dosierungen zu verwenden, da diese definitiv toxisch seien, weil sie nicht nur gastrointestinale Störungen (Magen-Darm-Störungen schwerer Art), sondern auch Herzrhythmusstörungen und starke Blutdrucksenkung hervorrufen würden. Indianerärzte bestätigen, daß diese Gefahr bei stark überhöhter Dosierung besteht.
Als gut verträgliche, stark wirksame Einzeldosis wird empfohlen: 5 bis 15 Grains Wurzelpulver (0,3–1,0 g).

Hundszahn, Amerikanischer — Adder's Tongue

Liliaceae
Erythrónium americanum Ker-Gawl.

Populärnamen: *American Adder's Tongue, Yellow Adder's Tongue, Dog's Tooth Violet, Fawn Lily, Serpent's Tongue, Yellow Snowdrop, Rattlesnake Violet, Yellow Snakeleaf.*
Vorkommen: Nur in Nordamerika (New Brunswick/Kanada bis Florida, westlich bis Ontario, Minnesota und Arkansas) vorkommendes lauchartiges Liliengewächs, das feuchte Wiesen und dünne Waldregionen bevorzugt.
Nicht zu verwechseln mit der *English Adder's Tongue* (*Ophioglossum vulgatum* L., Familie: *Filices* – Natternzunge, Natternfarn, populär auch *Christ's Spear*).
Verwendete Teile: Zwiebelknolle und Blätter, auch der Saft der gesamten ausgepreßten Pflanze.
Lösungsmittel: Wasser.
Medizinische Wirkstoffe: Zwiebelknolle und Blätter waren von 1820 bis 1863 in der USP aufgeführt – dies wahrscheinlich auf Grund umfangreicher Untersuchungen und Mitteilungen der Ärzte Jacob Bigelow (‹*A Treatise on the Materia Medica*›, 1822) und A. Clapp (‹*Report on Medical Botany*›, 1852), die den Amerikanischen Hundszahn als Ersatz für Zwiebelknolle und reife Samen der europäischen Herbstzeitlose (*Colchium autumnale L.; Liliáceae*) beschrieben, die als wirksames Mittel gegen Gicht aus Europa eingeführt wurde. In der Herbstzeitlose ist besonders das stark giftige Alkaloid Colchicin enthalten, das spezifisch die Zellteilung hemmt.
In rohem Zustand wirkt der Amerikanische Hundszahn als Brechmittel, äußerliches Aufweichmittel und – wahrscheinlich infolge eines hohen Vitamin C-Gehalts – antiskorbutisch, entzündungs- und erkältungshemmend. Die genaue Art und Anzahl der Wirkstoffe ist nicht bekannt. Aber besonders indianische Mediziner sind jetzt dabei, die historisch beschriebenen medizinischen Wirkungen zu untersuchen und die Wirkstoffe – unter denen sie einige unbekannte vermuten – zu neutralisieren und zu bestimmen.
Medizinische Wirkung: Brechreizfördernd in rohem Zustand. Getrocknet und gekocht nahrhaft als Notnahrungsmittel. Aufweichend,

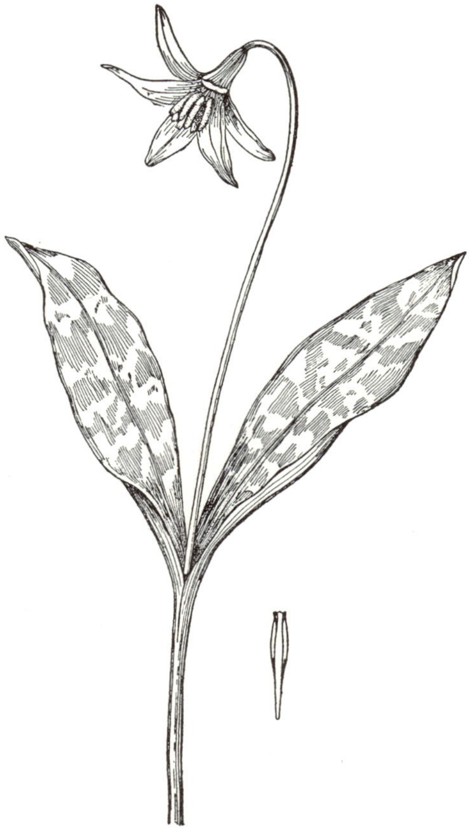

Charakteristika: Ganzjähriges winterfestes Liliengewächs. Die Zwiebelknolle ist 10 bis 25 mm groß, schlank und länglich, innen weiß, außen rehbraun mit gleichfarbenen Wurzeln. Sie befindet sich ziemlich tief im Boden. Der Stiel hat nur zwei lanzettartige Blätter von blaßgrüner Farbe mit purpurnen und braunen Flecken. Ein Blatt ist immer größer als das andere. Der Stiel trägt eine herabhängende gelbe Blüte, deren Blätter sich im geöffneten Zustand vom Zentrum abwenden und bei Nacht und an wolkigen Tagen teilweise schließen. Nach dem Abblühen bildet sich eine Kapselfrucht. Blütezeit: April bis Mai. Gesamthöhe: 15 bis 22 cm.

antiskorbutisch, gegen Furunkel, Geschwüre. Hoher Protein- und Vitamin C-Gehalt. Vermutlich wirksam auch gegen Tuberkulose. Wundentzündungshemmend. Gegen Gicht und Rheumabeschwerden, Nasenbluten und Bindehautentzündung.

Anwendung: Trapper berichten, daß Winnebago-Kinder die Zwiebeln aßen und auffällig immun gegen Erkältungskrankheiten und Entzündungen waren. Ähnliches wird von Handelsagenten im Gebiet der Santee-Sioux berichtet. Der Trapper und Mountain-Man Jedediah Strong Smith beobachtete, daß die Wailakis in Kalifornien den Brei frischer Zwiebeln in Umschlägen für Geschwüre und Furunkel an Extremitäten, Bauch und Brust mit großem Erfolg verwendeten. Von den Creeks und Choctaws wird berichtet, daß sie die leicht in Wasser erhitzten Blätter auf offene Verletzungen und Brandwunden auflegten und die Stoffumschläge mit dem ausgepreßten Saft der ganzen Pflanze tränkten. Selbst schwere Brandwunden sollen hiernach ohne Narbenbildung verheilt sein. Zahlreiche Indianerstämme der atlantischen Waldgebiete sollen getrocknete Zwiebeln als Notverpflegung verwendet haben. Auch wird berichtet, daß indianische Heiler Weiße, die an Tuberkulose, Anämie und schweren Drüsenkrankheiten litten, erfolgreich mit Absuden aus Blättern und Zwiebeln behandelten. Die blutstillende und entzündungshemmende Wirkung scheint allen Indianern bekannt gewesen zu sein. Zur Blutstillung wurde getrocknete Blättersubstanz pulverisiert und das Pulver direkt auf die Blutung aufgetragen. Gleichzeitig mit äußerlichen Anwendungen wurde ein Tee hergestellt, indem man kochendes Wasser über Blätter goß und einen Tag ziehen ließ.

Pioniere und Heimstätter wendeten einen Absud von Zwiebeln und Blättern in Milch als Mittel gegen Darmödeme (Wassersucht), Schluckauf, Erbrechen und Darmbluten an, wobei man häufig auch statt Milch Apfelmost nahm. In Öl gesotten, galt eine Mischung aus Zwiebeln und Blättern, innerlich und äußerlich angewendet, als Allheilmittel gegen Wundentzündungen. Hierbei muß darauf hingewiesen werden, daß indianische Heiler überhitzendes Sieden für falsch hielten und statt dessen die Lösung der Wirkstoffe durch sanftes Erwärmen und Abkühlen befürworteten. Trapperberichten zufolge scheint das den Wirkstoffen erheblich besser bekommen zu sein; denn Heilungen nach der indianischen Methode galten unter ihnen als absolut sicher.

Dosierungen: Innerliche Anwendung: 1 gehäufter Teelöffel der getrockneten Blätter und/oder Zwiebel auf 1 Tasse kochendes Wasser, in kleinen Schlucken, verteilt auf den ganzen Tag, trinken. Noch wirksamer: den Preßsaft der ganzen Pflanze mit 1 Teelöffel Saft auf 1 Tasse kochendes Wasser, 1 Tasse pro Tag schluckweise trinken. Auch 2 Teelöffel Preßsaft der Zwiebel auf 1 Tasse warmes Wasser. Äußerliche Anwendung: Der Brei der Blätter wird direkt auf Geschwüre, Drüsen, Blutungen und Wunden appliziert, Pulver aus Blättern und Zwiebeln direkt auf Blutungen aufgetragen. Breiverbände werden um Brandwunden und entzündliche Gelenkschwellungen gelegt. Die äußerliche Anwendung ging häufig mit der innerlichen einher.

Bei den Santee-Sioux galt ein Tee aus Zwiebel und Schachtelhalmgras (*Horsetail Grass; Equisétum hyemále* L.), etwa 1½ Teelöffel auf 1 Tasse heißes Wasser, als besonders wirksam.

Hundszahn

Erythronium-Arten sind bei uns nur als Zierpflanzen bekannt. Es gibt keinen Hinweis für eine pharmazeutische Verwendung. Die sehr guten Kenntnisse der Indianer über die Handhabung der Pflanze lassen interessante Inhaltsstoffe vermuten – eine genauere Analyse wäre sicher zu empfehlen. *J. E.*

Iris → Schwertlilie

Kirsche → Wildkirsche

Knöllchenknöterich → Knöterich

Knöterich

Polygonaceae
Polygonum L.

Es gibt so viele Knöterichgewächsarten, die zum Teil nur in einigen Ländern und Gebieten, zum Teil in mehreren heimisch sind, daß sie – in einer Auswahl – einzeln aufgeführt werden müssen. Ich beschreibe nur solche Arten, die von den Indianern in ihrer Heilkunde verwendet wurden (auch, wenn sie erst seit der Kolonisierung in Nordamerika eingebürgert wurden), und solche, die in außeramerikanischen Ländern heimisch sind, aber ähnliche medizinisch wirksame Inhaltsstoffe besitzen und in der Naturheilkunde dieser Länder und Gebiete eine entsprechende Bedeutung haben.

Vogelknöterich — Knot Weed

Polygonum aviculare, L.

Populärnamen: Wegetritt, Blutkraut, Angerkraut, Vogelkraut, Ferkelkraut, Vogelgras, Tausendknoten, Unverleid, Knicker, Hansel-am-Weg, *Common Knotweed, Hindering Knotgrass, Crawl Grass, Doorweed, Bird's Knot Grass, Beggarweed, Bindweed, Centinode, Ninety-Knot, Nine-Joints, Allseed, Bird's-Tongue, Sparrow Tongue, Red Robin, Armstrong, Cowgrass, Hogweed, Pigweed, Pigrush, Swynel Grass, Swine's Grass.*
Der Vogelknöterich ist eines der häufigsten «Unkräuter» Deutschlands, aber auch seit jeher besonders im nördlichen Europa, etwa in Großbritannien, heimisch. Von dort wurde er offenbar schon sehr früh in die nordamerikanischen britischen Kolonien eingeführt und dort eingebürgert.
Daß es in den späteren östlichen, westlichen und den Staaten des Mittelwestens eine Abart des Vogelknöterichs gab, nämlich das **Aufrechte Knotengras** (*P. erectum*), das man in den USA seither *Russian Knotgrass* (auch: *Erect Knotgrass*) nennt, wurde erst 1790 entdeckt. Die Bezeichnung *Russisches* Knotengras mag darauf zurückzuführen sein, daß deutsch-russische Mennoniten-Einwanderer diese Vogelknöterichart (die eine spezifisch nordamerikanische ist) mit der ihnen aus Rußland bekannten Art gleichsetzten beziehungsweise verwechselten. Botaniker haben jedoch schließlich die Unterschiede erkannt und als Varietät *erectum* klassifiziert. Die medizinisch wirksamen Inhaltsstoffe von *P. aviculare* und *P. erectum* sind identisch.
Vorkommen: Ganzjähriges Kraut mit glattem aufrechtem Stengel, 30 bis 90 cm hoch mit 2,5 bis 5 cm langen, stumpfwinklig geformten Blät-

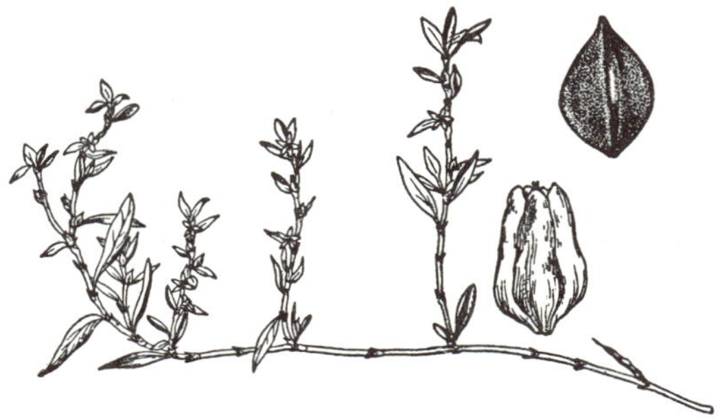

Knöterich – Vogelknöterich

Die Polygonaceen sind typische Kulturbegleiter. So findet man *P. Aviculare* besonders in der Nähe menschlicher Wohnungen. Der europäischen Medizin sind beide Pflanzen – der Vogelknöterich und der Wiesenknöterich – bekannt. Der letztere wird nur in der Volksmedizin wegen seiner blutstillenden Eigenschaften (siehe oben) verwendet, während der Vogelknöterich im Ergänzungsband zum DAB 6 aufgeführt war als Arzneipflanze. Heute verzichtet die klassische Medizin auf beide Pflanzen. Auf Grund der oben genannten Inhaltstoffe ist der Einsatz als Adjuvans bei Lungentuberkulose und eine diuretische Wirkung durchaus zu begründen. Als blutstillende Droge haben beide Pflanzen in der Volksheilkunde auch heute noch einen hohen Stellenwert. Da aber die Polygonaceen zu den Pflanzen gehören, die die toxische Oxalsäure zu akkumulieren vermögen, muß vor ausgiebigerem Gebrauch unbedingt *gewarnt* werden. *J. E.*

tern. Blüte: Juni bis September. Die weißlichen bis rötlichen Blüten stehen einzeln in den Blattachseln.
Verwendete Teile: Die ganze Pflanze.
Lösungsmittel: Wasser.
Inhaltsstoffe: Eine Untersuchung aus dem Jahre 1928 fand erhebliche Mengen Kieselsäure, 0,2 bis 0,8 Prozent Emodin, das Glykosid Quercetin-3-arabinosid und Avicularin, ätherische Öle, Gerbstoffe und essentielle Öle.
Medizinische Wirkung: Indianer und Trapper schrieben konzentrierten Aufgüssen eine hohe blasen- und nierengrießauflösende Wirkung zu, die von Jesuitenpatres bestätigt, später von Schulmedizinern (die allerdings traditionell Tinkturen verwendeten) bezweifelt wurde. Sie verordneten bei der Überprüfung der angeblich blasen- und nierensteinauflösenden Wirkung eine Dosierung von 10 bis 20 Tropfen der Tinktur. Indianische Heilkundige hielten dagegen solche Alkohollösungen für wirkungslos, Abkochungen ebenso. Sie vertraten die Ansicht, daß nur die schonende Lösung der Bestandteile die «Kräfte» der Pflanze erhalte. Heute weiß man, daß starke Erhitzung viele organische Substanzen zerstört und daß manche empfindliche organische Verbindungen sich in der Reaktion mit Alkohol umwandeln. Quercetin ist ein bioflavonoides Glycosid, das die durch Histamine oder durch Verletzung von Gewebe hervorgerufene reduzierte Durchlässigkeit von Kapillargefäßen (Haargefäße) und die Brüchigkeit solcher Gefäße verbessert, indem es die Dehnfestigkeit der Kapillaraderwände verbessert und die Zerstörung von Körpergewebe durch Adrenalin erheblich verzögert. Man hat manche Abkömmlinge dieser Glykosidgruppen verschiedentlich auch als «Vitamin P» bezeichnet, aber bisher scheint der Nachweis einer wirklichen Vitaminfunktion noch zu fehlen, obwohl indianische Mediziner solche Wirkungen auf Grund der Fallstudien aus verfügbaren historischen Quellen behaupten. Die Heileffekte bei Lungentuberkulose, über die Berichte vorliegen, erklären moderne Schulmediziner mit der Wirkung der überreichlich vorhandenen Kieselsäure. Ob das in der Pflanze enthaltene Emodin Steine zu lösen vermag, wird heute bezweifelt. Man traut ihm lediglich abführende Wirkung zu.

Wiesenknöterich — Snakeweed

Polygonum bistorta L. — *Bistort*

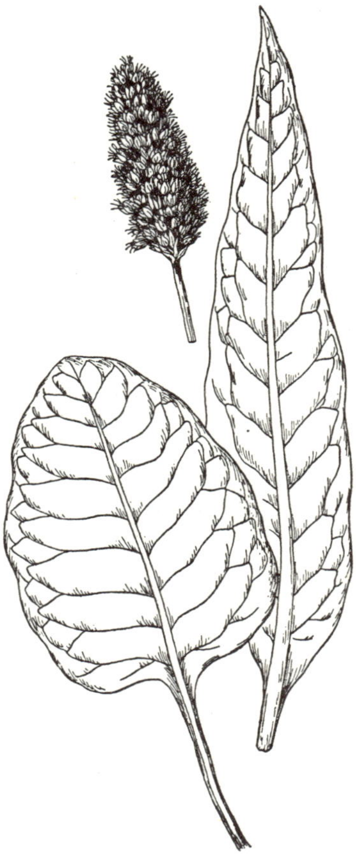

Charakteristika: Die aus dem Lateinischen stammende Bezeichnung *Bistort* (*bis* = zwei, *torta* = gedreht) bezieht sich auf die zweifach gedrehte Form des Wurzelstocks, dessen Farbe äu-

Populärnamen: Schlangenknöterich, Schlangenkraut, Natternwurz, Schlangenwurz, Otternwurzel, Krebswurzel, Drachenwurzel, Wiesenkohl, Gänseampfer, Ochsenzunge, *Bistort, Patience Dock, Snake Weed, Dragonwort, Osterick, Easter Giant, Easter Ledges, Fleece Flower, Oderwort, Easter Mangiant, Adderwort, Twice Writhen, Serpentaria, Columbrina, Dracunculus* und *Serpentary Dragonwort.*
Vorkommen: Feuchte Wiesen und Weiden mit kieselsauren Böden in Höhen von 500 bis 2000 m.
Verwendete Teile: Die ganze Pflanze, Wurzeln, Blätter, Stengel und Blüten sowie Früchte.

Lösungsmittel: Wasser (Alkohol, Öl).
Inhaltsstoffe: 20 Prozent Gerbsäuren, vor allem Tannin, Spuren von Emodin, Gallussäure, Kalziumoxalat und reichlich Schleimstoffe sowie Stärke.
Medizinische Wirkung: Der Wiesenknöterich wird in den USA als eines der stärksten pflanzlichen Adstringentien (zusammenziehende Mittel) betrachtet, das zugleich eine der höchsten blutstillenden Wirkungen für interne und externe Blutungen aller Art besitzt, die insbesondere der Wurzel zugeschrieben wird. Indianer, die mit Bakterienseuchen wie etwa Cholera oder Typhus niemals zuvor konfrontiert gewesen waren, behandelten solche Krankheiten, die innere Blutungen verursachten, mit starken Wurzelextrakten. Da sie Kranke grundsätzlich sofort streng isolierten, fielen sie allein schon aus diesem Grund weniger der Seucheninfektion zum Opfer als Weiße. Trapper berichten, daß zum Beispiel viele Rocky Mountains-Stämme bei solchen Gelegenheiten den ausgepreßten Saft der ganzen Pflanze gaben und damit verblüffende Erfolge erzielten: Die Brechdurchfälle und Blutungen bei Cholera ließen rasch nach, der gefährliche Flüssigkeitsverlust wurde gestoppt, die meisten Erkrankten genasen. Es gibt aber auch einige Hinweise darauf, daß solche «Roßkuren» als Nebenerscheinung Nierenschädigungen hervorriefen. Auch bei Lungen- und Magenblutungen und schweren Hämorrhoidenleiden scheinen Indianer das Wurzelpulver in ständigen kleinen Gaben sehr erfolgreich eingesetzt zu haben. Schwere Menstruationsblutungen und Leukorrhoe (Weißfluß) wurden mit kleinen Gaben eines Absuds erfolgreich behandelt. Der Trapper Wetzel berichtete, daß zahlreiche Missouristämme den Wurzelbrei als Paste auf kariesgeschädigtes Zahnfleisch aufbrachten und Karies in überraschend kurzer Zeit vollständig heilten. Aus der englischen Kolonialzeit in den Südostkolonien wird berichtet, daß die Creeks und Cherokees stark konzentrierte Absude gegen viele Arten pflanzlicher Vergiftungen (zum Beispiel Pilzvergiftungen) erfolgreich verabreichten und Verdünnungen gegen Wechselfieber einsetzten. Äußerliche Tierbiß- oder -stichverletzungen, bei denen Vergiftungen zu erwarten waren, wurden von den Chickasaws mit der Auflage eines Wurzelbreis behandelt. Zahlreiche Indianerstämme zerstampften Wurzel und Stengelansatz zu Brei und legten ihn auf externen Blutungen auf, die danach rasch versiegten und abheilten.
Insbesondere aus England, Schottland und Irland brachten Einwanderer auch zahlreiche Rezepturen aus dem alten Europa mit, deren Wirkungen teilweise denen der indianischen Anwendungen entsprachen, so zum Beispiel Tinkturen und Essenzen, Salben und Ölzubereitungen. Aber in den weitaus meisten Fällen handelte es sich bei diesen Rezepten um Zubereitungen, bei denen viele Kräuter kombiniert wurden, was Indianer tunlichst vermieden.
Von erfahrenen Herbalisten wird vermutet, daß es sich bei dem von den Indianern verwendeten Wiesenknöterich um eine spezifisch amerikanische Abart (*P. bistortoides*) gehandelt habe, die einen höheren Stärke-Anteil enthalte als *P. bistorta*.

ßerlich schwarz und innen rot ist. Er ist schlangenartig gewunden. Von ihm gehen knollenartige Wurzeln aus, von deren Oberseite direkt große ovale Blätter mit herzförmiger Basis entspringen, deren Oberseite bläulichgrün und Unterseite aschgrau-purpur getönt sind. Der Stengel ist 30 bis 45 cm hoch, schlank, sehr aufrecht, ungeästelt und trägt kleinere als die Wurzelblätter. Die Blüten sind fleischfarben und bilden dichte, lange, aufrecht stehende, zylindrische Ähren, die kleine Frucht ist dreieckig. Blütezeit: Mai/Juni und September/Oktober. Die Früchte enthalten drei Samen. Die reifen Samen sind klein, braun und glänzend. Die immergrüne Pflanze (einjährig) wird 30 bis 120 cm hoch.

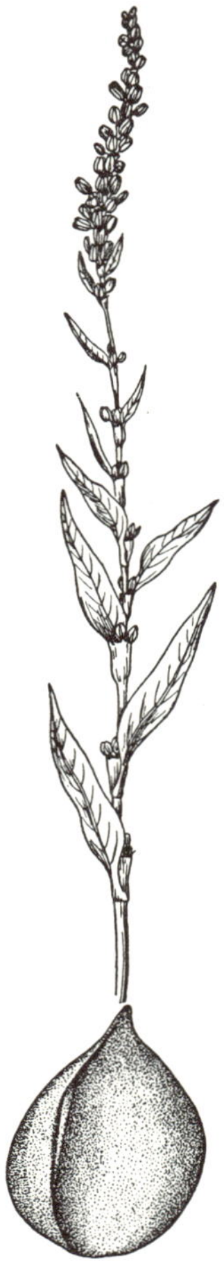

Charakteristika: Jährlich. Der geästelte Stiel ist 60 bis 90 cm hoch, kriecht zuerst, wird dann halb aufrecht. Die Blätter sind lanzettartig, kurzstielig, wellig und mit Haaren gefranst. Die nußartige Frucht ist schwarz und dreieckig. Blüte: August/September. Farbe: grün-weiß-rosa.

Wasserpfeffer — Arsesmart

Polygonum Hydropiper L.

Populärnamen: Pfefferkraut, Flohpfeffer, Mückenkraut, Pfauenkraut Pfefferknöterich. *Smartweed, Water-Pepper, Biting Persicaria, Bity Tongue, Arcmart, Pepper Plant, Smartass, Ciderage, Red Knees, Culrage, Bloodwort.*
Unterart: Milder Wasserpfeffer (*Polygonum hydropiperoides* L.; *Mild Water Pepper, Dead Arssmare, Peach-Wort*).

E. M. Zimmerer schreibt im ‹*Kräutersegen*› (1896): «Früher war der Wasserpfeffer als ein sehr geschätztes Kraut bekannt, jetzt ist er besonders von den Ärzten fast ganz vergessen. Dennoch besitzt er höchst wertvolle Kräfte ...»
Der Wasserpfeffer gleicht dem Wasserknöterich (*P. amphibium*) und dem pfirsichblättrigen Knöterich (*P. persicaria*) äußerlich sehr und hat mit letzterem auch die deutschen Populärnamen «Flohknöterich, Flohpfeffer, Mückenkraut und Pfauenkraut» gemeinsam. Der Unterschied wird aber sofort klar, wenn «man seine Blätter und namentlich die dreikantigen Samenkörnchen zerbeißt», die einen brennend scharfen und beißenden Geschmack haben.
Vom Milden Wasserpfeffer unterscheidet sich der Wasserpfeffer durch erheblich breitere Blätter und durch einen weniger scharfen Geschmack. Indianer verwendeten häufig beide Arten zusammen, selten aber den Milden Wasserpfeffer allein.

Vorkommen: In Niederungen und an im Sommer ausgetrockneten Wasserläufen (im Westen der USA).
Verwendete Teile: Das ganze Kraut.
Lösungsmittel: Wasser (Alkohol).
Inhaltsstoffe: Die Blätter enthalten essentielles Öl, Oxymethylanthrachinone, Polygonsäuren (Reizmittel), die grüne zerfließende Kristalle von bitterem Säuregeschmack und heftiger saurer Reaktion bilden. Die zermahlenen Blätter und auch Samen rufen auf der Haut – ähnlich wie Senfmehl – rasch Blasen hervor. Es ist ein Glykosid enthalten, das die Blutgerinnung fördert, ein Polygon enthaltendes ätherisches Öl, das den Blutdruck senkt, Ameisensäure, Essigsäure und Valeriansäure (Baldrian), Gallussäure, Gerbsäure und essentielles Öl sowie Rutin, Vitamin C und K, viele Mineralsalze.
Medizinische Wirkung: Anregend, harntreibend, schweißtreibend. Kühlend und austrocknend bei Auswaschungen von alten, faulenden Geschwüren, um sie zu beleben, ihr Zuheilen zu fördern, die Bildung wilden Fleisches zu verhindern und – wo solches bereits gebildet wurde – es zu lösen und zu entfernen. Abheilend bei geschwollenen Verletzungen, Quetschungen, Blutergüssen, wenn das zerquetschte Kraut aufgetragen wird. Der kalte Tee ist ein probates Wurmmittel. Zerquetschter Wurzel- oder Samenbrei beseitigt, äußerlich angewendet, heftige Zahnschmerzen. Bei Indianern beobachtete weitere Anwendungen: Amenorrhöe (ausbleibende Menstruation, auch zur Frühschwangerschaftsunterbrechung), Augenlidrandentzündung (Blepharitis), Erkältungen, Durchfall (Diarrhöe), Ruhr und Blutruhr, erschwerte Monatsblutung, Harnzwang (Dysuria), Ekzeme, Epilepsie,

Gonorrhöe (Tripper), Steingrieß, Hämorrhoiden, Hysterie, Kehlkopfentzündung (Laryngitis), Blasen-, Harndrang (Strangurie), Geschwüre.

Anwendungen: Indianer behaupteten, daß Hitze und Alter die Wirksamkeit der Aufbereitungen zerstöre. Deshalb verwendeten sie stets frische Pflanzen, die am frühen Nachmittag eines sonnigen Tages gesammelt wurden, «wenn zuvor die Sonne ihre ganze Kraft in den Pflanzen entfaltet» hatte. Bei Schwangerschaftsunterbrechungen wurde ein Teil Pflanzen am frühen Nachmittag gesammelt, zerquetscht und der Saft, gemischt mit *kaltem* Wasser, innerlich verabreicht, ein Teil der Pflanzen wurde kurz nach Mitternacht, möglichst bei intensivem Vollmondlicht, gesammelt, der Quetschsaft – nur wenig mit kaltem Wasser verdünnt – als Uterusspülung verwendet. Trapper berichteten, daß diese Behandlung innerhalb von ein bis zwei Tagen probat gewirkt haben soll. Indianische Schulmediziner haben hierfür keine plausible, der Lehrmeinung entsprechende Erklärung, obwohl sie diese Wirkungen bestätigen. Bei medizinischen Tests notierten sie stimulierende, harn- und schweißtreibende Begleiterscheinungen. Der Saft der Pflanzen, in kaltem Wasser gelöst und regelmäßig über eine knappe Woche hinweg gegeben, soll nach Berichten von Pelzhändlern, die solche Behandlungen während der «Trappers Rendezvous» (Zusammenkünfte der Pelzjäger und -händler mit Indianern im Fernen Westen) Harnblasen- und Nierengrieß und -sand zum Abgang gebracht haben. Indianer behaupteten auch, daß stark verdünnte Konzentrationen in kaltem Wasser, über längere Zeit genommen, Harnblasen- und Nierengrieß sogar vollständig auflösen könnten, so daß der Abgang ohne Schmerzen verlaufen würde. Gleichzeitig wurden von Armee-Feldärzten in verschiedenen Forts im Westen auch starke antiseptische Wirkungen bei innerer und äußerer Behandlung beobachtet. Trapper der schottischen Northwest Company berichteten von Heilungen des Wundbrandes (Gangräne), gegen den es damals kein Mittel gab. Siedler notierten bei grassierenden Cholera-Epidemien rasche Heilungen, wenn Indianerärzte weiße Jugendliche im Frühstadium behandelten: Sie gaben intensive Teegaben und wickelten die Kranken in Tücher ein, die zuvor mit dem leicht verdünnten Pflanzensaft vollständig getränkt worden waren. Die solcherart Behandelten, sollen «am ganzen Körper *krebsrot*» gewesen sein, sich dabei aber «recht wohl gefühlt» haben. Während der ganzen Behandlung wurde streng gefastet und viel getrunken. Siedler übernahmen diese Behandlungsart, verwendeten aber zum Tränken der Umwicklungstücher eine *heiße* Lösung. Dies – obwohl Indianer behaupteten, daß es falsch sei – mit gutem Erfolg.

Die Apachen und Yaquis der nördlichen mexikanischen Provinzen Coahuila und Chihuahua bereiteten heiße Bäder mit Wasserpfeffer-Extrakten und wendeten diese – scheinbar sehr erfolgreich – gegen Rheumatismus an. Den Pflanzensaft, vermischt mit Honig und Blütenpollen, verwendeten Indianer als eine Art Allheilmittel gegen Dutzende von Krankheitserscheinungen, etwa Bronchitis, Skrofulose und Nervenkrankheiten (zum Beispiel Lethargie und Depressionen) sowie gegen Prostatitis und Nephritis.

Indianer verwendeten den Saft der ganzen Pflanze auch als Färbemittel für leuchtendes Gelb, Goldgelb und Goldgrün, dem professionelle Fär-

Wasserpfeffer

Die Inhaltstoffe des Wasserpfeffers sind recht gut erforscht, jedoch kennt man den Scharfstoff noch nicht genau. In der europäischen Medizin kennt man die harntreibende, adstringierende und gewisse entzündungswidrige Eigenschaften, verwendet die Pflanze jedoch nicht mehr. Im Gegensatz zur Schulmedizin wird der Wasserpfeffer in der Volksheilkunde viel gebraucht. Die Scharfstoffe führen allerdings häufig zu Verletzungen, deshalb sei davor gewarnt. Erwähnenswert – da mit der indianischen Indikation vergleichbar – ist der Einsatz bei Blasen- und Nierenleiden. Zur Blutstillung, bei schlecht heilenden Wunden und auch bei Periodenschmerzen und damit verbundenen starken Blutungen. Auch der äußerliche Gebrauch von frisch gequetschtem Wasserpfefferkraut bei Traumen, Rheuma und Gicht ist der Volksmedizin bekannt. Leider führte diese Anwendung zu Hautverletzungen und zu allergischen Reaktionen. Vor unsachgemäßem Gebrauch ist also zu *warnen*. *J. E.*

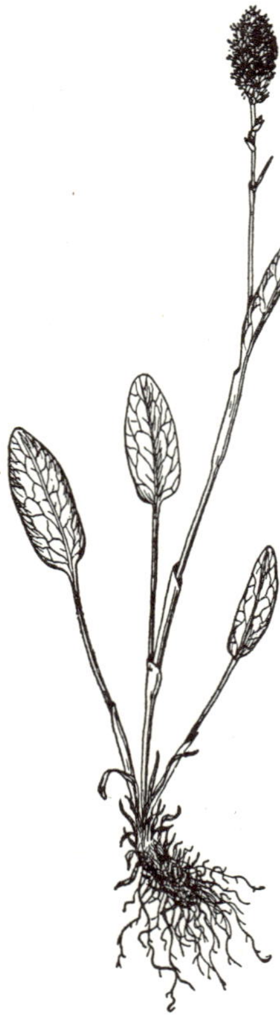

Buchweizen

Auch in Europa galt der Buchweizen immer nur in Notzeiten etwas – nur dann wurde auf Buchweizenmehl zurückgegriffen. Wegen seines ungewöhnlich hohen Gehaltes an Rutin (6 Prozent) wurde er zur Gewinnung von Rutin herangezogen. *J. E.*

ber nachsagten, daß es in solcher Qualität künstlich nicht erzeugt werden könne.
In der alten europäischen Kräuterheilkunde, zum Beispiel von Pfarrer Kneipp, werden ähnliche Wirkungen und Anwendungen wie die bei Indianern beobachteten erwähnt und empfohlen, die auch auf die folgenden Knötericharten zutreffen.

Wasserknöterich **Water Smartweed**

Polygonum amphibium L.

Populärnamen: Sommerlackkraut, Sommerlocken, Seehalden, Marienkrud, Retschel, Rüttich, *Amphibious Knotweed.*

Knöllchenknöterich **Alpine Knotgrass**

Polygonum viviparum

Populärname: *Mountain Knotgrass.*

Pfirsichkraut **Ladies Thumb**

Polygonum persicaria

Populärnamen: Flohknöterich, Rötsch, Rüttig, Flohkraut, Pfirsichkraut, Bitterling, Bitterwinde, *Spotted Knot Weed, Heartease.*

Falscher Buchweizen **False Buckwheat**

Polygonum sagittarum

Populärname: *Arrow-leafed Tear Thumb.*

Kletternder Buchweizen **Climbing Buckwheat**

Polygonum convulvus

Populärnamen: *Black Bindweed, Bearbind, Cornbind.*

Buchweizen **Buckwheat**

Polygonum fagopyrum L.

Populärnamen: Heidekorn, Türkenkorn, Heidewegtritt, Franzweizen, Haden, Heidel, *Saracen Corn, French Wheat, Le Blé Noir, Sarrasin, Beechwheat.*
Der Buchweizen ist keine ursprüngliche amerikanische Pflanze und hat sich in den USA erst nach der Einbürgerung durch die Kolonisten, die sie kultivierten, heimisch gemacht. Indianer haben lediglich ihren Wert als Brotmehl-Frucht kennengelernt, waren aber wohl nie recht begeistert davon, so daß sie nur im äußersten Notfall auf das Buchweizenmehl der Siedler und Pioniere zurückgriffen.

Kreosotbusch — Chaparral

Zygophyllaceae — *Creosote Bush*
Larrea divaricata (D.C.)Cov.
syn.: *Larrea mexicana* M., syn.: *Covillea tridentata,* syn.: *Larrea tridentata*

Populärnamen: *Chaparro* (mexikanisch), *Gobonadora, Dwarf Evergreen Oak, Greasewood, Cabonadera, Gobernadora, Hediondilla, Gaumis, Hedionda, Falsa Alcaparra.*
Vorkommen: In trockenen alkalischen Böden der wüstenartigen Regionen im amerikanischen Südwesten und in Mexiko. Von La Joya, Kalifornien, östlich bis nach Nevada, Arizona, New Mexico und Texas, in den nördlichen mexikanischen Provinzen. Chaparral kommt in schmalen Streifen, aber auch in Großflächen von 100 Quadratmeilen vor.
Verwendbare Pflanzenteile: Blätter und Stengel.
Lösungsmittel: Heißes Wasser.
Inhaltsstoffe: Proteine (soviel wie in Alfalfa/Luzerne), Harzstoffe, Ester, Säuren, Alkohol, Sterole, Sucrose, ätherische Öle, Schleimstoffe und ein hoher Anteil Gummistoffe, die als «Sonora Gum» extrahiert werden, Kreosotcarbonat. Keine Alkaloide, Krebswirkstoff Nordihydroguajaret-Säure (NDGA).
Medizinische Wirkung: Antiseptisch, diuretisch, tonisierend, expektorant.
Um 1848 soll die Kommission, die die endgültigen Grenzen zwischen den USA und Mexiko festlegte, der amerikanischen Ärzteschaft erstmals Chaparral zur Behandlung gegen starke innere rheumatische Schmerzen empfohlen haben. Der Chirurg der amerikanischen Kommission, J. M. Bigelow, empfahl eine Abkochung der Blätter und Äste zur äußeren Einreibung bei Schwellungen und Rheumatismus und zur inneren Anwendung eine Aufbrühung gegen «venerische Knoten und Schanker». Die Pimas und Maricopas kochten die Äste ein, um den Gummi zu gewinnen, der dann in heißen Wasseraufbrühungen gegen Magenbeschwerden und Durchfall getrunken wurde. Die Blätter und kleineren Äste wurden zerkleinert, angefeuchtet und erhitzt und dann als Trockenumschlag gegen Brustschmerzen, Rückenschmerzen, Halsschmerzen zwei Tage lang aufgetragen. Zahnschmerzen, deren Ursache ein vereitert hohler Zahn war, beseitigten die Pimas, indem sie einen dünnen Ast anspitzten, im Feuer härteten, in die Zahnhöhlung stießen und dann abbrachen. Der berüchtigte Revolvermann (und Zahnarzt) John (Doc) Holliday soll geäußert haben, daß dies eine perfekte Nerv-Abtötung darstelle. Er soll selbst das Pima-Rezept während seiner Behandlungen verwendet und stets ausgesuchte junge Chaparraläste mit sich geführt haben. Die Apaches, insbesondere die Chiricahuas, brühten aus den jungen Blättern einen Tee auf, den sie anschließend in breiten Schalen eindunsten ließen, wodurch sie eine Art «Kaltextrakt» gewannen, der Rachen-, Mandel-, Bronchial- und Lungenentzündung heilte. Später stellte man fest, daß dieser Kaltextrakt Harz- und Schleimstoffe, ätherische Öle, Kresole und Phenole (alles hochwirksame Entzündungshemmer) enthielten.
Kreosot wurde als Destillationsprodukt aus dem Buchenholzteer

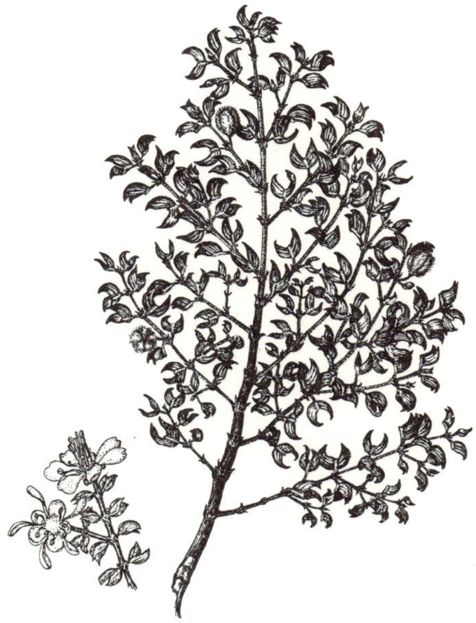

Charakteristika: Unter der normalerweise grünlichgrauen Farbe der Wüstenvegetation hebt sich der Kreosotbusch mit seinen dunkelgrünen Stengeln und Blättern weithin sichtbar ab (in Dürreperioden wechselt die Farbe ins blasse Gelblichgrün). Die dicht beieinanderstehenden Populationen bilden niedrige, 1,20 bis 2,50 m hohe Wüsten-«Wälder».

schon seit 1842 als wirksames Antiseptikum verwendet. Von 1842 bis 1942 war Kreosot in der USP enthalten, und seit 1942 befindet es sich in der NF. Kreosot wird als eine Mischung von Kresolen und Phenolen beschrieben und gilt als Desinfektionsmittel und innerlich als stimulierendes Expectorans und antiseptisches Mittel bei Lungenerkrankungen. Doch bevorzugten Pioniere und Siedler das in Chaparral enthaltene *Kreosotkarbonat* (USP 1916–1942, FN 1942–1955), das bei gleicher Wirksamkeit leichter und ohne Nebenwirkungen von den Verdauungsorganen und Nieren angenommen und abgebaut wird.

Pima-, Maricopa-, Yuma-, Papago- und Apachen-Heiler behaupten seit langer Zeit, mit Chaparral-Zubereitungen Krebs heilen zu können. A. R. Hutchens berichtet von einem Fünfundachtzigjährigen, dem man operativ drei bösartige Melanome (Krebswucherungen) entfernt hatte. Als Chirurgen ihm im Oktober 1967 ein viertes, faustgroßes Melanom entfernen wollte, weigerte sich der körperlich geschwächte, abgemagerte Mann, der lange im Pima-Reservat gelebt hatte, und bestand darauf, nur Chaparral-Tee zu trinken. Elf Monate danach wurde er im Medical Center von Salt Lake City, Utah, einer erneuten Untersuchung unterzogen. Dabei stellte sich heraus, daß sich die faustgroße Wucherung etwa auf Pfenniggröße zurückgebildet hatte. Der Mann hatte 23 Pfund zugenommen und fühlte sich gesund.

Seither versucht man in Utah, die anscheinend krebshemmende und -rückbildende Wirkung des Chaparral-Tees wissenschaftlich zu erkunden. In klinischen Erprobungen wurde festgestellt, daß der Wirkstoff Nordihydroguajaret-Säure (NDGA) körpereigene Fermentationsprozesse, die aus dem Gleichgewicht geraten sind, wieder harmonisieren und die komplexe Unordnung im Zellwachstum wieder in eine koordinierte Ordnung bringen kann. Die Pharma-Industrie soll inzwischen NDGA chemisch synthetisiert haben und in Tablettenform anbieten. Die Dosierungen bei den klinischen Untersuchungen reichen von einer Tablette bei jeder Mahlzeit bis zu zehn Tabletten stündlich.

Indianische Mediziner warnen davor, die natürliche NDGA mit der chemisch synthetisierten gleichzusetzen – man täte besser daran, die Wirkungen der natürlichen Aufbereitung zu untersuchen. Das ist ein Argument, das indianische Heiler immer wieder vorbringen und die Schulmediziner bis heute nicht ernst nehmen.

Eine Zusammenfassung der bisher in verschiedensten wissenschaftlichen und nichtwissenschaftlichen Quellen erwähnten Wirkungen ergibt folgendes Bild:

Persönliche und professionelle Fallstudien: Akne und Hauterkrankungen, Warzen, Muttermale, Arthritis, chronische Rückenschmerzen, Hautkrebs, verbessertes Haarwachstum, verbesserte Sehschärfe, verbesserte Verdauung, Gewichtsregulierung (bei Über- und Untergewicht). Wirksam gegen Niereninfektionen, Leukämie, Prostataentzündung, Magenkrebs, Rachen-, Bronchien- und Lungenentzündung.

Klinische Fallstudien: Sie scheinen die oben genannten Ergebnisse bislang zu bestätigen. Es wird behauptet, daß sich die indianischen Zubereitungen als die wirksamsten erwiesen haben.

Dosierungen: Innerliche Anwendung: 1 Eßlöffel voll zerkleinerter Blätter und Zweige wird in einem Glas mit ½ Liter kochendem Wasser übergossen, dicht verschlossen und über Nacht stehengelassen. Es darf

Kreosot

Der Kreosotbusch ist eine typische amerikanische Pflanze der südwestlichen Wüstenlandschaften. Bei uns ist Kreosotum in der Homöopathie bekannt, allerdings aus Buchenholzteer gewonnen. Als solches wird es bei Appetitlosigkeit, Bronchitis, Lungentuberkulose, peripheren Durchblutungsstörungen, Kachexie und Erbrechen angewandt. *J. E.*

nicht gekühlt und nichts von der Krautsubstanz entfernt werden. Am nächsten Tag wird jeweils ¼ der Flüssigkeit 30 Minuten vor jeder Mahlzeit (bei drei täglichen Mahlzeiten) und zur Nacht in langsamen Schlucken getrunken. Hierbei sollen etwa 40 Prozent der gesamten Inhaltsstoffe dieser Dosis, insgesamt etwa 200 bis 250 mg, im Körper wirksam werden.

Äußerliche Anwendung: Die Papagos, Pimas und Maricopas kochten Stengel und Blätter – häufig unter Zugabe von Kochsalz –, tränkten mit dem warmen Sud Umschläge, die auf Schwellungen und rheumatische Schmerzzonen appliziert wurden. Trocken erhitzte Blätter und Stengel wurden direkt in Umschlägen auf Brust und andere schmerzende Körperpartien aufgebracht. Indianer behaupten, daß der solcherart an diesen Stellen hervorgerufene Körperschweiß die Wirkstoffe ausziehe und daß diese durch die Hautporen in den Körper gelangten.

Veterinär-Anwendung: Die Navahos, die Schafe, Pferde und Rinder züchten, behaupten, daß «Greasewood» im Futter eine verjüngende, reaktivierende und gesundheitsförderne Wirkung besitze. Auf ihren Wildweiden achteten sie sehr darauf, daß Chaparral vorhanden war. Der Veterinär-Mediziner Ralph W. Davis berichtete im August 1971: «Wenn es einer alten Kuh gelingt, den Winter zu überstehen, bis im Frühling das Greasewood die ersten zarten Sprossen hervorbringt, so wird sie sehr rasch ihr rauhes Winterfell abwerfen, fett und rund werden, ein glänzendes Fell innerhalb von vier Wochen bekommen, ein feines gesundes Kalb zur Welt bringen und fähig sein, es zu einem prächtigen Jungrind aufzuziehen. Ich habe dieses Wunder Jahr für Jahr während der letzten fünfzig Jahre beobachtet.» R. A. Vines, University of Texas, fügt hinzu, daß der Blätterextrakt zur antiseptischen Wundbehandlung von Tier und Mensch, zur Behandlung von Rheumatismus, Geschlechtskrankheiten, Lungentuberkulose und Erkrankungen der Verdauungsorgane erfolgreich angewendet wurde.

Lebensbaum — Yellow Cedar

Cupressaceae/Coniferae — *White Cedar*

Thuja occidentalis L.

Populärnamen: *Tree of Life, Arbor Vitae, American Arbor Vitae, Cedrus Lycea, Western Arbor Vitae, False White Cedar, Hackmatack, Thuja du Canada.*

Vorkommen: Oststaaten der USA – *T. plicata* im Westen der USA.

Verwendete Teile: Zweigspitzen, Zweige, innere Rinde, Blätter und Zapfen.

Inhaltsstoffe: Bitterstoff Pinipicrin, Pinnitanninsäure, einige andere Gerbstoffe, das ätherische Öl Thujon, Zucker, Gelatinestoffe, Wachs, Harze. Der Farbstoff Thujin (gelb) ist kristallisierbar, alkohollöslich, brennbar und kann aufgespalten werden in Glukose, Thujigenin und Thujetin, das wahrscheinlich mit Quercitin identisch ist. Die Blätter und Jungastspitzen enthalten ein kampferähnliches essentielles Öl,

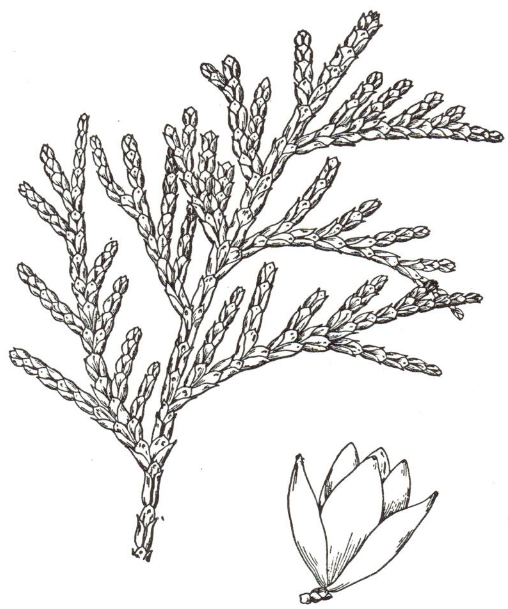

Charakteristika: Der Abendländische Lebensbaum wurde 1596 aus Amerika nach Europa eingeführt und gelangte 1701 nach Italien. Er ist ein mittelhoher Baum von 14 bis 20 m Höhe und einem Stammesdurchmesser von 50 bis 150 cm

mit einer dichten pyramidenförmigen Krone. Seine Äste reichen fast bis an den Boden. Er steht in dichten Wäldern von Kanada bis Carolina und ist in Höhen bis über 1000 m anzutreffen. Die Blätter bilden waagerechte Fächer. Sie sind abgeplattet und von Schuppenblättern überzogen. Die Blüten erscheinen als winzig kleine Zapfen, die männlichen sind gelblich, die weiblichen rosé-grünlich. Die 8 bis 12 mm großen Zapfen stehen aufrecht, ihre Schuppen sind zart, fast blattartig, die beiden Außenschuppen nur halb so lang wie die anderen, die sich an der Spitze nach außen biegen. Die Rinde ist dünn und rissig und bildet an alten Bäumen ein fibröses Netzwerk. Die innere Rinde ist sehr stark und zäh.

Der Name *Arbor Vitae* (Lebensbaum) wurde dem Baum im frühen 16. Jahrhundert vom König von Frankreich zuerkannt und geht angeblich auf ein Erlebnis des französischen Entdeckers Jacques Cartier bei der Überwinterung am St. Lorenz-Strom zurück. Hiernach soll die Besatzung seines Schiffes so schwer unter Skorbut, Bronchien- und Lungenerkrankungen sowie unter Rheumatismus und Gicht gelitten haben, daß seine Leute dahinsiechten und keine Hoffnung mehr auf Rettung bestand. In dieser Situation halfen die Indianer mit Absuden der immergrünen jungen Astspitzen, die die gesamte Besatzung innerhalb kurzer Zeit wieder genesen ließ. Aus Dankbarkeit nahm Cartier kleine Bäume mit nach Europa, und seine Ärzte priesen den Baum als einen «Wunderbaum, der Leben spendet». Der König nannte ihn *Arbor Vitae* und ließ Cartiers Jungbäumchen in seinem Schloßgarten anpflanzen. Von hier gingen Bäume als Geschenke nach Italien.

Lebensbaum

Die Heimat dieses Baumes ist Nordamerika. In Europa ist der Lebensbaum als Zierbaum – etwa für Hecken – eingebürgert. Nach peroraler Aufnahme führt es zu schwersten Vergiftungen mit klonisch-tonischen Krämpfen und degenerativen Veränderungen der Leber, zu Nierenschäden und Magenschleimhautentzündung. Ursache dafür ist vor allem das Monoterpen Thujon. Früher wurde ein Absud zum Abtreiben verwendet, leider häufig mit sehr negativen Folgen. Heute spielt *Thuja* nur noch in der Homöopathie eine Rolle und hat dort eine besondere Bedeutung: Es wird leicht löslich in Alkohol, das Pinen, Fenchon, Thujon und Carvon enthält. Nach indianischen Biochemikern soll eine spezielle, bisher unbekannte Ascorbinsäure-Art (Vitamin C) enthalten sein, die bei Erhitzung über 96 °C zerfällt.

Medizinische Wirkung: 1750 berichtete der schwedische Botaniker Peter Kalm an die Schwedische Akademie der Wissenschaften, daß der *Arbor Vitae* in Kanada, im nördlichen New York und in Pennsylvania zu vielfältigen Heilzwecken verwendet würde. So lobe etwa der Kommandant von Fort St. Frederic, M. de Lusignant, die Wirksamkeit gegen rheumatische Schmerzen. Von Irokesen würde berichtet, daß ein Absud der Thuja-Blätter ein probates Heilmittel gegen sämtliche Erkältungskrankheiten sei. Aus der Umgebung von Saratoga berichteten Kolonisten, daß Indianer solche Tees sehr erfolgreich gegen Wechselfieber einsetzten. Auch Henry David Thoreau erwähnt den «Zeder-Tee», den seine indianischen Führer bei seinen Wanderungen in Maine als Universalheilmittel tranken und den die Kolonistenholzfäller zu nehmen pflegten, wenn alle anderen Medizinen versagten.

Die Menominees verwendeten Blätterabkochungen als schweißtreibendes Mittel, und in einem Schwitzbad den Rauch der Blätter, um Bewußtlose zu revitalisieren. Einen Tee aus aufgebrühter innerer Rinde tranken Menominee-Frauen, um Menstruationsstörungen zu beseitigen, die Monatsblutung zu beschleunigen oder Abtreibungen einzuleiten. Die Penobscots verwendeten die Blätter in einem Breiumschlag zur Behandlung von Hand- und Fußschwellungen. Die Flambeau-Ojibas ließen die Blätter auf glühenden Kohlen in Rauch aufgehen, der gegen schwere Kopfschmerzen wirkte und chronische Migräne heilte. Die Pillager-Ojibwas heilten mit Blättertee-Gaben und gleichzeitigen Schwitzbädern, bei denen Blätter verdampft wurden, schwere Erkältungen. Die Forest-Potawatomis tranken Blättertee als Blutreinigung und zur Kräftigung und hatten viele äußere Anwendungen für Breiumschläge. Herzschmerzen und Herzanfälle behandelten die Lake St. John-Montagnais, indem sie Zweigspitzen zerquetschten, mit kochendem Wasser aufgossen und den Brei während zweier Nächte als Brustumschlag verwendeten. Die Irokesen und Delawaren kauten Stückchen der inneren Wurzel, wenn sie auf Jagd- oder Kriegszügen erschöpft waren und ihre Abwehrkräfte stärken wollten.

Weiße Kolonisten verwendeten Zweigspitzen für stimulierende, schweißtreibende, entzündungshemmende, fiebersenkende und wurmtötende Mittel. Den Pflanzenextrakt tranken sie in Verdünnungen gegen Erkältungen, fiebrige Lungenentzündung und Bronchitis, Katarrh, Rheumatismus und Skorbut. In Schweineschmalz gekocht, ergaben die Blätter ein Öl, das man für zahlreiche äußerliche und innerliche Anwendungen benutzte.

Die Zweigspitzen waren als Stimulans, Diuretikum, als menstruationsförderndes, krampflösendes und Reizmittel von 1882 bis 1894 in der USP und von 1916 bis 1936 im NF enthalten. Das destillierte ätherische Öl der Blätter wurde in der USP von 1942 bis 1950 als Herzstimulans und als stimulierendes Mittel für die uterine Muskulatur, generell als Antiseptikum und Reizmittel aufgeführt.

Zahlreiche Neuengland-Indianerstämme wendeten die pulverisierten

Zapfen als Breiumschlag gegen starke Schmerzen an. Das Blätteröl verwenden Indianer nur mit allergrößter Vorsicht und in stark verdünnten, sehr kleinen Dosen. Indianerheiler warnten davor, daß es, unsachgemäß angewendet, lebensgefährlich sein könnte. Die moderne Medizin fand heraus, daß höhere Dosierungen des Öls in warmblütigen Tieren Konvulsionen, in kaltblütigen Lähmungen mit Todesfolge hervorrufen könnten. 16 Tropfen dieses Öls genügten, so wird berichtet, um bei einem fünfzehnjährigen Mädchen Bewußtlosigkeit, Krämpfe, schwere Magenschmerzen und beinahe den Tod zu verursachen. Auch Trapper warnten vor Überdosierung, vor allem bei Abtreibungsversuchen, bei der schwere irreparable Leberschädigungen noch die harmloseste Folge darstelle.

Dosierungen: Vom flüssigen Extrakt: zwei- bis dreimal täglich 10 Tropfen. Tee: 1 Eßlöffel zerkleinerte Blätter auf ½ l kochendes Wasser. Tagesdosis: drei- bis sechsmal 1 Eßlöffel.

als Konstitutionsmittel mit Angriff am zentralen und vegetativen Nervensystem angewandt. *Thuja* zeigt eine deutliche Neigung zu proliferativen Prozessen. So wird es an der Haut angewendet gegen Warzen, Papillome und Condylome, an den Schleimhäuten bei Polypen. Daher wird es auch gern als zusätzliche Behandlung bei Karzinomen verabreicht. Die Indikationsliste ist sehr lang: Besonders angezeigt ist der Einsatz bei chronischen Folgezuständen tiefgreifender Infektionskrankheiten, etwa bei Neuritiden oder Haarausfall. Sehr bekannt ist das Fertigpräparat der Homöopathie «Thuja extern», das auch zum Betupfen von Warzen angewendet wird. *J. E.*

Luzerne — Alfalfa

Schneckenklee, Sichelklee
Papilionaceae, Legumioseae
Medicago sativa

Populäre Namen: *Buffalo Herb, Purple Medicle*
Der arabische Name *alfalsafat* hat sich bis heute in den USA erhalten. Ursprünglich war die Luzerne keine amerikanische Pflanze, sondern kam in Asien vor. Die Araber verbreiteten sie im ersten Jahrtausend in Nordafrika und Spanien, nachdem sie sie von den Griechen übernommen hatten. Diese wiederum hatten die Luzerne während der Perserkriege um 470 v. Chr. kennengelernt. Man kann also vermuten, daß der Iran die ursprüngliche Heimat dieser Pflanze ist. Die Luzerne kam erst gegen 1850 nach Amerika, wo sie hauptsächlich als Viehfutter auf Weideflächen verwendet wurde. Die Indianer lernten aber rasch ihre medizinischen Eigenschaften kennen.

Unterarten: Gelbe Luzerne oder Sichelklee (*Medicago falcata*), Sandluzerne (*Medicago varia*), Hopfenklee (*Medicago lupulina*), Zwergschneckenklee (*Medicago minima*), Rauher Schneckenklee (*Medicago hispida*), Arabischer Schneckenklee (*Medicago arabica*), Baumartiger Schneckenklee (*Medicago arborea*).

Verwendete Teile: Blätter und Samen, vereinzelt auch Wurzeln.

Lösungsmittel: Wasser.

Medizinische Wirkstoffe: Blätter: in grünem Zustand 16,5 bis 30 Prozent Trockensubstanzen, 2,8 bis 7,3 Prozent Eiweiße, 0,5 bis 0,9 Prozent Fette, 6 bis 14 Prozent nichtstickstoffhaltige Substanzen; getrocknet: 80 bis 87 Prozent Trockensubstanzen, 13 bis 19 Prozent Eiweiße, 2,3 bis 3,8 Prozent Fette, 20 bis 34 Prozent nichtstickstoffhaltige Substanzen. Blätter und Samen enthalten die Mineralien Kalzium, Magnesium, Phosphor und Kalium, sowie eine große Anzahl Vitamine, darunter A, B1, B8, D, K und P. Auf Grund zahlreicher indianischer Heilmethoden suchen indianische Biochemiker jetzt nach einer Anzahl bekannter und unbekannter Alkaloide und Glycoside, da Wurzelpulver von den Oklahomastämmen auch bei Gelegenheiten verord-

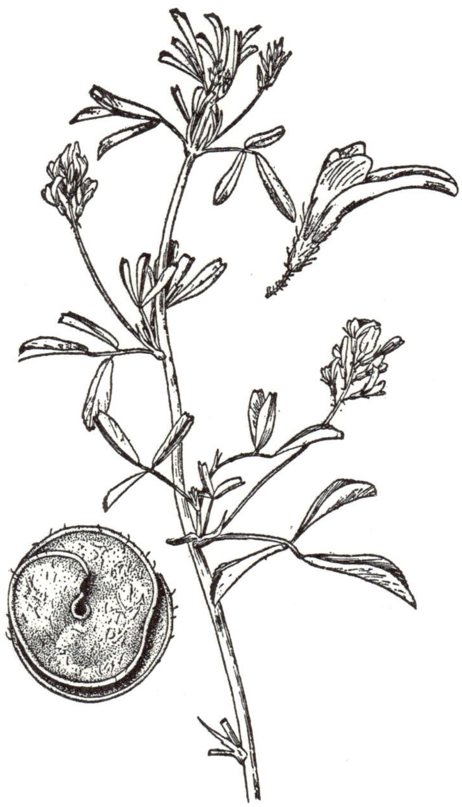

Charakteristika: Man könnte die Luzerne mit dem Klee verwechseln, doch sie hat einige Unterscheidungsmerkmale, vor allem das gestielte mittlere Blättchen und die etwas außergewöhnliche Frucht, eine Hülsenfrucht, die wie eine Schnecke um die eigene Achse gedreht ist. Die Blüten sind blau oder violett mit aufrechtem Wuchs. Die Blätter ähneln denen des dreiblättrigen Klees. Blütezeit: Juni bis August. Die Pflanze hat sehr starkes Wurzelwerk und ist eine sehr unempfindliche Dauerpflanze, die nicht nur zweimal jährlich vollwüchsig geerntet werden kann, sondern häufig von Indianern monatlich geschnitten wurde. Als Vieh- und Wildfutter gäbe es nichts Besseres, behaupteten die Cherokees, und häufig verwendeten Indianer Blätter und Stengel auch für die eigene Ernährung als Kraftnahrung.

Luzerne (Alfalfa)

Dies ist eine in Europa gut bekannte *Futterpflanze*, aber sie wird nicht als Arzneipflanze verwendet. Selbst in renommierten Fachbüchern finden sich keine Hinweise. Mir sind bestimmte Teemischungen mit Alfalfa geläufig, vor allem solche, die den Stoffwechsel betreffen. Prof. Frohne erwähnt in seinem Buch über Giftpflanzen im Zusammenhang mit der Giftigkeit der *Fabaceen* auch eine gewisse Giftigkeit, die bei einer *hohen* Dosierung auftreten kann – was auf die enthaltenen Saponine zurückzuführen wäre. Es muß sich allerdings das Wissen der Indianer, die Alfalfa als Kraftnahrung verwendeten, herumgesprochen haben; denn wegen seiner ernährungsphysiologisch sehr interessanten Inhaltsstoffe – sehr viel Eiweiß, wenig Fett, hoher Anteil an Vitaminen, Spurenelementen und Mineralien – wäre durchaus an eine Sportlerzusatznahrung zu denken, und in der Tat scheint das zur Zeit in den USA der große Renner zu sein. Mir wäre Alfalfa als ein sogenanntes «natürliches Anabolikum» in diesem Zusammenhang sehr willkommen. *J. E.*

net wurden, für die die weiße Medizin nur Belladonna (Atropin) kannte.

Medizinische Wirkung: Die Indianer von Utah verwendeten das Mehl getrockneter Samen als Brot- und Breizusatz, junge Sprößlinge kochten sie als Gemüse. Diese Art von Nahrungsbrei, Brotbrei und Gemüse verwendeten sie auch bei blutenden Verletzungen, innerlich und äußerlich, als Blutgerinnungsmedizin. Die Blätter wurden im Frühsommer gesammelt, frisch als Salat gegessen, getrocknet als Tee getrunken. Den Teesatz legte man auf Wunden auf. Bei Brustentzündungen von jungen Müttern, die keine Muttermilch mehr zu bilden vermochten, gab man Luzerne in mannigfaltiger Zubereitung innerlich und äußerlich, und bis in die jüngste Zeit waren solche Mütter nach wenigen Tagen wieder in der Lage, reichlich Milch zu bilden.

Der Oneida-Diplomat Bruce Elijah berichtete noch 1980, daß seine Frau nach ihrer Entbindung in einer modernen Klinik eine Brustentzündung erlitt und die moderne Medizin nicht in der Lage war, den Muttermilchfluß wiederherzustellen. Eine indianische Ärztin schaffte das – unter anderem mit Alfalfa – in zwei Tagen. Länger als zwei Jahre lang konnte Elijahs Frau ihrem Kind reichlich Muttermilch geben und als Amme sogar noch zwei andere Säuglinge versorgen.

Mais — Indian Corn

Graminaceae (Rispengräser)
Zea mays L.
Maisbart — *Corn Silk*
Stigmata maydis L.

Arten: *Zea mays amylacea – Flour Corn* (Weichmais, Stärkemais); *Z. m. amyleasaccharata – Sweet Flour Corn* (Süßer Weichmais), *Z. m. Aorista – Pueblo Corn* (Pueblomais); *Z. m. ceratina – Wax Corn* (Wachsmais); *Z. m. dentiformis – Dent Corn* (Zahnmais, Pferdezahnmais); *Z. m. microsperma – Pop Corn* (Puffmais, Perlmais); *Z. m. saccharata – Sugar Corn* (Zuckermais); *Z. m. vulgaris – Flint Corn* (Hartmais, Steinmais); *Z. m. indendata – Meal Corn* (Mehlmais); *Z. m. indurata – Sweet Meal Corn* (Süßer Mehlmais); *Z. m. everta – Pop Corn* (Puttmais); *Z. m. tunicata – Skinned Corn* (Häutiger Mais, Futtermais, Spelzmais).

Sorten (Varietäten): Allein die Indianer des oberen Missouri-Gebietes bauten mehr als 300 verschiedene Varietäten an, mit verschiedenster Länge und Dicke der Kolben, in denen die Körner in 8, 10, 12, 14, 16 oder 24 Reihen sitzen, in mannigfaltigen Farben (gelb, grau, braun, orange, rot, purpurn, blau, lila und schwarz) und ebenso mannigfaltigen Farbmischungen sowie mit farbig gefleckten Einzelkörnern. Man schätzt, daß Indianer insgesamt mehr als 2000 Varietäten züchteten.

Populärnamen (eine kleine Auswahl:)*Maize* (wird nur für eine kleine Futterkornsorte verwendet), *Indian Corn, Sea Mays, Jugnoc, Maiden*

Hair, Flint, Atira, Mother Corn, Old Woman Who Never Dies, Ree Corn, Buska, Gummy Corn, Squaw Corn, Mandan Corn, Keika Corn, Ponca Gray, Sacred Red Corn, Pawnee Corn, Lixokonkatit, Hominy Corn, Navaho Cudei, Rosebud Corn, Tuscarora White Squaw, Turkey Corn, Mandamin.

Verwendete Teile: Die Körner und die barthaarartigen sehr langen Narben der weiblichen Blüten.

Lösungsmittel: Wasser.

Inhaltsstoffe: *Maiskörner:* Der Keim ist reich an Fettsubstanzen, die glasige Schicht enthält sehr viel Glutin-Eiweiß, im Korn sind 5 Prozent Gliadin, 25 Prozent Glutenin, Alomin, 41 Prozent Zein, Globulin, sehr viel Stärke, Zucker, Maizeninsäure, Protein 12 Prozent. Dextrin, Glukose, Gelböl, Zellulose, Kieselerde (Siliziumdioxid), Kalkphospat, Magnesium, lösliche Kalium- und Natriumsalze, Wasser. *Narbenfäden:* Maizeninsäure, gebundenes Öl, Chlorophyll, zuckerhaltiges Gummi, Albuminoide, Phlobaphinsalz, Zellulose und Wasser.

Nahrungsmittel: Man hat die Maiszucht einen der größten Beiträge zur Nahrungsmittelversorgung der Menschheit genannt. Aber wenn man an Kartoffel, Tomate, Paprika, Kaffee, Kakao, Kürbis, Coka, Bohnen, Artischocke und die zahllosen anderen spezifisch indianischen Züchtungen denkt, die heute mehr als zwei Drittel unserer gesamten Nahrungsmittel ausmachen, so ist der Mais auch nur eines unter vielen. Die Zubereitungsarten waren früher bei den Indianern überaus zahlreich, und es sind allein darüber etliche Fachbücher geschrieben worden. Deshalb seien hier nur einige wenige markante Rezepte aufgeführt, die allgemein unbekannt geblieben sind:

Leaf Cakes – Blattbrötchen: Sie waren besonders beliebt und verbreitet bei den Irokesen-Nationen und Navahos, auch bei Zuñis, Creeks und Chickasaws. Die Grünkerne wurden unmittelbar vor der Reifehärtung vorsichtig von den Kolben gelöst und zu einem Brei zerstampft. Diesen würzte man mit Kräutern, formte daraus kleine, längliche Brötchen und umwickelte diese mit frischen Maisblättern. Diese umwickelten Teigbällchen kochte man entweder 45 Minuten lang in Wasser, oder man bedeckte sie rundum mit angefeuchtetem Erdbrei und legte diesen 60 Minuten lang auf glühende Kohlen. Hiernach wurden Erd- und Blätterschicht entfernt und die goldgelben, herrlich duftenden Maisbrötchen mit Bärenfett oder Sonnenblumenöl gegessen. Diese Brötchen wurden aber auch sonnengetrocknet, hierdurch für lange Zeit haltbar gemacht, gelagert und im Winter entweder mit Fleisch gekocht oder in Gewebebeuteln über Kräuterwasserdampf zu Klößen gegart.

Hominy: Unter allen Indianerstämmen weitverbreitetes Gericht, aber besonders von Zunis bevorzugt. Reife Maiskörner wurden in einer Mischung aus Wasser und aromatischer Holzasche etwa drei Stunden lang gekocht, bis sich die Kornhäute lösten, dann in einem Korb mit frischem Fließwasser gesäubert und abgeschreckt, anschließend zu Brei zerstampft und mit Fleisch (oder Fisch) und Gemüse (meistens Bohnen) zu einem Stew gekocht, mit frischen Kräutern gewürzt. Die amerikanischen Pioniere nannten diese Zubereitung «Hominy Grits».

Paper-Bread – Papierbrot: Körner wurden zwischen Steinen zerklei-

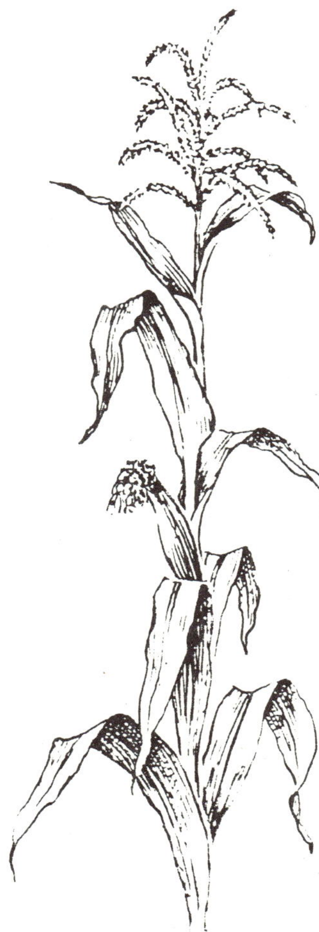

Vorkommen und Charakteristika: Werden als allgemein bekannt vorausgesetzt. Der Mais ist heimisch auf dem gesamten nord-, mittel- und südamerikanischen Kontinent. Indianer haben die Arten so gezüchtet, daß sie im hohen Norden unter subarktischen Bedingungen genauso gedeihen wie in trockenen Wüstenregionen und unter tropischen Bedingungen.

nert und unter ständigem Umrühren wie Pop-Corn geröstet. Das geröstete Granulat wurde zweimal gemahlen. Das Mehl verrührte man mit Wasser zu einem Brei, den man, vermischt mit Kräutern, etwa 45 Minuten lang kochte. Der dicke eingekochte Brei wurde dann in hauchdünnen Fladen auf flachen heißen Steinen, die zuvor mit Kürbiskernöl abgerieben worden waren, gar gebacken. Dieses «Waffelbrot» war sehr trocken und knusprig und außerordentlich lange haltbar. Es diente, weil es ebenso leicht wie gehaltvoll war, besonders als Reiseproviant.

Corn Pone – Maiszwieback: Aus Maismehl und würzig-öligen Samen oder bestimmten Vogeleiern oder Trockenfrüchten buken vornehmlich die Powhatans kleine, runde, dünne Fladenbrote, die sie entweder frisch gebacken mit süßen Kartoffeln, Honig und Kräutern aßen oder in der Sonne trockneten und als lange haltbares Winterbrot speicherten. Dieses steinharte «Winter Corn Pone» wurde in Geflechtkörben dunkel aufbewahrt und in den Wintermonaten Stews und Suppen zugefügt oder als «Corn Pone Pudding» zubereitet.

Batter Husks: Die Zunis feuchteten Maismehl leicht an, versetzten den schweren krümeligen Brei mit etwas Honig und ließen diesen Brei einige Tage lang in der Dunkelheit gären, wodurch eine Art Sauerteig entstand. Während dieser Zeit wurde von harten trockenen Kernen durch heftiges Schlagen mit Holzstielen die Schalenhüllen entfernt. Diese Maiskornhüllen (*husks*) wurden anschließend dem Maissauerteig untergemischt, der dann, mit verdünntem Honig zu einem Brei verarbeitet, auf heißen, befeuerten Steinen in kleinen, runden Fladen gar gebacken wurde. Mit angefeuchteten Kräutern, Trockenfrüchten und Honig ergaben sie ein hochwertiges Essen.

Corn-Wine: Die Zunis setzten angefeuchtete Maiskörner der Sonneneinwirkung aus, bis sie zu sprießen begannen. Die gesprossenen Körner bedeckte man einige Tage lang mit frischem Wasser, bis sich ein angegorenes Erfrischungsgetränk ergab.

Corn-Coffee: Die Irokesen bereiteten eine Art Kaffeegetränk, indem sie getrocknete Maiskörner über Feuerglut vorsichtig rösteten und die Röstkörner in einem Behälter mit kochendem Wasser übergossen und etwa zehn Minuten lang kochen ließen. Die sich hieraus ergebende braune Brühe wurde mit Ahornzucker gesüßt. Ein anregendes Heiß- und ein sehr erfrischendes Kaltgetränk.

Nährwert: Der Mais enthält wesentlich mehr Nährstoffe als etwa der Weizen und ist besser verdaulich und resorbierbar. Er ist deshalb auch für Genesende, Kinder und Säuglinge sowie für Alte die denkbar beste Nährdiät. Die Inhaltsstoffe haben eine heilsame stimulierende und tonisierende Wirkung auf sämtliche Verdauungs- und Ausscheidungsorgane, insbesondere auf Leber und Nieren.

Medizinische Wirkung: Schon Garcilaso de le Vega (1539–1616), ein Chronist der spanischen Konquistadoren, zeigte sich in seinen Berichten von den Heilwirkungen des Mais, vor allem bei der Behandlung von Leber- und Nierenerkrankungen, etwa Gallen-, Nieren- und Blasensteine und Harnverhaltungen, sehr beeindruckt. Er schrieb: «Und den besten Beweis, den ich dafür bieten kann, ist die Tatsache, daß die Indianer, deren Hauptgetränk aus Mais hergestellt ist, unter keiner einzigen dieser Krankheiten leiden» (‹*Royal Commentaries*›). Nach dem ‹*Aztekischen Heilkräuter Almanach*› von 1552 (von Martin

de la Cruz und Juannes Badianus) hat ein Absud von grob gemahlenen Maiskörnern heilsame Wirkung bei Herzbeschwerden (den Symptomschilderungen nach wohl Angina pectoris) und Ruhr und fördert den Milchfluß bei Frauen. Maisbrei wird in derselben Quelle als wirksames Mittel gegen entzündliche Erkrankungen von Säuglingen gelobt. In medizinischen Texten der Mayas wird zur Behandlung von Blut im Urin ein Kaltauszug von rohen Maiskörnern, vierzig Stunden lang in Wasser gequollen, empfohlen.
Die Irokesen – so ein um 1650 verfaßter Bericht – brachten mit Maisbreiumschlägen hartnäckige Abszesse zu rascher Reife. Eine Abkochung des blauen Mais verwendeten die Oneidas und Tuscaroras zur Mundspülung. Allgemein kamen englische Ärzte, die die indianischen Heilpraktiken beobachteten, schon im 17. Jahrhundert zu der Überzeugung, daß der Mais in jedweder Form Blut und Urin reinige und selbst hartnäckigste Verstopfungen auf milde Art beseitigte. Indianische Heiler vollbrachten mit Maisbreiumschlägen erstaunliche Heilungen von Geschwüren, Brandwunden, Entzündungen und harten Schwellungen. Solche Umschläge scheinen aber auch lobäre (einen Lungenlappen betreffend) Pneumonie positiv beeinflußt zu haben. Maisöl war eine beliebte, von Indianern empfohlene Medizin unter den frühen Kolonisten Neuenglands gegen Fieber, Migräne und Asthma. Die Erklärungen, die indianische Heiler damals für den Heileffekt gaben, waren lange Zeit unverständlich. Heute würde man sie als eine Stimulierung der Körperchemie von überwiegend alkalisch zu überwiegend sauer bezeichnen.
Maisöl erwies sich auch schon früh als wirksam gegen gefährliche Ödeme, die durch Gefäßkrämpfte (angioneurotische Ödeme) hervorgerufen wurden, gegen Gerstenkörner und Talgdrüsen-Hautekzeme. Die Choctaws und Chickasaws verbrannten alte Maiskolben und heilten mit dem hieraus entstehenden Rauch entzündliche und eitrige Kratzwunden. Die Zunis verwendeten Maisbrandpilz-Zubereitungen (*Ustilago zeae maydis*), der normalerweise schwere Vergiftungen (Ustilagismus) hervorruft, in vorsichtiger Dosierung, um Geburten zu erleichtern und zu beschleunigen, um Blutungen nach der Geburt zu stillen und abnormen Wochenfluß (Lochia) zu normalisieren. Sie vermischten eine Prise *Ustilago* mit einer kleinen Menge warmen oder kalten Wassers und gaben geringe Dosen in regelmäßigen Abständen.
So wirkungsvoll erwies sich diese ungewöhnliche Anwendung des Maisbrandpilzes, daß diese Heilmethode in die USP (1882–1894) aufgenommen wurde. Später erwies sich, daß *Ustilago* die gleichen Heilwirkungen wie Erotamin (wesentlicher Wirkstoff im Mutterkorn, *Secale cornutum*) besitzt (antiadrenergisch, sympathikolytisch), nur weniger toxisch und ohne unerwünschte Nebenwirkungen ist.
Assiniboines, Mandans und viele andere Stämme wendeten Maisöl gegen Heuschnupfen an.
Die langen Narbenfäden, «Bart» genannt, sollten medizinisch verwendet werden, wenn die männlichen Blüten ihre Pollen ausschütten. Die harntreibende Substanz in ihnen ist Maizeninsäure. Wenn sich durch Störungen der harnausscheidenden Organe Phosphor- und Harnsäuresalze aufbauen und Entzündungsherde vorhanden sind, die solche Ausscheidungen verursachen, so gaben Indianer Warmauszüge aus

Mais

Mais ist uns als Kulturpflanze bekannt. Seine Heimat ist das tropische Amerika. Inzwischen wird Mais in allen gemäßigten Klimazonen angebaut. Als Arzneipflanze spielt er bei uns nur eine untergeordnete Rolle. Maisstärke ist häufig Bestandteil von Pudern und Tablettengrundmassen. *Stigmata maydis*, die *Maisgriffel*, haben eine gewisse historische Bedeutung. Durch neuere Veröffentlichungen, vor allem in Laienbüchern (zum Beispiel Messegé), erfährt der Maisgriffel derzeit eine Renaissance. Die Wirkstoffe: Saponin, Favonoide, Gerbstoff, Bitterstoff und ätherische Öle berechtigen den Einsatz als mildes wassertreibendes Mittel und bei Blasengrieß. Die Homöopathie ergänzt die Indikation und verwendet Mais gegen Herzleiden, die mit Ödemen einhergehen. *J. E.*

«Corn Silk», mit denen sie auch Herzbeschwerden behandelten. Auch die Pioniere im Westen wußten durch indianische Heiler sehr bald, daß es kaum ein besseres Mittel gegen akute Blasenentzündung gab als solche Maisseidenauszüge.

Moosbeere → Heidelbeere

Myrte → Wachsmyrte

Pfirsichkraut → Knöterich

Pollen → Blütenpollen

Preiselbeere → Heidelbeere

Roterle — Common Alder

Schwarzerle
Betuláceae
Alnus oregona Nutt. (syn.: *Betula Alnus*)
Synonym: *Betula Alnus*

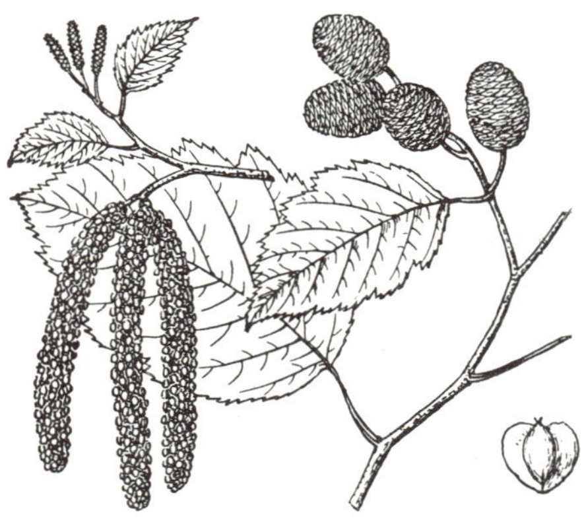

Charakteristika: Die Erle gehört zu den Birkengewächsen und kommt in moorigen Wäldern, Auwäldern und Ufergehölzen als mittelgroßer Baum oder großer Busch vor. Die Blätter sind etwa vier Finger breit, nach oben verbreitert, abgerundet oder eingebuchtet, stark und unregelmäßig gezähnt, an der Basis leicht herzförmig. Die Oberseite ist glatt, dunkel und glänzend, die Unterseite klebrig. Die männlichen und weibli-

Amerikanische Arten: *New Mexican Alder – Alnus oblongifolia* Torr., populär: *Mexican Alder, Arizona Alder; Seaside Alder – Alnus maritima* Marsh., populär: *Oklahoma Alder, Brook Alder; Thinleaf Alder – Alnus tenuifolia* Nutt. populär: *Mountain Alder, River Alder; Gazel Alder – Alnus serrulata* Ait., *Willd.*, populär: *Smooth Alder, Tag Alder, Green Alder, Red Alder, Speckled Alder, American Alder; Oregon Alder – Alnus oregona.*
Europäische Arten: Weiß- oder Grauerle – *Alnus incana* (Süd- und Osteuropa, Kaukasus, Kamtschatka, Ostsibirien); Berg- oder Grünerle – *Alnus viridis, A. minor, A. alnobetula* (Gebirge von Mittel- und Südosteuropa); Herzförmige Erle – *Alnus cordata* (Korsika, Albanien, Süditalien); *Alnus pendula* (Japan).
Verwendete Teile: Rinde und Blätter.
Lösungsmittel: Kaltes und warmes Wasser.
Medizinische Wirkstoffe: Die Rinde und jungen Äste enthalten etwa 16 bis 20 Prozent Gerbsäure bei den amerikanischen Arten und etwa 5 bis 9 Prozent bei den europäischen und anderen Arten. Holz und Rinde enthalten verschiedene ätherische Öle und Harzsäuren und – wie neuerdings vermutet wird – verschiedene Antibiotika.
Medizinische Wirkung: Frische (grüne) Rinde ruft Erbrechen hervor,

während eine Rindenabkochung aus getrockneter und pulverisierter Rinde ein ausgezeichnetes desinfizierendes und entzündungshemmendes Gurgelwasser für Hals- und Mandelentzündungen ergibt. In regelmäßigen kleinen Dosen genommen war diese Abkochung – wie von den Sioux und Pawnees berichtet wird – ein gutes Mittel gegen Schüttelfrost und ähnliche Fieberschübe. Der reisende Botaniker John Josselyn berichtete 1672, daß «ein Indianer (wahrscheinlich vom Stamme der Ojibwas) ein bei einem Sturz verletztes Knie auf dem Marsch durch den Wald allein mit gekauter Erlenrinde heilte, deren Brei er über die schlimme Wunde band. Einen halben Tag lang fastete er und ruhte. Anschließend war er nahezu vollständig wieder hergestellt und konnte den Marsch fortsetzen.» Josselyn beschrieb auch, daß ein Absud von pulverisierter Erlenrinde, als Naßumschlag aufgelegt, das «Fieber aus jeder äußeren Verletzungsentzündung ziehe». Auch die Onondagas tranken Absude aus Rinde und Blättern gegen Fieber und Entzündungen. Die Penobscots kochten die Rinde aus und den Absud zu einer Konzentration ein, die – nach Berichten von Franziskanern – ausgezeichnet gegen jede Art innerer Krämpfe und gegen Brechreiz wirkte. Die Montagnais verwendeten Absude aus den Zweigen als Blutreinigungsmittel und behandelten die – ihnen zuvor völlig unbekannte – Cholera mit einer starken Konzentration von dem Sud der Roterlenrinde. Auch Trapper berichteten über verblüffende Heilerfolge bei Typhus und Cholera mit dieser Montagnais-Rezeptur, «wenn man drei Tage lang fastet und dauernd sehr kleine Schlucke von dem Sud nimmt und jeden Schluck lange im Mund behält, bevor man das Zeug runterschluckt». Die Catawbas behandelten akute Verstopfungen bei Kleinkindern erfolgreich mit einem Teeaufguß von Erlenblättern, leicht gemischt mit Rindenpulver. Als die Potawatomis von Weißen mit – der zuvor unbekannten – Krätze infiziert wurden, rieben sie die betroffenen Hautstellen mit einem Brei aus der inneren Rinde der Gesprenkelten Erle (*Speckled Alder*) ab und heilten damit die Erkrankung vollständig. Ein Rindentee wurde als Vaginaspülung und rektale Spülung zur Aftermuskelschrumpfung und gegen Hämorrhoiden verwendet. Konzentrationen eines Tees der inneren Rinde kurierten Blutruhr. Auf entzündliche Hautabschürfungen von Pferden aufgetragen, ließ pulverisierte innere Erlenrinde diese rasch verheilen. Die Meskwakis, Menominees und Delawares verwendeten einen Brei aus dem inneren Rindenpulver gegen Darmblutungen.

Ähnliche Anwendungen werden von fast allen Stämmen berichtet, in deren Reichweite Erlenarten vorkamen. Von den Cheyennes und Arapahoes wird berichtet, daß sie bei Schwitzbädern konzentrierte Absude aus Rinden und Blättern verschiedener Erlenarten auf die heißen Schwitzzeltsteine gossen und sich dem stark aromatischen Duft (der ätherischen Harze und Öle) aussetzten und den damit gesättigten heißen Wasserdampf tief einatmeten – was von heilkundigen Mönchen des 17. und 18. Jahrhunderts als Ursache dafür angesehen wurde, daß diese Indianer niemals mit Tuberkulose infiziert wurden.

Heilungen bei Erbrechen, Hals-, Rachen- und Mandelentzündungen, Fieberschüben, Schüttelfrost, Verletzungsentzündungen, Darmbluten, Hämorrhoiden, Vaginaentzündungen, Cholera, Typhus, Brechreiz, Blutruhr. Der abwehrstärkende Effekt als Vorgeugung gegen Infektio-chen Blütenstände (einhäusig) werden im Sommer gebildet und überwintern, und im Frühjahr des nächsten Jahres zeigen sich die ersten Blätter. Die männlichen Blütenkätzchen sind länglich und bestehen aus Blüten mit vier Staubblättern. Die weiblichen sind kurz, ihre Frucht sieht wie der Zapfen eines Nadelbaums aus. Der Samen ist eine kleine Nuß. Das Erlenholz ist rötlich und wird mit dem Alter stark rot. In Schottland wurde das ältere Holz lange als «schottisches Mahagoni» gepriesen. Es wird ihm außergewöhnliche Unterwasserhaltbarkeit bescheinigt, weshalb es zum Beispiel im 16. Jahrhundert in Venedig und Holland für Pfahlstützen verarbeitet wurde. Später wurde es vornehmlich wegen seiner guten Bearbeitbarkeit als Zigarrenkistenholz verwendet. Die Indianer verwendeten es gern als Stangenholz für Zelte und Langhaus-Bauteile (Irokesen-Langhäuser). Die frische Rinde war bei den Indianern als Grundstoff für gelbe Farbe oder, mit etwas Kupferzusatz, für gelblichgraue Farbe beliebt. Sie verwendeten getrocknete Rinde zum Gerben feinen Hirschleders. Aus den Ästen machten sie eine außerordentlich feine Holzkohle (für die Schießpulverherstellung). Für extrem weiches Hirschleder verwendeten Indianer die Erlenblätter zur Gerbung.

Roterle

Die Roterle ist auch bei uns gut bekannt, spielt aber als Arzneipflanze keine Rolle. Bekannt ist der hohe Gerbstoffgehalt, der auch für die meisten Indikationen, die oben beschrieben sind, verantwortlich ist. In unseren Arzneibüchern ist die Roterle nur erwähnt als Verwechslungsmöglichkeit mit *Rhamnus*-Arten. In der Volksmedizin kommt öfter mal der Wunsch nach Schwarzerlenrinde auf. *J. E.*

nen (hauptsächlich bakterieller Art) scheint bemerkenswert gewesen zu sein.

Rotulme — Slippery Elm

Ulmaceae – Ulmengewächse

Ulmus rubra Mühlenb. (*U. fulva* Mich.)
Populärnamen: *Red Elm, Moose Elm, Indian Elm, American Elm, Rock Elm, Sweet Elm, Soft Elm, Tawny Elm, Gray Elm, American Tree.*
Vorkommen: Reiche Mutterböden mit regelmäßiger Bewässerung, von der Atlantikküste bis zu den Rocky Mountains.
Inhaltsstoffe: Die innere Rinde enthält süße Polysaccharide, Stärke, Gerbstoffe, Kalziumoxalat und andere Kalziumsalze und viel Vitamin C. Sie hat einen besonders hohen Gehalt an Schleimstoffen.
Lösungsmittel: Wasser.
Verwendete Teile: Innere Rinde, Harzsaft, Blätter.
Medizinische Wirkung: Darmschleimhautheilend (demulcent), erweichend (emollient), auswurffördernd, harntreibend und nahrhaft, stärkend.

Für die nordamerikanischen Indianer waren die Rotulmenrinde und die Früchte ein allgemeines Mittel zur *Gesunderhaltung* und ein sehr weitverbreitetes Heilmittel gegen Erkrankungen verschiedenster Art. Die Pillager-Ojibwas behandelten Rachen- und Mandelentzündungen mit einem Tee aus der inneren Rinde. Die Irokesenvölker schälten die frische innere Rinde ab, zerquetschten sie zu Brei und trockneten sie in ihren Hauskaminen, bis sie sich rot färbte. Anschließend wurde das Material pulverisiert und für die Behandlung tiefer Stiche oder Wunden aufgehoben. Die Delawares sammelten das aus dem Stamm austretende Harz und behandelten damit äußerlich Warzen, Hautmale und Flecken sowie Akne und Pusteln. Während der Indianerkriege führten die einzelnen Gruppen stets pulverisierte innere Rinde mit sich, weil sie sich als ein ausgezeichnetes Mittel erwiesen hatte, Schußwunden vor schweren Infektionen, Entzündungen und Gangräne zu bewahren. Die Wabanakis, Narragansets, Pillagers und Creeks behandelten Harnverhaltungen, Blasen- und Nierenentzündungen und ruhrartige Durchfälle mit Warmauszügen aus innerer Rinde und Blättern. Die Völker des Missouri-Tals machten mit einer Lösung der inneren Rinde ihre Winterfleischvorräte haltbar, und die Catawbas tranken einen starken Tee gegen Tuberkulose und stellten aus tierischen Fetten und zerquetschter frischer innerer Rinde eine hochwirksame Wundsalbe her. Die Creeks legten Stücke der inneren Rinde an entzündete und vereiterte Zähne und sollen sie so geheilt haben. Die Mohegans tranken Teeabsude gegen Erkältung und zur Stärkung der Abwehrkräfte. Eine milde Sudverdünnung wurde von den Potawatomis zur Augenwäsche angewendet. Die Menominees, Meskwakis und Penobscots verabreichten ihren Säuglingen täglich etwa einen Teelöffel des Rindenpulvers, gemischt mit Honig und Ahornsirup, aufgelöst in einem halben Liter kochendem Wasser zusammen mit der Muttermilch. Indianerheiler behaupteten, daß diese

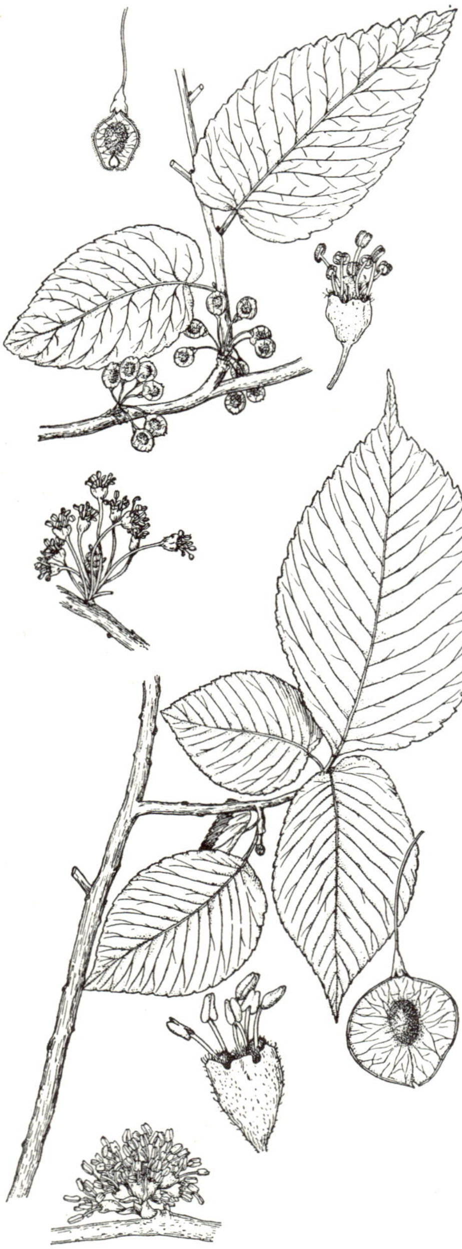

Charakteristika: Mittelgroßer Laubbaum, der bis zu 23 m hoch wird, mit sehr rauhen Ästen und langen, ungleich gezähnten, auf beiden Seiten behaarten Blättern. Die Blattknospen sind mit einer dichten gelblichen Wolle bedeckt, die Blüten stiellos. Sie bringen geflügelte Samen hervor, die, mit Ahornsirup gesüßt, Indianer gern aßen. Die dunkelbraune Rinde ist rauh und tief gefurcht, die innere Rinde ist weiß, sehr reich an Schleimstoffen und duftet aromatisch. Sie schmeckt süßlich und wurde von Indianern häufig gekaut.

Vorbeugungsmaßnahme die Kleinkinder vor sämtlichen Krankheiten, insbesondere vor Infektionen, schützten. Kolonisten und Siedler, die diesem Beispiel folgten, sollen von Säuglingserkrankungen völlig frei geblieben sein.
Dosierungen: Zur Teezubereitung: 1 Teelöffel des Wurzelpulvers auf 1 Tasse kochendes Wasser, 20 Minuten ziehen lassen, davon drei- bis sechsmal täglich 1 Tasse. Als Wundkompresse: Pulver der inneren Rinde, mit wenig kochendem Wasser zu einem aufquellenden Brei angefeuchtet, warm auftragen und verbinden. Trapper berichteten, daß die Siouxvölker, die Pawnees, Cheyennes und Arapahoes entzündete hohle Zähne mit einer Paste aus dem Pulver der inneren Rinde und der Blätterknospen füllten und auf diese Weise die Entzündung beseitigten, Vereiterungen verhinderten und den Zahn zu retten vermochten.

Ulme

Bei uns verwendet man die Rinde von *Ulmus minor* (*U. caprinifolia und U. campestris*). Die Ulmenrinde wirkt entzündungswidrig auf Schleimhäute, bei Mund- und Rachenentzündungen sowie entzündeten Magen- und Darmschleimhäuten und in der Wundbehandlung. Die wirksamen Stoffe sind Schleime, Gerbstoffe, Bitterstoffe, Phlobaphene und andere mehr. Die Droge spielt allerdings heute eine sehr geringe medizinische Rolle. In einigen Fertigpräparaten findet sich Rindenextrakt wieder. Als Hausmittel wird die Ulme besonders für Teilbäder bei Hämorrhoiden und als Pulver gegen Durchfall verwendet. *J. E.*

Ruhrkraut, Vielköpfiges — White Balsam

Asteraceae
Gnaphalium polycephalum Mich.
(*Gnaphalium obtusifolium* L.)

Populärnamen: *Indian Posy, Sweet-scented Life, Everlasting, Old Field Balsam, Blunt-leaved Everlasting, Fragrant Everlasting, None-so-Pretty, Catsfoot, Silver Leaf.*
Vorkommen: Virginia, Pennsylvania und New England.
Verwendete Teile: Wurzeln, Stengel, Blätter, Blüten.
Charakteristika: Lanzettartige Blätter, Rispen tragender filziger Stengel, röhrenförmige gelbe Blüten. Blütezeit: Juli bis August. Die Blätter haben einen angenehmen aromatischen Geruch und einen leicht bitteren, zusammenziehenden, gefälligen Geschmack. Die Pflanze wird 25 cm hoch.
Medizinische Wirkstoffe: Zusammenziehend. Die Indianer der Atlantikküste verwendeten sie sehr vielfältig: als warme Teeaufbereitungen der Blätter und Stengel zur Schweißtreibung, als Mundspülungen zur Behandlung von Mund- und Rachenentzündungen, als Absud bei Mandelentzündungen, Bronchitis und Leukorrhöe (Weißfluß), als Aufguß bei inneren Entzündungen und Darmblutungen. Der frische Preßsaft wurde als geschlechtstriebhemmendes Mittel und zur Behandlung von Geschlechtskrankheiten verwendet. Eine kalte wäßrige Aufbereitung galt als Wurmmittel. Die getrockneten Blüten wurden Kopfkissenfüllungen für Tuberkulosekranke zugegeben. Pioniere stellten aus der ganzen Pflanze eine Tinktur (Alkohollösung) her. Gleiche Wirkstoffe und Anwendungen gelten für die europäischen Arten *Gnaphalium Margaritacea* und *Antennaria Margaritacea* (Katzenpfötchen).

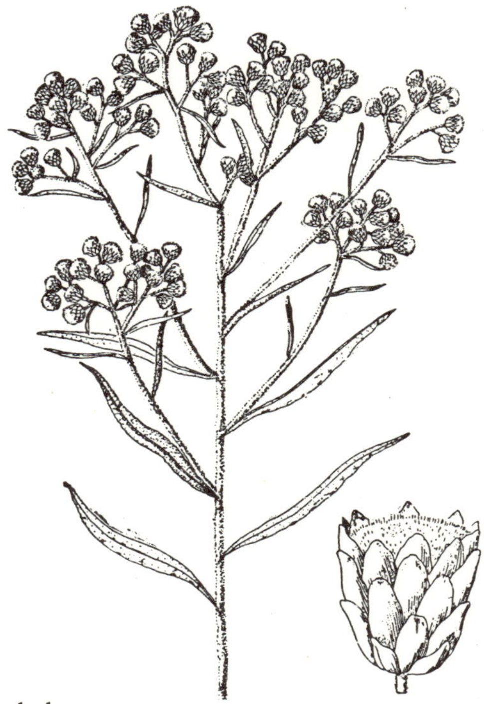

Ruhrkraut

Bei uns bekannt ist das *Gnaphalium arenarium*, gleichbedeutend mit *Helychrysum arenarium* (Katzenpfötchen). Als Arzneidroge ist es noch im Ergänzungsband zum DAB 6 aufgeführt. Katzenpfötchen werden immer etwas despektierlich als «Schmuckdroge» bezeichnet. Dabei bestätigen die hohen Anteile an Flavonoiden (0,4 Prozent), Gerbstoffen und Bitterstoffen (besonders Sequiterpenlactone) durchaus den Einsatz als milde diuretisch-echoleretische und leicht spasmolytische Droge, wie es vor allem die Volksmedizin beschreibt. In den Blüten ist auch das antibakteriell wirksame Arenarin enthalten. Auch der Einsatz als Wurmmittel wurde beschrieben. Somit ist eine direkte Vergleichbarkeit mit den amerikanischen Drogen hergestellt, was auch die Verwendung bei den Indianern betrifft. *J. E.*

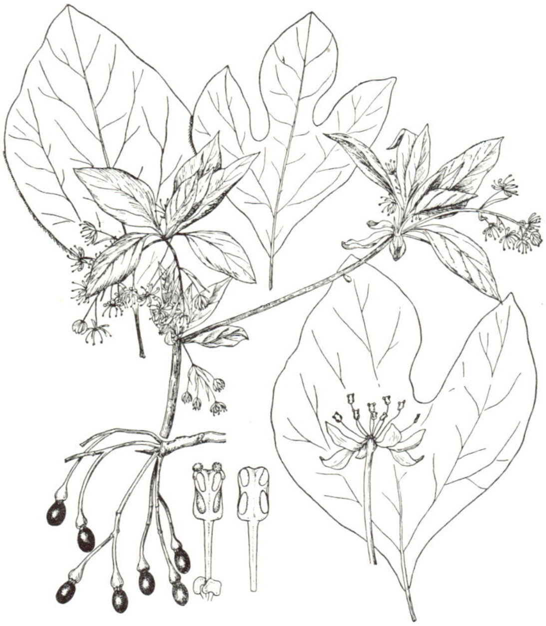

Sassafras | Sassafras

Lauraceae – Lorbeergewächse
Sassafras albidum (Nutt.) Nees — *Common Sassafras*

Synonyme: *Sassafras varifolium, Laurus Sassafras, Sassafrax, Sassafras radix.*
Populärnamen: *Saxifrax, Saloop, Ague Tree, Cinnamon Wood, Gumbo-file, Smelling-stick.*
Vorkommen: Texas, Oklahoma, Arkansas und Louisiana, östlich bis Florida, nördlich bis Maine, westlich bis Ontario, Michigan und Iowa.
Arten: Seidiger Sassafras – *S. albidum var. mólle* (Raf.) Fern; *S. officinale* Th. Nees et Eberm.
Der Name stammt von der Bezeichnung *salsafras*, die frühe französische Siedler dem Baum wegen seiner medizinischen Verwendbarkeit gaben.
Verwendete Teile: Wurzelrinde, Blätter, Blüten und Beeren.
Lösungsmittel: Kochendes Wasser, Alkohol.
Inhaltsstoffe: 100 g des Rohkrauts enthalten mindestens 4 ml ätherisches Öl, das aus einem schweren Öl (Safrol) – das Kraut enthält davon 50 Prozent, die Rinde 80 Prozent – und einem leichten Öl besteht: 10 Prozent Pinen und Phennandren, 6 bis 8 Prozent Sassafras d-Kampfer (Duftstoff), 0,5 Prozent Eugenol, 3 Prozent Cadinen. Weiter sind enthalten: Harzstoffe, Wachs, ein Dekompositionsprodukt von Gerbsäure (Sassafrid), Gerbsäure, Gummistoffe, Schleimstoffe, Albumen, Stärke, Lignin und Mineralsalze. Das hochwirksame ätherische Öl Safrol ist der Methylenäther von Allyldioxibenen. Safrol wird beim Durchgang durch die Nieren in Piperonalinsäure oxidiert, die hochgradig antiseptische und antibiotische Wirkung entfaltet. Beim Passieren der Lungen bleibt das Safrol chemisch unverändert. In hoher Dosierung kann es Atemlähmungen, kardiovaskulären Kollaps, als Langzeitwirkung Fettdegeneration von Herz, Leber und Nieren verursachen.
Vorsicht: Schon 5 ml des Sassafras-Öls können ernsthafte Vergiftungssymptome verursachen!
Medizinische Wirkung: Die zeitgenössische Literatur ist voll von Berichten über die medizinische Bedeutung und Anwendung hauptsächlich der Sassafras-Wurzelrinde. Sie war praktisch das erste Ausfuhrprodukt der jungen Kolonien, das in großen Mengen nach Europa verschifft wurde. Schon 1618 wurde die Wurzelrinde in die *Pharmacopoeia Londinensis* aufgenommen. Um 1625 war in den englischen Kolonien der Sassafras-Export genauso umfangreich wie der von Tabak. Sowohl in den Kolonien als auch im Mutterland wendete man Sassafras-Zubereitungen gegen fiebrige Erkrankungen, zur Blutreinigung, bei krampfartigen Anfällen, ruhrartigen Erkrankungen der Verdauungsorgane, Nieren- und Blasenentzündungen und in äußerlicher Anwendung (in Salben- und Pastenform) gegen Gicht und Rheumatismus an. In den Berichten werden auch die Anwendungen gegen Gonorrhöe und Syphilis gelobt. Die Konföderierte Armee wendete in ihren Lazaretten Sassafras-Zubereitungen gegen Masern, Lungenentzündung, Bronchitis und Erkältungen an. Pennsylvania-Deutsche nannten den Sassafras-Baum «Fieberbaum», aber sie benutzten zur allgemeinen

Charakteristika: Der Baum kann 35 m hoch und im Durchmesser 1,80 m werden, kommt aber gewöhnlich in Höhen zwischen 7 und 13 m vor. Die Stammrinde ist dunkel-rötlichbraun, tief gefurcht, korkig-schwammig und voller Ölzellen. Die Äste sind schlank und von orangener Farbe mit weicher Rinde. Die holzigen Wurzeln sind sehr stark und groß mit weicher, rauher, rötlich- oder gräulichbrauner Rinde. Die Innenrinde ist weiß, verfärbt sich aber an der Luft sofort. Die breiten ovalen, glattrandigen Blätter werden zwischen 7,5 bis 17 cm lang und haben eine grünlichgelbe Farbe. Die im März/April erscheinenden Blüten tragen glänzende blaue Früchte, die große Ähnlichkeit mit Zimtfrüchten haben, rund sind und im Durchmesser etwa 12 mm groß werden.

Fiebersenkung nicht – wie die anderen Kolonisten – Wurzelrinde, sondern folgten den Ratschlägen der Indianerheiler, die dafür einen Teeaufsud aus frischen oder getrockneten Blüten empfahlen. Sie scheinen auch mit anderen indianischen Anwendungen recht gute Erfahrungen gemacht zu haben: So kaute man zum Beispiel die Blätter und legte den Brei als wirksames Blutstillungsmittel auf frische Wunden. Hierbei scheint sich auch die antiseptische und antibakterielle Wirkung der Blätterinhaltsstoffe entfaltet zu haben, die Entzündungen verhinderte und die Heilung frischer Verletzungen erheblich förderte. Die Pennsylvania-Deutschen folgten auch der indianischen Praktik, einen Tee aus den Beeren als Vorbeugungsmittel gegen Erkältungen und Infekte und vor allem gegen Skorbut und zur allgemeinen Stärkung der Abwehrkräfte zu nehmen. Man setzte die Beeren in Wein an. Nur ein einziges Glas davon täglich verhinderte, so die Berichte, zahlreiche Erkältungskrankheiten.

Im späten 19. Jahrhundert begann man in einigen Oststaaten, das ätherische Öl aus der Wurzelrinde herauszudestillieren und kommerziell auf dem Markt anzubieten. Allein im Buckingham County (Virginia) verarbeiteten vierzig Destillerien täglich 80 000 Pfund der Wurzelrinde, aus der man fünfzig Gallonen (1901) des Öls gewann, das in Fünf-Gallonen-Kanistern über New York auf den internationalen Markt gebracht wurde.

Indianische Anwendungen: Die Choctaws machten aus den Blättern ein Pulver, das sie «Gumbo-file» nannten und ihrer «Gumbo»-Suppe beimischten. Die Delawares und Irokesenvölker brühten aus den Blüten einen Tee und nahmen den Beerensaft als Medizin gegen Erkältungen und rheumatische Beschwerden (nur wenige Tropfen). Die Irokesen bereiteten aus Wurzelrinde, Blättern und Beeren einen Tee gegen Geschlechtskrankheiten. Die Arkansas-Stämme brauten im Frühjahr ein Getränk aus jungen Blüten und Wurzelrinde. Die zerquetschten Blätter verwendeten sie als Wundauflage. Das Mark junger Sprößlinge wurde, in heißem Wasser ausgezogen, zur Augenspülung verwendet, während man die getrocknete Wurzelrinde unter Tabak mischte und rauchte. Die Houmas wendeten einen Kochauszug der frischen oder getrockneten Wurzelrinde gegen Masern und Scharlach an. Die Louisiana-Stämme kochten die ganzen Wurzeln und nahmen den Extrakt als Blutreinigungs- und -verdünnungsmittel. Die Creeks verabreichten eine Zubereitung aus Wurzeln und «Couch Grass» gegen Magen- und Darmbeschwerden. Die Seminolen behandelten Krampfhusten, Gallensteinkoliken und Blasenschmerzen mit Mischzubereitungen. Von den Ojibwas wird berichtet, daß sie das Wurzelmark längere Zeit in kochendem Wasser auszogen und den hieraus resultierenden Extrakt als Narkotikum bei sehr schmerzhaften Knochenbruchbehandlungen einsetzten.

Indianerheiler machten häufig weiße Siedler und Kolonisten darauf aufmerksam, daß man bei der Verwendung der Wurzelrinde und des Wurzelmarks sehr vorsichtig sein müsse, um Vergiftungen zu vermeiden.

Rezepturen: *Sassafras-(Safrol-)Öl:* 5 bis 10 Tropfen auf Zucker gegen Menstruations- und postportale Schmerzen, Gonorrhöe, Harnröhrenausfluß, Nachtripper, postgonorrhoischer Katarrh, Blasen-, Harnleiter- und Nierenbeckenentzündung, Gallenkolik, Magen- und

Sassafras

Bei uns wurde immer nur das Holz (*Lignum sassafras*) benutzt, das man in großen Mengen aus Nordamerika importierte. Heute wird Sassafras medizinisch kaum noch verwendet. Man findet das Holz nur noch als Bestandteil in wenigen Fertigarzneimitteln und in einigen diuretischen Tees – allerdings nicht ohne Grund, wie die Inhaltsstoffe belegen: Das Holz enthält etwa 2 Prozent ätherisches Öl (davon 80 Prozent Safrol). 19 Komponenten des ätherischen Öls sind heute strukturmäßig aufgeklärt. Des weiteren sind auch sechs Alkaloide nachgewiesen worden. Der Rückgang in der Verwendung ist durch die hohe Toxizität des Safrols begründet. Vor allem der Metabolit-l'-Hydroxysafrol gilt als Nervengift und als Modellsubstanz zur Erzeugung von Leberkrebs bei Versuchstieren. Heute muß vor einer längeren Anwendung (des Holzes) dringend gewarnt werden. *J. E.*

Darmschmerzen. Mehrmals täglich nach Bedarf, keinesfalls mehr als dreimal täglich. Beste mittlere Dosis: 5 Tropfen in wenig warmem Wasser.

Sassafras-Wurzelrinde: 1 Unze (31,1 g) der zerquetschten Wurzel auf ½ l kochendes Wasser. 20 Minuten ziehen lassen. Hiervon dreimal täglich ein kleines Weinglas voll. Tinktur: 15 bis 30 Tropfen, zwei- bis dreimal täglich.

Flüssig-Extrakt: ½ bis 1 Teelöffel täglich.

Frische Beeren: 1 gehäufter Teelöffel voll, zerquetscht, auf 1 Tasse kochendes Wasser, zweimal täglich. *Getrocknete Beeren:* 1 Teelöffel auf 1 Tasse kochendes Wasser, 30 Minuten ziehen lassen, zwei- bis dreimal täglich.

Blüten: zerkleinertes Material, ½ Teelöffel auf 1 Tasse kochendes Wasser.

Blätter: 1 Teelöffel des zerkleinerten Materials auf 1 Tasse kochendes Wasser.

Äußerliche Anwendung: Breiauflage aus zerquetschter Wurzelrinde gegen hartnäckige äußere Geschwüre. Breiauflage aus zerquetschten Blättern bei schweren äußeren Verletzungen zur Blutstillung und antiseptischen Wundheilung.

Prophylaxe: Teezubereitungen aus Blüten und Blättern zur Blutreinigung und allgemeinen Stärkung der Abwehrkräfte: 2 bis 3 Teelöffel zerkleinerter getrockneter Blüten und Blätter (keine Wurzelrinde!) auf ½ l kochendes Wasser. Davon mehrmals täglich ½ Tasse.

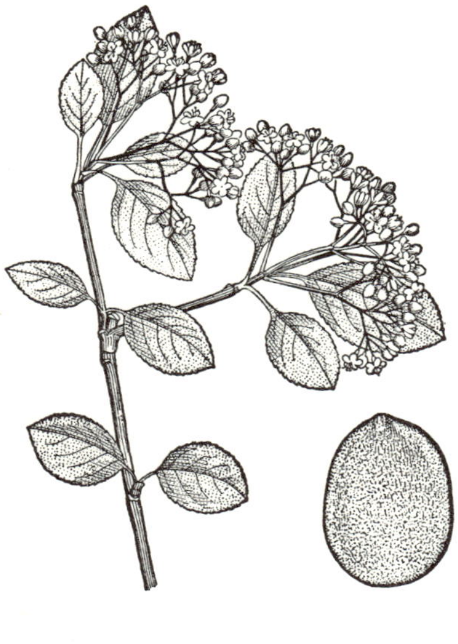

Schneeball, Amerikanischer — Black Haw

Caprifoliaceae (Geißblattgewächse)
Viburnum prunifolium L.
Viburnum opulus var. americanum — *Cramp Bark*

Deutsche Arten: *V. lantana* L. – Wolliger Schneeball; *V. Opulus* L. – Gemeiner Schneeball: *V. tinus* L. – Gärtner-«Laurustinus».

Asiatische Arten: Die weitaus meisten Arten sind im Fernen Osten heimisch, etwa in China, Japan, Korea, Formosa, Himalya-Regionen.

Amerikanische Arten: *V. acerifolium* L. – *Dockmackie, Arrowwood, Possum-Haw, Squash-Berry, Guelder Rose; V. alnifolium* Marsh (*V. lantanoides* Michx. *Hobble-Bush, Wayfaring Tree*); *V. cassinoides* L.; *V. dentatum* L. – *Southern Arrowwood, Mealytree, Withe-Rod, Withe-Wood; V. lentago* L. – *Wild Raisin*; *V. molle* Michx. – *Kentucky Snowball, Kentucky Viburnum, Soft-leaf Viburnum; V. nudum* L. – *Possum-Haw, Withe-Rod, Smooth Withe-Rod, Naked Withe-Rod, Bilberry, Nanny-Berry, Swamp-Haw; V. prunifolium* L. – *Plum-leaf, Sheep Berry, Nanny Berry, Sweet Haw, Sweet Sloe, Stab-Bush, Arrowwood; V. raffinesquianum* Schult. (*V. pubescens*) *Hairy Nanny-Berry, Downy Arrowwood; V. rufidulum* Raf. – *Rusty Nanny-Berry, Southern Nanny-Berry, Blackhaw, Southern Blackhaw; V. pauciflorum* L. – *Highland Cranberry, High Bush Cranberry, High Cranberry; V. trilobum* Marsh. – V. australe Morton – *Warnock Viburnum; V. ozarkense* Ashe – *Ozark Viburnum, Ozark Arrowwood*; *V. opulus var.*

Charakteristika: Die Büsche mit unregelmäßigen Ästen wachsen zwischen zwei und zehn Metern hoch und bilden oft baumartige Sträucher. Manche Arten erreichen eine Höhe bis zu dreizehn Metern. An manchen Stellen aber werden sie wiederum kaum einen Meter hoch. Die Zweige sind lang und dünn, und je nach Art findet man verschiedene Blätterformen mit glattem oder gezahntem Rand, oval-lanzettförmig oder ahornförmig. Charakteristisch sind bei allen Arten die schneeballartigen Blütenstände mit schnee- oder cremeweißen Trugdoldenblüten, die

americanum – Squaw-Bush, Cramp Bark, Pimbina, Snowball Tree; V. oxycoccus Pursh. – *Cranberry* – Moosbeerbaum.

Die zahlreichen Arten und Varietäten solcher Arten, die weder in der Volksheilkunde noch von den Indianern exakt unterschieden werden, haben nicht nur zu einer verwirrenden Vielfalt von Populärnamen geführt, sondern auch dazu, daß volkstümliche Bezeichnungen (wie etwa «Black haw», «Arrowwood», «Crampbark») für zahlreiche Arten verwendet werden.
Im Grunde ähneln sich Inhaltsstoffe und medizinische Wirkungen sehr, variieren jedoch manchmal je nach Art: so enthält etwa *V. prunifolium* (*Black Haw*) dreimal soviel wirksames Harz wie *V. Opulus americanum.*
Ich beschreibe hier nur die Charakteristika, Inhaltsstoffe und medizinischen Anwendungen der beiden Arten *V. opulus americanum* und *V. prunifolium*, die generell am meisten verwendet wurden.

Vorkommen: In feuchten und trockenen, sandigen oder felsigen Böden, an sauren Sümpfen, in Dickichten, an Waldrändern und Flußufern in Kanada, den USA und im nördlichen Mexiko.
Verwendete Pflanzenteile: Vornehmlich die Rinde, aber auch Früchte, vereinzelt Blüten und junge Blätter, Rinde von Ästen, Wurzelrinde.
Lösungsmittel: Wasser und Alkohol.
Inhaltsstoffe: Die Früchte haben einen teilweise sehr hohen Vitamin C-Gehalt (30–90 mg pro 100 g). Die Rinde enthält: das bittere Glukosid Viburnin, Valeriansäure (Baldrian), Gerbsäuren, Isovaleriansäureester, Saligenin (uterussedativ), ein gelbes kristallines Glykosid, Harz- und Gummistoffe.
Medizinische Wirkung: diuretisch, blutstillend, krampflösend, muskelentspannend, harntreibend, menstruationsfördernd, harnwegtonisierend, adstringierend, beruhigend (sedativ), nervenberuhigend.
Die Malecites des Micmac-Volkes und die Penobscots behandelten Mumps mit einem harntreibenden Tee aus Wurzel und Astrinde, weil sie eine allgemeine Entwässerung während der Behandlung dieser Krankheit für sehr heilsam hielten. Viele westliche Indianer rauchten die getrocknete Rinde in der Pfeife bei asthmatischen Beschwerden, andere erhitzten feuchte Rinde über heißen Steinen in Schwitzbädern und atmeten die Dämpfe gegen Rachen-, Bronchial- und Lungenkatarrh ein.
Indianerheiler sollen ebenfalls bei Pionierfrauen das gefürchtete Kindbettfieber mit Warmauszügen aus der Wurzel- und Stammrinde behandelt haben (Teegaben plus Uterusspülungen).
Die Meskwakis nahmen solche Auszüge gegen allgemeine körperliche Krämpfe, die Ojibwas nur gegen Magenkrämpfe. Die Irokesen verwendeten die bitteren Blätter zur Blutreinigung und Blutstillung, die Früchte, zusammen mit Honig, gegen alle Erkältungskrankheiten, vor allem gegen Skorbut und Skrophulose. Die Cherokees behandelten zuckerkranke englische Gastsiedler anscheinend mit großem Erfolg mit den reifen Früchten, aus denen sie eine Art Marmelade – unter Vermeidung von starker Erhitzung – machten. Die Oneidas und Senecas (Irokesen) heilten mit der pulverisierten – und nicht mehr als drei Monate alten – Rinde offene Beinwunden, die sich normalerweise

zahlreiche kleine, unscheinbare, fertile Innenblüten umgeben. Nur die Innenblüten liefern den Nektar, der die Insekten anzieht. Die Früchte, zumeist von strahlend roter Farbe, die mit der Reife etwas nachdunkeln, befinden sich stets an den Astenden, wo sie sich allmählich in Büscheln entwickeln, die bis tief in den Winter hinein hängen bleiben. Blütezeit: April bis August. Fruchtreife: Mai bis August, je nach Art und Standort (bei manchen Arten von blauer bis blauschwarzer Farbe). Die Rinde ist gräulich-braun bis rötlichbraun und glatt.

nicht mehr schlossen. Die Blätter und Blüten wurden gegen Weißfluß, die pulverisierten Fruchtkerne gegen Gallen- und Nierengrieß und Ruhr angewendet.

Die am weitesten verbreitete Anwendung fanden Warmauszüge der Wurzel- und Astrinde oder auch der Brei der frischen Rinden, ausgezogen in heißem Wasser, bei schmerzhafter Menstruation, schmerzhafter Geburt und Uterusblutungen nach der Geburt. Aber auch bei falscher Fötuslage erhielten Indianerfrauen regelmäßige verdünnte Teegaben, die die gesamte Uterusmuskulatur entspannten und Lageänderungen möglich machten.

Die Menominees behandelten damit Magen-, Darm- und Gallenkoliken, die Catawbas Blutruhr, Cholera und Typhus. Die Santee-Sioux, Cheyennes und Arapahoes verwendeten die unreifen Früchte zur vorsichtigen Geburtseinleitung. Die Caddos, Tonkawas, Lipans und Creeks wendeten die Früchte, unmittelbar vor ihrer Reife, die nur an Geschmacksnuancen erkennbar war, gegen Blasenentzündungen an (durch Bakterien verursacht). Die Texas- und Oklahoma-Cherokees, die in der Kavalleriebrigade des Cherokee-Generals Stand Watie im Bürgerkrieg auf der Seite der konföderierten Armee im Westkriegsschauplatz kämpften, behandelten mit Anwendungen aus Rinden, Blättern, Blüten und Früchten der Viburnum-Arten bakterielle Erkrankungen bei ihren eigenen Soldaten und denen der konföderierten Kavallerie. Getrocknete Rinde und Früchte gehörten lange Zeit zur ständigen medikamentösen Versorgung einzeln operierender Gruppen der Texas Rangers, und unter den deutschstämmigen Grenzsiedlern in Texas galten vor allem die Früchte, gemischt mit wenigen Blättern, der verschiedenen Viburnum-Arten als hervorragendes Mittel gegen *Diabetes mellitus*, Frauenbeschwerden und als hilfreich bei Geburtsbeschwerden. Weiße Siedler verarbeiteten die reifen Früchte mit viel Honig zu einer Art «Medizin-Marmelade» – genauso, wie es die Frauen der Kiowa, Kiowa-Apachen, Comanchen und Pueblo-Völker im Südwesten seit Jahrhunderten machten.

Viburnum prunifolium war in der USP von 1882 bis 1926, in der NF von 1926 bis 1960, *Viburnum opulus* L. *var. americanum* in der USP von 1894 bis 1916 und in der NF von 1916 bis 1960 enthalten.

Dosierungen: Stammrinde pulverisiert: 20 bis 30 Grain (1,3 bis 2 g), 1 Teelöffel auf 1 Tasse kochendes Wasser.

Zerquetschte Rinde: 1 Unze (31,1 g) = 4 Eßlöffel in ½ l Wasser, 15 bis 20 Minuten ziehen lassen, davon zweimal täglich eine Tasse.

Wurzelrinde pulverisiert: Tagesdosis zweimal 60 Grains (3,9 g), davon zweimal täglich in schweren Fällen.

Fluidextrakt: ½ bis 3 Drachms (½ bis 2 Teelöffel).

Viburnin: 1 bis 3 Grains (0,0648 bis 0,2 g).

Tinktur: 1 Teelöffel drei- bis viermal täglich.

Heute wird in Kliniken der USA der Extrakt, die Mischung (Compound) hauptsächlich in der Behandlung von Herzerkrankungen eingesetzt. In indianischen Kliniken kehrt man zu den alten indianischen Heilanzeigen zurück.

Schneeball

Die Beeren der Geißblattgewächse gelten allgemein als *giftverdächtig*. Sie verursachen allerdings nur Störungen mit Durchfall und Erbrechen. Vom Amerikanischen Schneeball wird von den Beeren eine spasmolytische Wirkung auf den Uterus berichtet. Die Rinde verschiedener *Viburnum*-Arten ist in verschiedenen Arzneibüchern aufgeführt. Sie enthalten Cumarine und Diterpene. Bei uns bedient sich hauptsächlich die Homöopathie der Rinde bei Dysmenorhoe und Uteruskrämpfen. *J. E.*

Schöllkraut — Celandine

Schellkraut, Goldkraut, Warzenkraut — *Common Celandine*

Papaveraceae
Chelidonium majus L.

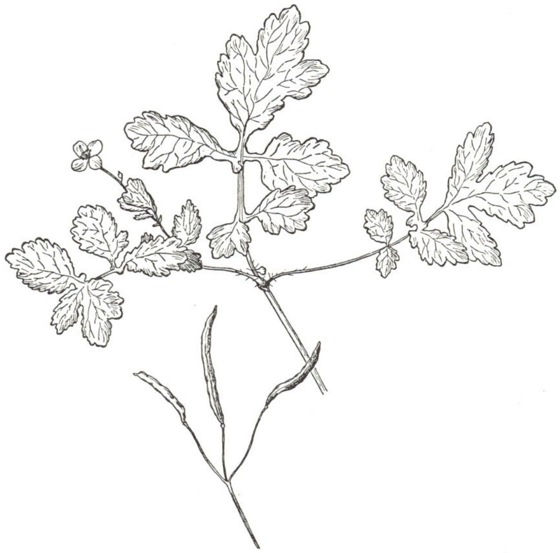

Das Schöllkraut ist eine alte vorderasiatische Heilpflanze, die in den ersten englischen Kolonien der amerikanischen Atlantikküste wahrscheinlich schon von den «Pilgervätern» der *Mayflower* eingeführt wurde und sich seither in den Oststaaten von Vermont im Norden bis nach Florida im Süden, westlich etwa bis Pennsylvania, Virginia, Tennessee und Kentucky verbreitet hat. Seine erste Erwähnung findet sich bei dem griechischen Arzt Dioscorides, der im 1. Jahrhundert n. Chr. mit der römischen Armee reiste. Der lateinische Pflanzenname *Chelidonium* geht auf das griechische Wort *chelidon* (Schwalbe) zurück, weil sich die Blüten mit der Ankunft der Schwalben entwickeln und zur Zeit ihres Wegzugs abfallen.
Es gibt deutliche historische Hinweise darauf, daß das Schöllkraut den Indianern des Nordostens, Ostens und Südostens von pennsylvanischen deutschen Siedlern, Quäkern und deutschstämmigen Herrnhuter- und Mennoniten-Kommunen bekanntgemacht wurde, die – als einzige Kolonistengruppen – mit Indianern in einem beständigen Frieden lebten. Die indianischen Heiler scheinen sich mit der Pflanze nur sehr langsam und vorsichtig vertraut gemacht zu haben; denn es finden sich auch in alten Aufzeichnungen nur sehr dürftige Hinweise auf indianische Anwendungen.
Populärnamen: *Greater Celandine, Garden Celandine, Tettarwort, Chelidonium, Swallow Wort, Great Celandine.*
Vorkommen: An Wegen, Mauern, Zäunen, auf Ödland, Felsen, an Geröllhalden, fast immer in der Nähe menschlicher Ansiedlungen.
Inhaltsstoffe: Die Alkaloide Chelidonin(beruhigend, schmerzstillend, betäubend, krampfstillend, krampflösend), Chelerythrin (betäubend, giftig!), Spartein, Sanguinarin, Homochelidonin-A, Homochelidonin-B, Berberin (desinfizierend und antibakteriell, vor allem gegen Staphylokokken) und Protopin (Opium-Alkaloid). Organische Säuren, gelbes Harz, fettes und ätherisches Öl, der neutrale Bitterstoff Chelidoxanthin und die Mineralsalze Kalzium-, Ammonium- und Magnesiumphosphat.
Verwendete Teile: Das ganze Kraut, vornehmlich aber die frische rötlichbraune Wurzel. An der Luft färbt sich der gelbe Milchsaft rasch orangerot.
Medizinische Wirkung: Aus der alten Heimat wußten die frühen Kolonisten, daß Schöllkrautwurzel ein sehr gutes Heilmittel gegen Leberentzündung (Gelbsucht), Gallensteine, chronische Darmstörungen und Pfortaderstauungen mit Hämorrhoiden, äußerlich gegen Warzen war.
Die Indianer, die weniger unter solchen Beschwerden litten und sich daher auf die Wundbehandlung konzentrierten, fanden sehr schnell heraus, daß der verdünnte Milchsaft der frischen Wurzel eine starke desinfizierende, entzündungshemmende, antiseptische und antibakterielle, dazu schmerzstillende Wirkung bei eiternden Wundentzündun-

Charakteristika: Das Schöllkraut ist ein sogenannter «Ameisenwanderer». Die kleinen schwarzen Samen haben ölhaltige weiße Samenschwielen, die für Ameisen Leckerbissen sind. Ameisen verschleppen sie deshalb in ihre Behausungen, was die oft ungewöhnlichen Standorte der Pflanzen in hochliegenden steilen Felsspalten erklärt. Kurzes verästeltes Rhizom (Wurzelstock), verzweigte Stengel, einfach gefiederte Blätter mit eiförmigen, ungleich gekerbten Abschnitten mit breit gerundeten Buchten. Die Blattoberseiten sind dunkelgrün, die Unterseiten graugrün. Die unteren Blätter sind gestielt, die oberen sitzend. Zwei- bis achtblütige Dolden mit 2 früh abfallenden Kelchblättern, 4 goldgelbe Kronblätter und gelbe Staubfäden. Die Frucht bildet eine 2 bis 5 cm lange Schote mit kleinen schwarzen Samen. Höhe: etwa 20 bis 80 cm. Die ganze Pflanze sondert aus allen Teilen beim Bruch einen gelblichen Milchsaft ab, der sofort stark reizend wirkt. Blütezeit: Mai bis Oktober.

Schöllkraut

Das Schöllkraut, das immer in der Nähe menschlicher Siedlungen zu finden ist, hat von jeher die Menschen fasziniert – einmal wegen seines Aussehens und zum anderen wegen seines gelben Milchsaftes. Dieser enthält verschiedene Alkaloide, die den Opiumalkaloiden nahestehen, Saponine und etwas ätherisches Öl. Die Inhaltsstoffe garantieren eine krampflösende, galletreibende und herzwirksame Wirkung. Wegen der schwierigen Dosierbarkeit ist von Schöllkraut *dringend abzuraten.* Dafür gibt es eine Fülle von

Fertigpräparaten, zum Beispiel «Cholagogum»®, «Hepaticum Medice»® usw. Die Homöopathie setzt *Chelidonium* als Galle- und Lebermittel, bei Bronchitis, Grippe, Neuralgien und Muskelrheumatismus ein. Die Volksmedizin schwört noch auf den Einsatz bei Asthma und die Anwendung des Milchsaftes bei Warzen. *J. E.*

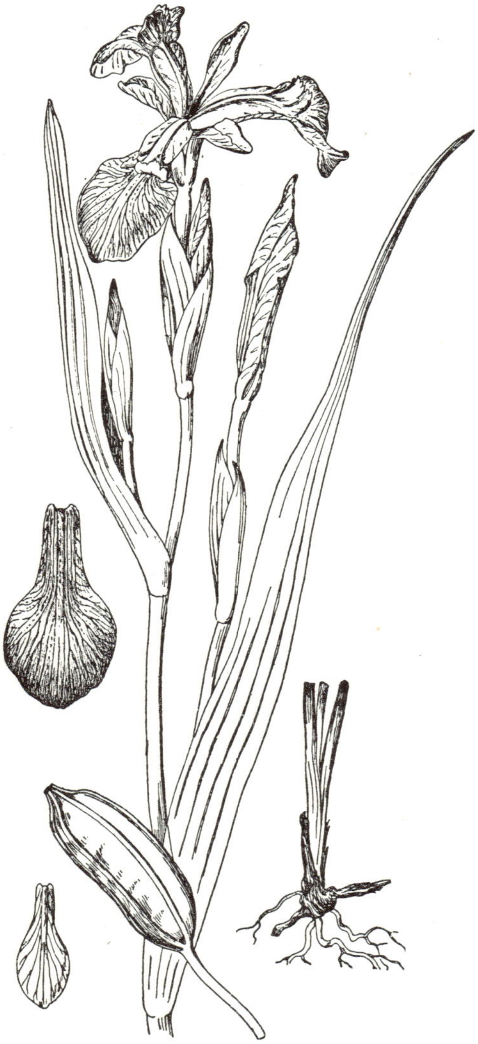

Charakteristika: Ganzjährige Pflanze, 60 bis 100 cm hoch, mit schmalen, schwertförmigen Blättern und großen Blüten (Blütezeit: Mai bis Juli). Der mehr oder weniger stark verzweigte Stengel trägt eine auseinandergezogene Blütentraube. Die Blütenknospen sind von umgebildeten Deckblättern umschlossen, in der Knospe sind die Kronblätter zusammengerollt. Die drei äußeren Kronblätter neigen sich bei der Blüte

gen besitzt. Das getrocknete Kraut und die getrocknete Wurzel verliert sehr rasch an Wirksamkeit, so daß man nur frisches Pflanzengut verwenden kann. Da sich das eingebürgerte Schöllkraut in der frühen Kolonialzeit nur sehr langsam verbreitete und deshalb jeweils nur kleine Mengen frischer Pflanzen vorhanden waren, widmeten Indianerheiler dem Schöllkraut nur sehr geringe Aufmerksamkeit.

Aus unbestimmbaren Berichten geht hervor, daß Delawaren-Heiler Schilddrüsenerkrankungen bei weißen Siedlern mit einem Tee aus den frischen Blüten erfolgreich behandelt haben. Schottische Gastsiedler in der Cherokeenation berichteten über Behandlungen von Hauttuberkulose mit dem Milchsaft von Stengeln und Blättern, der die Alkaloide in weniger konzentrierter Form als die Wurzel enthält.

Schwarzerle → Roterle

Schwertlilie — Blue Flag

Iridaceae – Schwertliliengewächse
Iris versicolor L. — *Flag Lily*

Populärnamen: *Iris, Flag Lily, Liver Lily, Snake Lily, Dragon Flower, Dagger Flower, Water Flag, Flower De-Luce, Poison Flag, Water Flay Lily, Fleur-de-lis.*

Es gibt überall in den milden Klimazonen der Erde etwa 150 verschiedene Schwertlilienarten, davon etwa 22 in den USA. Von diesen wurde hauptsächlich die *I. versicolor* (*Blue Flag*) von Indianern als Heilpflanze verwendet.

Die europäischen Arten *I. germanica, pallida* und *florentina*, aus denen das sogenannte «Orris-Öl» gewonnen wurde, das lange Zeit in der Naturheilkunde und Naturkosmetik Verwendung fand, sind in den Inhaltsstoffen und medizinischen Wirkungen nur teilweise den amerikanischen Arten ähnlich.

Andere amerikanische Arten: *Iris bracteata* S. Wats. (Oregon bis Kalifornien); *I. brevicantis* Raf. (Ohio bis Kansas, südlich bis Alabama, Texas); *I. cristata* Ait. (Maryland bis Missouri, südlich bis North Carolina, Alabama, Missouri, Arkansas und Oklahoma); *I. douglasiana* Herb. (Oregon und Kalifornien); *I. fulva* Ker. Gawl. (Illinois bis Missouri, südlich bis Alabama und Louisiana); *I. hexagona* Walt. (Virginia bis Florida und Texas); *I. innominata* Hend. (Oregon und Nord-Kalifornien); *I. lacustris* Nutt. (Ontario bis Wisconsin); *I. missouriensis* Nutt. (Süd-Dakota bis British Columbia, südlich bis New Mexico, Arizona und Kalifornien); *I. lenax* Dougl. (Maryland bis Kentucky, südlich bis North Carolina, Georgia und Missouri); *I. verna* L. (Labrador bis Manitoba, südlich bis Virginia, Ohio und Wisconsin).

Vorkommen: In sumpfigen, feuchten, niedrigen Wiesen mit schweren Böden. Von Labrador bis Manitoba, südlich bis Virginia, Ohio, Wisconsin und Minnesota, westlich bis Missouri.

Verwendete Teile: Stengel, Wurzelstock und Wurzeln, selten auch die Blüten oder Knospen. Ernte (Rhizom): Ende Oktober.

Lösungsmittel: Wasser.

Inhaltsstoffe: Stärke, Gummistoffe, Gerbsäure, ätherische Öle, Bitterstoffe, ein Polysaccharid, Harze, eine kampferartige Substanz, Isophtalsäure, Salizylsäure, Irisin (auch: Iridin), Oleoresin, ein unbekanntes Alkaloid sowie noch unerforschte Substanzen.
Medizinische Wirkung: *Äußerliche Anwendungen:* Franziskaner beobachteten, daß die kalifornischen Yokia-Indianerinnen, während sie in der Tageshitze Beeren pflückten, ihre Babies in die weichen grünen Blätter der Niedrigen Schwertlilie (*Iris douglasiana*, auch: *I. humilis*) wickelten. Offensichtlich verzögerte das erheblich die Perspiration (Flüssigkeitsverlust durch schwitzende Hautatmung) und schützte die Babies dadurch stundenlang vor extremem Durst.
In der äußeren Wundbehandlung spielte die Schwertlilie bei den nordamerikanischen Indianern eine große Rolle: Die Wurzel wurde gesäubert, kurz gekocht, zwischen zwei Steinen zerquetscht und der Wurzelbrei auf stark schmerzende entzündete Quetschungen, Schwellungen etc. aufgelegt, während man gleichzeitig die Umgebung der Wunde mit dem Wurzelabsudwasser sorgfältig wusch (besonders bei Beinwunden). Die Tadoussac (Quebec/Kanada) vermischten den Wurzelbrei mit Reis- oder Maismehl und legten den Brei als Packung auf Wunden und schmerzende Stellen (zum Beispiel Muskel- und Sehnenzerrungen). Die Wirkung soll nicht nur rasch und gründlich eingetreten sein, sondern auch zu erstaunlichen Heilungen geführt haben, wie etwa Colonel Lydius in einem Bericht vom 30. Oktober 1749 erwähnte. Die Indianer des Missouri-Tals mischten pulverisierte Schwertlilienwurzel mit Speichel und führten einen damit getränkten Baumwollebausch in Ohren ein, die von Mittelohrentzündungen oder Schwellungen betroffen waren. Die Meskwakis verwendeten den Wurzelbrei als schnell wirkendes Heilmittel bei Verbrennungen. Die Creeks verwendeten das Rhizom so umfassend in ihrer Heilkunde, daß sie Schwertlilien regelrecht anbauten und in den Gärten ihrer Städte ernteten.
Innere Anwendungen: Die Penobscots behandelten erfolgreich Symptome, die nach heutigen medizinischen Erkenntnissen schwere Lymphdrüsenstörungen gewesen sein können. Die Seminolen und Tuscaroras scheinen mit dem Rhizompulver Schilddrüsenstörungen behoben zu haben. Die Creeks schrieben der Wurzel einen – für weiße Ärzte unglaublichen – korrektiven Einfluß auf menschliches Gewebe zu. Heute würde man diesen Effekt als Stärkung körpereigener Abwehrkräfte bezeichnen. Sie ernteten Wurzelstöcke und Wurzeln stets in mondlosen Nächten, etwa zwei Stunden nach Mitternacht, wenn – so ein Creek-Heiler – «die Naturkräfte in ihnen am zahlreichsten und haltbarsten sind». Die Wurzeln – auch die kleinen – wurden der Länge nach durchgeschnitten, vorsichtig im kühlen Schatten getrocknet und dann in luftdicht verschlossenen Krügen an dunklen, luftigen Stellen aufbewahrt. Auf diese Weise hielten sich die wirkungsvollen Substanzen (vor allem das Oleoresin Iridin) am längsten. In der Behandlung von Syphilis im zweiten Stadium (Sekundär-Affekt) scheinen Indianerheiler mit Rhizom-Verabreichungen über längere Zeit hinweg bemerkenswerte Erfolge erzielt zu haben, denn zahlreiche koloniale Praktiker nennen diese Zubereitungen die «wundersamste Kräutermedizin gegen sekundäre Syphilis» (A. R. Hutchens).
Die Irokesen behandelten hartnäckige Erkrankungen der Prostata (entzündliche Vergrößerungen, Harnverhalten), Hoden- und Neben-

nach unten, während die nur wenig kleineren inneren Kronblätter aufrecht stehen und nach oben leicht schmaler werden. Zwischen den drei inneren Kronblättern stehen drei wie ein V eingeschnittene Griffelnarben, unter den Griffeln sitzen die Staubblätter. Die Frucht ist eine dreiklappige Kapselfrucht mit roten runden Samen. Der Wurzelstock (Rhizom) ist dick und horizontal. Er enthält das duftende Harz Iron, eine dem Ionon verwandte und nach Veilchen duftende Substanz.

hodenentzündungen mit Zubereitungen vor allem aus der Wurzel, die Choctaws und Chickasaws Blasen-, Harnleiter- und Nierenentzündungen, die Cherokees Lebererkrankungen und alle Stämme sämtliche skrofulösen Erscheinungen. Die Meskwakis verwendeten den getrockneten Wurzelstock gegen Erkrankungen der Atemwege (Bronchien, Lungen, Hals-, Nasen-, Rachenentzündungen). Die Penobscots ließen während der obligaten Schwitzbäder angefeuchtetes Wurzelpulver auf heißen Steinen verdampfen und atmeten die Dämpfe als Vorbeugungsmittel und zur Stärkung der Abwehrkräfte ein. Das diente vor allem starker «Entwässerung».

Die frischen, ungetrockneten Wurzeln sollen eine drastische reinigende (abführende) Wirkung auf sämtliche Verdauungsorgane ausgeübt haben, die häufig mit krampfartigen Schmerzen einherging. Deshalb scheinen Indianerheiler lieber getrocknete Wurzeln verwendet zu haben, deren Wirkung erheblich milder war. Weiße Ärzte bevorzugten das Wurzelpulver bald allgemein gegenüber dem bei ihnen gebräuchlichen *Podophyllin* (einem aus dem Maiapfel/Fußblatt, *Podophyllum peltatum* L. gewonnenen Harz, das gegen Lebererkrankungen als abführendes und harntreibendes Mittel verabreicht wurde).

Diese Fixierung scheint dazu geführt zu haben, daß Schwertlilien-Wurzelpulver nur als diuretisch und aperient, kathartisch und emetisch (abführend, harntreibend, erkältungshemmend und brechreizstimulierend) von 1820 bis 1895 in der USP, von 1916 bis 1942 in der NF aufgeführt war. Die Indianer schrieben der Pflanze dagegen ein weitaus größeres Wirkungsspektrum zu.

Die Stämme unterhalb der Großen Seen (zum Beispiel die Santee-Sioux) verwendeten Warmauszüge (geraspelte Wurzeln, die während 6 bis 8 Tagen in wenig warmem Wasser ausgezogen wurden), als sie zum erstenmal mit der ihnen zuvor unbekannten Choleraseuche konfrontiert wurden, zur Behandlung von solcherart Erkrankten – zum Erstaunen der US-Armeeärzte, die schwere Verluste in den Forts zu beklagen hatten, offenbar mit erstaunlichem Erfolg. Die Ojibwas begannen jedesmal, wenn unter weißen Siedlern und Soldaten Cholerafälle bekannt wurden, Schwertlilienwurzeln in großen Mengen zu sammeln und zu trocknen. Sie bereiteten daraus Auszüge, die sie prophylaktisch nahmen, und sollen danach – und während solcher Prophylaxe – vollkommen verschont geblieben sein. Heutige Mediziner vermuten allerdings, daß dies mehr auf ihre außerordentlich hygienische (sanitäre) Lebensweise und die sofortige Isolierung der Erkrankten zurückzuführen gewesen sei.

Rezepturen: 1 Teelöffel des Wurzelpulvers auf ½ Liter heißes Wasser. Hiervon kalt nehmen: 2 bis 3 Eßlöffel sechsmal täglich. Iridin: Täglich 1 bis 3 Grains (0,0648 bis 0,2 g). Tinktur: ein- bis dreimal täglich 1½ Teelöffel.

Schwertlilie (Iris)

Die Schwertlilie ist eine typisch amerikanische Pflanze und in unserem Arzneischatz nur in der Homöopathie bekannt und dort der Wurzelstock. Sie wird bei Migräne, Neuralgie (Trigeminus), Gastritis, Hepathopathien und Pankreatitis eingesetzt. Die bei uns bekannte *Iris pallida* hat eine vergleichsweise sehr geringe Bedeutung. Die Droge «Rhizoma-iridis» gilt bei uns als obsolet. Allerdings wissen wir über die chemische Zusammensetzung der Pflanze sehr gut Bescheid. In jüngster Zeit sind seltene Isoflavone bekannt geworden. Man schreibt Iris einen expektorierenden Effekt zu. In einigen Fertigpräparaten ist «Rhizoma iridis» noch enthalten, so etwa im «Bronchotussin»®. In der Volksmedizin ist die *Veilchenwurzel* als Kaumittel für zahnende Kinder bekannt, was aus hygienischen Gründen abgelehnt werden sollte. Die neueste Forschung berichtet über einige interessante Wirkungen der Isoflavonoide: So soll das Irigenin die cyclo-AMP-Phosphodiesterase hemmen. *J. E.*

Silberkerze, Traubige — Black Cohosh

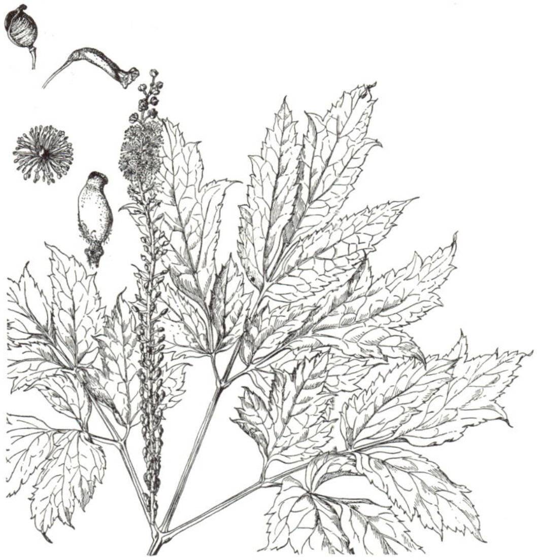

Ranunculaceae (Wanzenkrautgewächse)
Cimicifuga racemosa (L.) Nutt. — *Black Snake Root*

Populärnamen: *Rattle Root, Squaw Root, Bugbane, Bugwort, Rattleweed, Rattlesnake's Root, Rich Weed.*
Andere Arten: *C. americana* Michx., *C. racemosa Nutt. var. cordifolia* Pursh.
Vorkommen: In schattigen Wäldern Kanadas und der USA.
Verwendete Teile: Wurzelstock.
Inhaltsstoffe: Ein amorphes Harz Cimifugin (oder Macrotin) ist in großer Menge (etwa 15 bis 20 Prozent) enthalten, außerdem Östrogen, Isoferul-, Palmitin- und Olein-Säure, Stärke, Gummi, Salizylsäure, Gerbsäure, der Bitterstoff Racemosin, Wachs, Zuckerarten und noch unidentifizierte Ingredienzen (ein Alkaloid, zwei Glykoside).
Lösungsmittel: Wasser, Alkohol.
Medizinische Wirkung: Die Blüten verströmen einen penetranten Geruch, weshalb man glaubte, daß sie Insekten, insbesondere Käfer, vertreiben könnten. Daher stammt wohl auch der lateinische Name: *cimex* (Käfer), *fugo* (vertreiben). Die Indianer scheinen andere Insektenmittel vorgezogen zu haben; denn es ist nicht bekannt, daß sie die Sitte der Weißen, aufgeblühte Silberkerzenstengel beiderseits des Hauseingangs aufzuhängen, übernommen hätten.
Allgemein wendeten Indianer die in Scheiben geschnittene Wurzel erst an, wenn sie langsam ohne Sonneneinwirkung getrocknet war. Wenn eine sehr starke Wirkung (zum Beispiel bei Epilepsie, Veitstanz, spasmodischen Zuckungen) erwünscht war, wurde die Wurzel nach Mitternacht geerntet. Sollte sie zur Behandlung von Menstruationsbeschwerden, zur Linderung von Geburtsschmerzen und zur Geburtsbeschleunigung verwendet werden, so wurde sie am frühen Morgen geerntet, bevor die Sonne aufging. Sollte sie gegen Rheumatismus, Arthritis, Asthma, Delirium tremens, Schlangen- und Insektenbisse und -stiche wirksam sein, so wurde sie geerntet, wenn die Sonne am höchsten stand. Die Trockenwurzeln hob man in dunklen Behältern nach diesen Therapievorgaben auf, so daß Indianerheiler häufig mehr als ein halbes Dutzend verschiedener Silberkerzen-Medizinwurzeln zu den verschiedensten Zwecken besaßen.
Mit Ahornsirup oder Honig vermischt, ergab der Preßsaft der frischen Wurzeln einen hervorragend wirksamen Sirup gegen Husten, Keuchhusten, bei Leber- und Nierenerkrankungen. (Noch heute beziehen pharmazeutische Hersteller von Hustensäften in Deutschland die getrockneten Wurzeln aus den USA.)
Die entzündungshemmende Wirkung, insbesondere auch auf das Nervensystem, beobachteten Armeeärzte in Fällen von spinaler Meningitis (Entzündung der Rückenmarkshäute), einer Erkrankung, die damals als unheilbar galt. Die Fälle von Delirium tremens kamen unter Indianern äußerst selten vor, aber es gab sie, seit Johann Jakob Astor begann, sein Pelzhandelsimperium im Westen hauptsächlich auf Alkohol umzustellen (1823). Heiße und Kochend-Auszüge des Wurzelpulvers sollen bei solchen Anfällen sehr beruhigend und krampflösend gewirkt haben.

Charakteristika: Großes Kraut von 90 bis 270 cm Höhe, ganzjährig, schlank, mit einem großen, knolligen Wurzelstock und langen, dünnen Wurzelablegern. Die glatten und gefurchten Stengel tragen unregelmäßige Blätter mit Blütengruppen von weißer Farbe. Blütezeit: Mai bis August. Der schwärzliche Wurzelstock wird im Herbst nach der Fruchtbildung geerntet, wenn die Blätter abgestorben sind.

Silberkerze

Verwendung findet bei uns der Wurzelstock. Die Heimat der Pflanze ist Nordamerika. Die Inhaltsstoffe sind: Harze, Bitterstoffe, Phytosterin, Gerbstoffe und ätherisches Öl. Die Droge wird als Tee kaum verwendet, doch gibt es zahlreiche Fertigpräparate gegen Beschwerden der Wechseljahre, der Schwangerschaft, Periodenstörungen und sogar gegen Asthma und Rheuma, so etwa «Remifemin»®. Auch das Homöopathikum «Cimicifuga» wird hauptsächlich bei Frauenleiden gebraucht. Aber auch nervöse Herzstörungen, Depressionen im Klimakterium und Schlaflosigkeit zählen zu den Anwendungsgebieten in der Homöopathie. Nebenwirkungen sind nicht zu befürchten. *J. E.*

In der USP war *Black Cohosh* von 1820 bis 1936 enthalten, in der NF von 1936 bis 1950, in der Wirkung beschrieben als sedativ (beruhigend), menstruationsfördernd, diuretisch (harntreibend), expektorant (auswurffördernd) und antispasmodisch (krampflösend).
Dosierungen: Flüssigextrakt (USP): 15 bis 30 Tropfen, Flüssigextrakt (BP): 5 bis 30 Tropfen, Tinktur (USP): 1 Teelöffel, Tinktur (BP): 15 bis 60 Tropfen.
Cimifugin: 1 bis 6 Grains (0,0648 bis 0,39 g). Pulverisierter Extrakt (USP): 4 Grains (0,26 g).
Trapper empfahlen 2 Teelöffel des Wurzelpulvers auf ½ l kochendes Wasser. Davon täglich kalt 2 bis 3 Teelöffel sechsmal. Wurzelpulver: 4 bis 5 Grains (0,26 bis 0,32 g) dreimal täglich.
Pioniere im Westen berichteten, daß Indianerheiler zahlreichen Frauen, deren postpartale Blutungen mit herkömmlichen Mitteln nicht zu stillen waren, mit einer Verabreichung von Wurzelpulver, gemischt aus *Black* und *Blue Cohosh*, das Leben gerettet haben.

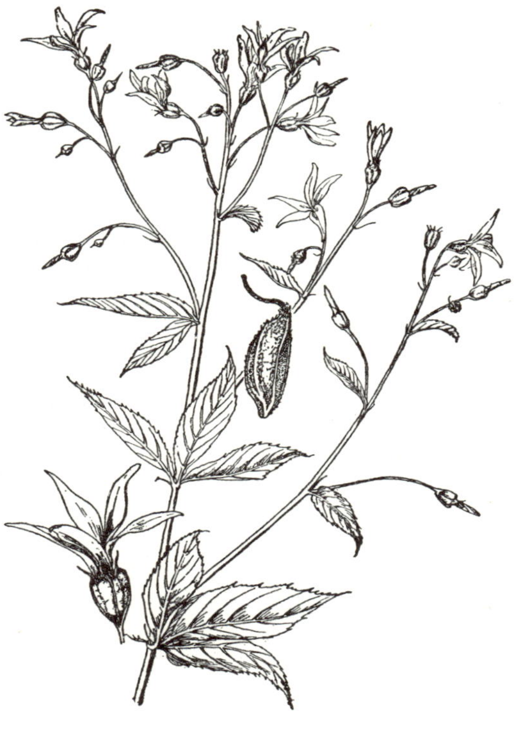

Charakteristika: Ganzjähriges Kraut mit einer gewundenen Wurzel, aus der verschiedene Stengel 60 bis 90 cm hoch sprießen, von denen zahlreiche dünne Fäden herabhängen. Die Blätter und Blättchen haben verschiedene Formen, und die weißen, rötlich getönten Blüten wachsen in wenigen lockeren Rispen. Die getrocknete Wurzel ist rötlichbraun, die Rinde läßt sich leicht entfernen, trocknen und pulverisieren. Das Wurzelfleisch ist hell.

Spierstrauch, Dreiblättriger — Indian Physic

Rosaceae – Rosengewächse
Gillenia trifoliata Moench., auch: *Spiraea trifoliata, Spiraea stipulata*

Populärnamen: *Bowman's Root, Gillenia, Western Dropwort, American Ipecac, Indian Hippo, Papiconah.*
Vorkommen: Offene hügelige Wälder, leichter schotteriger Boden. Östliche USA, östlich der Alleghenies von Nova Scotia und New Brunswick bis Florida auf leicht feuchten Böden.
Verwendete Pflanzenteile: Wurzelrinde.
Lösungsmittel: Wasser.
Inhaltsstoffe: Gummistoffe, Gallotanninsäure, Fettstoffe, Wachs, Harzstoffe, Lignin, Albumen, Mineralsalze, Farbstoffe und die Glukoside Gillein und Gilleenin.
Medizinische Wirkung: Es handelt sich hauptsächlich um ein rein indianisches Pflanzenheilmittel, über das in Berichten von zeitgenössischen Ärzten und Botanikern nur wenig bekannt wurde. Es wurde sehr häufig mit den Wolfsmilcharten (*Euphorbia ipecacuanha* L.) verwechselt und deshalb «American ipecac» oder «Ipecacuanha» genannt. 1795 berichtete der Franzose André Michaux aus Fort Massac am Ohio von einem indianischen Heilmittel, das die Indianer Papiconah nannten und mit dem sie offenbar erstaunliche Heilerfolge bei hochfiebrigen Entzündungen, verbunden mit Verdauungsstörungen, erzielten. Schon 1729 hatte der Engländer William Byrd berichtet, daß die Wurzelrinde eines Krauts, dessen Beschreibung auf den Spierstrauch hindeutet und das von den Kolonisten «Indian physic» genannt wurde, bei nur zweimaliger Anwendung schwere Fälle von Blutruhr schlagartig zu heilen imstande gewesen sei und auch in Fällen schwerer Malaria-Fieberschübe das Fieber rasch und anhaltend senke. Über entlegene Fortbesatzungen, die an schwerer Cholera litten, berichtete der Naturforscher John Brickell 1737: Indianische Heiler seien mit «Indian physic» vorgegangen und hätten sie so zu einem «glücklichen

Ausgang» geführt – was angesichts der üblichen außerordentlich hohen Todesrate bei solchen Epidemien höchst erstaunlich war.
Auch die Völker des Arkansas-Tales hüteten die Wurzelrinde des «Indian hippo» als eine Art Geheimmedizin gegen die von Weißen eingeschleppten schweren infektiösen Fieberseuchen (Malaria, Typhus, Cholera, Blutruhr). Die Delawares scheinen hohe Dosierungen für zu gefährlich gehalten zu haben, denn sie wendeten Absude der Wurzelrinde nur in starker Verdünnung als Abführmittel an. Cherokee-Ärzte wendeten es innerlich überhaupt nicht an, sondern empfahlen die zerquetschte Wurzel als Auflage gegen hämatome Schwellungen.
In der amerikanischen Pionierheilkunde wurden Aufgüsse des ganzen Krauts als Brechmittel verwendet. Pionierärzte schildern die Wirkung solcher Zubereitungen als brechreizfördernd, erkältungshemmend, diaphoretisch (schweißtreibend), expektorant (auswurffördernd) und tonisierend.
Heiler der Creeks, Choctaws und Chickasaws wendeten mittlere Dosierungen hauptsächlich beim Ausbleiben oder bei abnormer Unterbrechung der Menstruation an. Seminolen-Heiler bezeichneten heiße Auflagen der ganzen zerquetschten und erhitzten Wurzel als rasch wirkendes Mittel gegen rheumatische Schmerzen und fiebrige Erkältungen. Die Alabamas atmeten in der Schwitzhütte Absude aus dem Wurzelrindenpulver als Dampf ein und erreichten damit erstaunliche auswurflösende Wirkungen bei hartnäckiger Bronchitis und nachhaltige Erleichterungen bei Asthma.
Dosierung: In der Regel 1 gehäufter Teelöffel der pulverisierten Wurzelrinde auf ½ Liter kochendes Wasser, davon 1 Eßlöffel zwei- bis viermal täglich. Die Dosierungen in der Behandlung von Cholera und Blutruhr müssen nach den zeitgenössischen Berichten, die keine genauen Angaben machen, recht hoch gewesen sein.

Spierstrauch

In unserem Arzneibuch ist *Spirea* nicht bekannt. Die europäische Art *Filipendula ulmaria* (Spierstrauch/Mädesüß) scheint weder hinsichtlich der Inhaltsstoffe noch der Indikationen mit der amerikanischen Art zusammenzupassen.
Die europäische Variante *Spirea ulmaria* enthält ätherische Öle, Flavonoide, Salizylsäureverbindungen, Gerbstoffe und Schleime. Sie dient als Adjuvans in Rheuma- und Grippetees und einigen vergleichbaren Präparaten, in der Homöopathie als gutes Mittel bei chronischem Gelenkrheumatismus. Auch die Volksmedizin kennt nur diese Indikation: Rheuma, Gicht und Entwässerung. Die Bedeutung dieser Pflanze in der medizinischen Anwendung ist heute gering. *J. E.*

Stechapfel — Jimson Weed

Solanaceae – Nachtschattengewächse
Datura stramonium L. — *Thornapple*

Varietäten: *D. godronii* Danert, *D. inermis* Timm., *D. tatula* Torr.
Populärnamen: *Devil' Apple, Apple of Peru, Jamestown Weed, Jamestown Lily, Angel's Trumpet, Sacred Datura, Stinkweed, Nightshade, White Man's Plant.*
Man vermutet, daß die Priester des Apollotempels zu Delphi Blätter von *D. stramonium* verwendet haben, um sich geistig auf die Prophezeiungszeremonien vorzubereiten. Im Sonnentempel zu Sagomozo dienten die «Floripondio»-Samen (*D. sanguinea*) einem ähnlichen Zweck. Die Inkas bereiteten aus den Samen ein berauschendes Getränk, dem sie nachsagten, daß es sie in deliriumartigen Zuständen den Göttern näherbrachte. Das funktionierte zumindest dann, wenn die Dosis zu hoch war. Die Völker Zentralafrikas sollen die Blätter, Blüten und Wurzelrinde getrocknet und in kollektiven Wasserpfeifen zur Behandlung von Asthma und Influenza geraucht haben – was allerdings nicht ganz ohne tödliche «Unfälle» abging. Seit wann *Datura*-Arten in Indien und China – etwa von *Dhatureeas* genannten professionellen

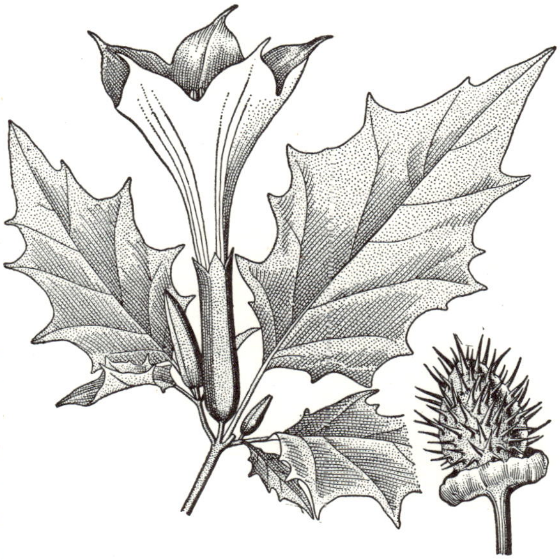

Charakteristika: Einjährige, 30 bis 120 cm hohe Pflanze mit ungefähr 10 cm langen, weißen, schlauchförmigen Blüten, die sich trompetenförmig öffnen und am Schlund fünf spitze Lappen besitzen. Die Blätter sind oval, bis zu 20 cm lang und 15 cm breit, gabel- und endständig, einzeln, schräg aufrecht stehend. Die Stengel sind kahl und regelmäßig gabelspaltig. Die eiförmige Kapselfrucht ist mit scharfen Stacheln besetzt und

öffnet sich in vier Klappen, in denen die schwarzen Samenkerne sitzen. Die Wurzel ist weiß und hat eine verästelte Spindelform.
Die anderen *Datura*-Arten weichen in Früchten, Blütenfarben, Stengel und Wurzelform teils erheblich voneinander ab, sind sich aber alle hinsichtlich der Inhaltsstoffe sehr ähnlich.

Bereits im 17. Jahrhundert hatte der Kommandeur eines Trupps, der 1676 gegen Nathaniel Bacon, einen Rebellenführer aus der Virginia-Kolonie, in Marsch gesetzt worden war, «befremdliche Erfahrungen» mit seinen Mannen gemacht, nachdem diese junge Sprößlinge des Krauts als Gemüse gekocht und verzehrt hatten: «Die Wirkung war eine sehr amüsante Komödie, denn sie machte aus [den Soldaten] für einige Tage komplette Narren: So blies einer eine Feder in die Luft, nach der ein Zweiter furios mit Strohhalmen wie mit Wurfspießen schoß; und ein Dritter saß splitternackt in einer Ecke, grinste wie ein Affe und versuchte, beides zu erhaschen. Ein Vierter umarmte seine Gefährten und küßte sie zärtlich, um ihnen dann höhnisch ins Gesicht zu lachen, mit einem Gesichtsausdruck, der einer holländischen Posse zur Ehre gereicht hätte. Sie waren so sehr in dieser Raserei gefangen, daß man fürchten mußte, sie könnten sich noch gegenseitig umbringen; doch stellte sich heraus, daß all ihr Gehabe von unschuldiger und gutartiger Natur war. Dabei hatten sie aber alles Gefühl für Sauberkeit verloren; denn sie hätten sich in ihren eigenen Exkrementen gewälzt, wären sie daran nicht gehindert worden. Tausend solcher einfacher Verrücktheiten leisteten sie sich, und nach elf Tagen gelangten sie wieder zu Bewußtsein und erinnerten sich an nichts von dem, was passiert war.»
Robert Beverly[3]

Giftmischern – verwendet werden, ist nicht bekannt. Die Thugs – eine fanatische indische Mörder-Kongregation – bereiteten aus der Art *D. fastuosa* das gefürchtete Gift *Dhât*, mit dem sie ihre Opfer in eine tödliche Erstarrung versetzten.
Wahrscheinlich waren *Datura*-Arten sowohl auf den amerikanischen Kontinenten (dabei die meisten in Mittelamerika) als auch am Kaspischen Meer heimisch, von wo aus sie dann in alle Welt verbreitet wurden. In die europäische medizinische Heilkunde wurde *D. stramonium* wohl erst um 1762 durch den Wiener Hof- und Leibarzt A. Baron von Stoerck (Storch?) eingeführt, der mit einem Saftextrakt in der Behandlung von spastischen Krämpfen, Epilepsie und «Wahnsinn» experimentierte. Mit einiger Sicherheit war aber von Stoerck durch Informationen aus der Neuen Welt auf die *Datura*-Wirkungen aufmerksam gemacht worden, wo zum Beispiel nordamerikanische Indianerheiler über ein profundes Wissen um die Anwendungsmöglichkeiten dieser Pflanze verfügten.
Der Naturforscher John Lawson berichtete schon 1714 und John Brikkell 1737 über indianische *äußere* Stechapfel-Anwendungen bei entzündlichen Schwellungen und schweren Verbrennungen, während zahlreiche amerikanische Ärzte und Botaniker des 18. Jahrhunderts (etwa Peter Kalm, Benjamin Rush, Samuel Cooper, Cutler, Cullen, Porcher etc.) sehr ausführlich über indianische *innere* Anwendungen referierten. Auch aus China, Indien, Indonesien und den Philippinen drangen Mitteilungen über medizinische Anwendungen des «indianischen Wunderkrauts» nach Europa, wurden dort aber zunächst von den Schulmedizinern nicht zur Kenntnis genommen.
Manchen britischen Kolonialmedizinern und späteren amerikanischen Ärzten, die mit Stechapfel abenteuerliche Experimente an Patienten durchführten, haben indianische Heiler seit dem 17. bis ins 19. Jahrhundert geradezu naive Vorstellungen über den Umgang mit *Datura stramonium* bescheinigt, und sie sollen sich häufig über den sorglosen Umgang gewundert haben und über das erschreckende Maß an Unkenntnis und mangelnder Erfahrung, mit der viel zu hohe und konzentrierte Dosierungen verabreicht wurden.
Arten: *D. fastuosa* = *D. alba* Nees (Indien und Westindien); *D. metel* L. (Indien); *D. candida* Saff. mit den Arten *D. arborea, D. aurea* und *D. mollis* (Südamerika); *D. ceratocaula* Ort. (Mexiko); *D. ferox* L. (China); *D. innoxia* Mill. = *D. meteloides* DC. (USA, Mexiko, Südamerika, Westindien); *D. quercifolia* H. B. K. (Texas bis New Mexico und Nord-Mexiko); *D. rosei* Saff. (Ecuador); *D. sanguinea* Ruiz. (Kolumbien bis Chile); *D. suavéolens* Humb. (Brasilien).
Vorkommen: In wärmeren Regionen auf Brachland-, Abfall- und Schuttplätzen mit stickstoffreichen Böden, in der Ebene, auch im Hügelland, nie aber in Wäldern und in den Bergen. Die *Datura*-Arten sind heute auf der ganzen Erde verbreitet, insbesondere aber in den USA, Zentral- und Südamerika, China, Indien, Philippinen, am Kaspischen und Schwarzen Meer, im Mittelmeerraum und in Europa.
Verwendete Teile: Blätter, Blüten, Samen, Stengel und Wurzeln.
Lösungsmittel: Wasser (teilweise) und Alkohol.
Inhaltsstoffe: Die Alkaloide Hyoscyamin und Hyoscin, Atropin, Scopolamin, Apfelsäure, ätherisches Öl, Gummistoff, Harzstoff, Stärke, Kaliumnitrat. Alkaloidgehalt: Die Blätter enthalten 0,22 bis 0,4 Pro-

zent, die Blattmittelrippen und Blattstengel etwa *doppelt* soviel, bis zu 0,7 Prozent. Die Hauptstengel und Wurzel haben einen erheblich geringeren Alkaloidgehalt als die Blätter. Die Samen enthalten etwa doppelt soviel Alkaloid wie die Blätter und zusätzlich noch etwa 25 Prozent gebundenes Öl, das allerdings den Auszug der Alkaloide sehr erschwert. Der Alkaloidgehalt scheint durch Austrocknen etwas geringer zu werden. In der Reihenfolge haben also die Samen den höchsten, Blattmittelrippen und Blattstengel den nächsthöheren Gehalt, Pflanzenstengel und Wurzeln den geringsten Alkaloidgehalt. Diese Wirkstoffkonzentrationen waren Indianerheilern wohlbekannt, denn sie unterschieden sie in ihren Anwendungen sehr sorgfältig, wobei sie allerdings manchmal auch noch die getrockneten Blüten einbezogen.

Medizinische Wirkung: Übereinstimmende Berichte über drei Jahrhunderte hinweg, die auch von Indianerheilern bestätigt wurden, besagen, daß Indianervölker des gesamten nordamerikanischen Kontinents, insbesondere aber in der Region des Südwestens (New Mexico, Arizona, Südkalifornien, Westtexas) Stechapfel als Halluzinogen zur *Bewußtseinserweiterung* anläßlich der Pubertätsriten (Huskina-wing) in sehr vorsichtiger Dosierung unter ständiger Beobachtung erfahrener Heiler nahmen. Insbesondere unter den Hopis war die Ansicht verbreitet, daß der sehr maßvoll dosierte Genuß der *Wurzelspitzen* einen Jüngling an der Schwelle zur Mannbarkeit bei seiner Suche nach einer *Vision* unterstützen würde. Aus den Hopi-Erläuterungen geht hervor, daß solche partielle Aufhebung von psychischen Bewußtseinsblockaden nichts mit jenen unkontrollierten Rauschzuständen zu tun hat, wie sie durch Rauschgifte (etwa Kokainschnüffeln oder Heroininjektionen) hervorgerufen werden. Auch bestehe bei der nur sehr sparsamen und kontrollierten Anwendung keine *Suchtgefahr*. Wissenschaftler haben solche Erklärungen bisher abgewiesen, aber neuere Untersuchungen scheinen diese Haltung aufzulockern. Es gibt Hinweise darauf, daß die indianische Version der visionären Bewußtseinserweiterung (durch die Einnahme von *D. stramonium*-Wurzelspitzen, die den geringsten Alkaloidgehalt aufweisen und gekaut werden) tatsächlich geeignet sein könnte, gewisse natürlich vorhandene Bewußtseinssperren vorübergehend aufzuheben. Therapeutisch mag dies eine der wenigen Möglichkeiten sein, etwa bisher als unheilbar geltende Suchtkrankheiten (Alkoholismus, Hartdrogensucht) wirklich dauerhaft zu heilen. Beim Gebrauch von *Peyote* wurde dies inzwischen wissenschaftlich nachgewiesen (vgl. S. 95).

Eine andere weitverbreitete Anwendung von *Datura* scheint vornehmlich in der *äußeren* Behandlung, vor allem von Brandwunden, bestanden zu haben, bei der aus Wurzeln und Blättern (ohne Blattmittelrippen und Blattstengel!) entweder warme Breiauflagen verwendet oder Baumwolleauflagen mit einem Auszug getränkt wurden. Ähnliche Zubereitungen wurden auch in Salbenform (vermischt mit pflanzlichen und tierischen Ölen und Fetten) zur Behandlung von rheumatischen und arthritischen Beschwerden und Schwellungen, Verrenkungen, bei eingerenkten Knochenbrüchen, entzündlichen Prellungen und auch bei äußerlich zugänglichen Hämorrhoiden – offenbar mit gutem Erfolg – angewendet.

Die Rappahannoks in Virginia und auch andere Völker mischten fein

geraspelte getrocknete Wurzelspitzen mit Tabak und behandelten durch Einatmen des Pfeifenrauchs Asthmaanfälle.
Über *innere* Anwendungen von Indianerheilern ist nur recht wenig bekannt. Es gibt Hinweise darauf, daß sie mit Samen und Blättern, aber auch mit Blüten und Wurzeln Tollwutinfektionen heilten, aber keiner dieser Hinweise ist wissenschaftlich gesichert oder auch nur einigermaßen plausibel belegt. Interessant ist aber in diesem Zusammenhang eine Fallstudie, die der Mediziner C. F. Millspaugh 1887 in seinem Fachbuch ‹*American Medical Plants*› veröffentlichte: Der katholische Bischof von Singapur hatte in einem Brief an die *Straits Times* über erfolgreiche Behandlungen von Tollwut in der Tongking-Mission (China) berichtet. Zunächst gebe man, so der Bischof, so viel Sternanis-Samen, wie auf eine Centmünze gelegt werden könne. Dann verabreiche man dem Infizierten etwas Wasser, in dem zuvor eine Handvoll Stechapfelblätter ausgezogen worden seien. Der Kranke müsse daraufhin ans Lager festgebunden werden, weil sich nach dieser Behandlung starke krampfartige Zustände oder ein Delirium einstellte, nach deren Abklingen der Patient geheilt sei. Falls die Reaktion des Patienten auf die *Datura*-Gabe zu «gewaltig» sei, so der Bischof, gebe man dem Behandelten einen Sud aus **Lakritzwurzel** (*Glycyrrhiza glabra* L.), ein äußerst wirksames *Gegengift* gegen *Datura*-Vergiftung. Der Bischof erwähnte auch den Fall eines «ehrenwerten Mitglieds» des Pariser Klerus, der 1869 von einem tollwütigen Hund, der dreißig Stunden später mit allen Anzeichen der Tollwuterkrankung starb, gebissen worden war. Der Priester habe hiernach unter sämtlichen Symptomen der Tollwut zu leiden gehabt und mit übermenschlicher Anstrengung auf dem Höhepunkt eines Krampfanfalls eine Prise *Datura*-Blätter zerkaut und den Saft geschluckt. Eine halbe Stunde später sei er während krampfartiger Konvulsionen in ein Delirium verfallen, aber am folgenden Tag geheilt erwacht! Die gleiche Behandlung, so schrieb der Bischof, würde in Indien mit gleichem Erfolg angewendet. Ähnlich lesen sich Mitteilungen, die Zeitgenossen über indianische Behandlungen von Tollwutkranken gemacht haben. Indianerheilern scheint auch bekannt gewesen zu sein, daß Abkochungen von Lakritzwurzeln die akuten Vergiftungsfolgen von *Datura*-Überdosierungen mildern.
Medizinisch wird die Wirkung von *Datura* als anodynisch (schmerzstillend), antispasmodisch (krampflösend), narkotisch (betäubend), parasympatholytisch und mydriatisch (pupillenerweiternd) bezeichnet.
Blätter und blühende Spitzen befanden sich von 1820 bis 1950 in der USP, in der NF von 1950 bis 1965. Der Samen war in der USP von 1820 bis 1905 und die Wurzel in der USP von 1842 bis 1863 aufgeführt.
Die Toxizität (Giftigkeit) wird wie folgt beschrieben: 4 bis 5 g der rohen Blätter (1 bis 2 Teelöffel) nähern sich der tödlichen Dosis für ein Kind. Symptome einer akuten Vergiftung: Mundtrockenheit, erweiterte Pupillen, Hautrötung, erhöhte Temperatur, Kopfschmerz, erhöhter Pulsschlag, erhöhter Blutdruck, Herzrhythmusanomalien, Krämpfe, Halluzinationen und Koma.
Zubereitungen und Dosierungen (lt. M. Grieve: ‹*A Modern Herbal*›):
Pulverisierte Blätter: 1/10 bis 5 Grains (0,0065 bis 0,3 g).
Flüssiger Samenextrakt: 1 bis 2 Tropfen.

Stechapfel

Die Heimat von *Datura* ist Mexiko und Nordamerika, aber sie ist auch über den wärmeren Teil der ganzen Erde verbreitet (in Deutschland allerdings erst seit Ende des 16. Jahrhunderts). Die volkstümliche Bezeichnung Teufelsapfel, Hexenkraut, Zigeunerapfel und Asthmakraut sagen einiges über die Geschichte, aber auch über beängstigende Mythen aus, mit denen diese Droge im Volksglauben verknüpft war.
Der Stechapfel ist eine *stark wirksame* Droge, die *nicht vom Laien* eingesetzt werden sollte. Die Inhaltsstoffe sind sehr genau bekannt: Es sind vor allem die Atropaalkaloide, Flavonoidglykoside, Nikotin und Scopolitin (ein Cumarin). Die pharmazeutische Bedeutung ist trotz der potenten Wirkstoffe relativ gering. In Fertigpräparaten als Adjuvans bei Parkinsonscher Krankheit, in antiasthmatischen Präparaten, in Räuchermitteln bei *Asthma bronchiale*. Die Homöopathie setzt *Datura* bei hochgradigen nervösen Reizzuständen, Keuchhusten, Asthma und Neuralgien ein. Die Gefahr, sich versehentlich zu *vergiften*, ist sehr gering, da die Pflanze allein schon durch ihr Aussehen nicht gerade zum Verzehr einlädt. Größere Bedeutung haben Intoxikationen, die durch *mißbräuchliche* Anwendung einzelner Pflanzenteile als Gift oder Rauschmittel hervorgerufen werden. *J. E.*

Flüssiger Blätterextrakt: 1 bis 3 Tropfen.
Blättertinktur (B. P. und U. S. P.): 5 bis 15 Tropfen.
Pulverisierter Extrakt (U. S. P.): ⅕ Grain (0,013 g).
Fester Extrakt (B. P.): ¼ bis 1 Grain (0,016 bis 0,0648 g).
Allopathisch: In handelsüblichen Fertigpräparaten.
Spagyrische Essenz: zwei- bis dreimal täglich 5 bis 10 Tropfen der 2. bis 6. spagyrischen Potenz in etwas Wasser.
Homöopathisch: D 3 bis D 6, ferner in Hochpotenzen bei hochgradigen nervösen Reizzuständen.
Indikationen: Manie, Epilepsie, Gastritis, Delirium tremens, Enteritis (Dünndarmentzündung), Neuralgie (Nervenschmerzen), Rheumatismus, periodische Schmerzen, Anasarka (Hautwassersucht) nach Scharlach, Aphasie, Apoplexie, Katalepsie, Chorea (Veitstanz), Diaphragmitis, krankhafte Erregung, Enuresis (unwillkürliches Harnlassen), Hitzschlag, Keuchhusten, Tollwut, Hysterie, Lochia (Wochenfluß aus der Gebärmutter), Meningitis (Hirnhautentzündung), Nymphomanie (Mannstollheit), Speiseröhrenkrampf, Scharlach, Stottern, Strabismus (Schielen), Tetanus (Wundstarrkrampf), Trismus (Kieferklemme durch tonischen Krampf der Kaumuskeln), Typhus.

Achtung!
Vor eigenen Zubereitungen und unkontrollierter Anwendung wird gewarnt!

Stechpalme — Black American Alder

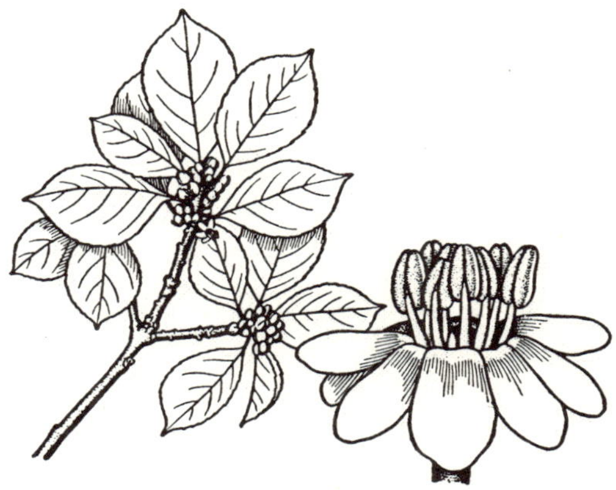

Quirlständige Stechpalme
Aquifoliaceae (Stechpalmengewächse)
Ilex verticillata (L.) Gray
In Amerika: *Prinos verticillatus* Linn.

Populäre Namen: *Black Alder Winterberry, Winterberry, Virginia Winterberry, Fever Bush, Striped Alder, False Alder, Common Winterberry, Christmas Bush.*
Die Bezeichnung *Alder* (Erle) ist irreführend, denn es handelt sich bei den vielen Arten keineswegs um Erlen (*Alnus*), sondern um Stechpalmengewächse (*Aquifoliaceae*). Zahlreiche phantasievolle Namen, die aus den Memoiren von Trappern und Mountain-Men überliefert sind, mögen auf eigene Wortschöpfungen zurückgehen oder aus indianischen Namen abgeleitet sein. Diese sind größtenteils in Vergessenheit geraten.
Unterarten: Stechpalmengewächse sind auf der Erde, besonders in China, weit verbreitet. Es werden hier nur medizinisch wirksame amerikanische Arten erwähnt, deren Anwendungen in der Volksmedizin ungefähr gleich waren: *Yellow-fruit, Common Winterberry – Ilex verticillata forma chrysocarpa* Robins; *Round-leaf Common Winterberry – Ilex verticillata cyclophylla* Robins; *Plum-leaf Common Winterberry – Ilex verticillata var. padifolia* (Willd.) Torr & Gray; *Upright Common Winterberry – Ilex verticillata fastigiata* (Bick) Fern.; *Narrow-leaf – Ilex verticillata var. tenuifolia* (Torr.) Wats.; *Ilex decidua;*

Charakteristika: Als Unterwuchs in Waldregionen und als Einzelgewächse kommen sie strauch- und baumartig vor, mit Höhen von 60 cm bis 3,5 m. Manche Unterarten werden bis zu 8 m hoch. Sie lieben feuchte Sandböden. Es gibt Stechpalmen mit immergrünen Blättern und solche, die ihre Blätter abwerfen. Die quirlständige Stechpalme gehört zu den letzteren. Die dichtstehenden Zweige tragen derbe, lederartige, immergrüne Blätter, die an der Oberseite kräftig glänzen, gewölbt und ausgeschweift und am Rand dornig gezähnt sind. Die Blüten sind weiß, die Beeren von glänzender scharlachroter Farbe und etwa erbsengroß. Die Rinde ist außen von brauner Farbe mit weißen Flecken, schwarzen Punkten und Linien, innen von blaßgrün bis weißlichgelb. Blüte: Mai bis Juni. Früchte: Reife September bis Oktober, scharlachrot bis orange und gelb, mit 3 bis 6 Nüßchen-Samen.

Stechpalme

In Deutschland kommt in Buchen- und Mischwäldern nur *Ilex aquifolium* vor, ein sicher eingebürgerter Baum. Wegen seiner auffallenden roten Früchte und seiner stacheligen immergrünen Blätter ist er bei uns nicht nur als Zierstrauch, besonders an Weihnachten, beliebt – er ist auch immer schon von medizinischem Interesse gewesen. Seine Inhaltsstoffe sind im wesentlichen Gerbstoffe und Bitterstoffe. Die Schulmedizin und die Arzneibücher haben bislang *kein* Interesse, lediglich die Volksmedizin bedient sich der Blätter bei Grippe, Bronchitis, Rheuma und zur Entwässerung. Die Rinde hat nie eine Rolle in der europäischen Medizin gespielt. Die Stechpalme gilt dagegen überall als *giftige* Pflanze. Neueste Veröffentlichungen belegen Saponine in Blättern und in Früchten und Samen digitalisähnliche Stoffe. Die Wissenschaft müßte die genaue Analyse über Indikation und Zubereitung geradezu herausfordern. *J.E.*

Ilex glabra; Ilex laevigata; Ilex opaca; Ilex vomitoria (Black Drink Plant).

Vorkommen: Kanada, USA.

Verwendete Teile: Rinde.

Lösungsmittel: Warmes bis heißes Wasser, Speichel, teilweise Alkohol.

Medizinische Wirkstoffe: Die Rinde enthält 4,8 Prozent Tannin, zwei Harze (das eine in Alkohol löslich, das andere nicht), Eiweiß, Gummiharz, Zucker, einen unbekannten Bitterstoff und einen gelbfarbenen, noch nicht identifizierten Stoff. Man vermutet in dem Bitterstoff ein unbekanntes Antibiotikum und in der gelbfarbenen Substanz ein unbekanntes Glukosid. Rinde und Früchte werden vor dem ersten Herbstfrost gesammelt.

Medizinische Wirkung: Tonisierend, stärkend, blutreinigend, stopfend, antiseptisch, in starken Dosen abführend. Wirksam vor allem, innerlich und äußerlich angewendet, gegen Herpes-Infektionen und auch in der äußerlichen Behandlung frischer Verletzungen und Brandwunden.

Anwendung: Für den direkten Notgebrauch bei äußerlichen Wunden und Verbrennungen entfernten Indianer die grünen Fasern der Rinde, zerkauten den Rest zu Brei und applizierten diesen direkt auf die verletzte Stelle. Jesuiten und Trapper berichteten über deutliche Anzeichen einer sofortigen Wirkung. Selbst tiefe Verletzungen heilten rasch und ohne Entzündungen, Brandwunden trockneten ohne Narbenbildung aus. Vor allem soll diese Behandlung erfolgreich bei Gangrän (Wundbrand) gewesen sein, der von der Schulmedizin nicht geheilt werden konnte und stets zu frühzeitiger Amputation und nahezu unvermeidlich zum Tod führte.

Die Meskwakis heilten mit konzentriertem Rindentee vor allem Ruhr (Dysenterie) bei Kindern, die Menominees heilten durch innerliche und äußerliche Anwendung (Spülungen) Scheidenentzündungen (Vaginitis) und Hämorrhoiden, wobei sie als Katheter einen kleinen dünnen Hohlknochen verwendeten.

Verdauungsstörungen wurden ebenfalls mit einem Tee behandelt. Unter Trappern und Mountain-Men galt *Black Alder*-Tee als ein umfassend wirksames Vorbeugungsmittel gegen Erkältungen und Entzündungen und als ein allgemeines Stärkungsmittel bei allen Schwächezuständen.

Die amerikanischen Ärzte Brickell, Barton, Porcher und Clapp berichteten schon früh (ab 1737) über die – teilweise erstaunlich – gute Wirkung bei innerer und äußerer Anwendung gegen Entzündungen, Schwellungen, Geschwüre, Fieber, Herpes- und Wundbrand-Infektionen. Innere und äußere Rinde, Beeren und Blätter befanden sich von 1820 bis 1894 in der amtlichen amerikanischen Arzneimittelliste USP.

Dosierungen: Im allgemeinen trennte man die äußere von der inneren Rinde und ließ diese etwa zwei Monate altern. Grüne Rinde verursachte starkes Erbrechen und Leibschmerzen. Die pulverisierte Rinde vermischte man mit warmem Wasser und ließ sie drei Tage lang stehen, bis sich die gelbe Farbe schwarz verfärbt hatte. Man nahm 2 Drams (1 Dram = 3,89 g) auf ein Liter Wasser und von der Lösung täglich in kleinen Schlucken eine Tasse voll. Wenn es die Zeit erlaubte, ließ man

den Patienten zuvor und dann auch während der Behandlung mindestens einen Tag lang fasten.
Franziskaner berichteten von unfaßbaren Hautherpes-Heilungen, die zum Beispiel die Creeks bei befreundeten Trappern herbeiführten, indem sie stark gesättigte *Black Alder*-Breiumschläge auf die erkrankten Hautpartien legten. Indianische Mediziner behaupten, daß auch heute noch zahlreiche Herpes-Erkrankungen mit wäßrigen Lösungen geheilt werden können. Gleichzeitig müsse aber innerliche intensive Anwendung mit solcher Behandlung einhergehen.
Trapper der Rocky Mountain Fur Company berichteten über gute Heilungserfolge bei Syphilis und Gonorrhöe (Tripper), wobei sie allerdings auch die reifen Beeren in die Behandlung einbezogen und die Rinde der jungen Äste bevorzugten. Rezeptur: ½ Dram gemischtes Pulver aus innerer und äußerer Rinde und Beeren zu gleichen Teilen auf 1 Dram (3,89 g) Apfelwein. Dreimal täglich davon 1 Teelöffel, 3 Tage lang.
Mit der gleichen Rezeptur pflegte man auch Zahnfleischbluten, Karies und Parodontose durch Zähneputzen und Mundspülungen zu behandeln.

Tausendgüldenkraut, Amerikanisches — American Centaury

Gentianaceae (Enziangewächse)
Sabatia angularis (L.) Pursh. auch: *Erythraea centaurium* Pers.

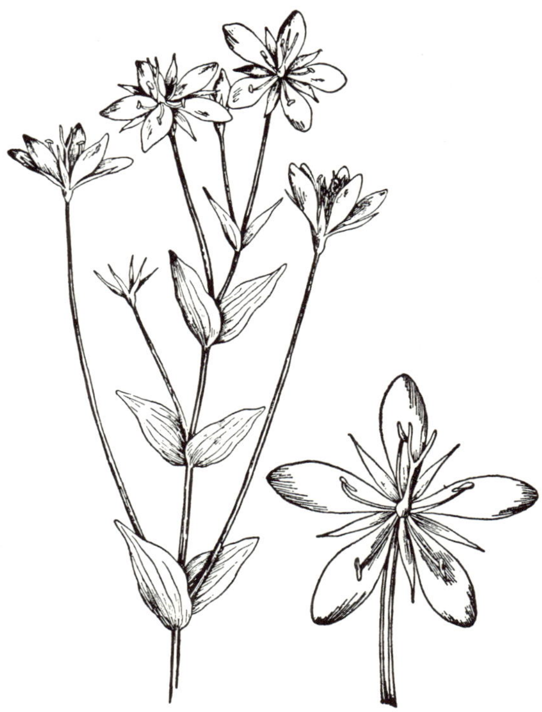

Die Familie der Enziangewächse umfaßt ungefähr 400 Arten, die alle in der «Alten Welt» schon seit langer Zeit heilkundlich verwendet wurden und von deren Anwendungen viele Dokumente zeugen. Viele Arten sind mit und nach der Kolonisierung Nordamerikas dort eingebürgert worden, die meisten davon wiederum fielen aus der Kultivierung heraus und wachsen seither wild.
Es gibt aber einige wenige spezifisch amerikanische Arten (*Sabatia*) der Gattung *Centaurium*, mit deren heilkundlicher Anwendung Indianer seit langem vertraut sind. Wenn man in alten Berichten von Pionieren, Trappern, Cowboys etc. nach Hinweisen auf diese Pflanze sucht, stößt man auf große Schwierigkeiten, die spezifisch amerikanischen Arten von den eingebürgerten (mit denen die Indianer erst später allmählich vertraut wurden) zu unterscheiden. Hier sind die amerikanischen Arten aufgelistet und die heilkundlichen Erfahrungen, die Indianer mit ihnen machten. Dabei fällt im Vergleich mit allen anderen Arten auf, daß die genannten Heilwirkungen – mehr oder weniger – stark übereinstimmen. Vieles gilt deshalb auch für die außeramerikanischen Arten.
Populärnamen: *Rose Pink, Bitter Bloom, Bitter Clover, Centaury, Filwort, Christ's Ladder, Feverwort, Canchalagua, Quinine Flower, Fellwort;* Fieberkraut, Erdgalle, Aurin, Biberkraut, Laurinkraut.
Vorkommen: Die Pflanze wächst unter vielen Bodenverhältnissen: auf feuchten Wiesenflächen, an Bach- und Fluß- sowie See- und Sumpfufern, unter hohen Gräsern in der verhältnismäßig trockenen

Charakteristika: Aus der Wurzel des ein- bis zweijährigen Krauts formt sich dicht über dem Erdboden eine Rosette elliptischer, längsgefurchter Blätter, aus der ein senkrecht aufrechtstehender Stengel mit jeweils zwei gegenständigen, ebenfalls elliptisch längsgefurchten, aber kleineren Blättern wächst, die scharfgespitzt sind. Aus der stengellosen Blattbasis wachsen an kurzen geraden Stengeln vielfach gegabelte falsche Blütendolden mit rosafarbenen Blüten, die sich nicht vor Sommerende und nur bei strahlend sonnigem trockenem Wetter öffnen. Bei der geringsten zunehmenden Luftfeuchtigkeit schließen sich die Blüten sofort wieder. Das Kraut ist sehr klein, mit Hauptstengelhöhen von 8 bis 30 cm. Der fünfblättrigen, sternförmigen Blüten wegen nannten Indianer das Heilkraut auch Zwergstern (*Dwarf Stars*). Je nach Art wechseln die Blütenfarben von Rot zu Gelb und Weiß. Die amerikanischen Pioniere klassifizierten die unterschiedlichen Blütenfarben mit unterschiedlichen Hauptheilwirkungen: der rote *Centaury* für Bluterkrankungen, der gelbe für Gallenerkrankungen und der weiße gegen Schleim- und Wasserbildungen. Jüngste Untersuchungen sollen inzwischen ergeben haben, daß in der Vielfalt und Erfolgserwartung der Wirkungen die amerikanischen Arten allen anderen Arten des Tausendgüldenkrauts vorzuziehen sind.

In einem Buch der deutschstämmigen Pennsylvania-Pioniere heißt es: «Aus dem Tausendguldenkraut wird ein recht heilsamer Thee bereitet, welcher den Magen stärkt, das Sodbrennen hebt, Magenwinde ausleitet, die Magensäfte verbessert, die Verdauung und den Appetit befördert, Leber und Nieren reinigt, Blutwallungen niederschlägt, schwachblütige und blutarme Personen kräftigt und die Ausscheidungen regelt, wodurch Flechten, Ausschläge und ähnliche Hautunreinheiten vielfach geheilt oder doch gebessert werden, – in Fieberzuständen mindert es die Hitze des Körpers» (‹*Kräutersegen*›, S. 418). Die Pennsylvania-Deutschen verwendeten es auch «bei der Zubereitung des Bieres, um demselben größere Bitterkeit zu geben».

Tausendgüldenkraut, Amerikanisches

Sabatia ist eine typisch amerikanische Gattung. Bei uns ist *Centaurium erythraea* (das Tausendgüldenkraut) eine *alte* Arzneipflanze. Vergleicht man die Inhaltsstoffe von unserem Tausendgüldenkraut mit der amerikanischen *Sabatia*, so stellt man große Übereinstimmungen fest: Hauptsächlich Bitterstoff-Glykoside (Amarogentin und Gentiopikrin) sind bekannt. Als «Amarum purum» wird Tausendgüldenkraut besonders bei Appetitlosigkeit, Magenschwäche, allgemein zur Tonisierung bei Anorexia nervosa bei Gallensteinen eingesetzt. Die Volksmedizin fügt noch folgende Indikationen dazu: Bleichsucht, Blutarmut, Blutreinigung, Leberleiden und Hautausschläge. Nebenwirkungen sind *nicht* zu befürchten. Tausendgüldenkraut ist eine vielgebrauchte Droge, und sie verdient einen festen Platz in unserem Arzneischatz. *J. E.*

Prärie, in feuchten und trockenen Gräben, aber auch in lehmigen, tonigen und sandigen Böden in Kanada und den USA.

Historischer Hintergrund: Der Name der Gattung *Erythraea* geht auf das griechische *erythros* = rot (der Blütenfarbe) zurück. Vor dieser botanischen Einordnung wurde die Gattung *Chironia* – nach dem Zentauren Chiron, der in der griechischen Mythologie wegen seiner Kenntnisse über Pflanzenheilkunde berühmt war – genannt. Der englische Name *Centaury* stammt von der gleichen Quelle. Im Altertum nannte man die Pflanzengattung *Fel terrae* («Galle der Erde») wegen ihres extrem bitteren Geschmacks.

Arten: *S. angularis* (L.) Pursh. (West-Kanada bis Florida), *S. campestris* Nutt. (Arkansas bis Texas), *S. chloroides* Pursh. (Massachusetts bis North Carolina), *S. elliottii* (New Hampshire bis Georgia, westlich von Manitoba bis Oklahoma), *S. stellaris* (Manitoba bis New Mexico).

Verwendete Teile: Das ganze Kraut.

Lösungsmittel: Wasser.

Inhaltsstoffe: Harzstoffe, essentielle Fettsäuren, Stearine, Wachs, Gummi, Schleimstoffe, Zucker, Mineralsalze, Magnesiumlactat, Valeriansäure, Palmitinsäure, Schleimstoffe, der Bitterstoff Erytrocentaurin (das Aglycon des Glycosids Erytaurin, ein farbloser, kristalliner nicht-nitrogener Stoff, der sich im Sonnenlicht rot färbt), Erytaurin-Glycosid, Cerylalkohol, Gentiopicrin, Amarogentin und Gentisin (Inhaltsstoffe des Enzians).

Medizinische Wirkung: Pharmakologen schreiben dem Gentiopikrin milde Antimalaria-Wirkung zu, während ältere Herbologen Amerikas davon sprechen, daß es wirkungsvoller und in den Nebenwirkungen milder als Chinin gewesen sei. In der Tat weisen viele Berichte von Trappern und Pelzhändlern der frühen Besiedlungsära darauf hin, daß die Indianer der Felsengebirgsregionen mit vielfältigen Zubereitungen der «Chininblume» bessere und nachhaltigere Wirkungen erzielten (insbesondere bei Malariafieberschüben) als die damalige Medizin mit dem eben erst entdeckten Wundermittel Chinin. Die sorgfältige Auswertung solcher alten Berichte hat inzwischen zu der Überzeugung geführt, daß es vornehmlich die Art *Sabatia Elliottii* war, die unter dem Namen «Chininblume» (*Quinine Flower*) von Indianern als Malariamittel verwendet wurde.

Eine Anwendung, die man in alten europäischen Almanachen nicht findet, wurde von Indianern favorisiert: So verwendeten die Sioux, Cheyennes und Arapahoes, auch die Nez Percé, Cœur d'Alene, Blackfeet und Crow bei allen Arten von Entzündungen einen Warmauszug aus den frischen Sommerblüten als fiebersenkenden Tee, dem Trapper eine besonders heilsame Wirkung bei Nierenbecken-, Nieren-, Gallen- und Leberentzündungen nachsagten.

Insgesamt ist aus den zahlreichen indianischen Anwendungen ersichtlich, daß Teeaufbereitungen des ganzen Krauts vornehmlich bei Stoffwechselerkrankungen, Leber- und Gallenblasenentzündungen, Erkrankungen der Verdauungsorgane, bei Appetitlosigkeit, Magenkatarrh, Herzbeschwerden, Rheumatismus, Gicht, Anämie, Diabetes und bei allen Fiebererkrankungen gegeben wurden. Häufiger aber noch wurden verdünnte Tees zur Prophylaxe, von Pionieren als bitteres Tonikum genommen.

Dosierungen: Tee aus 1 bis 3 g Trockenkraut, mit 1 Tasse kochendem Wasser aufgegossen, oder 1 Teelöffel des Pflanzenextrakts auf 1 Tasse heißes Wasser. Als Kompresse: 1 bis 3 g Trockenkraut kurz in Wasser aufkochen und dann einen Umschlag mit den Pflanzenrückständen tränken und auflegen.

Trunkelbeere → Heidelbeere

Ulme → Rotulme

Veronica → Ehrenpreis

Vogelknöterich → Knöterich

Vogelmiere — Chickweed

Sternkraut, Sternmiere — *Stichwort*
Hühnerdarm, Mäusedarm
Carophyllaceae (Nelkengewächse)
Stellaria media (L.) Vill.

Populärnamen: *Scarwort, Starwort, Starwirt, Star Chickweed, Common Chickweed, Great Chickweed, Satinflower, Adders's Mouth, Tongue Grass, White Bird's Eye, Starweed, Pamplinas, Indian Chickweed, Passerina, Stellaire, Indian Spinach.*
Vorkommen: Etwa 13 amerikanische Arten auf dem ganzen nordamerikanischen Kontinent. Auf Ödland, Felsengeröll, kargen steinigen Böden, in kühlen Wäldern, zwischen Gebüsch, an Straßen-, Weg- und Pfadrändern.
Verwendete Teile: Für Indianer bildeten die zarten jungen Blätter ein beliebtes, von Kulturspinat geschmacklich kaum zu unterscheidendes Gemüse. Sie verwendeten sie aber auch häufig als Salat. In der Heilkunde wurde das ganze Kraut verwendet – frisch, getrocknet, pulverisiert oder ausgepreßt.
Lösungsmittel: Wasser.
Inhaltsstoffe: Zum Teil noch ungeklärt. Geringe Mengen Saponin, reicher Gehalt an Vitamin C, Kupfer- und Kaliumsalzen.
Medizinische Wirkung: Bei den Pionieren: Demulcent (Darmschleimhaut schonend und heilend), emollient (erweichend), pectoral (Atmungsorgane schonend und heilend), alterant (Störungen ausgleichend), schleimlösend bei Katarrhen der Atemwege, blähungswidrig.
Bei Indianern: Antiskorbutisch, entzündungshemmend, antibakteriell, desinfizierend, Abwehrkräfte stärkend, verdauungsfördernd, nahrhaft.
Indianer bereiteten aus den frischen Blättern einen Brei, der in Umschlägen auf hartnäckige Geschwüre, Entzündungen, Hautinfektio-

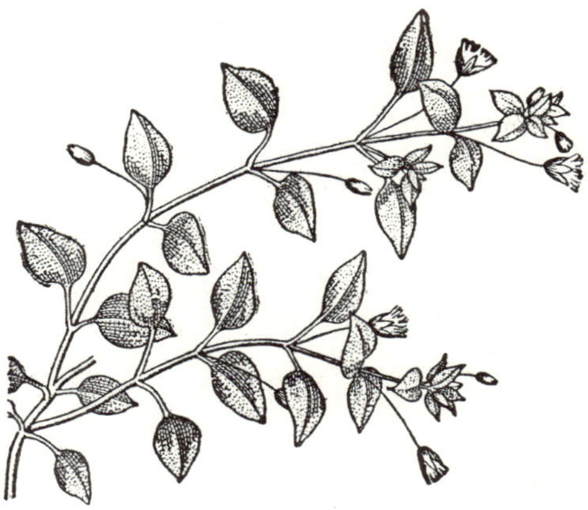

Charakteristika: Das Kraut erreicht etwa eine Höhe von 10 bis 30 cm und bildet dichte bodenbedeckende Kolonien. Dicht über dem Boden verästelt wachsen verschiedene Stengel senkrecht hoch, an denen sich paarweise gegenständige gestengelte Blätter befinden, die herzförmig sind und scharfe Spitzen haben. Die kleinen weißen Blüten haben 5 Kronblätter, die so stark geteilt sind, daß sie wie 10 erscheinen. Blütezeit: März bis Spätherbst.

Vogelmiere

Das Kraut der Vogelmiere ist bei uns ein altbekanntes Heilpflanzenmittel, allerdings heute ohne Bedeutung. Als Hauptindikation sind Husten und Lungenleiden genannt. Aber auch zur Behandlung von Geschwüren und schlecht heilenden Wunden als äußerliche Medikation war das Kraut bekannt. Von den Inhaltsstoffen kennen wir nur verschiedene Saponine und einen hohen Gehalt an Kalium. Die Homöopathie verwendet *Stellaria* bei akutem oder chronischem Gelenkrheumatismus und bei Leberschmerzen. Die Volksmedizin behauptet, eine positive Wirkung auf das Auge zu kennen. Nebenwirkungen sind nicht zu befürchten. *J.E.*

nen und Schwellungen aufgelegt wurde und sehr sicher gewirkt haben soll. Aus dem Pflanzenpulver und tierischem Fett fertigten sie eine von Pionieren gelobte Wundsalbe, die kühlte und heilte. Ein Absud aus den jungen Blättern wurde auch zur Behandlung von Gerstenkörnern und Bindehautentzündungen verwendet.

Wachsmyrte Bayberry

Myricaceae (Gagelgewächse)
Myrica cerifera L.

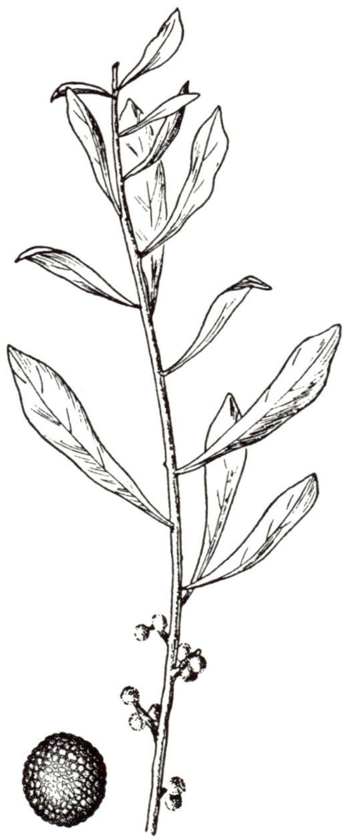

Charakteristika: Steifer Strauch, oft auch baumartig, mit Höhen von 60 cm bis 10 m, der aber zumeist, sich niedrig ausbreitend, unzugängliche Dickichte bildet. Er verströmt einen würzigen Duft. Immergrüne, ungeteilte, lanzettartige sattgrüne Blätter, 2,5 bis 10 cm lang, an der Oberseite glänzend, an der Unterseite etwas blasser und manchmal haarig. Blütezeit: je nach Klima zwischen März und Mai. Die steinobstartigen Früchte sind grün und in der Reife mit einer blaßblauen, lavendelartigen oder grauweißlichen Schicht aus einem aromatischen Wachs überzogen, die sich aus mikroskopisch kleinen runden Partikeln zusammensetzt. Die Astrinde ist glatt und bräunlichgrau. Die Wurzelrinde hat an der Unterseite eine dünne, gefleckte, rötlichbraune Korkschicht.

Populärnamen: *Wax Myrtle, Myrica, Candle Berry, Tallow Shrub, Wachsgagle, Vegetable Wax, Myricae Cortex, Arbre à suif, Black Bayberry, Bayberry Tallow, Southern Bayberry, Myrtle Tree, Waxberry, Waxtree, Dwarf Wax Myrtle, Bayberry Waxtree, Bearing Myrica, Cirier, Puckerbush.*
Andere Arten: *M. gale* L., auch: *Gale pulustris* (Gagelstrauch), *M. carolinensis*, *M. pensylvanica* (Populärnamen: *Murica Gale, Sweet Gale, English Bog Myrtle, Dutch Myrtle*).
Vorkommen: Neufundland bis North Carolina und Ohio, vereinzelt bis Florida, Arkansas und Texas.
Varietäten: *M. pusilla* Raf. – *Dwarf Wax-Myrtle* (Ost-Texas, Louisiana bis Florida und North Carolina); *M. inodora* Bartr. – *Odorless Wax-Myrtle* (Louisiana, Mississippi, Alabama und Florida).
Verwendete Teile: Blätter, Beeren, hauptsächlich aber Wurzelrinde.
Lösungsmittel: Wasser.
Inhaltsstoffe: Früchte: Der Wachsgehalt ist recht hoch – vier Pfund Früchte ergeben ein Pfund Wachs. Das Wachs besteht aus Glyzeriden der Stearin-, Palmitin-, Myristin- und Oleinsäure. Blätter haben einen hohen Vitamin C-Gehalt und enthalten noch Gerb- und Gallussäure und aromatische Öle. Wurzelrinde: Stärke, Lignin, Gummi, Albumen, Extraktivstoffe, ätherische Öle, Gerb- und Gallussäure, hohe Konzentrationen des Glukosids Myricitrin, Myricinsäure, Palmitin, ätzende Harzstoffe.
Medizinische Wirkung: Das Wachs, das gewonnen wird, indem man die Früchte so lange in Wasser kocht, bis die Wachsstoffe an der Oberfläche eine Schicht bilden, die abgeschöpft werden kann, galt in konzentrierter Form bei den Pionieren als das beste Heilmittel in schwersten Fällen von Ruhr und Blutruhr (Dysenterie). Die Cherokee-Heiler verwendeten heiße Wachsdämpfe als wirksames Narkotikum bei der Einrichtung komplizierter Knochenbrüche und Zahnextraktionen. Der bei der Wachsgewinnung verbleibende eingedickte Früchtesirup wurde von Creeks und Chickasaws als Mittel gegen Erkältungen, Bronchitis und Katarrhe der Atemwege genommen. Die Choctaws kochten Blätter und Stengel in Wasser zu einem bitteren Tee, der als stark fiebersenkend galt. Die Wurzelrinde wurde mit der dünnen Bastschicht vorsichtig abgelöst, luftgetrocknet und dann pulverisiert. Abgedunkelt aufbewahrt, behielt sie lange ihre medizinisch wirksamen Qualitäten. Dieses Wurzelpulver soll ein stark wirkendes Mittel gegen

Skrofulose, Ödeme, Darm-, Nieren- und Blasenblutungen gewesen sein. Pionierärzte schreiben ihm nachhaltig adstringierende und leicht stimulierende Wirkung zu. Hepatitis wurde durch nachhaltige Gaben – während gleichzeitigem Fasten – häufig geheilt, schwerer Durchfall gestoppt und der Harnfluß sowie die Sekretion der Galle und Bauchspeicheldrüse stark angeregt. Sowohl innerliche als auch äußerliche Spülanwendungen stoppten schwere Uterusblutungen, und äußerlich wendeten die Creeks, Choctaws, Seminolen und Houmas bei Geschwüren und entzündlichen Verletzungen Pflasterauflagen an, die entzündungshemmend und blutstillend wirkten. Besonders Brandwunden scheinen durch feuchte Pulverauflagen häufig entzündungs- und narbenfrei verheilt zu sein. Die Irokesen verwendeten einen Absud als hygienische Mundspülung, und Pionierärzte behaupten, daß durch solche regelmäßige Anwendung Mundfäule, Mandelentzündungen, Parodontose und Karies nicht auftraten. Viele Indianer schnupften das Wurzelpulver regelmäßig, Trapper und Mountain-Men mischten das Pulver unter ihren Schnupftabak und schworen auf Schwitzbäder, bei denen Wachsmyrten-Wurzelrindenpulver durch Verdampfen wäßriger Lösungen eingeatmet wurde.

Von Indianern übernahmen Grenzerärzte die Anwendung auch bei Typhus, Scharlach, Cholera, Gastritis, Weißfluß und bronchopulmonalen Infektionen. Feldschere des Bürgerkrieges, insbesondere in den Choctaw- und Cherokee-Regimentern beider Seiten, behaupteten, daß intensive Behandlungen mit Rindenpulverpflastern durch indianische Feldärzte viele Amputationen wegen Wundbrandes überflüssig machten. Die meisten der etablierten amputierfreudigen Kollegen allerdings bestritten solche Wirkungen kategorisch.

Viele Indianer-Hebammen verwendeten Baumwolle, gesättigt mit einem Wurzelrindentee-Extrakt, als abortierendes Mittel bei unerwünschter Schwangerschaft, indem sie diese Baumwolltücher einführten und den Uterus darin «einpackten». Schon nach einer Stunde soll die Menstruation eingesetzt haben und der Fötus abgestoßen worden sein. Aber auch Menstruationsstörungen wurden auf diese Weise, bei gleichzeitiger innerlicher Teeverabreichung, radikal beseitigt. Gleichzeitig sprach man der Medikation blutbildende und blutreinigende Eigenschaften zu.

Rezepte: *Fruchttee:* Der nach der Wachsbereitung verbleibende Sud wurde, nachdem die ausgekochten Früchte abgesiebt waren, bei akuten Krankheitssymptomen verabreicht: 3 Tassen täglich in kleinen Schlucken.

Blättertee: Eine Handvoll zerriebener Blätter auf ½ l heißes Wasser, 1 Stunde unter Umrühren ziehen lassen. Verabreichung in 3 Tagesportionen.

Wachs: Das Wachs ist zu vier Fünfteln in Alkohol löslich, wenn man diesen langsam und ständig erhitzt. Dreimal täglich 3 Eßlöffel von diesem heißen Gebräu.

Wurzelrinden-Salbe: Für äußerliche Anwendung wird das Trockenpulver mit Honig zu einem dicken Brei vermischt und dieser in einem Verband aufgetragen.

Wurzelrinden-Tee: Ein Eßlöffel auf ½ l heißes Wasser, mit Honig gesüßt, ist eine Tagesdosis. Der Tee sollte warmgehalten und in mundgerechten Portionen genommen werden.

Myrte

In Europa ist nur *Myrica gale* bekannt. Bis zur Einführung von Hopfen im frühen Mittelalter verwendete man *M. gale* zum Bierbrauen. Auch das qualitativ hochwertige Myrtenwachs ist der Pharmazie heute unbekannt. *J.E.*

Wurzelrinden-Schnupfpulver: Dreimal täglich in kleinen Dosierungen.
Kerzenherstellung: Durch Abkochen der Beeren wird deren Wachsgehalt gelöst und sammelt sich an der Oberfläche. Abgeschöpft ergibt das erkaltete Wachs einen erstklassigen Rohstoff zur Kerzenherstellung. Diese Kerzen sind härter als normale, sie hinterlassen beim Anfassen keinen dünnen Wachsfilm auf der Haut. Sie verbrennen ohne Ruß, haben eine erheblich höhere Brenndauer als die aus tierischen Rohstoffen hergestellten Kerzen, und sie verbreiten einen angenehmen ätherischen Duft, der gleichzeitig Insekten fernhält.
Man hat die Kerzenherstellung aus Myrtenwachs bisher im allgemeinen den amerikanischen Pionieren zugeschrieben. Das trifft aber nur auf die althergebrachte europäische Kerzenform zu. Aus sehr frühen Berichten von Trappern und Pelzhändlern geht hervor, daß die Indianerstämme, in deren Regionen die Wachsmyrte vorkam, seit jeher schon dieses Wachs gewannen und auch zu Lichtquellen verarbeiteten. Insbesondere bei den nomadischen Reitervölkern, die in Bisonhautzelten (Tipis) lebten, sollen Myrtenwachslichter dazu beigetragen haben, Insekten und Pilzbefall aus dem Zeltinneren fernzuhalten.
Besonders in den Krankenzelten, in denen Kranke grundsätzlich von der übrigen Wohngemeinschaft isoliert gepflegt und behandelt wurden, brannten Tag und Nacht Myrtenwachslichter. Weißen erschien das als eine Art okkulter Beleuchtung, aber in Wirklichkeit hatte der Kerzenabbrand eine Anzahl rein medizinischer Indikationen. Die prophylaktische Abwehr von Insekten und Pilzen war eine antiseptische Maßnahme für den Kranken, und die Abbranddämpfe sollen gleichzeitig heilende Wirkung ausgeübt haben.

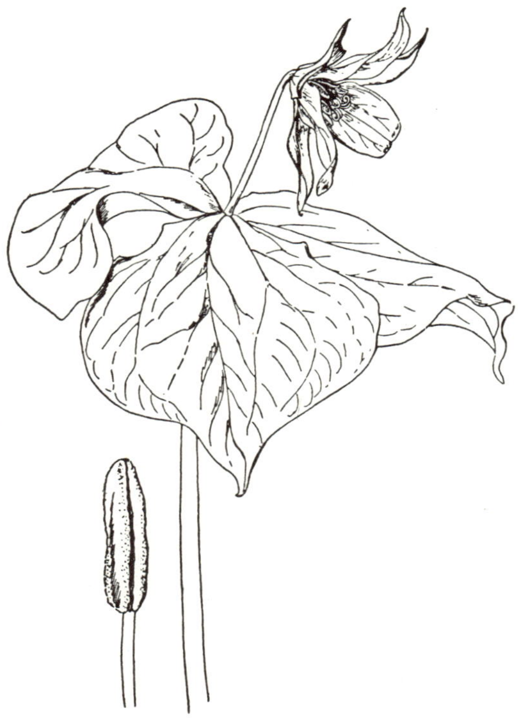

Charakteristika: Ganzjähriges glattes Gewächs mit aufrechtem, 10 bis 60 cm hohem Stengel mit drei breiten rhomboiden Blättern und herabhän-

Waldlilie — Bethroot

Dreiblatt — *Birthroot*
Liliaceae – Liliengewächse
Trillium erectum L.

Species: Alle siebzehn sind nordamerikanische Arten. Die für die indianische Heilkunde relevanten sind: *T. catesbaei* Elliott (North Carolina bis Georgia und Alabama); *T. stylosum* Nutt. (North Carolina bis Alabama); *T. chloropetalum* (Washington bis Kalifornien); *T. giganteum* Hook et. Arn. (Washington bis Kalifornien); *T. sessile* L. *var. californium* (Kalifornien); *T. erectum* L. (Quebec bis Ontario und Michigan, südlich bis Delaware, Pennsylvania, Georgia und Tennessee); *T. erythrocarpum* (Quebec bis Tennessee); *T. grandiflorium* Michx. (Maine und Quebec bis Georgia und Arkansas); *T. nivale* Ridd. (Pennsylvania bis Minnesota, südlich bis Kentucky und Missouri); *T. sessile* L. (Virginia bis New York, Illinois und Missouri, südlich bis Georgia, Missouri und Arkansas); *T. undulatum* Willd. (Quebec bis Manitoba, südlich bis New Jersey, Pennsylvania, Georgia, Michigan und Wisconsin); *T. pendulum* Willd.
Populärnamen: *Indian Shamrock, Birthroot, Lamb's Quarters,*

Wake-Robin, Indian Balm, American Ground Lily, Lilly of the Valley, Bath Root, Squaw Flower, Cough Root, Jewsharp, Snakebite.
Vorkommen: Saure feuchte Waldböden.
Verwendete Teile: Getrockneter Wurzelstock, Wurzeln und Blätter.
Lösungsmittel: Wasser, Alkohol, Milch (Muttermilch).
Inhaltsstoffe: Es wurden bisher in Analysen nur etwa 65 Prozent der Inhaltsstoffe isoliert und identifiziert, 35 Prozent sind unbekannte Stoffe. Bekannt sind: einige ätherische Öle, gebundene Öle, Gerbsäuren, das Saponin Trillarin (ein Diglykosid des Diosgenin), ein convallamarin-ähnliches Glykosid, eine kristalline Säure, die von Schwefelsäure braun gefärbt wird mit einem purpurnen Anhauch, von schwefliger Säure und Kaliumbichromat hellgrün, Gummi, Harze, und ein hoher Stärkeanteil. Professor E. S. Wayne isolierte, angeregt durch historische Berichte über Wirkungen in der indianischen Dreiblattmedikation (zum Beispiel libidoanregend, geburtserleichternd, geriatrisch regenerationsfördernd, immunsystemstärkend, arteriosklerotisch regenerierend etc.), einen geheimnisvollen Wirkstoff, den er Trillin nannte, der aber noch weitgehend unerforscht ist und dessen Wirkung wahrscheinlich in keine der bisherigen Erkenntnisse einzuordnen ist.
Medizinische Wirkung: Der Botaniker Frederick Pursh schrieb am 22. Juni 1807 in seinem Journal dem *T. erythrocarpum* «große Heilwirkung bei Erkrankungen der Leber und Lunge» zu. Die frühen Kolonisten der Atlantikkolonien nannten die Pflanze «Birthroot» (Gebärwurzel), weil sie von den Indianern unmittelbar vor, während und nach der Geburt eingesetzt wurde und offensichtlich die Wehen minderte und abkürzte und die Geburt insgesamt erleichterte, Blutungen stoppte, die Nachgeburt beschleunigte und gleichzeitig auch stark antiseptisch wirkte.
Die Indianernationen des Südostens (Creeks, Cherokees, Choctaws, Chickasaws, Seminolen), die als «zivilisierte Nationen» über eine hochentwickelte Heilkundepraxis verfügten, verwendeten es zusätzlich als Aphrodisiakum, gegen Herzklopfen und Herzrhythmusstörungen, Hautinfektionen, innere und äußere Blutungen (vor allem gegen zu starke Menstruations- und geburtsbedingte Blutungen). Der zeitgenössische Arzt Dr. Clapp berichtete, daß Cherokees in der Lage seien, sehr starke und lebensbedrohliche Herzrhythmusstörungen durch Kauen eines Wurzelstücks zu beseitigen. Die Indianer von Kanada (Ojibwas und Blackfeet) und Missouri verwendeten es gegen innere Blutungen von Magen, Darm, Nieren, Blase und Uterus. Die Potawatomies im südlichen Michigan zerrieben den Wurzelstock, formten mit Wasser einen Brei und heilten durch gleichzeitige innerliche Gaben und äußerliche Auflagen Brustwarzen- und Milchdrüsenentzündungen unmittelbar nach der Geburt, ohne den Milchfluß einzuschränken oder gar (wie in der Medizin der Siedler) zum Stillstand bringen zu müssen. Die Menominees legten bei Augenschwellungen einen frischen Wurzelbrei auf. Verdünnt mit heißem Wasser tranken sie den Tee gegen Magen- und Darmkrämpfe. Allgemein setzten es die Indianer auch als probates Mittel gegen Weißfluß und jegliche Frauenbeschwerden ein.
Im NF war *Trillium* von 1916 bis 1947 enthalten. Zusammengekocht mit tierischem Fett (von Bär, Hirsch, Dachs, Büffel) ergab es eine vor-

genden weißen Blüten. Der Wurzelstock ist etwa 5 cm lang und 3,5 cm dick. Von ihm gehen zahlreiche Wurzeln aus, die in der Form den Ginseng-Wurzeln ähneln. Die Blätter sind 5 bis 38 cm lang und leicht gefleckt. Blütezeit: Mai bis Juni. Blütenfarben: weiß, rosa, rotbraun, purpurfarben, grün, gelbgrün oder leuchtend gelb. Die Frucht ist eine rosafarbene oder rote drei- oder sechskantige Beere. Die Wurzeln sind äußerlich gelblich bis rötlichbraun, innen von einem blassen Gelb und schwammigem porösen Aussehen. Der Geruch ist je nach Art und Boden verschieden, der Geschmack bitter und beißend. Er verursacht ein starkes Wärmegefühl im Rachen und regt, wenn die Wurzel gekaut wird, augenblicklich starken Speichelfluß an.

züglich wirksame Salbe gegen Insektenstiche, vor allem aber gegen Stiche des Skorpions. Allein schon das Riechen an frischen Wurzelbruchstellen soll rasch starkes Nasenbluten stillen.

Rezepturen:

Tee: 1 Teelöffel Wurzelstockpulver auf 1 Tasse heißes Wasser, 30 Minuten ziehen lassen und heiß halten – 2 Tassen täglich.

Salben: Eine Handvoll zerhackter Blätter in Tierfett gekocht (20 Minuten), abgeseiht und erkaltet, für Geschwüre (Furunkel, Karbunkel). Dieselbe Salbe, eingenommen, gegen Ruhr und Blutruhr. Dosis: viermal täglich und zweimal nächtlich einen gestrichenen Teelöffel langsam im Mund zergehen lassen und mit Wurzeltee (höchstens eine knappe halbe Tasse) nachspülen.

Extrakt: Vom Saft der ausgepreßten Wurzeln dreimal täglich 30 Tropfen.

Pulver: Wurzelpulver dreimal täglich je 1,5 Teelöffel (1 Dram).

Milchzubereitung: 4 Eßlöffel Wurzelbrei (1 Ounce) in 1 Liter Magermilch (1 Pint) sanft 15 Minuten lang kochen. Diese Tagesmenge auf 4 bis 5 Gaben verteilen.

Inhalieren: Kochender Absud aus Wurzelstock-, Wurzel- und Blätterbrei unter einem dicht abschließenden Tuch intensiv einatmen.

Waldlilie

Trillium erectum ist unserem Arzneischatz unbekannt. Bekannt und verwendet sind *Lilium tigrinum* und *Lilium lancifolium* besonders in der Homöopathie. Dort werden sie in niederen Potenzen bei genitalen Senkungsbeschwerden, Uterusprolaps und Dysmenorhoe mit Herzbeschwerden eingesetzt. Interessant scheint die Parallelität der Indikation zu dem indianischen *Trillium erectum* J. E.

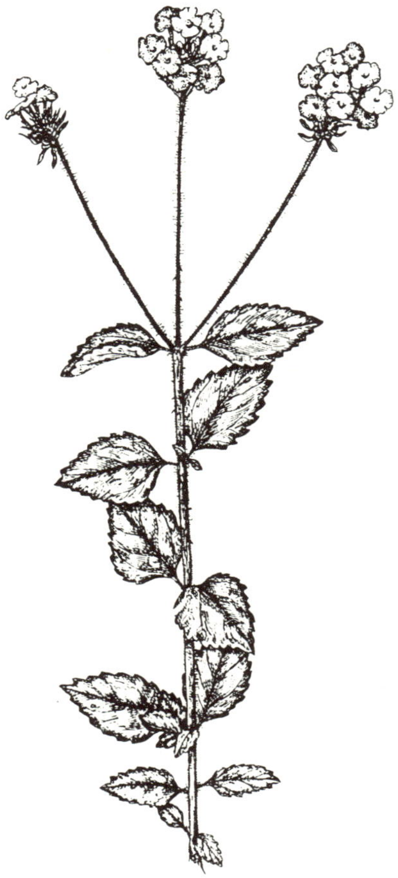

Wandelröschen — Calico Bush

Verbenaceae — *Texas Lantana*

Lantana horrida H. B. K.

Populärnamen: *Bunch-berry, Poley Cimarron, Lampana, Alantana, Hierba de Cristo, Plabra de Mujer, Cinco Coloraditos, Santo Negrito, San Rafaelito, Venturosa Colorado, Filigrana, Comida de Paloma, Corioguillo, Sarrito, Corronchocho, Zarzamora, Confite, Confite Negro, Sonora Roja, Confituria, Matizadilla, Mora, Peonia Negra, Siete Colores, Xo-hexnoc, Flor de San Cayetano, Alfombrilla Hedionda, Orozuz del Pais, Zapotilla, Una de Gato, Tres Colores, Cinco Negritos.*

Das Wandelröschen (*L. amara*) ist eine mit dem Eisenkraut verwandte Dauerpflanze. Das Texas-Wandelröschen hat – wie auch die anderen *Lantana*-Arten – vielfarbene Blüten, hauptsächlich rote, orangefarbene und gelbe, vereinzelt auch weiße und roséfarbene Blüten, die sich in Dolden an den oberen Spitzen langer, aufrecht stehender, haariger Stengel ausbreiten. Die Blätter sind breit, oval und spitz zulaufend mit gezahnten Blättern, die sich an den Stengeln paarweise gegenüberstehen. Die Buschpflanze wird bis zu 180 cm hoch. Blütezeit: Mai bis Juli. Fruchtreife: August bis September.

Die Indianer von Texas (Tonkawas, Kiowas, Kiowa-Apachen, Lipans, Comanches u. a.) und aus den angrenzenden mexikanischen Provinzen verwendeten zur medizinischen Heilbehandlung ausschließlich die Blätter. Diese enthalten das Alkaloid *Lantanin*, das ein starkes fiebersenkendes Mittel ist. Eine stark konzentrierte wäßrige Lösung des Preßsaftes aus diesen Blättern wurde hauptsächlich als Mittel gegen Klapperschlangenbisse genommen: gleichzeitig in innerer Anwendung

und Auflage der zerquetschten Blätter auf die tief eingeschnittenen Doppelbißstellen. Frühe deutschstämmige Siedler der ersten Austin-Kolonie, wenig später aber auch die ersten Texas-Rangers priesen die Heilwirkung dieser Behandlung von Schlangenbissen, die sonst häufig mit dem Tod des Verletzten endeten. Auch die von Comanches als Kind entführte Cynthia Ann Parker, die jahrzehntelang unter den Comanches lebte, erwähnte die nahezu unfehlbare Wirksamkeit von *Lantana horrida* bei Schlangenbissen.
Die Bezeichnung *horrida* rührt von dem unangenehmen, beißend scharfen Geruch der gequetschten Blätter her.
Bis heute erscheinen die historischen Berichte über die Wirksamkeit bei Schlangenbissen modernen Ärzten und Pharmakologen schleierhaft. Sie waren bisher nicht in der Lage, sie nachzuweisen beziehungsweise zu erklären. Die Inhaltsstoffe sind weitestgehend unbekannt.
Die Kiowas verwendeten Kaltauszüge aus den Blättern in hoher Verdünnung als Magentonikum. Die Navajos hielten die Blätter und Stengel für giftig (für Pferde und Schafe).

Wandelröschen

Es gibt keine Hinweise für eine medizinische Verwendung des Wandelröschens bei uns. Die enge Verwandte *Verbena officinalis*, das Eisenkraut, ist allerdings bei uns eine typische Arzneipflanze mit langer Tradition – nur ist der heutige Einsatz bescheiden. Nur in der Volksmedizin wird es als Diuretikum, Expectorans, Adstringens bei schlecht heilenden Wunden und Fieber eingesetzt. Die Homöopathie verabreicht *Verbena* bei Schlaflosigkeit, Nervenleiden und Epilepsie. In letzter Zeit wurde viel über die Iridoidglykoside diskutiert, die sich im Tierversuch als antiphlogistisch, analgetisch und parasympathomimetisch wirksam erwiesen. Es sind eine Reihe Fertigarzneimittel auf dem Markt, die *Verbena* enthalten, zum Beispiel «Phytopulmon»® und «Pasisana»®.

J.E.

Wasserdost — Boneset

Wasserhanf — *Indian Sage*
Compositae
Eupatorium perfoliatum L.

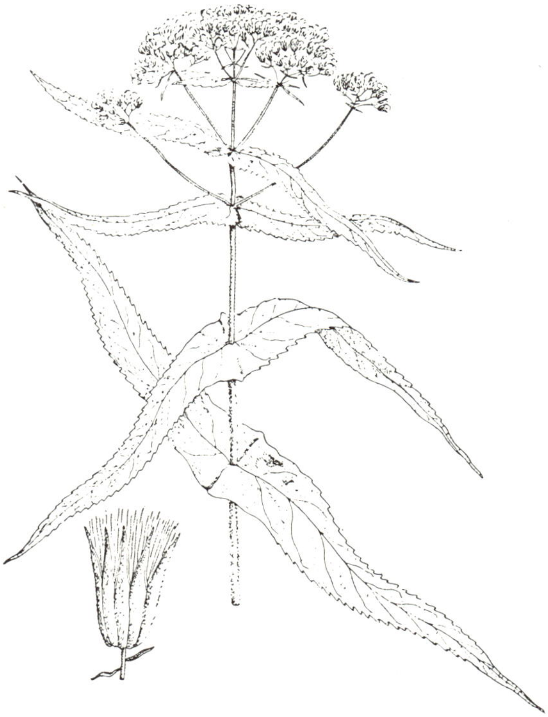

Amerikanische Arten: *E. album* L. – *White Eupatorium; E. ageratifolium* DC. – *Thoroughwort, Boneset, Mist Flower; E. altissimum* L. – *High Eupatirum; E. aromaticum – Spicy E.; E. atrorubens* Lem. – *Dark Red E.; E. azureum* DC. – *Blue E.; E. coelestinum* L. – *Skyblue E.; E. conycoides* Vahl. – *Christmas-Bush E.; E. incarnatum* Walt. – *Pink E.; E. maculatum* L. – *Speckled E.; E. occidentale arizonicum* Gray. – *Arizona E.; E. odoratum – Chippewa Squaw Root; E. perfoliatum* L. – *Thoroughwort, Indian Sage, Ague Weed, Crosswort, Richweed, White Snakeroot; E. purpureum* L. – *Joe Pye Weed, Hempweed, Trumpet-Weed, Gravel-Weed, Gravel-Root, Jopi Weed, Queen-of-the-Meadow-Root, Purple Boneset; E. serotinum – Late Boneset; E. sessifolium* L. – *Sitting-leaf Boneset; E. solidaginifolium* Gray. – *Goldenrod E.; E. teucrifolium* Willd. – *Wild Horehound; E. urticaefolium* Reich. – *Snakeroot; E. wrightii* Gray. – *Texas Boneset.*
Verwendete Teile: Spitzen, Blätter und Wurzeln.
Lösungsmittel: Wasser.
Inhaltsstoffe: Gerbstoffe, Zucker, Wachs, ein ätherisches Öl, das Oleoresin Eupurpurin, Harzstoffe, das Glykosid Eupatorin, Inulin und den ungesättigten Alkohol «Tremetrol», gemischt mit einer Harzsäure. *E. rugosum* enthält von allen Arten den höchsten Anteil des starken Brechreizstoffes *Eupatorin*, der ein starkes Gift ist. Symptome bei Vergiftungen: Muskelzucken, Atemnot, Muskelkrämpfe, Versteifungen, Koma und Tod.
Die langsam an der Luft getrockneten Pflanzenteile reduzierten im Sonnenlicht allmählich ihren Anteil an Eupatorin, weshalb Indianerheiler das Trockenkraut stets außerhalb ihrer Behausungen an Stan-

Vorkommen und Charakteristika: Die *Eupatorium*-Arten kommen in nahezu allen Landesteilen der USA, des südlichen Kanada und nördlichen Mexiko vor. Sie bevorzugen niedrige, feuchte Böden (Fluß- und Seeufer) und bedeuteten für die Indianer in den ariden Gebieten des Südwestens sichere Hinweise auf oberflächennahes Grundwasser oder versickerte Quellen. Die einzelnen Arten unterscheiden sich voneinander in den Farben der Blüten, die zwischen Weiß, Blaßblau, Tiefblau bis Purpurn wechseln, und den an den Stengelspitzen stehenden Doldenrispen, die zwischen 4 bis 6 und 40 bis 70 Blüten haben. Die langen, lanzettartigen, dünn gezahnten, wabenartig geäderten haarigen Blätter stehen sich an den Stengeln paarweise direkt und ohne Blattstengel gegenüber. Die Höhe liegt, je nach Art, zwischen 60 cm und 180 cm, die Blütezeit, ebenfalls je nach Art, zwischen Mai und November.

gen, frei dem Sonnenlicht ausgesetzt, aufbewahrten und sorgfältig auf die «Sonnen-Trockentage» achteten. Erst nach etwa vier Wochen pflegten sie das sonnengetrocknete Kraut in sehr vorsichtiger Dosierung als Heilmittel zu verwenden. Weil die frühen Siedler diese Vorgänge nicht verstanden, häufig frisches Kraut verwendeten oder das Trocknen im Dunkeln vornahmen, auch ihre Rinder nicht vor dem Kraut bewahrten, die dann vergiftete Milch gaben, sollen zeit- und regionsweise – so der Pharmakologe David G. Spoerke (‹*Herbal Medications*›, 1980) – zahlreiche Dörfler an Vergiftungen gestorben sein. Indianer wußten solche Vergiftungen zu vermeiden. Sie hielten (außer Pferden und Hunden) keine Haustiere – mit Ausnahme der fünf «Zivilisierten Nationen» der Cherokees, Choctaws, Creeks, Chickasaws und Seminolen, die Wasserdost aus Weidegebieten sorgfältig entfernten –, ernteten das Kraut nachts, «wenn die giftigen Kräfte in den Wurzeln sind», und trockneten es sorgfältig an der Sonne. Sie fertigten auch niemals alkoholische Tinkturen, um Inhaltsstoffe in Lösung länger haltbar zu machen, sondern bereiteten wäßrige Lösungen stets unmittelbar vor Gebrauch.

Medizinische Wirkung: *Alle* Pflanzenteile sind wirksam, aber nur das Kraut wird von der modernen Heilkunde als wirksam anerkannt, während die Indianer auch häufig die Wurzeln verwendeten.

Die indianischen Namen für dieses Kraut bedeuteten über den ganzen Kontinent hinweg soviel wie *Fieberkraut*. Trapper, Pelzhändler und Frühsiedler übernahmen diese Bedeutung mit der altamerikanischen Bezeichnung *Ague Weed*. Man nannte es auch *Indian Sage*, wobei *Sage* nicht Salbei bezeichnete, sondern im Sinne von Weiser verwendet wurde, so daß *Indian Sage* also etwa «Weiser Indianer» bedeutete.

Kenner indianischer Heilkunde haben Wasserdost seit jeher als das am weitesten verbreitete Mittel bei schweren Fiebererkrankungen angesehen: Der Mediziner C. F. Millspaugh, der jahrzehntelang indianische Heilpraktiken studierte, beschrieb 1887, wie Indianer einen befreundeten Arzt, als dieser jung war, mit *Boneset* von schweren Malariaanfällen kurierten. «Man hatte ihm während der Jahre, die er daran litt, alles verabreicht, was es gab: Chinin, Cinchonin-Rinde und alle ihre bekannten Derivate, Cholagoga [galletreibendes Mittel] und sämtliche andere Substanzen – ohne Erfolg. Zuletzt kamen die Anfälle zweimal am Tage, und er mußte förmlich nach Hause kriechen. Kein Arzt hätte ihm noch länger als ein paar Monate gegeben.» Indianer behandelten den von der Krankheit total ausgezehrten jungen Mann mit «einem Absud von *Boneset*, der bis zur Konsistenz von dickem Sirup eingekocht war. Er wurde davon bewußt- und gefühllos, verfiel in tiefen Schlaf. Am nächsten Morgen wachte er erfrischt und fieberfrei auf. Ohne weitere Medikation erholte er sich zusehends, nahm an Gewicht und Kräften zu» (Weiner: ‹*Earth Medicine*›).

Ähnliche radikale Malaria- und Gelbfieberheilungen mit Wasserdost sind auch in anderen Stämmen beobachtet worden. So erwähnte etwa der Arzt Benjamin Barton, daß *E. perfoliatum*-Zubereitungen nach Irokesenart maßgeblich an der Eindämmung der Gelbfieberepidemie von 1793 in Philadelphia beteiligt waren. Die Menominees und Mohicans sollen nicht nur weißen Siedlern bei der Malaria-, Gelb- und Wechselfieberbehandlung geholfen, sondern diese Erkrankungen

durch vorbeugende Maßnahmen vollständig von ihren eigenen Völkern ferngehalten haben.
Der Arzt David Schöpf bezeichnete *Boneset* als eines der wirkungsvollsten Heilmittel gegen fiebrige Erkrankungen, Arthritis, Rheumatismus und Gicht (‹*Materia Medica Americana*›), und Dr. Porcher, der sich für die überraschenden heilkundlichen Kenntnisse von schwarzen Plantagensklaven in Florida und Louisiana interessierte, berichtete, daß diese Kenntnisse von Seminolen-Heilern stammten, die Zubereitungen gegen schwere Erkältungskrankheiten, Fieber und typhusartige Lungenentzündungen mit großem Erfolg verabreichten. Während des Bürgerkrieges gehörten *Boneset*-Medizinen, zubereitet nach den Vorschriften der Feldärzte des indianischen Cherokee-Regiments unter General Stand Watie, zu den am meisten bevorzugten und erfolgreichsten Heilmitteln der Konföderierten Armee der Südstaaten. Porcher: «Als Ersatz für Chinin übertrifft es alles bisher Bekannte. Es hat die Malaria-Anfallfolgen unter unseren Truppen sehr erheblich verringert.» Ehemalige Südstaaten-Soldaten, die damit behandelt wurden, erklärten, daß danach keine weiteren Symptome mehr auftraten. Die Alabamas verwendeten einen dünnen Tee, um Magenkrämpfe zu behandeln, die Creeks wendeten winzige Mengen starker Konzentrationen als Schmerzmittel an. Die Biologen und Botaniker Frederick Pursh und Thomas Nuttall erwähnten in Mitteilungen (1807 und 1819), daß sie gegen Koliken und schwere Influenza-Symptome stets nur *Boneset*-Zubereitungen nahmen und danach große Erleichterung erfuhren.
Die Meskwakis nahmen *E. purpureum* als Aphrodisiakum – Trapper, Mountain-Men und Cowboys, die häufig bei Indianerstämmen überwinterten, bestätigten die potenzsteigernde Wirkung, aber alle diese Hinweise ließen sich nicht verifizieren. Die Creeks behandelten Epilepsie, indem sie den Kranken den Dampf eines konzentrierten Wurzelabsuds einatmen ließen. Die Houmas brühten einen heißen Tee gegen Typhus auf, die Neu-England-Stämme behandelten (nach Dr. Schöpf) erfolgreich Syphilis, und dem zeitgenössischen Arzt H. B. Skinner zufolge konnten durch längere Anwendung schwacher Auszüge der ganzen Pflanze Nierengrieß und Nierensteine aufgelöst werden (daher wohl der Name *Kidney Root*). Die Potawatomis stellten aus den frischen Blättern einen Brei her, der als äußerer Umschlag Brandwunden rasch heilte. Die Menominees behandelten Blasen- und Harnröhrenerkrankungen damit. Von *E. purpureum* verwendeten Indianer hauptsächlich Wurzelstock und Wurzeln. Als Adstringens und Diuretikum waren die Wurzeln von 1820 bis 1842 in der USP aufgelistet.
E. occidentale arizonicum galt bei den Zunis als probates Mittel gegen Rheumatismus. *E. teucrifolium* hingegen wurde mit den Blättern und Blütendolden als Tonikum, diaphoretisch (schweißtreibend), antiperiodisch (gegen periodische Krankheiten) und als Mittel gegen Malaria in der USP von 1820 bis 1842 geführt. Die Volksmedizin der Siedler ging von den gleichen Wirkungen aus.
Die Texas-Tonkawas verwendeten *E. incarnatum* (populär: *Texan Mata*) gegen Erkrankungen, die mit starken inneren Entzündungen und Blasenreizungen einhergingen, und moderne Indianerärzte vermuten, daß die Heilwirkungen auf eine dem Coumarin ähnliche Substanz zurückzuführen sei. Neu-England-Indianerheiler verwendeten

Wasserdost

Eupatorium ist eine in Europa weit verbreitete Pflanze. In der Medizin hat sie eine gewisse Tradition, ist aber nicht in den Arzneibüchern aufgeführt. Durch jüngste Forschungen über Pflanzen mit immunstimulierenden Effekten dürfte *Eupatorium* wieder mehr eingesetzt werden. Es gibt allerdings eine Reihe von Fertigpräparaten, die *Eupatorium* in diesem Sinne verwenden, zum Beispiel die Grippedragees «Perdiphen»®. Besondere Erfolge gibt es in der Homöopathie mit *Eupatorium* in niederen Dosierungen bei Erkältungskrankheiten, Grippe, Reizblase, akuter Gastritis und bei fieberhaften Infekten. Die Vorsicht mit *Eupatorium*, die von den Indianern beschrieben wird, kann kaum mit dem Gehalt an Eupatorin (hochmethyliertes Flavon) begründet werden. Eupatorin ist unter anderem auch Bestandteil in Orthosiphonblättern, die reichlich verwendet werden. Die Toxizität ist gering. *J. E.*

E. rotundifolium in schweren Tbc-Anfällen als Palliativum (Linderungsmittel).
Wenn akute Wirkungen erwünscht wurden, verabreichten Indianer die Zubereitungen konzentriert und heiß, für langfristige vorbeugende Wirkungen verwendeten sie verdünnte Kaltauszüge.
Englische Gastjäger, die mit Indianern wochenlang in den Wäldern des Nordostens jagten, berichteten, daß die Indianer kleine Medizinbeutel mit sich führten, die unter anderem auch pulverisierte *Boneset*-Zubereitungen enthielten. Nur mit Speichel angefeuchtet, nahmen sie täglich eine kleine Dosis davon und blieben von allen Beschwerden, die Weiße erlitten, praktisch verschont. Aber englische Ärzte führten dies mehr auf die bessere körperliche Konstitution der Indianer zurück. Unbezweifelt aber war die Wirkung von Salben, die aus diesem Pulver und Speichel hergestellt wurden, wenn sie auf entzündliche Verletzungen, rheumatische Schwellungen, Verbrühungen, Verrenkungen und Blutergüsse aufgetragen wurde.
Getrocknete Blätter und blühende Dolden waren in der USP von 1820 bis 1916, in der NF von 1926 bis 1950 aufgeführt.
Dosierungen: *Pulverisiertes Kraut:* 12 bis 20 Grains (0,8 bis 1,3 g).
Flüssiger Extrakt: ½ bis 1 Drams (½ bis 1 Teelöffel).
Eupatorin: 1 bis 3 Grains (0,06 bis 0,18 g).
Teezubereitung: 2 bis 4 kleine Tassen.
Gegen Malariaanfälle: 2 bis 4 g pulverisierte Blätter, ein- bis zweimal täglich.
Als Tee: 1 gestrichener Teelöffel Pulver (Blätter und Blüten) auf 1 Tasse kochendes Wasser. 30 Minuten ziehen lassen, absieben. Dosis: 3 bis 6 Teelöffel davon täglich.
Gegen Fieber: Kalten Tee erhitzen, drei- bis fünfmal täglich einen kleinen Schluck davon, so heiß wie möglich.
Gegen Rheumaschmerzen: Vom kalten Tee dreimal täglich einen kleinen Schluck.

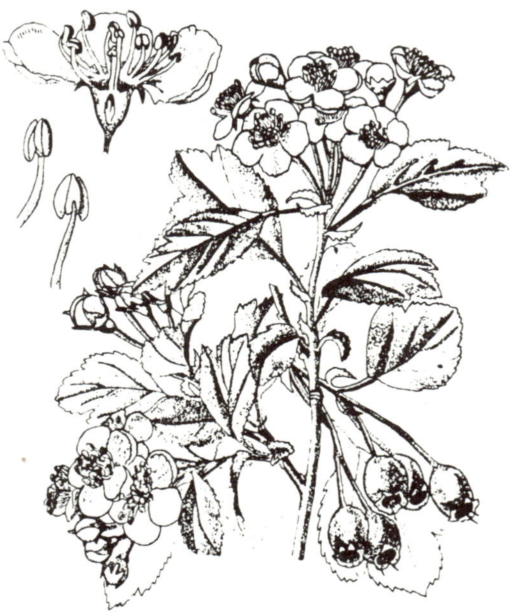

Wasserknöterich → Knöterich

Wasserpfeffer → Knöterich

Weißdorn — Whitethorn

Crataegus calpodendron Medik., auch: *C. tomentosa* Du Roi

Populärnamen: *Hawthorn, Mayblossom, Quick, Thorn, Haw, Hazels, Gazels, Halves, Hagthorn, Ladies' Meat, Bread-and-Cheese-Tree.*
Amerikanische Arten: *C. chrysocarpa* Ashe (*C. rotundifolia* Moench); *C. coccinioides* Ashe; *C. collina* Chapm.; *C. crus-galli* L.; *C. douglasii* Lindl.; *C. durobrivensis* Sarg.; *C. flava* Ait.; *C. holmesiana* Ashe; *C. intricata* Lange; *C. mollis* Scheele; *C. nitida* Sarg.; *C. pedicellata* Sarg.; *C. phaenopyrum* Medik.; *C. pruinosa* Koch; *C. pubescens* Steud.; C.

puntata Jacq.; *C. rivularis* Nutt.; *C. submollis* Sarg.; *C. succulenta* Schrad.; *C. uniflora* Muenchh.; *C. viridis* L.
Vorkommen: Auf dem gesamten nordamerikanischen Kontinent.
Verwendete Teile: Die Mehlbeerenfrucht, Rinde, Wurzelrinde, Blätter (äußerlich).
Lösungsmittel: Wasser und Alkohol.
Inhaltsstoffe: Kratagolinsäure, eine Mischung von Saponinen, Triterpensäuren (zum Beispiel Oleanolin, Ursol, Krataegolin), Purin, Anthocyanintypische.
Medizinische Wirkung: Die Weißdornarten verwendeten Indianerheiler zu verschiedensten Heilzwecken, vor allem aber als Herz- und Kreislaufmittel sowie als Tonikum und Stimulans für die Verdauungsorgane, für Blase und Harnleiter. Weißdorn reguliert zu hohen und zu niedrigen Blutdruck, tonisiert und stimuliert den gesamten Kreislauf und stärkt sowohl den schwachen Herzmuskel als auch den Kreislauf. Er entspannt die uterinale und intestinale Weichmuskulatur, was den Verdauungsausgleich fördert.
Die Meskwakis wendeten die unreifen Früchte des Birnen-Weißdorns (*Crataegus tomentosa L. – Pear Thorn*) in Teeabsuden gegen Blasenreizungen an. Die Flambeau-Ojibwas kochten aus Früchten und Rinden einen Tee gegen Frauenbeschwerden. Die Potawatomis wendeten einen Teeaufguß der getrockneten und pulverisierten Früchte des Bicknell-Weißdorns (*C. chrysocarpa Ashe – Bicknell's Thorn*) gegen Magenbeschwerden an. Die Kwakiutl kauten die Blätter zu Brei und legten diesen auf starke Schwellungen. Alle Völker wußten, daß Beeren und Rinde der meisten *Crataegus*-Arten kardiatonische Qualitäten besitzen – deshalb tranken insbesondere ältere Menschen regelmäßig Teezubereitungen. Die häufigste Art der Beerenaufbereitung bestand darin, daß man aus den reifen Beeren den Saft ausspreßte und diesen für die Teebereitung nahm. Heutige Heiler empfehlen eine Dosierung von 10 bis 15 Tropfen Beerensaft auf eine halbe Tasse warmes Wasser, davon eine Tasse täglich vor dem Frühstück, bei älteren Menschen über Jahre hinweg regelmäßig.

Weißdorn

Der Weißdorn ist eine sehr bedeutende Arzneipflanze: In über hundert Fertigarzneimitteln, besonders in der Gruppe der Kardiaka, Antihypertonika, Geriatrica, Tonika, Arteriosklerosemittel, ist *Crataegus*-Extrakt verarbeitet. Auch die Verwendung der Droge zu Tees ist in beachtlichem Umfang im Gebrauch. Weißdorn war immer Bestandteil unserer Arzneibücher. Offizinell sind *Crataegus oxyacantha* und *C. monogyna*. Verwendet werden Früchte, Blüten und Blätter. Für Tees ist ein Gemisch aus Blüten und Blättern am gebräuchlichsten. Für die Wirkung verantwortlich sind vor allem oligomere Procyanidine, spezielle Flavonoide (Hyperosid, Vitexin-4-rhamnosid), Amine, Catechine, Triterpensäuren, Sterole und Aminpurine. *Crataegus* ist eine der bestuntersuchten und am einhelligsten von der Medizin akzeptierten Drogen. Hauptindikationen sind beginnende Koronarinsuffizienz bei leichten Formen der Herzmuskelinsuffizienz, bei noch nicht digitalisbedürftigem Altersherz und leichten Formen von bradycarden Herzrhythmusstörungen. Die wichtigste Erkenntnis scheint mir zu sein, daß Weißdorn auch *vorbeugend* eingesetzt werden kann. Der gestresste Jungmanager, der herzinfarktverdächtige und gefährdete Mittvierziger, jeder Überforderte auf seinem Arbeitsplatz wäre mit Weißdorngaben zur Prophylaxe beziehungsweise zur *Gesunderhaltung* gut beraten. Eine weitere positive Erkenntnis über Weißdorn ist eine gewisse blutdruckregulierende Funktion, wenn er über längere Zeit angewendet wird. Die Homöopathie erweitert das Einsatzspektrum auch bei starker Übererregbarkeit. Die Volksmedizin kennt diese Indikation und verwendet die Weißdornblüten noch als leicht entwässerndes Mittel. *J. E.*

Wiesenknöterich → Knöterich

Wildkirsche — Wild Cherry

Rosaceae (Rosengewächse)
Unterfamilie: *Prunoideae* (Steinobstgewächse)
Es gibt zahlreiche Arten, von denen aber medizinisch nur zwei interessant sind:
Prunus virginiana – Virginia-Traubenkirsche – *Choke Cherry*
Prunus serotina Ehrh. – Schwarztraubenkirsche – *Black Cherry*

Amerikanische Arten: *P. avium* L. – *Sweet Cherry, Mazzard, Blackhearts, Redhearts* (Amerikanische Süßkirsche, aus Europa eingebürgert); *P. serotina* Ehrh. – *Black Wild Cherry, Rum Cherry, Serotina; P. cerasus* Off. – *Sour Cherry* (Sauerkirsche, eingebürgert); *P. virginiana* L. – *Choke Cherry, Common Choke Cherry, Virginian Prune, Virginia*

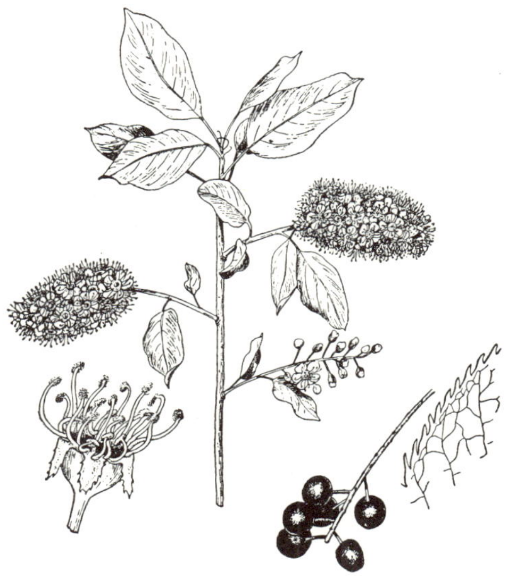

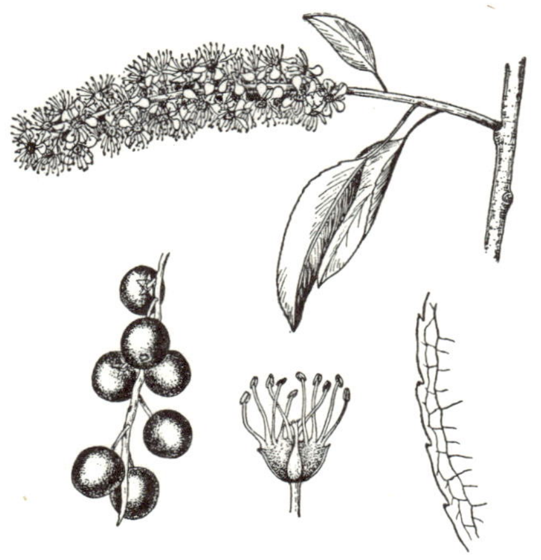

Charakteristika: Die meisten dieser Kirschenarten haben kleine, erbsengroße Früchte mit wenig Fruchtfleisch und verhältnismäßig großem Kern. Nur die Sandkirsche erreicht einen Durchmesser von 12 mm. Die Farben wechseln von Schwarz zu Schwarzrot, Dunkel- bis Hellrot, Bräunlichgelb bis Orangegelb. Manche Arten stellen imposante Bäume dar, die über 40 m Höhe und 140 cm Stammdurchmesser erreichen können; andere sind kleiner, wieder andere bilden nur niedrige baumartige Sträucher. Die Blüten sind allgemein weiß. Die Rinde ist schwarz, rauh und spleißt im Alter vom Stamm ab. Blütezeit: Mai bis Juni. Fruchtreife: August bis September.

Prune-Bark, Virginia Cherry, Cabinet Cherry, Stone-Fruit, Coke; P. pennsylvanica L. – *Pin Cherry; Bird Cherry, Fire Cherry; P. pumila* L. – *Sand Cherry, Dwarf Cherry, P. besseyi – Western Sand Cherry; P. melanocarpa – Rocky Mountain Cherry, Black Western Choke Cherry; P. caroliniana* (Mill.) Ait. – *Carolina Cherry-Laurel, Wild Peach, Carolina Cherry, Mock-Orange; P. mahaleb* L. – *Mahaleb Cherry, Perfumed Cherry, St. Lucie Cherry; P. virens* W. & St. – *Southwestern Choke Cherry, Gila Choke Cherry, Parks Choke Cherry; P. leucocarpa* Wats. – *Amber Choke Cherry* (Bernsteinkirsche); *P. demissa* T. & G – *Western Choke Cherry, California Chokeberry, Whiskey Cherry, Caupolin; P. duerinckii* Zab. – *Broad-leaf Choke Cherry; P. xanthocarpa* Sarg. – *Yellow Choke Cherry; P. emarginata* Walp. – *Bitter Cherry, Quinin Cherry, Wild Mountain Cherry, Plum-leaf Cherry.*

Vorkommen: Kanada, USA, Nordmexiko.

Verwendete Teile: Wurzelrinde, Stamm- und Astrinde, innere Rinde (Cambium), Saft, Zweige, Blätter, Blüten und Früchte.

Lösungsmittel: Kaltes bis lauwarmes Wasser.

Inhaltsstoffe: Stärke, Harz- und Gerb-, Gummi- und Bitterstoffe, Gallussäure, Mineralsalze (Kalzium, Kalium, Eisen vorwiegend), ätherische Öle, Fruchtsäuren, Apfelsäure, Blausäure (HCN) und die Vitamine C, D und K sowie eine Reihe unerforschter Substanzen, das Antibiotikum Phloretin (wirksam gegen gramm-positive und -negative Bakterien).

Medizinische Wirkung: Narkotisch (betäubend), antiseptisch (keimtötend), bakteriostatisch (bakterienwachstumhemmend), fiebersenkend, analgetisch (schmerzstillend), antispasmodisch (krampflösend), adstringierend (zusammenziehend, blutstillend), sedativ (beruhigend), stimulierend, tonisierend, antiphlogistisch (entzündungshemmend), antineuralgisch (neuralgieschmerzlindernd), antidiarrhoisch (durchfallhemmend), pektoral (brustraumheilend), kardio-tonisierend (blutdruckregulierend).

Als überwiegend wichtigen medizinischen Pflanzenteil verwendeten Indianer die junge dünne Rinde, solche von kleinen oder alten Ästen wurde verschmäht. Sie ernteten die Rinde im Herbst, wenn «ihre Heilkraft am höchsten ist». Jüngste biochemische Untersuchungen haben ergeben, daß genau zu dieser Zeit die chemischen Substanzen, die zur Bildung des Blausäuregehalts führen, in höchster Konzentration in der Rinde vorhanden sind. Diese «Vorboten» des Blausäurebildungsprozesses sind medizinisch wirkungsvoller und natürlich harmloser als das Endprodukt Blausäure (HCN). Der Vorgang findet in der Rinde äußerst verlangsamt statt, und amerikanischen Biochemikern ist es ein Rätsel, wie Indianer diese Prozesse derart genau zu erkennen vermochten. Indianer achteten auch streng darauf, daß die Rinde nicht länger als elf Monate aufbewahrt wurde. Sie behaupteten, daß sich «ihre Heilkraft danach rasch verändert und zu Gift für den Körper wird». Biochemiker wiesen jüngst auch diese Behauptung nach, die jahrhundertelang von Pharmazeuten nicht erklärt werden konnte.

Der Blausäuregehalt ist insbesondere in der inneren Rinde, in den Blättern und Fruchtkernen recht hoch. Dem begegneten zum Beispiel die Apachen, indem sie die gesamten Früchte mit den Kernen und oft auch den Fruchtstielen zu Brei zermalmten, nachdem sie zuvor getrocknet worden waren. Aus dem so entstandenen Mehl formten sie bisquit- oder keksartige Plättchen, die sehr hart und dunkel waren. Als Survival-Nahrung auf langen Wüstenwanderungen scheint dies eine äußerst substantielle und revitalisierende Nahrung gewesen zu sein, denn Apachen waren zu körperlichen Gewaltmarschleistungen in sengender Hitze und Trockenheit fähig, die ans Wunderbare grenzten. Sie weichten die «Cherry Bisquits» in wenig Wasser auf, entfernten durch kurzes heftiges Aufkochen die flüchtigen Blausäureanteile, vermischten alsdann den Brei mit Trockenfleisch-Pemmikan und gewannen auf diese Art eine Vollnahrung, die gleichzeitig auch ein sehr wirksames Vorbeugungsmittel gegen zahlreiche Erkrankungen darstellte.

Die Apachen sammelten ebenfalls das gummiartige Harz, das aus Stämmen und Ästen hervortritt, lösten es langsam und vorsichtig in warmem Wasser und verabreichten es – wie ihre weißen Gefangenen zu berichten wußten – sehr erfolgreich gegen Nierensteine, in einer höheren Konzentration und Dosierung gegen Nierensteinkoliken. Die gleiche Zubereitung wurde von ihnen gegen Keuchhusten und Bronchitis angewendet. Selbst Babies, die unter Magen- und Verdauungsbeschwerden litten, wurden von den Apachen und Kiowas mit aufgeweichten Stückchen ihres «Cherry Bisquits» behandelt und rasch geheilt.

Die Comanches und Kiowa-Apaches behandelten hartnäckige äußere Geschwüre mit pulverisierter innerer Rinde (Cambium). Cowboys aus dem Texas-Panhandle im äußersten Nordwesten von Texas berichteten, daß auf diese Weise selbst schwerste Furunkulose in wenigen Tagen vollständig abheilte. Heiße Absude aus Rinde und Wurzelrinde tranken Mescalero- und Coyotero-Apaches gegen Erschöpfungszustände. Aus den zerquetschten kleinen Wurzelablegern kochten die Cheyennes und Arapahoes einen dampfenden, appetitanregenden Tee, der, während des Essens getrunken, die Verdauung förderte.

Die getrocknete und eingeweichte Rinde der Äste diente den Sioux, Pawnees und Crows als schleimlösendes Mittel bei hartnäckigen Bronchien- und Rachenverschleimungen. Die Poncas behandelten Durchfälle mit Aufgüssen aus den getrockneten Früchten. Die Penobscots weichten dazu Rinde auf und verabreichten einen Warmauszug davon gegen Durchfälle. Die Menominees legten zerquetschte Rinde als antiseptische Auflage auf schwere äußere Verletzungen auf. Armeeärzte im hohen Norden lernten von den Indianern, daß bei der Amputation erfrorener Arme und Beine dicke Breiumschläge aus der zerquetschten Rinde zuverlässig schwerwiegende Entzündungen, etwa den Gasbrand (Gangrän), verhinderten und die Heilung rapide förderten. Die nördlichen Crows, Blackfeet und Nez Percé schienen häufig in der Lage zu sein, mit solchen Breiumschlägen, über die erhitzte Ton- und Lehmpackungen appliziert wurden, erfrorene Glieder allmählich wiederherzustellen. Die Ojibwas behandelten Schneeblindheit mit dem Dampf erhitzter innerer Rinde, auf gleiche Art auch andere Augenentzündungen, wie Bindehautentzündung und Hornhautgeschwüre.

Mundwaschungen und Gurgeln mit konzentrierten Kaltauszügen aus Wurzelrinde wurden bei Krebsgeschwüren der Zunge, Mund- und Rachenregion – scheinbar mit Erfolg – angewendet. Häufig auch behielt ein Patient ein Stückchen Wurzelrinde auf solchem Krebsgeschwür für längere Zeit. Die Flambeau-Ojibwas wendeten Rindentee gegen Husten, Heiserkeit, Keuchhusten und Erkältungen an, die Pillagers gegen Bronchitis und Lungenentzündung. Die Meskwakis nahmen einen Wurzelrindentee gegen Magen- und Verdauungsbeschwerden und als Beruhigungsmittel. Die Mohegans füllten die reifen Früchte der Schwarztraubenkirsche in Flaschen, verschlossen diese luftdicht und ließen sie ein ganzes Jahr lang im eigenen Saft langsam gären, wobei die durch die Gärung entstehenden Gase (Kohlendioxid) sorgfältig und vorsichtig durch ein winziges hohles Aströhrchen entlassen wurden. Nach einem Jahr, wenn die innere Gärung beendet war, galt dieser Fruchtsaft als hervorragendes Heilmittel gegen Ruhr und Blutruhr, Cholera und Typhus. Die Irokesen kochten innere Rinde und verwendeten den Absud als warme Afterspülungen gegen Hämorrhoiden.

Als Captain Meriwether Lewis, Leiter der Lewis & Clark-Expedition, die von 1803 bis 1805 eine Nordwestpassage auf dem Wasserweg suchte, am oberen Missouri an schweren Darmkrämpfen mit hohen Fieberschüben erkrankte, verabreichte ihm ein Indianerheiler einen Warmauszug aus *Choke Cherry*-Zweigen. Am nächsten Morgen war Lewis gesund.

Die Arikara-Heiler behandelten Frauen sofort nach der Entbindung mit einer Teezubereitung aus dem Gummiharz des *Choke Cherry*-Stamms, um Nachblutungen zu stillen, die Ablösung der Placenta zu beschleunigen und nachgeburtliche Schmerzen zu lindern.

Kalte Auszüge von innerer Rinde, die durch Sonnenverdunstung konzentriert wurde, verwendeten die Chickasaws und Creeks für Feuchtumschläge gegen Muskelverspannungen, Muskelrisse, Gelenkbänderzerrungen und Arthritis. Die Choctaws und Cherokees behandelten Gelbsucht, Leberschwellungen und Bauchspeicheldrüsenentzündungen mit solchen – nicht konzentrierten – Auszügen.

Blättertee-Zubereitungen galten allgemein unter den Indianern als wirkungsvolles Vorbeugungsmittel gegen Erkältungen und durch körperliche Erschöpfungszustände erhöhte Erkrankungsbereitschaft.

Die Rinde der getrockneten Stengel ist in der USP von 1820 bis heute aufgeführt, in der NF befindet sie sich seit 1888.

Erkrankungen: Weißfluß, Gelbsucht, Wechselfieber, Wurmerkrankungen, Tbc, Bronchitis, Lungenentzündung, Mundhöhlen- und Rachenmandelentzündung, Magen- und Darmerkrankungen, Abdominalkrämpfe, Masern, Ruhr, Cholera, Typhus, Dyphtherie, Lebererkrankungen, Bauchspeicheldrüsenentzündung, Schneeblindheit, Furunkulose, Geschwüre, Krebsgeschwulste, Diarrhöe, Geburtsblutungen, Hämorrhoiden, Bluthochdruck, Erkältungskrankheiten, Keuch- und Krampfhusten, Pseudokrupp, Erfrierungen, äußere Schwellungen, Verrenkungen, Arthritis, Muskel- und Sehnenzerrungen, Skrofulose, Herzklopfen und Herzrhythmusstörungen (Tachycardie), bakterielle Wundinfektionen.

Dosierungen: Sirup (BP und USP): 1 bis 4 Teelöffel.
Tinktur (BP): ½ bis 1 Teelöffel.
Kalt- und Lauwarmauszug (Tee USP): 2 Unzen (62,2 g) Tagesdosis.
Prunin: 1 bis 2 Grains (62,2 g).
Flüssigextrakt: 30 bis 60 Tropfen (½ bis 1 Drachms).

Wildkirsche, Amerikanische

Bei uns finden von den Prunaceen nur *Prunus spinosa* (die Schlehe) und die Kirsche *P. cerasus* Verwendung, und davon nur die *Kirschenstiele*. Die Schlehenblüten und -früchte besitzen eine milde laxierende Wirkung und werden auch zu diesem Zweck eingesetzt. Die diuretische Wirkung der Kirschenstiele ist besonders in der Volksmedizin bekannt. Somit sind die amerikanischen Arten von *Prunus virginiana* überhaupt nicht mit unseren Indikationen vergleichbar. *J. E.*

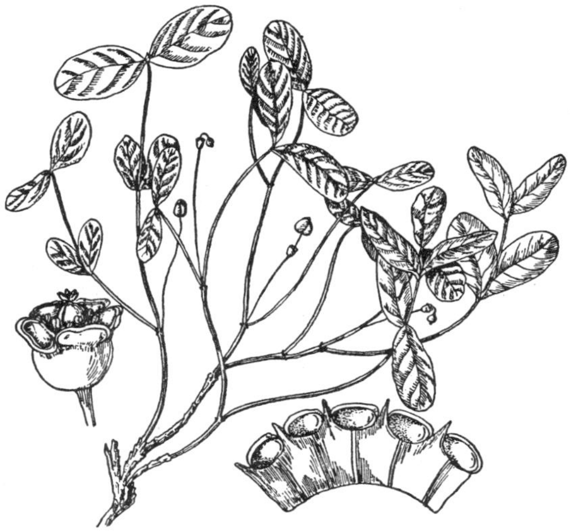

Wolfsmilch — American Ipecac

Euphorbiaceae –Wolfsmilchgewächse — *Wild Ipecac*
Euphorbia ipecacuanhae L.

Populärnamen: *White Ipecacuanha, American Ipecacuanha, Ipecac Spurge, Wild Ipecac.*
Arten: Die Familie der Wolfsmilchgewächse umfaßt mehr als 1600 Arten, die hinsichtlich ihres Aussehens sehr verschieden sind. Eine ziemlich große Zahl der in den USA heimischen Arten sehen Kaktusgewächsen sehr ähnlich. Weil alle Arten einerseits als *giftig*, andererseits – je nach vorsichtiger Anwendung – als *medizinisch sehr wirkungsvoll* gelten, sind die von Indianern medizinisch verwendeten Arten nacheinander einzeln aufgeführt:

Brech-Wolfsmilch (*Euphorbia ipecacuanha* L. – *Wild Ipecac*)
Verwendeter Pflanzenteil: Wurzel.
Medizinische Wirkung: Die frühen Siedler Virginias und Pennsylvanias wendeten Zubereitungen als *starkes Brechmittel* an, während die Creeks mildere Dosierungen zur Förderung der Darm-Verdauungstätigkeit verabreichten. Mit leichten Absud-Tees behandelten die Irokesen Bronchialkatarrh (auswurffördernde Wirkung) und leichte Erkältungen (schweißtreibende Wirkung). Ähnlich wird die Wirkung in der USP beschrieben, in der *E. ipecacuanha* von 1820 bis 1882 enthalten war.
Dosierung: Als mittleres Brechmittel vom Wurzelpulver 10 Grains (0,65 g), als starkes Brechmittel (etwa bei akuten Vergiftungen, um den gesamten Mageninhalt hinauszubefördern) 20 Grains (1,3 g), als Kathartikum zur Schweißtreibung: vom Trockenpulver 0,2 bis 0,4 g (3 bis 6 Grains). Die Apaches, Ojibwas und Meskwakis, die – wie viele Indianer – Übergeben nicht als Krankheitserscheinung, sondern als einen Reinigungsprozeß des Magens und als eine Anregung der Verdauungssäfte betrachteten, unterzogen sich in regelmäßigen Abständen solcher Ipecac-«Brechprozeduren», nach denen sie dann zwei Tage lang nur leichte Kräutertees zu sich nahmen.

Blumenkronen-Wolfsmilch (*Euphorbia corrolata* L. – *Large White Purslane, White Parsley, Apple Root, Wild Hippo, Flowering Spurge*)
Die Zuni-Frauen, die sich der generellen Giftigkeit des Krauts sehr bewußt waren, nahmen «vier Prisen» und mischten sie unter eine Tasse voll Maisbrei. Sie behaupteten, daß dies ein sicheres Mittel sei, um stockende oder versiegte Milchsekretion wieder zu beleben. Die Cherokees wendeten einen milden Wurzelpulverabsud (⅓ Teelöffel auf 1 Tasse kochendes Wasser) als Heilmittel gegen Harnweg- und Niereninfektionen an. Die Flambeau-Ojibwas zerquetschten ein «zahngroßes» Wurzelstück zu Brei und gossen es mit einer Tasse kochendem Wasser auf. Die Meskwakis mischten eine Prise Wurzelpulver mit Sumachbeeren und bereiteten hieraus einen Tee gegen rheumatische Schmerzen, der besonders von Pelzjägern und Trappern gelobt wurde. Die Crees, Blackfeet und Bloods beträufelten mit der «Wurzelmilch» (Saft, der beim Brechen der Wurzel austritt) hartnäckige Warzen, worauf diese allmählich eintrockneten, schließlich abfielen und nie

wiederkehrten. Als auswurfförderndes Mittel bei Husten und Bronchialkatarrhen vermischten die Rappahannocks und Wabanakis das zerkleinerte Kraut mitsamt Wurzel (eine Dosis = 0,2 g = 3 Grains) mit Honig, Melasse oder Ahornsirup. Wenn sie diese Zubereitung als reinigendes Abführmittel verwenden wollten, nahmen sie statt 0,2 g die doppelte oder dreifache Menge Kraut.

Johanniskrautartige Wolfsmilch (*Euphorbia hypericifolium*, auch: *E. maculata* L. – *Spreading Spurge, Dysentery Weed, Milk Purslane*).
Die Cherokees rieben mit dem Wurzelsaft Hautschwellungen ein und verabreichten einen starken Absud gegen Gonorrhöe.

Syphilis-Wolfsmilch (*Euphorbia antisyphilitica* Zucc. – *Wax Euphorbia*).
Die Apachen, Pimas, Papagos, Houmas, Zunis und Hopis wendeten den Preßsaft der Wurzelrinde gegen Syphilis an. Die blätterlosen Stengel kochten sie und gewannen daraus Wachs für die Kerzenherstellung, für Seife, Salben, als Dichtungsmaterial und für die Lederkonservierung.

Kreuzblättrige Wolfsmilch (*Euphorbia lathyris* L. – *Mole Plant, Caper Spurge*)
Die Indianer des Südostens verwendeten die Wurzeln gegen Katarrhe, die Samen zur Menstruationsförderung. Aus den Samen kann ein Öl gepreßt werden, das außerordentlich giftig ist! Die Samen wurden daher sehr vorsichtig angewendet.

Garten-Wolfsmilch (*Euphorbia peplus* L. – *Petty Spurge*)
Wurzelrinde und ganzes Kraut wurden von den Omahas und Yanktons in milden Auszugsdosen als Diuretikum (harntreibend) angewendet.

Vielfrüchtige Wolfsmilch (*Euphorbia polycarpa* L. – *Snake Spurge*)
Die Indianerstämme Arizonas und Kaliforniens wendeten Tee-Zubereitungen aus der Wurzelrinde bei der Behandlung von Schlangenbissen an.

Hornige Wolfsmilch (*Euphorbia brachyera* L. – *Horned Euphorbia*).
Die Navajos zerkauten das Kraut und behandelten (äußerlich) mit der Masse als Auflage Schwellungen und Pickel.

Gewöhnliche Wolfsmilch (*Euphorbia glytosperma* L. – *Common Spurge*)
Die Thompsonindianer betrachteten den Saft, der aus frisch gebrochenen Stengeln tritt, als probates Mittel gegen Schlangenbisse. Der Saft wurde, nachdem die Bißwunde tief eingeschnitten und ausgesaugt war, sofort in die noch etwas erweiterte Wunde geträufelt.

Niederliegende Wolfsmilch (*Euphorbia prostata* L. – *Crouching Spurge*)
Der Saft des Krauts hat bei den Stämmen im Südwesten der USA ein hohes Ansehen als Mittel gegen Schlangen- und Spinnenbisse (äußerliche Anwendung).

Wolfsmilchgewächse

Eine gewisse Geschichte hat bei uns nur *Euphorbia resinifera*, dessen eingedickter Milchsaft den «Euphorbium-Gummi» ergab, der heute nur noch selten für hautreizende Pflaster verwendet wird. Der Milchsaft, der neben hautreizenden Harzen auch Bitterstoffe, Euphorbon und anderes enthält, war früher auch Bestandteil von Abführpräparaten. Von anderen Arten verwendete man den Milchsaft als Haarwuchsmittel, gegen Warzen und Sommersprossen. Die Homöopathie kennt vor allem die Behandlung von Haut und Schleimhäuten. Das bekannteste Präparat dürfte für diese Indikation «Euphorbium comp»®-Nasentropfen sein. Die Familie der Wolfsmilchgewächse spielt in der Forschung des Krebsforschungszentrums in Heidelberg eine große Rolle. Die Zurückhaltung der Medizin bei Wolfsmilchgewächsen liegt in der hohen Toxizität begründet. Besonders die cocarzinogenen Diterpenester, vorwiegend Derivate des Ingenols, sind hierfür von Bedeutung. Da es bei uns sehr viele Wolfsmilchgewächse wild gibt und sie auch als Zierpflanzen verwendet werden, muß auf die Gefahr der Verätzung mit dem Milchsaft hingewiesen werden. *J. E.*

Wolfstrapp — Bugleweed

Labiatae –Lippenblüter
Lycopus Virginicus L.

Populärnamen: *Water Bugle, Sweet Bugle, Virginian Water Horehound, Gipsyweed.*
Vorkommen: In niedrigen, feuchten, schattigen Böden (Maine bis Minnesota und Nebraska, südlich bis Georgia und Texas).
Verwendete Teile: Ganzes Kraut zu medizinischen Zwecken. Indianer sammelten die Wurzeln, lagerten diese getrocknet und kochten sie wie Kartoffeln. Die Chippewas nannten sie deshalb «Krähen-Kartoffeln».
Inhaltsstoffe: Ätherisches Öl, Tannin und zwei bisher unbekannte Bitterstoffe, von denen eines in Äther unlöslich, das andere löslich ist. Beide Bitterstoffe bilden mehr als 10 Prozent des Pflanzenextrakts. Die Ojibwa-Mediziner behaupten seit langer Zeit, daß es der Wissenschaft der Weißen unmöglich sein werde, die beiden Bitterstoffe zu identifizieren. Sie würden auch nie herausfinden können, daß es sich in Wirklichkeit um *sieben* Inhaltsstoffe handle, die vor allem für die *geistige* Gesundheit außerordentlich wichtig seien. Und in der Tat hat das Kraut bis heute jeder Laboranalyse getrotzt.
Dennoch befand es sich bis vor wenigen Jahren in der USP.
Medizinische Wirkung: Das Kraut hat einen leicht aromatischen minzeartigen Duft. Es wird während der Blütezeit in pflückfrischem Zustand ausgepreßt. Von diesem Extrakt nimmt man 10 bis 30 Tropfen. Die ganze Pflanze wird aber auch getrocknet zu Teeaufgüssen verwendet. In diesem Fall werden 4 Eßlöffel der zerriebenen Trockensubstanz mit 4 Tassen kochendem Wasser übergossen. Indianer ließen den Preßextrakt eintrocknen (seither Lycopin genannt) und verwendeten die Extrakt-Trockensubstanz in Dosen von 1 bis 4 Grains.
Die Wirkung wird von amerikanischen Ärzten als sedativ (beruhigend), adstringierend (zusammenziehend) und leicht narkotisierend (betäubend) beschrieben. Das scheint aber längst nicht erschöpfend zu sein; denn indianische Zubereitungen galten viele Jahrzehnte lang unter Pionieren und Siedlern als verhältnismäßig sicheres Heilmittel gegen offene Lungentuberkulose. Es soll tatsächlich eine bemerkenswerte Zahl von offensichtlichen Heilungen gegeben haben! Das könnte nach Ansicht moderner Indianermediziner aber nur bedeuten, daß das Kraut einen spezifischen und starken antibiotischen Effekt besitzt. Die Sioux (hauptsächlich Santee-Sioux) brühten das frische zerkleinerte Kraut mit kochendem Wasser auf und tranken es in den Wintermonaten, wenn erhöhte Erkältungsgefahr bestand, sporadisch an «Vollmond- und Neumond-Tagen» in lange im Mund belassenen Schlucken (etwa 2 Tassen täglich) kalt. Auch bei blutenden Lungenverletzungen wurden Wolfstrapp-Zubereitungen von den nördlichen Prärieindianern sehr häufig angewendet – nach Meinung von Armee-Feldscheren mit erstaunlichem Erfolg.

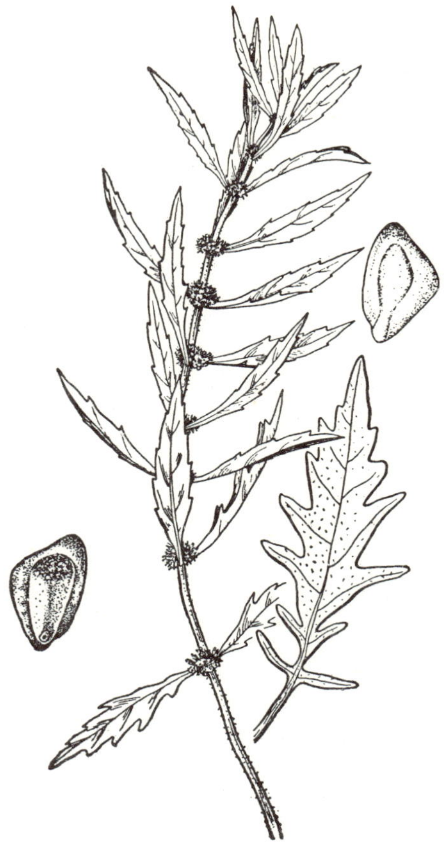

Charakteristika: Von der ganzjährigen kriechenden Wurzel erhebt sich der viereckige glatte Stengel bis zu einer Höhe von 15 bis 60 cm mit gegenständigen Blattpaaren an kurzen Stengeln. Die oberen Blätter sind gezahnt und lanzettförmig, die unteren keilförmig. Die Blüten bilden an den Blattstengeln kleine purpurfarbene Dolden. Blütezeit: Juli bis September.

Wolfstrapp

Eine typische nordamerikanische Pflanze, die bei uns nur in der Homöopathie verwendet wird – bei vegetativer Dystonie, Hyperthyriose, Basedow und nervöser Tachycardie. *Lycopus europaeus* ist der amerikanischen Art sehr ähnlich und eine bekannte Arzneipflanze. Verwendet wird das blühende Kraut. Leider ist die Phytochemie noch nicht so weit, alle Inhaltsstoffe zu kennen. Aus der Empirie kennt man die Wirkung bei Herzstörungen, die durch Überfunktion der Schilddrüse ausgelöst wird. Auch die Volksmedizin kennt diese Indikation. Das bekannteste Fertigpräparat auf *Lycopus*-Basis ist «Tyreogutt»®. Bei normalen Dosierungen sind keine Nebenwirkungen zu erwarten. *J. E.*

Zaubernuß — Witch Hazel

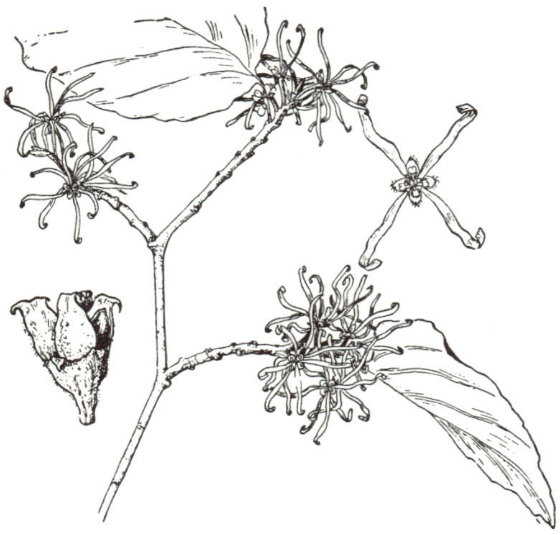

Charakteristika: 3 bis 4 Meter hohes Bäumchen (oder Strauch) mit gekrümmt gewundenen Ästen, ovalen, spitzgezähnten und an den Basalteilen ungleich geformten Blättern, die alljährlich im Herbst abfallen. Hiernach erscheinen die in Gruppen zu zweit oder dritt in den Achseln der Blätter stehenden Blüten mit goldgelben Kronblättern. Die Früchte sind dick wie Haselnüsse und reifen nur sehr langsam; sie platzen schließlich auf und schleudern die Samen weg.
Die Blätter werden bis zu 12 cm lang und 8 cm breit und ähneln denen des Haselstrauchs. Die schwarzen Nüsse enthalten weiße, ölige und eßbare Samenkerne. Die Zweige haben eine gelblichbraune bis purpurne Farbe, das Holz ist grünlichweiß mit wenig Mark. Gebrochene Äste und durchgeschlagenes Stammholz strömen einen balsamischen Duft aus. Zweige und Knospen haben eine rauhe Oberfläche mit einem rosigen Glanz.

Hexenhasel
Hamamelidaceae – Hamamelisgewächse
Hamamelis virginiana L.

Populärnamen: *Spotted Alder, Snapping Hazel Nut, Winter Bloom, Wych Hazel, White Hazel, Snapping Hazel, Hamamelia, Striped Alder, Tobacco Wood, Wood Tobacco, Pstachio, Long Boughs.*
Vorkommen: Östliche USA und Kanada.
Verwendete Teile: Rinde und Blätter.
Lösungsmittel: Kochendes Wasser.
Inhaltsstoffe: Die Blätter enthalten zu 2,3 bis 9,5 Prozent die Gerbsäure Hamamelitannin und einen zweiten Gerbstoffabkömmling der Gallensäure, einen unbekannten Bitterstoff und etwas ätherisches Öl. Die Rinde enthält Gerbstoffe, teilweise in amorpher, teilweise in kristalliner Form, Gallensäure, ein Physterol, Harzstoffe, Fette, Hexosezucker, ätherisches Öl und Kalziumoxalat.
Medizinische Wirkung: Zaubernußrinde, -zweige und -blätter gehören seit Jahrtausenden zu den gebräuchlichsten und wirkungsvollsten Heilmitteln der nordamerikanischen Indianer. Die Hauptwirkung besteht in der adstringierenden (zusammenziehenden) Wirkung, die auch von zahlreichen Medizinern als die bestmögliche innere und äußere Blutstillung anerkannt wurde. Insbesondere bei zu starker Menstruationsblutung, bei Blutungen in den Lungen, im Magen- und Darmbereich, bei Blasen- und Nierenblutungen, Uterusblutungen, Nasen- und Rachenblutungen sind alle Kenner des Lobes voll über die verblüffenden und unfehlbaren Wirkungen. Aber auch alle Arten äußerlicher Blutungen wurden von sämtlichen Indianervölkern der USA mit Auflagepackungen der zerquetschten Rinde, Zweige und Blätter erfolgreich behandelt, wobei besonders auch die antiseptischen und antibiotischen Wirkungen hervorgehoben wurden, die selbst schwere und tiefe Verletzungen rasch und ohne Entzündung verheilen ließen. Ebenfalls außerordentlich nützlich scheinen sich Anwendungen gegen schwere fiebrige und infektiöse Durchfälle (Cholera, Ruhr, Typhus etc.) erwiesen zu haben. Zahlreiche Berichte loben die Wirksamkeit gegen Hämorrhoiden, wenn man Rektumspülungen vornahm. Zahlreiche Entzündungen (zum Beispiel Hoden- und Nebenhoden, Brustwarzen, Eierstock, Gebärmutter, Hals, Rachenmandeln, Kehlkopf, Magen- und Darmschleimhaut) sowie Verbrennungswunden und Rückbildungen von Hämatomen wurden mit innerlichen und äußerlichen Anwendungen – häufig gleichzeitig – behandelt. Als besonders wirkungsvoll lobten frühe Siedler und Kolonisten die innerlichen und äußerlichen Anwendungen, die ihnen Indianerheiler gegen schwere entzündliche rheumatische Beschwerden verordneten. Auch bei Gicht, Lumbago (Hexenschuß) und Bandscheiben-Nervenschmerzen sollen sich verschiedenartige Zubereitungen und Verabreichungsformen bewährt haben. Insbesondere sollen Augen-Kapillarblutungen, Binde- und Hornhautentzündungen und Hornhautgeschwüre (*Herpes cornae*), auch Fälle von Blindheit, die durch Schlag oder Stoß hervorgerufen worden waren, durch Behandlungen von Mohawk-Heilern rasch und gründlich geheilt worden sein, indem man dem Patienten über

eine Pflanzenrohrpipette stundenlang Absudtropfen in die Augen träufelte.
Die Blätter befanden sich von 1882 bis 1916 in der USP und von 1916 bis 1955 in der NF. Rinde und Zweige waren von 1906 bis 1916 in der USP aufgeführt und der Zaubernußextrakt in der USP von 1905 bis 1926, in der NF von 1888 bis 1905 und von 1926 bis heute.
Der Extrakt wird durch Destillation von frischen Blättern und Zweigen gewonnen.
Dosierungen: *Teeaufguß:* 31,1 g (1 Unze) der Blätter und zerkleinerten Rinde auf ½ l kochendes Wasser, 30 Minuten ziehen lassen, davon täglich drei- bis viermal 1 Tasse.
Flüssigextrakt: 5 bis 15 Tropfen in warmem Wasser, drei- bis viermal täglich.
Tinktur: 5 bis 20 Tropfen (von Blättern), 10 bis 30 Tropfen (von Rinde) in 100 ccm warmem Wasser dreimal täglich.
Salbe: Pulverisierte Rinde, gemischt mit Kokosöl oder Kakaobutter.
Verbandauflage: Brei aus zerquetschten Blättern und Zweigen oder aus zerquetschter Rinde, direkt aufgelegt, oder Baumwollkompressen getränkt mit ständig frischem Teeaufguß aus Blättern.
Pillen: Gepreßt aus pulverisierten getrockneten Rindenstücken.
Augentropfen: Kalter Teeaufguß aus den Blättern, ganz klar durchgesiebt, in Tropfenform direkt ins Auge, oder mit Baumwollauflagen, die durchtränkt sind.

Zaubernuß

Obwohl *Hamamelis* bei uns eine beliebte Zierpflanze geworden ist, so ist sie doch eine typisch amerikanische Heilpflanze geblieben. Bei uns hat sich der Einsatz der Droge als Tee kaum durchgesetzt. Im Gegensatz dazu gibt es hier aber eine Fülle von Fertigpräparaten, deren Indikationen sich ziemlich genau mit den Angaben der Indianer decken: Blutstillung, Entzündungshemmung, Durchfall, rheumatische Beschwerden, Hämorrhoiden. Besondere Erfolge sind in der Venentherapie zu verzeichnen. Die bekanntesten Präparate sind die «Hametum»®-Präparate. In der Homöopathie erfreut sich *Hamamelis* einer ganz besonderen Beliebtheit bei Venenleiden, zur Wundheilung, bei Entzündungen im Mund und Rachen, bei Blutungen etc. Auch die Kosmetik macht sich die mild adstringierende Wirkung von *Hamamelis* in Cremes und Wässern zunutze.

J. E.

Epilog

Gesunderhaltung – Prävention oder Behandlungs-perfektion?

Die indianische Medizin hat in erster Linie ihr gesamtes ungeteiltes Augenmerk auf die *Gesunderhaltung* der ihr Anvertrauten gerichtet. Ihr Ansehen war um so höher, je weniger Krankheiten auftraten, je weniger sie also in Anspruch genommen zu werden brauchte. Das allein ist bereits eine elementare Vorgabe, die moderner Medizin undenkbar erscheint und *in praxi* undurchführbar ist. Aber – und an dieser Schlußfolgerung kommt man selbst bei nüchternster Betrachtung nicht vorbei – diese absolute Vorrangigkeit der Gesunderhaltung der Menschen bietet die besten Voraussetzungen für ihr Wohl, für ihr Gedeihen. Da unsere Gesellschaftsordnung eine an diesem Primat orientierte präventive Gesundheitspflege nicht zuzulassen vermag, weil sämtliche Mittel, die die Existenz einer Medizin gewährleisten können, aus der Vorrangigkeit der *Krankheitsbehandlung* geschöpft werden müssen, ergibt sich bereits aus dieser simplen Sachlage, daß die indianische Medizin fundamental *human* war, während man der Schulmedizin nicht mehr und nicht weniger bescheinigen kann, als daß sie in ihren Fundamenten *medizinal*, also weniger auf das Wohlergehen der Menschen als aufs eigene Wohlergehen bedacht ist.

Die Aufmerksamkeit der indianischen Medizin war, und das ist ohne jeden Zweifel deutlich geworden, vorrangig auf die *Grundursachen* gerichtet, von denen Indianerheiler seit Jahrhunderten behaupten, daß man sie unter dem Mikroskop und selbst in der feinsten chemischen Analyse niemals zu erkennen vermag – und die gesamte Entwicklung, auf die diese ehrwürdig in Irrtümern vergreiste Schulmedizin zurückblickt, weist darauf hin, daß die Indianerheiler mit dieser Kritik sehr wohl recht haben könnten. Gewiß, die Erfolge dieser Schulmedizin und der mit ihr einhergehenden Technisierung sind beachtlich – wenn man ihr eigenes Wohlergehen betrachtet, dem der Mensch als unverzichtbares Mittel dient. Könnte man den Begriff «Wohlergehen» auf die Menschen beziehen, wenn man von Erfolgen spricht, so müßte die Menschheit insbesondere im letzten halben Jahrhundert geradezu phänomenal gesünder geworden sein. Das ist sie aber, nach eigenem Bekunden der Schulmedizin, nicht! Das Gegenteil ist der Fall.

Was die indianische Medizin seit vielen Jahrhunderten praktiziert – das Erkennen und Behandeln von Erstursachen –, ist Schulmedizinern immer prinzipiell verdächtig erschienen – und daran hat sich nicht viel geändert, weil ein solcher grundlegender Wandel innerhalb der Grenzen naturwissenschaftlich-medizinischen Kausaldenkens gar nicht möglich zu sein scheint. Allenfalls stellen Erkenntnisse indianischer Medizin, die in jüngster Zeit immer häufiger in den rückwärts gerichteten Untersuchungen physikochemischer Abläufe Bestätigung finden, *seltsame Phänomene* dar, die entweder Zufall oder eben unerklärlich sind. Das von Physik und Chemie geprägte System der Medizin stößt heute jedoch zunehmend an Grenzen, die es in Frage stellen und ein weiteres Sperren gegen neue Impulse unmöglich machen. So meint etwa Hans Schaefer, daß «das Schisma der Medizin, ihr Zerfall in eine psychische und eine somatische Grundhaltung, theoretisch überwunden» ist. Die starre Fixierung der Medizin auf die Krankheit hat in eine Sackgasse geführt, deren Ausweglosigkeit sich wohl am besten am Vertrauensverlust im Arzt-Patient-Verhältnis ablesen läßt, der immer krassere Formen annimmt. Die Betroffenen scheinen zu ahnen, daß Gesunderhaltung und immer weiter perfektionierte Krankheitsbehandlung zwei grundsätzlich verschiedene Dinge sind. Während die Medizinmaschinerie wie ein Roboter weiter in die vorgegebene Richtung marschiert, werden die Umkehrbestrebungen innerhalb der bis vor kurzem geduldigen Patientenmassen immer bewußter und entschlossener, steigen das Unbehagen und die Bereitschaft, die Gesunderhaltung in die eigene Verantwortung zu nehmen.

Die Schulmedizin scheint sich fernab solcher Entwicklungen, die sie allenfalls als ideologisch beschwerte Rückfälle in atavistische Nostalgie zu erkennen vermag, in ihrer maßgeschneiderten Methodik sicher zu fühlen. Aber immer mehr Mediziner und Pharmazeuten beginnen zu ahnen, daß diese Methodik wohl doch etwas zu methodisch gewesen ist. Sie entwickeln zögernd neue Leitvorstellungen, deren Primat die *Prävention* ist, und scheinen mit Hans Schaefer der Ansicht zu sein, daß ein solches alternatives Modell eine radikale Umorientierung der Medizin voraussetzt – daß es einer *neuen Medizin* bedarf.

Moderne Indianerheiler stehen diesen innovativen Bestrebungen noch ebenso reserviert wie erstaunt gegenüber. Sie haben Außenseiter unter den Wissenschaftlern und Medizinern kennen- und schätzen gelernt und begonnen, sich diesen mitzuteilen. Diese Mediziner glauben, daß die indianische Heilkunde einer neuen Medizin wertvolle Impulse geben und einen reichen empirischen Fundus zur Verfügung stellen könnte, der eine Umorientierung erheblich erleichtern würde.

Damit man sowohl den gewaltigen Umfang als auch die starke humane Substanz dieser indianischen Medizin tiefer verstehen kann, ist es notwendig, die Heilkunst der Indianer auf der breiten Basis ihrer alten Kultur und Geisteshaltung kennenzulernen. Was heute Techniker gern Bio-Information, Bio-Feedback, simpler «Naturverständnis» nennen, ist Indianern mehr vertraut als allen anderen Völkern und Kulturen. Man sollte sich ihnen zuwenden, versuchen, ihr Vertrauen zu erwerben, ihre spezifisch eigene Art, mit Natur umzugehen, kennenlernen wollen, sich ihnen öffnen, sie als gleichberechtigte und gleichwertige Bewohner dieses empfindlichen Ökosystems Erde betrachten, sie als die versiertesten Umweltschützer und Naturkundigen sehen, die sie tatsächlich sind. Wir können viel von ihnen lernen. Ihre Medizin befand sich vor einigen hundert Jahren auf einem Höhepunkt, der an der allgemeinen *Gesundheit* abzulesen war und daran, wie sie mit Krankheiten lebten, ohne ihnen auch nur die geringste Chance zur Entfaltung zu geben.

Welcher Kulturkreis hat dies je in solcher Selbstverständlichkeit zustande gebracht?

Es sind nur noch Fragmente, die zur Verfügung stehen, mit denen man sich beschäftigen kann und die man eventuell in ein *neues Medizinbewußtsein und Umweltbewußtsein* einbeziehen könnte. Wenn dieses Buch solche Einsichten vermittelt und sich hieraus Anregungen ergeben, die aus dem derzeit immer bedrohlicher werdenden Dilemma allmählich *herauszuführen* vermögen, so hat es seinen Sinn erfüllt.

«Was die Ursachen der Krankheiten anlangt, so entspricht es der Nüchternheit des naturwissenschaftlichen Zeitalters, von den greifbaren Phänomenen auszugehen und ihre Entwicklung Schritt für Schritt nach rückwärts zu verfolgen. In diesem Rückwärtsschreiten des Pathophysiologen längs der Kette der Krankheitsentwicklung geschieht es fast notwendigerweise, daß man für Abweichungen von der Norm Mechanismen sucht, die für sie verantwortlich sind ... Solange man die Kette der Mechanismen weiterverfolgt, verbleibt man in einem Bezugssystem, das sich in immer feineren Hypothesen der Verursachung physikochemischer Abläufe verliert. Je besser diese bekannt sind, desto eher bietet sich ihre Beeinflussung mit ebenfalls physikochemischen Mitteln an. In diesem Konzept werden gleichsam mehrere Kausalfäden nach rückwärts verfolgt, die aber alle auf Physik oder Chemie gegründet sind. Die naturwissenschaftlich orientierte Schulmedizin ist eine pathogenetische Medizin, welche Krankheitsverläufe, aber keine *Erstursachen* (Ätiologien) der Krankheiten beschreibt. Diese Frage nach den Ätiologien ist ihr aus Prinzip verdächtig, da sie gleichsam voraussetzt, daß man den Faden der Verursachung aus den Augen läßt und weit in die Vergangenheit schaut, auf etwas, das die kausale Verknüpfung mit der Gegenwart mehr erahnen als beweisen läßt. Der Blick auf Erstursachen erscheint dieser Medizin spekulativ, und sie haßt bekanntlich nichts mehr als Spekulationen. Da eine Krankheitsverhütung dem klaren Wortsinn nach nur meinen kann, jene Erstursachen, jene mehr erahnten als erwiesenen ‹Aitia› der Krankheiten auszuschalten, kann eine derart dem topologischen und pathogenetischen Denken verhaftete Medizin nicht eigentlich präventiv handeln, selbst wenn sie natürlich das Konzept der Prävention ... einsehen und bejahen kann.»

Hans Schaefer: *‹Plädoyer für eine neue Medizin›*

Anmerkungen

«Heroische Medizin»

1 Im Gespräch mit dem Autor.
2 Max Savelle: Seeds of Liberty-Medicine, Seattle 1965, S. 128.
3 Ebd., S. 130.
4 Zitiert in: Savelle, a. a. O., S. 130.
5 William Douglass: Historical and Political Summary of the British Settlements in North America, Boston 1749–1752, Bd. 2, S. 406 f.
6 George W. Groh: Gold Fever, New York 1966, S. 7–10 und 293 bis 295.
7 Robert F. Karolevitz: This Was Trukking: Old Dobbin's Last Stand. Seattle 1966, S. 26.
8 Georg W. Groh, a. a. O., S. 26.
9 Arthur E. Hertzler: The Horse and Buggy Doctor, 1938, S. 1–9.
10 Ebd., S. 6.
11 Ebd., S. 7.
12 Ebd., S. 9.

Pioniermedizin

1 George W. Groh, a. a. O., S. 300 f.
2 G. W. Read/R. Gaines: Goldrush: The Journals, Drawings, and Other Papers of J. Goldsborough Bruff, New York 1949, S. 684 f.
3 Robert F. Karolevitz: Doctors of the Old West, Seattle 1967, S. 38.
4 Ebd., S. 40.
5 *Washington Daily National Intelligencer*, 4. Juli 1849.
6 George W. Groh, a. a. O., S. 316.

Indianische Mentalität

1 Doug Boyd: Rolling Thunder, München 1981, S. 270.
2 Ebd., S. 237 f.
3 Vgl. Anm. 1 zu Kap. 1.
4 Doug Boyd, a. a. O., S. 236.
5 Ebd., S. 269.
6 Ebd., S. 269 f.
7 Vgl. Anm. 1 zu Kap. 1.
8 Claudia Wallis: Stress: Can We Cope?, Time Magazine 23/1983.
9 Rudolf Elmayer von Vestenbrugg: Eingriffe aus dem Kosmos, Freiburg 1977, S. 292.
10 Doug Boyd, a. a. O., S. 285.
11 *Spektrum der Wissenschaft* 11/1983 – Ankündigung in Heft 10/1983.

Die Sozialphilosophie der Indianer

1 R. S. Cotterell: The Southern Indians, Norman 1954, S. 12 f.
2 *New York States Museum Bulletin* 184, Albany, 1. 4. 1916: The Constitution of The Five Nations or The Iroquois Book of The Great Law.
3 Das Jahr 1570 wird in «Die Irokesen – Macht des Geistes», *Kalumet* – Sonderheft Nr. 2, Dezember 1968, S. 7, genannt mit der Einschränkung: «Die Irokesen selbst geben jedoch das Jahr 1451 an.» In: Wolfgang Lindig: Die Kulturen der Eskimo und Indianer Nordamerikas, Frankfurt 1972, S. 224, wird das Jahr 1575 – nebst Zitat – angegeben.
4 Grace Steel Woodward: The Cherokees, Norman 1963, S. 144.
5 The Colonial Records of Pennsylvania, 1735–1745, Vol. IV, S. 729 bis 735 (17. 6.–4. 7. 1744).
Der Abgeordnetenkongreß war vom Lieutenant-Governor der Provinz Pennsylvania zum 17. Juni 1744 einberufen worden. Der Lordsprecher der Irokesen-Konföderation war der Onondaga-Lord Canassatego, der in seiner Ansprache auch das Angebot des präsidierenden Gouverneurs George Thomas ablehnte, talentierte Irokesenschüler in ein Pennsylvania-Schulinternat zur Ausbildung zu schicken. Die Irokesen waren mit den Erziehungsmethoden in den englischen Kolonien sehr gut vertraut. Dort herrschte eiserne puritanische Disziplin, die in der Regel mit harten Prügelstrafen, Dunkeleinschluß und Essensentzug aufrechterhalten wurde. Indianer betrachteten solche Methoden als menschenunwürdig und charakterverderbend. Canassatego antwortete auf das Angebot: «Wir Indianer lieben unsere Kinder zu sehr, um sie so weit von zu Hause fortzuschicken, und außerdem möchten wir unseren Kindern nicht diese Art von Erziehung zumuten.»
6 Zitiert nach: C. van Doren: Benjamin Franklin, New York 1957, S. 209.
7 Vgl. F. Parkman: The Jesuits in North America in the 17th Century, Boston 1970, S. LVIII.
8 Vgl. C. Cohen: The Legal Conscience, New Haven 1960, S. 317.
9 Sylvester M. Morey (Hg.): Can the Red Man Help the White Man?: A Denver Conference with the Indian Elders, New York 1970, S. 5 f.
10 S. M. Morey/Olivia Gilliam: Respect for Life, New York 1974, S. XIX.
11 Ebd. Das Buch ist das Protokoll einer Konferenz der nordamerikanischen Indianer über traditionelle indianische Bildung, die unter dem Patronat des Bureau of Indian Affairs (United States Department of the Interior, Washington D. C.) stand und vom Myrin Institute of the Adelphi University, New York, im März 1974 in Harper's Ferry geleitet (moderiert) wurde. Teilnehmer waren: Jimmy Begay, Navaho (Arizona), Ernest Benedict, St. Regis Mohawk, Ontario (Kanada), Max Hanley sr., Navaho (Arizona), Henry Old Coyote, Crow (Montana), Stella Old Coyote, Crow (Montana), Allen C. Quetone, Kiowa (Oklahoma), Viktor Sarracino, Laguna Pueblo (New Mexico), Arthur Sutton, Arapahoe (Oklahoma), Honorable Louis R. Bruce, Mohawk-Sioux (Commissioner of BIA), Mrs. Dene Curtis, Cherokee, Barbara Wilson, Navaho, Mrs. Tomoie Leahy, Cherokee, und die Repräsentanten des Myrin Institute: Sylvester M. Morey, John F. Gardner, Marion G. H. Gilliam, David A. Barten und Olivia L. Gilliam.
12 Vgl. Anm. 1 zu Kap. 1

Indianische Heiler

1 James Mooney: Sacred Formulas of the Cherokees, 7th Annual Report of the Bureau of American Ethnology, 1885–1886, Washington 1891, S. 323.
2 Richard Erdoes, a. a. O., S. 1.
3 Ebd., S. 144–147.
4 Ebd., S. 53 f.
5 *Nature* 276 (1978).
6 John G. Taylor, zitiert in: Ernst Mekkelburg: Besucher aus der Zukunft, Bern 1980, S. 98

7 Doug Boyd, a. a. O.
8 Ebd., S. 12.
9 Ebd., S. 284–288.
10 Ebd., S. 142 f.
11 Ebd., S. 154 f.
12 Ebd., S. 187 f.
13 Gespräch des Autors mit dem Medizinmann «The Raven» (Navaho-Name) am 15. Juli 1972 während eines Aufenthalts in einer Hopi-Reservation in Old Oraibi/Arizona.
14 Doug Boyd, a. a. O., S. 221 f.
15 Zitiert nach: Robert Conrow/Arlene Hecksel: Herbal Pathfinders, Santa Barbara 1983, S. 54–56.
16 Ausführliche Informationen über diese Forschungsergebnisse bieten: Peter Tomkins/Christopher Bird: Das geheime Leben der Pflanzen, Frankfurt 1977.
17 Zitiert nach: Robert Conrow/Arlene Hecksel, a. a. O., S. 69 f.
18 Ebd., S. 71–74.
19 Doug Boyd, a. a. O., S. 258 f.
20 Baron Armand Louis de Lahontan: New Voyages to North America (1688), Nachdruck der Erstausgabe von 1703, Chicago 1905, Bd. II, S. 465.
21 Richard Erdoes, a. a. O., S. 101–103.
22 Doug Boyd, a. a. O., S. 249.
23 Forrest E. LaViolette: The Struggle for Survival: Indian Cultures and the Protestant Ethic in British Columbia, Toronto 1961, S. 43. Das Gesetz ist dort vollständig zitiert. Quellenangabe: Section 3 der Statutes of Canada, 1884.
24 Tageszeitung *The Province*, 20. Februar 1973: «A Curative Indian Ritual or Just a Sadistic orgy?»
25 Wolfgang G. Jilek: Indian Healing: Shamanistic Ceremonialism in the Pacific Northwest Today, Surrey 1982, S. 127 f.
26 Ebd., S. 159.
27 Robert L. Bergman: Navajo Peyote Use: Its Apparent Safety, *American Journal of Psychiatry* 128, 1971, S. 695–699.
28 Chunilal Roy/Adjit Choudhuri/Donald Irvine: The Prevalence of Mental Disorders among Saskatchewan Indians, *Journal of Cross-Cultural Psychology* 1/1970, S. 383–392.
29 Zitiert nach: Wolfgang G. Jilek, a. a. O., S. 161.

Indianische Gesundheitspflege

1 John Lawson: History of North Carolina, 1714, Reprint von Richmond, Garret and Massay, 1937, S. 187.
2 William Bartram: Travels of William Bartram, hg. von Mark van Doren, New York 1955, S. 182 f.
3 Ebd., S. 399.
4 John Brickell: The Natural History of North Carolina, Dublin 1737, S. 344.
5 John D. Hunter: Manners and Customs of Several Indian Tribes Located West of the Mississippi, Philadelphia 1823, S. 370.
6 Vgl. z. B. James Adair: The History of the American Indians – Particularly Those Nations Adjoining to the Mississippi, London 1775, S. 120; Louis Henry Morgan: The Indian Journals, 1859–1862, Ann Arbor 1959, S. 96; Dr. Benjamin Rush: An Inquiry into the Natural History of Medicine among the Indians of North America, and a Comparative View of Their Diseases and Remedies with Those of Civilized Nations, Referat vor der American Philosophical Society, Philadelphia, 4. Februar 1774.
7 Elliott Coues (Hg.): History of the Expedition under the Command of Lewis and Clark, New York 1965 (Reprint der Ausgabe von 1893), Vol. 3, S. 1024 f.
8 Vgl. Wilton Marion Krogman: Medical Practices and Diseases of the Aboriginal American Indians, *Ciba Symposia* , Vol. 1, Nr. 1, April 1939, S. 11–18.
9 Vgl. Weston A. Price: Nutritional and Physical Degeneration: A Comparison of Primitive and Modern Diets and Their Effects, 1. Aufl. 1930, 4. erw. Aufl. New York 1945.
10 Vgl. George Henry Loskiel: History of the Mission of the United Brethren among the Indians in North America, Druck für die Brethren Society for the Furtherance of the Gospel, London 1794; C. F. Volney: A View of the Soil and Climate of the United States of America, Philadelphia 1804; David Zeisberger: Diary of David Zeisberger, a Moravian Missionary among the Indians of Ohio, 2 Vols., Cincinnati 1885.
11 Vgl. Notes on Gynecology and Obstetrics of the Arikara Tribe, in: Papers of the Michigan Academy of Sciences, Arts and Letters, Vol. XIV, 1930, S. 71 und 74.
12 Sun Bear: At Home in the Wilderness, Happy Camp 1968, S. 16.
13 Baron Armand Louis de Lahontan, a. a. O., Bd. II, S. 161.
14 Ebd., Bd. II, S. 467

Frauenheilkunde und Geburtshilfe

1 Baron Armand Louis de Lahontan, a. a. O.
2 Der Gynäkologe Norman E. Himes faßte 1936 die Meinung der Gilde mit folgenden Worten zusammen: «Amerikanische Stämme kannten keine wirksame Methode der Empfängnisverhütung.» – Medical History of Contraception, New York 1936, Neuauflage (nicht bearbeitet) New York 1963, S. 12.
3 Vgl. Clellan Ford: Control of Conception in Cross Cultural Perspective, in: *Annals of the New York Academy of Sciences,* Band LIV, 2. Mai 1952, S. 764–766; Leslie Goodluck: Family Planning Efforts of the Bureau of Indian Affairs, in: *Navajo Times*, 29. Juli 1965; Henry de Laszlo/Paul S. Henshaw: Plant Materials Used by Primitive Peoples to Affect Fertility, in: *Science* 3097, 1954.
4 Richard Erdoes, a. a. O., S. 162.
5 Norman Taylor: Plant Drugs That Changed the World, New York 1965, S. 248.
6 *Science News Letter*, Vol. 87, 1. Mai 1965, S. 281.
7 Baron Armand Louis de Lahontan, a. a. O., Vol. 2, S. 459.
8 Vgl. W. Vernon Kinietz: The Indians of the Western Great Lakes, 1615 bis 1760, Ann Arbor 1965, S. 222. Die Pflanze, deren Wurzel verwendet wurde, wird von den Indianern, so das Manuskript, «Pallaganghy» genannt, was «Ocre» (Röhrenblatt) bedeutet. Recherchen des Autors ergaben, daß es sich höchstwahrscheinlich bei der im Originalmanuskript von 1724 nicht näher klassifizierten Pflanze um die «Maryland-Kassie» handelt, die später in den USA «American Senna» genannt wurde.
9 Vgl. Frank G. Speck: Catawba Herbals and Curing Practices, *Journal of*

American Folklore 223 (Januar bis März 1944), und: Catawba Medicines and Curative Practices, in: *Publications of the Philadelphia Anthropological Society*, Vol. 1, Philadelphia 1937, S. 190.
10 John Josselyn: An Account of Two Voyages to New England Made during the Years 1638 and 1663, Boston 1865, S. 99.
11 Baron Armand Louis de Lahontan, a. a. O.
12 M. Grieve: A Modern Herbal, New York 1971, Vol. 2, S. 643.

Indianische Behandlungsmethoden

1 Richard Erdoes, a. a. O., S. 160–162.
2 A. R. Hutchens: Herbalogy of North America, Windsor 1969, S. 32.
3 Zitiert nach: Robert Conrow, a. a. O., S. 53 f.
4 Hyemeyohtsts Storm: Sieben Pfeile, Wilhelm Fink Verlag, München 1980, S. 14 f.
5 Richard Erdoes, a. a. O., S. 156.
6 Doug Boyd, a. a. O., S. 25 f.
7 Ebd., S. 32.
8 John D. Hunter, a. a. O., S. 397.
9 John Lawson, a. a. O., S. 40.
10 Ebd., S. 234.

Wundbehandlung

1 Eric Stone: Medicine among the American Indians, *Clio Medica*, Vol. 7, New York 1962.
2 John D. Hunter, a. a. O., S. 396.
3 Zitiert nach: Reuben Gold Thwaites (Hg.): Early Western Travels, 1748 bis 1846, (32 Vols.), Vol. 21: Wyeth's Oregon, Cleveland 1904–1907, S. 78.
4 William Wood: New England's Prospect, Boston 1746, S. 88 f.
5 Jean-Bernard Bossu: Travels in the Interior of North America, 1751 bis 1762, Norman 1962, S. 168.
6 Mathilda C. Stevenson: Ethnobotany of the Zuni Indians, Beitrag im *30th Annual Report*, Bureau of American Ethnology, 1908–1909, Washington 1915.
7 *Der Spiegel* 42/1983: «Prisma: Antibiotika aus Froschhäuten?»
8 Eric Stone: Medicine among the Iroquois, in: *Annals of Medical History*, Vol. 6, Nr. 6, November 1934, S. 531 f.
9 Ebd., S. 532–534.
10 John Lawson, a. a. O., S. 235 f.
11 John Brickell, a. a. O., S. 394.
12 James Adair: The History of the American Indians, Particularly Those Nations Adjoining to the Mississippi, London 1774, S. 234.
13 John Lawson, a. a. O., S. 235 f.
14 Stephen Williams: Report on the Indigenous Medical Botany of Massachusetts, in: *Transactions of the American Medical Association*, Vol. 2, 1849, S. 880.

Die Behandlung innerer Krankheiten

1 John Lederer: The Discoveries of John Lederer, Charlottesville 1958, S. 36 f.
2 Huron H. Smith: Ethnobotany of the Meskwaki Indians, Milwaukee 1928.
3 Alma R. Hutchens: Indian Herbalogy of North America, Windsor 1969, S. 108.
4 Pierre François Xavier de Charlevoix: Journal of a Voyage to North America, 2 Vols., Chicago 1923, Vol. 2, S. 161.
5 O. P. Brown, zitiert in: A. R. Hutchens, Herbalogy of North America, Windsor 1969, S. 59 f.
6 Dagobert Tutsch: Taschenlexikon der Medizin, Reinbek 1970, S. 494.

Bezugsquellen in den USA

APHRODISIA
28 Carmine Street
New York, N. Y. 10014
Getrocknete Kräuter, große Auswahl natürlicher und gemischter Öle

BURGESS PLANT & SEED CO.
2200 East Oakland Avenue
Bloomington, Illinois 61701
Kräutersamen und Pflanzen

GREENE HERB GARDEN
Greene, R I 02872
Kräutersamen und -knospen

GUERNEY SEED AND NURSERY CO.
Yankton, SD 57079
Kräutersamen und Pflanzen

HENRY FIELD SEED & NURSERY CO.
407 Sycamore Street
Shenandoah, IA 51602
Kräutersamen und Pflanzen

INDIANA BOTANIC GARDENS
Hammond, IN 46325
Exotische Kräuter und Öle

NATURE'S HERB CO.
281 Ellis Street
San Francisco, CA 94102
Getrocknete Kräuter

NICHOLS GARDEN NURSERY
1190 North Pacific Highway
Albany, OR 97321
Kräuter und Samen

GEO. W. PARK SEED CO.
Greenwood, S. C. 29647
Kräuter und ungewöhnliche Samen

R. H. SHUMWAY SEEDMEN
628 Cedar Street
Rockford, IL 61101
Kräuter, Samen und Pflanzen

TAYLOR'S HERB GARDENS, INC.
1335 Lone Oak Road
Vista, CA 92083
Lebende Kräuter

Bibliographie

Abbott, E. C. «Teddy Blue»: We Pointed Them North. New York 1939.

Abel, Annie Heloise: The American Indian as Participant in the Civil War. Cleveland 1915.

Ackerknecht, Erwin A.: A Short History of Medicine. New York 1955.

Adair, James: The History of the American Indians. London 1775.

Adney, Edwin Tappan: The Klondyke Stampede of 1897–1898. Fairfield 1968.

Allen, J. A.: History of the American Bison. Washington 1877.

Alter, J. Cecil: James Bridger. Salt Lake City 1925.

Alvarez, Walter C.: The Emergence of Modern Medicine from Ancient Folkways. Washington 1938.

American Medical Association: Transactions of the American Medical Association, Vol. II (1849). Philadelphia 1849.

American Philosophical Society: Transactions of the American Philosophical Society, Held at Philadelphia, for Promoting Useful Knowledge. Vol. I–III, Philadelphia 1786–1793.

Andrews, Edmund: The Aboriginal Physicians of Michigan. Ann Arbor 1903.

Andrews, Ralph W.: Curtis' Western Indians. New York 1962.

Ders.: Indian Primitive. New York 1960.

Angier, Bradford: Field Guide to Edible Wild Plants. Harrisburg 1974.

Ders.: Field Guide to Medicinal Wild Plants. Harrisburg 1978.

Ashburn, P. M.: The Ranks of Death: A Medical History of the Conquest of America. New York 1947.

Atkinson, M. J.: Magic, Myth, and Medicine. Cleveland 1956.

Audobon, John James: Audobon and His Journals, Vol. I/II. New York 1960.

Audubon, John W.: Audubon's Western Journal: 1849–1850. Cleveland 1906.

Aurand, A. Monroe jr.: The «Pow-Wow» Book. Harrisburg 1929.

Baber, D. F.: The Longest Rope – The Truth about the Johnson County Cattle War. Caldwell 1940.

Bach, Edward: The Bach Flower Remedies. London 1931.

Baegert, Jacob: An Account of the Aboriginal Inhabitants of the Californian Peninsula. Washington 1864/65.

Bagley, Clarence B.: Early Catholic Missions in Old Oregon, Vol. I/II. Seattle 1932.

Bailey, Libert H.: How Plants Got Their Names. New York 1963.

Ballenger, T. L.: Around Tahlequah Council Fires. Oklahoma City 1945.

Bancroft, Hubert Howe: The Works of Hubert Howe Bancroft: The Native Races, Vol. II. San Francisco 1886.

Bandel, Eugene: Frontier Life in the Army 1854–1861. Glendale 1932.

Barnum, F. A.: The Last of the Old Indian Missionaries, Father Joseph Joset, a Sketch from Notes Gleaned from the Missionary. O. O. 1901.

Barrett, S. A.: Material Aspects of Pomo Culture. Milwaukee 1952.

Barrett, S. M.: Geronimo: His Own Story. New York 1970.

Barry, J. N.: Early Oregon Forts, a Chronological List. O. O. 1945.

Barton, Benjamin Smith: Collections for an Essay towards a Materia Medica of the United States. Philadelphia 1810 (3. Aufl.)

Bartram, William: Travels Through North and South Carolina, Georgia, East and West Florida, the Cherokee Country, the Extensive Territories of the Muscogulges or Creek Confederacy, and the Country of the Choctaws. London 1792.

Ders.: The Travels of William Bartram. New Haven 1958.

Battley, Thomas C.: The Life and Adventures of a Quaker among the Indians. Norman 1967.

Beach, Wooster: The American Practice Condensed, or the Family Physician: Being the Scientific System of Medicine: on Vegetable Principles, Designed for All Classes. New York 1857 (17. Aufl.).

Beach, W. W.: The Indian Miscellany, Containing Papers on the History Antiquities, Arts, Languages, Traditions and Superstitions of American Aborigines. Albany 1877.

Beal, Merrill D.: «I Will Fight No More Forever» – Chief Joseph and the Nez Percé War. Seattle 1963.

Beaver, Herbert: Experiences of a Chaplain at Fort Vancouver, 1836–1838. Clark 1938.

Beck, John R.: Medicine in the American Colonies. Albuquerque 1966.

Beeson, John: A Plea for the Indians with Facts and Features of the Late War in Oregon. New York 1957.

Bell, James A.: A Log of the Texas-California Trail, 1854. Haley 1932 (Privatpubl.).

Bell, Whitfield J.: John Morgan, Continental Doctor. Philadelphia 1965.

Bentley, R. & Trimen, H.: Medicinal Plants. London 1880.

Berkhofer, Robert F.: Protestants, Pagans and Sequences among the American Indians 1760–1860. *Ethnohistory* Nr. 10, 1963.

Berry, James Berthold: Western Forest Trees. New York 1966.

Biegert, Claus: Die Wunden der Freiheit. Reinbek 1971.

Bigelow, Jacob: American Medical Bontany, Being a Collection of the Native Medicinal Plants of the United States, 3 Vols. Boston 1820.

Black Elk: Die Heilige Pfeife. Freiburg 1978.

Blanchet, F. N.: Notices and Voyages of the Famed Quebec Mission to the Pacific Northwest, Being the Correspondence, Notices, etc., of Fathers Blanchet and Demers, Together with Those of Fathers Bolduc and Langlois, 1838 to 1847. Portland 1956.

Blanton, Wyndham B.: Medicine in Virginia in the Eighteenth Century. Richmond 1931.

Blochman, Lawrence G.: Doctor Squibb: The Life and Times of a Rugged Idealist. New York 1958.

Boerhaave, Herman: Herman Boerhaave's Materia Medica. London 1741.

Böttcher, Helmut: Wonder Drugs – A History of Antibiotics. Philadelphia 1964.

Bolduc, J. B. Z.: Mission de la Colombie, deuxième lettre et journal. Quebec 1845.

Bolton, Herbert Eugene: Athanase de Mézières and the Louisiana-Texas Frontier, 1768–1780, 2 Vols. Cleveland 1914.

Bonner, T. D.: Life and Adventures of James P. Beckwourth. New York 1856.

Bonner, Thomas Neville: Medicine in Chicago: 1950–1950. Madison 1957.

Ders.: The Kansas Doctor. Lawrence 1959.

Bossu, Jean-Bernard: Travels in the Interior of North America, 1751–1762. Norman 1962.

Ders.: The Medicine Men of the Apache. Washington 1892.

Bourke, John G.: On the Border with Crook. New York 1892.

Boyd, Doug: Rolling Thunder – Erfahrungen mit einem Schamanen der

neuen Indianerbewegung. München 1981.
Brackett, A. G.: History of the United States Cavalry from the Formation of the Federal Government to the 1st of June 1863. New York 1865.
Brady, Cyrus Townsend: Indian Fight and Fighters. Garden City 1940.
Brendle, Thomas R. & Unger, Claude W.: Folk Medicine of the Pennsylvania Germans: The Non-Occult Cures. *Proceedings of the Pennsylvania German Society,* Vol. XLV. Norristown 1935.
Briante, John Goodale: The Old Root and Herb Doctor, or The Indian Method of Healing. Claremont 1870.
Brickell, John: The Natural History of North-Carolina, With an Account of the Trade, Manners and Customs of the Christian and Indian Inhabitants. Dublin 1737.
Brisbin, James B.: Beef Bonanza: Or How to Get Rich on the Plains. Philadelphia 1881.
Britton, N. L. & Brown, A.: An Illustrated Flora of the Northern United States, Canada and the British Possessions, 3 Vols. New York 1913.
Brooks, Harlowe: The Medicine of the American Indian. New York 1933.
Brophy, William A. & Aberle, Sophie D.: The Indian: America's Unfinished Business. Norman 1966.
Brouillet, J. B. A.: The Bureau of Catholic Indian Missions – The Work of the Decade Ending December 31, 1883. Washington 1883.
Brown, Dee: Fort Phil Kearney: An American Saga. New York 1962.
Brown, Jennie Broughton: Fort Hall on the Oregon Trail. Caldwell 1932.
Brown, William Compton: The Indian Side of the Story, Being a Concourse of Presentations Historical and Biographical in Character Relating to the Indian Wars and to the Treatment Accorded to the Indians, in Washington Territory East of the Cascade Mountains during the Period from 1853 to 1889. Spokane 1961.
Browne, J. Ross: Adventures in the Apache Country: A Tour through Arizona and Sonora, with Notes on the Silver Regions of Nevada. New York 1898.
Bruff, J. Goldsborough: Gold Rush: The Journals, Drawings, and Other Papers of J. Goldsborough Bruff, April 2, 1849–July 20, 1851. Columbia University Press 1959.
Buchan, William: Every Man His Own Doctor, or A Treatise on the Prevention and Cure of Diseases. New Haven 1816.
Buffum, Edward Gould: The Gold Rush: An Account of Six Months in the California Diggins. London 1959.
Burdick, Usher L.: Marquis DeMores at War in the Badlands. Fargo 1929.
Burlage, H. M.: Index of Plants of Texas with Reputed Medicinal and Poisonous Properties. Austin 1968.
Burns, Robert Ignatius: I Lift My Lamp: Jesuits in America. Westminster 1955.
Ders.: Indians and Whites in the Pacific Northwest. Jesuit Contributions to Peace, 1850–1880. San Francisco 1961.
Bush, I. J.: Gringo Doctor. Caldwell 1939.
Bye, John O.: Trailing in the Heart of the Short Grass Country. Washington 1956.
Cahn, Edgar S.: Our Brother's Keeper: The Indian in White America. New York 1969.
Caldwell, Mary French: Andrew Jackson's Hermitage. Nashville 1933.
Camp, Charles L.: James Clyman, American Frontiersman. San Francisco 1928.
Carlson, G. A. & Jones, V. H.: Some Notes on Uses of Plants by the Comanche Indians. Ann Arbor 1940.
Carrington, Francis C.: Army Life on the Plains. Philadelphia 1910.
Carrington, Margaret Irwin: Ab-sa-ra-ka, Home of the Crows. Philadelphia 1869.
Castaneda, Carlos: The Teachings of Don Juan Castaneda. Berkeley 1968.
Caughey, John W.: Gold is the Cornerstone. Berkeley 1948.
Cherokee Nation, Constitution and Laws of the. Tahlequah 1852.
Chestnut, V. K.: Plants Used by the Indians of Mendocino County, California. Washington 1902.
Chief Kahke'waquo'naby (Peter Jones): History of the Ojibway Indians. London 1861.
Chittenden, Hiram M.: Life, Letters and Travels of Father Pierre-Jean DeSmet S. J., 1801–1873. New York 1905.
Chittenden, Hiram Martin: A History of the American Fur Trade of the Far West, 2 Vols. Stanford 1954.
Chopra, R. N. & Chopra, I. C. & Nayar, S. L.: Glossary of Indian Medical Plants. New Delhi 1956.
Clapp, A.: Report on Medical Botany – A Synopsis, or Systematic Catalogue of the Indigenous and Naturalized, Flowering and Filicoid Medicinal Plants of the United States. Philadelphia 1852.
Clappe, Louise: The Shirley Letters from the California Mines, 1851–1852. New York 1961.
Clark, Ella E.: Indian Legends from the Northern Rockies. Norman 1966.
Clay, John: My Life on the Range. Chicago 1924 (Privatpubl.).
Cleland, Robert Glass: This Reckless Breed of Men: The Trappers and Fur Traders of the Southwest. New York 1950.
Cline, Merle Magness: Dr. Benjamin Perry Magness, Pioneer Cowboy Doctor. Norman 1966.
Cobb, Carolus M.: Some Medical Practices among the New England Indians and Early Settlers. Boston 1917.
Cochran, W. C.: Story of the Early Days Indian Troubles and Cattle Business of Palo Pinto and Adjoining Counties. Manuscript Archives of the University of Texas, Austin.
Cohen, C.: The Legal Conscience. New Haven 1960.
Collier, John: On the Gleaming Way. Dencer 1949.
Collins, Hubert E.: Warpath & Cattle Trail. New York 1928.
Conrad, Howard Louis: Uncle Dick Wootton. Chicago 1890.
Conrow, Robert: Herbal Pathfinders: Vioces of the Herb Renaissance. Santa Barbara 1983.
Corkran, David H.: The Creek Frontier, 1540–1783. Norman 1967.
Cotterill, R. S.: The Southern Indians: The Story of the Civilized Tribes before Removal. Norman 1954.
Couch, Nevada: Pages from Cherokee Indian History. St. Louis 1884.
Coues, Elliott: History of the Expedition under the Command of Lewis and Clark. New York 1965.
Cousins, Norman: Der Arzt in uns selbst. Reinbek 1981.
Coville, F. V.: Notes on the Plants Used by the Klamath Indians of Oregon. Portland 1897.
Coyner, David H.: The Lost Trappers. Cincinnati 1847.
Crawford, Lewis F.: Badlands and Broncho Trails: Adventures of Ben Arnold Connor. Bismarch 1926.
Cronin, Cay: Cross in the Wilderness. Vancouver 1960.
Crumbine, Samuel J.: Frontier Doctor. Philadelphia 1948.
Culpeper, Nicolas: Culpeper's Complete Herbal. London 1648.
Cunningham, Scott: Magical Herbalism.

St. Paul 1983.
Curtin, L. S. M.: Some Plants Used by the Yuki Indians of the Round Valley Norther California. Los Angeles 1957.
Ders.: Healing Herbs of the Upper Rio Grande. Los Angeles 1965.
Curtis, Edward S.: The North American Indian, Being a Series of Volumes Picturing and Describing the Indians of the United States and Alaska, 20 Vols. Seattly Wash., Cambridge, Mass., Norwood, Mass. 1907–1930.
Cushman, H. B.: A History of the Choctaw, Chickasaw, and Natchez Indians. Greenville 1899.
Cutler, Manasseh: An Account of Some of the Vegetable Productions, Naturally Growing in This Part of America. Boston 1785.
Dale, Edward Everett: The Range Cattle Industry. Norman 1930.
Ders.: Cherokee Cavaliers. Norman 1941.
Dana, William Starr: How to Know The Wild Flowers. New York 1963.
Day, A. Grove: Coronado's Quest. Berkeley 1940.
Day, Harvey: Encyclopedia of Natural Health and Healing. Santa Barbara 1979.
Dayton, William A.: Important Western Browse Plants. Washington 1931.
Densmore, Frances: Teton Sioux Music. Washington 1918.
Ders.: Uses of Plants by the Chippewa Indians. Washington 1926/27.
Ders.: How Indians Use Wild Plants for Food, Medicine & Crafts. Don Mills 1973.
DeLaslo, H. & Henshaw, P.: Plant Materials Used by Primitive Peoples to Affect Fertility. *Science* Nr. 3097 (1954).
Deloria, Vine: Nur Stämme werden überleben. München 1982.
Ders.: Gott ist rot. München 1984.
Denig, Edward Thompson: Five Indian Tribes of the Upper Missouri. Norman 1961.
DeVoto, Bernard: Across the Wide Missouri. Cambridge 1947.
Ders. (Hg.): The Journals of Lewis & Clark. Boston 1953.
Dick, Everett: The Sod-House Frontier. New York 1937.
Diller, Theodore: Pioneer Medicine in Western Pennsylvania. New York 1927.
Dobie, J. Frank: The Longhorns. Boston 1941.
Ders.: A Vaquero of the Brush Country. Dallas 1920.
Ders.: Trail Driving a Hundred Years Ago. Denver 1952.
Doddridge, Joseph: Notes on the Settlement and Indian Wars of the Western Half of Virginia and Pennsylvania. Albany 1876.
Dodge, Col. Richard I.: Our Wild Indians. Hartford 1883.
Dömpke, Stephan: Tod unter dem kurzen Regenbogen. München 1982.
Ders.: Tod unter dem kurzen Regenbogen. München 1983.
Domenech, Abbé: Missionary Adventures in Texas and Mexico. London 1858.
Douglass, William: Historical and Political Summary of the British Settlements in North America, 2 Vols. Boston 1749–1752.
Drake, Daniel: A Systematic Treatise, Historical, Etiological, and Practical, on the Principal Diseases of the Interior Valley of North America. Cincinnati 1850.
Drimmer, Frederick: Skalps and Tomahawks. New York 1961.
Driver, Harold E.: Indians of North America. Chicago 1961.
DuBois, C. A.: The 1870 Ghost Dance. Berkeley 1939.
Duffus, R. L.: The Santa Fé Trail. New York 1930.
Duffy, John: The Rudolph Matas History of Medicine in Louisiana, 2 Vols. Baton Rouge 1958.
Dunlop, Richard: Doctors of the American Frontier. Garden City 1946.
Duran-Reynolds, M. L.: The Fever-Bark. Garden City 1946.
Eastman, Charles A.: Die Seele des Indianers. Insel 1938.
Eaton, Evelyn: The Shaman and the Medicine Wheel. Wheaton 1982.
Elmendorf, William W.: Soul Loss Illness in Western North America. Chicago 1952.
Elmore, F. H.: Ethnobotany of the Navajo Indians. Albuquerque 1944.
Engelmann, George J.: Labor among Primitive Peoples, Showing the Development of the Obstetric Science of Today, from the Natural and Instinctive Customs of All Races. St. Louis 1884.
Erdoes, Richard: Lame Deer: Seeker of Visions. New York 1972.
Ezell, Paul H.: The Maricopas: An Identification from Documentary Sources. Tucson 1963.
Favour, Alpheus H.: Old Bill Williams. Chapel Hill 1936.
Felter, Harvey Wickes: The Genesis of the America Materia Medica. *Bulletin of the Lloyd Library of Botany, Pharmacy and Materia Medica* Nr. 20. Cincinnati 1927.
Fenton, William A.: American Indian and White Relations to 1830: Needs and Opportunities for Study. Chapel Hill 1957.
Fenton, William N.: Contacts between Iroquois Herbalism and Colonial Medicine. Washington 1942.
Fernald, Merrit Lyndon & Kinsey, Alfred Charles: Edible Wild Plants of Eastern North America. Cornwall-on-the-Hudson 1943.
Fernow, Berthold: The Ohio Valley in Colonial Days. Albany 1890.
Ferris, Warren A.: Life in the Rocky Mountains. Denver 1940.
Field Museum: The Weisman Collection of Pre-Columbian Medical Exhibits. Chicago 1967.
Fleming, Harvey: Minutes of Council Northern Department 1821–1831. Toronto 1940.
Forbes, Jack D.: Die Wetiko-Seuche. Wuppertal 1981.
Foreman, Grant: Advancing the Frontier. Norman 1934.
Ders.: The Five Civilized Tribes. Norman 1934.
Ders.: Fort Gibson. Norman 1936.
Ders.: Indian Removal. Norman 1932.
Ders.: Indians and Pioneers. New Haven 1930.
Ders.: Sequoyah. Norman 1938.
Foreman, Carolyn Thomas: Indians Abroad. Norman 1936.
Dies.: Indian Women Chiefs. Muskogee 1954.
Dies.: Oklahoma Imprints. Norman 1936.
Dies.: Park Hill. Muskogee 1948.
Foster, Robert D.: The North American Indian Doctor, or Nature's Method of Curing and Preventing Diseases According to the Indians. Canton 1838.
Frackelton, Will & Seely, Herman: Sagebrush Dentist. Pasadena 1947.
French, William: Some Recollections of a Western Ranchman. London 1927.
Frewen, Moreton: Milton Mowbray and Other Memories. London 1924.
Fromm, Erich: Anatomie der menschlichen Destruktivität. Reinbek 1977.
Gabriel, Ingrid: Herb Identifier & Handbook. New York 1979.
Galbraith, John S.: The Hudson's Bay Company as an Imperial Factor, 1821–1861. Berkeley 1957.
Gard, Wayne: The Chisholm Trail. Norman 1954.
Garnier, Dr. Pierre: Voyage médical en Californie. *French-American-Review,*

July–September 1949 (Original Edition: Paris 1854).
Garrard, Lewis H.: Wah-To-Yah and the Taos Trail. Cincinnati 1850.
Gesellschaft für bedrohte Völker: Akwesasne wo das Rebhuhn balzt. München 1982.
Genders, Roy: The Complete Book of Herbs and Herb Growing. New York 1953.
Gibbons, Euell: Stalking the Healthful Herbs. New York 1966.
Gibson, W. H.: Complete American Trapper. New York 1876.
Gilmore, Melvin R.: Uses of Plants by Indians of the Missouri River Region. Washington 1919.
Gipson, Lawrence Henry: The Moravian Indian Mission on White River: Diaries and Letters, May 5, 1799 – November 12, 1806. Indianapolis 1938.
Gordon, Maurice Bear: Aesculapius Comes to the Colonies. Ventor 1949.
Grant, Blanche C.: Kit Carson's Own Story of His Life. Taos 1926.
Gray, George W.: The Advancing Front of Medicine. New York 1941.
Greenleaf, Ben: Cherokee Almanach. Park Hill 1860.
Gregg, Elinor D.: The Indians and the Nurse. Norman 1965.
Gregg, Josiah: Commerce of the Prairies, or the Journal of a Santa Fe Trader, 1845. Cleveland 1905.
Grieve, M.: A Modern Herbal, 2 Vols. New York 1971.
Grinnell, George Bird: Some Cheyenne Plant Medicines. *American Anthropologist* N. S. 7 (1), 1905.
Ders.: The Fighting Cheyennes. New York 1915.
Ders.: The Story of the Indian. New York 1935.
Groh, George W.: Gold Fever. New York 1966.
Guernsey, Charles A.: Wyoming Cowboy Days. New York 1930.
Guibert, Joseph de: The Jesuits, Their Spiritual Doctrine and Practice: A Historical Study. Chicago 1964.
Hackett, Charles W.: Historical Documents Relating to New Mexico, Nueva Vizcaya, and Approaches Thereto. Washington 1923.
Hafen, Leroy R.: The Mountain Men and the Fur Trade of the Far West, 4 Vols. Glendale 1965/66.
Hafen, Leroy R. & Ghent, W. J.: Broken Hand: The Life Story of Thomas Fitzpatrick, Chief of the Mountain Men. Denver 1931.
Haggard, Howard W.: Devils, Drugs, and Doctors. New York 1929.
Halifax, Joan: Die andere Wirklichkeit der Schamanen. Bern 1981.
Hall, Bert L.: Round-Up Years, Old Muddy to the Black Hills. Pierre 1954.
Hall, Sharlot M.: Pauline Weaver, Trapper and Mountain Man. Tucson 1929.
Halter, Hans: Vorsicht, Arzt! Reinbek 1981.
Hamilton, Charles: Cry of the Thunderbird. New York 1950.
Hardwick, William: Authentic Indian-Mexican Recipes. Farmington 1965.
Harlow, William M.: Trees of the Eastern and Central United States and Canada. New York 1942.
Hart, Albert Bushnell: American History Told by Contemporaries, Vol. I: Era of Colonization, 1492–1689. New York 1922.
Hassrick, Royal B.: The Sioux. Norman 1964.
Hatcher, Robert A.: Useful Drugs. Chicago 1940.
Hawkins, Benjamin: A Sketch of the Creek Country in the Years 1798 and 1799. Collections of the Georgia Historical Society. Vol. III, Teil 1. Savannah 1848.
Heckewelder, John Gottlieb Ernestus: A Narrative of the Mission of the United Brethren among the Delaware and Mohegan Indians. Philadelphia 1820.
Ders.: History, Manners and Customs of the Indian Nations Who Once Inhabited Pennsylvania and the Neighboring States. Philadelphia 1876.
Heinerman, John: The Complete Book of Spices. New Canaan 1983.
Henkel, A.: Weeds Used in Medicine. Washington 1904.
Ders.: Wild Medical Plants of the U. S. Washington 1906.
Ders.: American Root Drugs. Washington 1907.
Ders.: American Medicinal Leaves and Herbs. Washington 1911.
Ders.: American Medicinal Barks. Washington 1909.
Ders.: American Medicinal Flowers, Fruits, and Seeds. Washington 1913.
Hennepin, Louis: A New Discovery of a Vast Country in America. London 1698.
Hertzler, Arthur E.: The Horse and Buggy Doctor. New York 1938.
Hickerson, Harold: The Chippewa and Their Neighbour: A Study in Ethnohistory. New York 1970.
Himes, Norman E.: Medical History of Contraception. New York 1936.
Hodge, Frederick Webb: Handbook of American Indians North of Mexico, 2 Vols. Washington 1907–1910.
Hoffman, Walter James: The Mide'wiwin or «Grand Medicine Society» of the Ojibwa. Washington 1891.
Holbrook, Stewart H.: The Golden Age of Quackery. New York 1959.
Holmes, Oliver Wendell: Medical Essays 1842–1882, in: Collected Works of Oliver Wendell Holmes, Vol. IX. Boston 1892.
Holzer, Hans: Das Seelenleben der Pflanzen. München 1980.
Howard, H. E. & McGrath, D. L.: War Chief Joseph. Caldwell 1946.
Howard, James H.: The Ponca Tribe. Washington 1965.
Howe, F. S.: Deadwood Doctor. O. O. 1882.
Hoyt, Henry F.: A Frontier Doctor. Cambridge 1929.
Hrdlička, Aleš: Physiological and Medical Observations among the Indians of the Southwestern United States and Northern Mexico. Washington 1908.
Hruby, Daniel D.: Mines to Medicine. San José 1965.
Hughes, Thomas: Medicine in Virginia, 1607–1699. Williamsburg 1908.
Huidekoper, A. C.: My Experience and Investment in the Bad Lands of Dakota and Some of the Men I Met There. Baltimore 1947.
Hunt, Frazier: Cap Mossman, Last of the Great Cowmen. New York 1951.
Hunter, George: Reminiscences of an Old Timer: A Recital of the Actual Events Incidents, Trials, Hardships, Vicissitudes, Adventures, Perils, and Escapes of a Pioneer, Hunter, Miner, and Scout of the Pacific Northwest. San Francisco 1887.
Hunter, John D.: Manners and Customs of Several Indian Tribes. Philadelphia 1823.
Hunter, J. Marvin: The Trail Drivers of Texas. New York 1963.
Hutchens, A. R.: Herbology of North America. Windsor 1973.
Hyde, George E.: Indians of the Woodlands, from Prehistoric Times to 1725. Norman 1962.
Illich, Ivan: Die Nemesis der Medizin. Reinbek 1977.
Irving, Washington: Adventures of Captain Bonneville. New York 1861.
Ders.: Astoria, or Anecdotes of an Enterprise beyond the Rocky Mountains, 2 Vols. New York 1841.
Jackson, Helen Hunt: Century of Dishonor. Minneapolis 1881.
James, Donald: Folk and Modern Medi-

cine. Derby 1961.
James, Edwin: A Narrative of the Captivity and Adventures of John Tanner During Thirty Years Residence among the Indians in the Interior of North America. Minneapolis 1830/1956.
James, Marquis: The Life of Andrew Jackson: Border Captain – Portrait of a President. Garden City 1938.
James, Vinton Lee: Frontier and Pioneer Recollections of Early Days in San Antonio and West Texas. San Antonio 1938.
James, Will: Lone Cowboy: My Life Story. New York 1930.
James, Wilma Roberts: Know Your Poisonous Plants. Happy Camp 1973.
Janeson, J. Franklin: Narratives of New Netherland, 1609–1664. New York 1909.
Jefferson, Thomas: Writings of Thomas Jefferson, 10 Vols. New York 1892 bis 1899.
Jilek, Wolfgang G.: Indian Healing. Surrey 1982.
Jones, Daniel W.: Forty Years among the Indians. Salt Lake City 1890.
Johnson, Kenneth M.: K-344 or the Indians of California versus The United States. Los Angeles 1966.
John Stands in Timber & Liberty, Margot: Cheyenne Memoirs. Lincoln 1967.
Johnston, A.: Blackfoot Indian Utilization of the Flora of the Northwestern Great Plains. O. O. 1970.
Johnston, Basil: Und Manitou erschuf die Welt. Düsseldorf 1979.
Josselyn, John: An Account of Two Voyages to New England Made during the Years 1638 and 1663. Boston 1865.
Kadans, Joseph: Encyclopedia of Medicinal Herbs. New York 1970.
Kalm, Peter: Peter Kalm's Travels in North America, Vol. I/II. London 1770.
Karolevitz, Robert F.: This was Trucking – Old Dobbin's Last Stand. Seattle 1966.
Karolevitz, Robert F.: Doctors of the Old West. Seattle 1967.
Kelly, Luther S.: Yellowstone Kelly. New Haven 1926.
Kennedy, Michael S.: The Red Man's West. New York 1965.
Kenton, Edna: Black Gown and Redskins, Adventures and Travels of the Early Jesuit Missionaries in North America, 1610–1797. London 1956.
Kessell, John L.: Mission of Sorrows – Jesuit Guevavi and the Pimas, 1691 bis 1767. Tucson 1970.
Kimball, Maria B.: A Soldier Doctor of Our Army: James P. Kimball. Boston 1917.
King, Lester S.: The Medical World of the Eighteenth Century. Chicago 1958.
King, W. F.: One Hundred Years of Public Health in Indiana. Indianapolis 1921.
Kinietz, W. Vernon: Indians of the Western Great Lakes. Ann Arbor 1965.
Kloss, Jethro: Back to Eden. Loma Linda 1939.
Kluver, Heinrich: Mescal: The Divine Plant and Its Psychological Effects. London 1928.
Koch, Adrienne & Pedens, William: The Life and Selected Writings of Thomas Jefferson. New York 1944.
Kreig, Margaret B.: Green Medicine. Chicago 1964.
Kremers, Edward Dr.: Documents Pertaining to the Medicinal Supplies within the North American Colonies from 1643–1780. Madison 1944.
Kresánek, Jaroslav: Unsere Heilpflanzen. Hanau 1982.
Kress, Margaret Kenney: Diary of a Visit of Inspection of the Texas Missions, Made by Fray Gaspar José de Solis in the Year 1767–1768. *Southwestern Historical Quarterly,* Vol. XXXV.
Kroeber, Theodora: Ishi – Last of his Tribe. Berkeley 1964.
Kunze, Gerhard: Ihr baut die Windmühlen – Den Wind rufen wir. München 1982.
Lafiteau, Jean-François: Moeurs des Sauvages Ameriquains Compardées aux Moeurs des Premiers Temps, Vol. I/II. Paris 1774.
Lahontan, Baron de: New Voyages to North America, Vol. I/II. Chicago 1905.
Larpenteur, Charles: Forty Years a Fur Trader on the Upper Missouri, Vol. I/II. New York 1898.
Lawson, John: History of North Carolina. Richmond 1714.
Lee, L. P.: History of the Spirit Lake Massacre. Fairfield 1967.
Lee, Nelson: Three Years Among the Comanches. Norman 1962.
LePage du Pratz: Histoire de la Louisiane, Vol. I–III. Paris 1758.
LaViolette, Forrest E.: The Struggle for Survival. Toronto 1961.
Leyel, C. F.: The Magic of Herbs: A Modern Book of Secrets. New York 1952.
Lighthall, J. I.: The Indian Household Medicine Guide. Mokelumne Hill 1966.
Lincoln, Charles H.: Narratives of the Indian Wars, 1675–1699. New York 1952.
Lindig, Wolfgang: Die Kulturen der Eskimo und Indianer Nordamerikas. Frankfurt 1972.
Linton, Ralph: Annual Ceremony of the Pawnee Medicine Men. Chicago 1923.
Lloyd, John U.: History of the Vegetable Drugs of the Pharmacopeia of the United States. Cincinnati 1911.
Ders.: Origin and History of all the Pharmacopeia Vegetable Drugs Chemicals, and Preparations. Cincinnati 1921.
Ders.: Drugs and Medicines of North America. Cincinnati 1931.
Lockhart, John W.: Sixty Years on the Brazos. Los Angeles 1930.
Loskiel, George Henry: History of the Mission of the United Brethren among the Indians in North America, Vol. I–III. London 1794.
Lowie, Robert H.: The Crow Indians. New York 1956.
Lucas, Richard: Common & uncommon uses of Herbs for Healthful Living. New York 1982.
Luther Standing Bear: Land of the Spotted Eagle. Boston 1933.
Lyman, Dr. George D.: The Book and the Doctor. San Francisco 1933.
Maddox, John Lee: The Medicine Man: A Sociological Study of the Character and Evolution of Shamanism. New York 1923.
Mairesse, Michelle: Medical Herbs. New York 1981.
Marriott, Alice & Rachlin, Carol K.: American Indian Mythology. New York 1972.
Mather, Cotton: The Christian Philosopher – A Collection of the Best Discoveries in Nature with Religious Improvements. Charleston 1720.
Matthews, John Joseph: Wah'Kon'Tah – The Osage and the White Man's Road. Norman 1932.
McCarty, John L.: Maverick Town: The Story of Old Tascosa. Norman 1946.
McCoy, Joseph A.: Historical Sketches of the Cattle Trade of the West and the Southwest. Kansas City 1874.
McCreight, M. I.: Firewater and Forked Tongues. O. O. 1947.
McLuhan, T. C.: Wie der Hauch eines Büffels im Winter. Hamburg 1979.
McWorther, Lucullus Virgil: Tragedy of the Wahk-Shum. Fairfield 1968.
Mecham, J. Lloyd: Francisco de Ibarra and Nueva Vizcaya. Durham 1927.
Medsger, Oliver Perry: Edible Wild Plants. New York 1931.

Meyer, David: The Herbalist Almanach. Glenwood 1977.
Meyer, David C.: Herbal Recipes. Glenwood 1978.
Meyer, Joseph E.: The Herbalist. Glenwood 1918.
Meyer, Joseph Ernest: Nature's Remedies. Hammond 1934.
Millspaugh, Charles F.: American Medicinal Plants: An Illustrated and Descriptive Guide to the American Plants Used as Homoepathic Remedies, Vol. I/II. New York 1887.
Monardes, Nicholas: Joyfull Newes out of the Newe Founde Worlde, Vol. I/II. London 1577.
Moones, James: The Ghost Dance Religion and the Sioux Outbreak of 1890. *BAE Report,* 14 (1892–93), Part 2.
Moones, James & Olbrechts, Frans M.: Swimmer Manuscript: Cherokee Sacred Formulas and Medicinal Prescriptions. Washington DC. 1932.
Morey, Sylvester M.: Can The Red Man Help The White Man? New York 1970.
Morey, Sylvester M.: Respect for Life. New York 1974.
Morgan, Lewis Henry: The Indian Journals, 1859–1862. Ann Arbor 1959.
Ders.: The League of the Ho-de-no-saunee or Iroquois, Vol. I/II. New Haven 1954.
Morgan, Mary Evangelist: Mercy, Generation to Generation: History of the First Century of the Sisters of Mercy, Diocese of Sacramento, California. San Francisco 1957.
Myerhoff, Barbara G.: Der Peyote Kult. München 1980.
Myers, A. C.: Narratives of Early Pennsylvania: West New Jersey and Delaware, 1630–1707. New York 1912.
Neihardt, John G.: Black Elk Speaks. Lincoln 1961.
Newcomb, W. W. jr.: The Indians of Texas from Prehistoric to Modern Times. Austin 1961.
Null, Gary and Steven: Poisons in Your Body. New York 1982.
Oestreich-Lurie, Nany: Mountain Wolf Woman, Sister of Crashing Thunder – The Autobiography of a Winnebago Indian. Ann Arbor 1961.
Olson, James C.: Red Cloud and the Sioux Problem. Lincoln 1965.
Packard, Francis R.: History of Medicine in the United States, Vol. I/II. New York 1931.
Palmer, E.: Plants Used by the Indians of the United States. O. O. 1878.
Parker, A. C.: Iroquoise Uses of Maize and other Food Plants. New York 1910.
Parker, Arthur C.: New York State Museum Bulletin. The Constitution of the Five Nations or the Iroquois Book of the Great Law. Albany 1916.
Parkman, Francis: The California and Oregon Trail. New York 1849.
Parkman, Francis: The Jesuits in North American in the 17th Century. Boston 1970.
Parsons, Frances Theodora: How to know the Ferns. New York 1961.
Parsons, Mary Elizabeth: The Wild Flowers of California. San Francisco 1916.
Paul, Virginia: The Homesteader Cookbook. Seattle 1976.
Peithman, Irvin M.: The Unconquered Seminole Indians. St. Petersburg 1957.
Phillips, Paul C.: Medicine in the Making of Montana. Missoula 1962.
Pickard, Madge E. & Buley, R. Carlyle: The Midwest Pioneer: His Ills, Cures, and Doctors. Crawfordsville 1945.
Pickering, Charles: Chronological History of Plants: Man's Record of His Own Existence. Illustrated through Their Names, Uses, and Companionship. Boston 1879.
Porcher, Francis Peyre: Resources of the Southern Fields and Forests, Medical, Economical and Agricultural, Being Also a Medical Botany of the Conferderate States. Richmond 1863.
Porter, Kenneth W.: John Jacob Astor: Business Man, Vol. I/II. Cambridge 1931.
Powell, John J.: Nevada: The Land of Silver. San Francisco 1876.
Praslow, Dr. J.: Der Staat Californien, in medizinischer, geographischer Hinsicht. Göttingen 1857.
Price, Weston A.: Nutrition and Physical Degeneration: A Comparison of Primitive and Modern Diets and their Effects. New York 1945.
Quaife, Milo M.: The Western Country in the Seventeenth Century – The Memoirs of Antoine Lamothe Cadillac and Pierre Lette. New York 1962.
Quebbeman, Frances E.: Medicine in Territorial Arizona. Phoenix 1966.
Radin, Paul: The Story of the American Indian. New York 1927.
Ders.: The Autobiography of a Winnebago Indian – Life, Ways, Accultusation, and the peyote Cult. New York 1963.
Rafinesque, C. S.: Medical Flora, Or Manual of the Medical Botany of the United States of North America, Vol. I/II. Philadelphia 1830.
Rangel, Nicholas: Historia del Toreo en Mexico. Mexico City 1924.
Read, J. Marion: History of the California Academy of Medicine. San Francisco 1930.
Reinaga, Fausto: America India und das Abendland. München 1980.
Reynolds, Helen Baker: Gold, Rawhide and Iron. Palo Alto 1955.
Richardson, R. N.: The Comanche Barrier to South Plains Settlement. Glendale 1933.
Richthofen, Walter Baron von: Cattle-raising on the Plains of North America. Norman 1963.
Rishel, Jonas: The Indian Physician, Containing a New System of Practice Founded on Medical Plants. New Berlin 1828.
Rister, Carl Coke: No Man's Land. Norman 1948.
Ders.: The Southwestern Frontier, 1865–1881. Cleveland 1928.
Ritzenthaler, Robert E.: Chippewa Preoccupation with Health. *Public Museum Bulletin* Vol. XIX, Nr. 4. Milwaukee 1953.
Rivers, W. H. R.: Medicine, Magic, and Religion. New York 1924.
Robbins, Wilford W. & J. P. Harrington & B. F. Marreco: Ethnobotany of the Tewa Indians. Washington DC 1908.
Rollins, P. A.: The Cowboy. New York 1922.
Rosenberg, Charles: The Cholera Years. Chicago 1962.
Ross, Alexander: Adventures of the First Settlers on the Oregon or Columbia River. London 1849.
Ders.: The Fur Hunters of the Far West, Vol. I/II. London 1855.
Ruby, Robert H. & Brown, John A.: The Cayuse Indians – Imperial Tribesmen of Old Oregon. Norman 1974.
Rush, Dr. Benjamin: An Inquiry into the Natural History of Medicine among the Indians of North America and a Comparative View of Their Diseases and Remedies with those of Civilized Nations. Philadelphia 1774.
Russell, Osborne: Journal of a Trapper. Boise 1921.
Safford, W. E.: Narcotic Plants and Stimulants of the Ancient Americans. Washington DC 1916.
Salisbury, O. M.: Quoth The Raven. Seattle 1962.
Sandoz, Mari: Cheyenne Autumn. New York 1952.
Ders.: The Buffalo Hunters. New York 1954.

Ders.: Old Jules. New York 1955.
Sargent, Charles Sprague: Manual of the Trees of North America, Vol. I/II. New York 1905.
Savelle, Max: Seeds of Liberty – Medicine. Seattle 1965.
Schaefer, Hans: Plädoyer für eine neue Medizin. München 1981.
Schöpf, Johann David: Materia Medica Americana Potissimum Regni Vegetabilis. Erlangen 1787.
Ders.: Travels in the Confederation, 1783–1784, Vol. I/II. Philadelphia 1911.
Schoolcraft, Henry Rowe: Historical and Statistical Information Respecting the History Condition and Prospects of the Indian Tribes of the United States, Vol. I–VI. Philadelphia 1851.
Schultes, R. E.: The economic Botany of the Kiowa Indians. Cambridge 1939.
Schultz, James Willard: Blackfeet and Buffalo. Norman 1962.
Scott H. Harold: A History of Tropical Medicine, Vol. I/II. London 1939.
Shyrock, Richard H. & Beall, Otho T. jr.: Cotton Mather, First Significant Figure in American Medicine. Baltimore 1954.
Shyrock, Richard H.: Medicine in America: Historical Essays. Baltimore 1966.
Ders.: Medicine and Society in America, 1660–1860. New York 1960.
Sigerist, Henry E.: American Medicine. New York 1934.
Simmons, Leo W.: Sun Chief – The Autobiography of a Hopi Indian. New Haven 1942.
Siringo, Charles A.: A Texas Cowboy. New York 1950.
Sloan, George W.: Fifty Years in Pharmacy. Indianapolis 1903.
Slotkin, James Sydney: The Peyote Religion: A Study in Indian-White Relations. Glencoe 1956.
Smith, Daniel: The Reformed Botanic and Indian Physician: A Complete Guide to Health. Utica 1855.
Smith, Huron H.: Ethnobotany of the Forest Potawatomi Indians. Milwaukee 1933.
Ders.: Ethnobotany of the Menomini Indians. Milwaukee 1923.
Ders.: Ethnobotany of the Meskwaki Indians. Milwaukee 1928.
Ders.: Ethnobotany of the Ojibwe Indians. Milwaukee 1932.
Smith, Peter: The Indian Doctor's Dispensatory, Being Father Smith's Advice Respecting Diseases and their Cure. Cincinnati 1812.
Sowell, A. J.: Early Settlers and Indian Fighters of Southwest Texas. Austin 1900.
Speck, F. G.: A list of Plant Curatives obtained from the Houma Indians of Louisiana. O. O. 1941.
Speck, Frank G. & Hassrick, Royal B.: Rappahannock Herbals, Folk-Lore and Science of Cures. *Delaware County Institute of Science,* Vol. X, Nr. 1, Media, 1. 11. 1942.
Spoerke, David G. jr.: Herbal Medications. Santa Barbara 1980.
Spring, Agnes Wright: 70 Years of the Cow Country: Panoramic History of the Wyoming Stock Growers Association. Cheyenne 1942.
Spring, Agnes Wright: Dr. McGillicuddy's Diary. Denver 1953.
Starr, Emmett: Cherokees «West», 1794–1839. Claremore 1910.
Stearns, Samuel: American Herbal Or Materia Medica. Walpole 1801.
Steedman, E. V.: The Ethnobotany of the Thompson Indians of British Columbia. Washington DC. 1930.
Steiner, Stan: Der Untergang des Weißen Mannes? München 1981.
Stern, Theodore: The Klamath Tribe – A People and Their Reservation. Seattle 1965.
Stevenson, M. C.: Ethnobotany of the Zuni Indians. Washington DC. 1915.
Stone, Eric: Medicine among the American Indians. New York 1962.
Streeter, Floyd Benjamin: Prairie Trails and Cowtowns. Boston 1936.
Sun Bear: At Home In The Wilderness. Happy Camp 1968.
Sun Bear & Wabun: Das Medizinrad – Eine Astrologie der Erde. München 1984.
Sweet, Muriel: Common edible & useful Plants of the East and Midwest. Happy Camp 1975.
Tabaco, A. C.: The Distinct and Several Opinions of the Late and Best Phisitions That Have Written of the Diuers Natures and Qualities Thereof. London 1595.
Tantaquidgeon, G.: Mohegan medical Practices, Weather-Lore and Superstition. Washington DC. 1928.
Tax, Sol: Indian Tribes of Aboriginal America, Selected Papers of the XXIXth International Congress of Americanists, Vol. I–III. Chicago 1952.
Taylor, J. G.: Superminds. New York 1975.
Taylor, Norman: Plant Drugs that Changed the World. New York 1965.
Thatcher, B. B.: Indian Life and Battles. New York 1910.
Thomas, W. I.: The Relation of the Medicine-Man to the Origin of the Professional Occupations. Chicago 1903.
Thoreau, Hanry David: The Maine Woods. New York 1950.
Thwaites, Reuben Gold: Early Western Travels, 1748–1846, Vol. I–XXXII. Cleveland 1904–1907.
Tolmie, William Fraser: The Journals of William Fraser Tolmie, Physician and Fur Trader. Vancouver BC 1963.
Tompkins, Peter & Bird, Christopher: Das geheimnisvolle Leben der Pflanzen. Frankfurt 1977.
Tooker, Elizabeth: Ethnography of the Huron Indians, 1615–1649. Washington DC. 1964.
Towne, Charles Wayland & Wentworth, Edward Norris: Cattle and Men. Norman 1955.
Dies.: Shepherd's Empire. Norman 1945.
Trenholm, Virginia Cole: Footprints on the Frontier. Douglas 1945.
Tucker, Glenn: Tecumseh – Vision of Glory. Indianapolis 1956.
Turner, Katherine C.: Red Men Calling on the Great White Father. Norman 1951.
Turner, N. C. & Bell, M.: The Ethnobotany of the Coast Salish Indians of Vancouver Island. Washington DC. 1971.
Tyson, Dr. James Lawrence: Diary of a physician in California; being the results of actual experience, including notes of the journey by land and water, and observations on the climate, soil, resources of the country, etc. New York 1850.
Ulsamer, Johann Alfred: Haus-Apotheke. Kempten 1921.
Underhill, Ruth: Red Man's America. Chicago 1953.
Vanderwerth, W. C.: Indian Oratory. Norman 1973.
van Doren, C.: Benjamin Franklin. New York 1957.
von Vestenbrugg, Rudolf Elmayer: Eingriffe aus dem Kosmos. Düsseldorf 1977.
Viets, Henry R.: A Brief History of Medicine in Massachusetts. Boston 1930.
Vines, Robert A.: Trees, Shrubs and Woody Vines of the Southwest. Austin 1960.
Vogel, V. J.: American Indian Medicine. Norman 1970.
Volney, C. F.: A View of the Soil and Climate of the United States of America. Philadelphia 1804.

Waltrip, Lela & Rufus: Urling C. Coe – Adventures of a Range Doctor. O. O. 1967.
Waring, Joseph Ioor: A History of Medicine in South Carolina, 1670–1825. Charleston 1964.
Webb, George: A Pima Remembers. Tucson 1959.
Wellman, Paul I.: The Trampling Herd. New York 1939.
Wesley, John: Primitive Physic Or an Easy and Natural Method of Curing Most Diseases. London 1836.
Wheat, Margaret M.: Survival Arts of the Primitive Paiutes. Reno 1967.
Whitebread, C.: The Indian medical Exhibit of the Division of Medicine in the United States National Museum. Washington DC. 1925.
Whiting, A. F.: Ethnobotany of the Hopi Indians. Flagstaff 1939.
Wied, Maximilian Prinz von: Travels in the Interior of North America, 1832 bis 1834. Cleveland 1906.
Wills, Mary Motz: Roadside Flowers of Texas. Austin 1961.
Wilson, Edmund: Apologies to the Iroquois. New York 1960.
Wilson, Robert Cumming: Drugs and Pharmacy in the Life of Georgia, 1733–1959. Atlanta 1959.
Wissler, Clark: Indians of the United States. Garden City 1949.
Wood, William: New England's Prospect. Boston 1746.
Woodward, Grace Steele: The Cherokees. Norman 1963.
Worcester, Donald E.: Die Apachen: Adler des Südwestens. Düsseldorf 1982.
Wright, William: The Big Bonanza. Hartford 1871.
Wyman, Leland C. & Harris, Stuart K.: Navajo Indian Medical Ethnobotany. Albuquerque 1941.
Yanovsky, E.: Food Plants of the North American Indians. Washington DC. 1936.
Young, James Harvey: The Toadstool Millionaires: A Social History of Patent Medicines in America before Federal Regulation. Princeton 1961.
Zeisberger, David: Diary of David Zeisberger: A Moravian Missionary among the Indians of Ohio. Cincinnati 1885.
Zimmerer, E. M.: Kräutersegen. Donauwörth 1896.

Bildquellennachweis

The New Britton and Brown. Illustrated Flora of the Northeastern United States and Adjacent Canada, by Henry A. Gleason, Vol. I–III, 1952/53: 231, 236, 240, 241, 242, 246, 249, 257, 259, 260, 263, 265, 269, 270, 272, 274, 276, 277, 278, 279, 281, 285, 287, 288, 290, 292, 295, 297, 304, 305, 306, 308, 311, 312, 315, 316, 317, 321, 323, 325, 326, 327, 328, 331, 335, 336, 339, 341, 342. – Bureau of American Ethnology, 44th Annual Report 1926–1927: 108. – Edward Sheriff Curtis: 48, 50, 51, 52, 54, 55, 56, 79, 83, 84, 85, 89, 93, 99/2, 103, 106, 107, 131, 135, 152, 170, 232. – The Denver Art Museum, Benschneider (The German Westerners Society, 7297 Alpirsbach): 145. – Denver Public Library Western Collection (The German Wersterners Society, 7297 Alpirsbach): 35, 147. – Dr. Joachim Exner: 230. – Ingrid Gabriel, Herb Identifier and Handbook, Sterling Publishing Company Inc., New York (The German Westerners Society, 7297 Alpirsbach): 262. – The Hallmark Gallery: 29/2. – The Kansas State Historical Society: 37. – Library of Congress: 41. – Nach Wolfgang Lindig, «Die Kulturen der Eskimo und Indianer Nordamerikas», Akademische Verlagsgesellschaft, Athenaion, Wiesbaden 1972: 99/1. – The Medical Record, 1876: 22. – Minnesota Historical Society: 16, 42. – Montana Historical Society: 21, 28, 29/3. – Montgomery Ward & Co's Catalogue, Nr. 56 (1894/95): 43, 46. – National Library of Medicine: 26. – Provincial Archives, Victoria, British Columbia (The German Westerners Society, 7297 Alpirsbach): 142/2. – Ramsey County Medical Society, Minnesota: 29/1. – Rare Book Division, The New York Public Library, Astor, Lenox and Tilden Foundations, Stich von Theodore de Bry, nach einem Gemälde von Jacques le Moyne de Morgues (The German Westerners Society, 7297 Alpirsbach): 138. – Rowohlt: 23, 232, 235, 248, 299. – Lloyd Rule, The Denver Art Museum (The German Westerners Society, 7297 Alpirsbach): 130. – Charles Sprague Sargent, Manual of the Trees of North America, Dover Publications Inc., New York, Vol. I (The German Westerners Society, 7297 Alpirsbach): 302. – Schoolcraft, «Indian Tribes of North America», Vol. III; (The German Westerners Society, 7297 Alpirsbach): 156. – Sears Roebuck Catalogue, 1897: 44, 45/1. – Shepard Ambulance Service, Seattle, Wash.: 45/2. – Smithsonian Institution National Anthropological Archives, Bureau of American Ethnology Collection (The German Westerners Society, 7297 Alpirsbach): 127. – The Smithsonian Institution, Office of Anthropology: 91, 102. – Sprecher/Stahl/Deutschmann/Hohmann, Pharmazeutische Biologie, Teil III – Drogenanalyse, Gustav Fischer Verlag, Stuttgart, 1979: 334. – Nach Hyemeyohtsts Storm, «Sieben Pfeile», Wilhelm Fink Verlag, 1980: 136. – Thomas Gilcrease Institute of American History and Art: 134. – Ullstein: 20. – University of Arizona Library, Special Collection: 142/1, 144. – U. S. Army Field Artillery and Fort Sill Museum (The German Westerners Society, 7297 Alpirsbach): 121. – Utah State Historical Society: 40. – Robert A. Vines, Trees, Shrubs and Woody Vines of the Southwest, University of Texas Press, Austin, Texas, 1960 (The German Westerners Society, 7297 Alpirsbach): 267, 293, 330. – The German Westerners Society, 7297 Alpirsbach: 10, 17, 24, 30, 31, 32, 36, 57, 59, 60, 61, 63, 64, 65, 66, 67, 68, 70, 72, 73, 74, 77, 78, 81, 87, 92, 97, 100, 150, 153, 162. – Western Ways Photos: (The German Westerners Society, 7297 Alpirsbach): 169.

Sachregister

Aderlaß 20 f., 27, 137
Akupunktur 136
Almanach, medizinischer 19, 40, 46
Alterungsprozeß 273
Amputation 27 f., 30 f., 46, 327
Angst 51, 89
– und Krankheitsentwicklung 26
Antibiotika 16, 82, 87, 151
Antisepsis 16 f., 29
Aphrodisiaka 177 ff.
Autopsie 27

Belebungsmittel 38 f.
Bewußtseinsforschung
– psychologische Heilverfahren 80 f.
– Selbstheilung 81 ff.
Bioinformation 91 f.
Biokatalysator 273
Biosignal 86
«Bitters» 40 f.
Blütenpollen 252 ff.
Bürgerkrieg (1861–65) 21, 30, 154

Calomel 38
Chinin 35, 82, 178
Chirurgie 136 f.
Curare 82

Demokratie s. Irokesen-Konföderation
Diätetik 16 f., 29, 107, 172, 301
Dover's Powder 38
Drugstores 43

Eisenbahnbau 72
Elektrizität 85, 89, 133
Empfängnisverhütung (Geburtenkontrolle) 110, 116
– Antibabypille 82, 118, 127
Energie
– Energiekörper 85
– negative 51
– Spiritualität 83 ff.
Entspannungsverfahren 54

Fasten 103, 271
– Reinigungsritus 109
Fehlgeburt 127
Franziskaner 49, 130, 232, 242

Geburt 117
– Säuglings- und Müttersterblichkeit 39
Geburtenregelung 29, 88
– Ovulationshemmer 29, 82
Geburtshilfe 120 ff.
– Blutstillung nach der Geburt 124 f.
– Indianer-Hebammen 120 ff.
– Placentaabstoßung 123 f., 140
– Reed-, Leboyer-Verfahren («sanfte Geburt») 120
– Schmerzminderung 125 f.
– Weheneinleitung, -verkürzung 123
Gefühl 133
– Aggressivität 84, 95
– Angst 51, 126
– elektrischer Impuls 53
– Gefühlsleben 74 f.
– Haß, Verachtung 51, 84, 132
– negatives und positives 51 ff., 84
– Schmerz 82, 125
Genossenschaftswesen 69 f.
Gesunderhaltung/Gesundheitspflege 16, 96 ff., 102, 226 ff., 238
– präventive Gesundheitspflege vs. Krankheitsbehandlung 344 ff.
– psychische Gesundheit 102
Gynäkologie 110 ff.

Hebamme 118 ff.
Heiler s. Indianische Heiler
Heilkunde s. Indianische Heilkunde
Heilungszeremonie 92 ff.
– Kürbis-Tanz (Gourd Dance) 94
– Peyote-Kult 95 f.
– Salish-Geistertanz 93
– Sonnentanz (Sun Dance) 94
Heroin 319
Heroische Medizin («Pferdekuren») 14 ff., 46
– Aderlaß 20 f., 27, 137
– Erzeugen von Blasen 21
– Klistierpraxis 21, 27, 114, 140
– «Gesundkotzen» 21
– hydropathische Methoden 22 f.
– Kalomel-Methode 21
– Phrenologie 23 f.
Homöopathie 22, 226, 233 f.
Hygiene 16 f., 26 ff., 70, 96 ff., 222, 229
– Abfallbeseitigung 24, 37
– Desinfektion 27
– Lebensmittelkontrolle 25, 98 f.
– Lebensumstände und Krankheiten 38 f.
– Lüftung 38
– sanitäre Einrichtungen 24 ff., 36 ff.
– Sauberkeitsbedürfnis 96
– Straßenreinigung 25
– Wohnkultur, -hygiene 70, 96 ff.
Hypnose 80, 133
Immunsystem, körpereigenes 126, 214, 227
Indianerkriege 27, 71 f., 124, 143, 161 f.
Indianer-Aussiedlung 70 ff.
Indianische Geisteshaltung 13 ff., 47 ff., 52 f., 66 ff., 84 ff.
Indianische Heiler
– «Medizinmann» 77
– Heiler (pejuta wicasa) 77
– Priester (Yuwipi) 77
– Beschwörer (Wapiya) 77
– Heiliger Clown (Heyoka) 78
– Heiliger Mann (Wicasa Wacan) 78
Indianische Heilkunde 16, 18, 28 f., 34 ff., 52, 54, 80 ff., 133 ff., 226 ff.
– Aberglaube 12, 47
– Dämonenkult 12, 47, 76
– ganzheitliche Medizin 16
– Prinzip von Ursache und Wirkung 13, 50, 132
– Grundmethoden: Hygiene, Isolation, Quarantäne (s. u. den jeweiligen Begriffen)
Indianische Heilmethoden
– Aderlaß 137
– chiropraktische Methoden 143 f.
– Einläufe 140
– Inhalation 140
– Kauterisation (Anbrennen der Haut) 139 f.
– Massagen 141 f.
– Mund-Saugbehandlung 137 f.
– pflanzliche Therapien 135
– Schröpfpraxis 137
– Zahnbehandlung 136
Indianische Philosophie 51 ff.
– Harmonievorstellung 57, 65, 89
Indianische Sozialphilosophie 58 ff.
Inkas 317
Irokesen-Konföderation 52, 56, 58 ff., 72 ff. (s. a. Stadtstaat)
Irokesenverfassung
– Bundesrat (Confederate Council) 64, 72
– Kommunalrat 62
– Nationalrat (General Council of the Nation) 63
– Strafrecht 64, 73
– Völkerbund 64 (s. a. Stadtstaat)
Isolation 16 f., 26, 98, 172, 229

Jesuiten 35, 49, 55, 72, 98, 203, 232, 242

Katheterisierung 30
Kinderheilkunde 110 ff.
Kindersterblichkeit 39, 110, 135
Klan 59
– Klanrat 60 ff.
Kochsalz (Natriumchlorid) 109
– Kochsalzhandel 109
Kokain 82, 319
Körper 82
– Körperabhärtung 163
– Körperempfindung 53
– Körperfeindlichkeit 101
– Körpersaft 238
– Körpersprache 172
– Körpersubstanzen (flüssige, feste) 19
– Körper, Seele, Geist 49 ff., 54, 102 f., 172
Kortison 127
Kräuterheilkunde 85 ff.
Krankheit
– Krankheitsbehandlung 344 f.
– symptomatischer Zusammenhang 222 f.
– Verständnis von 172 f.

Lebenskraft 89
Lotteriegesetz 70

Magnetismus 133
– Magnetismusgürtel 42
– tierischer 24
Matriarchat 58 ff.
– Frauenrat 59
– exogame Phatrien (mutterrechtliche Heiratsklassen) 62
– matrilineare Deszendenzregelung 59
– Sozialmoral 61 f.
Medizin, moderne
– alltagspraktische Anwendung 11
– Apparatemedizin 9, 47, 81, 226
– Kolonialmedizin 16
– Physik und 18
– Schulmedizin 30, 34 f.
– Selbstherrlichkeit 35
Menstruation 88, 98, 106
Miasma-Theorie 33, 35
Mineralien 86, 91
Missionare 29 f., 76
Morphium 180
Müttersterblichkeit 29, 39, 110, 124, 135

Nachnahme-Medizin 43 ff.
Nahrung
– Nahrungsmittelhygiene 98 f.
– Nahrungsproblem 38 f.
Narkose (Anästhesie) 16
– Äthernarkose 30
– Chloroformnarkose 28, 30
– Lachgasbetäubung (Distickstoffoxidal) 30
– Laudanum (Schlafmohnsaft) 30
– Narkose durch Kräuter/Suggestion 30
Natur
– Gleichgewichtsstruktur 13
– Mensch-Natur-Einheit 84
– Naturverehrung 75
Naturheilkunde 46, 172
– Kräuterheilkunde 84 ff.
– Naturheilmethoden 54 (s. a. Gesundheitspflege, Indianische Heilmethoden)
Naturkosmetik 312
Naturreligiöse Riten 86
Neugeborenen-Pflege 129 ff.
– Milchsekretionsförderung 129 f.

Ohwachira (Großfamilie) 58 f.
Opium 33, 180, 184

Pantheismus 52
Pelzhandelsgesellschaft 102, 143, 315
Pemmican 107, 282, 299 f., 337
Peyote 79, 319
– Peyotekult 95
Pioniermedizin 31 ff.
Placebo-Effekt 46, 85, 134
Pockenschutzimpfung 16 f.
Polytheismus 8
Progesteron 127
Prophylaktische Methoden 26, 103, 114, 162
– Bitters 41
– Herz- und Kreislaufprophylaxe 54
Propolis (Bienen-Kittharz) 98, 174, 190, 236, 252
Psychodiagnostik 132 ff.
– Diagnosebereitschaft 132
Psychokinese
– Levitation 80
– Geller-Effekt 80
Psychologie 14, 95
– Massenpsychologie 50
– medizinische Psychologie 50
Psychosomatik 16, 126, 132

Quacksalber 32, 35, 42 f., 45, 48 f.
Quarantäne 16 f., 26, 29, 98, 250

Reservationspolitik 100, 124, 203
Rituale 48, 76, 94 f.
– Pubertätsritual 319
– Reinigungsritual 102 f.

Sarkognomie 24
Säuglingspflege s. Neugeborenen-Pflege
Schamanismus 8, 12, 16, 77 f.
– schamanistische Praktiken 76
Schmerz 82, 125

Schmerzmittel 39
Schwangerschaftsabbruch 112, 118 f., 291
Schwitzhütte 98, 102 f., 140, 151, 182
Sedativum (Beruhigungsmittel) 38, 126
Seidlitzpulver 39
Selbstheilung 53
– Selbststeuerung 83 ff.
Selbstverantwortung 69
Sexualität 29
– Sexualhormon (Testosteron) 110
– Taburegelung 67
Siedler 13, 27, 34, 36, 46
– Boomstädte 38, 45
– Präriesiedlungen 33, 39
Stadtstaat 66, 69
Skarifizierung (Hautritzung) 136
– Bund der «Fünf Zivilisierten Nationen» 52, 56, 58, 66
Stress 53 ff., 222
Symbole, indianische 90 ff.

Telepathie 80
Tierversuche 279

Vereinigte Staaten von Amerika
– Gründungskonstitution vs. Irokesenverfassung 65, 73
– Unabhängigkeitserklärung (1776) 19, 100
Verhältnisstrafrecht 69
Veterinärmedizin 295
Vision, indianische 79, 89, 319
– Halluzination 133, 181
– Hunger-, Durstzustand 79
– Schwingungen 79, 89
– Trance 79
Vitamine 16, 29, 49, 89
– Vitamin C 33, 49
Volksheilkunde (folk medicine) 11 f., 18, 36, 46, 226
– abergläubische Praktiken 40 f.
– Behandlungsmethoden 39 ff.
– Volksmedizin vs. Schulmedizin 46

Wasser 99
– Körperpflege 24 f.
– öffentliches Baden 99
– Sauberkeitsbedürfnis 96
– Wasserversorgung 24 f.
Wohnformen 96 ff.
– Adobe-Stadt (Hopi) 99
– Erdkuppelbau (Mandan) 99
– Grassodenbau 36
– Holzschwellenhütte 36
– Langhaus (Großfamilienkommune) 58
– Pueblo-Dorf 99
– Tipi-Zelt (Prärieindianer) 99

Zahnpflege 37, 105, 229

Krankheitenregister

Abszeßbildung 140, 151
Akne 181, 294
Allergien 38, 173 ff.
– Ekzeme 173 f.
– Hautentzündungen (allergische Dermatitis) 173 f.
– Heuschnupfen 140, 174 f., 192
– Rosenallergie 174 f.
Amenorrhöe (ausbleibende Menstruation) 115, 290
Amöbenruhr (Dysenterie) 175, 180, 231, 290, 310, 317
Anämie 26, 38, 175
Anarsaka (Hautwassersucht) 321
Angina 38, 177
Aphasie 321
Apoplexie 179 ff., 321
– Gehirnblutung (Schlaganfall) 179
– Kranzarterienblutung 179
– Sehnerv-Ischämie 179
– Rückenmarksblutung (Lähmung) 179
Appetitlosigkeit 42, 275, 325
Arterienverkalkung (Arteriosklerose) 181
Arthritis (Gelenkentzündung) 140, 181
Asthma 115, 141, 173, 182 ff.
– Bronchialasthma 182 ff.
– chronisches Asthma 182 ff.
Augenerkrankungen 140
– Augenlidrandentzündung (Blepharitis) 231, 290
– Bindehautentzündung 110, 285, 337
– Hornhautgeschwür 337, 342
Auszehrung (Phthisis) 258

Bandwurmerkrankung 38
Basedowsche Krankheit 341
Bauchfellentzündung 27
Bauchspeicheldrüsen-Entzündung (Pankreatitis) 186 f.
Bandscheibenvorfall 43, 133
Bewußtlosigkeit 141
Blasen-, Harndrang (Strangurie) 291
Blinddarmentzündung 27, 180
Blindheit 342
– Nachtblindheit 279
– Schneeblindheit 338
Blutdruck 188 f.
– Bluthochdruck (Hypertonie) 188 f., 338
– niedriger Blutdruck (Hypotonie) 188
Bluterguß 213, 231
Blutungen 31, 114, 124 ff., 140, 146 ff., 235, 305
Blutvergiftung 28
– Sepsis 27, 34, 38, 123
– Wundsepsis 27
Brandverletzung 31, 154 ff., 194
Brennessel-Quaddelbildung 121
Brightsche Krankheit 282
Bronchitis 38, 115, 126, 179 f., 181, 190 ff., 292, 306
Brustfellschmerz (Pleurodynie) 214

Cholera 16, 20, 26 f., 34, 140, 198, 304, 310, 316, 321, 327
Cholibakterieninfektion 254

Delirium tremens 180, 184, 315
Diabetes 187, 231
Diphtherie 16, 26, 34, 198, 338
Dysmenorrhöe 220
Dünndarmentzündung (Enteritis) 180
Durchfall (Diarrhöe) 38 f., 140, 187, 220

Eisenmangel 213
Ekstase 180
Emphysem 185
Entwicklungsstörungen 258
Enuresis (unwillkürliches Harnlassen) 180, 321
Epilepsie 115, 142, 179, 181, 193 ff., 290
Erfrierungen 161 ff.
– Frostschäden 161 ff.
– Frostbeulen 156
Erkältungskrankheiten 38, 191, 195 ff.
– Fieber 126, 138, 151, 187, 196 ff.
– Husten 195 ff.
– Influenza 180, 195
– Virusgrippe 196, 312
Erschöpfungszustand 214, 231, 240, 259

Fettleibigkeit 266
Furunkulose 246
Fußpilzerkrankung 38

Gallenleiden 202 ff.
– Gallenblasen-Sekretion 203
– Gallenblasenentzündung 27, 203
– Gallengrieß 204
– Gallensteinkolik 204
Gehirnerweichung 180
Gelbfieber 18, 198
Gerstenkorn 301
Geschlechtskrankheiten 204 ff.
– Gonorrhöe 27, 204 f., 239
– Syphilis 27, 158, 192, 205
Geschwürerkrankungen 27, 115, 231, 233, 244, 246, 308
Gicht 206 ff., 306
Gürtelrose 38

Haarausfall 181
Hämorrhoiden 140, 192, 213, 231, 234, 289, 305, 311
Halsschmerzen 140
Harnblasen-, Nierenleiden 113, 208 ff.
– Blasen- und Nierenbeschwerden 208
– Blasen- und Nierenreizungen 208
– Blasen- und Nierengrieß 208, 210, 292
– Blasen- und Nierenentzündungen 27, 38, 209
– Blasen- und Nierensteine 126, 134, 209 f.
– Blasen-Katarrh 209
– Blasenentzündung 113, 209
– Nieren- und Harnröhren-Katarrh 114, 209
– Nierenbeckenentzündung 210
Harnzwang (Dysuria) 290
Haß, krankhafter 84
Herz- und Kreislauferkrankungen 179, 210 ff.
– Angina pectoris 185, 210, 213
– arteriosklerotische Erkrankungen 210
– Durchblutungsstörungen 211
– Herzbeschwerden 211
– Herzgefäßekollaps 128, 179
– Herzinfarkt 210
– Herzklopfen 211
– Herzrhythmusstörung 210
– Herzschmerzen 213
– Herzschwäche 213
– Herzverfettung 212
Heuschnupfen, Heufieber (s. u. Allergien)
Hexenschuß (Lumbago) 43, 142, 213, 342
Hitzschlag 321
Hodenentzündung (Orchitis) 213
Hysterie 180, 291, 321

Impotenz 116, 177 ff.
Insektenbisse, -stiche 39, 168 ff.
– Ameisenbiß 123, 169
– Bienen-, Wespenstich 123, 168, 170
– Hornissenstich 123, 170
– Mückenstich 168
– Skorpionstich 96, 168
– Tausendfüßlerbiß 170
Ischias 214

Karbunkel 214
Katalepsie 142, 180, 321
Katarrh 140, 191 f.
Kehlkopfentzündung (Laryngitis) 258, 291
Keuchhusten 38, 115, 179 f., 184, 214, 321
Kindbettfieber 39, 110, 124
Klimakteriumsbeschwerden 258, 316
Knochenbruch 28, 31, 45, 103, 133, 151
Kolik 179 f.
Kopfschmerzen 140 f., 179 f., 215 f.
Krätze 250
Krebs 43 f., 112, 173, 180, 338
– Antikörperproduktion 53 f.
– Brustkrebs 254
– Gebärmutterkrebs 86
– Hautkrebs 181, 294
– Leberkrebs 307
– Lungenkrebs 181
– Magenkrebs 181, 294
– Prostatakrebs 219 f.
– Tumorwachstum und Mineralienberührung 92
Krebstherapie 283
Kurzsichtigkeit 181

Lähmungserscheinungen 115, 140, 143, 179, 181, 220
Leberkrankheiten 180, 216 f., 314, 325
– Leberentzündung 217
– Leberunterfunktion 217
– Leberzirrhose 217
– Gelbsucht 217, 311
Lepra 262
Leukämie 181, 294
Lungenentzündung 26, 38, 115, 141, 173, 181, 188, 191 ff., 217
Lungentuberkulose 16, 26, 38, 181, 217, 288
Lymphdrüsenschwellungen 213

Madenwurmerkrankungen 38
Magenerkrankungen 217 ff.
– Magengeschwür 219
– Magenschleimhautentzündung (Gastritis) 187, 219, 327
– Magen-Übersäuerung 219
– Verdauungsstörungen 187, 191, 240
– Völlegefühl 218

Malaria 16, 27, 37, 42, 187, 203, 220, 240, 317
Manie 321
Mandelentzündung 114, 140, 304 f.
Mannstollheit (Nymphomanie) 321
Masern 16, 26, 38, 173, 201, 306
Melancholie 275
Meningitis 180, 315, 321
Menstruationsbeschwerden 26, 88, 98, 107, 110 ff., 140, 235, 310, 327
– Brustschmerzen 111
– ausbleibende Menstruation 116
– Schmerzenslinderung 119
– Förderung der Menstruation 112
– verspätete Menstruation 111
Migräne (Hemikranie) 194, 215 f.
Mittelohrentzündung 284, 313
Mumps 38, 167, 180, 213
Mundfäule 250
Muskelverspannungen 140

Nackenschmerzen 140
Nasenbluten 283
Nasenpolypen 296
Nervenkrankheiten
– Depression 84, 89, 95, 115, 193
– Lethargie 84, 135, 275
Nesselausschlag (Urtikaria) 213
Neuralgie 179, 213, 312
Nierenleiden (s. u. Harnblasen- und Nierenleiden)

Ödembildung 139, 181

Pocken 17
Prellung 38, 139
Prostata-Erkrankungen 219 ff.
– Prostata-Entzündung (Prostatitis) 181, 219, 221, 291
– Prostata-Irritation (Reizung) 220 f.
– Prostata-Vergrößerung 220
Pseudokrupp 179, 338

Quetschung 38 f., 139, 154, 213

Rachenentzündung 114, 304
Rippenfellentzündung 27
Rheumatische Erkrankungen 41, 43, 103 f., 139 f., 179, 192, 202, 221 ff.
– akuter Rheumatismus 225
– chronischer Rheumatismus 225
– Gelenkrheumatismus 224
– Neuralgie 224
– rheumatischer Schmerzzustand 224
– Schwellungen 224
Röteln 38
Rückenschmerzen 103, 181

Salmonelleninfektion 253 f.
Scharlach 16, 26, 179, 321, 327
Schilddrüsenerkrankung 213, 312 f.
Schizophrenie 84
Schlaflosigkeit 316
Schlangenbisse 40, 137, 164 ff.
– Schockwirkung 165
Schußwundenverletzungen 27, 150 ff.
Schwellungen 38 f.
Schwerhörigkeit 181
Schwindelanfälle 261
Schüttelfrost 304
Skorbut 18, 31 ff., 236, 295
Skrofulose 213, 291
Sodbrennen 324
Sonnenbrand 194
Sonnenstich 180
Spulwurmerkrankungen 39
Sterilität 117 f.
Stirnhöhlenvereiterung 38
Stottern 180, 321
Stress 53 ff., 222
Suchtkrankheiten 90, 319
– Alkoholismus 72, 95
– Drogensucht 95

Tetanus (Wundstarrkrampf) 28, 115, 136, 180, 321
Thrombose 115
Tollwut (Hydrophobia) 40 f., 167, 260, 321
Tonsillitis 181
Typhus 16, 27, 140, 191, 198, 201, 241, 304, 310, 321

Urinverhaltung 115
Uterusverletzung 283

Vergiftungen 38, 50, 332
Verrenkungen (Dislokationen) 134, 143
Verstauchungen 38, 139
Vaginaentzündung 304
Verbrühungen 155 ff.
Vitamin C-Mangel 31 f.

Warzen 296, 311 f.
Weißfluß (Leukorrhöe) 220, 289, 305, 327
Wochenfluß (Lochia) 301, 321
Wundbrand (Gangrän) 27 f., 136, 151, 252, 292, 322
Wurmbefall 181, 234

Zahn-Erkrankungen 137, 144, 167, 229
– Karies 37, 145, 236, 289
– Parodontose 37, 236
– Zahnfleischbluten 167
Zentralnervensystemerkrankungen 269 f.
– Choreoathetose (Bewegungsstörungen) 270
– Dementia (Geistesschwäche) 270
– psychische Alteration (Gemütserregung) 270
– Torsionsdystonie (Kopfzuckungen) 270
– Veitstanz, erblicher 270, 315, 321
– Veitstanz, kindlicher 270, 321
Zivilisationskrankheiten 203, 206, 222
Zungenentzündung (Glossitis) 213
Zwerchfellentzündung (Diaphragmitis) 180

Pflanzenregister

Acker-Schachtelhalm 210, 216
Ackerwinde 217
Agave 154
Adlerfarn 130
Akelei 178
Alaunwurzel (versch. Arten) 231
Aletria, mehlige 176
Aloe 141, 146, 205, 208, 232 ff.
Alpenrose 218
Amarant 235 f.
Amberbaum 104, 164, 186
Ampfer 224
Andorn 123, 184, 197
Anemone 147, 215
Angelika 219
Aralie 214, 224
Arnika 146, 179, 213
Aronstab 192
Asphaltklee 200
Aster, westliche 150

Bärentatze 225
Bärentraube (versch. Arten) 143, 186 f., 205, 208, 209, 216, 236 ff.
Bärlapp 148
Balmony 240
Balsampappel 121, 190, 207
Balsamtanne (versch. Arten) 104, 122, 159, 205, 240 f.
Bartfaden 159
Baumwolle 115, 121, 160
Becherpflanze 105
Beifuß 141, 191, 204, 209
Beinwell (versch. Arten) 147, 160, 175, 182, 204, 242 ff.
Berberitze (versch. Arten) 182, 245 ff.
Bergamot 190
Bergbalsam 210
Bergwohlverleih, amerikanischer (versch. Arten) 38, 247 ff.
Berufskraut 141, 204
Besen-Schlangenkraut 123, 169
Bettstroh-Milchkraut 131
Bilsenkraut 184, 207, 219
Birke (versch. Arten) 175, 207, 209, 216, 219, 223, 249 ff.
Birkenpilz 218
Bitterbaum/Quassia 40
Bittergurke 40
Bitterklee 154, 176, 203, 204
Bitterkraut 218
Bittersüß 116, 159, 182, 205, 209
Blasenschötchen 166, 169
Blaugummibaum 148
Blaustengelgras 205
Bleibusch 140
Blumenhartriegel 121, 198
Blutwurz 111, 182 f., 192, 194, 217, 219, 257 ff.
Bocksdorn 140
Bodenlorbeer 259 f.
Bofist (versch. Arten) 129, 148
Brech-Wolfsmilch 339
Brechwurzel 33, 175
Breitwegerich 113
Brennessel 113, 124, 176, 219, 224
Brunnenkresse 204
Buche 156, 160, 208, 216, 260 f.
Buchentropfen 148
Buchweizen 292
Buchweizen, falscher 292
Buchweizen, kletternder 292
Bullkieferharz 159
Butterblume 215
Butternußbaum 216, 217

Camaßzwiebel 153
Carolina-Tragant 201
Chickoriewurzel 217, 223 f.
Christophskraut 129
Christophskraut, weißes 129
Commeline 177 f.

Damiana 216
Distel 118, 205
Drachenwurz 225
Dreiblatt 121
Dufttrichter 211, 214, 216
Duftveilchen 208

Edeldistel 166, 205
Edelweiß, amerikanisches 130
Ehrenpreis, virginianischer 205, 262 f.
Eibisch 204
Einhornwurzel 40
Eisenkraut 194, 206, 216
Engelwurz (versch. Arten) 196, 263 ff.
Enzian 207
Erdbeere 176, 188, 207, 208, 210
Esche (versch. Arten) 166, 167, 181, 207, 224, 265 f.
Eschenahorn 108
Essigbaum 205
Eukalyptus 183, 207

Färberhülse 175, 180, 208, 224
Faulbaum, amerikanischer (versch. Arten) 207, 267 ff.
Feigenkaktus 33, 121, 141, 170
Feinstrahl 207
Feuerkolben 117, 215
Feuerkraut 196, 214
Fichtenspargel 269 f.
Fieberkraut 219
Fieberstrauch 113
Fieberwurz 202
Flammenstern 154
Frauenfarn 126
Frauenhaarfarn 148, 170, 185
Frauenwurzel 113, 119, 122, 193, 205, 207, 270 ff.
Frostkraut 201
Fünffinger, großer 149
Fußblatt 211, 216 f.

Gänsefuß, weißer 215
Gagel 192, 201, 219, 223
Geißblatt/Heckenkirsche 169
Gelbkiefer 122
Gelbstachel-Kratzdistel 158
Gelbwurzel 218
Gelsemium 195, 196
Germer 179, 183, 188, 195, 225
Giftlattich 130
Gileadbalsam-Pappel 197, 199
Ginseng 177, 196, 208, 214, 272 ff.
Götterbaum 201
Gold-Alexander 200
Goldenzian 40
Goldfaden 164
Goldfarn 144
Goldkeule 129
Goldrute 141, 168 f., 197, 209, 214
Grönlandporst 107
Grindelia 183
Guayule-Strauch 158
Gummikraut 173, 191
Gundermann/Gundelrebe 146, 274 f.

Hafer 210
Hahnenfuß 154
Hanf, indianischer 188, 210, 275 ff.

Haselwurz 117, 131, 193, 201, 216
Hasenlattich 167
Heidelbeere (versch. Arten) 217, 277 ff.
Helmkraut 111, 214
Hemlocktanne 107, 196
Herbstzeitlose 207, 285
Herkuleskeule 191
Herkuleskraut 193
Herzgespann 189, 212, 214
Hickory Nuß 40
Himbeere 107
Hirtentäschl 114, 209, 219
Hochland-Baumwolle 119, 160
Hochland-Sumach 125, 164, 187
Holunder 151, 160, 176, 183, 194, 209
Holzapfel 40
Hopfen 209, 211
Hopfenbuche 210, 216
Hortensie 209, 220, 224
Hundsgift 117, 182, 187, 204, 205, 207, 208
Hundskamille 204
Hundstod 281 ff.
Hundszahn, amerikanischer 146, 207, 285 f.
Hundszunge 161, 225

Indian Pinkroot 156
Indianer-Mais 156
Indianerpfeife 205
Indianerpinsel 117
Indianertasse 217

Johanniskraut 115, 149, 161, 176, 208, 216

Kalmus 120, 159, 178, 209
Kastanie 181 f., 212, 214
Kastillea, scharlachrote 170
Kegelblume 141, 160, 166, 169
Kermesbeere 182, 205, 206, 207, 210, 212, 217, 224
Kettenfarn 152
Kiefer (versch. Arten) 141, 157, 164, 196
Kiefern-Gummi 150
Klappertopf 167
Klette 118, 160, 205, 206, 207, 209
Königspenny 120, 168, 215
Knöllchenknöterich 292
Knollenhahnenfuß 196, 214, 224
Knopfbusch 144
Königinwurz 205
Kompaßpflanze 105
Korallenwurz 127, 216
Kreosotbusch 105, 181, 190, 293 ff.
Kreuzblume 166, 185, 196, 207, 209, 214
Kreuzkraut 112, 120, 184, 216, 221
Kugelmalve 158

Lakritze, amerikanische/Süßholz 123, 209
Labkraut 208
Lärche 208
Lattich, ähriger 130, 174, 183
Lederstrauch 186, 204
Lebensbaum 112, 215, 220, 295
Leberblümchen 192
Lerchensporn 206
Lewisie, amerikanische 40
Liguster, Rainweide 219
Linde, amerikanische 136, 158, 197, 209, 218
Löwenzahn 105, 175, 204, 216, 218
Lobelia, blaue und rote 177, 184, 197, 204
Lorbeerrose 211
Lumpenblatt, geschlitztes 117
Lungenkraut 185, 197
Lupine 178
Luzerne (versch. Arten) 297 f.

Magnolie 189
Mahonie 205, 218
Maiapfel 203, 204, 205, 213, 221
Mais/Maisbart 298 ff.
Maisseide 111, 181, 189, 203, 208
Maryland-Kassie 121
Maulbeere, rote 199
Meerträubel 205
Meerrettich 186
Mistel, amerikanische 119
Mormonen-Tee 199
Möhre, wilde 113, 176, 187, 203, 209, 216
Mondsame 207
Mottenkraut 190
Mutterkorn 215
Mutterkraut 111, 118, 127, 175, 198, 224

Nachtkerze 183
Nachtschatten, schwarzer 160 f., 195, 209, 224
Nieswurz, amerikanische 207

Odermenning 176, 182, 216
Orangenwurzel 183, 204, 205, 216, 219
Oregon-Esche 148
Osterluzei 166

Palmettopalme 189, 192
Paprika 183
Passionsblume 193
Perlpfötchen 141
Petersilie 205, 209
Pfefferminze 104, 218
Pfirsichkraut 292
Platterbse 40
Pockholzbaum 205, 206
Poleiminze 168, 196
Polei, amerikanischer 168
Porst 184, 197, 207

Prärieklee 149
Primel 160

Quecke 206, 207, 208, 216

Rainfarn 196
Rainweide 219
Raute 119
Rebhuhnbeere 122, 208, 221
Rehzunge 117
Rentier-Moos 129
Rhabarber 204
Ringelblume 147
Rittersporn 184
Rosmarin 117
Rotahorn 108
Roterle (versch. Arten) 302 ff.
Rotfichte 107
Rotulme 155, 196, 205, 210, 218
Rotweide 196
Ruhrkraut, vielköpfiges 305

Säckelblume 192, 205, 217
Salbei 115, 141, 159, 184, 200, 224
Salomonssiegel 149, 219
Salzbusch/Melde 169
Sanikel 205, 219
Sarsaparilla 41 f., 188, 207, 208, 219
Sassafras (versch. Arten) 41, 128, 143, 196, 201, 205, 206, 207, 306 ff.
Sauerampfer 161, 192, 204, 208, 209, 211, 213
Sauerdorn 203, 216
Schachbrettblume 199
Schachtelhalm-Farne 158
Schafgarbe 154, 216, 219
Scharlach-Malve 125, 208
Schattenblume 119, 149
Schaumkraut 40
Scheinbeere 197, 208
Schiefblatt 119
Schierling-Kaladie 117
Schilfrohr 104, 143, 145
Schinkenkraut 216, 218
Schirmkraut 159
Schlangenklee 167 f.
Schlangenwegerich 167
Schlüsselblume 194, 208, 216
Schneeball, amerikanischer (versch. Arten) 127, 204, 208, 209, 215, 219, 308 ff.
Schneebeere 107
Schneeflockenstrauch 204, 216
Schöllkraut 204, 205, 208, 216, 311 f.
Schwarzbirke 139
Schwarzerle 154
Schwarznußbaum 206
Schwarztraubenkirsche (versch. Arten) 108, 126, 196, 200, 205, 335 ff.
Schwarzweide 178, 221

Schwertlilie (versch. Arten) 147, 177, 196, 206, 209, 210, 312 ff.
Seerose, weiße 86, 209, 219, 221
Seidenpflanze 117, 185, 190 f., 204, 206, 214, 225
Sellerie, wilder 216
Seneca-Kreuzblume 104, 211
Silberahorn 108
Silberkerze 112, 118, 122, 174, 182, 192, 212, 225, 315 f.
Simarubabaum, bitterer 40
Skelettkraut 105, 130, 205
Sonnenblume, wilde (versch. Arten) 168, 208, 224
Sonnenbraut, kleinköpfige 124
Sonnenhut 197
Sonnentau 185, 192
Spierstrauch, dreiblättriger 205, 316 f.
Spindelstrauch 204, 211
Squaw-Minze 161
Stachelfrucht 119
Stangenbohne 151
Stechapfel (versch. Arten) 156, 180, 184, 193, 317 ff.
Stechpalme (versch. Arten) 218, 321 ff.
Steinsame 117, 118, 210
Steinwurzel 212
Sterngras 218
Sternmiere 181
Stieleiche 219
Stinkkohl 118, 149, 174, 185, 214, 215
Storchschnabel 148, 187, 209
Süßkraut 197
Sumach 120, 196, 205

Tabak 144, 168, 208
Tausendgüldenkraut, amerikanisches (versch. Arten) 189, 199, 323 ff.
Teekraut, mexikanisches – 196
Teichrose/Mumme 149
Terpentinpistazie 182, 196, 203, 209, 224
Teufelskeule 187
Traubenaralie 128, 153, 185
Todes-Camaßlilie 153
Tulpenbaum 144, 157, 200
Turnera, liebreizende 178, 220

Vandellia 40
Veilchen 207
Virginia-Sommerwurz 205, 219
Virginia-Helmkraut 123, 188
Virginia-Traubenkirsche (versch. Arten) 108, 126, 196, 200, 205, 335 ff.
Vogelknöterich 285 f.
Vogelmiere 209 f., 216, 219, 325 f.

Wacholder 125, 193, 196, 204, 205, 206, 219
Wachsmyrte (versch. Arten) 113, 326 ff.
Waldlilie (versch. Arten) 168, 209, 328 ff.
Wandelröschen 330 f.
Wasserknöterich 292
Wasserdost (versch. Arten) 119, 151, 176, 193, 196, 208, 216, 218, 225, 331 ff.
Wasserkresse 210
Wasserpfeffer (versch. Arten) 205, 221, 290 ff.
Wasserschierling 117
Wegerich, silberhaariger 129, 149, 161, 201, 219, 224
Weideneiche 207
Weißdorn (versch. Arten) 334
Weißeiche 156
Weißesche 144
Weißkiefer 196
Weißlattich 167
Wiesenknöterich 288 f.
Wildzwiebel/Wild-Knoblauch 169
Wintergrün 195, 208
Winterlieb 196, 217, 220
Wildrose 205
Wolfsmilch (versch. Arten) 205, 208, 339 f.
Wolfstrapp 341
Wollknöterich 117, 124
Wunderblume 159
Wurmsamen 180 f.

Yamswurzel, wilde 118, 127, 203, 217, 225
Yerba Mansa 205 f.
Yerba Santa 192, 206, 225
Ysop 184, 189, 192
Yuccablattdistel 196

Zahnwehholz 128, 191, 205
Zaubernuß 113, 125, 149, 219, 342 f.
Ziest 204
Zichorie 207
Zitterpappel 174, 214, 219, 221
Zuckerahorn 108
Zuckerahorn, schwarzer 108
Zuckerkiefer 104
Zweizahn 197, 209